中文翻译版

威廉姆斯血液学手册

Williams Manual of Hematology

第10版

主　编　〔美〕马歇尔·A.利希特曼（Marshall A. Lichtman）

　　　　〔美〕肯尼思·考杉斯基（Kenneth Kaushansky）

　　　　〔美〕约瑟夫·T.普尔哈尔（Josef T. Prchal）

　　　　〔荷〕马塞尔·M.利瓦伊（Marcel M. Levi）

　　　　〔美〕琳达·J.伯恩斯（Linda J. Burns）

　　　　〔英〕戴维·C.林奇（David C. Linch）

主　译　程　涛

科学出版社

北　京

图字：01-2023-2172 号

内 容 简 介

  本手册是对第 10 版《威廉姆斯血液学》以疾病和治疗为重点的相关章节的总结，是一本关于血细胞和凝血蛋白疾病的流行病学、病因、发病机制、诊断标准、鉴别诊断及治疗的便携式工具书。全书共 12 篇 95 章，按照红细胞、粒细胞、单核细胞、淋巴细胞、血小板和凝血蛋白疾病进行分类，以期建立起一个框架，对症状不明显的疾病进行梳理并鉴别诊断；同时，书中包含了大量的关于疾病诊断和治疗的图表。

  本手册内容系统、全面，语言精练，图表丰富，可供血液科医生及其他内科医生、儿科医生参考。

图书在版编目（CIP）数据

  威廉姆斯血液学手册：原书第 10 版 /（美）马歇尔·A. 利希特曼（Marshall A. Lichtman）等主编；程涛主译. -- 北京：科学出版社，2024.10. -- ISBN 978-7-03-079667-7

  Ⅰ. R552-62

  中国国家版本馆 CIP 数据核字第 20243DF922 号

责任编辑：沈红芬　路　倩 / 责任校对：张小霞
责任印制：肖　兴 / 封面设计：黄华斌

Marshall A. Lichtman, Kenneth Kaushansky, Josef T. Prchal, Marcel M. Levi, Linda J. Burns, David C. Linch.
Williams Manual of Hematology, 10th edition
ISBN 978-1-264-26920-4
Copyright © 2022 by McGraw Hill LLC.

科 学 出 版 社 出版
北京东黄城根北街 16 号
邮政编码：100717
http://www.sciencep.com

北京汇瑞嘉合文化发展有限公司印刷
科学出版社发行　各地新华书店经销
*

2024 年 10 月第 一 版　开本：720×1000　1/16
2024 年 10 月第一次印刷　印张：50
字数：1 050 000
定价：268.00 元
（如有印装质量问题，我社负责调换）

《威廉姆斯血液学手册》第 10 版
译者名单

主　译　程　涛
副主译（按姓氏汉语拼音排序）

安　刚　姜尔烈　邵英起　施　均　魏　辉
徐泽锋　张　磊

译　者（按姓氏汉语拼音排序）

安　刚	蔡清清	曹欣欣	陈云飞	董　焕
杜　鹃	杜凯欣	范　磊	付荣凤	高广勋
高雅娟	葛美丽	宫本法	贡铁军	谷文静
何翠颖	黄　亮	黄金波	黄燕姗	黄月婷
霍佳莉	姜尔烈	金　朋	金丽娜	李　冰
李　剑	李　倩	李　强	李晓清	李星鑫
李增军	李志铭	林赠华	刘　柳	刘　葳
刘　薇	刘　宇	刘凤琪	刘静远	马光宇
倪晓菲	聂　能	齐军元	邱录贵	曲士强
任　翔	邵英起	施　均	宋雪雯	孙佳丽
王　亮	王　敏	王　一	王浩然	王婕妤
王亚非	魏　辉	魏述宁	熊文婕	徐　兵
徐　卫	徐泽锋	许婧钰	薛　华	杨　斐
杨文睿	姚　娜	易树华	于　颖	张　静
张　磊	张　青	张凤奎	赵　馨	赵海军
郑亚伟	郑以州	周　凡	周　虎	周洁琼
周可树	周雪丽	周泽平	邹德慧	邹鹤松

注　意

　　医学是一门不断变化的科学，随着新的研究和临床经验丰富我们的知识，治疗方法和药物也需要随之调整。本书的作者和出版商在撰写过程中，已参考了被广泛认可的资料，力求提供完整且符合出版时公认标准的信息。然而，考虑到医学科学的不断发展或可能存在的人为错误，作者、出版商及任何参与本书编撰或出版的相关方均不对书中信息的全面性或准确性做出任何保证，并对任何错误、遗漏或因使用本书信息所产生的后果概不负责。我们建议读者通过其他渠道核实本书中的信息，尤其建议读者在使用药物前查阅药物包装内的产品说明书，以确保本书中的信息准确无误，并确认推荐剂量或禁忌证是否已有变化，对于新药或不常用药更应如此。

译者前言

《威廉姆斯血液学》是临床血液学领域国际公认的权威专著。该书内容广泛、全面且系统，是全球血液学工作者，特别是临床血液学工作者的必备参考书。陈竺院士和陈赛娟院士组织全国血液学同道翻译了第8版和第9版，并出版了中文版。

《威廉姆斯血液学手册》作为《威廉姆斯血液学》的精要版本，提炼了其核心内容和要点。它为我国血液科医生在繁忙工作中查阅相关疾病要点提供了便利，尤其是为制定符合中国国情的血液病诊疗规范提供了重要的国际参考。

2019年，应科学出版社编辑的邀请，我组织了中国医学科学院血液病医院（血液学研究所）的安刚等一批中青年血液学工作者，对第9版《威廉姆斯血液学手册》进行了翻译。近年精准医学和血液学发展迅速，及时将国际最规范的诊疗理念引入中国是非常必要的。时隔五年，我们及时完成了第10版的翻译更新。在原先四位副主译的基础上，第10版特别邀请了施均、姜尔烈、魏辉作为副主译，对红细胞疾病、骨髓移植及白细胞疾病章节进行了精确翻译。这批中青年专家经过这几年的磨炼，大部分已升任我院病区或中心主任及学科带头人，成为血液病研究所的中坚力量。他们带领各个病区建立中国血液病诊疗规范，通过开展临床研究制定更适合我国血液病患者的精准诊疗方案，进一步提升了我国血液病诊治水平。本次翻译邀请了众多其他医院的一线年轻血液学专家参与，在此对他们的支持表示特别的感谢。

中国医学科学院血液病医院（血液病研究所）在这几年也完成了提质扩容，医院规模和学科建设都发生了跨越性的变化。血液病医院正以医疗服务为基础，以学科建设为抓手，以研究型医院建设为导向，以公立医院高质量发展为目标，持续优化体系布局，打造生物医疗创新高地，推动我国血液学的蓬勃发展。

程 涛
2024年8月于天津

原 书 前 言

　　紧随《威廉姆斯血液学》第10版的出版，我们推出了《威廉姆斯血液学手册》第10版，自第3版起我们就形成了这样的惯例。本手册将《威廉姆斯血液学》中140个章节的95个重要部分精炼为核心内容，主要介绍了各类血液病和广泛适用的治疗方法，如造血干细胞移植、抗肿瘤药物的药理学和毒理学及嵌合抗原受体T细胞治疗（CAR-T）的应用。

　　为了方便临床医生医治患者，本手册提供了全面、精练的诊断和治疗要点。本手册与《威廉姆斯血液学》相对应，方便医生在有时间和兴趣时参阅更全面的内容。我们强烈建议所有读者充分利用《威廉姆斯血液学》第10版中的丰富资料。

　　血液学是一个极易受遗传学、免疫学、分子生物学、生物技术、生物医学信息学、诊断影像学和细胞计量学等领域进步影响的学科。

　　这些领域的实验性治疗应用已经带来了各类惊人的药物，如单克隆抗体，大幅提升了治疗甚至治愈血液疾病的能力，最具影响力的成就可能是慢性髓细胞性白血病（CML）治疗方法的进步。在1972年《血液学》第1版（自第5版开始更名为《威廉姆斯血液学》）出版时，CML患者的5年生存率约为20%。现如今，对一直服用酪氨酸激酶抑制剂患者的研究表明，他们的5年生存率达到了90%。研究分析显示，CML患者的预期寿命与健康人口的差距在所有年龄段几乎不超过3年，并且有些患者可能已被治愈，从而能够停止药物治疗。这种深远的成就，以及其他在治疗白血病、淋巴瘤、骨髓瘤及许多具有重大影响且经常威胁生命的非恶性血细胞和凝血蛋白疾病方面的突破性进展，都是对生物医学研究投入的有力证明。

　　随着知识的拓展，《威廉姆斯血液学》第10版的篇幅比第1版显著增加（尽管我们已进行精心的编辑）。因此，发布这份作为临床医生必备指南的手册显得尤为重要。本手册的编者们力图以有组织且易于使用的方式，为读者提供关于病因、诊断和管理的信息，以便临床医生在检查室、病床旁或进行远程医疗时参考。由于本手册以便于操作的形式提供了一份包含患者诊断和管理的全面资料，并包含所有必要的信息，因此它一直是临床医生准备血液学或其他需要血液学知识的科目的认证考试的重要资源。

我们由衷地感谢《威廉姆斯血液学》第 10 版的各章编者，他们为每一章的病因、诊断和管理的阐述提供了基础。我们已经将他们最新和最前沿的信息进行了精炼，供本手册的读者使用。

我们欢迎来自伦敦大学学院的 David C. Linch 加入《威廉姆斯血液学手册》（及《威廉姆斯血液学》）的编写，从而扩大了其国际视野和影响力。这一点得到了证明，最近的一个版本已经被翻译成中文、希腊文、日文、葡萄牙文、俄文、西班牙文和土耳其文。

我们要特别感谢 Harriet Lebowitz 在手稿编辑方面的贡献、麦格劳 - 希尔教育集团的 Jason Malley 提供的行政支持，以及我们的制作经理 Richard Ruzycka。我们还要感谢在罗切斯特的 Susan M. Daley 提供的行政协助，她在手稿准备和章节流程管理方面提供了重要的帮助；感谢 KnowledgeWorks Global Ltd. 的 Warishree Pant 对书稿最后排版的贡献。

Marshall A. Lichtman，纽约罗切斯特

Kenneth Kaushansky，纽约斯托尼布鲁克

Josef T. Prchal，犹他州盐湖城

Marcel M. Levi，荷兰阿姆斯特丹

Linda J. Burns，威斯康星州密尔沃基

David C. Linch，英国伦敦

目　　录

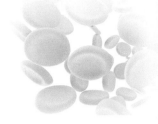

第一篇　初步临床评估

第1章

如何发现血液病患者

可能需要血液科医生会诊的阳性发现

　　表1-1列出了需要血液科医生会诊的表现。血液病患者的诊治是从询问病史和详细的体格检查开始的。以下是对血液病诊治有一定帮助的病史和体格检查。

表1-1　需要请血液科医生会诊的表现
血红蛋白浓度下降（贫血）
血红蛋白浓度升高（红细胞增多）
血清铁蛋白升高
白细胞减少或中性粒细胞减少
外周血发现未成熟粒细胞或有核红细胞
全血细胞减少
粒细胞增多：中性粒细胞增多、嗜酸性粒细胞增多、嗜碱性粒细胞增多、肥大细胞增多
单核细胞增多
淋巴细胞增多
淋巴结异常
脾大
免疫球蛋白升高：单克隆性或多克隆性
紫癜
血小板减少
血小板增多
异常出血：自发性或外伤相关的
凝血酶原或部分活化的凝血酶原时间延长
静脉血栓栓塞
血栓形成倾向
产科不良事件（如反复流产、死胎、HELLP[a]综合征）

　　a H.溶血性贫血；EL.肝酶升高；LP.血小板减少。

现病史

● 评估一般状况有助于判断疾病的严重程度并预估治疗效果（表1-2和表1-3）。

表1-2 成人和儿童的一般状况评分

百分比	Karnofsky评分[a]（年龄≥16岁）	Lansky评分[b]（年龄≥1岁且＜16岁）
	能胜任一般性活动，无须护理	能胜任一般性活动，无须护理
100	正常状态，无主诉症状，无疾病迹象	正常活动
90	能够进行正常的活动	轻微限制体力活动
80	需稍作努力才能胜任正常的活动	剧烈运动受限，更容易疲劳；不活跃
	无法工作，但尚可居家生活，生活部分自理，但需要帮助	活动轻度至中度受限
70	生活能自理，但无法从事体力运动或体力性工作	生活更受限，更少进行娱乐活动
60	生活能基本自理，但偶尔需帮助	可起床活动时间占50%，活动受限，需要协助/帮助
50	生活需要照顾，并需要医疗护理	任何活动都需要帮助，可以进行安静活动
	生活无法自理，需要医疗机构的照顾，疾病可能快速进展	活动中度至重度受限
40	生活不能自理，需要特殊护理和帮助	大部分时间卧床
30	严重的生活不能自理，预计即将死亡	卧床不起，生活不能自理
20	非常虚弱，必须住院护理，需要支持治疗	卧床，被动活动
10	濒死状态，快速且致命性的进展	无活动，无被动活动
0	死亡	死亡

a Karnofsky评分资料来源：Mor V，Laliberte L，Morris JN，Wiemann M. The Karnofsky Performance Status Scale：An examination of its reliability and validity in a research setting，Cancer. 1984。

b Lansky评分资料来源：Lansky SB，List MA，Lansky LL，Ritter-Sterr C，Miller DR. The measurement of performance in childhood cancer patients，Cancer. 1987。

表1-3 东方肿瘤协作组的一般状况评分

级别	活动耐受性
0	耐受性良好，同生病前一样
1	体能受到一定限制但行动自如且能胜任轻体力劳动（如普通的家务或工作）
2	行动自如，生活自理，但不能参加劳动，50%及以上的非睡眠时间无须卧床
3	生活仅部分自理，50%及以上的非睡眠时间需卧床或处于坐位状态
4	生活完全不能自理，完全处于卧床状态
5	死亡

● 毒品和药品可能会诱发或加重血液病。必须了解有无吸毒或药品接触史，不管是人为因素还是疏忽所致的；必须了解用药史，包括处方用药及患者自服的药物，如中草药。此外，还需要了解职业暴露史。

- 血液病经常会引起发热症状，当然更多时候与感染相关。夜间盗汗提示发热的存在，淋巴瘤患者常见这种现象。
- 部分血液病患者会有体重减轻。
- 乏力、心悸、倦怠、虚弱感通常见于贫血、发热、血液系统恶性肿瘤导致的消耗或神经系统并发症，但这些症状不具有特异性。
- 器官特异性或局部的症状体征较为明显可能是由基础疾病侵犯引起的，如骨髓瘤可能会引起脊髓症状，腹腔内淋巴瘤可能会引起输尿管或肠道梗阻，慢性粒细胞白血病可能会由白细胞计数过高引起昏迷。

家族史

- 血液系统疾病有可能是常染色体显性遗传、常染色体隐性遗传或X连锁遗传（《威廉姆斯血液学》第10版，第10章）。家族史可以为遗传性疾病的诊断提供重要的依据，应包括（外）祖父母、父母、兄弟姐妹、子女、舅舅、姑妈和侄子辈的相关病史。应仔细且反复询问相关病史及细节，如同胞兄弟在婴幼儿期就死亡的事件很可能在数年后已经忘却。
- 如患者来自一个习惯于近亲结婚的民族，那么要考虑到其是否属于近亲结婚的后代。
- 遗传性疾病却没有阳性家族史的可能预示着一种新的突变或者并非其父母亲生。
- 不符合孟德尔遗传定律的可能是由于单亲二倍体（患者继承了父母一方的某条带有突变的染色体的两个拷贝，或仅一个拷贝却带有突变而未获得另一方的对应染色体拷贝）或遗传印记（由于基因沉默或者父母一方部分DNA的印记，一些从母方获得的基因异常可能比父方获得的基因异常具有更多的表型）（《威廉姆斯血液学》第10版，第10章）。

性生活史

- 应询问患者性取向和性生活史。

体格检查

　　体格检查应注意如下事项：
- 皮肤：发绀、瘀斑、脱皮、面色潮红、黄疸、下肢溃疡、指甲异常、面色苍白、瘀点、毛细血管扩张、皮疹（如红斑狼疮、白血病皮肤浸润、皮肤T细胞淋巴瘤）。
- 眼：黄疸，结膜苍白、充血，视网膜出血，分泌物增多，视网膜静脉充血或断裂。
- 口腔：出血，黄疸，黏膜溃疡、苍白，舌面平滑。
- 淋巴结：健康成年人的腹股沟淋巴结、儿童的颈部淋巴结可有轻微肿大，但这些部位的中度或明显肿大则应视为异常。
- 胸部：胸骨和（或）肋骨的压痛。
- 肝脏：有无肿大。

- 脾脏：有无肿大、脾区摩擦感。
- 关节：肿胀、畸形。
- 神经系统：精神异常、脑神经异常、周围神经异常、脊髓相关症状。

实验室检查

　　血液必须进行定性、定量检查，通常利用仪器完成。

- 正常的血细胞计数见表1-4。正常的白细胞分类和计数见表1-5。
- 血红蛋白浓度和红细胞数量一般由仪器自动检测。
- 红细胞压积（血细胞比容）由红细胞数量和平均体积计算得出，也可以由高速离心抗凝血检测得出。
- 血红蛋白和红细胞压积都是针对全血而言的，所以与血浆容量相关。如患者严重脱水，那么血红蛋白和红细胞压积会较正常值明显升高；如患者过度补液，这些指标会较正常值偏低。在这两种情况下，当血容量恢复正常时，这些值都可恢复正常。

表1-4　血细胞正常值			
	男性	女性	共同值
白细胞[a]（$\times 10^9$/L）			7.8（4.4～11.3）[b]
红细胞（$\times 10^{12}$/L）	5.21（4.52～5.90）	4.60（4.10～5.10）	
血红蛋白（g/dL）	15.7（14.0～17.5）[c]	13.8（12.3～15.3）[c]	
红细胞压积	0.46（0.42～0.50）	0.40（0.36～0.45）	
平均红细胞体积（fL）			88.0（80.0～96.1）
平均红细胞血红蛋白含量（pg）			30.4（27.5～33.2）
平均红细胞血红蛋白浓度（g/dL）			34.4（33.4～35.5）
红细胞体积分布宽度，CV（%）			13.1（11.5～14.5）
血小板（$\times 10^9$/L）			311（172～450）

　　a国际血液学标准委员会建议国际单位制（SI）单位如下：白细胞，$\times 10^9$/L；红细胞，$\times 10^{12}$/L；血红蛋白，g/dL。红细胞压积采用比例，如0.41，并不加单位。如果不做特殊说明，红细胞或者全血的单位用"L"。平均红细胞体积的单位是fL，平均红细胞血红蛋白含量的单位是pg，平均红细胞血红蛋白浓度的单位是g/dL。血小板的单位是$\times 10^9$/L。CV指变异系数。

　　b均数和正常范围均已给出。由于分布曲线有可能不符合高斯定律，正常范围是按照非参数检验的95%可信区间得出的。这些数据是基于426名正常成年男性和212名正常成年女性而得到的，利用Coulter Model S-Plus Ⅳ计算而得。这些正常值在不同的实验室和不同的人群或种族可能会有变化。比如，非洲人的中性粒细胞计数约为1.5×10^9/L，低于同性别、同年龄段的欧洲人。这个差异在非裔美国人中也存在。

　　c与同性别、同龄的欧洲人相比，非洲人的血红蛋白水平约低1.0g/dL。

表1-5 不同年龄人群的白细胞计数、白细胞分类及血红蛋白的参考值[a]

| 年龄 | 白细胞 (×10⁹/L) | 中性粒细胞 | | | 嗜酸性粒细胞 | 嗜碱性粒细胞 | 淋巴细胞 | 单核细胞 | 血红蛋白 (g/dL) |
		总数	杆状核	分叶核					
12个月	11.4 (6.0～17.5)	3.5 (1.5～8.5) *31*	0.35 (0～1.0) *3.1*	3.2 (1.0～8.5) *28*	0.30 (0.05～0.70) *2.6*	0.05 (0～0.20) *0.4*	7.0 (4.0～10.5) *61*	0.55 (0.05～1.1) *4.8*	12.6 (11.1～14.1)
4岁	9.1 (5.5～15.5)	3.8 (1.5～8.5) *42*	0.27 (0～1.0) *3.0*	3.5 (1.5～7.5) *39*	0.25 (0.02～0.65) *2.8*	0.05 (0～0.2) *0.6*	4.5 (2.0～8.0) *50*	0.45 (0～0.8) *5.0*	12.7 (11.2～14.3)
6岁	8.5 (5.0～14.5)	4.3 (1.5～8.0) *51*	0.25 (0～1.0) *3.0*	4.0 (1.5～7.0) *48*	0.23 (0～0.65) *2.7*	0.05 (0～0.2) *0.6*	3.5 (1.5～7.0) *42*	0.40 (0～0.8) *4.7*	13.0 (11.4～14.5)
10岁	8.1 (4.5～13.5)	4.4 (1.8～8.0) *54*	0.24 (0～1.0) *3.0*	4.2 (1.8～7.0) *51*	0.20 (0～0.60) *2.4*	0.04 (0～0.2) *0.5*	3.1 (1.5～6.5) *38*	0.35 (0～0.8) *4.3*	13.4 (11.8～15.0)
21岁	7.4 (4.5～11.0)	4.4 (1.8～7.7) *59*	0.22 (0～0.7) *3.0*	4.2 (1.8～7.0) *56*	0.20 (0～0.45) *2.7*	0.04 (0～0.2) *0.5*	2.5 (1.0～4.8) *34*	0.30 (0～0.8) *4.0*	男性: 15.5 (13.5～17.5) 女性: 13.8 (12.0～15.6)

a 均数和范围的单位均为×10⁹/L。此表格仅供参考，不同的临床实验室由于方法不同，参考范围也不同。斜体字是占白细胞总数的百分比。

- 平均红细胞体积（MCV）、平均红细胞血红蛋白含量（MCH）、平均红细胞血红蛋白浓度（MCHC）通常由仪器自动生成。这些指标也可由以下公式计算：

$$MCV（fL）= \frac{红细胞压积（mL/dL 或 \%）}{红细胞计数（\times 10^{12}/L）} \times 10$$

- MCH 可如下计算：

$$MCH（pg）= \frac{血红蛋白（g/L）}{红细胞计数（\times 10^{12}/L）} \times 10$$

- MCHC 可如下计算：

$$MCHC（g/dL 或 \%）= \frac{血红蛋白（g/L）}{红细胞压积（mL/dL 或 \%）} \times 10$$

- MCH 会随着红细胞体积及血红蛋白浓度的增减而变化。MCHC 是反映每个红细胞内血红蛋白浓度的可靠指标，受红细胞体积的变化影响。
- 红细胞体积分布宽度（RDW）由仪器自动生成，反映了红细胞体积的变异度。"宽度"这个名词在 RDW 中具有误导性，它反映的是红细胞体积的变异系数而非直径。RDW 用百分比表示，正常值是 11% ～ 14%。红细胞大小不均一可以体现为 RDW 值的变化。

$$RDW =（MCV 的标准差 \div 平均 MCV）\times 100$$

　— 正常值是 11% ～ 14%。
　— 红细胞大小不均一可以体现在 RDW 值的变化上。

- 网织红细胞指数。这个指标是由网织红细胞计数而来，反映了骨髓在贫血状态下生成红细胞的能力。
　— 正常的骨髓有足够储存铁的情况下，在急性期可以生成 2 ～ 3 倍的红细胞，经过一段时间后可以生成 4 ～ 6 倍的红细胞。
　— 网织红细胞指数通常用于评估贫血是由红细胞生成减少还是破坏过多（溶血）引起的。
　— 一般来讲，如果网织红细胞指数高于基数 2 倍，应该考虑溶血的可能性。
　— 这种计算方法是基于以下假设：①红细胞生存周期是 100 天左右；②正常网织红细胞在红细胞生存周期中占 1 天；③每天有 1% 的衰老红细胞被清除；④正常红细胞计数下的网织红细胞比例在 1%，代表每天有 1% 的新生红细胞。
　— 网织红细胞比例代表了骨髓在贫血状态下每天新生成的红细胞并向外周血释放的比率。
- 假定一名患者红细胞计数为 $2 \times 10^{12}/L$，网织红细胞计数是 15%，那么网织红细胞指数计算应如下：

— 校正的网织红细胞比例＝实测的网织红细胞比例×实测红细胞数/正常红细胞数。本病例的值应为15×2.0/5.0＝6。这样的调整校正了贫血患者因红细胞数量减少而增加的网织红细胞比例。这个算法测得了网织红细胞的真实值，临床需每天测定。

— 贫血时，在促红细胞生成素升高的影响下，网织红细胞在骨髓中经过3天分化发育未成熟，释放到外周血中经历1天时间来降解核糖体，因此无法被检测到。网织红细胞提前释放至外周血，在外周血循环中降解核糖体会经历2～3天，这与正常情况有所不同。

— 校正的网织红细胞比例必须考虑网织红细胞提前释放的因素。因此，通常需要根据贫血的严重程度来除以一个系数，一般为1.5～3.0。一般情况下，这个系数可以粗略地计算为2.0。

— 因此，校正的网织红细胞比例是6÷2＝3，即是正常基数的3倍，表明红细胞生成增加，提示贫血是溶血导致的。

- 红细胞、白细胞和血小板的计数也可以通过毛细管法、专门的计数器和光学显微镜等来手工获得，但现代电子化的仪器能提供更精确的数据，现在普遍用于血细胞计数。

- 白细胞分类可以通过血涂片染色后计数。自动化的仪器可以作为初筛使用，但异常的细胞还需要有经验的医生通过显微镜识别。成人白细胞分类的正常值详见表1-5，各种正常类型的白细胞亚群特点见图1-1，详见《威廉姆斯血液学》第10版第2章、第61章（中性粒细胞）、第65章（嗜酸性粒细胞）、第66章（嗜碱性粒细胞）、第67章（单核细胞和巨噬细胞）、第73章（淋巴细胞）。

- 正如《威廉姆斯血液学》第10版第2章所述，基于各细胞的物理参数，电子化的方法测定白细胞分类快速且准确，已得到广泛应用。

- 恰当的染色涂片也可以发现红细胞、血小板和白细胞的形态学特点。

- 通过血涂片的检测可以发现很多血液系统疾病，见表1-6。

儿童和婴幼儿

- 儿童和婴幼儿血常规的成分与成人有显著的差别。

- 刚出生时血红蛋白较高 [（19.3±2.2）g/dL]，在随后的12周内会下降，儿童期维持在（11.3±0.9）g/dL。青春期以后男性可以达到成人水平。出生后12周内婴幼儿红细胞的参考值详见《威廉姆斯血液学》第10版第6章中表6-2。

- 刚出生时白细胞平均数较高（均数约18×10⁹/L），中性粒细胞约占60%。在随后的2周，白细胞数逐渐下降，并维持在儿童期的水平。在4岁之前，淋巴细胞是最主要的一群细胞（45%～55%）。其他细节详见《威廉姆斯血液学》第10版第6章中表6-3。

- 儿童期的血小板数量与成人无异。

- 正常婴幼儿在刚出生时白细胞功能可以是降低的。

- 新生儿和婴幼儿的凝血因子参考值详见《威廉姆斯血液学》第10版第6章中表6-6，凝血因子抑制物参考值详见表6-7。

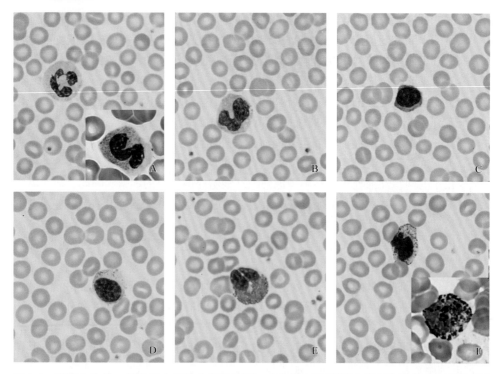

图1-1   正常血涂片，展示了主要的白细胞亚群。红细胞是正常形态的正细胞性（正常体积）和正色素性（血红蛋白含量正常的）。散在分布的血小板的数量和形态也是正常的。这些图片截自于正常人的血涂片，放大比例合适。A.一个血小板"坐"在一个变形的红细胞上，该红细胞的变形是由制片导致的。图中显示的是一个分叶核中性粒细胞，其易与红细胞的包涵体相混淆。B.单核细胞。C.小淋巴细胞。D.大颗粒淋巴细胞，此细胞较C中的细胞大，且胞质中含有散在的嗜伊红色颗粒。E.嗜酸性粒细胞。几乎所有正常的嗜酸性粒细胞都是分叶的，而且胞质富含较中性粒细胞更为粗大的嗜酸性颗粒（与中性粒细胞相比）。F.嗜碱性粒细胞。图中是一个制片过程中脱颗粒较少的嗜碱性粒细胞，可以见到粗大的嗜碱性颗粒。嗜酸性颗粒和嗜碱性颗粒可以通过显微镜分辨（×1000），而中性颗粒不易分辨，在胞质中呈现淡棕色，明显有别于单核细胞、淋巴细胞胞质中的灰蓝色颗粒

衰老的影响

- 详见《威廉姆斯血液学》第10版第8章。
- 血细胞的数量和功能随着年龄增长而变化。
- 即使缺乏充分的证据证明贫血相关原因的存在，65岁以上老年人的血红蛋白水平也显著低于年轻人，但并不影响老年人的基本生活。红细胞数量的减少部分与睾丸激素水平的降低有关。老年人的贫血需要慎重考虑，不要轻易得出是衰老因素导致的。
- 女性的血红蛋白水平不易受衰老的影响。
- 白细胞数量和分类也不受年龄因素影响。
- 60岁以上人群的白细胞在感染状态下（如阑尾炎、肺炎）的反应与60岁以下人群无异，但一些研究发现老年人骨髓中粒细胞储备量是减少的。
- 老年人的细胞免疫和体液免疫功能都是降低的。
- 随着年龄的增长，红细胞沉降率显著增加。

- 老年人有高凝倾向并有静脉血栓的高风险。

利用血涂片确诊

- 血涂片在一些血液疾病鉴别诊断或特异性诊断中是非常宝贵的。具有确诊价值或非常重要的血涂片详见表1-6。

表1-6	通过血涂片能提示或确诊的疾病
疾病	血涂片的阳性发现
免疫性溶血性贫血	球形红细胞，嗜多色性红细胞，红细胞凝集，噬红细胞现象
遗传性球形红细胞增多症	球形红细胞，嗜多色性红细胞
遗传性椭圆形红细胞增多症	椭圆形红细胞
遗传性卵圆形红细胞增多症	卵圆形红细胞
血红蛋白C病	靶形红细胞，球形红细胞
血红蛋白S病	镰状细胞
血红蛋白SC病	靶形红细胞，镰状细胞
轻型地中海贫血（α或β）	小红细胞，靶形红细胞，泪滴状红细胞，嗜点彩红细胞，畸形红细胞
重型地中海贫血（α或β）	同上，通常比轻型更严重
铁缺乏	小红细胞，红细胞淡染，嗜点彩红细胞缺乏
铅中毒	嗜点彩红细胞
维生素B_{12}或叶酸缺乏	大红细胞，巨大红细胞，过分叶的粒细胞
骨髓瘤、巨球蛋白血症	红细胞呈缗钱状排列
疟疾、巴贝西虫病等	红细胞内寄生虫
消耗性凝血异常	破碎红细胞（红细胞碎片）
机械性溶血	破碎红细胞（红细胞碎片）
严重的感染	中性粒细胞增多，胞质内颗粒增多、空泡，杜勒小体
传染性单核细胞增多症	反应性淋巴细胞
粒细胞缺乏	中性粒细胞减少
变态反应性疾病	嗜酸性粒细胞增多
慢性淋巴细胞白血病	小淋巴细胞增多
慢性髓细胞性白血病	早粒细胞，中幼粒细胞，嗜碱性粒细胞，过分叶现象
髓系来源的白血病（病态造血）	原始细胞，粒细胞获得性佩-许（Pelger-Huët）畸形，颗粒增多的中性粒细胞，红细胞大小不均，异形红细胞，血小板异常
克隆性血细胞减少（病态造血）	红细胞大小不均，着色不均，异形红细胞，中性粒细胞颗粒减少，粒细胞获得性佩-许畸形，粒细胞减少，血小板减少，巨大血小板
急性白血病	原始细胞
血小板减少症	血小板减少
血小板增多症	血小板增多

骨髓

- 骨髓检测在很多血液病中对诊断和治疗非常重要。
- 刚出生时所有骨骼均含造血骨髓。
- 从5～6岁开始，骨髓组织逐渐被脂肪细胞填充。
- 成年人的造血组织主要在中轴骨（肋骨、脊椎、胸骨、盆骨、肩胛骨、锁骨、颅骨）和肱骨、股骨的近端1/4。
- 老年人骨髓造血细胞减少，60岁以后的造血组织会从50%减少至30%，其比例与年龄成反比。
- 骨髓组织可以通过骨髓活检或细针穿刺获得。最常见的取材部位是髂后上棘的髂骨。现代的骨髓活检设备可以很好地服务于诊断。
- 骨髓液在涂片和染色等处理后即可开始评估。
- 骨髓活检组织在固定、切片和染色后即可评估。"滚片法"是用镊子镊住活检组织的边缘，然后在一张或多张洁净的玻片上多处滚动。骨髓组织会在玻片上留下印迹。玻片在空气中很快干燥，然后用甲醛固定并染色。通过这种方法可以获得一些骨髓细胞的相关信息。
- 骨髓涂片和活检的操作详见《威廉姆斯血液学》第10版第2章；在一些疾病的诊疗章节中也有介绍。正常骨髓分类计数详见《威廉姆斯血液学》第10版第2章中表2-3。

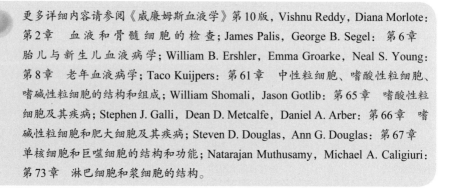

更多详细内容请参阅《威廉姆斯血液学》第10版，Vishnu Reddy，Diana Morlote：第2章　血液和骨髓细胞的检查；James Palis，George B. Segel：第6章胎儿与新生儿血液病学；William B. Ershler，Emma Groarke，Neal S. Young：第8章　老年血液病学；Taco Kuijpers：第61章　中性粒细胞、嗜酸性粒细胞、嗜碱性粒细胞的结构和组成；William Shomali，Jason Gotlib：第65章　嗜酸性粒细胞及其疾病；Stephen J. Galli，Dean D. Metcalfe，Daniel A. Arber：第66章　嗜碱性粒细胞和肥大细胞及其疾病；Steven D. Douglas，Ann G. Douglas：第67章单核细胞和巨噬细胞的结构和功能；Natarajan Muthusamy，Michael A. Caligiuri：第73章　淋巴细胞和浆细胞的结构。

（译者：倪晓菲　姜尔烈）

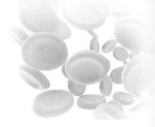

第二篇　红细胞疾病

第2章

贫血与红细胞增多症的分类

- 临床上重要的红细胞疾病可分为
  - 红细胞减少性疾病（贫血）。主要影响为血液携氧能力下降。血红蛋白浓度是表示其严重程度的最佳指标。
  - 红细胞增多性疾病（红细胞增多症）。主要引起血液黏滞度增高（图2-1）。除此之外，红细胞压积为其最佳的效应指标。
- 红细胞数量为循环血液中红细胞所占的体积。
  - 女性正常红细胞数量为23～29mL/kg。
  - 男性正常红细胞数量为26～32mL/kg。
  - 目前推荐采用基于体表面积的公式计算，其更为准确。

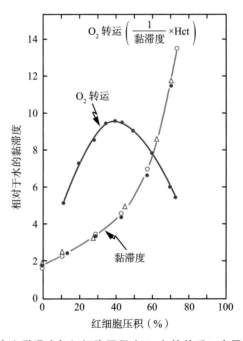

图2-1　肝素化的正常人血黏滞度与红细胞压积（Hct）的关系。应用Ostwald黏度计于37℃测定黏滞度，以相对于生理盐水的黏滞度表示；通过红细胞压积与氧流量（1/黏滞度）计算携氧量，用任意单位记录。请注意，此携氧量曲线仅用于红细胞数量正常时。当红细胞数量增加时，组织携氧量增加，曲线向右移动；减少时则向左移动

- 红细胞的测定为红细胞计数、血红蛋白含量或红细胞压积（每100mL血液中所含红细胞体积），而不是全部循环血液中的红细胞总量，因而贫血和红细胞增多症可分为相对性和绝对性。
  - 相对性改变：红细胞数量正常，但血浆容量增加（相对性贫血）或减少（相对性红细胞增多）。
  - 绝对性改变：红细胞数量减少（真性贫血）或增加（真性红细胞增多症）。
- 表2-1对各类贫血进行了归类。
- 确定贫血的具体病因至关重要。随后进行贫血诊断的初始实验室检查，以下五项检查可指导进一步的特殊检查。
  - 检测红细胞压积、血红蛋白或红细胞计数可确定贫血程度。大多数情况下，这三个数值密切相关。血红蛋白浓度是测定携氧能力最直接的方法。
  - 红细胞指数，包括平均红细胞体积（MCV）、平均红细胞血红蛋白含量（MCH）和平均红细胞血红蛋白浓度（MCHC），通过上述指标平均值确定红细胞是正细胞、大细胞或小细胞，以及正色素性或低色素性。
  - 检测红细胞体积分布宽度（RDW）可获知红细胞的均一程度。
  - 网织红细胞计数或指数可用于评估骨髓的造血反应：红细胞产生不足或红系对溶血（或出血）的正常反应性增生。临床上后者常见。
  - 血涂片检查可明确红细胞大小、形状和血红蛋白含量，有无红细胞包涵体、红细胞凝集或缗钱状红细胞，有无非造血微粒如寄生虫（如巴贝西虫和疟原虫）和蠕虫（如斑氏丝虫、线虫），以及有无白细胞与血小板异常。
- 重要提示：
  - 红细胞大小及血红蛋白含量最好由其检测指数确定，因为血涂片结果通常会有偏差（如红细胞体积的估测来自二维面积）。此外，大细胞性贫血血液中通常含有大量小红细胞，而小细胞性贫血血液中通常含有相当正常体积的红细胞，因此难以凭借血涂片来确定红细胞平均体积。
  - 一般而言，红细胞大小、形状和血红蛋白含量的异常与贫血的严重程度大致相关。若贫血轻微，其他参数变化多不明显。
  - 大细胞或小细胞性贫血的红细胞体积可能处于正常范围。可能由于贫血非常轻微以至于红细胞体积尚未偏离正常范围，或者由两种致病因素（如铁和叶酸缺乏症）的混杂效应导致了较严重的贫血，以及无症状的静止型携带者或α地中海贫血性状（一个或两个α-珠蛋白基因缺失）（见第15章）患者伴发了巨幼细胞贫血，从而导致红细胞指数正常。
- 红细胞增多症的主要病因分类见表2-2。
- 查找红细胞增多症的具体病因非常重要。第27章［多克隆性红细胞增多症（原发性与继发性）］和第42章（真性红细胞增多症）详细讨论了红细胞增多症的诊断。

表2-1 贫血的分类

Ⅰ.绝对性贫血（红细胞体积减少）

　A.红细胞生成减少

　　1.获得性

　　　a.多能干细胞衰竭

　　　　（1）自身免疫性（再生障碍性贫血）（见第3章）

　　　　　（a）辐射诱发

　　　　　（b）药物及化学物质（氯霉素、苯等）

　　　　　（c）病毒［非甲、乙、丙、丁、戊或庚型肝炎病毒、EBV（Epstein-Barr virus）等］

　　　　　（d）特发性

　　　　（2）白血病或骨髓增生异常综合征所致贫血（见第45、46章）

　　　　（3）骨髓浸润相关贫血（见第12章）

　　　　（4）化疗后贫血（见第38章）

　　　b.红系祖细胞衰竭

　　　　（1）纯红细胞再生障碍性贫血［微小病毒B19感染、药物、胸腺瘤并发、自身抗体等（见第4章）］

　　　　（2）内分泌疾病（见第6章）

　　　　（3）获得性铁粒幼细胞贫血［药物、铜缺乏症等（见第11章）］

　　　c.红系和其他系列祖细胞因营养及其他原因而功能受损

　　　　（1）巨幼细胞贫血（见第8章）

　　　　　（a）维生素B_{12}缺乏

　　　　　（b）叶酸缺乏

　　　　　（c）一氧化二氮（N_2O）导致的急性巨幼细胞贫血

　　　　　（d）药物引起的巨幼细胞贫血（培美曲塞、甲氨蝶呤、苯妥英钠毒性等）

　　　　（2）缺铁性贫血（见第9章）

　　　　（3）其他营养不良性贫血（见第10章）

　　　　（4）慢性病及炎症性贫血（见第5章）

　　　　（5）肾性贫血（见第5章）

　　　　（6）化学物质所致贫血［铅中毒（见第20章）］

　　　　（7）获得性地中海贫血［见部分克隆性造血病（见第15、40章）］

　　　　（8）促红细胞生成素抗体（见第4章）

　　2.遗传性

　　　a.多能干细胞衰竭（见第3章）

　　　　（1）范科尼贫血

　　　　（2）Shwachman综合征

　　　　（3）先天性角化不良

　　　b.红系祖细胞衰竭

　　　　（1）Diamond-Blackfan综合征（见第3章）

　　　　（2）先天性红细胞生成异常性贫血（见第7章）

　　　c.红系和其他系列祖细胞因营养及其他原因而功能受损

　　　　（1）巨幼细胞贫血（见第8章）

　　　　　（a）选择性维生素B_{12}吸收不良（Imerslund-Gräsbeck病）

　　　　　（b）先天性内因子缺乏

　　　　　（c）钴胺素传递蛋白Ⅱ缺乏

　　　　　（d）先天性维生素B_{12}代谢障碍（甲基丙二酸尿症、高胱氨酸尿症等）

　　　　　（e）先天性叶酸代谢障碍（先天性叶酸吸收不良、二氢叶酸缺乏、甲基转移酶缺乏等）

　　　　（2）先天性嘌呤及嘧啶代谢障碍（Lesch-Nyhan综合征、遗传性乳清酸尿症等）

续表

（3）铁代谢异常性疾病（见第9章）

 （a）遗传性无转铁蛋白血症

 （b）二价金属离子转运体（DMT-1）突变所致低色素性贫血

（4）遗传性铁粒幼细胞贫血（见第11章）

（5）地中海贫血（见第15章）

B.红细胞破坏增加

 1.获得性

  a.机械性

  （1）微血管病性溶血性贫血［行军性血红蛋白尿症、人工心脏瓣膜（见第19章）］

  （2）微血管病［弥散性血管内凝血（DIC）、血栓性血小板减少性紫癜（TTP）、血管炎（见第19、85、90章）］

  （3）寄生虫与微生物［疟疾、巴尔通体病、巴贝西虫病、产气荚膜梭菌感染（见第21章）］

  b.抗体介导性

  （1）温抗体型自身免疫性溶血性贫血（见第22章）

  （2）冷抗体综合征［冷凝集素病、阵发性冷性血红蛋白尿症、冷球蛋白血症（见第23章）］

  （3）输血反应［速发型和迟发型（见第91章）］

  c.脾功能亢进症（见第26章）

  d.红细胞膜疾病（见第13章）

  （1）棘形红细胞性溶血性贫血

  （2）获得性棘形红细胞增多症及获得性口形红细胞增多症等

  e.化学损伤与毒液中毒［砷、铜、氯化盐；蜘蛛、蝎子及蛇毒等（见第20章）］

  f.物理损伤［热、氧及辐射（见第20章）］

 2.遗传性

  a.血红蛋白病（见第16章）

  （1）镰状细胞贫血

  （2）不稳定血红蛋白病

  b.红细胞膜疾病（见第13章）

  （1）细胞膜骨架异常（遗传性球形红细胞增多症、遗传性椭圆形红细胞增多症、遗传性棘形红细胞增多症）

  （2）膜脂质异常（先天性β脂蛋白缺乏症、遗传性口形红细胞增多症等）

  （3）红细胞膜抗原异常所致疾病［麦克劳德（McLeod）综合征、Rh缺乏综合征等］

  （4）膜转运功能异常所致疾病（遗传性干瘪红细胞增多症）

  c.红细胞酶缺陷［丙酮酸激酶、5′核苷酸酶、葡萄糖-6-磷酸脱氢酶缺陷及其他红细胞酶病（见第14章）］

  d.卟啉病［先天性红细胞生成及肝性红细胞生成性卟啉病，罕见红细胞生成性原卟啉病（见第28章）］

C.失血与血液重分配

 1.急性失血

 2.脾滞留危象（见第26章）

Ⅱ.相对性贫血（血浆容量增加）

A.巨球蛋白血症（见第69章）

B.妊娠

C.运动员（见第19章）

D.飞行后航天员

表2-2　红细胞增多症的分类

Ⅰ.绝对性（真性）红细胞增多症（红细胞体积增加）（见第27章）

　　A.原发性红细胞增多症

　　　1.获得性：真性红细胞增多症（见第42章）

　　　2.遗传性（见第27章）：原发家族性先天性红细胞增多症（PFCP）

　　　　a.促红细胞生成素受体突变

　　　　b.未知基因突变

　　B.继发性红细胞增多症

　　　1.获得性（见第27章）

　　　　a.低氧血症

　　　　　（1）慢性肺病

　　　　　（2）睡眠呼吸暂停

　　　　　（3）右向左分流的心脏病

　　　　　（4）高原反应

　　　　　（5）吸烟

　　　　b.碳氧血红蛋白血症（见第18章）

　　　　　（1）吸烟

　　　　　（2）一氧化碳中毒

　　　　c.促红细胞生成素自主生成（见第27章）

　　　　　（1）肝细胞癌

　　　　　（2）肾癌

　　　　　（3）脑血管瘤

　　　　　（4）嗜铬细胞瘤

　　　　　（5）甲状旁腺癌

　　　　　（6）脑膜瘤

　　　　　（7）子宫肌瘤

　　　　　（8）多囊肾

　　　　d.使用外源性促红细胞生成素（EPO用药史）（见第27章）

　　　　e.复杂或未明病因

　　　　　（1）肾移植术后（可疑血管紧张素Ⅱ信号通路异常）（见第27章）

　　　　　（2）雄激素/合成代谢类固醇激素（见第27章）

　　　2.遗传性

　　　　a.高氧亲和力血红蛋白（见第17、18章）

　　　　b.2, 3-二磷酸甘油酸缺乏症（见第14章）

　　　　c.先天性高铁血红蛋白血症（隐性遗传病如细胞色素b5还原酶缺乏及显性遗传病珠蛋白基因突变）（见第14、18章）

　　　　d.EPO基因突变（见第27章）

　　　　e.铁调节蛋白1（IRP1）基因突变（见第27章）

　　C.低氧感受器疾病（见第27章）

　　　1.确诊或疑似先天性低氧感受器疾病

　　　　a.Chuvash红细胞增多症

　　　　b.非Chuvash突变的冯·希佩尔-林道（von Hippel-Lindau，VHL）基因突变所致高促红细胞生成素性红细胞增多症

　　　　c.HIF-2α（EPASI）突变

　　　　d.PHD2（EGLN1）突变

Ⅱ.相对性（假性）红细胞增多症（红细胞体积正常）（见第27章）

　　A.脱水

　　B.利尿剂

　　C.吸烟

　　D.Grasböck综合征

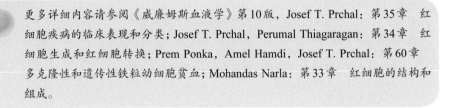

更多详细内容请参阅《威廉姆斯血液学》第10版，Josef T. Prchal：第35章 红细胞疾病的临床表现和分类；Josef T. Prchal，Perumal Thiagaragan：第34章 红细胞生成和红细胞转换；Prem Ponka，Amel Hamdi，Josef T. Prchal：第60章 多克隆性和遗传性铁粒幼细胞贫血；Mohandas Narla：第33章 红细胞的结构和组成。

（译者：李星鑫 邵英起 郑以州）

第3章

再生障碍性贫血：获得性与遗传性

定义

- 以全血细胞减少伴骨髓增生极度低下及骨髓细胞遗传学正常为特征。
- 全世界发病率为2～5/(100万人·年)。美国(和其他工业国家)为5～12/(100万人·年)，亚洲国家发病率约为欧美国家的2倍。
- 发病高峰年龄为15～25岁和65～69岁。
- 获得性再生障碍性贫血严重程度的分级定义见表3-1。

诊断分类	血红蛋白 (g/L)	网织红细胞 (×10⁹/L)	中性粒细胞 (×10⁹/L)	血小板 (×10⁹/L)	骨髓活检	备注
中度重型	<100	<40	<1.5	<50	造血细胞显著减少	诊断时3系中至少有2系符合
重型	<90	<30	<0.5	<30	造血细胞显著减少或缺如	若年龄允许可寻找HLA相合同胞供者
极重型	<80	<20	<0.2	<20	造血细胞显著减少或缺如	若年龄允许可寻找HLA相合同胞供者

表3-1　获得性再生障碍性贫血严重程度分级[a]

a 上述数值均为近似值，必须在个体背景下加以考虑［部分临床试验中，中度重型再生障碍性贫血的血细胞计数诊断阈值较高（如血小板<100×10⁹/L和网织红细胞绝对值<60×10⁹/L）］。骨髓活检可含有正常数量的淋巴细胞和浆细胞。可见红细胞灶性分布的"热区"（hot spot）。骨髓无纤维化、异常细胞及恶性细胞。血细胞或骨髓细胞畸形并非获得性再生障碍性贫血的特征。诊断时需考虑中性粒细胞绝对值低限的人种差异（见《威廉姆斯血液学》第10版第62和63章）。

病因和发病机制

发病机制

- 自身反应性T细胞的异常免疫抑制骨髓。
- 造血干细胞和（或）祖细胞的毒性损伤（如某些化疗或药物）（表3-2）。
- 造血干细胞遗传性内在缺陷（如范科尼贫血）。

表3-2	与再生障碍性贫血有关的中危药物[a]
乙酰唑胺	
卡马西平	
氯霉素	
金盐	
乙内酰脲	
羟基保泰松	
青霉胺	
保泰松	
阿的平	

　　a 有30例以上报道。

获得性（表3-3）

表3-3	再生障碍性贫血的病因学分类
获得性	
自身免疫性	
药物性（表3-2）	
毒物	
苯	
氯化烃类	
有机磷	
病毒	
EBV（Epstein-Barr virus）	
非甲、乙、丙、丁、戊或庚型肝炎病毒	
人类免疫缺陷病毒（HIV）	
阵发性睡眠性血红蛋白尿症	
自身免疫性/结缔组织病	
嗜酸性粒细胞性筋膜炎	
免疫性甲状腺疾病（格雷夫斯病、桥本甲状腺炎）	
类风湿关节炎	
系统性红斑狼疮	
胸腺瘤	
妊娠	
医源性	
射线	
细胞毒药物治疗	
遗传性	
范科尼贫血	
先天性角化不良	
施-戴综合征	
其他罕见综合征（表3-4）	

- 大多数病例（约70%）为获得性T淋巴细胞介导的自身免疫抑制造血干细胞和（或）祖细胞。

- 阵发性睡眠性血红蛋白尿症（PNH）（可表现为血细胞减少和骨髓增生低下）。
- 化学制剂（如大剂量苯暴露）。现因国家工作场所限制及产品管制，苯暴露已少见。
- 药物（如氯霉素，常见药物见表3-2，更多药物完整列表见《威廉姆斯血液学》第10版第36章中的表36-3）。
- 病毒［如EBV，非甲、乙、丙、丁、戊、庚型肝炎病毒，人类免疫缺陷病毒（HIV）］。
- 免疫和结缔组织病（如嗜酸性粒细胞性筋膜炎、桥本甲状腺炎、格雷夫斯病、系统性红斑狼疮）。
- 妊娠
- 医源性或意外（如活体骨髓接受大剂量放射线、大剂量骨髓抑制性化疗）。

遗传性（表3-3）

- 范科尼贫血
  - 常染色体隐性遗传。
  - 所有16个基因突变中，*FANCA* ～ *FANCQ* 占95%。
  - 大红细胞和异形红细胞可先于血细胞减少出现。
  - 血细胞减少症，有时以血小板减少症起病，发生于5 ～ 10岁患儿。
  - 骨髓增生低下导致血细胞减少症。
  - 身材矮小，异常皮肤色素沉着（牛奶 - 咖啡斑），骨骼异常（如桡骨和拇指发育不良），心脏、肾脏和眼畸形，小头畸形，并通常伴有性腺功能减退。
  - 脆性染色体，尤其是接触DNA交联剂后，如双环氧丁烷（用作诊断试剂）。
  - 雄激素偶可改善造血功能。
  - 异基因造血干细胞移植可治愈本病。
  - 存在发生急性髓细胞性白血病或其他恶性肿瘤的风险。
- 先天性角化不良
  - 遗传方式：常染色体显性、常染色体隐性、X连锁遗传（见《威廉姆斯血液学》第10版第36章中的表36-13）。
  - 大多数病例存在基因突变。
  - 编码端粒酶复合物相关蛋白的基因突变。
  - 端粒酶长度异常。
  - 儿童时期黏膜（皮肤色素沉着或减退、口腔黏膜白斑）和指（趾）甲异常（如隆起、纵向分裂和萎缩）。
  - 出现肺部（如纤维化）、胃肠道（如食管蹼）、泌尿生殖系统（尿道下裂）、神经系统（如认知障碍）、骨骼系统（如下颌骨发育不全）症状。
  - 成年早期出现再生障碍性贫血：为首要死亡原因。
  - 各种黏膜癌（如口腔、鼻咽、食管、直肠、阴道和其他部位鳞状细胞癌）高发。
- 施 - 戴综合征

—— 7号染色体上施-戴综合征基因 *SBDS* 突变导致。

—— 胰腺外分泌功能不全和中性粒细胞减少。胰腺内分泌腺功能（胰岛素分泌）通常无损害。

—— 几乎所有患者均表现为中性粒细胞减少伴功能异常（趋化功能不良）。

—— 贫血和血小板减少症不常见。

—— 多数患者血红蛋白F水平升高。

—— 约20%的患者表现为全血细胞减少症。

—— 婴儿早期常见吸收不良、脂肪泻、生长迟缓，以及脂溶性维生素A、D、E和K缺乏症。

—— 儿童后期，约50%的患儿可恢复胰腺外分泌功能。

—— 约75%的患者可出现骨骼畸形［如身材矮小、骨软骨发育不良（软骨和骨异常）、骨质疏松症］。

—— 出现反复细菌感染（如上呼吸道感染、中耳炎、鼻窦炎、肺炎、甲沟炎、骨髓炎及菌血症）。

—— 胰腺外分泌功能不足可用酶替代治疗。

—— 可进展至全血细胞减少症、骨髓增生低下、骨髓增生异常综合征或急性髓细胞性白血病。

—— 异基因造血干细胞移植可治愈本病。

● 再生障碍性贫血的其他罕见病因见表3-4。

表3-4　再生障碍性贫血相关的其他罕见遗传性综合征

病种	表现	遗传	突变基因
共济失调-全血细胞减少症（髓小脑症）	小脑萎缩与共济失调；再生障碍性全血细胞减少；±单体7；发生AML风险增加	AD	未知
先天性无巨核细胞血小板减少症	血小板减少；骨髓巨核细胞减少或缺如；出血倾向；血小板生成素水平升高；进展为再生障碍性全血细胞减少的倾向；进展为髓系克隆性疾病的倾向	AR（复合杂合子）	*MPL*
DNA连接酶Ⅳ缺陷	产前和产后生长迟缓；畸形面容；再生障碍性全血细胞减少	AR	*LIG4*
杜博维兹（Dubowitz）综合征	宫内和产后不发育；身材矮小；小头畸形；智力低下；畸形面容；再生障碍性全血细胞减少；发生AML和ALL的风险增加	AR	未知
尼梅亨（Nijmegen）断裂综合征	小头畸形；营养不良面容；身材矮小；免疫缺陷；对辐射敏感；再生障碍性全血细胞减少；易于发生淋巴细胞恶性肿瘤	AR	*NBS1*
网状细胞发育不良（严重免疫缺陷综合征类型）	淋巴细胞减少；贫血和中性粒细胞减少；造血干细胞移植可纠正	XLR	未知

续表

病种	表现	遗传	突变基因
塞克尔（Seckel）综合征	宫内及产后不发育；小头畸形；特征性畸形面容（鸟头外观）；再生障碍性全血细胞减少；发生AML风险增加	AR	*ATR*（*RAD3*相关基因）；*PCNT*
WT综合征	尺骨/桡骨异常；再生障碍性全血细胞减少；发生AML风险增加	AD	未知

注：AD，常染色体显性遗传；ALL，急性淋巴细胞白血病；AML，急性髓细胞性白血病；AR，常染色体隐性遗传；XLR，X连锁隐性遗传。

表中所列各综合征的临床表现并不完全。表中所列临床表现不全出现于该综合征的所有病例。伴或不伴有与范科尼贫血或其他特定综合征不相符的相关异常的家族性再生障碍性贫血的孤立病例已见报道。

临床特征

- 疲劳、苍白、劳力性呼吸困难、出血或感染，均为全血细胞减少症所致。
- 除贫血、出血或感染体征外，体格检查一般无其他阳性发现。

实验室特征

- 全血细胞减少。
- 可见大红细胞。
- 骨髓细胞显著减少（图3-1）。
- 克隆性细胞遗传学异常提示低增生性骨髓增生异常综合征（克隆性髓系疾病）而非再生障碍性贫血。
- 骨髓中出现原始细胞提示低增生性急性髓细胞性白血病。
- 流式细胞术检测红细胞表面无CD55和CD59缺失，除外PNH。

  表3-5所列为再生障碍性贫血的重要诊断流程。

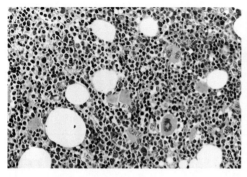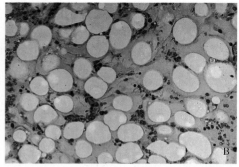

图3-1 骨髓活检病理。A.正常年轻成人骨髓活检病理。B.年轻成人极重型再生障碍性贫血患者的骨髓活检病理。标本中未见造血细胞，仅见散在分布的淋巴细胞和基质细胞。网状细胞（前脂肪细胞性成纤维细胞）取代造血组织（资料来源：Kaushansky K，Prchal JT，Burns LJ，et al：Williams Hematology，10th ed. New York，NY：McGraw Hill；2021.）

表3-5	诊断方法

· 病史和体格检查
· 全血细胞计数、网织红细胞计数和血涂片检查
· 骨髓穿刺及活检
· 骨髓细胞遗传学检查以评估有无克隆性髓系疾病
· DNA稳定性为范科尼贫血的标志性检测项目
· 红细胞和白细胞免疫表型，尤其是CD55和CD59检测以除外阵发性睡眠性血红蛋白尿症
· 直接和间接抗球蛋白试验（Coombs试验）以除外免疫性血细胞减少
· 血清乳酸脱氢酶和尿酸，若升高则反映恶性细胞转化
· 肝功能检测评估是否存在近期肝炎病毒感染
· 甲、乙、丙型肝炎病毒筛查
· EBV、巨细胞病毒和HIV筛查
· 检测血清维生素B_{12}和叶酸水平以除外巨幼细胞性全血细胞减少症
· 血清铁、铁结合力和铁蛋白检测，以作为长期输血治疗前的基础值

治疗

表3-6列举了再生障碍性贫血的初始治疗流程。

表3-6	再生障碍性贫血的初始治疗流程

· 停用所有潜在致病性药物，必要时用其他药物替代
· 贫血：极重型再生障碍性贫血患者按需输注去除白细胞的照射红细胞
· 极重度血小板减少或其所致出血：可考虑应用氨基己酸；依据病情输注血小板；血小板生成素受体激动剂正在研究中
· 重度中性粒细胞减少：预防感染
· 发热（可疑感染）：病原微生物培养；未明确特定感染部位者应用广谱抗生素，严重者应用粒细胞集落刺激因子（G-CSF）。如果儿童或年轻成人发生长期严重感染（如革兰氏阴性菌、真菌、血培养持续阳性），可考虑输注正常供者G-CSF动员后的中性粒细胞
· 如拟行移植，可尽快进行同种异体干细胞移植评估：患者及其父母、同胞兄弟姐妹的组织相容性检测。必要时寻找骨髓库无关供者

● 异基因造血干细胞移植可治愈本病（表3-7）。

表3-7	异基因造血干细胞移植治疗重型再生障碍性贫血

年龄，例数		不同随访年限的生存率（%）					
		1	2	3	4	5	6
HLA全相合亲属供者	儿童＜18岁，$n = 1044$	92	91	90	90	90	90
HLA全相合亲属供者	成人≥18岁，$n = 1427$	81	79	78	78	78	77
HLA全相合无关供者	儿童＜18岁，$n = 727$	81	80	79	79	79	78
HLA全相合无关供者	成人≥18岁，$n = 1024$	72	69	68	67	65	64

注：HLA，人类白细胞抗原。

— 适用于年龄＜55岁、有合适供者且无严重并发症者。

— 美国不足1/3的患者有同胞相合供者。

— 移植是否成功取决于患者年龄及有无亲缘供者（图3-2）。患者年龄＜20岁且有亲缘供者的移植效果最佳。

免疫抑制治疗

- 为不适于异基因造血干细胞移植患者的最佳疗法（表3-8）。

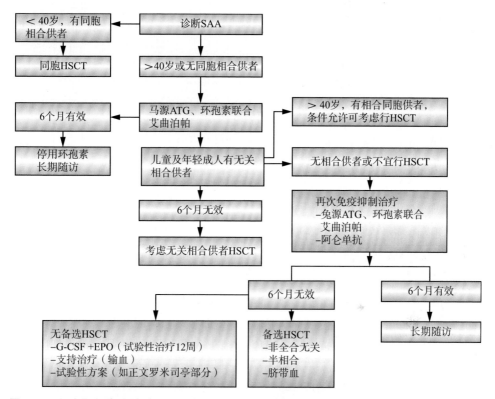

图3-2　重型再生障碍性贫血（SAA）治疗的综合指南流程图。对于马抗胸腺细胞球蛋白（ATG）、环孢素联合艾曲泊帕的治疗反应，除非疗效很差，中性粒细胞计数持续低于$200×10^6$/L，否则应在随访6个月进行疗效评价之后才能判定患者疗效不佳。此时可选择适宜的后续治疗。一般而言，免疫治疗联合艾曲泊帕6个月后重新评估以决定是否考虑移植，并取决于供者意愿及配型质量、患者年龄、可能增加移植风险的合并症，以及中性粒细胞计数降低的严重程度。年轻患者可选择无关相合供者。老年患者（除非中性粒细胞计数持续处于高风险状态）则应优先选择二次免疫疗法。二次免疫治疗失败后，治疗需个体化，可考虑实施高危移植（亲缘轻度不合、半相合、脐带血），并结合相关指标（如年龄、合并症、体能状态、中性粒细胞计数）进行评估。40岁视为异基因造血干细胞移植（HSCT）作为初始治疗的适宜年龄，且可根据患者的临床状态和其他特征适当上调（如41～55岁）。EPO，促红细胞生成素；G-CSF，粒细胞集落刺激因子［资料来源：Scheinberg P, Young NS. How I treat acquired aplastic anemia，Blood. 2012 Aug 9; 120（6）: 1185-1196.］

| 表3-8 | 重型再生障碍性贫血患者免疫抑制治疗的反应 |

发表年份	主要用药	病例数[年龄范围（岁）]	显著反应人数（百分比）	5/10年生存率（%）	5年复发率（Cum%）	备注
2011	ATG＋CYA	95（7～80）	63（66）	76[a]/NR	33	少数患者早期感染应用G-CSF；缓解或生存无差异
	ATG＋CYA＋G-CSF	97（2～81）	71（73）	78[a]/NR	32	
2008	ATG＋CYA	77（＜18）	57（74）	83/80	25	8.5%的患者进展为克隆性髓系疾病
2007	ATG＋CYA	44（NR）	31（70）	NR/88	NR	所有患者均为肝炎相关性
2007	ATG＋CYA	47（19～75）	31（66）	80/NR	45	治疗后5年无晚期克隆性疾病
2007	ATG＋CYA＋G-CSF	48（19～74）	37（77）	90/NR	15	治疗后5年无晚期克隆性疾病
2006	ATG＋CYA	47（8～71）	37（79）	80/75	NR	治疗后10年无晚期克隆性疾病
2006	ATG＋CYA＋G-CSF＋rhuEPO	30（5～68）	22（73）	80/75	NR	1例患者进展为克隆性髓系疾病

注：ATG，抗胸腺细胞球蛋白；Cum%，累积百分比；CYA，环孢素；G-CSF，粒细胞集落刺激因子；NR，未报道；rhuEPO：重组人促红细胞生成素。以上研究早于艾曲泊帕上市。

a治疗后6年。

- 抗胸腺细胞球蛋白（ATG）或抗淋巴细胞球蛋白（ALG）。
  - ATG是由人胸腺细胞接种于马或兔产生的，ALG是由人胸导管淋巴细胞接种于马或兔产生的。
  - 单药应用，治疗反应率为50%。
  - 剂量：15～40mg/（kg·d），静脉应用4～10天。
  - 治疗第一天常出现发热、寒战。
  - 用药期间可频繁发生由血小板破坏加速而引发的血小板减少。
  - 用药开始后7～10天出现的发热、皮疹、关节痛可能为血清病反应。
  - 常用中等剂量的甲泼尼龙以减轻血清病反应。
- 环孢素。
  - 用于ATG难治性患者。
  - 剂量：3～7mg/（kg·d），至少口服4～6个月。
  - 调整剂量以维持适当的血药浓度（最低血药浓度为300～500ng/mL）。
  - 肾损害：为常见的药物副作用。
  - 单药应用治疗总体有效率为25%。

- 联合疗法：ATG联合环孢素，治疗有效率较单药明显提升。
- 艾曲泊帕，为血小板生成素受体激动剂，最早用于联合免疫抑制治疗无效的再生障碍性贫血患者。
- 近半数患者应用艾曲泊帕后外周血细胞可获一系或多系的中度至显著改善，或脱离红细胞/血小板输注。部分患者血细胞计数可恢复正常。
- 超过2年的随访中，艾曲泊帕的疗效可以维持。该药初始研究用量为50mg，超过12周的研究周期中，逐渐加量至150mg/d。
- 现在，艾曲泊帕加入ATG联合环孢素疗法用于不能接受异基因造血干细胞移植患者的初始治疗。
- 艾曲泊帕相关研究见表3-9。

表3-9　艾曲泊帕治疗重型再生障碍性贫血的临床研究

发表年份	病例数	艾曲泊帕每日用量	治疗时长	总有效率[a]
艾曲泊帕联合免疫抑制治疗的研究				
2017	92	12岁以上：150mg 6～11岁：75mg 2～5岁：2.5mg/kg	24周	第一组：处方第14天至6个月，80% 第二组：处方第14天至3个月，87% 第三组：处方第1天至6个月，94%
2018	10	150mg（50～300mg）	47周（14～179周）	90%
艾曲泊帕治疗难治复发患者的研究				
2012	25	150mg（50～150mg）	12周	44%
2018	10	150mg（50～300mg）	115周（53～253周）	50%
2018	35	150mg	2～39个月	74%
2019	40	150mg（50～150mg）	24周	50%

a 总有效率：完全缓解率及部分缓解率之和。完全缓解标准需同时满足以下三项：中性粒细胞绝对值$\geq 1 \times 10^9$/L，血红蛋白≥ 100g/L及血小板$\geq 100 \times 10^9$/L。部分缓解定义为血小板、红细胞及中性粒细胞任何一系到两系或所有三系尚不满足完全缓解标准。美国国立卫生研究院部分缓解标准：血小板$\geq 20 \times 10^9$/L，血红蛋白较基础值上升≥ 15g/L或过去8周内红细胞输注量较基础值减少≥ 4U，中性粒细胞绝对值$\geq 0.5 \times 10^9$/L。

- 大剂量糖皮质激素：
  - 例如，5～10mg/kg甲泼尼龙应用3～14天。
  - 非常严重的副作用：糖尿病、胃部不适、失眠、精神错乱、感染、股骨头无菌性坏死。
  - 少量证据表明单用糖皮质激素有效。
  - 通常以较小剂量（2mg/kg并逐渐减量）用作ATG的辅助药物。
- 大剂量环磷酰胺［如45mg/（kg·d），应用4次］。
- 雄激素疗法：
  - 达那唑5mg/（kg·d）连续应用6个月，用于重型或轻型再生障碍性贫血初始治疗无效者。

—— 正在进行雄激素联合ALG与环孢素治疗的疗效评价。

—— 可引起严重的女性男性化及肝损害，并降低高密度脂蛋白水平。

● G-CSF作为主要治疗药物无效：

—— 部分患者接受粒细胞-巨噬细胞集落刺激因子（GM-CSF）或G-CSF治疗后，中性粒细胞计数短暂性升高，但效果不能维持。

—— G-CSF与ATG和环孢素联合治疗：大多数患者的缓解率和生存率并无提高。

● 白细胞介素（IL）-3或IL-11作为主要治疗药物无效。

● 联合免疫抑制治疗的疗效（ATG联合环孢素）：

—— 60%～80%的患者获得明显血液学改善。

—— 长期应用免疫抑制疗法可能导致的问题：持续性中度贫血、血小板减少症、再生障碍性贫血复发、PNH、急性髓细胞性白血病或骨髓增生异常综合征。

治疗建议总结（表3-10）

表3-10 重型再生障碍性贫血治疗建议总结
·作为罕见病，患者应就诊于经验丰富的临床中心
·造血干细胞移植优先适用于具有HLA全相合供者（尤其是同胞供者）的儿童及40岁以下成人患者
·ATG联合环孢素的免疫抑制治疗用于不适合造血干细胞移植的患者（见下文艾曲泊帕部分）
·ATG联合环孢素治疗后常获血液学缓解（约75%的患者），但存在疾病复发及克隆性演变，其远期预后欠佳
·免疫抑制治疗后15%的患者出现染色体核型异常或克隆性疾病（PNH、骨髓增生异常综合征或急性髓细胞性白血病）
·复发患者二次ATG治疗可能有效。通常情况下，初次治疗应用马或者兔ATG，如果可能，再次治疗时两者应该互换
·单用艾曲泊帕疗效确切，约50%的患者可获得血液学缓解。推荐剂量：成人150mg/d，至少连用24周。更低剂量适用于青少年、儿童及亚洲人群
·部分患者停用艾曲泊帕后血象可持续改善。停药后血象下降的患者再次加用艾曲泊帕可恢复治疗反应
·ATG联合环孢素初始治疗时加用艾曲波帕可显著提高缓解率及缓解质量，但目前尚无长期随访结果
·约1/5的患者在艾曲泊帕治疗后出现克隆性染色体异常，但是短期随访中，进展为髓系肿瘤者并不常见
·对ATG和环孢素不耐受的患者如老年患者（年龄＞60岁），阿仑单抗可能有效
·艾曲泊帕单用或联合ATG及环孢素治疗推动了本病的研究进展
·参照本章治疗部分表3-9相关细节，艾曲泊帕治疗再生障碍性贫血的荟萃分析已发表

注：HLA，人类白细胞抗原；ATG，抗胸腺细胞球蛋白；PNH，阵发性睡眠性血红蛋白尿症。

支持治疗

● 患者及其兄弟姐妹应尽快行HLA配型以寻找造血干细胞供者。

● 如有可能，拟行移植治疗者应少输注或不输注血制品。

● 如需输注血制品，拟行移植治疗患者不接受家属供血。

● 是否输注血小板取决于出血风险评估，而非血小板计数。

● 应用去除白细胞、ABO血型相合的单一供者血小板有可能减轻HLA致敏、后期无效输注及其他问题。

- 抗纤溶药物氨基己酸或氨甲环酸可能减轻血小板减少性出血（用法用量见第88章）。
- 血红蛋白低于8g/dL应输注浓缩红细胞（照射、去除白细胞）。如果伴发其他疾病，必要时可提高血红蛋白输注阈值。
- 拟行移植治疗者应行巨细胞病毒（CMV）血清学检测。检测结果明确前，仅输注CMV阴性血制品。如患者CMV阳性，则忽略此预防措施。应用白细胞去除滤器亦可降低CMV感染风险。
- 警惕住院患者中性粒细胞绝对值小于500/mL。
- 发热患者留取恰当标本培养后，立即静脉应用广谱抗生素。

临床进程

- 未经治疗的重型再生障碍性贫血患者中位生存期为3～6个月（20%的患者生存期长于1年）。异基因造血干细胞移植可治愈大多数患者，但仍取决于患者接受移植时的年龄及其与供者的免疫相似度（表3-7）。ATG联合环孢素的10年生存率可达70%～80%。

更多详细内容请参阅《威廉姆斯血液学》第10版，George B. Segel，Marshall A. Lichtman：第36章　再生障碍性贫血：获得性与遗传性。

（译者：李星鑫　邵英起　郑以州）

第4章

纯红细胞再生障碍性贫血

定义

- 纯红细胞再生障碍性贫血是指红系造血衰竭所致单一贫血性疾病。本病主要表现为血红蛋白水平降低、网织红细胞减少及骨髓红系前体细胞极度减少或缺如。

临床分类

- 见表4-1。

表4-1　纯红细胞再生障碍性贫血的分类
胎儿纯红细胞再生障碍性贫血（非免疫性胎儿水肿）
宫内微小病毒B19感染
遗传性（Diamond-Blackfan贫血）：*RPS19*或其他*RPS*突变；*GATA1*突变；*TSR2*突变
获得性
短暂性纯红细胞再生障碍性贫血
溶血性疾病伴急性微小病毒B19感染（短暂性再生障碍危象；见于近乎100%的病例）
儿童期短暂性幼红细胞减少症
慢性纯红细胞再生障碍性贫血
特发性
大颗粒淋巴细胞白血病
慢性淋巴细胞白血病
克隆性髓系疾病（特别是5q-综合征）
免疫缺陷宿主中持续性微小病毒B19感染（见于约15%病例）
胸腺瘤
胶原血管疾病
干细胞移植后
抗ABO抗体
药物诱发
抗红细胞生成素抗体
妊娠

遗传性纯红细胞再生障碍性贫血（Diamond-Blackfan贫血）

- 一种发生于婴儿和幼儿时期的纯红细胞再生障碍性贫血，又称Diamond-Blackfan或Blackfan-Diamond贫血。
- 据估计每年每百万活产婴儿中有5例发病。
- 典型的家系多为常染色体显性遗传，偶有常染色体隐性遗传者。散发病例最为常见。

- 本病为核糖体合成异常性疾病，约65%的患者由基因异常所致，约25%的患者可检测出 *RPS19* 基因突变，以及其他调节核糖体合成的基因受累。
- 确切的病理机制尚不明确。

临床特征

- 初始症状包括面色苍白、精神萎靡、食欲低下及发育迟缓。
- 1/3的患者出生时或出生后不久即确诊，但可在成年前任何时期发病。
- 1/3的患者可出现体格异常（包括颅面畸形、身材矮小、拇指畸形、蹼状颈、泌尿生殖系统和心脏异常）。
- 可进展为重度贫血，伴心力衰竭、呼吸困难、肝脾增大。

实验室特征

- 所有患者均有网织红细胞计数显著减少。
- 正细胞正色素性贫血，偶为大细胞性贫血。
- 白细胞计数正常或轻度减少。可在数年内逐渐出现中性粒细胞减少症。
- 血小板计数正常或轻度增多。
- 骨髓内有核细胞数正常，但有明显红细胞发育不良，可见少数红细胞巨幼样改变。骨髓其他细胞正常。
- 血清铁水平升高，转铁蛋白饱和度增加。
- 促红细胞生成素水平升高。
- 75%的患者红细胞腺苷脱氨酶活性升高。

鉴别诊断

- 典型的三个临床特点包括贫血、网织红细胞计数减少、骨髓红系前体细胞减少或缺如。其他包括红细胞腺苷脱氨酶活性升高和 *RPS19* 基因突变。
- 通过细胞遗传学和基因突变分析可排除范科尼贫血。
- 儿童一过性幼红细胞减少症会自发恢复。

治疗、病程及预后

- 输血可缓解贫血症状，但可致铁过载。应尽早行去铁治疗（详见第9章）。为避免异体免疫反应，尽量输注去除白细胞的血液制品（详见第92章）。
- 尽管药理机制不明且无法预测疗效，但糖皮质激素治疗本病可能有效。
- 糖皮质激素治疗可给予泼尼松，2mg/（kg·d），分3～4次口服。通常1～4周网织红细胞出现反应，一旦血红蛋白达到90～100g/L，应非常缓慢地减少泼尼松的剂量至每日单次或隔日用药。泼尼松的目标剂量低至每日或隔日1～2mg。患者常常（但并非所有患者）于糖皮质激素减量过程中复发，所以需要维持治疗。
- 常发生严重的糖皮质激素毒副反应（如库欣综合征）。依赖红细胞输注伴铁过载的患者需要长期大剂量糖皮质激素治疗，更易伴发上述毒副反应。
- 组织相容性同胞供体的异基因造血干细胞移植（HSCT）可成功治愈本病，无关供者来源的HSCT（包括脐带血移植）鲜有成功者。因顾忌HSCT相关合并症及死亡率，多数患者迟至疾病晚期才接受HSCT。总体来说，儿童10岁之前移植效果较好。

- 有报道大剂量甲泼尼龙、免疫抑制剂、IL-3可缓解疾病，但不宜作为常规治疗方案。
- 多数患者死于慢性铁过载、大剂量糖皮质激素、HSCT等治疗相关并发症。
- 本病进展为急性髓细胞性白血病的风险较高。

短暂性再生障碍危象和儿童短暂性幼红细胞减少症

- 此类疾病除了症状和实验室检查异常可自发缓解外，其余临床表现与纯红细胞再生障碍性贫血相似。

病因

- 多数再生障碍危象患者感染微小病毒B19（图4-1），通常发生于潜在的有过量红细胞生成的溶血性疾病如遗传性球形红细胞增多症或镰状细胞贫血（短暂性再生障碍危象）、地中海贫血、红细胞生成障碍性贫血。
- 亦可发生于正常儿童感染未知病毒之后（儿童短暂性幼红细胞减少症）。
- 药物相关的慢性纯红细胞再生障碍性贫血亦可发生短暂性再生障碍危象。

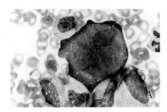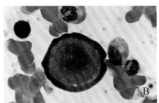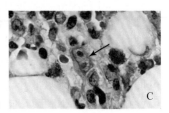

图4-1　A和B.来自持续感染微小病毒B19的慢性纯红细胞再生障碍性贫血患者骨髓的巨大的早期红系前体细胞，注意核内包涵体（胞核的黑色深染阴影部分）提示微小病毒感染。C.骨髓活检，箭头示感染微小病毒B19的带有核内包涵体的双核红系前体细胞（资料来源：Lichtman MA，Shafer MS，Felgar RE，et al. Lichtman's Atlas of Hematology 2016.New York：McGraw Hill；2017.www.accessmedicine.com.）

临床特征

- 继发于溶血性疾病的短暂性再生障碍危象导致更严重的面色苍白、乏力及倦怠，可能合并胃肠道不适或头痛。体格检查常发现心动过速和吹风样杂音。
- 儿童短暂性幼红细胞减少症可表现为急性贫血。少见并发症包括癫痫及一过性神经系统异常。

实验室特征

- 贫血为此两种综合征的显著特征，血红蛋白水平常明显降低，红细胞指数正常。
- 外周血网织红细胞缺如，骨髓红系前体细胞缺如或显著减少。
- 白细胞和血小板计数正常或升高。
- 网织红细胞水平升高是疾病恢复的早期表现，外周血可一过性出现有核红细胞。

鉴别诊断

- 网织红细胞缺如可鉴别溶血性疾病和短暂性再生障碍危象所致的进行性贫血。
- 有别于遗传性纯红细胞再生障碍性贫血，儿童短暂性幼红细胞减少症通常发病年龄较大、无家族史、无体格畸形及自行缓解等特点。
- 当前用药史更支持药物诱发（而非特发性）的初步诊断，对于成年患者尤为重要。

治疗、病程及预后
- 重度贫血患者需输注红细胞。
- 短暂性再生障碍危象通常在感染数天或数周内（当体内出现微小病毒B19中和抗体时）缓解。
- 儿童短暂性幼红细胞减少症通常数周内恢复，此类自限性疾病应避免过度治疗。
- 停用可疑致病药物后，药物相关性造血衰竭的临床症状随之改善。

获得性慢性纯红细胞再生障碍性贫血

- 一种少见疾病，主要见于老年人，此种造血衰竭的特点为贫血、网织红细胞严重减少及骨髓红系前体细胞缺乏。

病因
- 抗体介导或T细胞介导的异常免疫抑制红细胞生成，以后者更为常见。纯红细胞再生障碍性贫血与自身免疫性疾病、胸腺瘤、淋巴细胞增殖性疾病、单克隆丙种球蛋白血症及妊娠相关。红细胞抗原不相容供者的造血干细胞移植后可致受者持续存在同种凝集素。现认为自身免疫引发的纯红细胞再生障碍性贫血是需定期监测的免疫治疗抑制剂的毒性效应。
- 如缺乏有效的抗体反应，微小病毒B19感染可持续存在并引发纯红细胞再生障碍性贫血。
- 少数情况下，由于细胞内在缺陷，纯红细胞再生障碍性贫血可能为骨髓增生异常综合征的首发或主要表现。
- 特异性药物反应所致纯红细胞再生障碍性贫血较少见。

临床特征
- 面色苍白、倦怠及贫血其他的常见症状和体征。
- 可出现伴随疾病的表现（如慢性淋巴细胞白血病、淋巴瘤、自身免疫性疾病等）。

实验室特征
- 正细胞或大细胞正色素性贫血，网织红细胞计数显著减少，白细胞和血小板计数正常。
- 骨髓有核细胞正常，红细胞生成显著减少或生成障碍，粒系及巨核系细胞正常。
- 血清铁水平升高，几乎为完全铁饱和。
- 胸部影像学检查时发现纵隔肿物提示胸腺增大；如无胸腺增大，则可能需要行计算机断层扫描（CT）检查来确认是否存在胸腺瘤（少见）。
- 血液检测出微小病毒B19 DNA可诊断持续性微小病毒B19感染。

鉴别诊断
- 筛查Diamond-Blackfan贫血突变基因可能区分是遗传性或获得性纯红细胞再生障碍性贫血。
- 极少情况下，合并血细胞减少的粒系及前体细胞，以及巨核细胞发育异常可能是骨髓增生异常综合征的一个伴发特征。

● 任何免疫受损的个体（包括造血干细胞移植者）都应怀疑微小病毒B19感染。

治疗、病程及预后

● 基本治疗措施包括输血和应用铁螯合剂。每2周输注2单位红细胞以维持血红蛋白于70g/L以上。如果存在合并症，则需更高水平的基础血红蛋白。

● 如疑为免疫源性疾病，免疫抑制剂治疗可能有效，但需联合多种免疫抑制剂进行序贯治疗。半数患者口服泼尼松1～2mg/（kg·d）有效。有报道环孢素治疗本病可获得较高的反应率，故有学者建议将环孢素作为一线治疗。部分单克隆抗体（如达利珠单抗、利妥昔单抗及阿仑珠单抗）治疗可能有效，部分无效患者经氟达拉滨和克拉屈滨治疗有效。部分患者经血浆置换可获得长期改善。

● 合并胸腺瘤患者应行胸腺瘤切除术，以防恶性肿瘤扩散，但并不能改善骨髓造血功能。环孢素为治疗胸腺瘤相关纯红细胞再生障碍性贫血的最佳选择。

● 静脉应用5～10天丙种球蛋白［0.4g/（kg·d）］可有效治疗持续性微小病毒B19感染。部分患者需要反复或维持治疗。

● 移植后纯红细胞再生障碍性贫血常随着时间推移自发缓解，治疗上应用利妥昔单抗、抗胸腺细胞球蛋白、达雷木单抗、供者淋巴细胞输注均可获得疗效。

更多详细内容请参阅《威廉姆斯血液学》第10版，Neal S. Young：第37章　纯红细胞再生障碍性贫血。

（译者：张　静　邵英起　郑以州）

第5章

慢性病贫血（炎症、肿瘤、肾脏疾病性贫血）

慢性肾性贫血

病因和发病机制

- 肾脏分泌促红细胞生成素（EPO）减少、炎症、铁调素诱导的铁吸收障碍为肾功能不全患者贫血发生的最常见因素。
- 尿毒症患者红细胞寿命缩短可能源于其红细胞代谢损伤。
- 透析及尿毒症诱导的血小板功能障碍所导致的失血均可致患者铁缺乏，且增多的铁调素能阻碍肠道铁吸收与巨噬细胞储存铁的释放［EPO或其他促红细胞生成剂（ESA）治疗可部分改善患者铁缺乏］。
- 肾衰竭患者血浆容量变化颇大，可引发血红蛋白浓度的相应变化。

临床和实验室特征

- 肾性贫血表现为正细胞正色素性贫血，相对于贫血程度，网织红细胞计数降低。本病肾实质损伤，EPO产生减少。1/3～1/2伴有血小板功能异常的慢性肾衰竭患者发生胃肠道及妇科出血，从而导致贫血（详见第77章）。
- 血涂片中可见棘形红细胞或破碎红细胞。
- 白细胞计数和分类，以及血小板计数一般正常。
- 血小板功能异常且与尿毒症的严重程度相关。
- 骨髓有核细胞和血细胞发育正常。尽管存在贫血，但因EPO水平低下，故无红系代偿性增生。

治疗、病程及预后

- EPO或其他ESA替代治疗可纠正几乎所有患者的贫血，贫血的改善可提高尿毒症患者的生活质量。
- 透析患者应静脉输注EPO和铁剂，推荐血红蛋白浓度维持于10～11g/dL。
- 摄入足够铁剂和叶酸有助于保证EPO或ESA获得最佳疗效。慢性肾脏病血清铁蛋白浓度降低预示铁缺乏，但静脉铁治疗后铁蛋白正常或升高不能预示临床治疗反应［血红蛋白升高和（或）减小剂量的EPO衍生物］，此时铁蛋白水平升高更可能为炎症反应，铁剂补充的增加需要克服功能性铁缺乏，即提供因为间断治疗剂量的EPO或其衍生物刺激造血所需的足够补充铁。如果转铁蛋白饱和度＜30%及铁蛋白＜300ng/mL，不管患者是否依赖于血液透析，静脉补铁通常会提高患者血红蛋白水平，或降低ESA的治疗剂量。
- 未接受血液透析的患者，因其血浆ESA水平低下但更稳定，因此皮下注射长效ESA（如darbepoetin）可能更方便、更安全。

- EPO治疗的并发症包括高血压、癫痫、心脑血管合并症发生率和死亡率升高及透析通路血栓形成；应避免血红蛋白水平超过110g/L。治疗全过程应严密监测血压变化。
- 少部分EPO无效或需要更大剂量的患者，其原因多为铁缺乏、感染或炎症反应。表5-1列出了EPO治疗反应欠佳的常见原因。
- 慢性血液透析可改善血小板功能。

表5-1 EPO治疗反应欠佳的常见原因
感染、炎症反应
肿瘤，化疗或放疗
严重甲状旁腺功能亢进症
铁缺乏
叶酸缺乏
镰状细胞贫血
其他溶血性贫血
地中海贫血
骨髓增生异常综合征

炎症性贫血

由感染、炎症或肿瘤性疾病引起的贫血需充分进行诊断性研究以排除可逆的、潜在的可能危险因素，如隐匿性出血；铁、维生素B_{12}或叶酸缺乏；溶血或药物反应。如果经过上述研究后诊断为炎症性贫血（AI），那么有效治疗潜在疾病就可缓解贫血。如果不能有效治疗潜在疾病，患者仍有贫血症状或存在加重贫血的并发症，那么应该采取一种或更多特异性贫血治疗方式。这些推荐亦适用于慢性肾性贫血。

定义
- 炎症性贫血与感染或炎症或肿瘤性疾病相关。
- 炎症性贫血亦被称为慢性病贫血。
- 非住院患者疾病持续1～2个月才发生贫血。
- 病情危重期，类似炎症性贫血的病情发展迅速，频繁的诊断性穿刺及隐性失血进一步加重贫血，高浓度的循环炎症因子抑制红细胞生成并缩短红细胞寿命。
- 血红蛋白通常居于70～110g/L，更高水平血红蛋白（100～110g/L）患者可能无临床症状。
- 炎症性贫血的实验室特点见表5-2。

病理机制
- 炎症促进IL-6生成，进而诱导肝细胞分泌铁调素，铁调素阻碍肠道内铁吸收，以及巨噬细胞与肝细胞的铁释放。铁调素与细胞表面的铁输出膜转铁蛋白结合并促进其降解。
- 因肠道内铁吸收障碍及巨噬细胞释放铁功能受损，而致血清铁水平下降，最终导致转铁蛋白饱和度降低。

- 活性增强的巨噬细胞破坏更多的红细胞。
- 贫血导致反应性EPO生成减少；红系前体细胞对EPO的刺激反应减弱。这些均与炎症因子（IL-1、肿瘤坏死因子、干扰素）的生成相关。

表5-2 缺铁性贫血（IDA）与炎症性贫血（AI）的铁代谢实验室特点			
	IDA（$n=48$）	AI（$n=58$）	并存（$n=17$）
血红蛋白（g/L）	93±16（96）	102±12（103）	88±20（90）
MCV（fL）	75±9（75）	90±7（91）	78±9（79）
铁（μmol/L，n为10～40）	8±11（4）	10±6（9）	6±3（6）
转铁蛋白（g/L，n为2.1～3.4m，2.0～3.1f）	3.3±0.4（3.3）	1.9±0.5（1.8）	2.6±0.6（2.4）
转铁蛋白饱和度（%）	12±17（5.7）	23±13（21）	12±7（8）
铁蛋白（μg/L，n为15～306m，5～103f）	21±55（11）	342±385（195）	87±167（23）
转铁蛋白受体（mg/L，n为0.85～3.05）	6.2±3.5（5.0）	1.8±0.6（1.8）	5.1±2.0（4.7）
转铁蛋白受体（log铁蛋白）	6.8±6.5（5.4）	0.8±0.3（0.8）	3.8±1.9（3.2）

注：f，女性；m，男性；n，正常。

诊断的确定基于骨髓铁染色及同时存在的相应疾病。患者骨髓铁染色阴性且同时存在相应疾病或C反应蛋白升高，则被归为"并存"。表中标出了该实验室男性（m）和女性（f）各项检查指标的正常值范围。检测结果用均数±标准差（中位数）表示。

资料来源：Punnonen K，Irjala K，Rajamäki A. Serum transferrin receptor and its ratio to serum ferritin in the diagnosis of iron deficiency，Blood. 1997 Feb 1；89（3）：1052-1057。

临床和实验室特征

- 轻度贫血常被原发病的症状掩盖。
- 引起炎症性贫血的常见病因见表5-3。

表5-3 炎症性贫血的常见病因	
分类	炎症性贫血相关疾病
感染	获得性免疫缺陷综合征、结核、疟疾（加重贫血）、骨髓炎、慢性脓肿、败血症
炎症	风湿性关节炎、类风湿疾病、炎症性肠病、系统性炎症反应综合征
恶性肿瘤	癌症、骨髓瘤、淋巴瘤
细胞因子失调	老年性贫血

- 与贫血程度相关的网织红细胞生成指数低下。
- 本病的诊断，尤其是缺铁性贫血的鉴别诊断主要依据实验室检查（表5-2）。
  - 起初为正细胞正色素性贫血，随着贫血的加重，因血清铁减少会出现小细胞低色素性贫血。

— 血清铁水平低下，血清转铁蛋白水平下降、铁饱和度降低。

— 作为急性期蛋白的铁蛋白水平升高。

— 与IDA鉴别的关键点为骨髓储存铁增加，但因为缺铁，正常铁粒幼细胞比例降低。

鉴别诊断

- 药源性骨髓抑制或药源性溶血。

- 缺铁性贫血主要表现为血清铁水平低下、转铁蛋白增多、铁饱和度降低、储存铁减少及铁蛋白显著下降。

- 慢性肾衰竭引发的贫血。

- 癌症或淋巴瘤浸润骨髓造血组织后引发的骨髓病性贫血。

治疗

- 去除潜在的原发疾病。

- 贫血症状明显时可输注浓缩红细胞。

- 采取类似慢性肾性贫血的治疗措施，EPO治疗本病可能有效（尤其在联合静脉用铁剂时，但不作为推荐）。

— 应用EPO存在发生高血压和血栓并发症的风险。

更多详细内容请参阅《威廉姆斯血液学》第10版，Tomas Ganz：第38章 慢性病贫血。

（译者：张　静　邵英起　郑以州）

第6章

内分泌疾病对红细胞生成的影响

- 内分泌疾病继发性贫血通常为轻至中度；并存的血浆容量降低可掩盖红细胞压积降低程度（见第27章）。
- 内分泌疾病性贫血的病理生理通常是多因素的。

甲状腺功能异常

- 甲状腺功能减退症引发的贫血呈正细胞性、大细胞性或小细胞性；伴发铁、维生素 B_{12} 及叶酸缺乏症可部分解释此异质性。
- 甲状腺功能减退症常伴有铁缺乏，原因包括月经量增加、伴有胃酸缺乏及甲状腺激素缺乏所致的铁吸收减少（见第9章）。
- 亚临床型甲状腺功能减退症伴发的缺铁性贫血，口服铁剂治疗效果不佳。
- 甲状腺功能减退症与恶性贫血的内在联系机制不明。
- 平均红细胞体积不能用于鉴别单纯的或伴维生素 B_{12} 缺乏的甲状腺功能减退症。
- 甲状腺激素可增强促红细胞生成素对红细胞生成的作用，甲状腺激素缺乏可直接导致贫血。
- 甲状腺功能亢进症患者红细胞容量与血浆容量均增大，故红细胞压积及血红蛋白水平一般不升高。
- 曾有治疗甲状腺功能亢进症，患者自身免疫性溶血性贫血和全血细胞减少症获得改善的报道。

肾上腺功能障碍

- 原发性肾上腺皮质功能不全（Addison病）患者红细胞容量及血浆容量均降低，故红细胞压积及血红蛋白水平可无异常（见第27章）。
- 此类贫血的病理生理机制及肾上腺皮质激素对红细胞生成的影响有待进一步阐明。
- 部分Addison病患者初始激素替代治疗时，出现一过性红细胞压积及血红蛋白浓度降低（可能继发于血浆容量增多）。
- 恶性贫血可见于自身免疫性肾上腺功能不全症，特别是 I 型多腺体自身免疫综合征，此病的其他症状包括皮肤黏膜念珠菌病及甲状腺功能减退症。
- 库欣综合征、原发性醛固酮增多症、Bartter综合征及继发于21-羟化酶缺乏症的先天性肾上腺增生患者可出现红细胞增多，原因可能是糖皮质激素受体的激活增强了红系祖细胞的自我更新及分化。
- 相反，部分男性库欣综合征患者可出现贫血，与体内睾酮水平降低相关。

- HIF-2α（*EPAS1*）嵌合体：几例患者存在无法解释的先天性红细胞增多，并最终进展为重现性嗜铬细胞瘤、副神经节瘤和生长抑素瘤。这些肿瘤均存在HIF-2α的编码基因*EPAS1*的各种杂合性功能获得性突变，促红细胞生成素转录物不仅存在于肿瘤组织中，还存在于周围正常组织中。因此，切除肿瘤并不能解决红细胞增多的问题。目前认为该疾病是由*EPAS1*基因的功能获得性突变嵌合体引起的。存在该突变的肾上腺细胞产生促红细胞生成素，并可能诱发引起嗜铬细胞瘤的基因突变，而正常肾上腺细胞不产生促红细胞生成素。由于该疾病起源于基因嵌合体，*EPAS1*突变并非存在于所有组织中，若白细胞中没有该突变，则可能无法检测到，使得疾病诊断变得困难。

性腺激素

- 睾丸切除或医源性雄激素抑制引起的雄激素生成减少可导致贫血。
- 雄激素用于治疗各种类型的贫血，特别是重组人促红细胞生成素出现之前。
- 雄激素作用机制较为复杂，有证据表明其可刺激促红细胞生成素分泌，并对骨髓红系祖细胞有直接影响。
- 大剂量雌激素可致轻中度贫血，机制尚不明确。

垂体功能障碍

- 垂体功能减退症可导致轻中度正细胞正色素性贫血，平均血红蛋白水平为100g/L。
- 垂体功能减退性贫血由垂体前叶激素（包括促肾上腺皮质激素、促甲状腺激素、卵泡刺激素、黄体生成素、生长激素和催乳素）缺乏所致，其中甲状腺激素、肾上腺激素和雄激素缺乏可能是导致贫血的主要原因。
- 垂体功能减退症患者红细胞寿命正常，但骨髓增生低下，亦可出现白细胞减少或全血细胞减少。
- 联合应用甲状腺激素、肾上腺激素、性激素替代治疗，可改善垂体功能减退症患者的贫血及其他血细胞减少。
- 术后垂体功能减退症患者，如激素替代治疗无反应，促红细胞生成素治疗可能有效。
- 单纯生长激素缺乏的儿童患者可出现贫血，生长激素替代治疗可改善贫血。
- 巨催乳素瘤伴随的贫血可能与并存的睾酮水平降低相关。
- 分泌促性腺激素的垂体腺瘤罕见，其伴随的红细胞增多症可能为睾酮水平升高所致。

甲状旁腺功能亢进

- 3% ～ 5%的原发性甲状旁腺功能亢进症患者出现正细胞正色素性贫血，通常无其他病因。
- 贫血病因不明，少数患者存在骨髓纤维化。

● 肾衰竭患者继发性甲状旁腺功能亢进，促红细胞生成素治疗反应不佳。

 更多详细内容请参阅《威廉姆斯血液学》第10版，Xylina T. Gregg：第39章内分泌疾病性贫血。

（译者：杨文睿　赵　馨　张凤奎）

第7章

先天性红细胞生成异常性贫血

- 先天性红细胞生成异常性贫血（CDA）为一组异质性疾病，特征为贫血、无效红细胞生成伴特异性骨髓幼红细胞形态学变化及铁过载。
- 虽然罕见，但已发现的CDA分子基础有助于更新对红系造血的细胞生物学认知。
- CDA分为3种经典类型（表7-1），尚有一些CDA患者表型不符合上述任一类型。

CDA Ⅰ型

临床和实验室特征
- 婴儿期或青少年期起病。
- 常染色体隐性遗传，系codanin-1蛋白编码基因*CDAN1*突变所致，为一种细胞周期调控蛋白，参与组蛋白组装；纯合子与近亲结婚密切相关。有些患者没有或仅检测到一个*CDAN1*等位突变；另一个致病基因是*CDIN1*（*CDAN1*-相互作用核酸酶1），最初命名为*C15ORF41*；还应怀疑存在其他致病基因。
- 中重度大细胞性贫血（约9.0g/dL）。
- 肝大及胆石症较为常见。
- 脾脏随年龄增长而增大。
- 表7-1总结了CDA Ⅰ型的形态学特征，举例见图7-1。
- 可存在骨骼畸形，常累及手及足，亦可表现为身材矮小、蓝色杏眼、眼距增宽及小颌畸形。

表7-1	先天性红细胞生成异常性贫血（CDA）经典型的分类		
疾病缩写	基因与遗传	主要临床特征	骨髓形态特征
CDA Ⅰ型	*CDAN1-CDIN1* 常染色体隐性	中重度贫血，通常为大细胞伴网织红细胞相对减少；先天畸形：骨骼异常，胸部畸形，身材矮小	红系增生伴双核晚幼红细胞（2%～10%），幼红细胞核间染色质桥（1%～8%），电镜下幼红细胞的异染色质呈"瑞士奶酪"样外观
CDA Ⅱ型	*SEC23B* 常染色体隐性	不同程度的正细胞性贫血，伴网织红细胞计数正常或轻度增高；黄疸；脾大	红系明显增生伴双核幼红细胞（＞10%）。电镜下幼红细胞呈现不连续的双层膜结构
CDA Ⅲ型	*KIF23* 常染色体显性	无或中度正细胞性贫血，网织红细胞相对轻度减少，黄疸，溶血，视力障碍伴黄斑变性，血管样条纹症，单克隆免疫球蛋白血症	红系明显增生伴特征性巨大多核幼红细胞。电镜下可见异染色质裂隙，胞质可见自噬液泡、含铁线粒体，以及髓鞘样结构

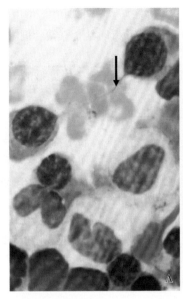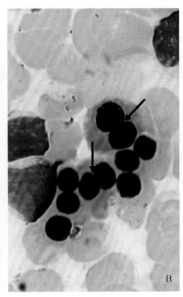

图7-1　光学显微镜下骨髓象。A. CDA Ⅰ型：箭头所示为超长的核间染色质桥。B. CDA Ⅱ型：2个箭头所示双核幼红细胞为本型特征（图片经Odile Fenneteau博士授权使用）

鉴别诊断

- 易与地中海贫血相混淆（详见第15章）。
- 巨幼细胞骨髓形态可能提示叶酸或维生素B$_{12}$缺乏病（详见第8章）。

治疗

- 严重患儿可能发生胎儿水肿，宫内输血适用于某些严重病例（详见第25章）。
- 因存在铁过载风险，输注红细胞务必谨慎。
- 非重度贫血患者采用少量、规律的放血治疗，或者应用去铁药物可以减轻铁过载（详见第9章）。
- 部分CDA Ⅰ型患者干扰素-α（IFN-α）治疗有效（改善贫血、减轻铁过载）。

CDA Ⅱ型

- 亦称为伴酸化血清试验阳性的遗传性幼红细胞多核症（HEMPAS）。

临床和实验室特征

- 常染色体隐性遗传，为SEC23B基因突变所致，其编码蛋白为外壳蛋白复合物Ⅱ（COP Ⅱ）囊泡成分，参与从内质网向高尔基体运输蛋白。
- 贫血程度轻重不等。
- 外周血表现为红细胞中度或显著大小不一、色素不均，可见异形红细胞及一定数量的球形红细胞。骨髓可见戈谢样细胞及环形铁粒幼细胞（表7-1），双核或多核幼红细胞比例＞10%为其形态特征（图7-1）。
- 即使未接受血制品输注的患者其储存铁亦增加，伴症状性铁过载。

治疗

- 必要时输注红细胞。铁蛋白水平超过 500 ~ 1000μg/L 时给予铁螯合剂。
- 脾脏切除术可能部分改善病情。
- 仅少数患者接受了骨髓移植，宜于铁过载发生前尽早实施（详见第39章）。

CDA Ⅲ型

临床和实验室特征

- 常染色体显性遗传，为 *KIF23* 基因突变所致，其编码蛋白为有丝分裂驱动样蛋白1，在细胞质分裂过程中发挥关键作用。
- 多数患者没有症状，可见轻中度贫血、轻度黄疸，常伴胆石症。
- 部分大红细胞显著增大（"巨大红细胞"），可见异形红细胞。骨髓红系显著增生，可见胞体增大的多核、分叶核幼红细胞，以及巨大型多核幼红细胞（表7-1）。

治疗

- 通常无须治疗，一例患者脾脏切除术后症状减轻。

不典型先天性红细胞生成异常性贫血

不符合 Ⅰ ~ Ⅲ 型的不典型CDA描述见表7-2。

表7-2　不典型先天性红细胞生成异常性贫血（CDA）

疾病缩写	基因与遗传	主要临床特征	骨髓形态特征
CDA Ⅳ型	*KLF1* 常染色体显性	溶血性贫血，通常严重；伴网织红细胞计数正常或轻度升高；胎儿血红蛋白水平明显升高	红系增生伴双核或多核幼红细胞；不成熟的红系祖细胞内含有不典型胞质内容物，核膜内陷，异染色质明显
XLTDA	*GATA1* X连锁隐性	巨血小板减少症，出血倾向，轻度至重度贫血	幼红细胞巨幼样变，双核、多核及不规则核；发育异常的小巨核伴成熟不良，α颗粒数量减少
MJDS	*LPIN2* 常染色体隐性	小细胞低色素性贫血；慢性复发性多灶性骨髓炎，炎性皮肤病	小红细胞症，红系生成异常
EIEE50	*CAD* 常染色体隐性	自闭症，发育迟缓，全身性癫痫；轻度CDA Ⅱ型样贫血，显著的异形红细胞增多症伴带3蛋白和RhAG糖基化异常	红系增生伴生成异常，双核红细胞、三核红细胞，明显的胞间桥
	*VPS4A*新发突变 常染色体显性	小头畸形，低张力，整体发育迟缓，体质性脑部异常，白内障；溶血性贫血	红系生成异常，双核红细胞，胞间桥
	ALAS2 X连锁显性	女性大细胞性贫血伴铁过载	红系增生伴红细胞生成异常；罕见的幼红细胞伴铁颗粒（非铁过剩或铁粒幼细胞）

续表

疾病缩写	基因与遗传	主要临床特征	骨髓形态特征
EIEE50	*COX4I2* 常染色体隐性	胰腺外分泌功能不全，红系生成 异常性贫血，颅骨增生	红系增生伴生成异常
MEVA	*MVK* 常染色体隐性	甲羟戊酸激酶缺乏相关的CDA Ⅱ 型样贫血	CDA Ⅱ型样幼红细胞异常

注：EIEE50，早发癫痫性脑病-50；MEVA，甲羟戊酸尿症；MJDS，马吉德综合征；XLTDA，X连锁血小板减少症伴或不伴红系生成异常性贫血。

 更多详细内容请参阅《威廉姆斯血液学》第10版，Achille Iolascon，Roberta Russo，Rami Khoriaty：第40章　遗传性红细胞生成异常性贫血。

（译者：聂　能　邵英起　郑以州）

第8章

叶酸、钴胺素与巨幼细胞贫血

定义

- 由DNA合成障碍导致巨幼细胞生成而引发的一类贫血。
- 最常见的原因为叶酸或钴胺素（维生素B_{12}）缺乏。

病因和发病机制

- 表8-1列举了巨幼细胞贫血的病因。
- 目前最常见的病因是叶酸和钴胺素缺乏症。
- 由于脱氧尿苷一磷酸（dUMP）到脱氧胸苷一磷酸（dTMP）转化失败导致DNA合成减慢。
- 骨髓内红细胞前体细胞破坏（无效造血）是巨幼细胞贫血的主要原因。无效粒细胞及血小板生成可导致中性粒细胞和血小板减少症。无效造血特点为前体细胞显著增生（增生性骨髓），但后期前体细胞却大量凋亡，造成血细胞减少症。
- 有轻度溶血发生，红细胞寿命大约缩短40%。

表8-1 巨幼细胞贫血的病因
I.叶酸缺乏
A.摄入减少
1.营养不良
2.老年、贫穷、酗酒
3.静脉高营养
4.血液透析
5.早产儿
6.脊髓损伤
7.吃合成食品的儿童
8.羊奶性贫血
B.吸收障碍
1.非热带性口炎性腹泻
2.热带性口炎性腹泻
3.其他小肠疾病
C.需要增加
1.妊娠
2.细胞更新加快
3.慢性溶血性贫血
4.剥脱性皮炎

续表

Ⅱ.钴胺素缺乏

A.吸收障碍

1.胃源性因素

a.恶性贫血

b.胃切除

c.胃减容术

d.佐林格-埃利森（Zollinger-Ellison）综合征

2.肠源性因素

a.回肠切除或疾病

b.盲袢综合征

c.鱼头绦虫感染

3.胰功能不全

B.摄入减少：素食者

Ⅲ.急性巨幼细胞贫血

A.接触一氧化氮

B.严重疾病伴有

1.大量输血

2.透析

3.全胃肠外营养

Ⅳ.药物

A.二氢叶酸还原酶抑制剂

B.抗代谢物

C.DNA合成抑制剂

D.抗惊厥药物

E.口服避孕药

F.其他，如长期应用弱叶酸拮抗药（如甲氧苄啶或低剂量甲氨蝶呤）

Ⅴ.先天异常

A.钴胺素缺乏

1. Imerslund-Gräsbeck病

2.先天性内因子缺乏

3.钴胺传递蛋白缺乏

B.钴胺素代谢异常：“钴胺素突变体”综合征伴同型半胱氨酸尿症和（或）甲基丙二酸血症

C.叶酸代谢异常

1.先天性叶酸吸收不良

2.二氢叶酸还原酶缺乏

3. N^5-甲基FH_4同型半胱氨酸甲基转移酶缺乏

D.其他

1.遗传性乳清酸尿症

2. Lesch-Nyhan综合征

3.钴胺素反应性巨幼细胞贫血

Ⅵ.原因不明

A.先天性红细胞生成异常性贫血

B.难治性巨幼细胞贫血

C.红白血病

临床特征

- 贫血发展缓慢，患者可以耐受非常低水平的血红蛋白。最后，随着病情进展出现贫血症状，如乏力、心悸、易疲劳、轻度头痛及气短。
- 血液和骨髓改变（巨幼细胞）难以区分叶酸抑或钴胺素缺乏症，但前者缺乏与神经病理学无相关性，而后者缺乏却有相关性（见下文"恶性贫血"）。

实验室特征

外周血

- 各系细胞均可受累。除贫血外，常出现白细胞及血小板减少症。
- 通常为大细胞性贫血，平均红细胞体积（MCV）≥ 100 ~ 150fL。如合并铁缺乏症、地中海贫血或炎症，可能不表现为大细胞性贫血。
- 红细胞大小、形态表现不一，多呈卵圆形。严重病例可见嗜碱性点彩、豪-乔（Howell-Jolly）小体和卡伯特（Cabot）环。外周血中可见有核巨幼红细胞（图8-1）。

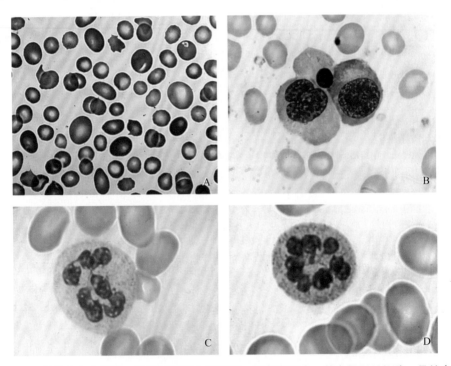

图8-1 A.恶性贫血血涂片。注意卵圆形大红细胞，体积变化大，并有异形红细胞。虽然存在红细胞大小不均和微小红细胞，但红细胞的平均体积通常变大，如该例（MCV = 121fL）。B.恶性贫血中骨髓前体细胞。注意幼红细胞（巨幼红细胞）体积变大及核质发育不平衡。右侧细胞为一嗜多色巨幼红细胞，细胞核相对不成熟。左侧细胞为未成熟分叶核正色素巨幼红细胞。两者之间的上方为核固缩的正色素幼红细胞。C和D.为两例巨幼细胞贫血特征性的中性粒细胞过分叶。叶酸缺乏症和钴胺素缺乏症患者的外周血和骨髓形态学改变相同。形态学变化的程度与维生素缺乏的严重程度相关（资料来源：Lichtman MA，Shafer MS，Felgar RE. Lichtman's Atlas of Hematology 2016. New York，NY：McGraw Hill；2017. www.accessmedicine.com.）

- 网织红细胞数绝对值降低，因为巨幼变的红细胞从骨髓释放前已凋亡。
- 中性粒细胞过分叶是巨幼细胞的早期表现。一般来说，超过5%的中性粒细胞核多于5分叶。而正常血液中，仅有不到1%的5叶核中性粒细胞。
- 血小板较正常偏小，明显大小不一。严重巨幼细胞贫血患者血小板功能异常。

骨髓

- 骨髓细胞增生并有明显巨幼变，尤其是红系。这些大细胞具有不成熟的细胞核，细胞质血红蛋白化程度增加，通常称为核质不同步。
- 铁粒幼细胞增多，巨噬细胞的铁含量常增加。
- 髓系与红系前体的比值为1或更低（正常为1～2.5）。
- 巨大杆状核中性粒细胞为骨髓特征之一。
- 巨核细胞可能异常大，细胞核过度分裂。
- 合并铁缺乏症可能会使巨幼红细胞形态学改变变小，但仍存在外周血中性粒细胞过分叶，骨髓中可见到巨大晚幼粒细胞和杆状核中性粒细胞。
- 骨髓检查前12小时给予患者叶酸或钴胺素治疗，巨幼变可能变得较不明显。

体液

- 血清胆红素、铁及铁蛋白水平升高。
- 血清乳酸脱氢酶（LDH）-1、LDH-2及溶菌酶显著升高。
- 钴胺素和叶酸缺乏的检测参阅下文"实验室诊断"。

鉴别诊断

- 大红细胞亦可出现于非巨幼细胞贫血患者，如肝病、甲状腺功能减退症、再生障碍性贫血、骨髓增生异常、妊娠和伴有网织红细胞增多的贫血患者。但上述患者的MCV极少超过110fL。
- 严重的巨幼细胞贫血出现全血细胞减少症伴网织红细胞减少症，应与再生障碍性贫血（骨髓增生低下且形态无巨幼变）、骨髓增生异常综合征（外周血或骨髓中常有原始细胞，异形的中性粒细胞如获得性Pelger-Huët细胞、少颗粒粒细胞）、异形血小板（大小不等，颗粒异常）和急性髓细胞性白血病（骨髓和全血中明显的白血病原始细胞）相鉴别。
- 某些化疗药物，特别是叶酸拮抗剂（如甲氨蝶呤）、羟基脲、抗逆转录病毒的药物可引起骨髓和外周血细胞巨幼变。

巨幼细胞贫血的特别类型

叶酸缺乏

- 表8-1总结了叶酸缺乏症的病因。
- 叶酸缺乏症的主要病因为不合理饮食，使叶酸储存量少，叶酸缺乏后病情进展迅速。
- 饮酒可减少叶酸吸收，降低血清叶酸水平，并促使初期叶酸缺乏症患者加速出现巨幼细胞贫血表现。

钴胺素缺乏症

- 表8-1列出了钴胺素缺乏症的病因。

- 钴胺素缺乏症通常源于吸收障碍，且常与内因子缺乏相关（恶性贫血）。

- 少见病因包括胃和结肠切除综合征、佐林格-埃利森综合征、盲袢综合征、肠道寄生虫病、胰腺疾病及饮食缺乏。

- 通常与钴胺素缺乏症所致的巨幼细胞贫血临床表现相同，并伴钴胺素缺乏症所致的特殊性神经系统异常。

- 神经系统异常可早于贫血出现，且可能不可逆转。神经功能障碍首先表现为手指、足趾的感觉异常及振动感、位置感障碍。早期可能表现为第二趾的位置感丧失及256Hz的振动感丧失，但128Hz的振动感正常。如未经治疗，由于脊髓后索和侧索的脱髓鞘病变，神经系统病变可进展为强直性共济失调，称为联合系统病变。

- 钴胺素缺乏症还可影响大脑，患者出现嗜睡，味觉、嗅觉及视觉异常，有时出现视神经萎缩。亦可发生痴呆或严重精神失常（亦称为"巨幼细胞性精神病"）。磁共振成像可见脱髓鞘后的脑白质内 T_2 信号增强，有助于确认钴胺素缺乏症对大脑的影响。

- 给予钴胺素缺乏症患者叶酸治疗可能加重神经系统并发症，故不推荐应用叶酸作为诊断性治疗。

- 由于未治疗的钴胺素缺乏症患者可能发生神经并发症进展，所以评估所有大细胞性贫血患者是钴胺素还是叶酸缺乏症至关重要。

恶性贫血

- 恶性贫血通常40岁以后发病，源于胃黏膜内因子分泌障碍。

- 恶性贫血为一种自身免疫性疾病，由异常免疫损伤了分泌胃酸和胃蛋白酶的胃黏膜细胞所致。

- 超过70%的患者内因子抗体（＋），特异性较高。90%的患者胃壁细胞抗体（＋），但缺少特异性。

- 可合并其他几种自身免疫性疾病，如免疫性甲状腺疾病、1型糖尿病及Addison病等。

- 常有家族史，可能为显性遗传，但外显率低。北欧或非裔人群恶性贫血发病率较高，亚裔人群较少见。

- 所有恶性贫血患者胃黏膜萎缩伴胃酸缺乏，若无胃酸缺乏则可排除恶性贫血。

胃切除术和回肠切除术后综合征

- 全胃或末端回肠切除，导致胃分泌内因子减少或因回肠不能吸收钴胺素-内因子复合物，患者于5～6年会出现钴胺素缺乏症。贫血发生延迟，表明停止钴胺素吸收后需要一定的时间消耗钴胺素储备。疾病或末端回肠受损（如节段性回肠炎、辐射、口炎性腹泻）亦可导致钴胺素吸收障碍，引发巨幼细胞贫血。

- 胃大部切除术可能减少钴胺素的吸收。

佐林格-埃利森综合征

- 胃泌素分泌性肿瘤，常见于胰腺，能刺激胃黏膜分泌大量胃酸。

- 过量的胃酸促使胰蛋白酶失活，钴胺素的释放及与内因子的结合受阻，而两者均为钴胺素吸收不可或缺的因素。

盲袢综合征

- 解剖病变或蠕动受损促使肠内容物淤滞，引发肠内细菌定植，肠内细菌与钴胺素结合并影响钴胺素吸收。

阔节裂头绦虫感染

- 这些肠道寄生虫经常通过进食生鱼片摄入体内，可与钴胺素结合并阻止其吸收。仅约3%的寄生虫感染者出现贫血。主要见于流行生食鱼类或食用未煮熟鱼类的地区，如波罗的海、加拿大和阿拉斯加。粪检中发现绦虫卵即可确诊。

胰腺疾病

- 胰腺外分泌功能不全导致钴胺素吸收所必需的胰蛋白酶缺乏。临床上较少发生显著的钴胺素缺乏症。

食物钴胺素缺乏

- 这类巨幼细胞贫血少见，常发生于乳制品及鸡蛋均不摄入的严格素食者。
- 由于肠肝双重吸收钴胺素，能保证体内储存一定量的钴胺素，因此数十年后才出现钴胺素缺乏症。
- 素食母亲母乳喂养的婴儿亦可能发生钴胺素缺乏症。

药物引起的巨幼细胞贫血

- 表 8-2 列出了引起巨幼细胞贫血的部分药物。
- 甲氨蝶呤有与叶酸相似的结构，通过抑制二氢叶酸还原酶发挥作用。二氢叶酸还原酶阻止叶酸形成活化形式——四氢叶酸。亚叶酸治疗甲氨蝶呤中毒依赖其完全还原形式，因而可以绕过受抑制的二氢叶酸还原酶。

表8-2	引起巨幼细胞贫血的部分药物

药物	注释
抗叶酸盐	
甲氨蝶呤	强力二氢叶酸还原酶抑制剂
氨基蝶呤	用亚叶酸治疗过量
乙胺嘧啶	作用弱于甲氨蝶呤和氨基蝶呤
甲氧苄啶	亚叶酸治疗或撤除药物
柳氮磺吡啶	敏感患者出现急性巨幼细胞贫血，特别是叶酸储存少的患者
氯胍（proguanil）	
氨苯蝶啶	
培美曲塞	培美曲塞治疗中应用叶酸和维生素 B_{12} 可减轻毒性反应
嘌呤类似物	
巯嘌呤	骨髓增生低下前出现巨幼样变，程度较轻
硫鸟嘌呤	亚叶酸治疗有效，叶酸治疗无效
硫唑嘌呤	
阿昔洛韦	大剂量可引起巨幼样变

药物	注释
嘧啶类似物	
氟尿嘧啶	轻度巨幼样变
氟尿苷（5-氟脱氧尿苷）	
6-氮杂尿苷	通过抑制乳酸脱氢酶，阻断尿苷酸生成。偶尔可出现巨幼样变，尿中出现乳清酸和乳清酸核苷
齐多夫定（AZT）	主要副作用为严重巨幼细胞贫血
核糖核苷酸还原酶抑制剂	
羟基脲	治疗 1～2 天后出现明显的巨幼样变，药物撤除后迅速恢复
阿糖胞苷	常见早期巨幼样变
抗惊厥药	
苯妥英钠（二苯乙内酰脲）	偶尔巨幼样变，与叶酸水平低有关，大剂量叶酸（1～5mg/d）治疗有效。抗惊厥药引起叶酸降低的原因不明确，但可能与药物所致的细胞色素 P450 水平升高有关
苯巴比妥	
扑米酮	
卡马西平	
其他抑制叶酸药物	
口服避孕药	偶尔巨幼细胞增多，有时宫颈增生异常，叶酸治疗有效
格鲁米特	
环丝氨酸	
H$^+$，K$^+$-ATP 酶抑制剂	
奥美拉唑	长期应用导致血清钴胺素水平下降
兰索拉唑	
其他	
N$_2$O	见"急性巨幼细胞贫血"
对氨基水杨酸	钴胺素吸收不良，偶有轻度巨幼细胞贫血
二甲双胍	
苯乙双胍	钴胺素吸收不良，但无贫血
秋水仙碱	
新霉素	
亚砷酸	致骨髓增生异常性造血，时有巨幼样变

急性巨幼细胞贫血

- 急性巨幼细胞贫血是指血小板减少症和（或）白细胞减少症发展迅速，但血红蛋白水平基本正常的综合征。骨髓发生明显的巨幼变。
- 最常见的原因为一氧化氮麻醉。一氧化氮破坏了甲基钴胺素，引起钴胺素缺乏症。12～24 小时出现巨幼变，5 天后外周血出现中性粒细胞过分叶。
- 多数患者血清钴胺素水平低下，但一氧化氮吸入所致钴胺素缺乏症及遗传性钴胺素代谢异常患者中钴胺素水平通常正常（见下文）。
- 数天内一氧化氮影响便可消失，亚叶酸或钴胺素治疗可加快恢复。

- 有报道破伤风患者接受一氧化氮治疗数周发生致命性巨幼细胞贫血。
- 急性巨幼细胞贫血可见于ICU重症患者及大量输血、透析、全肠外营养或接受弱叶酸拮抗剂的患者，骨髓发生巨幼变可确诊，应胃肠外给予维生素 B_{12}（1mg）和叶酸（5mg）治疗。

儿童巨幼细胞贫血

- 儿童钴胺素吸收不良（钴胺素选择性吸收不良或Imerslund-Gräsbeck病）为遗传性儿童疾病，其内因子正常，伴有相关蛋白尿，贫血常出现于2岁前，应胃肠外给予钴胺素治疗。
- 先天性内因子缺乏症为常染色体隐性遗传病。该类患者胃壁细胞不能生成内因子，见于6～24个月婴幼儿，应胃肠外给予钴胺素治疗。
- 钴胺传递蛋白Ⅱ缺乏症为常染色体隐性遗传病，表现为婴儿早期的巨幼细胞贫血。血清钴胺素水平正常，因钴胺传递蛋白Ⅱ介导组织内钴胺素转运，故患者组织内钴胺素严重不足。测定血清钴胺传递蛋白Ⅱ水平可确诊。给予大剂量钴胺素治疗以克服转运缺陷。
- 真性青少年恶性贫血为一种罕见疾病，常见于青少年。诊断和治疗同成年患者。

其他巨幼细胞贫血及变化

- 巨幼细胞贫血也可见先天性钴胺素代谢障碍、先天性叶酸代谢障碍、遗传性乳清酸尿症及Lesch-Nyhan综合征患者。亦有报道维生素 B_1 治疗巨幼细胞贫血有效。
- 伴有巨幼细胞样红细胞形态（"类巨幼红细胞"）的贫血，可见于先天性红细胞生成异常性贫血（见第7章）、骨髓增生异常综合征（见第45章）及红白血病（见第46章）患者。

实验室诊断

叶酸缺乏

- 血清叶酸水平降低，但可能仅反映检测前几天的摄入量减少。
- 由于红细胞内叶酸不受近期摄入量或药物的影响，故更能准确反映组织内的叶酸水平。
- 叶酸缺乏时，红细胞内和血清叶酸均减少。钴胺素缺乏时，红细胞内叶酸可能降低，但血清叶酸正常或升高。因此，要求同时检测以评估组织叶酸水平。

组织钴胺素缺乏

- 大部分患者血清钴胺素水平降低，但吸入一氧化氮、某些遗传性钴胺素代谢异常患者其水平可能正常。
- 组织钴胺素水平正常但血清水平低下见于以下患者：素食者、老年人、慢性病患者、服用大剂量维生素C人群、孕妇（25%）、钴胺传递蛋白Ⅰ缺乏症及叶酸缺乏症患者（30%）。
- 约25%的血浆钴胺素结合钴胺传递蛋白，被结合的钴胺素为其重要部分。检测钴胺传递蛋白结合的钴胺素水平更有意义。
- 甲基丙二酸尿症及升高的血清甲基丙二酸水平是检测组织内钴胺素缺乏的可靠指

标（严重肾功能不全患者除外）。二者变化早于贫血或血细胞形态学异常。血清甲基丙二酸水平有助于评估血清维生素B_{12}为正常低值或水平低但不能确诊的患者。甲基丙二酸水平升高是组织维生素B_{12}缺乏的有力证据。

- 血清同型半胱氨酸升高提示钴胺素缺乏症，但不同于上面提到的甲基丙二酸异常，其升高也见于叶酸缺乏症、维生素B_6缺乏症及甲状腺功能减退症。
- 7%的恶性贫血患者血清中存在内因子抗体，有诊断特异性。

治疗、病程及预后

叶酸缺乏症

- 生理剂量（200μg/d）的叶酸治疗叶酸缺乏症有效，但钴胺素缺乏仅对5mg/d的叶酸剂量有反应。
- 口服叶酸1 ～ 5mg/d，吸收不良的患者用此剂量通常有效。
- 孕妇应每天接受1mg叶酸。
- 实验证明巨幼细胞贫血对生理剂量的叶酸有完全反应。如果存在吸收问题，应肌内注射叶酸。

钴胺素缺乏症

- 治疗包括胃肠外给予足量钴胺素（维生素B_{12}）或羟钴胺素，以补充组织储备和保证日常需求。
- 维生素B_{12}本身没有毒性，但胃肠外剂量超过100μg时，转运蛋白饱和，大部分从尿液排出。
- 经典的治疗方案包括1000μg维生素B_{12}肌内注射，每天一次，连续注射2周。随后每周一剂，直至血红蛋白水平正常。然后每月一次，终身治疗。
- 伴有神经系统异常的患者，经初始治疗红细胞压积恢复正常，应继续维生素B_{12}肌内注射。建议每次1000μg，每2周一次，共6个月。
- 即使内因子缺乏，也有大约1%口服维生素B_{12}可被吸收。因此，口服维生素B_{12} 1000μg/d能成功治疗恶性贫血患者。口服治疗过程中应仔细监测，确保患者依从性及治疗效果。
- 感染可影响维生素B_{12}治疗效果。
- 如果需要及时缓解贫血，可能需要输血。然而，大多数患者已经适应了贫血，可以用维生素替代治疗。
- 维生素B_{12}治疗后患者症状常迅速改善。
- 治疗后大约12小时内，骨髓细胞从巨幼细胞转变为正常细胞。
- 网织红细胞3 ～ 5天开始增多，4 ～ 10天达到高峰。1 ～ 2个月后血红蛋白应恢复正常。
- 白细胞和血小板计数迅速恢复正常，但中性粒细胞过分叶持续到治疗后10 ～ 14天。
- 升高的血清胆红素、血清铁、乳酸脱氢酶水平很快降至正常。
- 钴胺素治疗后可出现严重低钾血症（有死于低钾血症报道）。必须监测钾水平并给予适当治疗。

- 全胃切除术或回肠末端术后所有患者应给予钴胺素治疗，应密切监测部分胃切除术后患者的贫血发展。
- 胃肠外钴胺素治疗盲袢综合征贫血敏感，但给予口服抗生素治疗或成功矫正异常的解剖结构也有疗效。
- 孕妇为钴胺素缺乏的高危人群，如为严格素食者，妊娠期间可每3个月给予肠外维生素B_{12} 1mg。

更多详细内容请参阅《威廉姆斯血液学》第10版，Ralph Green，Ananya Datta Mitra：第42章 叶酸、钴胺素与巨幼细胞贫血。

（译者：葛美丽 邵英起 郑以州）

第 9 章

缺铁性贫血与铁过载

- 缺铁性贫血是最常见的慢性疾病之一。美国 1/3 ～ 1/2 的育龄期健康女性存在储存铁缺乏，10% 患有缺铁性贫血。缺铁性贫血亦常见于婴儿及青少年。
- 铁过载是指体内铁过多。

铁缺乏的发展阶段

- 正常男性，如体重 70kg 则体内含铁量约为 3.0g。
  - 储存铁（通常以铁蛋白形式存在）在男性为 1g，育龄期女性为数百毫克。
  - 血红素铁为 2g。
  - 肌红蛋白铁为 0.13g。
  - 血清铁（即血浆中与转铁蛋白结合的铁）和含铁酶中的铁仅占极少量（约 11mg）。
- 储存铁减少：铁负平衡（如隐性失血）时，储存铁会减少直至消失，但其减少尚未影响红细胞生成。
- 月经是育龄期女性最常见的隐性失血原因之一。此外，在妊娠期，铁元素会输送至胎儿，并在分娩过程中丢失（请参见下文的"妊娠和哺乳"）。这导致育龄期女性储存铁减少或缺失，并且由于月经过多导致负铁平衡而患缺铁性贫血。即使尚未发生贫血，非贫血性缺铁亦会对生活质量产生显著影响。
- 铁缺乏：储存铁减少或缺乏，血清铁浓度及转铁蛋白饱和度降低。
- 缺铁性贫血：储存铁减少或缺乏，血清铁浓度及转铁蛋白饱和度降低，血红蛋白水平下降。

缺铁性贫血的病因

- 慢性失血。
- 妊娠/哺乳期间铁转移至胎儿/婴儿。
- 膳食中铁摄入不足，多见于婴幼儿及儿童。
- 慢性铁吸收不良。
- 血管内溶血伴有血红蛋白尿或含铁血黄素尿。
- 同时存在以上多种原因。

饮食原因

- 婴幼儿最常发生缺铁性贫血，因为母乳中含铁量较少，不能满足其快速生长的额外铁需求量。
- 儿童缺铁的常见原因为进食欠佳、肠道寄生虫病和（或）胃肠道出血。

- 美国人群平均铁摄入量为12 ～ 20mg/d（存在年龄和性别差异）。儿童及经期女性常因铁平衡不稳定而有发生缺铁性贫血的风险。

吸收障碍

- 吸收不良综合征可造成铁吸收减少。
- 胃大部切除术后，50%的患者会发生食物铁吸收不良。原因在于胃肠运转加快及吻合术的位置造成食物绕过铁的主要吸收部位，但药物铁可被胃部分切除患者很好地吸收。
- 胃切除术后的贫血也可能源于吻合口溃疡所致的失血。

慢性失血

- 女性缺铁最常见的原因是月经过多和子宫不规则出血。
- 呼吸道、胃肠道、生殖道失血及献血、实验室检查或人为因素都可造成慢性失血。
- 男性和绝经后女性最常见的缺铁原因是胃肠道出血。

妊娠和哺乳

- 妊娠期胎儿和胎盘血液转移，以及分娩失血所致铁丢失平均量约560mg。此外，约需要450mg的铁来扩充母体红细胞量，但在妊娠结束时可恢复。哺乳期平均每个月铁丢失量为30mg。

发病机制

- 缺铁影响血红素的合成，导致血红蛋白合成减少及红细胞生成缺陷。
- 含铁酶（如细胞色素和琥珀酸脱氢酶）活性降低。
- 可造成神经功能障碍，如智力受损、感觉异常等。
- 缺铁常导致活动耐力下降，多见于儿童及青壮年。
- 可出现口腔及胃肠道黏膜萎缩，但除长期严重缺铁外，一般少见。
- 严重缺铁可造成不可逆的胃酸分泌减少。

临床特征

- 患者可有贫血的常见症状（如易疲劳、活动后呼吸困难及主观不适感）。
- 工作绩效可能会下降。
- 血红蛋白水平与症状严重程度无明显相关性。部分患者缺铁明显却没有易疲劳、乏力或心悸等常见症状，而部分轻度缺铁患者却症状明显。
- 可有烦躁和头痛。
- 儿童可能会出现注意力不集中，对感官刺激反应迟钝，智力、行为及生长发育迟缓。
- 可有感觉异常和舌烧灼感，可能是组织缺铁所致。
- 异食癖是缺铁性贫血的典型表现，患者喜食非寻常物质，如黏土和冰，目前通常见于非欧裔女性。

体格检查

- 表现通常不明显，尤其是轻度缺铁性贫血。

- 中重度缺铁性贫血可见苍白，结膜尤著。
- 舌面光滑发红，口腔炎。
- 口角炎。
- 反甲（罕见且仅限于严重慢性缺铁性贫血患者）。
- 视网膜出血和渗出（罕见且仅限于严重慢性缺铁性贫血患者）。
- 脾大（罕见且仅限于严重慢性缺铁性贫血患者）。

实验室特征

红细胞

- 红细胞大小不均及红细胞分布宽度增加为最早出现的形态学改变（图9-1），但轻度甚至中度贫血患者早期可无上述形态学异常。
- 可见少量椭圆形红细胞及靶形红细胞。
- 进行性低色素性贫血（MCHC降低）及小细胞性贫血（MCV降低）。
- 网织红细胞绝对值正常或降低。
- 网织红细胞血红蛋白含量降低是早期铁缺乏的敏感指标。
- 可溶性转铁蛋白受体增加。

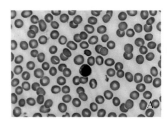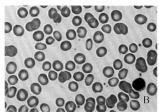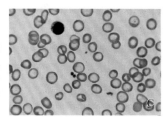

图9-1 中重度缺铁性贫血患者特征性的小细胞低色素性红细胞。A.正常血涂片。B.轻度缺铁性贫血。C.重度缺铁性贫血。注：从A到C是小细胞低色素性贫血的进展过程（资料来源：Lichtman MA，Shafer MS，Felgar RE，et al. Lichtman's Atlas of Hematology 2016. New York，NY: McGraw Hill；2017. www.accessmedicine.com.）

白细胞
- 少数患者可伴有白细胞减少（3×10^9/L ～ 4.4×10^9/L），但分类正常。

血小板
- 约1/4的缺铁儿童可出现血小板减少，但成人非常少见。
- 约1/3的缺铁儿童可出现血小板增多，但成人更为常见，通常继发于慢性活动性失血。

骨髓
- 骨髓细胞比例正常，粒红比不定。
- 铁粒幼细胞缺乏。
- 普鲁士蓝染色显示巨噬细胞含铁血黄素显著减少或缺如。
- 幼红细胞体积小，胞质狭窄，边缘不整，血红蛋白生成减少（血红蛋白生成障碍性小幼红细胞）。

血清铁水平和总铁结合力（TIBC）

- 血清铁水平通常降低，但轻度缺铁时血清铁水平可为正常低值。血清铁水平低并非缺铁性贫血所特有，亦可见于全身炎症状态时。

- TIBC通常增加，但轻度缺铁时可正常。

- 转铁蛋白饱和度（血清铁/总铁结合力）常≤15%，但该指标不具特异性，也可见于慢性炎症和重度炎症状态（如关节炎、心包炎等）。

- 铁蛋白水平处于临界低值时，血清转铁蛋白受体水平的测定可作为有效指标。其升高为早期缺铁性贫血的诊断提供了进一步的证据。

血清铁蛋白

- 血清铁蛋白＜10μg/L是缺铁性贫血的特征。

- 血清铁蛋白10～20μg/L提示缺铁可能，但无诊断意义。

- 合并炎症性疾病（如类风湿关节炎）、戈谢病、慢性肾脏病、恶性肿瘤、肝炎或铁剂治疗时，血清铁蛋白水平可升高。

- 类风湿关节炎或其他重度炎症状态时，若铁蛋白＜60μg/L则可考虑缺铁。慢性肾脏病患者，尤其是依赖血液透析者，铁蛋白阈值更高。

网织红细胞血红蛋白含量

- 网织红细胞血红蛋白含量是缺铁的早期敏感指标，单个细胞血红蛋白＜26pg通常提示缺铁。

可溶性转铁蛋白受体

- 缺铁常造成其水平升高。

- 血清转铁蛋白受体及其和血清铁蛋白的比值与储存铁缺乏密切相关。

红细胞游离原卟啉（FEP）

- 缺铁常造成其水平升高。

- FEP不仅是诊断缺铁性贫血的敏感指标，且同样适用于儿童缺铁性贫血及铅中毒的大规模筛查。然而，由于血液中其他荧光物质的干扰，基于荧光检测的红细胞原卟啉测定诊断缺铁的特异性较低。

- 血清铁调素：在无并发症的缺铁性贫血中，血清铁调素水平迅速下降。然而，与铁蛋白类似，铁调素会受炎症和感染影响，其在炎症状态下诊断缺铁的效力降低。

诊断

- 诊断缺铁性贫血时，应仔细询问病史，寻找可能存在的隐性失血原因或其他少见的缺铁原因。缺铁的原因及部位十分重要，因为相比缺铁性贫血本身，失血部位可能提示着更大的健康隐患。

- 由于不同程度缺铁均可导致贫血，诊断性检查的结果取决于缺铁的严重程度，早期或轻度缺铁性贫血时检测指标（如血清铁或转铁蛋白饱和度下降程度）可在正常范围内或仅轻度改变。

特殊检查

- 男性胃肠道出血和女性月经失血是最常见的原因。对于缺铁性贫血患者，尤其对高度怀疑月经失血的女性患者，应多次检测大便隐血。

— 出血可为间歇发作。

— 失血量少于 5 ～ 10mL/d 时，普通筛查不敏感。

— 内镜（包括胶囊内镜）和放射学方法，可确定胃肠道出血的来源。

— 血管造影可发现 ≥ 0.5mL/min 的活动性出血。

— 高锝酸盐摄取实验可检出梅克尔憩室。

● 肺出血时痰中可检测出含铁血黄素巨噬细胞。

● 尿含铁血黄素检测（尿上皮细胞含铁）可确诊由血管内溶血所致缺铁性贫血。晨尿是检测尿铁最敏感的标本。也可用原子吸收光谱法定量检测尿铁的丢失。

鉴别诊断

● 缺铁性贫血需与地中海贫血及慢性病贫血等鉴别（表 9-1）。

表9-1　易与缺铁性贫血混淆的其他小细胞低色素性贫血
地中海贫血和血红蛋白病（见第 15、17 章）
重型 β- 地中海贫血
轻型 β- 地中海贫血
轻型 δβ- 地中海贫血
轻型 α- 地中海贫血
血红蛋白 Lepore 性状
血红蛋白 E 性状
血红蛋白 E 纯合子病
血红蛋白 H 病
上述并存（复合杂合子）
化学物质所致血红素合成受阻（见第 11、20 章）
异烟肼
铅
吡嗪酰胺
西罗莫司
其他疾病
慢性炎症性贫血（见第 5 章）
DMT-1 人类突变
铁粒幼细胞贫血（见第 11 章）
无血浆铜蓝蛋白血症
无转铁蛋白血症
红细胞生成性卟啉病
性连锁遗传
特发性获得性
STEAP3 缺乏

治疗

试验性治疗

- 如无禁忌，首选口服铁剂。
- 预期疗效：
  - 网织红细胞高峰约出现在第10天。但网织红细胞的治疗反应与贫血的严重程度有关，轻度贫血时反应可不明显。
  - 3～4周时血红蛋白水平可明显上升。
  - 1～4个月可恢复正常。
- 除非存在持续性出血、伴随炎症性疾病或铁吸收不良的证据，否则说明贫血为非缺铁性，此时应停止铁剂治疗，并寻找贫血的其他病因（参见下文"治疗无效"）。

口服铁剂治疗

- 膳食铁不能满足治疗所需。
- 最安全、便宜的铁剂为口服亚铁盐（如硫酸亚铁或葡萄糖酸亚铁）。
- 避免应用肠溶剂型。
- 随餐服用或与抗酸药、抑酸药同服可降低药效。
- 因月经失血而缺铁的女性，不论有无贫血，隔日单次补充铁剂100mg或200mg，与每日补充铁剂相比，更有效且耐受性好，吸收效率更高。这种给药方案避免了每次铁剂诱导铁调素对下一剂量铁吸收的短暂抑制作用。其是否适用于严重缺铁患者仍有待确定。
- 在其他情况下，最佳用法为每日服用150～200mg元素铁，分3～4次于餐前1小时口服（根据《美国药典》，每325mg硫酸亚铁或200mg无水硫酸亚铁中含65mg元素铁）。
- 部分患者可发生胃肠道不良反应，如烧灼感、便秘、腹泻和（或）金属异味感，此时需：
  - 减少每日用量或服药频率。
  - 更改铁剂类型。

治疗时间

- 为了补足储存铁，需在血红蛋白水平恢复正常后继续治疗6～12个月。
- 如果出血持续（如经期女性或胃肠道血管畸形），则需要持续治疗。

肠外补铁

　　剂量计算参见《威廉姆斯血液学》第10版第44章或药品说明书。

- 肾衰竭透析患者常规使用。
- 对充血性心力衰竭患者的心脏功能有益。
- 其他适应证：
  - 吸收障碍。
  - 不能耐受口服铁剂的情况（如结肠炎、肠炎）。

- 需要量过大，口服铁剂无法满足。
- 术前自体血储存。
- 患者依从性差或无法随访。
- 高分子量右旋糖酐铁，仅具有历史意义，应避免使用。
  - 为美国首先应用的产品。
  - 与其他制剂相比，它与类过敏不良事件有关，并且在大多数国家不再使用。
- 低分子量右旋糖酐铁
  - 具有较低的药物反应风险，但仍保留了美国食品药品管理局（FDA）的黑框警告。
- 蔗糖铁（维乐福）
  - 该药是一种氢氧化铁蔗糖复合物。
  - 厂家推荐剂量为5mL（含100mg元素铁）。
  - 5%以上的受治者发生不良反应，并以低血压最为常见。
- 葡萄糖酸铁复合物
  - 三价铁高分子复合物。
  - 厂家建议：125mg元素铁稀释于100mL 0.9%氯化钠注射液中，维持静脉滴注1小时。
  - 5%以上的受治者出现不良反应，并以低血压最为常见。
- 纳米氧化铁
  - 该静脉铁剂被批准用于治疗慢性肾脏病患者的贫血。
  - 该药为碳水化合物包被的超顺磁性氧化铁纳米粒子。
  - 临床经验有限。该药于2010年获批，因有严重不良反应报告于2015年收到FDA的黑框警告。
- 异麦芽糖酐铁
  - 单次1000mg静脉滴注给药。
  - 超敏反应发生率低。
- 羧基麦芽糖铁
  - 分2次静脉滴注，每次750mg，间隔至少7天。
  - 超敏反应发生率低。
  - 该药可能导致磷酸盐消耗和低磷血症，通常为自限性，极少数情况下可致软骨病。

治疗无效

- 用药不当（肠溶片、不溶性铁、单剂含铁量过少）。
- 出血未控制。
- 治疗时间过短，尚未起效。
- 患者服药依从性差。
- 伴有其他物质的缺乏（维生素 B_{12}、叶酸、甲状腺激素）。
- 伴有其他抑制红系造血的疾病：

— 炎症、感染、恶性肿瘤、肝病、肾脏疾病。

- 误诊：
  — 考虑其他诊断：地中海贫血、铅中毒和隐性炎症。

铁过载

本章将讨论遗传性和获得性因素所致铁过载，如红细胞无效造血、溶血和输血。

病因和发病机制（表9-2）

表9-2	**铁过载病因**
遗传性	**获得性**
遗传性血色病（*HFE*突变）	长期铁剂摄入
青少年血色病（*HAMP*或*HJV*突变）	输血性铁过载
转铁蛋白受体2基因突变所致血色病	获得性铁粒幼细胞贫血
膜铁转运蛋白病（*SLC40A1*突变）	脾肾或门腔静脉分流术相关的含铁血黄素沉着症
新生儿血色病	
非洲血色病	
重型地中海贫血（见第15章）	
遗传性铁粒幼细胞贫血（见第11章）	
遗传性溶血性贫血	
酶缺陷所致贫血（见第14章）	
红细胞膜疾病（见第13章）	
先天性红细胞生成障碍性贫血（见第7章）	
迟发性皮肤卟啉病（见第28章）	
先天性无转铁蛋白血症	
先天性无血浆铜蓝蛋白血症	

经典的遗传性血色病（HFE血色病）

- 存在血色病*HFE*基因型并伴血清铁蛋白水平升高（提示体内铁增加）者，以及仅有本病基因型而无论储存铁水平高低者均可诊断。
- 本病为常染色体隐性遗传，杂合子不发病。
- *HFE*基因突变的主要位点为cDNA nt 845 C→G（C282Y）。
- 北欧人群的基因频率为0.06 ～ 0.08，杂合子约占15%，纯合子约占0.5%。
- 非欧洲人群罕见。
- 约半数纯合子表现为血清转铁蛋白饱和度和（或）铁蛋白水平升高，但仅有15%的纯合子（大多数为40 ～ 60岁男性）有临床症状。
- 血色病临床表型的外显率较低，仅血清铁蛋白＞1000ng/mL时出现临床症状。

- 大多数纯合子无须接受治疗，且治疗无获益。
- *HFE* 常见的次要突变位点是 cDNA nt 187 C → G（H63D）。
- 欧洲人群中该基因频率约为 0.16，且分布于世界各族群。
- 纯合子状态（H63D/H63D）或复合杂合子状态（C282Y/H63D）时，该突变亦可能（但可能性极小）导致血色病。
- 个别家系中发现了多种 *HFE* 特有突变。
- 受累个体胃肠黏膜吸收的过量铁导致铁蛋白和含铁血黄素积聚于全身细胞，尤其是肝脏细胞，其次是脾脏巨噬细胞。

青少年血色病

- 本病幼年型罕见，但外显率较高，常在青春期后期以心肌病及内分泌功能减退为主要临床特征起病。
- 基因突变列于表 9-2。

非洲血色病

- 非洲血色病并非由 *HFE* 或其他已知突变引起。
- 目前尚不明确铁过载至何种程度可致临床症状。
- 可能存在多种复杂的原因，如营养不良及大量摄入"家庭自制"酒。

临床特征

- 成人遗传性血色病通常在 50 岁或以上发病。摄入大量酒精有增加疾病严重程度的风险。男女发病率比例为 5∶1，绝经前女性少见。
- 青少年型遗传性血色病罕见，男女均可受累，常表现为多发内分泌功能减退及致死性心肌病。
- 成人最常见的症状为非特异性的，包括乏力、嗜睡、性欲减退、关节症状和体重减轻。
- 关节痛常累及第 2 和第 3 掌指关节，伴有肿胀和压痛，也可累及髋关节和膝关节，但由于血色病多见于晚年，关节症状和血色病之间的因果关系尚未明确。
- 软骨钙化或关节周围韧带钙化是常见的晚期表现。滑液中可出现焦磷酸钙和磷灰石晶体。
- 在疾病晚期，黑色素沉着可使皮肤色素加深，目前已罕见。
- 常累及心脏。
  - 心律失常。
  - 心脏扩大（可能由限制型或扩张型心肌病所致）。
  - 充血性心力衰竭。
- 内分泌疾病常见。
  - 胰腺可表现为弥漫性纤维化和胰岛缺失，部分患者可出现糖尿病。
  - 甲状腺功能减退（可见于约 10% 的男性患者）。
  - 下丘脑-垂体功能减退（约一半患者），常累及促性腺激素。
  - 睾丸萎缩、无精症、性欲减退和阳痿。
  - 过早绝经。

- 肝大和肝功能损害常见。
  - 黄疸少见。
  - 肝功能检查可能异常。
  - 1/3的血色病患者晚期可发生肝细胞癌。
  - 大量饮酒的血色病患者更易发生肝纤维化。
  - 肝硬化仅见于血清铁蛋白＞1000ng/mL及肝功能异常的患者。
- 脾大常见。

实验室特征

- 约半数C282Y突变的纯合子患者转铁蛋白饱和度超过50%。半数纯合子女性患者血清铁蛋白大于200ng/mL，半数纯合子男性血清铁蛋白大于250ng/mL。
- 晚期患者可出现血糖升高及糖耐量异常。
- 5%～10%的纯合子及所有肝硬化患者的血清转氨酶活性均增加。
- 血清垂体促性腺激素和雄激素水平通常降低。
- 血清甲状腺素水平可能降低，促甲状腺激素水平升高。

诊断

- 早期诊断临床受累的患者很重要，因为可以借助相对简单的去铁治疗来防止组织损伤及不可逆的致命性并发症，如肝细胞癌、肝衰竭或心力衰竭。
- 血清铁蛋白水平有助于疾病筛查，虽然其敏感性低于血清铁水平和转铁蛋白饱和度，但血清铁蛋白水平有助于鉴别出铁蛋白＞1000ng/mL的有显著重要器官损伤风险的无症状患者。
- 骨髓铁含量的诊断价值有限。
- 磁共振成像可发现肝脏铁负荷增加，并可定量，从而减少肝活检。
- 肝活检有诊断价值，但不作为常规检查。
- 在正常肝脏中，铁含量小于2.8mg/g（50μmol/g）干重。
- 在酒精性肝病中，铁含量小于5.6mg/g（100μmol/g）。
- 血色病的铁含量超过5.6mg/g（100μmol/g），合并肝硬化时，铁含量通常大于11mg/g（200μmol/g）。
- 家系研究中，分析*HFE*的遗传学突变有助于检出其他成员是否受累。

治疗

- 放血疗法。
  - 每1～2周放血500mL可减轻体内铁负荷。每放血500mL约能去除200mg铁。
  - 严重患者通常累积了30～40g的过量铁。
  - 可以通过血红蛋白水平逐渐下降和MCV降低来估计可能存在的过度治疗，表明体内铁含量低于正常水平。
  - 维持治疗阶段通常每隔数月放血500mL即可。较之监测转铁蛋白饱和度，持续监测血清铁蛋白水平更有助于判断静脉放血的疗效，保持血清铁蛋白小于100ng/mL可作为长期监测指标。
  - 避免饮酒及服用其他肝脏毒性药物。

- 口服铁螯合剂
    - 与放血疗法相比，其费用高昂且副作用较多。
    - 不能静脉放血或有危及生命的疾病而急需去铁时效果较好。
    - 详情请参阅《威廉姆斯血液学》第10版第44章。

预后

- 无肝硬化的患者生存期不受影响。
- 出现肝纤维化后，治疗无法降低肝细胞癌的发病率。
- 治疗可以改善糖尿病、心功能及性腺功能。

继发性血色病

病因和发病机制

- 多种溶血性贫血可发生铁吸收过多，特别是一些伴有造血极度活跃（慢性溶血）和红细胞无效生成（地中海贫血）的贫血。
- 输血导致铁过载并加速临床进程。
- "铁剂有助于纠正贫血"的错误观念导致盲目补铁，可致疾病恶化。

临床特征

- 同遗传性血色病，但输血依赖者中常以心脏症状为主。

实验室特征

- 可有原发病的实验室表现。
- 血清铁蛋白和转铁蛋白饱和度升高。

诊断

- 对于输血患者，由于每天的铁丢失量非常小（0.5 ～ 1.0mg/dL），可以通过输血量估计铁负荷（1U包含200mg铁）。
- 对于输血患者，铁蛋白水平的升高反映了铁负荷的增加，但应除外合并炎症或肝损伤。反之，在极少输血的患者中，铁蛋白水平可能导致铁负荷被低估。

治疗

- 标准疗法是使用便携泵持续皮下输注去铁胺20 ～ 40mg/（kg·d）。
- 两种口服铁螯合剂——去铁酮（25 ～ 33mg/kg，一天3次）和地拉罗司（10 ～ 20mg/kg，一天1次），单独或联合甲磺酸去铁胺的使用正在增加。
- 肠外和口服制剂联合应用时，根据患者的铁负荷、心脏受累程度、依从性和副作用进行调整可获更好疗效。

更多详细内容请参阅《威廉姆斯血液学》第10版，Tomas Ganz：第44章　铁缺乏和铁过载。

（译者：葛美丽　邵英起　郑以州）

第10章

其他营养缺乏所致贫血

维生素A缺乏症

- 此类贫血多见于非洲发展中国家（如马拉维）的学龄儿童。
- 贫血特征性表现为平均红细胞体积（MCV）及平均红细胞血红蛋白浓度（MCHC）降低、红细胞大小不等和异形红细胞。
- 不同于缺铁性贫血（但与慢性病贫血相似）：血清铁浓度降低，血清总铁结合力正常或降低，反映储存铁的血清铁蛋白水平增加。铁剂治疗此类贫血无效。
- 维生素A通过与红系祖细胞内视黄酸受体结合发挥作用，故补充维生素A有效。
- 有证据表明维生素A缺乏可降低铁的利用率，维生素A联合铁剂有助于快速起效。

维生素B$_6$缺乏症

　　维生素B$_6$包括吡哆醛、吡哆醇及吡哆胺。
- 缺乏维生素B$_6$可致小细胞低色素性贫血。
- 因异烟肼干扰维生素B$_6$的代谢，接受异烟肼治疗的患者可能发生小细胞性贫血，应用大量吡哆醇可纠正此类贫血。
- 少数非维生素B$_6$缺乏却伴有铁粒幼细胞贫血的患者（5%～10%）对大剂量吡哆醇治疗敏感（见第11章）。
- 吸收不良及肾透析可致维生素B$_6$缺乏症。

维生素B$_2$缺乏症

- 志愿者接受缺乏维生素B$_2$的饮食加维生素B$_2$拮抗剂（半乳糖黄素）后出现红系前体空泡样变，继发纯红细胞再生障碍性贫血，应用维生素B$_2$后完全恢复。部分贫血的发生与维生素B$_2$缺乏干扰铁吸收有关。
- 维生素B$_2$缺乏症可降低红细胞谷胱甘肽还原酶活性，但不导致溶血或诱发氧化剂损伤。

维生素B$_1$缺乏症

- 以糖尿病、感音神经性耳聋、巨幼细胞贫血及偶发血小板减少症为特征的儿童期综合征，罕见。
- 亚裔儿童中，观察到本病由染色体1q23.3上硫胺素转运蛋白编码基因 *SLC19A2* 双突变所致。

- 终身服用维生素B₁（25 ～ 100mg/d）有效。

维生素C（抗坏血酸）缺乏症

- 维生素C缺乏症患者可表现为大细胞、正细胞或小细胞性贫血，骨髓增生低下、正常或活跃。10%的患者骨髓出现巨幼样变。
- 四氢叶酸生成过程中维生素C与叶酸相互作用，因此维生素C缺乏症可导致大细胞性贫血。
- 维生素C缺乏会影响铁的吸收，且维生素C缺乏症患者存在出血表现，本病患者可发生小细胞性贫血。
- 儿童缺铁常与饮食缺乏维生素C有关。
- 维生素C缺乏症患者可表现为正细胞正色素性贫血，伴网织红细胞增多达5% ～ 10%，可能为细胞抗氧化防御机制受损所致。
- 维生素C缺乏时，应及时补充维生素C及足够的叶酸与铁。
- 巨幼细胞贫血时，补充叶酸的同时应补充维生素C。

维生素E（α-生育酚）缺乏症

- 维生素E的需求随食物中多不饱和脂肪酸的含量，以及可在组织过氧化的脂质含量变化而变化。
- 低出生体重儿的血清与组织中维生素E含量较低。
- 富含多不饱和脂肪酸及铁，而维生素E含量不足的饮食可导致4 ～ 6周龄的婴儿出现溶血性贫血。
- 贫血常伴有红细胞形态改变、血小板增多症、足背及胫前区水肿。
- 补充维生素E可迅速逆转症状。
- 慢性脂肪吸收不良（常见的如囊性纤维化或减肥手术后）可导致维生素E缺乏症，此时如水溶性维生素E补充不足可缩短红细胞寿命，进而可能发生贫血。
- 镰状细胞病患者常伴有血清维生素E浓度降低。维生素E缺乏症患者可伴有不可逆性镰状细胞增多。维生素E（450U/d）治疗可显著减少不可逆性镰状细胞的数量。

铜缺乏症

- 铜为铁吸收及利用过程中所必需的元素，其作用是在转铁蛋白转运过程中，稳定铁于三价状态。
- 铜缺乏症常见于营养不良的儿童和接受胃肠外营养的婴幼儿及成人，亦可因长期大量摄入锌而致铜吸收受损。
- 铜缺乏症儿童可有骨质疏松、肋骨喇叭样改变及其他骨骼异常。
- 铜缺乏症可致小细胞性贫血伴血清铁降低、中性粒细胞减少症和骨髓红系前体空泡形成，且铁剂治疗无效。
- 胃切除术或减肥手术后患者可出现铜缺乏症，表现为大细胞性贫血、中性粒细胞减少和骨髓中出现环形铁粒幼细胞，此与骨髓增生异常综合征中的克隆性铁粒幼细胞贫血极为相似。

- 铜缺乏症患者可能出现继发性神经系统异常（尤其是脊髓神经病）。此时患者（特别是胃切除术或胃旁路术后患者）表现与维生素B_{12}缺乏症极为相似，应注意鉴别。
- 血浆铜蓝蛋白或血浆铜水平降低，或铜试验性治疗有效可诊断此病，实验性治疗方案：每日口服铜0.2mg/kg。相比铜蓝蛋白，血浆铜水平检测作为诊断依据更为可靠（因为前者为一急性期蛋白）。10%的硫酸铜溶液中含铜25mg/mL。
- 胃切除术或减肥手术造成的铜缺乏症患者可接受静脉给药方案，静脉注射铜2.4mg/d，连续6天，然后按原定剂量改为每周静脉注射一次，同时口服葡萄糖酸铜，每日2次，每次4.0mg（总量为口服葡萄糖酸铜8mg/d）。铜缺乏症症状消失时，可停止静脉给药，仅口服维持。应定期监测以确保血清铜维持于正常水平。
- 血清铜水平降低亦见于低蛋白血症（如渗出性肠病、肾病）及肝豆状核变性（见第20章）。

锌缺乏症

- 锌缺乏症可伴发地中海贫血或镰状细胞病。
- 单纯锌缺乏不会造成贫血。
- 锌缺乏症可致儿童生长迟缓、伤口愈合延迟、味觉障碍及免疫异常。
- 表10-1列举了血液中上述维生素与矿物质的正常水平。

表10-1 血液中维生素与矿物质的正常水平（成人）				
维生素或矿物质	血清水平	血浆水平	红细胞水平	白细胞水平
铜	11～24μmol/L		14～24μmol/L	
叶酸	7～45nmol/L		>320nmol/L	
核黄素（维生素B_2）	110～640nmol/L		265～1350nmol/L	
维生素A	1～3μmol/L			
维生素B_6		20～122nmol/L		
维生素C		25～85μmol/L		11～30attomol/cell
维生素E	12～40μmol/L			
硒	1200～2000nmol/L			
锌	11～18μmol/L			

译者注：1attomol = 10^{-18}mol。

饥饿性贫血

- 半饥饿状态可致轻至中度的正细胞正色素性贫血，骨髓红系前体细胞减少，多呈稀释性贫血。

- 禁食 9 ~ 12 周可致贫血及骨髓增生减低，恢复饮食后可纠正贫血。血红蛋白水平下降可能是对低代谢状态及其所致氧需求降低的反应。正常饮食后网织红细胞计数及血红蛋白水平升高。

蛋白质缺乏型贫血（水肿型营养不良）

- 蛋白质-热量营养不良时，血红蛋白水平可下降至 8g/dL，但部分儿童红细胞减少的同时伴血浆容量降低，所以不表现为贫血。
- 贫血为正细胞正色素性，血涂片可见红细胞大小不均及异形红细胞。
- 白细胞及血小板计数正常。
- 骨髓增生正常或减低，伴红系前体细胞减少。
- 高蛋白饮食（奶粉或必需氨基酸）后可逐渐改善。
- 治疗 3 ~ 4 周后，可出现一过性红系增生不良，维生素 B_2 或泼尼松治疗有效。
- 治疗期间，一些隐匿性缺乏的物质（如铁、叶酸、维生素 E 和维生素 B_{12}）会逐渐显现。

酒精中毒

- 长期饮酒者常伴有贫血，可能原因如下：
  - 营养不良。
  - 慢性胃肠道出血。
  - 肝功能不全。
  - 溶血性贫血。
  - 门静脉高压症及继发脾功能亢进症。
  - 乙醇对红细胞（及血小板）生成和叶酸代谢的直接毒性作用。
- 大细胞性贫血常见于住院的酒精中毒患者，常有巨幼样变，有时可伴环形铁粒幼细胞。
- 酒精中毒患者的巨幼细胞贫血几乎均为叶酸缺乏所致。
- 较之啤酒，巨幼细胞贫血更多见于嗜葡萄酒及威士忌者，由于葡萄酒和威士忌叶酸含量低，而啤酒叶酸含量丰富。
- 酗酒者常伴缺铁，血涂片呈"双相性"（大红细胞、多分叶中性粒细胞和低色素小细胞），而致 MCV 增加不明显。
- 单独叶酸治疗后巨幼红细胞消失，出现小红细胞则提示存在铁缺乏症；同样，单独铁剂治疗后仍出现巨幼红细胞则提示叶酸缺乏症。
- 90% 的慢性酒精中毒者出现轻度大红细胞增多（MCV，100 ~ 110fL），通常无贫血，与巨幼细胞贫血的卵圆形红细胞不同，大红细胞呈典型圆形，且无多分叶核中性粒细胞。此类患者无叶酸缺乏症，戒酒后大红细胞消失。
- 伴随的血小板减少症亦可能由酒精引起的叶酸缺乏所致。
- 溶血性贫血可见于 Zieve 综合征（酒精性肝损害、高脂血症、黄疸和球形红细胞溶血性贫血），以及棘形红细胞性贫血（严重的酒精性肝病伴溶血性贫血与棘形红细胞）。

更多详细内容请参阅《威廉姆斯血液学》第10版，Ralph Green：第45章 其他营养缺乏所致贫血。

（译者：杨 斐 施 均）

第11章

遗传性与获得性铁粒幼细胞贫血

- 铁粒幼细胞贫血分为遗传性与获得性（表11-1）。

表11-1　铁粒幼细胞贫血分类
Ⅰ.获得性
A.原发性铁粒幼细胞贫血（骨髓增生异常综合征）（详见第44章）
B.继发性铁粒幼细胞贫血：
1.异烟肼
2.吡嗪酰胺
3.环丝氨酸
4.氯霉素
5.乙醇
6.铅
7.慢性肿瘤
8.锌诱导的铜缺乏症
9.吸收不良性铜缺乏
Ⅱ.遗传性
A.X染色体连锁遗传
1.*ALAS2*缺乏
2.遗传性铁粒幼细胞贫血伴共济失调：*ABCB7*突变
B.常染色体遗传
1.红系特异性线粒体载体家族蛋白*SLC25A38*缺陷
2.线粒体肌病伴铁粒幼细胞贫血（*PSU1*突变）
3.*HSPA9*突变
4.*GLRX5*突变
C.线粒体遗传：皮尔逊骨髓-胰腺综合征

- 透射显微镜观察到正常红系前体细胞的胞质中存在富含铁蛋白的小体（含铁小体），参与正常血红蛋白的合成。这些含铁小体在光学显微镜下很难分辨，普鲁士蓝染色后，光学显微镜的油镜下可观察到骨髓样本中20%～40%的红系前体细胞胞质中有1～3个针尖样大小的蓝色颗粒。
- 病理性铁粒幼细胞包含两种类型：环形铁粒幼细胞为一种经典的病理性铁粒幼细胞，表现为有核红细胞核周环绕大的普鲁士蓝染色颗粒（由富含含铁小体的线粒体环绕核周所致）；另一类型的病理性铁粒幼细胞含较大的多个普鲁士蓝染色颗粒（图11-1）。
- 铁粒幼细胞贫血的特征：
  - 血涂片上可见低色素性及正常色素性红细胞（二态图）。

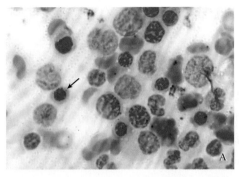 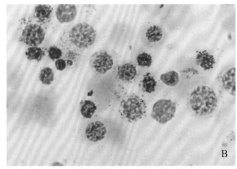

图 11-1 骨髓涂片。A.正常骨髓涂片（普鲁士蓝染色）：某些有核红细胞没有明显的铁质沉着（蓝染）颗粒。箭头所示的有核红细胞带有数个非常小的胞质内蓝染颗粒。正常骨髓中大多数有核红细胞难以见到含铁小体，因为其在光学显微镜下很难分辨。B.铁粒幼细胞贫血骨髓涂片：有核红细胞内普鲁士蓝颗粒显著增多，特别是核周附近，这种典型的环形铁粒幼细胞是红系前体细胞的一种病理改变。在某些情况下，胞质铁颗粒增多增大亦是一种病理改变（资料来源：Lichtman MA，Shafer MS，Felgar RE，et al. Lichtman's Atlas of Hematology 2016. New York，NY：McGraw Hill；2017. www.accessmedicine.com.）

— 贫血、网织红细胞计数减少、骨髓红系前体细胞增多。

— 贫血是晚期红系前体细胞凋亡增加所致（无效红细胞生成），伴胞质铁转运加快，红细胞寿命可正常或缩短。

— 抑制吡哆醇生成磷酸吡哆醛的药物能降低血红素合成速度，导致铁粒幼细胞贫血。

获得性铁粒幼细胞贫血

原发性

● 克隆性（肿瘤性）贫血，伴不同程度的中性粒细胞及血小板减少，偶见血小板增多，这一亚型的骨髓增生异常综合征详见第 45 章。剪接因子基因 *SF3B1* 突变与环形铁粒幼细胞形成密切相关，几乎 85% 的伴有环形铁粒幼细胞的骨髓增生异常综合征患者存在 *SF3B1* 突变，此类患者很少有细胞遗传学异常及与不良预后相关的基因突变，因此伴有 *SF3B1* 突变的 MDS 是一种独特的疾病类型。

继发性

● 药物：异烟肼、吡嗪酰胺或环丝氨酸最为常见。

● 酗酒：铁粒幼细胞在酗酒患者骨髓内很常见，同时铁粒幼细胞贫血是诊断酗酒相关性贫血的必要条件。

　— 慢性酒精中毒性贫血患者，由于饮食不合理，可并存叶酸缺乏，因而兼具巨幼细胞贫血和环形铁粒幼细胞贫血的特征。戒酒、叶酸治疗后，巨幼红细胞先消失，如能坚持戒酒，铁粒幼细胞亦随之消失。

● 肿瘤或慢性炎症性疾病。

● 重度贫血患者血涂片上红细胞呈二态性，即低色素性和正色素性。

● 药物诱发的贫血常于停药后迅速恢复。

- 疾病相关性贫血可于原发疾病得到有效控制后获得改善。

铜缺乏及锌诱导的铜缺乏症

- 20世纪70年代报道了两例在广泛肠道手术及长期肠外营养后出现铁粒幼细胞贫血及铜缺乏症的病例。
- 30年后,一名患者在胃十二指肠搭桥术后出现进行性血小板、白细胞减少及伴有环形铁粒幼细胞的大细胞性贫血,同时伴有视神经炎和其他神经系统异常。最初该患者被诊断为骨髓增生异常综合征,并计划行骨髓移植治疗,后发现患者存在铜缺乏症,并且患者的血液学指标异常,而非神经系统异常在补铜治疗后完全缓解。
- 此后,报道了许多类似的由铜缺乏引起的伴或不伴神经系统异常的伴环形铁粒幼细胞骨髓增生异常综合征病例。
- 锌诱导的铜缺乏症也会出现类似的血液学异常。

遗传性铁粒幼细胞贫血

遗传性

- X连锁源于红系特异性ALA合酶(*ALAS2*)基因突变。
- 部分呈常染色体遗传。
- 线粒体缺失导致皮尔逊骨髓-胰腺综合征。
  - 一般呈非遗传性,可能由胚胎发育早期的新发突变所致。

临床和实验室表现

- 贫血出现于出生后最初几周或数月。
- 小细胞低色素性贫血为其特点。
- 明显的红细胞二态性(存在正常染色细胞群),伴红细胞大小不均一及异形红细胞。
- 常伴脾大。
- 铁过载常见。

治疗

- 遗传性铁粒幼细胞贫血口服50 ～ 200mg/d吡哆醇可能有效。
- 同时应用叶酸有助于提高疗效。
- 血红蛋白通常不能达到完全正常水平,停用吡哆醇后常复发。
- 轻度贫血患者可通过放血疗法减轻铁负荷,如不能耐受放血,可应用铁螯合剂治疗(铁螯合治疗详见第9章和第15章)。

其他形式的遗传性铁粒幼细胞贫血

- *HSPA9*突变:*HSPA9*(参与线粒体铁硫簇[Fe-S]生物发生的线粒体HSP70同源物)的突变导致先天性铁粒幼细胞贫血。*HSPA9*是骨髓增生异常综合征伴获得性5q缺失(5q-综合征)5'缺失区基因之一,5q-综合征的特征性表现是红细胞成熟缺陷,但是环形铁粒幼细胞少见。

- *ABCB7*突变：*ABCB7*基因位于X染色体q13，其编码的ABCB7蛋白负责将[Fe-S]簇从线粒体转移到细胞质。*ABCB7*基因突变会引起一种独特的伴共济失调的X连锁铁粒幼细胞贫血（XLSA/A）。
- Shiraz斑马鱼突变体：该突变体缺乏*GLRX5*基因编码的谷氧还蛋白5，该蛋白对[Fe-S]簇的合成具有重要作用，携带此类突变的患者体内环形铁粒幼细胞少见。

更多详细内容请参阅《威廉姆斯血液学》第10版，Prem Ponka，Amel Hamdi，Josef T. Prchal：第60章　多克隆性和遗传性铁粒幼细胞贫血。

（译者：杨　斐　施　均）

第12章

骨髓浸润性贫血

定义

- 骨髓病性贫血指骨髓广泛浸润所致的贫血或全血细胞减少。
- 幼白红细胞增多症是指外周血出现有核红细胞及髓系前体细胞（如中性中幼粒细胞），骨髓病性贫血外周血也可出现破碎红细胞、泪滴状红细胞及巨核细胞碎片。

病因和发病机制

- 表12-1列出了骨髓浸润的病因。

表12-1　骨髓浸润的病因
Ⅰ.成纤维细胞和胶原 　　A.原发性骨髓纤维化（见第48章） 　　B.其他骨髓增殖性肿瘤伴纤维化（见第42、43和47章） 　　C.毛细胞白血病伴纤维化（见第57章） 　　D.转移癌（如乳腺癌） 　　E.肉瘤样病 　　F.继发性骨髓纤维化伴肺动脉高压
Ⅱ.其他非细胞物质：草酸盐沉积病
Ⅲ.肿瘤细胞 　　A.癌（如肺癌、乳腺癌、前列腺癌、肾癌、甲状腺癌及神经母细胞瘤） 　　B.肉瘤
Ⅳ.肉芽肿（炎症细胞） 　　A.粟粒型结核 　　B.真菌感染 　　C.肉瘤样病
Ⅴ.巨噬细胞 　　A.戈谢病（见第37章） 　　B.尼曼-匹克病（见第37章） 　　C.巨噬细胞活化综合征（MAS）（见第36章）
Ⅵ.骨髓坏死 　　A.镰状细胞贫血（见第16章） 　　B.实体瘤转移 　　C.败血症 　　D.急性淋巴细胞白血病（见第55章） 　　E.砷剂治疗
Ⅶ.破骨细胞发育衰竭：骨硬化症

- 血管浸润是癌细胞远处转移的必要途径，此过程通常涉及 E-钙黏着蛋白的丢失。
- 多数情况下，骨髓浸润呈灶性，周围骨髓增生正常或明显活跃。
- 外来细胞浸润引发骨髓微环境破坏，导致骨髓中未成熟血细胞提前释放。
- 骨髓病性贫血多由体液因子（如细胞因子）或骨髓微环境受损所致。

临床特征

- 骨髓浸润性疾病临床特征以基础疾病为主，骨髓浸润可进一步加剧相关的血细胞减少症。

实验室特征

- 轻至中度贫血。
- 白细胞与血小板计数可表现为升高或降低，其取决于骨髓浸润的性质和范围。
- 血涂片显示红细胞大小不一、异形，可出现碎裂红细胞、泪滴状红细胞、有核红细胞、未成熟中性粒细胞及巨核细胞碎片。
- 白细胞碱性磷酸酶活性正常或升高。
- 血涂片鲜见瘤细胞团（癌细胞血症）。
- 骨髓活检为最可靠的诊断方法，骨髓涂片亦有一定意义。于骨压痛点进行穿刺或活检，获得阳性结果可能性更大。
- 锝-99m（^{99m}Tc）甲氧基异丁基异腈摄取试验、磁共振成像或氟-18脱氧葡萄糖正电子发射断层扫描可检测骨髓浸润部位。

鉴别诊断

- 有核红细胞和白细胞增多可见于严重的脓毒血症、原发性骨髓纤维化、急性严重缺氧（如急性充血性心力衰竭）、重型地中海贫血和严重溶血性贫血。
- 原发性骨髓纤维化（见第 48 章）易与骨转移性疾病伴灶性纤维化相混淆。
- 如肿瘤原发灶不明确，应注意排除骨肉瘤。

治疗和预后

- 积极治疗基础疾病。
- 骨髓浸润并不一定影响疾病预后。
- 然而，骨髓转移的癌症患者生存期通常较短。较之骨髓转移的肺癌患者，骨髓转移的乳腺癌和前列腺癌患者生存期更长。

更多详细内容请参阅《威廉姆斯血液学》第 10 版，Vishnu Reddy，Diana Morlote：第 46 章　骨髓浸润性贫血。

（译者：杨　斐　施　均）

第13章

红细胞膜疾病

红细胞膜

- 对维持红细胞双凹圆盘状及结构完整至关重要。
- 具有较好的弹性、耐性及韧性，使红细胞能够自由反复变形而顺利通过微血管。
- 红细胞膜由脂质双分子层、镶嵌于其中的跨膜蛋白及内在的膜蛋白骨架组成，后者通过连接蛋白与脂质双分子层相连。
- 红细胞膜完整性的维持有赖于骨架与脂质双分子层间的垂直相互作用，以及膜骨架网络内部的相互作用。

红细胞膜异常

- 遗传性膜蛋白缺陷可影响细胞膜结构、改变细胞形状，从而引发溶血性贫血（图13-1）。
- 膜蛋白缺陷可破坏膜骨架与脂质双分子层间的垂直相互作用，影响脂质双分子层的稳定性，导致膜脂质的脱失，进而致细胞变为球形。
- 膜蛋白缺陷可影响膜骨架网络内部的相互作用，破坏骨架结构的完整，降低红细

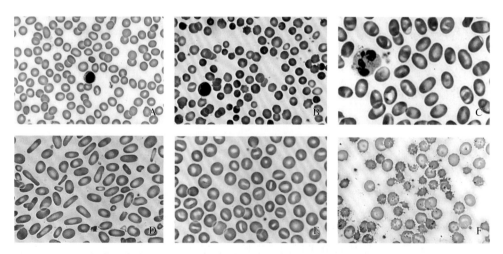

图13-1　红细胞膜疾病外周血涂片。A.正常人；B.遗传性球形红细胞增多症（HS），可见大量球形红细胞；C.东南亚卵圆形红细胞增多症（SAO），可见大卵圆形红细胞及横嵴；D.遗传性椭圆形红细胞增多症（HE），可见长椭圆形红细胞及少数异形红细胞；E.遗传性口形红细胞增多症（HSt），可见杯状口形红细胞；F.先天性 β 脂蛋白缺乏症，可见棘形红细胞（资料来源：Lichtman MA，Shafer MS，Felgar RE，et al. Lichtman's Atlas of Hematology 2016. New York，NY：McGraw Hill；2017. www.accessmedicine.com.）

胞变形能力，从而形成椭圆形红细胞和其他异形红细胞。

● 红细胞膜疾病在临床表现、形态、实验室检查及分子学特征方面呈现极大的异质性。表13-1汇总了红细胞膜蛋白与疾病表型的关系。

表13-1　红细胞膜蛋白缺陷与遗传性红细胞形态异常性疾病

蛋白		疾病	注释
锚蛋白		HS	标准型显性HS的最常见病因
AE1（带3蛋白）		HS、SAO、NIHF、HAc	脾脏切除术前，涂片上可见"钳状"HS球形细胞。SAO由9号氨基酸缺失所致
β-收缩蛋白		HS、HE、HPP、NIHF	脾脏切除术前，血涂片上可见"棘形"球细胞；β-收缩蛋白的突变位点决定了临床表型
α-收缩蛋白		HS、HE、HPP、NIHF	α-收缩蛋白的突变位点决定了临床表型；α-收缩蛋白突变为标准型HE最常见的病因
4.2蛋白		HS	最早发现于日本人群
4.1蛋白		HE	见于特定的欧洲及阿拉伯人群
GPC		HE	GPC及蛋白4.1共同缺陷为HE发病基础

注：AE1，阴离子交换蛋白1（带3蛋白）；GPC，血型糖蛋白C；HAc，遗传性棘形红细胞增多症；HE，遗传性椭圆形红细胞增多症；HPP，遗传性热变性异形红细胞增多症；HS，遗传性球形红细胞增多症；NIHF，胎儿非免疫性水肿；SAO，东南亚卵圆形红细胞增多症。

遗传性球形红细胞增多症

定义及流行病学

● 遗传性球形红细胞增多症（HS）主要特征为红细胞表面积和体积比值降低，致球形红细胞增多，从而增加其渗透脆性。

● HS在不同族群皆可发病，是北欧地区最为常见的一种遗传性溶血性贫血，发病率约为1:2000。

病因和发病机制

● 主要由某种红细胞膜蛋白缺陷所致，后者影响膜骨架蛋白与脂质双分子层间的垂直相互作用。

● 最常涉及膜收缩蛋白、锚蛋白、阴离子交换蛋白1（AE1；带3蛋白）及4.2蛋白（表13-1）。

● 疾病相关分子突变复杂多样且可能具有家族特异性。

● 膜蛋白缺陷可破坏脂质双分子层的稳定性，引起膜脂质自薄弱区域释放，形成球形细胞。

● 球形细胞的表面积和体积比值较正常降低且出现脱水，导致细胞变形性降低。

● 红细胞通过脾脏受阻，出现淤积，被巨噬细胞吞噬并破坏。

遗传学

- 主要为常染色体显性遗传。
- 约25%为常染色体隐性遗传或原发突变所致。
- 隐性遗传性HS通常由α-收缩蛋白和4.2蛋白突变所致。

临床特征

- 典型临床特征为溶血、球形红细胞增多及阳性家族史。
- 临床表现具有异质性。基于血红蛋白、胆红素及网织红细胞计数水平可分为轻型、中型、中度重型及重型，这些指标的高低反映了机体的溶血代偿程度（表13-2）。

表13-2　遗传性球形红细胞增多症分类

	轻型	中型	中度重型	重型*
血红蛋白（g/L）	正常	＞80	60～80	＜60
网织红细胞	＜6%	＞6%	＞10%	＞10%
胆红素（μmol/L）	17.1～34.2	＞34.2	34.2～51.3	＞51.3
外周血涂片	少量球形红细胞	球形红细胞	球形红细胞	小球形红细胞和异形红细胞
渗透脆性（新鲜血）	正常或轻度升高	升高	升高	升高
渗透脆性（孵育血）	升高	升高	升高	升高
脾脏切除术	极少†	机体能力下降或某些情况下†	必要（5岁以后）	必要（2～3岁以后）
输血次数	0～1	0～2‡	＞2	频繁
SDS-PAGE（蛋白缺陷）	正常	收缩蛋白、锚蛋白-1＋收缩蛋白、带3蛋白、4.2蛋白	收缩蛋白、锚蛋白-1＋收缩蛋白、带3蛋白	收缩蛋白、锚蛋白-1＋收缩蛋白、带3蛋白
遗传类型	AD	AD、体细胞突变	AD、体细胞突变	AR

注：AD，常染色体显性遗传；AR，常染色体隐性遗传；SDS-PAGE，十二烷基硫酸钠聚丙烯酰胺凝胶电泳。

*依赖反复输血患者。

†行胆囊切除术或伴明显黄疸的成年人。

‡幼年时输注1～2次血制品的患者。

资料来源：Perrotta S，Gallagher PG，Mohandas N. Hereditary spherocytosis，Lancet. 2008 Oct 18；372（9647）：1411-1426。

- 重型在幼儿或儿童期即可确诊，轻型的诊断可能迟至成年或漏诊。
- 多数患者（60%～70%）表现为中型，伴不同程度的溶血性贫血。
- 20%～30%的患者表现为轻型，机体通过代偿使红细胞的生成与破坏达到平衡。尽管这类患者不依赖输血，但由于铁红素水平升高及铁调素水平下降，仍有发生血色病的风险（见第9章）。

- 约10%的患者幼儿期即表现为重型，发生血色病的风险更高。其中少数患者（通常为隐性遗传）病情严重并存在输血依赖。
- 无症状父母其后代表现为典型HS，提示父母为无症状携带者。
- 多数病例临床表现局限于红系。部分病例表现为非红系谱系的异常，尤其是神经肌肉系统异常及远端肾小管酸中毒。

并发症

- 胆石症：见于约50%的患者，由慢性溶血所致。
- 溶血危象：常与病毒感染相关，主要见于儿童。
- 微小病毒B19感染：可引发再生障碍危象，网织红细胞减少。
- 巨幼细胞危象：可发生于叶酸需求增加而补充不足的患者（如孕妇）。
- 下肢溃疡或皮炎：见于部分患者，脾脏切除术后迅速愈合。
- 髓外造血：见于重型病例，由大量幼红细胞组成，类似于肿瘤。
- 铁过载：见于重型及某些中型患者，输血可进一步增加该风险（见第9章）。

实验室特征

- 血涂片可见球形红细胞为本病的主要特征，与正常红细胞相比，球形红细胞直径较小、胞质深染，中央淡染区缩小或消失（图13-1B）。
- 红细胞形态具有异质性，可仅见极少数球形红细胞，亦可见大量小球形红细胞，部分病例可见到异形红细胞。
- AE1（带3蛋白）缺乏患者可见钳状红细胞，球形棘红细胞与β-收缩蛋白相关。
- 大多数患者为轻中型血红蛋白水平降低（表13-2），约50%的患者平均红细胞血红蛋白浓度（MCHC）升高。
- 溶血标志：血清乳酸脱氢酶及间接胆红素升高、结合珠蛋白浓度降低，以及尿胆原升高。
- 红细胞渗透脆性增加：可通过多项试验［包括酸化甘油试验（AGLT）和冷冻溶解试验］（表13-3）证实。标准的渗透脆性试验用于检测HS红细胞提前溶解时的氯化钠溶液浓度。孵育24小时后，试验的敏感度更高；然而，该试验的敏感度有限，无法区分HS与继发性球形细胞增多症。
- 伊红5′-马来酰亚胺（E5M）为一种可结合于红细胞跨膜蛋白上的荧光剂，HS患者表现为弱荧光。该方法的敏感度及特异度差异较大，取决于阈值范围。
- E5M联合AGLT提升诊断的敏感度至100%（表13-3）。
- 生化及分子诊断方法包括十二烷基硫酸钠聚丙烯酰胺凝胶电泳（SDS-PAGE），该试验分析红细胞膜蛋白以确定缺陷蛋白。由于HS源于某些不同的非重现性基因突变（常为家族特异性），因而简单的DNA试验无助于诊断。

表13-3	遗传性球形红细胞增多症筛选试验的相对敏感度
试验	敏感度（%）
渗透脆性，新鲜血	68
渗透脆性，24小时孵育血	81
伊红5'-马来酰亚胺（E5M）试验	93
酸化甘油溶解试验（AGLT）	95
E5M＋AGLT	100

资料来源：Bianchi P，Fermo E，Vercellati C，et al. Diagnostic power of laboratory tests for hereditary spherocytosis：a comparison study in 150 patients grouped according to molecular and clinical characteristics. Haematologica，2012 Apr；97（4）：516-523。

鉴别诊断

- 除临床表现及家族史外，需结合包括血涂片、全血细胞计数、网织红细胞计数及血清胆红素水平在内的实验室检查进行诊断。患者的子女、父母及有血缘关系的亲属需行血细胞计数、网织红细胞计数及血涂片筛查。
- 父母有脾大史、年轻时即存在胆结石或有微小病毒感染史的患者应注意HS的可能。
- 排除引起球形红细胞溶血性贫血的其他病因，尤其是自身免疫性溶血性疾病，应行直接免疫球蛋白试验（Coombs试验）检查（见第22章）。
- 伴某些红细胞表面积和体积比值增加的疾病如梗阻性黄疸时，HS易被漏诊。

治疗和预后

- 伴再生障碍危象或重度溶血患者可能需要接受输血治疗。
- 因为脾脏对红细胞的破坏是决定HS患者红细胞寿命的主要因素，因此绝大多数患者可通过脾脏切除术治愈或纠正贫血。
- 病情较重者首选脾脏切除术；但对于其他患者，脾脏切除术后的感染（尤其是青霉素耐药肺炎球菌的出现）需纳入考虑，并权衡脾脏切除术的获益。
- 由于儿童对感染的易感性，脾脏切除术应尽量推迟至4岁以后进行。
- 随着外科技术的进步，部分医院已逐渐首选腹腔镜。该手术过程包括寻找副脾。
- 少数情况下，因副脾的存在，脾脏切除术可能无法纠正或改善贫血。脾脏切除术后外周血常可见嗜碱性点彩红细胞、棘形红细胞，亦可见有核红细胞。

遗传性椭圆形红细胞增多症

定义及流行病学

- 一种异质性疾病，表现为血涂片上椭圆形或卵圆形红细胞增多（图13-1D）。
- HE可发生于各人群，但非洲裔人群更为常见，可能是由于椭圆形细胞能更好地抵抗疟疾。

病因和发病机制

- 红细胞的主要缺陷表现为膜骨架各蛋白组分间横向相互作用的异常，这种相互作用使得红细胞在剪切力的作用下仍可保持双凹圆盘状。
- 收缩蛋白缺陷（可影响四聚体的形成）及4.1蛋白异常是HE最常见的病因（表13-1）。
- 分子突变呈现异质性，并可能有家族特异性。
- 重型HE可出现红细胞碎片。

遗传学

- 主要为常染色体显性遗传，新发突变较少见。

临床特征

- 临床表现呈异质性，从无临床症状的携带者至重型病危患者均有可能。
- 多数患者无明显临床症状。
- 少数情况下，新生儿时表现为依赖红细胞输注的重型HE，但12月龄时溶血减轻，并逐渐演变为轻型HE。

实验室特征

- 典型表现为血涂片可见正细胞正色素性椭圆形红细胞（图13-1D）。
- 重型HE可出现异形红细胞。
- 溶血的程度与椭圆形红细胞的数量无明显相关性。
- 网织红细胞计数通常小于5%，但溶血较重时亦可更高。
- 可有红细胞生成及破坏增加的非特异性表现。
- 特异性生化及分子诊断试验包括定量SDS-PAGE检测红细胞膜蛋白，收缩蛋白分析试验测定二聚体与四聚体比例以确定异常收缩蛋白结构域。

鉴别诊断

- 椭圆形红细胞也可出现于其他疾病，包括巨幼细胞贫血、小细胞低色素性贫血（缺铁性贫血及地中海贫血）、骨髓增生异常综合征及骨髓纤维化。
- 阴性家族史及与上述疾病相关的其他临床表现有助于与HE相鉴别。
- 患者的子女、父母及有血缘关系的亲属需行血细胞计数、网织红细胞计数及血涂片筛查。
- 特异性生化及分子检测有助于确定诊断。

治疗和预后

- 多数患者无须治疗。
- 重型HE患者接受脾脏切除术后可减少或脱离输血。

遗传性热变性异形红细胞增多症（HPP）

- 属于HE的一个亚类。
- 一种罕见的常染色体隐性遗传性疾病，多见于非洲人群。
- 表现为严重的溶血性贫血，血涂片上可见明显的小球形红细胞及小异形红细胞，但极少有椭圆形红细胞。

- 平均红细胞体积（MCV）较小，通常为 50 ～ 70fL。
- 患者通常依赖输血，因为脾脏为红细胞破坏的主要场所，脾脏切除术有效。
- 分子缺陷包括"水平"异常（收缩蛋白四聚体形成重度受限）及"垂直"异常（收缩蛋白缺乏），后者可导致小球形细胞的形成并加重溶血。

东南亚卵圆形红细胞增多症（SAO）

- 某些东南亚国家较为普遍。
- 以大卵圆形红细胞为特征，其中多数红细胞有一到两个横嵴或一个纵裂（图 13-1C）。
- 通常无溶血的临床表现及实验室证据。
- 为优势遗传性疾病，纯合子型胎儿期即可致命。
- 红细胞较坚硬且可抵抗某些疟原虫的感染。
- 由 AE1（带 3 蛋白）核心区域的 9 号氨基酸缺失所致。
- 扩增 *AE1* 基因的缺陷区域可证明存在 27bp 缺失的 SAO 等位基因杂合子，实现 SAO 的快速基因诊断。

棘刺红细胞增多症

- 刺形红细胞（针刺样红细胞伴大量形态不规则的突起）和棘形红细胞（针刺样红细胞伴小的不规则突起）见于多种遗传性和获得性疾病，包括脾脏切除术后。

严重肝病
- 肝病患者的贫血通常被称为"刺状细胞贫血"。
- 上述贫血中刺形红细胞的形成包括两步：红细胞膜表面非酯化胆固醇的堆积及脾脏重塑异形红细胞。
- 刺状细胞贫血多见于晚期酒精性肝硬化患者，以快速进展的溶血性贫血为特征。
- 由于存在重型肝病，不建议行脾脏切除术。

神经棘红细胞增多症
- 一种罕见的异质性疾病，临床表型及遗传型多种多样。
- 主要表现为神经元退化和异常棘形红细胞。
- 可分为以下几类：①脂蛋白异常引起的周围神经病变，如无β脂蛋白血症和低β脂蛋白血症；②基底节的神经退行性变引起运动障碍，而脂蛋白正常，如舞蹈症－棘刺红细胞增多症和麦克劳德综合征；③棘形红细胞中偶见的运动异常，如亨廷顿病 2 型和泛酸激酶相关神经退行性变。

无 β 脂蛋白血症
- 一种少见的常染色体隐性遗传性疾病，以进行性共济失调的神经性疾病为主要特征。
- 由载脂蛋白 B 合成或分泌减少所致。
- 患者表现为轻度贫血，50% ～ 90% 的红细胞为棘形红细胞（图 13-1F）。
- 生命的早期阶段表现为脂肪泻；生命的第二和第三阶段可因色素性视网膜炎和其

他进展性神经系统异常而死亡。

- 出生后即应尽早进行筛查，因为通过特殊饮食可以预防神经系统异常。
- 通过低脂饮食及补充脂溶性维生素进行治疗。

舞蹈症–棘刺红细胞增多综合征

- 一种罕见的常染色体隐性遗传病，其特征为基底节萎缩和进行性的神经退行性变，同时伴有棘形红细胞增多。
- 由参与膜蛋白转运的液泡蛋白缺失或显著减少所致。
- 脂蛋白正常，患者无贫血表现。

麦克劳德综合征

- 为一种罕见的X连锁Kell血型系统缺陷性疾病。
- XK蛋白是膜转运体的组成成分，其缺乏可导致该病。
- XK蛋白缺乏的男性半合子血涂片中，棘形红细胞可高达85%，患者可有轻度的代偿性溶血，膜脂质蛋白正常。
- 患者后期可出现多系统肌病。
- XK位点的大片段缺失可引起其他伴发性疾病，如迪谢内肌营养不良症。

遗传性口形红细胞增多症

- 口形红细胞为伴有圆形中央淡染区的杯状红细胞（图13-1E）。
- 阳离子的增加促使细胞外液进入胞内，导致细胞水负荷过多和口形红细胞的形成，而阳离子的丢失则促使细胞脱水而变得干瘪。
- 极少情况下（如冷冻水细胞增多症），可在两种极端表现间快速转变。
- 红细胞体积的保持与单价阳离子的渗透性相关，遗传性口形红细胞增多症患者单价阳离子渗透性存在异常。
- 罕见，表现为常染色体显性遗传，存在明显的临床及生化异质性。

遗传性口形红细胞/水化细胞增多症

- 一种常染色体显性遗传性疾病，表现为中至重度溶血性贫血。
- 由明显的被动性钠离子细胞内流所致。
- 口形红细胞可高达50%，渗透脆性增加。
- 红细胞各指标中，MCHC下降，MCV明显增加甚至高达150fL。

遗传性干瘪红细胞增多症（干燥细胞增多症）

- 一种常染色体显性遗传性疾病，表现为轻至中度代偿溶血性贫血。
- 表现为钾离子的细胞外流及红细胞脱水。
- MCHC增加，红细胞不易被渗透裂解。

其他口形红细胞疾病

Rh缺乏综合征

- Rh复合物缺乏或明显减少。
- 表现为轻至中度溶血性贫血。
- 血涂片上可见口形红细胞或偶见球形红细胞。

- 红细胞存在阳离子转运异常，导致脱水。
- 脾脏切除术可改善贫血。

家族性高密度脂蛋白缺乏症

- 少见，高密度脂蛋白的严重减少或缺乏可导致胆固醇沉积于多种组织中。
- 表现为伴口形红细胞增多的中重度溶血性贫血。

获得性口形红细胞增多症

- 正常人血涂片亦可见到约3%的口形红细胞。
- 获得性口形红细胞增多症较常见于嗜酒者，以及既往接受长春碱类药物的白血病和淋巴瘤患者。

 更多详细内容请参阅《威廉姆斯血液学》第10版，Theresa L. Coetzer：第47章红细胞膜疾病。

（译者：王　敏　邵英起　郑以州）

第14章

红细胞酶缺陷相关溶血性贫血

遗传性红细胞酶缺陷的临床表现具异质性，包括：

- 两种主要类型溶血。
  - 酶异常致红细胞接触氧化剂、感染或进食蚕豆（蚕豆病）后易发生急性和（或）发作性溶血。
  - 酶异常导致慢性溶血性贫血（遗传性非球形红细胞溶血性贫血）。
- 新生儿黄疸。
- 高铁血红蛋白血症。
  - 慢性良性发绀。
  - 发育缺陷伴早期死亡和慢性发绀。
- 红细胞增多症相关酶异常导致代偿性红细胞增多。
- 无临床表现。

本章仅讨论溶血相关并发症，高铁血红蛋白血症与红细胞增多症详见第18章和第27章。

红细胞酶异常诱发的溶血发生机制

- 葡萄糖-6-磷酸脱氢酶（G6PD）缺乏症患者其氧化应激导致血红蛋白变性（如海因茨小体），红细胞变形性下降，易在脾脏和（或）血管内破坏。
- 大多数红细胞酶病的溶血由机制不明的代谢异常所致。

葡萄糖-6-磷酸脱氢酶（G6PD）缺乏症

- 一种X连锁遗传性疾病。
- 体内正常酶称为G6PD B。
- 非裔人群G6PD单一突变位点位于nt c.376（c. 376 A＞G，p.Asn126Asp），具正常活性或G6PD A（＋），为一种多态性。
- 非裔先祖G6PD A（－）为主要的缺陷变异型，除nt c.376突变外，还存在其他突变，通常位于c.202 G＞A，p.Val68Met。体内G6PD A（－）稳定性低下，半合子体内酶活性仅为正常的5%～15%。非裔美国人G6PD A（－）患病率为11%。
- 在欧洲，G6PD缺乏症主要见于南欧地区，其中地中海变异型最为多见，突变位点位于nt c. 563（c.563 C＞T，p.Ser188Phe），突变对酶活性无明显影响，无临床症状，但当患者服用氧化性药物、发生感染或进食蚕豆时，仍可发生溶血。其他变异型亦可见，如西雅图型G6PD（p.Asp282His）和G6PD A（－）。
- 印度次大陆和东南亚也发现了多种G6PD突变，其中多数为重型，即使在不暴露情况下亦可引起慢性溶血，如广州型、万象型、曼谷型和开平型 G6PD。

可诱发溶血的药物（表14-1）

- 某些药物代谢的个体差异及 G6PD 突变类型可影响红细胞破坏程度。
- 通常，接触药物后1～3天开始出现溶血。严重时可伴腹痛或背痛。尿色可加深，甚至呈黑色。
- 脾脏清除循环中携带海因茨小体的红细胞，而致血红蛋白水平快速下降。
- G6PD A（−）型患者溶血呈自限性，但地中海型和部分亚洲 G6PD 缺陷型溶血程度重，且持续时间长。

表14-1　可诱发葡萄糖-6-磷酸脱氢酶缺乏症患者溶血的药物

药物分类	诱发	可能诱发
抗寄生虫药物	氨苯砜 伯氨喹 亚甲蓝	氯喹 奎宁
镇痛药/解热药	非那吡啶	阿司匹林（大剂量） 对乙酰氨基酚
抗菌药	复方磺胺甲噁唑 磺胺嘧啶 喹诺酮类（包括萘啶酸、环丙沙星、氧氟沙星） 呋喃妥因	柳氮磺吡啶
其他	拉布立酶 甲苯胺蓝	氯霉素 异烟肼 抗坏血酸 格列本脲 维生素K 硝酸异山梨酯

资料来源：Luzzatto L，Seneca E. G6PD deficiency：a classic example of pharmacogenetics with on-going clinical implications，Br J Haematol. 2014 Feb；164（4）：469-480.

可诱发溶血的发热性疾病

- 发热性疾病发生1～2天后发生溶血，通常为轻度贫血。
- 肺炎或伤寒患者易发生溶血。
- 伴发感染性肝炎时，黄疸异常严重。
- 网织红细胞增多可能受抑，贫血的恢复可迟至活动性感染结束后。

蚕豆病

- G6PD 缺乏症中最严重的类型之一，对于多数患者来说，进食蚕豆是导致其急性溶血发作的唯一原因。
- 进食蚕豆后数小时至数天内发生溶血。
- 尿色变红或呈黑色，可迅速发生休克甚至危及生命。
- 并非所有 G6PD 缺乏症患者进食蚕豆后都会发生溶血。酶缺乏为必要条件，但并非充分条件。其他机制尚不明确，部分研究者认为与遗传相关。

- 儿童比成人更常见，常伴严重酶缺陷突变。

遗传性非球形红细胞溶血性贫血（HNSHA）

- 可见于严重缺陷变异型G6PD缺乏症（亦称为1类G6PD缺乏症，罕见），更可能由G6PD外的其他红细胞酶缺陷引起。
- 贫血程度不一，可为重度、输血依赖，或血红蛋白浓度接近正常（完全代偿）。
- 慢性黄疸、脾大和胆囊结石症常见，部分患者伴发踝部溃疡。
- 其他系统症状：如神经异常（葡萄糖磷酸异构酶缺乏症和磷酸甘油酸激酶缺乏症）。有时以其他系统症状为主要表现，如肌病（磷酸果糖激酶缺乏症）、严重神经肌肉疾病（磷酸丙糖异构酶缺乏症）。即使未输血患者亦可因铁红素水平升高、铁调素水平下降，而导致铁过载风险增加（见第9章）。
- 丙酮酸激酶（PK）缺乏症：
  - HNSHA最常见的病因。
  - 据估计，欧裔人群发病率约为50/100万。
  - 病情可能非常严重，需长期输血治疗。
  - 脾脏切除术可获部分疗效。因脾脏可选择性截留年轻PK缺陷型红细胞，脾脏切除术后网织红细胞计数可能反常性升高。
  - 一种口服小分子别构激活剂mitapivat正在进行临床试验。这种PK激活剂可快速提升约半数患者的血红蛋白水平。
  - 一项针对PK缺陷的基因治疗临床试验正在进行，该试验是基于携带野生型PK基因的慢病毒载体所转染的自体CD34$^+$细胞的输注。
- 葡萄糖磷酸异构酶缺乏症：
  - HNSHA第二常见病因。
  - 贫血通常相对轻微，但已有数例胎儿水肿的报道。
  - 脾脏切除术常可获得良好疗效。
- 磷酸丙糖异构酶缺乏症：
  - 最具破坏性的红细胞酶缺乏症。
  - 大多6岁前死于神经肌肉并发症，故成人罕见。
- 5'-嘧啶核苷酸酶缺乏症：
  - 嗜碱性点彩红细胞为其特征（见第1章），是唯一可依据形态学拟诊的HNSHA。
  - 获得性酶缺乏症可由铅中毒所致（铅占据酶活性位点）。

实验室特征

- 溶血发生前，酶缺陷红细胞形态正常（上述提及情况除外）或仅有轻微非特异性改变。
- 溶血发生时，血清胆红素水平增加，结合珠蛋白水平降低，网织红细胞计数增加。
- 可出现继发性血小板增多症。
- 可有转铁蛋白饱和度升高，铁蛋白水平升高。

- 脾大患者可伴轻至中度的白细胞及血小板减少症。

鉴别诊断

- 确诊有赖于酶活性检测。
- 首先筛查G6PD和PK活性。鉴于这些酶在网织红细胞和年轻红细胞中具有较高活性，建议加入其他年龄依赖性酶以使结果与己糖激酶活性等关联。
- 宜于溶血发作完全恢复2个月后进行酶活性检测，因为网织红细胞和年轻红细胞中部分酶（如PK和G6PD）活性较高，尤其是G6PD A（－）患者，残存年轻红细胞G6PD水平正常。
- G6PD酶活性检测为健康男性携带者（半合子）可靠的筛查方法；但女性携带者因其G6PD酶活性一般正常，常需通过DNA分析明确。
- 家族史和其他系统表现有助于诊断。
- 嗜碱性点彩提示铅中毒或5′-嘧啶核苷酸酶缺乏症。
- DNA分析可用于遗传学咨询。

治疗

- 应避免应用氧化性药物（表14-1）。
- 输血：适用于重症患者（如蚕豆病）和伴重度贫血的PK或其他酶缺陷症患者。
- 血液置换：适用于光疗失败的新生儿黄疸（见第25章）。
- 脾脏切除术：适用于部分PK和磷酸丙糖异构酶缺乏症患者。
  - 疾病严重程度和功能障碍是重要的考虑因素。
  - 如需行胆囊切除术，可同时切除脾脏。
- 铁过载患者应接受铁螯合剂（见第9章）。
- 通常予以叶酸治疗，疗效不确定，但存在叶酸缺乏患者例外。
- 禁用铁剂，除非存在其他缺铁因素且其诊断成立。
- 有关PK缺乏的药物和基因治疗的临床试验如上所述。

新生儿黄疸

- 可见于部分G6PD缺乏症及其他先天性红细胞膜/酶缺陷症患儿（见第13章）。若不治疗，可导致胆红素脑病和智力低下。
- G6PD A（－）变异型中罕见，地中海变异型及各种亚洲变异型中则相对常见。
- 尤其常见于G6PD缺乏症或遗传性红细胞膜疾病的婴幼儿，其合并遗传性UDP-葡萄糖醛酸转移酶-1基因启动子突变（Gilbert综合征）。
- 机体胆红素处理能力不足可能为主要致病机制，红细胞寿命缩短亦参与其中。

更多详细内容请参阅《威廉姆斯血液学》第10版，Marije Bartels，Eduard J. van Beers，Richard van Wijk：第48章　红细胞酶相关疾病。

（译者：王　敏　邵英起　郑以州）

第15章

地中海贫血

定义

- 地中海贫血指一组由一条或多条珠蛋白肽链合成遗传性缺陷所致的疾病。
- 珠蛋白肽链合成失衡可导致红细胞无效生成、血红蛋白生成缺陷、红细胞血红蛋白沉淀、溶血、不同程度贫血及铁过载倾向。

病因和发病机制

遗传调控与血红蛋白合成

- 每一个血红蛋白（Hb）分子由两对相同的珠蛋白肽链组成。
- 所有正常成人血红蛋白分子含有一对α-肽链，可与β-肽链（$\alpha_2\beta_2$）结合形成HbA、与δ-肽链（$\alpha_2\delta_2$）结合形成HbA$_2$或与γ-肽链（$\alpha_2\gamma_2$）结合形成HbF。
- 成人期HbA约占总Hb的97%，HbF占比＜2%，HbA$_2$占比＜3.5%。
- 胚胎期Hb Gower 1（$\zeta_2\varepsilon_2$）、Hb Gower 2（$\alpha_2\varepsilon_2$）及Hb Portland（$\zeta_2\gamma_2$）为最早出现的血红蛋白分子。
- 胎儿期Hb以HbF（$\alpha_2\gamma_2$）为主。部分γ-肽链第136位为甘氨酸，其余为丙氨酸，分别标注为$^G\gamma$和$^A\gamma$。出生时HbF为$\alpha_2{}^G\gamma_2$和$\alpha_2{}^A\gamma_2$的混合物，两者比例为3:1。
- 胎儿期珠蛋白基因表达由ζ-转变为α-、由ε-转变为γ-，围产期主要生成β-和δ-肽链。

珠蛋白基因簇

- α基因簇（16号染色体）包含一个功能性ζ基因和两个α基因（α_2和α_1）。
- 两个α-珠蛋白基因的外显子具有相同的编码序列，然而第二个内含子序列不同。
- α_2 mRNA的合成多于α_1，前者为后者的1.5～3倍。
- β基因簇（11号染色体）包含一个功能性ε基因、一个$^G\gamma$基因、一个$^A\gamma$基因、一个假β基因、一个δ基因及一个β基因。
- 侧翼区域包含的保守序列为基因表达所必需。

珠蛋白基因簇的调节

- 初级转录物为一个包含内含子和外显子的较大前体mRNA，而后于核内加工生成mRNA。
- 珠蛋白基因表达受复杂的调控机制调节，包含每个珠蛋白基因簇上游控制序列与启动子元件之间的相互作用。

珠蛋白基因表达的发育学变化

- 胎儿第8～10周开始生成低水平的β-珠蛋白，约于孕30周其生成量大幅增加。

- 早期生成高水平的γ-珠蛋白，孕36周后其生成水平开始下降。
- 出生时，β-珠蛋白和γ-珠蛋白生成水平相当。
- 1岁时，γ-珠蛋白的生成不足非α-珠蛋白总量的1%。
- BCL11A是γ-珠蛋白基因的主要抑制因子，KLF1（红系Kruppel样因子）可激活人β-珠蛋白及*BCL11A*基因表达，从而与BCL11A协作，共同控制从胎儿Hb到成人Hb的转换。

地中海贫血的分子基础

- 引起地中海贫血的突变类型众多（如引起β-地中海贫血的突变类型就超过200种）。
- 有关地中海贫血分子基础的内容详见《威廉姆斯血液学》第10版第49章。

地中海贫血分类（表15-1）

- β-地中海贫血主要有两种类型：
  - β⁰-地中海贫血，β-肽链完全缺失；β⁺-地中海贫血，β-肽链部分缺失。临床表现取决于β肽链产量、红细胞生成效率及HbA产量。
  - 共同点：HbA_2和HbF比例升高。
- δβ-地中海贫血具异质性：
  - 部分病例无δ-肽链或β-肽链。
  - 部分病例非α-肽链为δβ-肽链结合体，δ-肽链的N端残基与β-肽链的C端残基结合，此种结合体又称为Lepore血红蛋白。
  - HbF（而非HbA_2）水平升高。
  - 平均红细胞体积（MCV）及平均红细胞血红蛋白含量（MCH）可能下降（即地中海贫血指标）。
- 遗传性胎儿血红蛋白持续型（HPFH）：
  - 具有遗传异质性（缺失型和非缺失型）。
  - 特征：成人体内HbF持续存在。
  - 同δβ-地中海贫血，HbF（而非HbA_2）水平升高。
  - HbF可干扰HbS结晶过程，并且由于不含有β-肽链，HbF并不会引起地中海贫血，因此对于含有镰状细胞及β-地中海贫血患者来说，HbF水平的升高能够带来临床获益。
- α-地中海贫血通常由4个基因中一个或更多的基因缺失导致（每条单倍染色体包含两个珠蛋白基因）：
  - 16号染色体上的两个α-珠蛋白基因位点之一缺失，以α-表示，若两个均缺失，以αα/--表示。因此，如果患者缺失两个α基因，根据其在染色体上的位置不同，可表现为α-/α-或αα/--。
  - 其他机制：含多种，如引起肽链延长的终止密码子突变（Hb Constant Spring）、无义突变或错义突变。

表15-1 地中海贫血及相关疾病

α-地中海贫血

    α^0

    α^+

    缺失型（$-\alpha$）

    非缺失型（α^T）

β-地中海贫血

    β^0

    β^+

    正常血红蛋白A_2

    显性

    与β-珠蛋白基因不连锁

δβ-地中海贫血

    $(\delta\beta)^+$

    $(\delta\beta)^0$

    $(^A\gamma\delta\beta)^0$

γ-地中海贫血

δ-地中海贫血

    δ^0

    δ^+

εγδβ-地中海贫血

遗传性胎儿血红蛋白持续型

    缺失型

    $(\delta\beta)^0$、$(^A\gamma\delta\beta)^0$

    非缺失型

    与β-珠蛋白基因连锁

    $^G\gamma\beta^+$、$^A\gamma\beta^+$

    与β-珠蛋白基因不连锁

资料来源：Kaushansky K，Prchal JT，Burns LJ，et al. Williams Hematology，10th ed. New York，NY：McGraw Hill；2021。

病理生理学

珠蛋白合成失衡（主要机制）

- 纯合子型β-地中海贫血（图15-1）：
  - β-珠蛋白肽链缺如（β^0）或显著降低（β^+），生成小细胞低色素性红细胞。

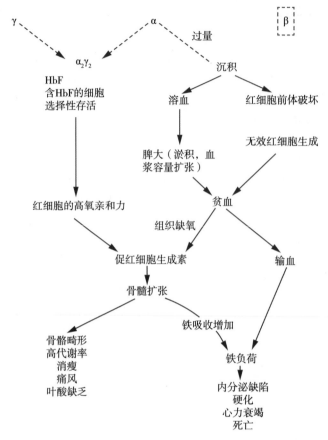

图15-1　β-地中海贫血病理生理学

— α-肽链生成过多，不能形成有功能的Hb四聚体而沉积于红系祖细胞，导致红细胞骨髓内破坏（无效红细胞生成），发生溶血。

— 新生儿γ-肽链转变为β-肽链后，开始出现临床症状。

● 杂合子型β-地中海贫血：

— 通常表现为轻度小细胞低色素性贫血，伴HbA₂水平升高。受影响较小的患者Hb水平处于正常水平低限，因此也被称为微型地中海贫血。可能存在异形红细胞。

— 由于血红素结合力差及不稳定，红细胞内含多余的α-肽链及沉积的β-珠蛋白肽链，部分病例病情严重。有时单一拷贝的遗传就足以引起贫血，因此此类贫血有时被认定为显性遗传。

● α-地中海贫血：

— α-肽链生成不足。由于α-肽链同时存在于胎儿和成人，胎儿和成人均有临床表现。

— 新生儿生成过多的γ-肽链，形成可溶性的γ₄四聚体，称为"Hb Bart"。

— 出生后，随着γ-肽链转变为β-肽链，过量的β-肽链形成可溶性β₄四聚体

（HbH）。

— 因为 γ_4 和 β_4 四聚体均为可溶性分子，因此不形成任何程度的沉淀，此可解释 α-地中海贫血无效红细胞生成的严重程度低于 β-地中海贫血。

— HbH 不稳定，易沉淀，可形成包涵体。

— Hb Bart 及 HbH 氧亲和力均增加，因此它们都是低效的氧气运输蛋白。

— Hb 合成障碍导致小细胞低色素性贫血。

胎儿血红蛋白持续生成及细胞异质性

● β^0-地中海贫血除了生成少量的 HbA_2 外，只生成 HbF。

● 同正常个体一样，地中海贫血患者红细胞内 HbF 亦呈异质性分布。

● β-地中海贫血患者红细胞高氧亲和力源于高水平的 HbF。

● 地中海贫血患者 γ-肽链持续合成的具体机制尚未完全明确，但是含有高水平 HbF 的红系前体细胞选择性存活是一个重要影响因素。

地中海贫血代偿机制的机体损害

● 纯合子 β-地中海贫血患者重度贫血及高氧亲和力的 HbF 导致组织严重缺氧。

● 重度 α-地中海贫血其高氧亲和力的 Hb Bart 和 HbH 加剧组织缺氧。

● 促红细胞生成素生成及骨髓扩张导致颅骨畸形，伴反复鼻窦和耳部感染、长骨多孔和病理性骨折。

● 增强的红系造血消耗过多能量，同时导致儿童生长发育不良、引发伴有高尿酸血症的高代谢状态，有时会引发痛风和叶酸缺乏症。

脾大；稀释性贫血

● 持续暴露于含有珠蛋白肽链沉积的红细胞会导致脾脏充血，最终导致脾大及功能亢进。

● 增大的脾脏可滞留红细胞，增加血容量，加重贫血。

铁代谢异常

● 由于无效红细胞生成，患者胃肠铁吸收增加并存在红细胞输注需求，最终导致患者体内铁沉积。

● 铁调素（hepcidin）与红铁酮（erythroferrone）在地中海贫血异常铁吸收中的作用详见第 9 章。

● 铁可沉积于肝脏、内分泌腺，以及最为重要的部位心肌。

● 引发肝纤维化、肝硬化、糖尿病、甲状旁腺功能减退症、性腺功能减退症及心源性死亡。

感染

● 重度地中海贫血患者细菌易感性增加，铁过载可能为其中原因之一（详见第 9 章），脾切除的个体感染风险增加。

凝血障碍

● 伴血小板增多的脾脏切除患者，因其血小板聚集于肺循环内，可发生进展性肺动脉高压症。

临床异质性

- β-地中海贫血的多数临床症状均与α-肽链生成过多有关。
- 珠蛋白肽链失衡的程度决定了疾病的严重程度。
- 合并α-地中海贫血，或异常基因引起γ-肽链生成增加，可能降低β-地中海贫血严重程度。

群体遗传学

- β-地中海贫血：地中海、中东、印度和巴基斯坦、东南亚、俄罗斯南部及中国人群。
  - 撒哈拉以南非洲发病率低于α-地中海贫血（利比亚和部分北非地区例外）。
  - 显性遗传病例偶见于所有族群。
- α-地中海贫血：广泛分布于非洲、地中海、中东及东南亚。
  - 同一染色体缺失两个功能性α-珠蛋白基因位点见于地中海和亚洲人群，非洲和中东罕见。因而，大部分Hb Bart水肿综合征和HbH病局限于东南亚和地中海人群。
  - 地中海贫血患者红细胞：不易感染疟原虫。

临床特征

β-地中海贫血

- 重型β-地中海贫血：临床症状严重，需定期输血维持生命。
- 中间型β-地中海贫血：症状轻微，发病迟，较少或无须输血，但有铁过载风险。
- 轻型β-地中海贫血：杂合子携带者，无临床症状。

重型 β-地中海贫血

- 纯合子或复合杂合子。
- 出生时婴儿状态良好，出生后数月内出现贫血，伴随γ-肽链向β-肽链转变，贫血进行性加重，发育迟缓。
- 典型中间型β-地中海贫血患儿多于1岁后出现临床症状。
- 血制品输注不足患儿可出现：
  - 生长发育迟缓，骨髓扩张导致颅骨隆起、上颌骨扩张、板障增宽（颅骨X线片上出现毛发样垂直条纹）及严重骨骼畸形。
  - 肝脏/脾脏明显增大，继发性血小板减少症和白细胞减少症。
  - 皮肤色素沉着，慢性下肢溃疡。
  - 高代谢状态：发热、消瘦、高尿酸血症。
  - 反复感染，叶酸缺乏，自发性骨折，牙齿疾病。
  - 青春期出现铁过载相关症状；生长缓慢、内分泌疾病（糖尿病、肾上腺功能减退）及心脏疾病，多于30岁前死于心脏铁沉积。
- 血制品输注充分患儿：
  - 生长发育正常，10岁左右出现铁过载症状。
  - 使用铁螯合药物适当治疗后很少出现内分泌及心脏并发症。

中间型 β-地中海贫血

● 具异质性：

— 重型：贫血出现迟于重型β-地中海贫血；通常需要定期输注血制品。同重型 β-地中海贫血，存在生长发育受阻、骨骼畸形和脾大。

— 轻型：无症状，不依赖血制品输注，血红蛋白水平为100～120g/L。

轻型 β-地中海贫血

● 通常为轻度小细胞性贫血，无器质性功能障碍，多因检查血细胞而发现。这一诊断有助于患者避免不必要的无效铁剂治疗。生育期患者可通过遗传咨询及伴侣筛查确定后代患病风险。

α-地中海贫血

● 基于基因表型，分为4种类型：

— 正常（αα/αα）。

— 静止型（α-/αα）。

— α-地中海贫血特征（α-/α-）或（αα/--）：轻度血液学改变，但无临床症状。MCV及MCH水平低下，出生时Hb Bart（γ_4）水平各异。

— HbH病（--/α-）：低色素性红细胞，中至重度溶血性贫血，伴显著脾大，红细胞内含有不稳定性血红蛋白HbH（β_4）沉淀。

● Hb Bart胎儿水肿综合征（--/--）：出生后不能存活。

— 东南亚地区妇女流产常见原因。如果婴儿出生时存活，也会于数小时内死亡。

— 苍白，全身水肿，肝脾增大，Rh血型不合引起水肿。

— 妊娠期毒血症发生率高，胎盘增大。

— 尸检：过量髓外造血。

实验室特征

β-地中海贫血（图15-2）

重型 β-地中海贫血

● 重度贫血：Hb 20～30g/L；血涂片中红细胞异形显著，呈低色素性，可见靶形红

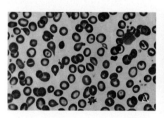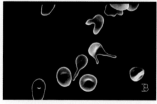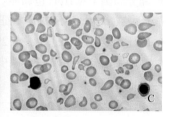

图15-2 β-地中海贫血血涂片。A.轻型β-地中海贫血：红细胞大小不均、异形、低色素性。球形红细胞和口形红细胞偶见。B.扫描电镜显示A中异形红细胞的超微结构。注意观察右下方的连接细胞（pinch-bottle细胞）。C.重型β-地中海贫血：明显的红细胞大小不均伴小细胞增多、异形、着色不均。右侧为一有核红细胞，左侧为小淋巴细胞（资料来源：Lichtman MA，Shafer MS，Felgar RE，et al. Lichtman's Atlas of Hematology 2016. New York，NY：McGraw Hill；2017.www.accessmedicine.com. ）

细胞、嗜碱性点彩、大异形红细胞，有核红细胞增多，网织红细胞轻度增加，低色素性红细胞内可见Hb包涵体（可被甲紫离体活体染色）。

- 脾脏切除术后：包涵体增多，可见大而扁的巨红细胞、异形小红细胞。
- 白细胞和血小板计数正常或轻度增多，脾脏功能亢进时白细胞和血小板计数减少，切除脾脏后数量增加。
- 骨髓：红系增生明显活跃，可见含异常点彩的幼红细胞，铁粒幼细胞增多，储存铁显著增加。
- 红细胞无效生成明显，红细胞寿命缩短。
- Hb：HbF增多水平不一，从不到10%到高于90%，β^0-地中海贫血患者HbA缺如。HbA$_2$水平可降低、正常或升高，HbA$_2$/HbA值则始终升高。

轻型 β-地中海贫血

- 轻度贫血：Hb 90 ~ 110g/L。
- 小细胞低色素性红细胞：MCV 50 ~ 70fL（地中海贫血特征初筛指标），MCH 20 ~ 22pg。
- 红细胞计数正常或升高，由于小细胞低色素性红细胞增加，Hb浓度下降。
- HbA$_2$：增加3.5% ~ 7%。

α-地中海贫血

Hb Bart胎儿水肿综合征

- 血涂片：重度地中海贫血改变，有核红细胞易见。
- 血红蛋白：以Hb Bart为主，Hb Portland（$\zeta_2\gamma_2$）占10% ~ 20%。

HbH病

- 血涂片：小细胞低色素性红细胞，嗜多色性红细胞增加。
- 网织红细胞轻度增加（约5%）。
- HbH包涵体几乎见于所有煌焦油蓝染色的外周血红细胞。

α^0-地中海贫血特征（αα/-- 或 α-/α-）

- 血涂片及细胞计数：同β-地中海贫血特征，但HbA$_2$水平正常或轻度下降。
- Hb Bart：出生时占5% ~ 15%，成年后消失。
- 部分病例罕见HbH包涵体。

静止型或 α^+-地中海贫血特征（αα/α-）

- Hb Bart：出生时占1% ~ 2%，见于部分病例。
- 基因图谱分析是确诊α-地中海贫血携带者的唯一手段。

鉴别诊断

- 诊断流程见图15-3。
- 遗传性铁粒幼细胞贫血：儿童患者，类似于地中海贫血，骨髓检查发现环形（病理性）铁粒幼细胞可用于鉴别（见第11章）。
- 幼年型慢性粒单核细胞白血病：胎儿血红蛋白升高，但不难与地中海贫血相鉴别，确诊有赖于骨髓检查（见第47章）。

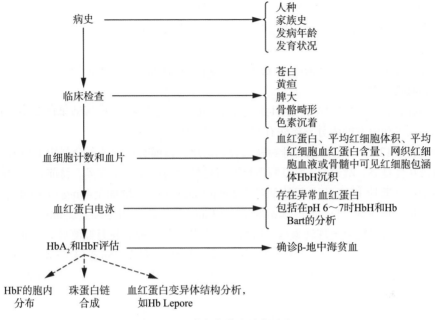

图15-3　地中海贫血诊断流程

- 其他罕见类型地中海贫血的诊断详见《威廉姆斯血液学》第10版第49章。

治疗、病程及预后

重型β-地中海贫血

一般处理

- 高标准儿科护理，规则血制品输注以充分抑制无效红细胞生成及其并发症。
- 及时控制感染。
- 因输血不足患者的颅骨出现畸形，需注意呼吸道感染及牙齿的细致护理。
- 通过持续监测及必要时恰当的铁螯合剂治疗预防铁过载至关重要。
- 监测患者生长发育水平，确保输血为患者提供足够的血红蛋白支持。
- 铁过载时，可能出现内分泌器官功能障碍，因此需要内分泌替代治疗并建议内分泌科医生对患者进行定期随访和评估。垂体功能低下及生长发育延迟的儿童需要行生长激素替代治疗。甲状腺激素、睾酮和雌激素缺乏时可进行相应的替代疗法。糖耐量受损的患者可能需要口服降糖药物或注射胰岛素。建议患者根据年龄及铁过载程度进行恰当的综合性内分泌功能评估。
- 除了定期监测患者钙和维生素D水平外，对于生长发育完全的患者，建议定期通过双能X线吸收法（DEXA）评估骨骼健康水平，同时结合内分泌科医生意见为患者补充钙、维生素D及双膦酸盐。

血制品输注

- 对儿童来说，为抑制无效红细胞生成及保证患儿生长发育正常，建议每2周、3周或 4 周输注一次红细胞以维持血红蛋白于 100g/L 左右。

- 成人血红蛋白维持于 95 ～ 105g/L。

铁过载

- 依据：除非铁过载得到防治，否则接受规律输血的患儿都会发生铁过载并最终死于心肌铁沉着。
- 使用肝脏和心脏的 T_2 或 T_2^* 磁共振成像（MRI）进行监测。
- 检测铁过载引发的内分泌疾病有利于早期干预。
- 通常在第 12 ～ 15 次输血后开始铁螯合剂治疗，目前有三种铁螯合剂用于临床。
- 因依从性良好，故每日 1 次口服地拉罗司是目前的一线治疗方案。目前有三种药物剂型：分散片［Exjade，起始剂量为 20mg/（kg·d），可增加至 40mg/（kg·d）］，薄膜衣片及颗粒剂［Jadenu，起始剂量为 14mg/（kg·d），可增加至 28mg/（kg·d）］。服用该药后可能会出现转氨酶、肌酐升高及蛋白尿，故需每月监测肝肾功能。
- 替代疗法：每日 2 次或 3 次口服去铁酮，起始剂量为 75mg/（kg·d），可增至 100mg/（kg·d）。因可能出现中性粒细胞减少症和粒细胞缺乏症，需每周监测血常规。
- 严重铁过载需强化去铁疗法的患者，可采取皮下注射去铁胺，12 小时以上一次。常规使用剂量为 40 ～ 60mg/（kg·d）。
- 对于存在剂量相关药物毒性或严重铁过载的患者来说，联合疗法（联合使用上述三种药物）可能有效。

异基因造血干细胞移植

- 早期进行 HLA 全相合的同胞供者移植疗效显著，儿童疗效优于成人。
- 无危险因素（存在铁过载相关病变，如肝纤维化、肝肾功能不全、内分泌疾病、心脏病）存在时，患儿 5 年无事件生存率超过 90%，死亡率为 4%。
- 未见移植后发生血液恶性肿瘤的病例。

  基因治疗详见《威廉姆斯血液学》第 10 版第 26 章和第 49 章。

实验性方法

- 使用靶向药物（罗特西普、丙酮酸激酶激活剂、磷酸二酯酶 9 抑制剂）或铁调素类似物抑制无效红细胞生成，详见《威廉姆斯血液学》第 10 版第 49 章。
- 体细胞基因治疗参见《威廉姆斯血液学》第 10 版第 26 章和第 49 章。

中间型 β - 地中海贫血

- 密切监测儿童生长发育水平，并酌情开始规律输血。
- 感染、手术、妊娠和线性生长导致的严重贫血需要间歇性输血治疗。
- 监测并治疗铁过载。
- 存在骨质疏松高危因素，需密切监测骨质健康状态。
- 尽可能避免脾脏切除术。
- 监测血管疾病发生发展，尤其是肺动脉高压及脑血管疾病。
- 羟基脲、地西他滨或精氨酸丁酸盐等药物可增加 β- 珠蛋白的合成。但是这些药物目前没有明确的适应证及使用指南，因此可以在临床试验中探索患者是否对上述药物有反应。

实验性方法

- 使用靶向药物（罗特西普、丙酮酸激酶激活剂、磷酸二酯酶9抑制剂）或铁调素类似物抑制无效红细胞生成，详见《威廉姆斯血液学》第10版第49章。

α-地中海贫血

胎儿水肿型（--/--）

- 早期诊断，可行胎儿宫内输血。
- 同重型β-地中海贫血，产后需规律输血及管理。
- 遗传咨询和产前诊断至关重要。

HbH病（α-/--）

- 定期监测Hb。
- 具有中间型地中海贫血的临床特征，但由于无效红细胞生成较少，患者症状较轻。
- 避免应用氧化性药物。
- 重度贫血、巨脾患者可接受脾脏切除术。

预防

- 计划妊娠的女性都应接受地中海贫血基因携带者筛查。产前诊断：初次产检时，筛查母亲；母亲系地中海贫血携带者，筛查父亲；父母双方均系重型地中海贫血基因携带者，应进行产前诊断；胎儿为地中海贫血基因纯合子，应考虑终止妊娠。
- 孕9～10周时行绒毛膜取样，孕12～16周时进行羊膜穿刺及胎儿DNA分析。

预后

- 过去十年患者生存率显著提高，原因如下：
  - 红细胞输注治疗的安全性提高。
  - 铁过载的监测和治疗水平提高。
  - 口服铁螯合剂的研发。
  - 综合护理及监测水平提高。
  - HIV感染及丙肝治疗水平提高。
  - 异基因造血干细胞移植效果改善。

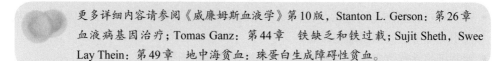

更多详细内容请参阅《威廉姆斯血液学》第10版，Stanton L. Gerson：第26章血液病基因治疗；Tomas Ganz：第44章 铁缺乏和铁过载；Sujit Sheth，Swee Lay Thein：第49章 地中海贫血：珠蛋白生成障碍性贫血。

（译者：杨 斐 施 均）

第 16 章

镰状细胞病及其他血红蛋白病

定义

- 血红蛋白病的分子生物学机制已被阐明，但其临床治疗进展有限。血红蛋白四聚体中的α、β、δ或γ链中的单核苷酸替换是绝大多数血红蛋白病的发病机制。
- 最先发现的血红蛋白变异体以字母命名，在用尽字母表中的字母后，新发现的变异体根据它们首次发现的地点命名（如Hb_{Zurich}是指在苏黎世发现的变异体）。如此前以字母命名的变异体具突出的特征，则以下标地名的形式表示（如$HbM_{Saskatoon}$）。
- 血红蛋白变异体的全称还需要体现氨基酸的位置和变化，氨基酸的位置和变化在对应的珠蛋白链的上标中标注（如HbS，$\alpha_2\beta_2^{6Glu-Val}$）。

镰状细胞病

- 镰状细胞病一词描述的是脱氧时红细胞镰状化的状态，而非基因型（如HbSS、S/β thal、SE）。
- HbS纯合子（HbSS）、HbSC、HbS-β地中海贫血及HbSD均会导致发病，统称为镰状细胞病。这些疾病的特点是不同程度的慢性溶血和贫血。患者的疾病可能会间歇性发作，但临床表现的严重程度因人而异。其中以镰状细胞贫血（HbSS）最为严重，但此类疾病的临床表现有诸多重叠之处。

病因和发病机制

血红蛋白聚合

- HbS突变是β-珠蛋白链第六位点谷氨酸被缬氨酸替换的结果。HbS发生聚合反应为该病病理生理机制的核心事件。
- 脱氧血红蛋白S的分子有很强的聚集性和形成聚合物的倾向，多聚体的形成会改变红细胞的生物物理特性，使其不易变形并黏附到内皮细胞上。
- 镰状化过程最初是可逆的，但反复发生的镰状化和去镰状化导致细胞膜损伤，从而引起不可逆的镰状细胞形成。
- 镰状细胞导致微血管血液黏度增加、血液淤滞和组织损伤。
- 镰状化的易感性取决于几个因素：红细胞内血红蛋白浓度（平均红细胞血红蛋白浓度，MCHC）、除HbS外可能会干扰HbS聚合速度或程度的血红蛋白的存在（如HbF）、血氧张力、pH、温度和2,3-二磷酸甘油酸水平。
- HbF水平的升高一定程度上可防止镰状细胞的形成。
- 在微血管系统中，血流会受镰状细胞的硬度和与内皮黏附的影响。高流速区域的剪切应力能破坏已凝胶化的HbS结构。组织缺氧的持续时间也很重要，因此在血液淤滞、氧张力低下区域（如脾脏）更容易发生血管闭塞和梗死。大多数镰状细胞贫血的患者成年早期即有多发性梗死而导致脾脏萎缩。

其他机制

- NO具有舒张血管、抗炎和抗血小板聚集效应。慢性溶血过程产生的游离血红蛋白会进入循环中，导致NO清除，引起内皮功能减退及镰状细胞黏附性增加。
- 镰状细胞溶血过程会引起一些黏附分子和促炎介质（如肿瘤坏死因子-α）的水平上调。
- 炎症刺激导致中性粒细胞、单核细胞和内皮细胞激活，促进白细胞和红细胞之间的黏附，从而加重血管闭塞。中性粒细胞增多是镰状细胞贫血的独立不良预后因素。
- 凝血系统被激活，组织因子水平升高。反复的血管闭塞和再通会导致缺血再灌注损伤，加重红细胞镰状化。红细胞膜损伤破坏膜内外的阳离子平衡，导致红细胞脱水和胞内血红蛋白浓度升高，此可解释部分临床症状（如等渗尿）。腺苷酸A_{2B}受体介导的腺苷酸信号通路异常所致的镰状化增加可能是异常勃起等临床表现的关键原因，而白细胞和血小板的腺苷酸A_{2A}受体信号通路则会产生抗炎效应。

遗传

- HbS纯合子从父母双方各遗传一个基因。8%的非裔美国人有镰状细胞病的特征，因此每500名非裔美国人中就有1人在出生时具有HbSS基因型。
- 携带者筛查、节育咨询或选择性干预HbS纯合子胎儿理论上可降低镰状细胞病的发病率。
- 虽然镰状细胞基因存在于多个地区（中东、希腊、印度），但其最流行的地区是热带非洲，杂合子频率高达40%。疟疾高发地区的数据显示杂合子发生恶性疟的风险降低。疟疾流行地区的人群更易发生镰状细胞病，提示该病可能有助于抵抗疟疾。

临床表现

- 所有镰状细胞病的表现都十分相似，因此在此一并讨论。
- 出生后的8～10周，人体内的高水平HbF有助于防止红细胞镰状化，此后镰状细胞病的临床表现开始显现。
- 临床表现个体差异显著，许多患者大部分时间都没有血管闭塞症状。
- 在儿童中，大多数临床表现与贫血、疼痛、感染或炎症有关。而在成人中，除贫血和疼痛外，临床表现可能出现得更晚，与器官损伤有关。

危象

- 血管闭塞或疼痛危象最为常见，发生频率从每天一次到每年一次不等。部分患者可无疼痛危象。组织缺氧和导致疼痛的梗死可以发生在身体的任何部位。需要重视疼痛危象与其他原因引起的疼痛的鉴别。
- 再生障碍危象：红细胞生成受抑，由于镰状细胞病的红细胞寿命显著缩短，短暂性红细胞生成减少亦可导致外周血血红蛋白浓度骤降。感染（细小病毒B19感染尤为明显）是常见诱因，但也可能是由叶酸缺乏引起的，妊娠期间需要特别关注。

- HbSS和HbSβ0患者的脾扣留危象最常发生在5岁以下，5岁以后很少见。而HbSC患者可能在年龄较大、青春期或成年期出现脾扣留症。脾扣留症患者脾脏中会突然聚集大量红细胞，这会导致低血压甚至死亡。

- 超级溶血发作：罕见，一般发生于某些特殊情况，如在血管闭塞危象的恢复阶段，不可逆的镰状化红细胞迅速破坏。

其他临床表现

心肺系统

- 急性胸部综合征：包括发热、白细胞增多和新发的肺部浸润，感染、肺脂肪微栓塞和肺血栓栓塞是急性胸部综合征的常见原因，但其确切机制往往尚未明确，为镰状细胞病的主要死亡原因。

- 慢性肺动脉高压：成年患者的另一常见表现。可能机制为NO清除、活性氧增加、精氨酸酶活性增强、血小板过度活化、慢性血栓栓塞和左心室舒张功能障碍。肺动脉高压的定义为右心导管测量的三尖瓣喷射速度≥2.5m/s和氨基端脑钠肽前体（NT-proBNP）≥160pg/mL，两者均会增加死亡风险。

- 其他常见的肺部并发症：如哮喘、肺功能检测异常和气道高反应。

- 心动过速和高心排血量的心脏杂音颇为常见，尤其在血管闭塞发作期间。

中枢神经系统

- 血栓性脑卒中常见于儿童，发生前通常无征兆，10岁前卒中风险最高，3年内复发常见（至少2/3）。老年人发生出血性脑卒中的风险增高。

- 经颅多普勒超声检测颅内主要动脉的血流速度是预测血栓性脑卒中的最佳指标。

- 多普勒血流速度出现两次读数异常（速度＞200cm/s），则建议患者接受长期红细胞输注进行脑卒中的初级预防。在接受输血超过1年的患者脑卒中的初级预防作用方面，羟基脲联合放血的治疗方案不劣于长期输血。无症状性脑梗死［指磁共振成像（MRI）上出现异常T_2信号］可在婴儿期起病并在儿童期逐渐加重，长期输血无预防作用。贫血和低氧血症可导致认知能力下降，患者可无脑部MRI改变。

泌尿生殖系统

- 肾髓质环境（高渗、缺氧）易诱发红细胞镰状化。低渗尿、肾乳头坏死和血尿最为常见。

- 微量蛋白尿和蛋白尿的患病率随年龄增长递增。镰状细胞病婴儿可出现肾小球高滤过，并可演变为微量蛋白尿、蛋白尿和慢性肾脏病/终末期肾病。

- 阴茎异常勃起最常见于HbSS病患者，约30%的青少年镰状细胞病患者出现夜间遗尿症。

骨骼肌系统

- HbSS病患儿通常身材矮小，青春期延迟，青春期后期开始生长发育，成年时体型正常。

- 红系增生引发骨髓内髓腔变宽、皮层变薄。椎体上下面可出现双凹征象（鳕鱼脊骨）。

- 骨梗死后可出现骨膜反应和骨硬化区域。指炎常发生于4岁以内的儿童，因为在这个年龄段手、足骨仍具造血功能。在成人中，缺血性坏死主要发生在股骨头和肱骨头。大约50%的镰状细胞贫血成人在33岁时会出现股骨头缺血性坏死。长期输血和羟基脲不会影响缺血性坏死的发生率，严重患者需行关节置换术。骨量减少、骨质疏松和长骨骨折普遍存在，但发生率可能常被低估。

脾脏
- HbSS病患者儿童期出现脾大（但脾功能差），由于反复梗死，成年后仅遗留少量纤维化脾脏（自体脾切除）。HbSC、SE或镰状细胞-β-地中海贫血患者可出现持续性脾大。

肝胆系统
- 肝功能不全：见于约1/3的镰状细胞病患者，可由多种因素导致。
- 镰状细胞病诱发的胆汁淤积：重症，可致命，据报道换血是一种有效的治疗方法。
- 反复输血可传播肝炎病毒，特别是在输血前未严格筛查乙肝和丙肝病毒的地区。
- 肝脏增大：可呈慢性过程，疼痛危象时也可迅速增大（肝扣留危象）。
- 胆石症：见于50% ～ 75%的成人，报道最小年龄为6岁。尽管尚存争议，但不建议无症状的胆石症患者接受手术治疗。

铁过载
- 铁过载对成年镰状细胞病患者器官的影响逐渐受到关注，常见于反复输血患者（见第9章）。

眼
- 视网膜血管阻塞后，新生血管的生成导致增殖性视网膜病变，60%的患者会自行消退，这在HbSC病中比在HbSS病中更多见。激光凝固治疗可预防此并发症。

下肢溃疡
- 成人下肢溃疡发生率各异，与多种因素（低血红蛋白浓度、快速溶血和血液淤滞）相关，下肢内踝区比外踝区更为常见。

感染
- 5岁以下儿童因"功能性无脾症"，易感染有荚膜菌。

妊娠
- 孕妇并发症：镰状细胞疼痛危象、先兆子痫和感染。
- 胎儿并发症：流产、胎儿宫内生长受限、早产、低体重、死胎和新生儿死亡。
- 口服避孕药可能会增加血栓栓塞风险，最好使用不含雌激素的药物。妊娠期间出现血管闭塞并发症的妇女应考虑常规输血；血红蛋白低于60g/L时应进行输血，因为在这种贫血程度的非镰状细胞病人群中，胎儿氧合异常和死亡的风险增加。

实验室特征
- HbSS病患者通常血红蛋白水平为50 ～ 110g/L，为正细胞正色素性（但在HbSC和Hb-β-地中海贫血中往往呈小细胞性），红细胞大小和形状变化明显。血涂片可见镰状细胞及靶形红细胞，几乎均可见网织红细胞增多（图16-1）。
- 白细胞（尤其是中性粒细胞增多）与血小板增多常见（包括病情稳定患者），可能

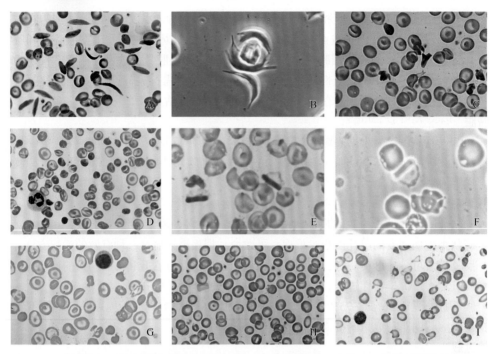

图 16-1　结构性血红蛋白病患者的血细胞形态。A. HbSS 病血涂片。可见特征性镰状细胞及中心血红蛋白染色致密的极端椭圆形红细胞。靶形红细胞偶见。B. 湿片相差显微镜检查。可见三个镰状细胞，因类晶团聚体形成而出现末端细小突起，靶形红细胞偶见。C. HbSC 病血涂片。可见大量 HbC 特征性靶形红细胞，以及因含有 HbS 而呈小而致密、不规则收缩的细胞（实为非典型镰状细胞）。D. HbCC 病血涂片。可见大量特征性靶形红细胞及一群致密（高色素性）小球形红细胞。非球形细胞几乎均为靶形红细胞。E. HbCC 病脾脏切除术后血涂片。两个细胞内可见棒状包涵体，由 HbC 副结晶体形成所致。未切除脾脏者此类细胞几乎全部被脾脏清除。F. HbCC 病脾切除术后湿片相差显微镜检查。一个细胞内可见 HbC 棒状结晶体。G. HbDD 病血涂片。可见大量靶形红细胞，混杂小球形细胞、异形红细胞及细小红细胞碎片。H. HbEE 病血涂片。可见低色素、大小不均的红细胞及靶形红细胞。I. HbE 地中海贫血血涂片。红细胞明显大小不均（主要为小细胞）并有异形性，呈低色素性（资料来源：Lichtman MA, Shafer MS, Felgar RE, et al. Lichtman's Atlas of Hematology 2016. New York, NY: McGraw Hill; 2017.www.accessmedicine.com.）

原因包括骨髓反应性增生、边缘池白细胞释放及"功能性无脾症"。

- 铁过载常见，并且与患者接受的输血次数有关。铁过载可能导致肝功能障碍。
- 血红蛋白电泳与高效液相色谱法用于检测 HbS。镰状细胞 -β- 地中海贫血患者 HbA_2 和 HbF 常显著增加；HbS 存在的情况下，许多实验室无法准确检测 HbA_2。尽管出生时 HbF 水平高，但电泳仍可检测出新生儿中的 HbS。
- 绒毛膜活检组织或羊膜腔穿刺细胞 DNA 检测可用于产前诊断。

治疗

一般治疗

- 叶酸治疗可能有效。儿童及未应用肺炎链球菌疫苗的成人应接种该疫苗。鉴于功能性无脾症和发生感染的风险，5岁以前可考虑预防性应用青霉素，大于5岁的患儿已行外科脾脏切除或反复发生肺炎链球菌感染时，亦可考虑预防性应用青霉素。发热时应通过咽喉部、痰液、血液和（或）尿液的变化早期识别并治疗感染。

特殊治疗

- 羟基脲
  - 以每天口服15mg/kg的起始剂量长期给药可降低疼痛危象的发生率和严重程度，推荐频发疼痛危象或其他临床症状（包括急性胸部综合征）的患者应用羟基脲，可提高患者的生存率，但本疗法似乎并未被广泛应用于镰状细胞病。其在超过6个月的各个年龄段人群中使用均安全。起始剂量15mg/（kg·d），在密切监测血常规的情况下可逐渐加量至35mg/（kg·d）。肾衰竭者慎用。截至目前未观察到致畸或致白血病效应，但不推荐应用于孕妇。羟基脲发挥效应的确切机制不明，部分原因是其增加了红细胞HbF的含量。此外，羟基脲可降低中性粒细胞水平并控制炎症。目前正在探索可以提升红细胞内HbF含量的药物。
- 异基因造血干细胞移植
  - 唯一根治性疗法，有人类白细胞抗原（HLA）匹配的相关供体的患者效果最好。
- 基因治疗
  - 插入非镰状细胞β-珠蛋白基因或插入修饰和增强HbF产生的基因的试验性治疗有望实现，但尚处于疗效评估的早期阶段。
- 红细胞输注
  - 常用于提高患者血红蛋白水平，减少血液中镰状细胞的比例。长期输注可预防脑卒中（见第92章）。
  - 慢性无症状的贫血或频繁发作血管闭塞的患者应避免输注红细胞。
  - 适应证包括急性胸部综合征、预防和治疗脑卒中、再生障碍危象、扣留危象、多脏器衰竭及外科手术前。

并发症的处理

- 血管闭塞危象：保暖、予以足够的液体支持（水化）、镇痛，缺氧患者接受氧疗。避免液体超负荷。危象常持续数小时或数天。羟基脲疗法（见上文"特殊治疗"）可以预防或减少危象的发生频率。
- 在Ⅲ期随机对照临床试验中，其他药物［包括L-谷氨酰胺和立赞利珠单抗（crizanlizumab）］已被证实可以减少疼痛发作。
- 麻醉是危象发生的高危因素，麻醉期间应密切监测患者是否缺氧或发生酸中毒（可诱发危象）。输注红细胞可减少严重并发症的发生风险。
- 急性胸部综合征：可危及生命，换血疗法或输注红细胞可能有效，辅以镇痛、支气管舒张剂、抗生素（覆盖非典型病原体）及刺激性呼吸法。
- 儿童患者易反复出现脑卒中，应积极治疗。常规输血促使HbS含量降至30%以下。有HLA相合同胞供者可考虑造血干细胞移植。
- 阴茎勃起异常：应立即予以治疗，给予水化、输注红细胞、镇痛等措施，同时紧急进行泌尿科会诊。若以上治疗无效，需行泌尿道干预，阴茎海绵体内注射稀释的肾上腺素成功率较高，可保留阴茎功能。应尽量避免外科治疗（如分流术）。口服α-肾上腺素能受体激动剂如去氧肾上腺素。

- 妊娠：密切监测，输血遵循镰状细胞病的一般指南，通过输血维持血红蛋白＞60g/L。

- 下肢溃疡：卧床休息、抬高患肢、外敷硫酸锌，输血或植皮可促进溃疡愈合，但通常治疗难度较大，愈合时间较长。

- 铁过载：可用去铁治疗，去铁胺25～40mg/（kg·d），皮下应用，或口服地拉罗司20～40mg/（kg·d）。去铁治疗期间需至少每年检查一次听力及眼，地拉罗司有引发肾衰竭、肝脏损害的风险，用药期间应密切监测肝肾功能变化。

- 对于再生障碍危象、扣留危象、高溶血危象、疼痛控制、肺动脉高压、心脏表现、肾病、指（趾）炎、缺血性坏死、下肢溃疡、肝胆并发症、眼科并发症、脾脏并发症的诊断和治疗，以及感染的管理和预防见《威廉姆斯血液学》第10版第50章。

- 正在进行的基因治疗试验的描述和结果见《威廉姆斯血液学》第10版第26章和第49章。

镰状细胞性状

- 红细胞内HbS含量小于50%（约40%），其余为正常血红蛋白（主要是HbA），后者可有效防止红细胞镰状变，但特殊情况除外（如严重低氧血症或肾脏循环高渗状态）。

- 少数报道描述镰状细胞性状的危害性，但其发病率和死亡率极低，故难以量化。

- 镰状细胞性状患者在严酷环境条件下猝死和脾脏梗死风险增加。尿液浓缩不足及肾乳头坏死可导致镜下或肉眼血尿，肾髓样癌少见。本病患者静脉血栓栓塞的风险亦增加。

血红蛋白C病

- HbC β链第6位的谷氨酸被赖氨酸取代。

- 纯合子细胞内血红蛋白绝大部分为HbC，红细胞僵硬并沉着HbC晶体，可见较多靶形红细胞。另外，球形红细胞增多也是本病患者的特征性表现之一。

- 在非裔美国人中，无症状的杂合子状态（HbC特征）的患病率约为2%。

- 纯合子表现为脾大及轻度溶血性贫血；部分患者发生胆红素胆石症。

- 无须治疗，预后良好。

血红蛋白D病

- 血红蛋白变异体溶解度正常，电泳迁移表现类似于HbS。

- 印度西北部发生率最高（2%～3%）。

- 纯合子及杂合子均无症状，红细胞指数正常。

- HbSD罕见，表现为严重型镰状细胞病。HbD-β-地中海贫血亦罕见。

血红蛋白E病

- 血红蛋白β链突变（$\beta^{26Glu-Lys}$）所致。部分HbE的mRNA为选择性剪接，产生类似地中海贫血的表现。
- 东南亚比较常见的一种异常血红蛋白病。
- HbE表型无症状，但可见轻度小细胞增多。
- 伴β-地中海贫血时，表现为中度贫血及脾大，这种情况下可以考虑脾切除术。
- 纯合子患者少见，表现为小红细胞增多及轻度贫血。

其他血红蛋白病

- 多种其他异常血红蛋白分子见于报道，多不常见且无临床意义。部分患者出现氧亲和力降低引起的发绀，以及高氧亲和力所致的红细胞增多症，或因红细胞不稳定出现溶血性贫血（详见第17、18和27章）。

 更多详细内容请参阅《威廉姆斯血液学》第10版，Vivien A. Sheehan，Victor R. Gordeuk，Abdullah Kutlar：第50章　血红蛋白结构异常：镰状细胞贫血和相关异常。

（译者：林赠华　赵　馨　张凤奎）

第17章

不稳定血红蛋白与氧亲和力改变的血红蛋白

不稳定血红蛋白

定义

- 不稳定血红蛋白源于突变所致一条珠蛋白链氨基酸序列改变，致使血红蛋白分子不稳定，发生沉淀。
- 正常β链（HbH）或较少见的γ链（Hb Bart）同源四聚体也不稳定。α-地中海贫血亦可见此类血红蛋白（见第15章）。

病因和发病机制

- 血红蛋白分子的四聚体包含多个非共价键，可维持每个亚基的结构并使之相互连接。
- 氨基酸的替代、插入或缺失会减弱非共价键，导致血红蛋白变性和沉淀而成为不可溶性珠蛋白，形成海因茨小体，后者可黏附于细胞膜上。
- 与红细胞骨架结合的海因茨小体损伤红细胞的变形能力（第13章），阻碍其顺利通过脾窦，"凹陷的"海因茨小体所致的膜面积减少最终引发红细胞的破坏，表现为溶血性贫血。

遗传学

- 本病系常染色体显性遗传病，患者为杂合子，红细胞内HbA与不稳定血红蛋白结合。尚未发现纯合子和复合杂合子患者，可能与此类患者难以存活有关。
- 有时患者的不稳定血红蛋白源于某一新生突变。80%以上患者为β-珠蛋白链缺陷；由于基因组有四个α-珠蛋白基因（见第15章），α-珠蛋白链缺陷较少引起临床症状，一个α-珠蛋白基因的突变仅引起细胞内轻微珠蛋白异常。

临床特征

- 由于存在溶血现象，患者可出现网织红细胞增多，间接胆红素和乳酸脱氢酶升高，结合珠蛋白减少或缺失。
- 溶血通常呈代偿性。患者的不稳定血红蛋白氧亲和力较高时（见下文），其血红蛋白水平可达正常上限。
- 应用氧化剂类药物可加重溶血发作，从而有利于明确诊断。
- 由于出生后前6个月内γ链（HbF）逐渐被突变的β链取代，β链突变的患儿在新生儿期后出现慢性溶血性贫血，而α链突变患者在出生时就可出现明显的溶血性贫血。罕见的γ链突变患者在出生时即出现短暂的溶血性贫血，6个月后溶血逐渐消失。
- 体格检查可发现苍白、黄疸和脾大。

- 部分患者出现黑色尿，可能与游离血红素或海因茨小体的分解代谢有关。

实验室特征

- 胞内血红蛋白浓度多变，从几乎正常到严重降低。
- 血红蛋白浓度正常或降低。平均血红蛋白含量降低源于变性及沉淀所致的血红蛋白减少。
- 血涂片红细胞大小不等，呈低色素性、异形性、多嗜性，可见海因茨小体。
- 海因茨小体常见于外周血红细胞内（脾切除术后尤为多见）。
- 通常网织红细胞增多与贫血的严重程度不成比例。
- 可用下列检测之一来确定不稳定血红蛋白：
  - 异丙醇沉淀试验：一项简单的筛选试验，应用17%的异丙醇溶液孵育溶血产物，含有不稳定血红蛋白变体的溶血产物发生沉淀而正常的溶血产物保持透明。此项试验敏感度高但并非完全特异性，含有较多胎儿血红蛋白的标本也可能呈阳性。
  - 热变性试验：此项试验更烦琐且更耗时，虽然与异丙醇试验特异性相同，但实用性低。
  - 海因茨小体检测：需应用超活染色法孵育红细胞（图17-1）。但是，海因茨小体并非不稳定血红蛋白所特有，也可见于葡萄糖-6-磷酸脱氢酶（G6PD）缺乏症的溶血危象期及先天性谷胱甘肽代谢缺陷症（见第14章）。
  - 血红蛋白电泳：可能对部分患者有用，因为正常图形并不能排除不稳定血红蛋白。所以血红蛋白电泳并不能成为检测不稳定血红蛋白的筛选或可靠的试验。
- 反相高效液相色谱法能更好地识别某些疏水性不同的不稳定珠蛋白变异体，但是与电泳一样，这一方法也缺乏特异性。
- 血红蛋白氧亲和力（$P_{50}O_2$）测定是检测不稳定血红蛋白氧亲和力的最佳试验（见下文）。

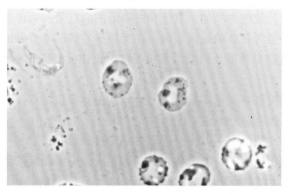

图17-1 甲紫湿法配制染色。红细胞内含物（海因茨小体）通常黏附于细胞膜上（资料来源：Lichtman MA, Shafer MS, Felgar RE, et al. Lichtman's Atlas of Hematology 2016. New York, NY: McGraw Hill; 2017.www.accessmedicine.com.）

- 不稳定血红蛋白的特异性突变只能通过DNA分析来确定。

鉴别诊断

- 所有遗传性非球形红细胞溶血性贫血均应考虑不稳定血红蛋白病的可能（见第14章）。
- 并非所有异丙醇不稳定血红蛋白试验阳性的患者均为本病；假阳性可见于含有镰状血红蛋白、高铁血红蛋白或HbF升高的患者。
- HbH和Hb Bart亦不稳定，可通过血红蛋白电泳与本病鉴别并通过α-地中海贫血的检测方法确诊（见第15章）。

治疗、病程及预后

- 大多数患者呈良性病程。
- 胆石症常见，常需行胆囊切除术。
- 应用氧化剂或感染会加重溶血发作。
- 通常无须治疗。应补充叶酸（尽管暂无有力的证据）。部分患者脾脏切除术可能有效，但可能会增加荚膜细菌感染的风险。

氧亲和力改变的血红蛋白

病因和发病机制

- 某些关键区域的突变改变了珠蛋白分子对氧的亲和力。一般来说，使珠蛋白分子维持在T态（紧张、脱氧态）的突变会降低其氧亲和力，临床表现为发绀或轻度贫血；而使珠蛋白分子维持在R态（松弛、含氧态）的突变会增加其氧亲和力。这些突变体会引起继发性红细胞增多症（见第27章）。另外，突变通过增加2,3-二磷酸甘油酸与珠蛋白的结合能力来增加血红蛋白分子的氧亲和力。

遗传学、临床特征、实验室特征、诊断和治疗

- 常染色体显性遗传，尚未观察到纯合子及复合杂合子状态。
- 除非处理不当，高或低氧亲和力变异的患者通常无症状，不需要任何治疗。
- 由于血红蛋白氧释放能力增加，氧亲和力降低的血红蛋白病患者会出现代偿性的实验室性贫血，但无贫血的临床表现。在无明显心肺功能异常的情况下，血红蛋白氧饱和度也可能会降低。因组织氧供正常，机体促红细胞生成素（EPO）水平正常。
- 除非患者因代偿性红细胞增多接受了不恰当的静脉放血治疗，否则氧亲和力增高的血红蛋白病患者通常无症状。
- 由于出生后前6个月内γ链（HbF）逐渐被突变的β链取代，β链突变的患儿在新生儿期后出现红细胞增多（高氧亲和力突变体）或贫血（低氧亲和力突变体），而α链突变患者在出生时就可出现明显的临床表现。罕见的γ链突变患者在出生时即出现短暂的红细胞增多或贫血，6个月后溶血逐渐消失。
- 只有通过测定血红蛋白氧解离曲线P_{50}值才能明确氧亲和力异常血红蛋白病的诊断。血红蛋白电泳只能检测到大约50%的异常血红蛋白，故最恰当的检测方法是使用co-oximeter血气分析仪测定血红蛋白氧亲和力（P_{50}，血红蛋白氧饱和度为

50%时的氧分压）。在没有co-oximeter血气分析仪的条件下，也可以通过静脉血的pH、PO$_2$和血红蛋白氧饱和度来计算P_{50}（见第27章）。

更多详细内容请参阅《威廉姆斯血液学》第10版，Vivien A. Sheehan，Victor R. Gordeuk，Abdullah Kutlar：第50章　血红蛋白结构异常：镰状细胞贫血和相关异常；Josef T. Prchal：第35章　红细胞疾病的临床表现和分类：贫血和红细胞增多症；Josef T. Prchal：第60章　多克隆性和遗传性铁幼粒细胞贫血。

（译者：杨　斐　施　均）

第18章

高铁血红蛋白血症与其他异常血红蛋白血症

定义

- 高铁血红蛋白从低于1%的基线升高是由于环境因素导致血红蛋白的铁氧化为三价铁，或者由于潜在的种系突变导致高铁血红蛋白减少为血红蛋白。当总高铁血红蛋白超过15g/L时可见发绀；因此，在10%的高铁血红蛋白下，血红蛋白浓度高于150g/L的人会出现发绀，而血红蛋白低于150g/L的人则不会。
- 异常血红蛋白血症是指一组变异型血红蛋白（如高铁血红蛋白、碳氧血红蛋白、亚硝基血红蛋白和硫化血红蛋白），此类血红蛋白四聚体的氨基酸序列正常；而血红蛋白M的珠蛋白基因突变引发血红蛋白四聚体的氨基酸序列异常。上述区别导致其临床症状各异。

高铁血红蛋白血症

中毒性高铁血红蛋白血症

- 高铁血红蛋白血症可因药物或化学物质直接氧化血红蛋白，或通过分子氧增强其氧化作用而引起。
- 表18-1列出了可致高铁血红蛋白血症的常见物质。

表18-1　可致高铁血红蛋白血症的常见物质
非那吡啶（马洛芬）
磺胺甲噁唑
氨苯砜
苯胺
百草枯/绿谷隆
硝酸盐类
硝酸甘油
亚硝酸异戊酯
亚硝酸钠
苯佐卡因
丙胺卡因
亚甲蓝
氯胺

- 婴儿因其刚出生，能将高铁血红蛋白转化为血红蛋白的酶（细胞色素b_5还原酶）水平低下，服用含亚硝酸盐的井水后更易感获得性中毒性高铁血红蛋白血症。新

生儿可表现为腹泻、酸中毒和病因不明的高铁血红蛋白尿。

- 重度急性高铁血红蛋白血症影响氧运输，高铁血红蛋白（MetHb）浓度超过30%可致死。
- 慢性高铁血红蛋白血症通常无症状，但MetHb浓度超过20%，会出现轻度红细胞增多症。
- 静脉注射亚甲蓝（1 ~ 2mg/kg，时间不短于5分钟）治疗快速有效。
- 过量亚甲蓝或伴有葡萄糖-6-磷酸脱氢酶缺乏症患者使用亚甲蓝可诱发急性溶血。
- 除高铁血红蛋白血症患者外，服用5-羟色胺能精神病药物的患者应用亚甲蓝治疗可致5-羟色胺综合征的毒性反应（参见 https://www.fda.gov/drugs/drug-safety-and-availability/fda-drug-safety-communication-serious-cns-reactions-possible-when-methylene-blue-given-patients）。
- 亚甲蓝给药前，确定急性高铁血红蛋白血症患者未服用5-羟色胺能精神病药物。
- 接受亚甲蓝治疗的高铁血红蛋白血症患者尚未有发生5-羟色胺综合征的报道。

细胞色素 b_5 还原酶缺乏症

- 细胞色素 b_5 还原酶［亦即还原型烟酰胺腺嘌呤二核苷酸（NADH）黄递酶］可催化降低细胞色素 b_5，从而减少MetHb转化为血红蛋白。
- 杂合性细胞色素 b_5 还原酶缺乏症通常无临床症状，但中毒性高铁血红蛋白血症的易感性增加。
- 纯合性或复合杂合性细胞色素 b_5 还原酶缺乏症可致高铁血红蛋白血症，如仅局限于红细胞，发绀则是唯一的表现（Ⅰ型细胞色素 b_5 还原酶缺乏症）。本病罕见于所有种族群体，但据报道雅库茨克地区的西伯利亚人、纳瓦霍印第安人、阿拉斯加州的阿萨巴斯卡人和波多黎各人相对多见。
- 部分患者细胞色素 b_5 还原酶缺乏发生于所有细胞（不仅局限于红细胞），出现智力障碍、发育缺陷和早期死亡（Ⅱ型细胞色素 b_5 还原酶缺乏症）。
- MetHb水平在8% ~ 40%，细胞色素 b_5 还原酶水平低于正常值的20%。
- 维生素C治疗（口服200 ~ 600mg/d，分4次给药）可降低MetHb水平，但仅对改善面容有益（减少发绀）。

细胞色素 b_5 缺乏症

- 细胞色素 b_5 缺乏症罕见，可引发类似Ⅱ型细胞色素 b_5 还原酶缺乏症的临床表现。

血红蛋白M病

- 血红蛋白中某些氨基酸的置换可致高铁血红蛋白产生增加、破坏减少，此类异常血红蛋白被称为血红蛋白M（此处指杂合子状态，纯合子不作描述），高铁血红蛋白引发的发绀为显性遗传病。
- 伴有α链突变的血红蛋白M病患者出生时即有发绀；β链异常突变的血红蛋白M病患者在出生后6 ~ 9周时，β链取代γ链（胎儿血红蛋白）而开始出现发绀。
- 血红蛋白M引起的高铁血红蛋白血症没有有效的治疗方法。
- 表18-2显示了血红蛋白M病的特征。

表18-2　血红蛋白M病的特征

血红蛋白	氨基酸替代	氧解离和其他特征	临床效果
HbM$_{Boston}$	α58（E7）His→Tyr	氧亲和力极低，几乎不存在血红素-血红素相互作用，没有玻尔效应	由高铁血红蛋白形成引起的发绀
HbM$_{Saskatoon}$	β63（E7）His→Tyr	氧亲和力增加，血红素-血红素相互作用降低，玻尔效应正常，稍不稳定	由高铁血红蛋白形成引起的发绀，由于摄入了磺胺类药物而导致的轻度溶血性贫血加重
HbM$_{Iwate}$	α87（F8）His→Tyr	氧亲和力低，可忽略的血红素-血红素相互作用，无玻尔效应	由高铁血红蛋白形成引起的发绀
HbM$_{HydePark}$	β92（F8）His→Tyr	氧亲和力增加，血红素相互作用减弱，玻尔效应正常，稍不稳定	由高铁血红蛋白形成引起的发绀，轻度溶血性贫血
HbM$_{Milwaukee}$	β67（E11）Val→Glu	氧亲和力低，血红素-血红素相互作用减弱，玻尔效应正常，稍不稳定	由高铁血红蛋白形成引起的发绀
HbFM$_{Osaka}$	^{G}γ63His→Tyr	氧亲和力低，玻尔效应增加，高铁血红蛋白血症	出生时发绀
HbFM$_{FortRipley}$	^{G}γ92His→Tyr	氧亲和力略有增加	出生时发绀

低氧亲和力血红蛋白病

- 某些血红蛋白变体氧亲和力降低，因而未被氧化的血红蛋白比例增加（见第17章）。
- 可导致发绀和轻度贫血，后者源于身体感觉到足够量的氧气输送，且促红细胞生成素水平正常（表18-3）。

表18-3　低氧亲和力血红蛋白病的类型

血红蛋白	氨基酸替代	氧解离及其他特征	临床效应
Hb$_{Seattle}$	β70（E14）Ala→Asp	氧亲和力降低，正常的血红素-血红素相互作用	与尿促红细胞生成素减少相关的轻度慢性贫血；生理适应更有效的氧气组织释放
Hb$_{Kansas}$	β102（G4）Asn→Thr	非常低的氧亲和力，低血红素-血红素相互作用，以配体形式解离成二聚体	脱氧血红蛋白引起的发绀，轻度贫血

硫化血红蛋白血症

- 体外可通过向血红蛋白中加入硫化氢来生产硫化血红蛋白。

- 某些个体因服用药物或可能在没有明显原因的情况下产生硫化血红蛋白。

- 发绀，偶尔出现轻度溶血。硫化血红蛋白血症通常具有良好的耐受性，并不影响整体健康。不同于高铁血红蛋白和碳氧血红蛋白，硫化血红蛋白不能转化为正常的血红蛋白。

碳氧血红蛋白血症

- 一氧化碳（CO）是一种无色、无味气体。大气中CO浓度高时，它会不知不觉地被吸入到危险水平。

- 急性CO中毒是美国人中毒的最常见原因之一。

- CO中毒的征象和症状呈非特异性。同一住宅区的多名患者同时出现应高度怀疑此种情况。轻度至中度CO中毒的常见症状包括易怒、头痛、恶心及嗜睡，有时出现流感样症状。急性和重度CO中毒可致脑水肿、肺水肿，以及致死性心律失常，幸存者可遗留严重的神经系统缺陷。

- 治疗CO中毒最重要的步骤是迅速将患者移出CO源（轻度至中度CO中毒病例），然后通过紧密佩戴的面罩给予100%的辅助供氧（重度CO中毒病例）。

NO与NO血红蛋白血症

- 一氧化氮（NO）是一种可溶性气体，内皮细胞通过NO合酶的异构体不断合成NO。NO向平滑肌细胞扩散引起血管舒张。

- 根据 S-亚硝基血红蛋白（SNO-Hb）假说，这种血管舒张功能由一部分血红蛋白所携带，该血红蛋白通过 S-亚硝基化作用向关键的半胱氨酸（cysβ93）中添加NO，形成SNO-Hb。血红素和半胱氨酸硫醇之间NO基团的变构保持平衡，使得红细胞能够传递血管舒张的分级信号，从而增强灌注。

- 血红蛋白可转化为SNO-Hb的另一种机制是通过血红蛋白行使亚硝酸盐还原酶的功能。脱氧血红蛋白与亚硝酸盐反应形成NO和高铁血红蛋白。亚硝酸盐-血红蛋白反应产物产生NO，促进血管舒张，形成SNO-Hb。

更多详细内容请参阅《威廉姆斯血液学》第10版，Josef T. Prchal：第51章　高铁血红蛋白血症和其他血红蛋白异常。

（译者：金　朋　邵英起　郑以州）

第19章

微血管病性溶血性贫血

定义

- 红细胞在高剪切应力下被迫通过部分闭塞的血管或异常血管表面时，发生获得性红细胞碎裂。

- 微循环中发生红细胞碎裂的情况，通常称为微血管病性溶血性贫血。

- 三大原发性疾病血栓性血小板减少性紫癜（TTP）（见第91章）、溶血尿毒症综合征（HUS）（见第91章）和弥散性血管内凝血（DIC）（见第86章）中，微血管性（破碎）溶血性贫血为其重要的诊断特征之一。本书相关章节讨论了上述疾病。

- 除了溶血症状（如贫血、网状细胞增多症、结合珠蛋白减少、间接胆红素升高和时常血清乳酸脱氢酶升高），血涂片可见明显的红细胞碎片（破碎红细胞）（图19-1），其比例各有不同。

- 本章讨论的微血管病性溶血性贫血综合征：①妊娠期溶血、肝酶升高、血小板减少（HELLP）综合征；②播散性恶性肿瘤；③心脏瓣膜溶血；④行军性血红蛋白尿症；⑤Kasabach-Merritt现象。

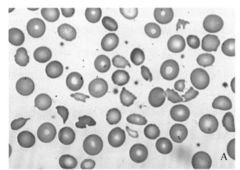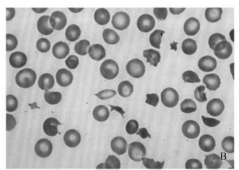

图 19-1　显示了碎片状红细胞的典型外观。2例患者因心脏瓣膜溶血而发生微血管病性溶血性贫血。红细胞形状异常、呈多样性，并具有微血管病性溶血的特征（尽管不具有特异性）。正常血涂片中，与正常圆形形态明显偏离的细胞，每几千个细胞仅发生一次。适合检测红细胞形态的区域中，平均油镜区域包含约200个红细胞。贫血患者这一数字可能会低得多。因此，每个油镜区域即使可见一个破碎细胞，亦应引起注意（尽管其本身不具有诊断性）（资料来源：Lichtman MA, Shafer MS, Felgar RE, et al. Lichtman's Atlas of Hematology 2016. New York, NY: McGraw Hill; 2017.www.accessmedicine.com.）

HELLP综合征

- HELLP综合征是一种危及生命的妊娠状态，可引起溶血、肝功能异常和血小板减少症。

病因和发病机制

- 胎盘脉管系统的异常发育导致缺血和内皮细胞损伤，促使抗血管生成因子释放到母体循环中，从而导致血管张力增加、高血压、蛋白尿、血小板活化和聚集增强及血管扩张剂前列腺素I_2和氧化亚氮水平降低。此外，胎儿脂肪代谢异常可直接影响母体肝功能。
- 凝血级联的同时激活导致毛细血管中的血小板-纤维素沉积、多脏器微血管损伤、微血管病性（破碎）溶血性贫血、肝坏死所致的肝酶升高和外周消耗所致的血小板减少症。
- HELLP综合征的危险因素包括欧洲血统、多胎妊娠、高龄产妇（＞34岁）及该病的个人或家族史。
- 亚甲基四氢叶酸还原酶基因677C→T多态性的纯合性是先兆子痫发展的适度风险因素，但与HELLP综合征的发展无关。V因子Leiden或凝血酶原20210基因突变是否为HELLP综合征的危险因素仍存争议。

临床特征

- 2/3的患者产前（通常妊娠27～37周）即确诊。其余1/3常于分娩后几小时到48小时（有时甚至长达6天）得以诊断。
- 90%的患者会出现不适感，右上腹或上腹疼痛。
- 约50%的患者出现恶心、呕吐、水肿或头痛。
- 尽管85%的患者伴有高血压，但15%的患者不会发生高血压或蛋白尿。
- 严重肝脏受累的患者肝脏超声检查显示回声增强区。随着疾病进展，大面积的坏死可联合成片，并累及肝包膜，这种进展会引发包膜下血肿及有肝破裂的风险。
- 3%～5%的HELLP综合征患者发生母体死亡，这可能与脑出血、心搏呼吸骤停、DIC、成人呼吸窘迫综合征、缺氧缺血性脑病、感染、胎盘早剥、产后出血、腹腔内出血和包膜下肝血肿伴破裂有关。
- 肾脏并发症包括急性肾衰竭、低钠血症和肾性尿崩症。
- 肺部并发症包括胸腔积液、肺水肿和成人呼吸窘迫综合征。
- 以上未提及的神经系统后遗症为视网膜脱离、发作后皮质盲和低血糖昏迷。
- 由于早产、胎盘早剥、宫内窒息和脑室内出血，胎儿的发病率和死亡率为9%～24%。

实验室特征

- 约2/3的患者血涂片具有与微血管病性溶血性贫血相一致的破碎红细胞、头盔形和毛刺形红细胞。
- 伴网状红细胞增多症。
- 低结合珠蛋白水平对HELLP综合征诊断兼具敏感性与特异性，结合珠蛋白水平对于确定溶血敏感，且通常产后24～30小时恢复正常。乳酸脱氢酶（LDH）水平升高，可能源于肝脏损伤而非溶血。

- 血清天冬氨酸转氨酶（AST）和丙氨酸转氨酶（ALT）水平可为正常值的100倍以上，而碱性磷酸酶值通常仅为正常值的两倍左右，总胆红素在1.2～5mg/dL。肝酶通常在产后3～5天恢复到基线水平。
- 血小板减少症越严重，出血风险、围产期妇女的发病率与死亡率，以及随后妊娠疾病复发率均越高。
- 通常凝血酶原时间（PT）和活化部分凝血活酶时间（APTT）在正常范围内。
- 低纤维蛋白原水平不一致。
- 血管性血友病因子（vWF）抗原的增加值反映了内皮的损伤程度，与疾病的严重性成正比；然而，血浆中不存在异常大分子量的vWF多聚体。ADAMTS13（具有血小板反应蛋白结构域-13的解联蛋白和金属蛋白酶）水平居于宽幅正常范围内（妊娠期间ADAMTS13通常适度降低）（见第85、86、91章）。

鉴别诊断

- 其他可能与HELLP相混淆的妊娠并发症包括TTP（见第74、91章）、HUS（见第74、91章）、败血症、DIC（见第86章）、结缔组织病、抗磷脂抗体综合征（见第85章）和妊娠急性脂肪肝（见第84章）。
- 妊娠急性脂肪肝见于最后3个月或产后，出现血小板减少症和右上腹疼痛，但通常AST和ALT水平仅高于正常值的1～5倍,PT和部分凝血活酶时间（PTT）均延长。
- 由于引起右上腹疼痛和恶心，HELLP可能暂时被误诊为病毒性肝炎、胆绞痛、食管反流、胆囊炎或胃癌。

治疗

- 支持性治疗包括静脉注射硫酸镁以控制高血压并预防惊厥性癫痫发作，倍氯米松刺激胎儿肺部成熟及尽快分娩胎儿。
- 产后行刮宫术有助于降低平均动脉压，增加排尿量和升高血小板计数。
- 伴有严重贫血或凝血功能障碍性出血的复杂病例应接受输血治疗（如浓缩红细胞、血小板或新鲜冰冻血浆）。
- 大量随机试验证实地塞米松并不能缩短住院时间，减少输血量、产妇并发症，或缩短实验室异常正常化时间，临床上已不再应用地塞米松。
- 产前血浆置换不能阻止或逆转HELLP综合征，但可能促使围产期出血和发病率降至最低。5%的患者在产后72～96小时无改善的情况下也可以接受血浆置换。
- 偶尔伴有较大肝血肿或全肝坏死的患者可能需要肝移植。

播散性恶性肿瘤溶血

病因和发病机制

- 已报道有多种恶性肿瘤可引发癌症相关的微血管病性溶血性贫血（MAHA），且转移性黏液腺癌较局部癌症或良性肿瘤更为多见。
- MAHA可由血管内肿瘤栓子或DIC（由血小板-纤维蛋白血栓形成的小血管闭塞）引起。

- 表19-1列出了最常与红细胞碎裂相关的转移性恶性肿瘤。

表19-1 微血管病性溶血性贫血相关恶性肿瘤
胃癌（55%）
乳腺癌（13%）
肺癌（10%）
其他腺癌
未知原发部位腺癌
前列腺癌
结肠癌
胆囊癌
胰腺癌
卵巢癌
其他肿瘤
细胞外皮细胞瘤
肝癌
黑色素瘤
小细胞肺癌
睾丸癌
口咽鳞状细胞癌
胸腺瘤
红白血病

临床特征

- 癌症引起的MAHA通常是一个晚期事件。诊断后预期寿命为2 ~ 150天（平均21天）。

实验室特征

- 患者呈中度至重度贫血。
- 血涂片中可见破碎红细胞、毛刺细胞、小球形红细胞、网织红细胞、多色性和有核红细胞。
- 网织红细胞计数是一种不可靠的溶血指标，因为转移性肿瘤引起的慢性病性贫血（第5章）广泛替代骨髓可能会阻止预期的网织红细胞增多症，或者由于肿瘤侵袭骨髓而干扰发育中红细胞的正常释放机制，网织红细胞计数可能具有误导性。
- 结合珠蛋白可能缺少或呈低水平；然而这一指标亦不可靠，因为恶性肿瘤急性期结合珠蛋白反应性升高。
- 患者平均血小板计数约为50×10⁹/L（范围3×10⁹/L ~ 225×10⁹/L）。部分恶性肿瘤患者可能先前存在血小板增多症，因此叠加的MAHA可能会将血小板计数降低到"正常"值。
- 骨髓浸润引起的成白红细胞增多症伴有MAHA，高度提示转移性恶性肿瘤。
- 约50%继发于恶性肿瘤的MAHA患者存在DIC的实验室证据。

鉴别诊断

- 恶性肿瘤贫血的最常见原因为慢性病性贫血和炎症（第5章）。
- 还要考虑失血、转移至骨髓的骨髓性疾病（第12章）和自身免疫性溶血性贫血（第22章）。后者更常见于淋巴细胞增殖性疾病，但偶尔见于胃癌、结肠癌、乳腺癌和宫颈癌。
- 癌症的药物治疗也可通过引起骨髓抑制、氧化性溶血（多柔比星、喷司他丁）、自身免疫性溶血或血栓性微血管病性贫血（丝裂霉素C、顺铂、吉西他滨和靶向癌症药物）而诱发贫血。

治疗

- 已尝试用肝素、糖皮质激素、双嘧达莫、吲哚美辛和ε-氨基己酸治疗，但均未证实成功。
- 输注血浆、血小板和冷沉淀可能有助于预防PT和PTT延长、纤维蛋白原水平低下或血小板减少相关的出血事件。
- 控制潜在的恶性肿瘤有益。

心脏瓣膜溶血

病因和发病机制

- 心脏瓣膜置换术后引起的贫血源于红细胞剪切和破碎（因为红细胞需穿过人工瓣膜周围的湍流）。
- 目前新一代假体瓣膜相关性溶血的发病率不足1%。
- 溶血可发生于二尖瓣修补术后，以及先天性瓣膜病和肥厚型梗阻性心肌病未手术的患者。
- 瓣膜溶血的危险因素包括中心或瓣膜周围的反流、小瓣膜假体的放置及高跨瓣压梯度、由生物瓣膜衰竭造成的反流、球阀门、双叶阀瓣与斜盘瓣膜、机械瓣膜假体与异种移植组织假体、双瓣与单瓣替换、主动脉瓣与二尖瓣假体。

临床特征

- 瓣膜引起的溶血患者可出现由贫血或充血性心力衰竭引发的症状，以及苍白、黄疸和深色尿液（红色、棕色或黑色）。
- 体力活动期间排出的尿液可能比休息时排出的尿液颜色更深。
- 室上性心动过速或其他快速性心律失常可加重溶血，一旦恢复正常的窦性心律，溶血即消退。

实验室特征

- 血涂片上显示中等异形红细胞、裂红细胞（破碎）和多色性。
- 红细胞通常呈正色素性，但由于长期经尿液丢失铁，偶尔会出现小细胞低色素性红细胞。
- 表19-2列出了人工心脏瓣膜患者溶血严重程度的主要结果。网织红细胞计数、尿铁血黄素、血浆血红蛋白、血清总胆红素、间接胆红素及LDH水平可能升高，而血清结合珠蛋白水平降低。

- 血液中的裂红细胞数量与LDH的升高水平及溶血的严重程度相关。
- 血红蛋白尿通常仅见于特别严重的溶血和高LDH水平的患者。

表19-2	人工瓣膜溶血的严重程度		
	轻度	中度	重度
含铁血黄素尿	有	有	明显
血红蛋白尿	无	无	无
红细胞碎片	< 1%	> 1%	≫ 1%
网状细胞增多症	< 5%	> 5%	≫ 5%
结合珠蛋白	降低	无	无
LDH	< 500U/L	> 500U/L	≫ 500U/L

数据来自 E Eyster，J Rothchild，O Mychajliw。

鉴别诊断

- 铁缺乏是促进瓣膜相关溶血或加重贫血的一个因素，原因：①贫血增加心排血量和剪切应力；②低色素性红细胞比正常红细胞更脆弱。
- 叶酸缺乏可能源于溶血相关的红细胞生成增加，限制红细胞生成的代偿反应（见第8章）。
- 感染性心内膜炎可引起慢性炎症性贫血。
- 抗凝可以尽可能地减少心脏机械瓣周围血栓形成，但会导致胃肠道失血和随后的缺铁性贫血。

治疗

- 如果缺乏，铁和叶酸替代品可能有效。
- 若溶血严重，应尽可能进行手术修复或更换发生故障的假体。手术失败伴有瓣周漏的患者可从经皮封堵的Amplatzer封堵器治疗中获益。
- 尝试性辅助措施包括应用β-肾上腺素能受体阻滞剂以减缓循环速度，刺激红细胞生成的促红细胞生成素疗法，以及己酮可可碱疗法（400mg，每日口服3次）以增加红细胞的可变形性。
- 瓣膜置换手术前1周开始每日口服600mg熊去氧胆酸，可显著降低色素性胆结石形成的发生率。

行军性血红蛋白尿症

- 现病史中有直立体位的强体力活动后即刻出现尿色加深，偶尔伴有恶心、腹部绞痛、背部或腿部疼痛，或足底烧灼感。
- 较少报道伴有肝脾增大及短暂性黄疸。
- 本病为足底血管内的红细胞损伤所致，其严重程度受运动地面的坚硬程度、运动距离、运动员步幅沉重程度及鞋子质量的影响。

- 贫血并不常见，如果存在通常为轻度，但反复发作可导致铁缺乏和贫血。
- 血涂片通常见不到红细胞损伤的形态学证据。
- 已有报道急性肾小管坏死和急性肾功能不全的病例，但肾损伤并不常见。

Kasabach-Merritt现象

- 本病通常发生于儿童早期，其特征为血小板减少症、微血管病性溶血性贫血、消耗性凝血病，以及由扩大的卡波西样血管内皮瘤或簇状血管瘤所致的低纤维蛋白原血症。
- 卡波西样血管内皮瘤为高度侵袭性血管性肿瘤，男女性发病率均等，且几乎没有自发消退的倾向。但从未报道过转移性病例。
- 据推测内皮细胞异常及血管淤滞导致血小板活化与肿瘤血管内的凝血级联，继而耗尽血小板和凝血因子。
- 微血管病性溶血性贫血为红细胞穿过肿瘤内异常、部分血栓形成的血管所受持续机械性创伤的结果。
- 死亡率可能高达30%。
- 手术切除通常伴随着血液学参数的正常化，但是多数病变太大而不能确保在没有严重毁损外观的情况下切除。
- 其他治疗措施包括糖皮质激素、干扰素 -α、抗纤维蛋白溶解药物、抗血小板药物、低分子量肝素、栓塞、放射、激光治疗和各种形式的化疗。

与微血管病性溶血性贫血相关的其他疾病

　　其他疾病包括恶性系统性高血压、肺动脉高压、肝巨大海绵状血管瘤、血管炎（包括韦格纳肉芽肿和巨细胞动脉炎）。

更多详细内容请参阅《威廉姆斯血液学》第 10 版，Kelty R. Baker，Joel Moake：第 52 章　微血管病性贫血。

（译者：金　朋　邵英起　郑以州）

第20章

化学或物理因素所致的溶血性贫血

- 溶血作用可以主要为血管内溶血（如低渗性溶血、热损伤所致）或血管外溶血（如砷气、氧气所致）。
- 某些药物可致红细胞酶异常（如G6PD）或不稳定血红蛋白的患者发生溶血（见第14章和第17章），过量使用此类药物亦可致正常个体发生溶血。
- 另外一些药物可通过免疫机制诱发溶血（见第24章）。
- 本章主要讨论通过其他机制引发溶血的药物和化学物质。

砷化氢（AsH$_3$）

- 许多工业过程可产生砷化氢，此气体可致溶血性贫血。
- 部分地区的饮用水可有砷化物污染。
- 吸入砷化氢可致严重贫血、血红蛋白尿及黄疸，其诱发溶血的主要机制为氧化损伤红细胞膜的巯基基团。
- 红细胞损伤后可变成球形、口形，血红蛋白丢失致极低色素（血影）（图20-1A）。

铅

- 儿童铅中毒多见于误食剥落的铅涂料或咀嚼涂铅物品，成人则多见于工业接触。
- 铅中毒可引起腹痛、谵妄、头痛，严重时可导致癫痫、昏迷及死亡。
- 铅中毒所致贫血主要机制为血红素合成及红细胞产生受抑，红细胞寿命亦轻度缩短（轻度溶血）。
- 铅可抑制嘧啶5′-核苷酸酶（见第14章），可能与铅中毒时嗜碱性点彩细胞形成有关。嗜碱性点彩颗粒可细致或粗糙，常见于嗜多色性红细胞内（图20-1B）。
- 成人铅中毒贫血多为轻度，儿童则较重，贫血多为正色素或轻微低色素性。
- 骨髓常见环形铁粒幼细胞（见第11章）。

铜

- 溶血性贫血可见于因铜制管道污染，导致体内铜含量升高的血液透析患者，亦见于肝豆状核变性。
- 肝豆状核变性可表现为溶血性贫血，或因溶血性贫血而就诊，铜可损伤红细胞，形成球形红细胞和海因茨小体（图20-1C）。肝脏疾病合并溶血性贫血时应考虑肝豆状核变性的可能（表20-1列举了肝豆状核变性的实验室特征）。
- 溶血的发生很可能是由铜抑制数种红细胞酶并损伤红细胞膜所致。

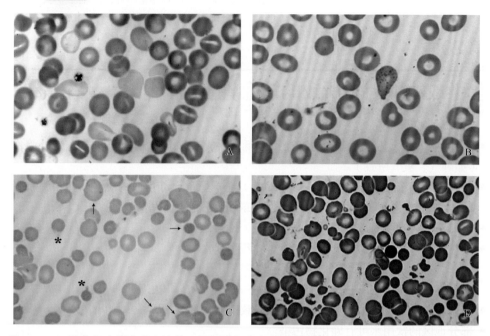

图20-1 A.砷化氢中毒患者血涂片。可见淡红色红细胞（膜损伤后血红蛋白部分丢失所致），左上角可见血影（仅残留极少量血红蛋白）。B.铅中毒患者血涂片。可见伴有嗜碱性点彩的泪滴状红细胞，嗜碱性点彩颗粒可细致或粗糙。Na₂EDTA抗凝血中嗜碱性点彩颗粒减少或消失。C.肝豆状核变性。可见铜过量所致氧化性损伤，呈多样性；提示红细胞膜损伤的皱缩小球形红细胞；提示血红蛋白损伤的海因茨小体（星形标示）；小球形红细胞（水平箭头标示）；红细胞膜与血红蛋白同时受损后形成的巨红细胞（网织红细胞，垂直箭头标示）；提示肝脏受累的棘红细胞（斜向箭头标示）。D.严重大面积烧伤患者入院时血涂片。正球形及小球形红细胞与正常红细胞（非烧伤部位血管来源）共同存在；可见大量热损伤红细胞断裂后形成的红细胞碎片，部分红细胞碎片体积小于血小板（A、B和D资料来源：Lichtman MA，Shafer MS，Felgar RE，et al. Lichtman's Atlas of Hematology 2016. New York，NY：McGraw Hill；2017.www.accessmedicine.com；C由英国伦敦帝国理工学院Barbara J. Brain提供）

表20-1	肝豆状核变性的实验室特征	
变量	正常值	肝豆状核变性
血清铜蓝蛋白（mg/L）	200～400	<200
血清铜（μmol/L）	11～24	<11
尿铜（μg/24h）	≤40	>100
肝铜（μg/g净重）	20～50	>200

氯酸盐

- 摄入氯酸钠、氯酸钾，或透析液被氯胺类污染可导致氧化损伤，形成海因茨小体和高铁血红蛋白，引起溶血性贫血。

其他药物与化学物质

- 可引发溶血性贫血的其他药物及化学物质见表20-2。

表20-2	可引发溶血性贫血的其他药物及化学物质
化学物质	药物
苯胺	亚硝酸戊酯
洋芹醚	甲苯丙醇
滴丙酸（除草剂）	亚甲蓝
甲醛	奥美拉唑
羟胺	五氯苯酚
甲酚	非那吡啶（一种尿路镇痛药）
矿物油	柳氮磺吡啶
硝基苯	他克莫司
间苯二酚	

水

- 静脉输注水、溺水或灌洗过程致水进入血液循环可诱发溶血。

氧

- 接受高压氧治疗的患者，以及暴露于100%氧气中的航天员可发生溶血性贫血。

昆虫或蜘蛛毒素

- 蜜蜂、黄蜂、蜘蛛、蝎子叮咬后的部分患者可发生严重溶血。
- 蛇咬伤极少诱发溶血。

热

- 极高温可直接损伤流经皮肤和皮下组织的红细胞，广泛深度烧伤患者可发生严重溶血性贫血。
- 由于严重的红细胞膜损伤，许多烧伤患者血涂片可见球形红细胞增多及红细胞碎片（图20-1D）。

新生红细胞溶解

- 新生红细胞溶解是指在微重力状态下，选择性破坏年轻红细胞的一种独特现象，与促红细胞生成素快速减少有关。

- 航天员太空飞行后即使处于正常氧浓度环境仍可发生贫血，从高海拔快速降至海平面亦可出现溶血。
- 放射性核素标记研究显示，贫血由选择性溶解新生（＜12天）红细胞所致。

更多详细内容请参阅《威廉姆斯血液学》第10版，Paul C. Hermann：第53章毒性药物所致红细胞疾病。

（译者：霍佳莉 邵英起 郑以州）

第21章

生物因素诱导的溶血性贫血

- 溶血是许多感染性疾病的主要临床表现之一。表21-1列举了可诱发溶血性贫血的微生物。

表21-1	可引发溶血性贫血的微生物
曲霉菌	
果氏巴贝西虫和分歧巴贝西虫	
杆状巴尔通体	
空肠弯曲菌	
产气荚膜梭菌	
柯萨奇病毒	
巨细胞病毒	
登革病毒	
肺炎双球菌	
EBV	
大肠杆菌	
流感嗜血杆菌	
甲肝病毒	
乙肝病毒	
单纯疱疹病毒	
人类免疫缺陷病毒	
甲型流感病毒	
利什曼原虫	
Ballum钩端螺旋体和（或）Butembo钩端螺旋体	
腮腺炎病毒	
结核分枝杆菌	
肺炎支原体	
脑膜炎球菌	
B19微小病毒	
恶性疟原虫	
三日疟原虫	

续表

间日疟原虫
风疹病毒
麻疹病毒
沙门菌
志贺菌
链球菌
弓形虫
布鲁氏锥虫
水痘-带状疱疹病毒
霍乱弧菌
小肠结肠炎耶尔森菌

机制

- 溶血机制：
  - 微生物直接侵犯红细胞（如疟原虫）。
  - 溶血毒素（如产气荚膜梭菌）。
  - 产生针对红细胞抗原的自身抗体（如肺炎支原体）。

疟疾

疟原虫种类及贫血程度
- 导致人类疟疾的疟原虫含五个种群：恶性疟原虫、间日疟原虫、三日疟原虫、卵形疟原虫及诺氏疟原虫。
- 全球范围内，恶性疟原虫及间日疟原虫是引起疟疾的主要病原体，可诱发溶血性贫血。
- 间日疟原虫仅侵犯新生红细胞。
- 恶性疟原虫既可侵犯新生红细胞，亦可侵犯衰老红细胞，所致的贫血更为严重，为最常见致死类型。

病因和发病机制
- 疟疾是全球导致溶血性贫血发生最常见的原因。
- 通过已感染的雌性按蚊叮咬传播。
- 疟原虫生长于细胞内，脾脏破坏受累红细胞。
- 未受疟原虫侵犯的红细胞也可被破坏。
- 由于受到释放的抑制因子的影响，促红细胞生成素（EPO）水平低于相应贫血程度（恶性疟原虫感染者尤为明显）。
- 疫区寄生虫发生了某些干扰侵犯红细胞的杂合子突变（如G6PD缺乏症、地中海贫血、镰状细胞性状、其他血红蛋白病及遗传性椭圆形红细胞增多症）。

溶血机制

- 脾脏为溶血主要场所。
- 慢性感染者常出现典型脾大。
- 可于脾脏内见到红细胞内"点状"疟原虫。
- 疟原虫血症的严重程度部分取决于感染红细胞的破坏数量。
- 受累的红细胞比例较低时可无贫血发生，比例高时（如10%）则可产生严重影响。
- 贫血严重程度与受累红细胞数目不成比例。一个红细胞受累的同时伴有10个未被感染的红细胞遭到破坏，导致溶血放大。
- 细胞内积聚的高铁血红素可诱导红细胞程序性细胞死亡，亦称之为红细胞凋亡。
- 受累或未受累红细胞表面的改变可促进巨噬细胞识别和吞噬红细胞，肝脏和脾脏内激活的巨噬细胞加速清除红细胞。
- 红细胞变形性显著降低，以及IgG和C3d的沉积（可引发直接抗球蛋白试验阳性）可促进巨噬细胞清除红细胞。
- 脾大进一步促进红细胞从循环中清除。
- 恶性疟原虫削弱红细胞的EPO应答。
- 网织红细胞水平的降低可提示贫血的严重程度。
- 可合并存在红系病态造血，如红细胞出现嗜点彩颗粒、胞质空泡化、核碎裂及多核等。
- 干扰素-γ和肿瘤坏死因子-α可抑制红系应答（慢性病性贫血）。

临床特征

- 周期性间歇性发热：恶性疟每24小时发热一次，间日疟每48小时发热1次。
- 发热的同时可伴有寒战、头痛、腹痛、恶心、呕吐及极度乏力。
- 慢性感染者可出现典型脾大。
- 恶性疟偶可引发严重溶血，出现尿色加深甚至黑色尿（黑尿热）。
- 脑型疟可致精神错乱及其他精神神经症状。
- 可出现器官功能障碍（呼吸功能不全及肾衰竭）。

实验室特征

- 溶血性贫血特征。
- 持续性血小板减少症常见。
- 疟疾的诊断需满足以下条件之一：
  — 血涂片：检出疟原虫感染（图21-1）。
  — 快速检测试验（RDT）：检出疟原虫抗原。
  — PCR：外周血检出疟原虫DNA序列。
  — 自动血液分析仪：将疟原虫作为标准全血细胞计数的一部分加以识别。
- 鉴于恶性疟可引起临床急症，形态上将之与其他类型疟疾（特别是间日疟）加以区别十分必要。

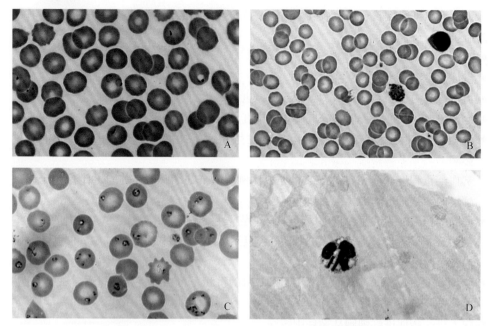

图21-1　A.恶性疟：数个红细胞内含有环状体。中央一红细胞含有双环状体，左侧一红细胞内环状体含两个小点，提示恶性疟原虫感染。此外，恶性疟原虫感染时，受累红细胞比例相对高（约10%）亦是特征之一。B.间日疟：可见成熟裂殖体。C.果氏巴贝西虫：红细胞广泛受累为巴贝西虫病的特征（约2/3红细胞受累）。D.产气荚膜梭菌败血症：梭状芽孢杆菌外毒素诱导广泛的溶血，涂片上仅见极少数残留红细胞。一个中性粒细胞内含两个杆菌（产气荚膜梭菌）（资料来源：Lichtman MA，Shafer MS，Felgar RE，et al. Lichtman's Atlas of Hematology 2016. New York，NY：McGraw Hill；2017.www.accessmedicine.com.）

— 外周血超过5%的红细胞受累，几乎可肯定为恶性疟原虫所致。

— 血涂片中恶性疟原虫感染后形成的环状体几乎是感染的唯一证据。

— 同一红细胞内观察到两个及以上环状体，支持恶性疟感染。

— 初次感染疟原虫患者，外周血涂片检查应于第一次发作至少3天后进行，因为发作初期，病原体负荷低于最低可检测水平。

治疗和预后

● 早期行外周血涂片检查。

● 青蒿素是一种治疗恶性疟的有效药物，目前有多项研究比较单药和联合用药的疗效。

● 疟疾严重程度和预后与疟原虫血症严重程度无关。

● 伯氨喹可用于治疗间日疟组织型。G6PD缺乏症患者接受伯氨喹及一些砜类药物可出现严重溶血。

● 重度黑尿热可能需要输注血制品，肾衰竭则可能需透析治疗。

● 重型疟、脑型疟和高水平疟原虫血症患者可能从红细胞单采和红细胞置换治疗中获益。

● 及时治疗者预后良好。如治疗延迟或致病株耐药，疟疾尤其是恶性疟可致命。

- 目前已大力开展疟疾疫苗的研制。

巴尔通体病（奥罗亚热）

- 通过白蛉传播。
- 该微生物黏附于红细胞表面，后经肝脏和脾脏快速清除。

临床特征

- 疾病分两个阶段：
  - 急性溶血性贫血（奥罗亚热）。
  - 慢性肉芽肿性疾病（秘鲁疣）。
- 多数患者奥罗亚热期无其余伴随症状，严重溶血性贫血患者可伴有食欲减退、口渴、出汗及广泛性淋巴结肿大。亦可出现重度血小板减少症。
- 秘鲁疣为非血液系统疾病，主要表现为面部和四肢紫红色出血性疣状物。

实验室特征

- 快速出现的重度贫血。
- 外周血见大量有核红细胞，网织红细胞计数升高。
- 吉姆萨染色后红细胞表面观察到长 $1 \sim 3\mu m$ 紫红色棒状小体可确诊本病。

治疗和预后

- 未接受治疗者病死率极高。幸存者巴尔通体由杆状变为球状，红细胞数量迅速回升。
- 急性期可应用环丙沙星、氯霉素、β-内酰胺类抗生素或联合上述药物治疗（尤其是儿童患者）。

巴贝西虫病

流行病学

- 巴贝西虫病主要分布于美国东北海岸及北美五大湖，中西部亦可见到，该病于北美五大湖被称为"Nantucket热"。
- 发病率有上升趋势。
- 巴贝西虫为红细胞内寄生性原虫，亦称为梨浆虫。
- 通过蜱传播，可感染多种野生动物及家畜。
- 果氏巴贝西虫（北美洲）及分歧巴贝西虫（欧洲）分别寄生于啮齿类，以及鹿、麋鹿和牛，偶可感染人类。
- 脾脏切除后易感染分歧巴贝西虫，但鲜见感染果氏巴贝西虫者。
- 其他巴贝西虫样梨浆虫（如巴贝西虫 WA1 和 MO1）亦可能致病。
- 本病于人类通常经蜱传播，亦可经输血传播。
- 输血相关性巴贝西虫病的风险曾被低估，并对流行区血液供应构成威胁。

临床特征

- 病原体在红细胞内增殖，导致红细胞溶解并引起临床症状。
- 临床表现不一，取决于病原体负荷量。

- 潜伏期1周至3个月不等，常为3周。
- 病情逐步进展，初期常表现为不适、食欲下降和乏力，继之可出现发热（可高达40℃）、寒战、出汗和肌肉关节痛。
- 可暴发起病，肝脏/脾脏可明显增大。
- 中度溶血性贫血常见，溶血严重时可致低血压。偶需输血支持治疗。
- 溶血可持续数天，但脾脏切除、老年及其他免疫功能低下患者可持续数月。
- 血清转氨酶、乳酸脱氢酶、间接胆红素及碱性磷酸酶升高的程度常与病原体负荷量呈正相关。
- 可发生血小板及白细胞减少症。

诊断
- 疫区暴露史、近期输血史及脾脏切除术史有重要诊断价值。
- 外周血涂片经吉姆萨染色后可见位于红细胞内的巴贝西虫，呈深染的环状体，胞质呈淡蓝色（图21-1）。
- 可见裂殖子。
- 偶可见马耳他十字形四分体，由四个巴贝西虫子细胞通过胞质桥相连组成，形态上似马耳他十字。
- 常广泛累及红细胞，可超过75%。
- 免疫荧光试验可用于检测巴贝西虫抗体。
- PCR技术可用于检测体内已产生抗体的患者是否存在活巴贝西虫，并可用于评估疗效。
- 输血后出现发热、溶血的患者需考虑是否存在巴贝西虫病的可能。

治疗和病程
- 多数轻度巴贝西虫感染者无须治疗。
- 克林霉素和奎宁可用于治疗巴贝西虫病。
- 推荐应用阿托伐醌联合阿奇霉素治疗。
- 难治性病例全血或红细胞置换疗效显著。

共感染
- 在疫区蜱叮咬后可导致2种及以上寄生虫伴同感染［如果氏巴贝西虫和伯氏巴贝西虫（莱姆病病原体）］。
- 硬蜱叮咬后，上述病原体可同时进入人体血液循环，其他红细胞寄生虫亦可伴同感染（如人粒细胞无形体病，既往称为人粒细胞性埃利希体病，此病由嗜吞噬细胞无形体引起，仅侵犯粒细胞）。
- 伴同感染与单独巴贝西虫感染临床表现相似。
- 早期成功治疗莱姆病后，可能会遗留巴贝西虫病，因为针对莱姆病的抗生素并不能根除巴贝西虫。

产气荚膜梭菌

- 常见于感染性流产，偶见于急性胆囊炎。

- 发生产气荚膜梭菌败血症时，病原体毒素（一种卵磷脂）与红细胞表面脂质发生作用导致严重甚至致命的溶血，伴重度血红蛋白血症及血红蛋白尿症，血浆可呈亮红色，尿液呈深红褐色。
- 常见急性肾衰竭及肝衰竭。
- 血涂片可见小球形红细胞增多、白细胞增多伴核左移及血小板减少，偶可见细胞内革兰氏阳性杆菌（图21-1）。
- 急性重度血管内溶血时，红细胞压积可接近0，而血红蛋白可达60～100g/L。
- 治疗措施包括补液支持治疗、大剂量青霉素或同类抗生素（如氨苄西林）治疗及外科清创术。
- 即使给予适合的治疗，病死率仍达50%以上。

其他感染

- 病毒可引起自身免疫性溶血（见第22章），机制包括免疫复合物的吸附、交叉抗体和免疫耐受的丧失。
- 相当比例淋巴结病和溶血性贫血患儿存在巨细胞病毒感染的证据。
- 肺炎支原体肺炎可出现高滴度冷凝集素，偶可致溶血性贫血或代偿性贫血（见第23章）。
- 微血管病性溶血性贫血详见第19章，多种感染如志贺菌、弯曲杆菌和曲霉菌感染均可触发本病。
- 血栓性微血管病合并微血管病性溶血性贫血（溶血尿毒症综合征）患者（尤其是儿童患者）可由产肠毒素的革兰氏阳性微生物引起（以大肠杆菌血清型O157∶H7为著，见第19章）。
- 登革热是最常见的经伊蚊传播的病毒感染，大约130个国家的近40亿人有感染登革热的风险。据统计，每年有9600万人为有症状感染者，其中死亡病例接近400例。
- 血小板减少是登革热最显著的血液学异常，至少1/3的感染者会出现白细胞减少；有报道少数患者存在溶血性贫血，部分病例为温抗体型，可致直接抗球蛋白试验阳性，偶有病例报道为冷凝集素型，其他病例尚未发现免疫性溶血的证据。

更多详细内容请参阅《威廉姆斯血液学》第10版，Marshall A. Lichtman：第54章　微生物感染导致的溶血性贫血。

（译者：霍佳莉　邵英起　郑以州）

第22章

温抗体型溶血性贫血

- 在自身免疫性溶血性贫血（AHA）中，宿主抗体与自身红细胞反应，导致红细胞（RBC）寿命缩短。
- 依据是否存在基础疾病，可将AHA分为继发性或原发性/特发性（表22-1）。
- 亦可依据抗体的性质对AHA进行分类（表22-2）。
- "温反应"型抗体（简称温抗体）通常为免疫球蛋白G（IgG）型，最适反应温度为37℃，并与补体结合。
- "冷反应"型抗体（简称冷抗体）于较低温度条件下才具亲和力（见第23章）。
- 偶尔可见兼有温抗体和冷抗体的混合型AHA。
- 温抗体型AHA是最常见的类型。

表22-1	温抗体型自身免疫性溶血性贫血（AHA）的分类

根据是否存在潜在的或明确相关的疾病

A. 原发性/特发性AHA（无明显的基础病）

B. 继发性AHA

　　1. 淋巴增殖性疾病（如霍奇金淋巴瘤或非霍奇金淋巴瘤）相关

　　2. 风湿性疾病（尤其是系统性红斑狼疮）相关

　　3. 某些病原体（如肺炎支原体）感染相关

　　4. 某些非淋巴系统肿瘤（如卵巢肿瘤）相关

　　5. 某些慢性炎症性疾病（如溃疡性结肠炎）相关

　　6. 摄入某些药物（如α-甲基多巴）所致

表22-2	直接抗球蛋白试验的主要反应模式和相关免疫损伤类型

反应模式	免疫损伤类型
单纯IgG	温抗体型自身免疫性溶血性贫血 药物诱发的免疫性溶血性贫血：半抗原药物吸附型或自身抗体型
单纯补体	温抗体型自身免疫性溶血性贫血伴亚阈值量的IgG沉积 冷凝集素病 阵发性冷性血红蛋白尿症 药物诱发的免疫性溶血性贫血：三元复合物型
IgG＋补体	温抗体型自身免疫性溶血性贫血 药物诱发的免疫性溶血性贫血：自身抗体型（罕见）

病因和发病机制

- AHA可见于各个年龄段，但发病率随年龄增长而升高，部分原因为淋巴增殖性肿瘤随年龄增长而愈发多见。
- 原发性AHA自身抗体通常只特异性地针对单一红细胞膜蛋白，表明体内发生了针对自身抗原或类似免疫原的异常免疫反应；未见全身性免疫调节缺陷。
- 继发性AHA自身抗体的产生很可能源于免疫调节缺陷。
- 某些药物（如α-甲基多巴）可通过一些未知的机制诱发正常个体产生特异性抗体。停止用药后，这些抗体可自动减少并消失。
- 一些健康个体的红细胞亦可能被温反应型抗体所包被（如同AHA患者）。健康献血者中此种抗体的阳性率为1/10 000，极少数个体可进展为AHA。
- AHA的抗自身红细胞抗体具有致病性。
- 即使存在抗体，靶抗原缺失的红细胞亦可正常存活。
- 自身抗体通过胎盘进入胎儿体内可引发胎儿溶血性贫血。
- 抗体包被的红细胞主要于脾脏中被巨噬细胞捕获并吞噬及破坏，被部分吞噬的红细胞会产生表面积/体积比降低的球形红细胞。
- 巨噬细胞具有IgG的Fc段和C3、C4b片段的细胞表面受体。红细胞表面的这些免疫球蛋白和补体蛋白可协同作为调理素，增强巨噬细胞对红细胞的捕获能力。
- 大量IgG（或连同C3b）会增强肝脏和脾脏中巨噬细胞对红细胞的捕获能力。
- 补体直接溶破红细胞的现象少见于温抗体型AHA，一旦出现可能为多种机制干扰了补体的活性所致。补体裂解红细胞见于冷抗体型AHA与阵发性冷性血红蛋白尿症（见第23章）。
- 单核细胞或淋巴细胞可能通过直接的细胞毒作用破坏红细胞，不涉及吞噬效应。这一机制所致的溶血比例尚不清楚。抗体亦可黏附晚期红系前体细胞并抑制红细胞的生成。

临床特征

- 患者通常因贫血症状而就诊，有时黄疸亦可为就诊主诉。
- 通常起病缓慢，但有时可迅速发生贫血。
- 少数情况下，严重的贫血可能需要紧急处理。患者可表现为缺氧、明显苍白和乏力。此综合征多见于慢性淋巴细胞白血病或淋巴瘤继发的AHA患者。
- 轻度贫血患者体格检查可正常。脾大常见，但并非都会被注意到。可见黄疸及贫血相关体征。
- AHA可加重或首发于妊娠期间，如果及早进行治疗，母亲和胎儿健康一般不受影响。

实验室特征

一般特征

- 贫血严重程度不同，可为轻度，亦可能危及生命。
- 血涂片可见球形红细胞和嗜多色性红细胞（表示网织红细胞增多）。网织红细胞增多偶尔延迟出现（图22-1）。
- 严重病例可见有核红细胞、红细胞碎片，偶见单核细胞吞噬红细胞现象（图22-1C）。
- 若无其他原因损伤骨髓，或抗体未附着于正色素性有核红细胞和网织红细胞，常可见网织红细胞增多。约1/3的病例可发生短暂的网织红细胞相对减少。糖皮质激素或可增加网织红细胞数量。
- 多数患者中性粒细胞轻度增多，血小板计数正常，偶见免疫性中性粒细胞减少和血小板减少。

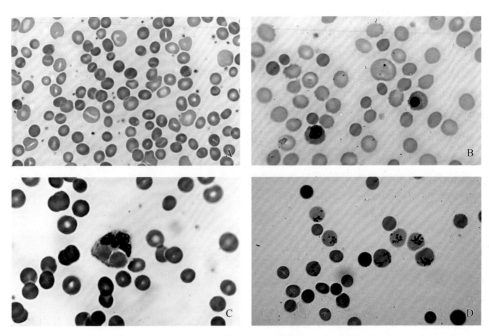

图22-1　A.血涂片。中等程度的自身免疫性溶血性贫血，小球形红细胞（小的深染红细胞）和大红细胞（推测为网织红细胞）多见。B.血涂片。重度自身免疫性溶血性贫血，可见红细胞密度减低（重度贫血），易见小球形红细胞（深染）和大红细胞（推测为网织红细胞）。可见2个有核红细胞，另一大红细胞中可见Howell-Jolly小体（残核）。有核红细胞和Howell-Jolly小体可见于重度溶血的自身免疫性溶血或脾脏切除术后。C.血涂片。重度自身免疫性溶血性贫血，单核细胞吞噬两个红细胞（噬红现象）。可见小球形红细胞增多，红细胞密度减低。D.网织红细胞染色。自身免疫性溶血性贫血，可见网织红细胞增多及大细胞伴核糖体沉积。其余为小球形红细胞（资料来源：Lichtman MA，Shafer MS，Felgar RE，et al. Lichtman's Atlas of Hematology 2016. New York, NY: McGraw Hill; 2017.www.accessmedicine.com.）

- Evans综合征为同时发生自身免疫介导的红细胞与血小板破坏性疾病，亦可见免疫性中性粒细胞破坏所致的中性粒细胞计数下降。
- 骨髓检查常提示红系增生，偶尔可发现潜在的淋巴组织增殖性疾病。
- 常见间接胆红素水平升高，可能仅轻度升高；总胆红素水平通常不超过5mg/dL，直接胆红素常低于15%。
- 结合珠蛋白水平通常减低，血清乳酸脱氢酶（LDH）水平升高。
- 尿液尿胆原增加，但血红蛋白尿少见。
- 胆红素、尿胆原、LDH及结合珠蛋白水平的改变与溶血的严重程度相关。

血清学特征（表22-2）

- 诊断AHA需要明确免疫球蛋白和（或）补体结合红细胞。
- 可通过直接抗球蛋白试验（DAT）达到检测目的。将兔抗人IgG或补体的血清加入患者洗涤红细胞悬液中，红细胞发生凝集则表示红细胞表面存在IgG或补体。
- DAT试验先使用针对补体和免疫球蛋白的广谱试剂进行检测。若结果阳性，进一步检测具体的抗体或补体成分。
- 红细胞可被以下成分包被：
  - 单纯IgG。
  - IgG和补体。
  - 单纯补体。
- 极少情况下可见到抗IgA和抗IgM抗体。
- 自身抗体在红细胞和血浆之间处于动态平衡状态。
- 间接抗球蛋白试验（IAT）可检测游离自身抗体。将患者血清与正常供者红细胞一同温育，然后加入抗球蛋白血清检测凝集反应。
- 抗体的亲和力具有差异性，但一般而言，红细胞被大量抗体包被时可检测到血清自身抗体。
- IAT阳性但DAT阴性提示很可能不是自身免疫性疾病，而是既往输血或妊娠产生的同种异体抗体所致。
- 有时患者表现出AHA的所有特征，但DAT阴性。这是因为红细胞所结合的自身抗体量低于DAT的检测下限，常可通过更灵敏的方法（如酶联免疫分析或放射免疫测定）加以确定。
- 红细胞结合的抗体量与溶血程度的关系并不固定。
- 抗体亚型IgG_1和IgG_3通常比IgG_2和IgG_4更易引发溶血，这是因为巨噬细胞的Fc受体对前两者的亲和力更高，且这些亚型与补体的结合反应活性更高。
- AHA患者的自身抗体通常可与实验室筛查所用的各种红细胞结合，因此呈现出"非特异性"。
- 然而，来自个体患者的自身抗体通常能与所有类型的红细胞抗原（即所谓的"公共"抗原）相结合，表现为缺乏特异性。
- 近半数自身抗体对Rh蛋白（Rh相关）上的表位具有特异性，因此不会与罕见的Rh阴性细胞发生反应。

- 其余的自身抗体各具特异性，但多数尚未明确。

鉴别诊断

- 其他伴有球形红细胞增多的疾病包括遗传性球形红细胞增多症、Zieve综合征、肝豆状核变性及梭菌败血症，但DAT均为阴性。
- AHA和自身免疫性血小板减少症均可为系统性红斑狼疮（继发性AHA）的表现之一。
- 也应与阵发性睡眠性血红蛋白尿症和微血管病性溶血性贫血相鉴别，但后二者球形红细胞甚少或缺如，且DAT阴性。
- 如果DAT呈现单独补体阳性，应进一步行血清学检测以区分冷反应型和温反应型自身抗体。
- 近期有输血史的患者，其体内可产生针对供者红细胞的同种异体抗体而呈DAT阳性。
- 器官移植时若O型血供者器官植入A型血受者，受者可能发生AHA的临床表现，原因可能是移植器官中持续存在的B淋巴细胞产生了针对宿主红细胞的同种异体抗体。
- 骨髓移植时O型血患者接受A或B型血供者骨髓时，可出现一过性DAT阳性。在受者本体产生的抗A或抗B抗体消失前，植入骨髓所生成的红细胞可发生溶血。
- 混合嵌合时，免疫功能正常的宿主B淋巴细胞可继续产生同种异体抗体。

治疗

- 如患者DAT阳性但溶血轻微且红细胞压积稳定，无须治疗，应随诊以观察可能出现的疾病进展。

输血

- 一般而言，贫血发展缓慢，无须输注红细胞；然而，对于速发型溶血或其他脏器功能不全（如心脏疾病）的患者，输血或可救命。
- 几乎所有交叉配血都不相合，除非患者的自身抗体针对单一红细胞抗原，且可采集到缺失该抗原的供体红细胞。
- 虽然输入的红细胞可与宿主红细胞以同等或更快的速率被破坏，但可帮助患者度过危险期。
- 血库应尽量明确患者的红细胞ABO血型，以避免同种异体抗体介导的供者红细胞溶血。

糖皮质激素

- 2/3的患者经糖皮质激素治疗后溶血减轻或停止。
- 20%的患者可获得完全缓解。
- 10%的患者疗效不佳或无效。
- 原发性AHA或继发于系统性红斑狼疮的AHA患者疗效最佳。
- 起始治疗应予以口服泼尼松60～100mg/d（即1.0～1.5mg/kg体重）（成人）。

- 危重溶血患者可在最初24小时内分次静脉输注甲泼尼龙，总量为100～200mg。
- 红细胞压积稳定后，泼尼松可以每周5mg左右的速度缓慢减量至15～20mg/d，维持2～3个月，若病情允许，可缓慢减停。部分病例糖皮质激素无法减停，此时可尝试隔日疗法，隔日口服泼尼松20～30mg。
- 疾病复发常见，治疗结束后应密切随访。
- 糖皮质激素治疗AHA的作用机制尚未完全阐明，可能的机制为其治疗早期可抑制巨噬细胞吞噬抗体包被的红细胞，晚期可抑制自身抗体的生成。

脾脏切除术

- 泼尼松不能减停的患者（约占1/3），脾脏切除术可作为替代治疗手段。若糖皮质激素起效缓慢且贫血严重，则应考虑脾脏切除术。
- 脾脏切除术可去除红细胞破坏的主要场所。虽然术后仍可发生溶血，但需要更高水平的红细胞结合抗体才能导致相同的溶血速率。有时脾脏切除术后红细胞结合的抗体量减少，但多数情况下并无变化。
- 约2/3的患者脾脏切除术后可获完全或部分缓解，但常复发。如有必要，可给予低剂量糖皮质激素。
- 脾脏切除术后败血症的风险稍有增加（儿童重于成人），若条件许可，可于手术前数周给予肺炎链球菌、B型流感嗜血杆菌和脑膜炎球菌疫苗。此外，儿童脾脏切除术后常预防性口服青霉素。
- 脾脏切除术后患者应警醒突发严重感染的可能。

利妥昔单抗

- 利妥昔单抗是针对CD20的单克隆抗体，能消除产生红细胞自身抗体的B淋巴细胞，可用于治疗AHA。但许多患者体内仍有循环自身抗体，其快速的治疗反应并不符合这一原设机制。
- 致敏的B淋巴细胞可诱导自身抗体复合物脱离巨噬细胞和单核细胞，并促使自身反应性T淋巴细胞免疫反应正常化。
- 每周375mg/m^2，连用2～4周，平均有效率达65%左右。

利妥昔单抗联合糖皮质激素

- 利妥昔单抗联合糖皮质激素的疗效尚未明确。部分研究表明联合疗法效果优于任一药物的单用方案，但其他研究则无相似结论。
- 然而，接受两药联合方案的患者显示出更长的疗效持续时间。

免疫抑制药物

- 可以每日口服环磷酰胺（60mg/m^2）或硫唑嘌呤（80mg/m^2）。
- 因其可抑制红系造血而致一过性贫血加重，所以应密切监测血细胞计数。
- 疗程可长达6个月以等待起效，获得理想效果后逐渐减量。

福他替尼（fostamatinib）

- 福他替尼是一种口服脾酪氨酸激酶（SYK）抑制剂，临床试验用其进行温抗体型AHA的治疗。
- 其他SYK抑制剂治疗AHA无效，因此疗效显然与抑制SYK无关。

- 在一项 II 期临床试验中，口服福他替尼 150mg 30 周，50% 患者的血红蛋白浓度较基线升高至少 2g/dL，多数有效患者在治疗 2 周后出现血红蛋白水平升高。
- 继发性 AHA 患者的有效率高于原发性 AHA 患者。这两种类型 AHA 应用福他替尼都有效，但样本量都很小。
- 不良事件包括腹泻、疲劳和高血压。
- III 期临床试验的结果尚未报告。

其他治疗

- 已有报道结肠炎患者结肠切除术后或卵巢表皮样囊肿切除术后，溶血性贫血得到改善。
- 偶有报道血浆置换成功治疗 AHA，但其有效性尚不确切。
- 吗替麦考酚酯和环孢素都是非细胞毒性免疫抑制剂，有效率分别为 90% 和 50%。
- 亦有其他疗法的成功案例，如大剂量静脉丙种球蛋白（每日 400mg/kg，连用 5 天）、达那唑、阿糖胞苷，以及《威廉姆斯血液学》第 10 版第 55 章中介绍的其他少见疗法。

病程和预后

- 特发性温抗体型 AHA 的特点为其缓解和复发过程不可预测。
- 10 年生存率约为 70%。
- 除贫血外，活动性溶血期间还可发生深静脉血栓形成、肺栓塞、脾梗死及其他心血管事件。
- 继发性温抗体型 AHA 患者，其预后与基础疾病相关。
- 儿童总体死亡率低于成人，为 10% ~ 30%。
- 感染相关的 AHA 具有自限性，且对糖皮质激素反应良好。
- 进展为慢性 AHA 的儿童往往年龄偏大。

更多详细内容请参阅《威廉姆斯血液学》第 10 版，Charles H. Packman：第 55 章免疫损伤导致的溶血性贫血。

（译者：赵　馨　张凤奎）

第23章

冷抗体型溶血性贫血

- 本病由自身抗体引起，其与红细胞结合的最适温度低于37℃（通常低于31℃）。
- 本病主要由两种类型的冷抗体介导：冷凝集素和多-兰（Donath-Landsteiner）抗体。
- 两种类型的临床特征差异较大，但其红细胞的破坏均主要由补体系统介导。

冷凝集素介导的自身免疫性溶血性贫血

- 冷凝集素属于免疫球蛋白M（IgM）型自身抗体，与红细胞凝集的最适温度在0～5℃。补体结合反应发生于较之更高的温度条件下。
- 本病分为原发性（慢性冷凝集素病）和继发性（通常由肺炎支原体感染或EBV相关传染性单核细胞增多症引起）（表23-1）。
- 原发（慢性）综合征的发病高峰见于50岁以上人群。
- 本病的典型特征是具有单克隆的IgM冷凝集素，或可认为是一种症状性单克隆丙种球蛋白病。
- 部分患者可伴发B细胞增殖性疾病（如华氏巨球蛋白血症）。

表23-1	自身免疫性溶血性贫血[a]
Ⅰ.冷凝集素介导	
A.特发性/原发性慢性冷凝集素病（通常与B细胞克隆性疾病相关）	
B.继发性冷凝集素性溶血性贫血	
1.发生感染性疾病后（如肺炎支原体肺炎或传染性单核细胞增多症）	
2.与已有恶性B细胞增殖性疾病相关	
Ⅱ.冷溶血素介导	
A.特发性/原发性阵发性冷性血红蛋白尿症（罕见）	
B.继发性	
1.多-兰溶血性贫血，通常与儿童急性病毒综合征相关（相对常见）	
2.先天性或成人三期梅毒（罕见）	

a少数病例可兼有冷抗体和温抗体（如原发性或特发性混合型自身免疫性溶血性贫血）或继发性混合型自身免疫性溶血性贫血伴风湿性疾病，尤其是系统性红斑狼疮。

发病机制

- 通常冷凝集素特异性针对I/i抗原。成人红细胞强表达I抗原，在新生儿红细胞则弱表达I抗原。i抗原与此相反，并可表达于网织红细胞。
- 大部分IgM冷凝集素（不论其具有抗I还是抗i特异性）具有由$V_H4～34$（一个保守的免疫球蛋白可变区基因）编码的重链可变区。
- 自然产生的冷凝集素以低滴度（小于1：32）存在于正常人体。一过性产生大量克隆限制性较弱的抗体多发生于如EBV、支原体或巨细胞病毒感染恢复期。

- I/i抗原作为支原体的受体，可能导致异常的抗原提呈并随后产生自身抗体。
- B细胞淋巴瘤中恶性淋巴细胞可产生冷凝集素。
- 抗体引起红细胞凝集的最高温度称为热幅（thermal amplitude）。热幅越高，临床显性溶血的风险越高，具体取决于环境温度。
- 冷凝集素与表皮血管中的红细胞结合（该部位温度可低于37℃），可阻碍毛细血管血流，引起肢端发绀。
- 溶血的发生依赖于抗体将补体结合于红细胞膜上的能力（补体结合反应），此过程无须红细胞同时发生凝集。
- 随后红细胞直接裂解或通过增强巨噬细胞的吞噬作用而被破坏。
- 完整的补体级联反应可引起红细胞的直接裂解，但由此引起的重度血管内溶血罕见。
- 通常，C3b和C4b片段可沉积于红细胞表面，进而刺激吞噬作用的发生。受累红细胞可被吞噬和破坏，或以部分细胞质膜缺失（部分吞噬）的球形红细胞的形式释放到血液循环。
- 红细胞被释放时可被覆C3dg，后者为一种无活性片段，可保护红细胞免受进一步的补体结合和凝集反应，但可导致直接抗球蛋白试验呈阳性。

临床特征

- 冷凝集素介导的溶血占所有自身免疫性溶血性贫血的10%～20%。
- 女性比男性多发。
- 通常为慢性溶血，但受寒时可发生急性溶血。
- 常可见肢端发绀，但皮肤溃疡和坏死并不常见。
- 偶见特发性脾大。
- 支原体感染引起的溶血发生于患者感染恢复期，且具有自限性，持续1～3周后可自行好转。
- 临床上，支原体感染患者发生显性溶血并不常见。

实验室特征

- 常为轻中度贫血。血涂片可见红细胞自身凝集（图23-1）及嗜多色性红细胞和球形红细胞增多。
- 慢性综合征其冷凝集素（通常为IgM）的血清滴度可大于1∶100 000。使用抗补体试剂时，直接抗球蛋白试验（DAT）阳性。无法检测冷凝集素本身（IgM），因其在37℃时易从红细胞上解离。
- 原则上，冷凝集素滴度越高，热幅越高，但也有例外（低滴度伴高热幅）。
- 测定冷凝集素效价和热幅须于37℃采血并分离血清。
- 抗I特异性抗体可见于特发性病例、肺炎支原体感染和部分淋巴瘤相关病例。抗i特异性抗体见于传染性单核细胞增多症和淋巴瘤。其他特异性抗体（包括Pr、M或P抗原）罕见。

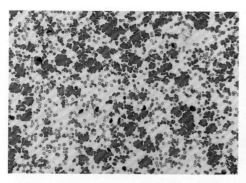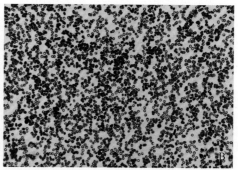

图23-1 血涂片。A.冷反应型抗体（IgM），室温下红细胞凝集。B.相同血液置于37℃检查，可见凝集明显减少（资料来源：Lichtman MA，Shafer MS，Felgar RE，et al. Lichtman's Atlas of Hematology 2016. New York，NY：McGraw Hill；2017.www.accessmedicine.com.）

鉴别诊断

- 若出现外周血管闭塞症状，尤其与低温相关时（雷诺现象），应考虑到冷球蛋白血症。
- 药物诱导的免疫性溶血性贫血，其直接抗球蛋白试验只能检测到补体呈阳性。
- 混合型自身免疫性溶血可出现IgG和补体直接抗球蛋白试验呈阳性，同时冷凝集素滴度升高。
- 阵发性冷性血红蛋白尿症（见下文）、阵发性睡眠性血红蛋白尿症（见第44章）、行军性血红蛋白尿症（见第19章）和部分红细胞酶疾病（见第14章）可引起溶血发作。

治疗、病程及预后

- 保暖非常重要，且可能是轻症患者所需的唯一处理方法。
- 利妥昔单抗对有症状的患者十分有效，有效剂量为每周 $100 \sim 375mg/m^2$，用时4周。
- 利妥昔单抗和氟达拉滨联用的方案亦得到成功应用。
- 利妥昔单抗联合苯达莫司汀可获约70%的反应率，完全缓解率达40%。
- 苯丁酸氮芥或环磷酰胺可用于病情更为严重的慢性病例。
- 脾脏切除术和糖皮质激素通常无益于本病（后者用于低滴度、高热幅病例可获部分疗效），但大剂量糖皮质激素可用于重症患者的救治。
- 血浆置换用于重症患者可短期内实现病情缓解。
- 一般而言，慢性综合征患者病情稳定，可长期生存。
- 感染后综合征呈自限性，可于数周内自行缓解。
- 原则上，合并淋巴瘤的本病患者应针对性治疗淋巴瘤。

阵发性冷性血红蛋白尿症

- 本病为罕见的溶血性贫血，其特征是寒冷暴露后反复发生大量溶血。因其与梅毒相关，既往本病较为常见。自限型发生于数种病毒感染后的儿童。

发病机制

- 寒冷刺激后于肢端激活自身抗体（多-兰抗体）——一种IgG抗体，同时早期补体蛋白低温下与红细胞结合。当环境温度恢复至37℃时，补体经典途径被激活进而导致溶血。

临床特征

- 成人患者中，本病占所有自身免疫性溶血性贫血的2%～5%。然而，儿童患者中由多-兰抗体介导的溶血性贫血约占全部免疫性溶血性贫血的1/3。
- 阵发性溶血发生时多伴有全身症状——寒战、发热、弥漫性肌痛和头痛。上述症状及血红蛋白尿通常持续数小时。亦可发生冷性荨麻疹。

实验室特征

- 血红蛋白尿的出现通常伴有血红蛋白水平的快速下降。血涂片多见球形红细胞和红细胞吞噬现象。
- 溶血发作期间及发作后即时，补体因包被红细胞，直接抗球蛋白试验呈阳性。由于多-兰抗体自身易从红细胞上解离，故而无法被直接抗球蛋白试验所检出。
- 多-兰抗体可由双相检测法检出。将红细胞与患者血清于4℃下进行孵育，之后升温至37℃，此时可发生严重溶血。
- 通常情况下，抗体（IgG型）对P血型抗原具有特异性，但也发现了针对其他抗原的特异性。
- 较之大多数的冷凝集素，多-兰抗体是一种更强有力的溶血素。

鉴别诊断

- 不同于冷凝集素病，阵发性冷性血红蛋白尿症患者的冷凝集素滴度不高。

治疗、病程及预后

- 避免寒冷暴露可预防溶血发作。
- 脾脏切除术和糖皮质激素无治疗价值。
- 抗组胺药可用于治疗荨麻疹。
- 若与梅毒感染相关，通过抗生素治疗梅毒可使溶血好转。
- 感染后阵发性冷性血红蛋白尿症可在数天至数周内自行好转，但其体内的抗体可数年内持续呈阳性。
- 特发性慢性溶血的患者通常可获得长期生存。
- 儿童病死率高。

 更多详细内容请参阅《威廉姆斯血液学》第10版，Charles H. Packman：第55章免疫损伤导致的溶血性贫血。

（译者：任　翔　邵英起　郑以州）

第24章

药物诱发的溶血性贫血

病因和发病机制

- 三种机制参与药物相关的红细胞免疫损伤：
  - 药物依赖性抗体参与的半抗原/药物吸附机制。
  - 药物依赖性抗体参与的三元复合物机制。
  - 无药物参与的红细胞反应性自身抗体机制：该抗体诱导产生于停用相关药物之后。
- 药物相关的非免疫性蛋白吸附机制亦可在无红细胞损伤的情况下，导致直接抗球蛋白试验阳性。
- 表24-1列出了可致直接抗球蛋白试验结果阳性并加速红细胞破坏的药物。
- 表24-2总结了四种药物诱发的红细胞表面免疫反应相互作用机制。

表24-1 致抗球蛋白试验阳性的有关药物[a]	
半抗原/药物吸附机制	
青霉素	卡溴脲
头孢菌素	甲苯磺丁脲
四环素	西阿尼醇
巯嘌呤	氢化可的松
	奥沙利铂
三元复合物机制	
锑波芬	丙磺舒
奎宁	诺米芬新
奎尼丁	头孢菌素
氯磺丙脲	己烯雌酚
利福平	两性霉素B
安他唑啉	多塞平
硫喷妥	双氯芬酸
托美丁	依托度酸
二甲双胍	氢化可的松
	奥沙利铂
	培美曲塞

续表

自身抗体机制	
头孢菌素	西阿尼醇
托美丁	拉氧头孢
诺米芬新	格拉非宁
α-甲基多巴	普鲁卡因胺
左旋多巴	双氯芬酸
甲芬那酸	喷司他丁
替尼泊苷	氟达拉滨
奥沙利铂	克拉屈滨
依法珠单抗	来那度胺
非免疫性蛋白吸附机制	
头孢菌素	顺铂
奥沙利铂	卡铂
不确定的免疫损伤机制	
美山妥因	链霉素
非那西丁	布洛芬
杀虫剂	氨苯蝶啶
氯丙嗪	红霉素
美法仑	氟尿嘧啶
异烟肼	萘啶酸
对氨基水杨酸	舒林酸
对乙酰氨基酚	奥美拉唑
噻嗪类	替马沙星
依非韦仑	卡铂

a药物诱发的免疫损伤机制并非都能推断出来。此外，某些药物可能通过多种机制发挥诱导作用。机制未明时，若所列药物的使用与溶血性贫血的发生时间相吻合，则可作因果推定，但无法获得明确的实验室证据。我们也将这些药物列入其中，以便读者能意识到这些潜在的关联。

表24-2	药物相关的溶血性贫血与直接抗球蛋白试验阳性的主要机制			
	半抗原/药物吸附	三元复合物形成	自身抗体结合	非免疫性蛋白吸附
原型药物	青霉素	奎尼丁	α-甲基多巴	头孢噻吩
药物作用	结合于红细胞膜	与抗体、红细胞膜成分形成三元复合物	诱导天然红细胞抗原的抗体生成	可能改变红细胞膜
药物的细胞亲和力	强	弱	无结合完整红细胞的证据，但有与红细胞膜结合的报道	强

续表

	半抗原/药物吸附	三元复合物形成	自身抗体结合	非免疫性蛋白吸附
抗药物抗体	存在	存在	缺乏	缺乏
主要抗体类型	IgG	IgM 或 IgG	IgG	无
直接抗球蛋白试验检测出的蛋白	IgG，罕见补体	补体	IgG，罕见补体	多种血浆蛋白
致抗球蛋白试验阳性的相关药物剂量	高	低	高	高
间接抗球蛋白试验阳性时是否需药物参与	是（包被受检红细胞）	是（加入检测介质）	无	是（加入检测介质）
红细胞破坏机制	脾脏扣留IgG包被的红细胞	补体直接溶解及肝/脾清除C3b包被的红细胞	脾脏扣留	无

半抗原/药物吸附机制

- 本机制需药物与红细胞膜蛋白牢固结合。青霉素为典型药物。
- 接受大剂量青霉素的患者其红细胞包被大量药物。少部分患者体内可产生抗青霉素抗体［通常为免疫球蛋白G（IgG）］，该抗体与红细胞膜上的青霉素结合，导致直接抗球蛋白试验阳性，并引发溶血性贫血。
- 青霉素引发的溶血性贫血通常发生于用药后7～10天，停药数天至2周后溶血可停止。
- 通常无青霉素过敏表现。
- 抗体包被（"调理"）的红细胞主要在脾脏被破坏。
- 红细胞上洗脱的抗体或血清中的抗体仅能与青霉素包被的红细胞起反应。此特异性可区分药物依赖性抗体或真正的自身抗体。
- 尚有其他药物可致类青霉素诱发的溶血性贫血（表24-1）。

三元复合物机制

- 红细胞损伤的机制尚不明确，可能由三种反应物（包括药物或其代谢产物、靶细胞膜上的药物结合位点及抗体）相互作用生成的三元复合物介导，此三元复合物形成后可激活补体（图24-1B）。
- 药物与红细胞膜抗原直接结合时二者之间的联结较松散，但二者结合后可形成一种新的抗原复合物，抗体进一步与之结合后便可使得药物与红细胞膜的结合变得稳固。
- 其中某些抗体特异性地针对血型抗原如Rh、Kell或Kidd，且即使在药物存在的条件下该抗体也不与缺乏这些同种抗原的红细胞发生反应。

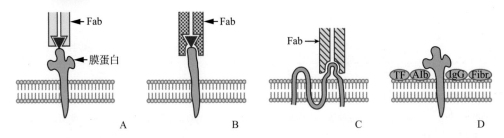

图24-1　药物介导直接抗球蛋白试验阳性的效应机制。图示为药物、抗体结合位点及红细胞膜蛋白之间的关系。图A、B和C仅单独显示免疫球蛋白的Fab区（包含一个结合位点）。A.药物吸附/半抗原机制。药物（▼）在体内与红细胞膜蛋白紧密结合，然后抗药物抗体（通常为IgG）再与药物相结合。直接抗球蛋白试验（含抗IgG抗体）可检测患者血液循环中红细胞（药物包被）上的IgG型抗药物抗体。B.三元复合物机制。药物与红细胞膜结合松散或结合量低于可检测水平。然而，若存在相应的抗药物抗体，则可形成稳定的药物、红细胞膜蛋白及抗体三元分子复合物。该机制中，直接抗球蛋白试验只能检测体内与红细胞大量共价结合的补体成分（如C3片段），而抗体本身无法检测。C.自身抗体诱导。某些药物可诱导机体产生能与红细胞膜蛋白（通常是Rh蛋白）紧密结合的抗体，但药物本身不参与复合物的组成，此种情况难以与自身免疫性溶血性贫血相鉴别。直接抗球蛋白试验可检测到患者红细胞上的IgG抗体。D.药物诱导的非免疫性蛋白吸附。某些药物可诱导血浆蛋白非特异性地吸附于红细胞膜上，直接抗球蛋白试验能检测到非特异性结合的IgG和补体成分。不同于其他药物诱导的红细胞损伤，这一机制并不缩短红细胞的体内寿命。TF, transferrin, 转铁蛋白；Alb, albumin, 白蛋白；Fibr, fibrinogen, 纤维蛋白原

- 加入抗补体试剂的直接抗球蛋白试验常呈阳性。
- 补体激活后可发生血管内溶血，导致高血红蛋白血症和血红蛋白尿，且C3b包被的红细胞可被肝脏和脾脏所破坏。

自身抗体机制

- 许多药物能诱导自身（或同源）红细胞抗体的生成，其中以α-甲基多巴最为重要（表24-1）。药物诱导自身抗体形成的机制尚不清楚。
- 服用α-甲基多巴的患者中，直接抗球蛋白试验阳性的比例为8%～36%。阳性结果出现于药物治疗开始后的3～6个月。然而，只有不到1%的患者会发生溶血性贫血。
- 接受嘌呤类似物（如氟达拉滨）治疗的慢性淋巴细胞白血病患者较少发生自身免疫性溶血性贫血。
- 无药物参与的情况下，血清中或从红细胞洗脱的抗体可在37℃的最适温度下与自身或同源红细胞发生反应。
- 与自身免疫性溶血性贫血一样，上述抗体常与Rh复合物发生反应。
- 红细胞的破坏主要由脾脏扣留IgG包被的红细胞所介导。

非免疫性蛋白吸附机制

- 接受头孢菌素治疗的患者偶尔可出现直接抗球蛋白试验阳性，原因在于该药可引发免疫球蛋白、补体、白蛋白、纤维蛋白原及其他血浆蛋白非特异性地吸附于红

细胞膜表面（图24-1D）。

- 尚无该机制引发溶血性贫血的报道。
- 其临床意义在于该情况或导致交叉配血困难。

临床特征

- 应详细采集溶血性贫血和（或）直接抗球蛋白试验阳性患者的用药史。
- 症状的严重程度取决于溶血速度，且临床表现多样。
- 半抗原/药物吸附（如青霉素）和自身免疫（如α-甲基多巴）机制相关患者的红细胞破坏多为轻中度，症状潜伏期常为数天至数周。
- 如果三元复合物机制启动（如头孢菌素或奎尼丁），则可突发严重溶血并伴血红蛋白尿和急性肾衰竭。
- 若患者既往有药物接触史，则单次用药后即可发生溶血。

实验室特征

- 检查结果与自身免疫性溶血性贫血（贫血、网织红细胞增多和高MCV）相似。
- 白细胞减少、血小板减少、高血红蛋白血症或血红蛋白尿可见于三元复合物介导的溶血性贫血。
- 血清学特点见"鉴别诊断"。

鉴别诊断

- 药物所致的免疫性溶血应与自身免疫性溶血性贫血（温抗体或冷抗体型）、先天性溶血性贫血（如遗传性球形红细胞增多症）和药物介导的红细胞代谢异常性溶血（如葡萄糖-6-磷酸脱氢酶缺乏症）相鉴别。
- 药物相关性溶血性贫血其直接抗球蛋白试验结果呈阳性。
- 半抗原/药物吸附机制介导的溶血性贫血与自身免疫性溶血性贫血的关键性区别在于，前者的血清抗体仅与药物包被的红细胞起反应。这一血清学差异加之特殊药物暴露史对鉴别诊断具有指导性意义。
- 三元复合物机制介导的溶血其抗补体血清直接抗球蛋白试验呈阳性，与冷抗体型自身免疫性溶血性贫血相似。然而，前者冷凝集素滴度和多-兰试验正常，且间接抗球蛋白试验仅在用药时呈阳性，停药后不久直接抗球蛋白试验即可转阴。
- α-甲基多巴类药物引发的溶血性贫血其直接抗球蛋白试验呈IgG（极少数为补体）强阳性，其间接抗球蛋白试验（使用正常红细胞）亦呈阳性，同时常表现出Rh特异性。尚无特异性的血清学检测方法可区分α-甲基多巴引起的溶血性贫血和具有Rh复合物特异性的温抗体型自身免疫性溶血性贫血。停药后贫血恢复且抗体消失支持本病诊断。
- 当出现药物介导的免疫性溶血相关临床表现时，合理的措施是立即停用所有可疑药物并进行血清学检查，监测网织红细胞是否减少、红细胞压积是否增加及抗球蛋白试验是否转阴。

- 再次使用可疑药物或有助于明确诊断，但仅在迫不得已的情况下进行。

治疗、病程及预后

- 停止使用相关药物往往是唯一需要采取的措施，并可能挽救三元复合物机制介导的重度溶血患者的生命。
- 输血仅用于危重或有生命危险的贫血患者。
- 通常无须使用糖皮质激素，且其疗效有争议。
- 如果大剂量青霉素用于治疗致命性感染，则除非出现了明显的溶血性贫血，否则无须因直接抗球蛋白试验阳性而调整用药。
- 仅直接抗球蛋白试验阳性不应作为停用α-甲基多巴类药物的指征，但如果必须考虑换药，也可谨慎选择其他降压药物。
- α-甲基多巴类药物引起的溶血于停药后可迅速停止，直接抗球蛋白试验可在数周或数月内逐渐转阴。
- 间接抗球蛋白试验强阳性的患者可能会出现交叉配血困难。
- 药物引起的免疫性溶血通常病情较轻，但偶有严重溶血伴肾衰竭或死亡的报道，通常由三元复合物机制所致。

更多详细内容请参阅《威廉姆斯血液学》第10版，Charles H. Packman：第55章
免疫损伤导致的溶血性贫血。

（译者：任 翔 邵英起 郑以州）

第25章

新生儿同种免疫性溶血性疾病

定义

- 本病胎儿红细胞转移到母亲体内，导致了母体自身免疫，随后母源抗红细胞抗体经胎盘转移至胎儿体内，缩短了胎儿或新生儿的红细胞寿命。
- 临床表现包括胎儿溶血性贫血、黄疸和肝脾增大，严重病例还会出现全身水肿及胆红素脑病。

发病机制

- 约75%的孕妇会发生无症状性胎儿红细胞跨胎盘转运。
- 如果母亲和胎儿间血型不合，母体同种免疫的发生概率会随经胎盘出血量的增加而增加。
- 约95%孕妇分娩时发生少于1mL的胎儿母体出血（fetomaternal hemorrhage）。
- 约1%孕妇分娩时会发生30mL以上的胎儿母体出血。
- 分娩或侵入性产科操作更易引发大量胎儿母体出血。
- 致敏风险随孕龄增长而增加，并于分娩时达到峰值（65%）。
- 胎儿母体出血也可发生于绒毛膜绒毛取样、羊膜穿刺术、治疗性流产、剖宫产术、腹部创伤及其他情况。
- 既往输血或流产也可促使母体致敏。
- 母体红细胞抗体可分为三类：抗D抗原的Rh血型抗体、抗A或抗B抗原的抗体及抗其他红细胞抗原的抗体。
- 大多数严重病例与Rh血型系统中的D抗原相关。
- 如无预防，12%RhD阳性且ABO血型相合的胎儿，以及2%RhD阳性且ABO血型不合的胎儿存在同种免疫风险。
- 抗D免疫球蛋白G可通过胎盘，并导致婴儿抗球蛋白试验阳性及溶血。
- ABO溶血性疾病的母亲通常为O型血，而胎儿为A型或B型血。
- 抗A及抗B抗体通常导致轻度溶血，极少发生重度溶血。多种其他致病性抗体已被报道，但不常见（见"流行病学"）。

流行病学

- 不同种族中血型抗原的分布决定了同种免疫性溶血性疾病的发生风险。
- 欧裔美国人RhD阴性比例约为16%，相比之下非裔美国人为8%，亚洲印度裔为5%，中国人为0.3%。

- 与母体同种免疫反应相关的红细胞抗原多达50种以上，引发程度不一的同种自身免疫性溶血性疾病。
- 女性（如O型血母亲）可能天然产生抗A或抗B抗体，或产生其他输血前未能筛查出的抗体。
- 产前筛查时，约0.2%的孕妇可检测出抗体。
- 除了抗RhD抗体，最常见于同种自身免疫反应的血型依次为Rh（C，c，E，e）、Kell、Duffy、Kidd及MNS系统。
- 母体抗体的存在并不预示发生同种自身免疫性溶血性疾病，原因在于：①IgM抗体不能通过胎盘；②胎儿和新生儿红细胞不表达或极弱表达该抗体；③母体循环中抗体浓度非常低；④IgG抗体的亚型与胎儿红细胞不合；⑤其他缓解因素。

临床特征

- ABO溶血性疾病某些方面不同于RhD型（表25-1）。

表25-1 新生儿Rh与ABO溶血性疾病的比较		
	Rh	ABO
血型		
母亲	阴性	O
婴儿	阳性	A或B
抗体类型	IgG1和（或）IgG3	IgG2
临床表现		
第一胎发病率	5%	40%～50%
再次妊娠发生溶血的预测价值	明显	无
死胎和（或）水肿	经常	罕见
重度贫血	经常	罕见
黄疸程度	+++	+～++
肝脾增大	+++	+
实验室检查		
母体抗体	一直存在	不确定
直接抗球蛋白试验（婴儿）	+	+或-
球形红细胞	0	+
治疗		
产前评估	需要	不需要
置换输血频度	约2/3	偶需
供者血型	Rh阴性，必要时特定血型	仅限O型
晚期贫血	常见	罕见

— ABO溶血性疾病见于：①母亲O型血，胎儿A型或B型血；②母亲B型血，胎儿A型血；③母亲A型血，胎儿B型血。

— ABO血型不合见于15%的O型血孕妇，但出生时胎儿或新生儿发生溶血性疾病的概率约为2%。

— ABO溶血性疾病的发生率低下，原因在于大部分抗A及抗B抗体为IgM型，不易通过胎盘。

— 产前检测母亲的抗A和抗B抗体无法预测同种免疫性溶血性疾病的发生，其原因在于难以预测胎儿红细胞A或B抗原的表达时间，以及胎儿其他表达A或B抗原的组织可稀释母源抗体。

— 首次妊娠即发生ABO血型不合源于母亲既往存在抗A及抗B抗体。RhD同种免疫则与之不同，除非母亲通过既往输血，或（罕见于）共用RhD阳性滥用静脉注射药物者针头获得了免疫。

— ABO同种免疫性溶血性疾病通常导致新生儿早期黄疸，一般光照治疗即可，极少需要换血治疗。中度贫血和轻度肝脾增大较为常见。

— 母胎ABO血型不合极少导致严重疾病（如胎儿水肿）。

— 某些种族中可观察到较高程度黄疸（如非裔、东南亚裔或西班牙裔美国人）。这可能与葡萄糖醛基转移酶基因表达变异有关。

溶血性疾病

- 贫血、黄疸及肝脾增大是新生儿同种免疫性溶血性疾病的主要表现。

- 通过潮气末一氧化碳检测仪可测量溶血速率。使用安全且无创的鼻导管，可在5分钟内完成新生儿溶血速率的定量检测。

- 疾病严重程度差异颇大。RhD同种免疫中，50%的新生儿病情轻微且无须干预，25%的新生儿分娩时有中度贫血及重度黄疸，25%的胎儿发生宫内水肿时尚不可进行宫内干预治疗。

- 通常RhD致敏的母亲中，重度贫血伴严重溶血可致胎儿水肿（低蛋白血症引起全身水肿、心力衰竭），此类胎儿可能发生宫内死亡（图25-1）。

- 水肿胎儿常伴显著肝脏、脾脏、肾脏及肾上腺的髓外造血，且可能发生门静脉及脐静脉高压、低蛋白血症（肝功能障碍）、胸腔积液及腹水。

- 较轻病例其溶血持续至不相合红细胞或攻击性IgG被清除（IgG半衰期为3周）。

- 如果出现重度贫血，婴儿可表现为面色苍白、气促与心动过速；血红蛋白低于40g/L时患儿可发生循环衰竭及组织缺氧。

- 由于胆红素可经胎盘运输，大多数受影响的婴儿出生时并无黄疸。黄疸出现于婴儿出生后第1天，重症患儿出生后数小时即可出现。

- 一般而言，轻度疾病血清胆红素于产后第4或第5天达峰值，然后缓慢下降。

- 早产儿因其肝脏葡萄糖醛酸转移酶活性低下，血清胆红素水平更高且持续时间更长。

- 随着血清胆红素水平显著升高，间接胆红素沉积于基底核和脑干核并导致胆红素脑病。

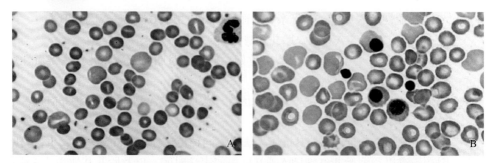

图25-1　新生儿同种免疫性溶血性疾病血涂片。A.婴儿ABO同种免疫性溶血性贫血。可见大量球形红细胞及嗜多色性大红细胞，提示网织红细胞增多。B.婴儿Rh同种免疫性溶血。可见球形细胞、网织红细胞和有核红细胞。有核红细胞明显增多为Rh血型同种免疫性溶血的特征性表现，其于ABO同种免疫性溶血中较不明显（资料来源：Lichtman MA，Shafer MS，Felgar RE，et al. Lichtman's Atlas of Hematology 2016. New York，NY: McGraw Hill；2017.www.accessmedicine.com.）

- 急性胆红素脑病初始表现为嗜睡、喂养困难及肌张力减退，如果不及时干预，可能进展为高声啼哭、发热、肌张力过高、角弓反张及不规则呼吸。
- 严重者可致死或遗留长期严重神经系统缺陷（如手足徐动样中枢性麻痹、感音神经性听力丧失、异常凝视、认知障碍）。
- 有时会发生严重血小板减少症或低血糖，为预后不良的征兆。

实验室评估

既往史

- 分娩史常可指导实验室检查。既往输血史、同种免疫、同种免疫性溶血性疾病的严重程度、胎儿水肿（90%以上的致敏母亲会复发）、新生儿死亡、非首次妊娠父亲接合性的确定（因为只有父亲的抗原阳性胎儿才有患病风险），以及相关因素有助于判断胎儿存活时间及进行病情监测。

母源红细胞抗原类型及滴度

- 所有妊娠者均应检测ABO和RhD血型，并于妊娠早期（10～16周）检测非常见红细胞同种抗体。
- 无论母亲为RhD阳性还是阴性，均应于妊娠28周再次测定RhD血型。
- 如果为同种免疫，妊娠20～28周，应每4周确认一次母亲的抗体滴度，以后每2周确认一次（图25-2）。
- 抗体滴度定义为出现凝集时最大稀释度的倒数。相差两个稀释度有意义。若滴度大于16（不同实验室滴度为8～32），应用超声和羊膜腔穿刺术检测胆红素水平，预测疾病的严重程度。
- 美国和英国的抗D水平参照国际标准并以国际单位每毫升（IU/mL）表示。达到4IU/mL以上，应立即转诊至母婴专家进行监测和风险评估。4～15IU/mL时提示发生中度同种免疫性溶血性疾病的可能性较大，超过15IU/mL则意味着极高风险发生严重同种免疫性溶血性疾病。

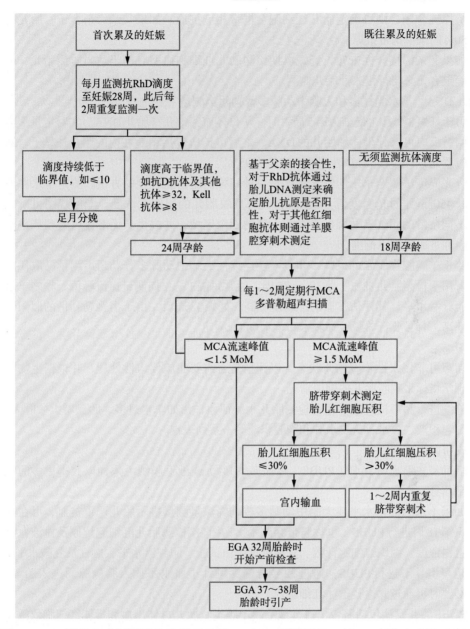

图25-2　Rh同种免疫妊娠的临床处理流程。EGA，估计孕龄；MCA，大脑中动脉；MoM，孕龄中位数的倍数［资料来源：Moise KJ Jr. Management of rhesus alloimmunization in pregnancy，Obstet Gynecol. 2008 Jul；112（1）：164-176.］

● 如果不包括抗D抗体（如抗Kell抗体），抗体滴度水平的重要性尚未确定。

父亲接合性鉴定

● 母体存在致敏或既往有同种免疫史的妊娠中，确定父亲对同种免疫性溶血性疾病中涉及的所有常见抗原的接合性，有助于确定胎儿的患病风险。如果父亲为相应抗原纯合子，则可确定胎儿红细胞会携带相应抗原。如果父亲为杂合子，胎儿有50%的概率携带抗原。

- 如果父亲的接合性未知，妊娠早期检测胎儿红细胞血型有助于适当监测胎儿，或确定有无必要行侵入性胎儿监测。

胎儿DNA、羊水胆红素和大脑中动脉多普勒超声测量

- 可于妊娠3个月（最早为第5周）时，从母体血浆中获得胎儿DNA。实时定量聚合酶链反应可区分母体和胎儿的DNA，之后可扩增包括RhD在内的胎儿外显子。通过胎儿DNA确定RhD表型的准确度为95%。

- 分光光度法测定羊水胆红素水平是一种间接测定溶血程度的方法。测定羊水在波长450nm处的光密度值（OD_{450}），其可反映胎儿的胆红素浓度。专用线图可确定不同孕龄的胆红素及胆红素可能下降的四个区域，并提供从无溶血风险到严重溶血性贫血的概率范围。

- 鉴于羊膜腔穿刺术的风险，非侵入性连续性大脑中动脉多普勒超声测量已取代前者用于检测胎儿贫血。第18～35周，通常每隔1～2周测量血流峰值，较之羊水胆红素水平，其评估贫血的准确度更高。妊娠38周后，由于多普勒测量的假阳性率高，有必要行羊膜腔穿刺术和羊水OD_{450}测定。

超声

- 超声可非侵入性检查胎儿状态，以评估是否需要实施侵入性处理，并根据生物物理学指标来判断胎儿的健康情况。

- 连续进行超声检查能够粗略检测胎儿水肿征象，诸如羊水过多、胎盘增大、肝大、心包积液、腹水、头皮水肿和胸腔积液等一系列表现。

经皮脐血管穿刺

- 借助经皮脐血管穿刺（PUBS，致死率＜1%）或绒毛膜绒毛采样以获得更多的特定信息。

- 如果羊水胆红素水平或大脑中动脉多普勒峰流量测量提示胎儿严重贫血，可在妊娠第18周进行PUBS（也称脐带穿刺术），并直接检测胎儿红细胞抗原及血液血红蛋白浓度、网织红细胞计数、直接抗球蛋白试验、胆红素水平、血气及乳酸水平。

- 超声引导下进行PUBS，通过22号脊髓穿刺针于脐水平插入脐静脉而进入胎盘；必要时可通过此途径输注红细胞。

- PUBS的并发症包括脐带出血、绒毛膜羊膜炎、胎儿母体出血和母体红细胞致敏及胎儿死亡。有报道后者发生率约3%。

新生儿评估

- 分娩后，新生儿脐血标本可用于检测血红蛋白和胆红素浓度，确定ABO和Rh血型及进行直接抗球蛋白试验。如果发生同种免疫性溶血性贫血，血涂片可见有核红细胞、小球形红细胞及嗜多色性红细胞。上述检测有助于识别O型RhD阳性血型母亲的新生儿出院前是否存在ABO同种免疫。

- 分娩后1小时，应采集母亲血样评估胎母出血程度，以便给予合适剂量的抗Rh IgG（见"治疗、病程及预后"）。

- 新生儿红细胞生成可能受抑，但通常2个月内骨髓恢复。
- 其他疾病也可引起水肿（如α-地中海贫血，见第15章），但其不存在母源抗体，借此可与同种免疫性溶血相鉴别。

治疗、病程及预后

胎儿

- 根据贫血程度、腹水进展或胆红素升高水平，应用PUBS（见"实验室评估"）为严重受累的胎儿输注红细胞。在某些中心，这一操作更为便捷的手段已取代换血疗法。
- 胎儿输注浓缩红细胞，促使红细胞压积达到40%～45%。浓缩红细胞浓度约75%，可计算需输注的红细胞体积，以达到胎儿所需的红细胞压积。
- 如果妊娠早期脐血管过于狭窄，血管内通路不能实现；或者妊娠晚期胎儿体积增大阻碍了进入脐带的通路，则有必要进行腹腔内胎儿输血。
- 既往妊娠伴同种免疫的母亲，应于既往胎儿死亡或输血的最早时间前10周开始实施胎儿输血（但除非出现水肿，否则妊娠18周前不应输血）。实施输血以保持红细胞压积在20%～25%并预防水肿。
- 用O型阴性、其他已检出抗体的相应抗原阴性、巨细胞病毒阴性的辐照浓缩红细胞与母亲进行交叉配血。
- 难以决策分娩时间，如果可能，输血应持续至妊娠34周，并于妊娠36周分娩。
- 其他促使母亲脱敏的治疗（母体免疫调节）包括静脉应用免疫球蛋白（伴或不伴血浆置换）、糖皮质激素，或者不破坏RhD阳性红细胞的重组D特异性抗体。非溶血性抗D抗体进入胎儿血液循环后，与自然溶血性抗D抗体竞争红细胞位点而改善溶血。

新生儿

- 治疗目的为预防胆红素的神经毒性。
- 紧急换血的指征：
  - 脐带血血红蛋白水平显著低于正常（可能界限为≤110g/L）。
  - 胆红素水平高于4.5mg/dL。
  - 脐带血胆红素水平快速上升（每小时＞0.5mg/mL）。
- 如果婴儿早产或生命体征不稳定，可放宽换血的标准。首次换血后，胆红素升高的速率可用于指导后续输血。
- 双倍容量置换可去除85%的致敏红细胞与超过50%的血管内胆红素，以及一些母源抗D抗体。
- 进行换血前，部分中心通过静脉应用白蛋白以动员血管外间接胆红素。最有效的手段为去除致敏红细胞和阻止胆红素的形成。
- 使用ABO相容、RhD阴性、受过辐照的血液与母亲进行交叉配血。
- 新生儿换血的潜在并发症包括低钙血症、低血糖、血小板减少症、稀释性凝血功能障碍、中性粒细胞减少症、弥散性血管内凝血、脐静脉或动脉栓塞、小肠结肠炎及感染。据报道，1981 ～ 1995年的观察显示，患病婴儿永久性严重后遗症或新生儿死亡的发生率高达12%，相比之下，健康婴儿的发生率小于1%。

- 应用重组人促红细胞生成素200U/kg皮下注射，每周3次、共6周，有助于加快血红蛋白的恢复，以及减少出生后换血的需求。这一措施同样适用于Kell抗原介导的同种免疫性疾病，因为后者红系生成障碍为其重要因素之一。

- 任何中度或重度溶血，或胆红素水平升高每小时大于0.5mg/dL的婴儿，预防性使用光疗是治疗高间接胆红素血症的主要手段，其目的为预防胆红素的神经毒性。

- 用430 ～ 490nm波段的强化光疗（≥30μW/cm²）并尽可能多地覆盖婴儿的体表面积。

- 患同种免疫性溶血性疾病的足月儿（至少妊娠38周），如果出生时血清总胆红素水平≥5mg/dL，出生后24小时≥10mg/dL，或出生后48 ～ 72小时≥13mg/dL，应实施强化光疗。

- 胆红素水平较低（血清胆红素水平通常低于5mg/dL）的早产儿或患病婴儿，以及直接抗球蛋白试验阳性的婴儿应考虑光疗，以减少血液置换。

- 亦有应用其他治疗方法。例如，一旦诊断同种免疫性溶血性疾病，应尽快静脉输注大剂量免疫球蛋白以非特异性阻断巨噬细胞的Fc受体，减少对光疗或换血的需求，从而减轻溶血。

- 宫内输血支持下，非水肿重型同种免疫性溶血性疾病的胎儿围产期存活率超过90%。即使有宫内输血史，水肿胎儿的总体生存率亦约85%。

- 荷兰实施的妊娠期前3个月筛查计划将Kell抗原诱导的同种免疫性溶血性疾病的生存率从61%提高至100%。

预防

- 绝经前女性应输注RhD、其他Rh抗原及Kell抗原相合红细胞。

- Rh免疫球蛋白（RhIg）免疫预防为RhD阴性母亲的标准治疗手段（表25-2）。

- 非致敏的RhD阴性母亲分娩72小时内，肌内注射100 ～ 300μg剂量的Rh免疫球蛋白，可促使Rh免疫性降低超过90%。

- 如果母亲为RhD阴性，新生儿为RhD阳性，美国的标准处理为第28周给予产前Rh免疫球蛋白，促使免疫反应降低至0.1%左右。极少数情况下，致敏可能发生于第28周前。

- 标准剂量300μg的RhIg（1500IU）能够保护15mL Rh阳性红细胞或30mL Rh阳性的全血胎母输血。

- 某些情况需更大量的胎母输血。RhD阴性女性娩出RhD阳性婴儿1小时后应进行血液检测。如果发生胎盘早剥或腹部外伤，应于妊娠20周后进行检测。先采用需少量母体血液的玫瑰花结试验进行检测，然后通过Kleihauer-Betke试验测定母体血液中胎儿红细胞数量。流式细胞术特别有助于定量检测母体血液中的胎儿红细胞。

- 对于接受大量胎母输血的患者，应给予更大剂量的RhIg来预防母体致敏。

- 尽管免疫预防能显著降低免疫性溶血性疾病的发病率，但美国仍有10.6/10 000的新生儿发生同种免疫致敏。
- 由于适当预防仅针对D抗原，其他不常见的抗体亦可导致溶血性疾病的发生。

表25-2　Rh免疫球蛋白的用量		
指征	给药途径	剂量
妊娠＜12周，终止妊娠	IM	50μg
妊娠＞12周，流产、意外流产、异位妊娠或其他妊娠并发症	IM，IV	300μg
妊娠＜34周，羊膜腔穿刺术或绒毛膜绒毛采样	IM IV	300μg[1] 300μg
妊娠＞34周，羊膜腔穿刺术、绒毛膜绒毛采样或妊娠期的其他操作	IM	300μg[2]
产科并发症（如胎盘早剥或前置胎盘）	IM，IV	300μg
产前，妊娠28周	IM，IV	300μg
产后[3]	IM IV	300μg[4] 120μg[4]
输注Rh阳性血	IM	20μg/mL RBC

注：RBC，红细胞；IM，肌内注射；IV，静脉注射。

1 间隔12周重复进行，直至分娩。

2 如果首次剂量21天内重复该操作，则应给予相同剂量。

3 婴儿为RhD阳性。

4 胎母出血＞15mL，应调整剂量。

资料来源：Hartwell EA. Use of Rh immune globulin：ASCP practice parameter. American Society of Clinical Pathologists，Am J Clin Pathol. 1998 Sep；110（3）：281-292。

更多详细内容请参阅《威廉姆斯血液学》第10版，Ross M. Fasano，Jeanne E. Hendrickson，Naomi L. C. Luban：第56章　胎儿和新生儿同种免疫性溶血性疾病。

（译者：葛美丽　邵英起　郑以州）

第26章

脾功能亢进症与脾功能减退症

脾脏

- 白髓（淋巴组织）具有抗原提呈作用并生成抗体。
- 红髓（单核-吞噬细胞系统）如同"过滤器"，清除血液中缺陷血细胞及外源性微粒。

脾功能亢进症（脾脏功能增强）

- 反应性脾功能亢进症源于正常脾脏功能增强，如继发于遗传性球形红细胞增多症或特发性血小板减少性紫癜；病理性脾功能亢进症源于淤血或病灶浸润。
- 一般伴随脾大。
- 血细胞减少伴随骨髓代偿性增生。
- 如存在指征，脾脏切除术可纠正相关异常。
- 表26-1列举了脾功能亢进症的病因。表26-2列举了巨脾的病因。

表26-1	脾大与脾功能亢进症的分类及其常见病因

Ⅰ.充血性
　A.充血性右心衰竭
　B.布加综合征（肝静脉栓塞伴或不伴下腔静脉扩张）
　C.肝硬化合并门静脉高压
　D.门静脉或脾静脉栓塞

Ⅱ.免疫性
　A.病毒感染
　　1.急/慢性HIV感染
　　2.急性单核细胞增多症
　　3.登革热
　　4.风疹（罕见，除外新生儿）
　　5.巨细胞病毒感染（罕见，除外新生儿）
　　6.单纯疱疹（罕见，除外新生儿）
　B.细菌感染
　　1.亚急性细菌性心内膜炎
　　2.布鲁氏菌病
　　3.兔热病
　　4.类鼻疽病
　　5.李斯特菌病
　　6.鼠疫
　　7.二期梅毒

续表

  8.回归热

  9.鹦鹉热

  10.边虫病（旧称埃里希体病）

  11.立克次体病（羌虫病、落基山斑点热、Q热）

  12.结核病

  13.脾脏脓肿（最常见致病菌包括肠杆菌、金黄色葡萄球菌及链球菌D，部分混合感染厌氧菌）

 C.真菌感染

  1.酵母菌病

  2.组织胞浆菌病

  3.系统性念珠菌病和肝脾念珠菌病

 D.寄生虫感染

  1.疟疾

  2.黑热病

  3.利什曼病

  4.血吸虫病

  5.巴贝西虫病

  6.球孢子菌病

  7.副球孢子菌病

  8.锥虫病（克氏、布氏）

  9.弓形虫病（罕见，除外新生儿）

  10.棘球蚴病

  11.猪囊虫病

  12.内脏幼虫移行症（弓蛔虫感染）

 E.炎症/自身免疫病

  1.系统性红斑狼疮（SLE）

  2.Felty综合征

  3.幼儿风湿性关节炎

  4.自身免疫性淋巴增殖综合征（ALP综合征）

  5.噬血细胞综合征

  6.普通变异型免疫缺陷病

  7.输注抗D免疫球蛋白

Ⅲ.溶血性

 A.中重度地中海贫血

 B.丙酮酸激酶缺乏症

 C.遗传性球形红细胞增多症

 D.自身免疫性溶血性贫血（罕见）

 E.镰状细胞贫血（多见于儿童早期，脾脏滞留所致）、HbC病、某些其他血红蛋白病

Ⅳ.浸润性

 A.非肿瘤性

  1.脾脏血肿（脾破裂常为血肿晚期并发症）

  2.窦岸细胞血管瘤

  3.神经鞘磷脂代谢病

   a.戈谢病

   b.尼曼-匹克病

  4.胱氨酸病

  5.淀粉样变性（轻链淀粉样、淀粉样蛋白A）

  6.多中心Castleman病

　　7.肥大细胞增多症
　　8.高嗜酸性细胞综合征
　　9.结节病
　B.髓外造血
　　1.原发性骨髓纤维化
　　2.骨硬化症（儿童）
　　3.重度地中海贫血
　C.恶性肿瘤
　　1.血液系统
　　　a.慢性淋巴细胞白血病（特别是幼淋变异型）
　　　b.慢性髓系白血病
　　　c.真性红细胞增多症
　　　d.毛细胞白血病
　　　e.重链病
　　　f.肝脾淋巴瘤
　　　g.急性白血病（急性淋巴细胞白血病/急性髓系白血病）
　　　h.霍奇金淋巴瘤及其他淋巴瘤
　　2.非血液系统
　　　a.转移癌（罕见）
　　　b.神经母细胞瘤
　　　c.肾母细胞瘤
　　　d.平滑肌肉瘤
　　　e.纤维肉瘤
　　　f.恶性纤维组织细胞瘤
　　　g.卡波西肉瘤
　　　h.血管肉瘤
　　　i.淋巴管肉瘤
　　　j.血管内皮细胞肉瘤

Ⅴ.医源性
　A.注射G-CSF
　B.注射EPO

表26-2	巨脾病因

Ⅰ.骨髓增殖性疾病
　A.原发性骨髓纤维化
　B.慢性髓系白血病

Ⅱ.淋巴瘤
　A.毛细胞白血病
　B.慢性淋巴细胞白血病（特别是幼淋变异型）

Ⅲ.感染
　A.疟疾
　B.利什曼病（黑热病）

Ⅳ.髓外造血
　重度地中海贫血

Ⅴ.浸润
　戈谢病

病理生理

- 正常脾脏具有过滤功能，清除衰老、缺陷的血细胞。
- 正常脾脏亦可清除遗传性膜结构缺陷的红细胞，以及抗体被覆的血细胞。
- 增大的脾脏可滞留、破坏正常的血细胞，导致症状性血细胞减少。
- 脾脏（全身性）血浆容量增加所致的红细胞稀释可加重贫血程度。
- 显著增多的脾脏血流可导致门静脉高压（特别是肝顺应性降低时），进一步加剧脾大和胃食管静脉曲张。
- 巨脾通过机械效应影响胃功能，导致早饱。

对血小板的影响

- 脾脏通常滞留约 1/3 循环量的血小板。
- 显著增大的脾脏可暂时性滞留高达 90% 的血小板。
- 滞留的血小板几乎正常存活于脾脏，当机体需要时即可缓慢释出。

对中性粒细胞的影响

- 循环池中大部分中性粒细胞会滞留于增大的脾脏边缘区。
- 滞留的中性粒细胞几乎正常存活于脾脏，当机体需要时即可缓慢释出（如同血小板）。

对红细胞的影响

- 红细胞变形能力低于白细胞或血小板，未完全成熟前就可能破坏于红髓中。
- 红细胞反复通过或滞留于红髓的代谢环境可致球形细胞形成。

脾大的症状

- 脾大可无症状。
- 迅速增大的脾脏可引起脾被膜紧张，诱发疼痛。
- 显著增大的脾脏可引起腹部不适、左侧卧位时入睡困难和早饱感。
- 脾梗死可诱发左上季肋部胸膜炎样疼痛或左肩部疼痛，伴或不伴摩擦音。
- 镰状细胞贫血患儿因红细胞大量蓄积并滞留于脾脏，可致脾脏迅速增大并伴有疼痛，并以贫血突发加重为特征（滞留危象）。

脾脏大小的评估

- 正常情况下，可触摸到低纵隔年轻人和消瘦者的脾脏，否则应考虑脾大。
- 腹部超声（图 26-1）、CT（图 26-2）或 MRI 可确定脾脏大小。
- 放射性核素扫描、腹部 CT 或 MRI 可识别脾脏囊肿、肿瘤或坏死。

脾大的血液学特征

- 外周血红细胞、白细胞或血小板计数减少，伴骨髓相应细胞系代偿性增生。
- 细胞形态一般正常。

脾脏切除术

- 脾脏切除术适用于严重、致命性血细胞减少症，可显著改善脾功能亢进症患者血细胞水平（有时可达正常水平）。
- 可减轻门静脉高压，但非首选治疗措施。
- 缓解脾梗死伴发的疼痛。

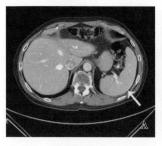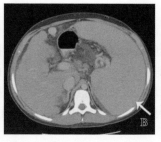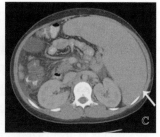

图26-1　腹部CT。A.正常脾脏大小。B.脾脏增大。C.巨脾，平肾中部水平，正常脾脏在此水平看不到或仅显示脾尾一小部分（箭头示脾边缘）（资料来源：Deborah Rubens，MD，The University of Rochester Medical Center.）

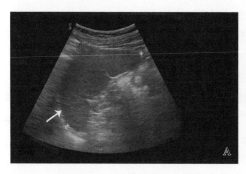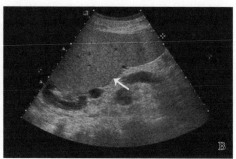

图26-2　脾脏超声，患者头左足右体位。A.正常脾脏大小，长径10.3cm。B.脾脏增大，长径16.2cm（箭头示脾边缘）。正常脾脏长径一般小于13cm，衡量脾脏大小（体积）需结合其他参数（资料来源：Deborah Rubens，MD，The University of Rochester Medical Center）

- 脾脏切除术后血小板计数快速一过性升高，可导致血栓形成（尤其是老年人和卧床患者）。
- 脾脏切除术后的远期血液学并发症详见后文"脾功能减退症"的"实验室检查"。
- 脾脏切除术去除了机体保护性"过滤网"，致患者细菌感染风险增加（特别是含荚膜的革兰氏阳性菌）。建议择期手术前2～3周，尽可能注射针对性疫苗（如肺炎链球菌、流感嗜血杆菌）。
- 术后机体对体内潜伏的病原体如疟原虫、巴尔通体、巴贝西虫抵抗力下降，导致隐性感染演变为活动性疾病。
- 特殊情况下可行脾脏部分切除术，既可减轻脾功能亢进，又可避免脾功能减退的发生。
- 近年来，伴随着替代治疗的发展和脾脏切除术适应证"门槛"的提高，某些疾病已较少选择脾脏切除术。
- 特殊情况下，某些疾病仍推荐脾脏切除术，详见相关章节（如第13章，红细胞膜疾病；第22章，温抗体型溶血性贫血；第48章，原发性骨髓纤维化；第74章，血小板减少症）。建议尽可能延迟至5岁后行脾脏切除术，以减少暴发性感染的发生风险。

脾功能减退症（脾脏功能减退）

- 脾脏功能可因疾病或外科手术切除而减退。
- 脾功能减退症可伴或不伴脾脏体积缩小。
- 脾脏滤过功能降低可诱发血小板计数轻度升高，并增加严重血液感染的风险。
- ^{99m}Tc标记的胶体硫摄入试验可准确测定脾脏清除血液中微粒的能力。
- 表26-3列出了脾功能减退症的相关疾病。

表26-3　脾功能减退症相关疾病
混杂病因
外科脾脏切除
脾区照射
镰形血红蛋白病
先天性无脾症
脾动/静脉栓塞
正常婴儿
胃肠道与肝脏疾病
乳糜泻
疱疹样皮炎
炎症性肠病
肝硬化
自身免疫性疾病
系统性红斑狼疮
风湿性关节炎
血管炎
血管球性肾炎
桥本甲状腺炎
结节病
血液及肿瘤性疾病
移植物抗宿主病
慢性淋巴细胞白血病
非霍奇金淋巴瘤
霍奇金淋巴瘤
淀粉样变性
进展期乳腺癌
血管肉瘤
败血症/感染性疾病
疟疾
播散性脑膜炎球菌血症

感染并发症

- 暴发性败血症常危及生命。
- 感染并发症常由含荚膜细菌引发，如肺炎链球菌、流感嗜血杆菌。
- 幼儿感染的风险最高，4岁以下患儿不宜行脾脏切除术。

- 外伤性脾脏切除的健康成人感染风险亦增加。

实验室检查

- 白细胞及血小板计数轻中度升高。
- 靶形红细胞、棘形红细胞及其他异形红细胞。
- 每100～1000个红细胞中可见1个豪-乔小体（核碎片残留体）。
- 虫食状红细胞（湿血涂片，直接相差显微镜观察）。
- 超活体检测可见海因茨小体数量增加。
- 溶血性疾病患者脾脏切除术后有核红细胞数量增加。

脾功能减退症或脾脏切除术后患者的治疗

- 脾脏切除术前接种多价肺炎链球菌疫苗。
- 患儿接种流感嗜血杆菌疫苗。
- 先天性无脾症患儿常规预防性应用青霉素。
- 一旦出现感染性发热，即应考虑为重症感染，并给予适宜的抗感染治疗措施。
- 口腔科处理（特别是拔牙）时应给予广谱抗生素。

更多详细内容请参阅《威廉姆斯血液学》第10版，Jaime Caro，Srikanth Nagalla：第57章 脾功能亢进症与脾功能减退症。

（译者：黄金波 邵英起 郑以州）

第27章

多克隆性红细胞增多症（原发性与继发性）

- 红细胞增多症以红细胞容量增加为特征，由于沿用了两个专业术语"polycythemia"和"erythrocytosis"，目前尚无统一的专业名称［如原发性家族性红细胞增多症（polycythemia）、肾移植后红细胞增多症（erythrocytosis）等］。在本章中，术语"polycythemia"仅用于真性红细胞增多症———一种由体细胞突变引起的获得性克隆性疾病（见第42章），术语"erythrocytosis"将用于本章讨论的所有其他状态。
- 红细胞增多症可为原发性或继发性，亦可为获得性或遗传性。
- 红细胞增多性疾病分类详见第2章，表2-2。
- 原发性红细胞增多症是指造血干细胞或红系造血祖细胞发生体细胞或胚系突变，导致红细胞对EPO反应过度，而非对缺氧的代偿性反应。
- 继发性红细胞增多症是指代偿性或非代偿性红细胞容量增加，在大多数情况下，是由EPO水平增加引起的。

原发性红细胞增多症

- 真性红细胞增多症（polycythemia vera）为最常见原发性红细胞增多症，属于获得性造血干细胞或多能造血祖细胞疾病，归属于骨髓增殖性肿瘤，详见第42章。词根"polycyt"反映了通常存在多系血细胞［如红细胞、中性粒细胞和（或）血小板］增多。

原发性家族性/先天性红细胞增多症

- 常染色体显性遗传，白细胞和血小板计数正常。
- 部分患者可能被误诊为真性红细胞增多症。
- 血清EPO水平低下为其一致性特征（图27-1）。
- 体外培养中红系祖细胞对EPO过度反应，但不同于真性红细胞增多症的红系祖细胞，前者依赖EPO。
- 源于EPO受体功能获得性突变，大部分由胞质端负性调节区缺失引起。
- 患者心血管并发症风险增加，放血疗法并不能降低风险。

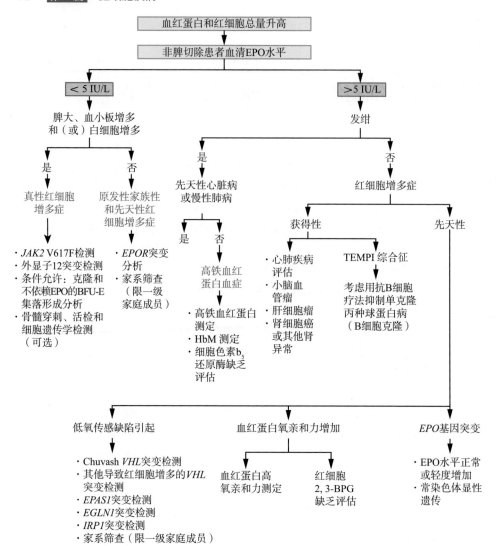

图27-1 基于EPO水平的红细胞增多症诊断流程。2, 3-BPG，2, 3-二磷酸甘油酸；BFU-E，红系爆式集落形成单位；*EPOR*，EPO受体基因；HIF-2α，缺氧诱导因子2α，由*EPAS1*基因编码；PHD2，脯氨酰羟化酶2，由*EGLN1*基因编码；*VHL*，冯·希佩尔-林道（von Hippel-Lindau）基因；TEMPI综合征，毛细血管扩张、红细胞增多伴EPO水平升高、单克隆丙种球蛋白病、肾周积液和肺内分流

继发性红细胞增多症

● 继发性红细胞增多症主要以EPO介导的红细胞生成增多，导致红细胞容量增加为特征（绝对性红细胞增多症）。包括：
  — 代偿性：机体存在缺氧，红细胞增多（血红蛋白水平升高）以改善氧供不足。
  — 非代偿性：机体不存在缺氧，红细胞增多无代偿意义。

代偿性继发性红细胞增多症

高海拔

- 急性和慢性高山病的并发症之一，红细胞代偿性增多的水平存在显著的个体差异。
- 部分高海拔山区人群（如西藏人、衣索比亚人）因体内特殊的基因对此并发症天然抵抗，而居住在高海拔安第斯山脉的盖丘亚族人和艾马拉人则出现显著的代偿性红细胞增多（蒙赫病）。
- 急性高山病：
  - 由脑部缺氧引起，可危及生命，无代偿性红细胞增多。
  - 患者可出现头痛、失眠、心悸、乏力、恶心、呕吐和反应迟钝，可进展为肺及脑水肿。
  - 治疗措施：吸氧、应用地塞米松和乙酰唑胺，快速返回低海拔地区。
- 慢性高山病：
  - 见于长期居住在高海拔地区的人群，具有遗传倾向。
  - 临床特征：显著的红细胞增多、发绀、多血症、肺动脉高压、杵状指和右心衰竭症状。
  - 血管紧张素转化酶抑制剂依那普利可能治疗有效。
  - 铁缺乏（常见于不当的静脉放血）可加剧肺动脉高压。
  - 返回低海拔地区可逐渐恢复正常。

肺部疾病

- 临床表现为动脉血氧饱和度降低、发绀及杵状指。
- 慢性阻塞性肺疾病、慢性炎症和感染可减少 EPO 的合成和分泌，导致代偿性红细胞生成不足，部分人群可出现贫血。
- 放血疗法存在争议。多数观点不赞成，部分观点认为通过放血疗法维持红细胞压积（Hct）＜55%，可能有助于降低血黏度，优化血流，改善氧气输送能力。放血疗法后，EPO 水平升高，提示组织缺氧加剧。一项临床试验显示放血疗法无治疗作用。

肺泡通气不足

- 中枢性病因如脑血管意外、帕金森病、脑炎或巴比妥酸盐中毒。
- 周围性病因如营养不良性肌强直、脊髓灰质炎、脊椎炎或重度肥胖。

睡眠呼吸暂停

- ＜5%的患者伴红细胞增多症，此类患者多白天亦存在缺氧或服用雄激素（见第 6 章）。红细胞不增多的原因有待进一步研究，可能与炎症加剧有关。

心血管疾病（艾森曼格综合征）

- 右向左分流的先天性心脏病患者动脉 PO_2 显著降低，EPO 分泌增加，Hct 可达 75%～85%。
- 放血疗法存在争议，通过放血疗法降低 Hct、改善血流无明显益处。
- 存在中枢症状（头痛、注意力不集中）时可考虑放血疗法，如放血后症状不能迅速改善，提示治疗无益，并可加剧组织缺氧（见《威廉姆斯血液学》第 10 版，第 34 章）。

- 应避免脱水治疗，以免Hct进一步升高。
- 其他可诱发继发性红细胞增多症的右向左分流的疾病包括肝硬化（肺动静脉或肺门静脉分流）、遗传性出血性毛细血管扩张症和特发性肺动静脉瘤。

非代偿性继发性红细胞增多症

中毒性低氧传感缺陷

- 氯化钴通过抑制缺氧诱导因子（HIF）负调控蛋白（如脯氨酰羟化酶2）而致Hct升高。有报道秘鲁安第斯山脉钴矿工人Hct显著升高（高达90%）。

肾移植后红细胞增多症

- 此病定义为异体肾移植后Hct持续超过51%。
- 异体肾移植受者发病率为5%～10%，随着血管紧张素转化酶抑制剂的广泛应用，此病发病率有望进一步下降。
- 常发生于移植后8～24个月，且移植肾功能良好。
- 血管紧张素转化酶抑制剂依那普利和血管紧张素Ⅱ受体拮抗剂氯沙坦均疗效确切。

肾囊肿和积水

- 囊肿液中存在EPO，或囊肿压迫肾脏而致其缺血。

肾脏肿瘤

- 见于1%～3%的肾上腺样瘤，可能系肿瘤生成过多EPO所致。
- 肿瘤切除后红细胞水平可恢复正常。
- 红细胞再次升高常提示肿瘤复发。
- 可能与*VHL*基因突变相关。

小脑血管瘤

- 约15%患者继发红细胞增多症，囊肿液和基质细胞中存在可检测水平的EPO。
- 可能与*VHL*基因突变相关。

其他肿瘤

- 见于子宫肌瘤（尤其是巨型肌瘤），肿瘤切除后红细胞水平可恢复正常。
- 肝细胞肿瘤可致红细胞增多症可能系肿瘤细胞生成EPO所致。

内分泌疾病（第6章）

- 嗜铬细胞瘤、醛固酮腺瘤、Bartter综合征或卵巢皮样囊肿可引发EPO水平升高并致红细胞增多症，肿瘤切除后红细胞水平可恢复正常。
- 嗜铬细胞瘤可能与*VHL*基因或其他基因突变相关（见第6章）。
- 库欣综合征因皮质醇及其他类固醇激素可刺激骨髓，导致轻度红细胞增多症。

雄激素治疗

- 5α-H构型的雄激素可刺激EPO生成并致红细胞增多症。
- 5α-H构型的雄激素亦可促进干细胞分化。

TEMPI综合征

- 描述兼有红细胞增多症、EPO升高和单克隆丙种球蛋白病的患者。
- 包括：①毛细血管扩张；②EPO升高和红细胞增多；③单克隆丙种球蛋白病；④肾周积液；⑤肺内分流。

- 一种获得性红细胞增多症，通过浆细胞定向治疗可逆转单克隆丙种球蛋白病。
- 病理生理学机制尚不明。

新生儿红细胞增多症

- 一种对宫内缺氧和高氧亲和力胎儿血红蛋白的正常生理性反应。
- 糖尿病母亲分娩的婴儿红细胞可能增多更甚。
- 脐带夹闭延迟可能为其促发因素。
- 出生时 Hct ＞ 65% 的新生儿可考虑接受部分换血疗法。

自体输血（血液麻醉）

- 越野滑雪运动员和长跑运动员赛前输注贮存的自体红细胞可提高比赛成绩，但剧烈运动引起的体液丢失可能导致血液黏滞度增高，危及生命。
- 运动员体内 EPO 水平降低而 Hct 升高时，需考虑到此种情况的可能。
- 注射商用 EPO 制剂可达到与自体输血近似的效果。借助此种方式提升比赛成绩有违道德，且在比赛重压与脱水状态下，可能导致药物过量与危及生命的血液黏滞度过高。此外，EPO 水平过高可能诱发与红细胞生成无关的心血管反应。

先天性继发性红细胞增多症

遗传性高亲和力血红蛋白病

- 常染色体显性遗传。
- 血红蛋白电泳仅可检测出约 50% 的异常血红蛋白。推荐应用血气分析仪测量血红蛋白氧亲和力（P_{50}）。如果没有可用于检测全血红蛋白-氧分离动力学的血气分析仪，可通过静脉血推算 P_{50} 值（见第 18 章）。
- 血红蛋白氧亲和力升高（P_{50} 降低）会导致组织缺氧；EPO 水平可升高或正常。
- 除非并发严重的血液高黏滞症状，一般不推荐静脉放血治疗。

获得性高亲和力血红蛋白病

- 可能是血液碳氧血红蛋白升高（吸烟或接触一氧化碳）的结果。

2,3-二磷酸甘油酸缺乏症

- 此病致血红蛋白氧亲和力升高（P_{50} 降低）。
- 上述异常源于二磷酸甘油酸变位酶缺乏（见第 14 和 18 章）。

先天性高铁血红蛋白血症

- 本病患者伴轻度红细胞增多症，由隐性遗传性细胞色素 b_5 还原酶缺乏（见第 14 章）或致显性遗传性高铁血红蛋白血症的球蛋白突变引发（见第 18 章）。

先天性低氧传感缺陷性疾病

Chuvash 红细胞增多症

- 一种地方病，见于俄罗斯楚瓦什（Chuvash）和意大利伊斯基亚岛，全球其他地区散发。
- 常染色体隐性遗传。
- *VHL* 基因突变（*VHL* C598T）所致，该突变上调 HIF 转录因子，促进多种基因（包括 *EPO* 基因）的转录物表达。与其他 *VHL* 突变不同，该突变与 *VHL* 肿瘤易感综合征无关。

- EPO 水平正常或升高。
- 体外培养中，红系祖细胞对 EPO 过度敏感，兼具原发性和继发性红细胞增多症的特征。
- 脑卒中、其他栓塞性血管并发症和肺动脉高压是导致患者早期死亡的常见原因，静脉放血疗法不能改善预后。

其他 *VHL* 基因突变引发的先天性红细胞增多症

- 多为兼具 Chuvash *VHL* C598T 和其他 *VHL* 基因突变的复合杂合子。
- 单独 *VHL* 基因突变罕见。

脯氨酰羟化酶缺乏症

- 一种罕见隐性遗传性 *EGLN1* 基因（编码脯氨酰羟化酶）功能缺失性突变，该突变上调 HIF 表达水平，引发轻度或临界性红细胞增多症。
- 脯氨酰羟化酶 2 需要铁，缺铁会降低其活性并增加 HIF 水平（见第 9 章）。
- 因其罕见，临床特征尚不明确。

HIF-2α 获得性功能突变

- 此罕见病源于 *EPAS1* 基因（编码 HIF-2α）获得性功能突变，该突变可增强 HIF-2 的活性，促进 EPO 的转录水平。
- 其遗传学嵌合性可能与先天性红细胞增多症、嗜铬细胞瘤及其他肿瘤相关（见第 6 章）。
- 其他临床特征有待进一步阐明。

EPO 基因突变

- 已有 2 种 *EPO* 基因突变导致红细胞增多的机制见于报道，均与 EPO 水平升高有关。
- 机制 1：*EPO* 外显子转录物来源于 *EPO* 基因内含子 1 中的一个替代启动子区，转录的 mRNA 生成大量功能性 EPO 蛋白。
- 机制 2：位于 *EPO* 5′ 非翻译区（UTR）潜在 HIF-2 结合位点突变，与 HIF-2 的相互作用增强，导致 EPO 产生增加。
- 两种红细胞增多症均为常染色体显性遗传。
- 由于罕见，对其临床表现知之甚少。

铁反应蛋白 1（IRP1）突变

- 铁对于红细胞生成至关重要。铁代谢和红细胞生成息息相关，二者交叉调节由铁调素和红铁酮间接介导（见第 9 章）。缺铁抑制脯氨酰羟化酶 2 并增加 HIF 水平（见前文 "*EPO* 基因突变"）。
- 此外，缺铁抑制红细胞生成，并通过铁和 HIF-2α（由 *EPAS1* 基因编码）的直接相互作用抑制后者。
- *EPAS1* 在其 5′ UTR 处含有铁反应元件（IRE），后者与铁反应蛋白 1（IRP1）结合。
- 小鼠实验显示，*Irp1* 缺失会导致红细胞增多。此外，来自爱尔兰和英国的人类大样本全基因组关联研究进一步证实预测的 *IRP1* 功能缺失突变与血红蛋白水平升高有关。

表观红细胞增多症（相对性或假性红细胞增多症）

- Hct升高为血浆容量减少所致，红细胞容量正常。
- 曾用名包括Gaisbock综合征；假性红细胞增多症；压力、假性与吸烟者红细胞增多症。
- 肥胖、高血压和利尿剂为其危险因素。吸烟具有双重效应：一方面促进碳氧血红蛋白生成，刺激缺氧性EPO分泌；另一方面引起血浆容量减少，导致假性红细胞增多。
- 需与重度脱水相鉴别。
- 以去除其潜在性病因为主，如肥胖（减肥）、吸烟（戒烟）。

更多详细内容请参阅《威廉姆斯血液学》第10版，Josef T. Prchal，Perumal Thiagaragan：第34章 红细胞生成和红细胞转换；Josef T. Prchal：第58章 原发性和继发性红细胞增多症。

（译者：黄金波 邵英起 郑以州）

第 28 章

卟啉病

- 卟啉病是血红素生物合成途径中酶活性异常而引发的一组遗传性或获得性疾病。上述异常导致卟啉类中间代谢产物在体内过量生成与蓄积（始于骨髓或肝脏），并引发神经损伤和（或）皮肤光过敏。

分类

- 见表 28-1。

表28-1　人卟啉病：酶突变类型、遗传方式、分类及其主要临床特征

卟啉病[a]	累及酶	突变类型数	遗传方式	分类	主要临床特征
X 连锁原卟啉病（XLP）	红系特异性δ-氨基酮戊酸合成酶（ALAS2）	4（功能获得性突变）	性连锁隐性	红细胞生成性	非疱性光敏损害
δ-氨基酮戊酸脱水酶卟啉病（ADP）	δ-氨基酮戊酸脱水酶（ALAD）	10	常染色体隐性	肝细胞性[b]	累及脑脊髓交感神经系统
急性间歇性卟啉病（AIP）	卟胆原脱氨酶（PBGD）	273	常染色体显性	肝细胞性	累及脑脊髓交感神经系统
先天性红细胞生成性卟啉病（CEP）	尿卟啉原Ⅲ合成酶（UROS）	36	常染色体隐性	红细胞生成性	累及脑脊髓交感神经系统
迟发性皮肤卟啉病（PCT）	尿卟啉原脱羧酶（UROD）	70（包括HEP）	常染色体显性[c]	肝细胞性	疱性光敏损害
肝红细胞生成性卟啉病（HEP）	UROD	—	常染色体隐性	肝细胞性[b]	疱性光敏损害
遗传性粪卟啉病（HCP）	粪卟啉原氧化酶（CPO）	42	常染色体显性	肝细胞性	累及脑脊髓交感神经系统；疱性光敏损害（少见）
混合型卟啉病（VP）	原卟啉原氧化酶（PPO）	130	常染色体显性	肝细胞性	累及脑脊髓交感神经系统；疱性光敏损害（常见）
红细胞生成性原卟啉病（EPP）——经典型	亚铁螯合酶（FECH）	90	常染色体隐性[d]	红细胞生成性	非疱性光敏损害

　　a 卟啉病按血红素生物合成途径中累及酶顺序排列。

　　b 这些卟啉病兼具红细胞生成性卟啉病特征，包括红细胞内锌原卟啉增加。

　　c 大多数 PCT 为散发性（1 型），获得性肝 UROD 酶活性抑制，酶活性低于正常水平的 20%，但家族性（2 型）PCT 酶缺陷为遗传性 UROD 突变。

　　d EPP 患者（大部分携带一个严重的 FECH 突变，表现为亚效 FECH 基因特征）两个等位基因均受累，目前认为分子水平上其为常染色体隐性遗传。

- 骨髓和肝脏是血红素合成的两个最活跃部位。光敏性皮损（下文标记为疱性 * 或非疱性 †）和（或）脑脊髓交感神经系统症状（下文标记为 ‡）为卟啉病的部分表型，据此将卟啉病分为红细胞生成性或肝细胞性卟啉病，以及皮肤或急性卟啉病。

红细胞生成性卟啉病

- 卟啉类中间代谢产物初始累积部位：红系前体细胞和网织红细胞。
- 主要类型：
  - 先天性红细胞生成性卟啉病（CEP）*。
  - 红细胞生成性原卟啉病（EPP）†。
  - X 连锁原卟啉病（XLP）†。

肝细胞性卟啉病

- 卟啉类中间代谢产物初始累积部位：肝细胞。
- 主要类型：
  - 急性肝细胞性卟啉病。
- δ- 氨基酮戊酸脱水酶卟啉病（ADP）‡。
- 急性间歇性卟啉病（AIP）‡。
- 遗传性粪卟啉病（HCP）*‡。
- 混合型卟啉病（VP）*‡。
  - 迟发性皮肤卟啉病（PCT）*。
  - 肝红细胞生成性卟啉病（HEP）*。

不同类型卟啉病

概述

- 血红素生物合成酶促反应共涉及 8 种酶，每一种酶活性改变都与一种特定类型卟啉病相关（图 28-1）。
- 不同类型卟啉病诊断性生化特征见表 28-2。

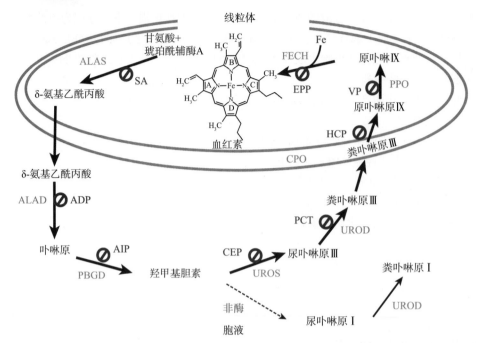

图28-1 血红素生物合成途径中各种酶与中间代谢产物，以及与每种酶缺乏相对应的卟啉病（⊘标示）。未列出红系特异性 δ-氨基戊酸合成酶功能获得性突变。ADP，ALA脱水酶性卟啉病；AIP，急性间歇性卟啉病；ALAD，δ-氨基酮戊酸脱水酶；ALAS，δ-氨基酮戊酸合成酶；CEP，先天性红细胞生成性卟啉病；CPO，粪原卟啉原氧化酶；EPP，红细胞生成性原卟啉病；FECH，亚铁螯合酶；HCP，遗传性粪卟啉病；PBGD，卟胆原脱氨酶；PCT，迟发性皮肤卟啉病；PPO，原卟啉原氧化酶；SA，铁粒幼细胞贫血；UROD，尿卟啉原脱羧酶；UROS，尿卟啉原Ⅲ合成酶；VP，混合型卟啉病

表28-2	卟啉病生化特征（包括主要卟啉与卟啉前体的增加）[a]			
卟啉病	红细胞	血浆	尿	粪
XLP	游离原卟啉和锌原卟啉[b]	原卟啉（约634nm）[c]	[d]	原卟啉[e]
ADP	锌原卟啉	ALA[e]	ALA、粪卟啉Ⅲ	[e]
AIP	PBGD活性降低（大多数患者）[e]	ALA、PBG[e]（约620nm）部分患者[f]	ALA、PBG，尿卟啉	[e]
CEP	尿卟啉Ⅰ、粪卟啉Ⅰ	尿卟啉Ⅰ、粪卟啉Ⅰ（约620nm）[f]	尿卟啉Ⅰ、粪卟啉Ⅰ	粪卟啉Ⅰ
PCT与HEP	锌原卟啉（HEP）	尿卟啉、七羧基卟啉（约620nm）[f]	尿卟啉、七羧基卟啉	七羧基卟啉、粪卟啉异构体
HCP	[e]	[c]（约620nm，部分患者）[f]	ALA、PBG、粪卟啉Ⅲ	粪卟啉Ⅲ

续表

卟啉病	红细胞	血浆	尿	粪
VP	e	原卟啉（约628nm）f	ALA、PBG、粪卟啉Ⅲ	粪卟啉Ⅲ、原卟啉
EPP	游离原卟啉 b	原卟啉 e（约634nm）f	d	原卟啉 e

注：ADP，ALA脱水酶卟啉病；AIP，急性间歇性卟啉病；ALA，δ-氨基酮戊酸；CEP，先天性红细胞生成性卟啉病；EPP，红细胞生成性原卟啉病；HCP，遗传性粪卟啉病；HEP，肝红细胞生成性卟啉病；PBG，卟胆原；PBGD，卟胆原脱氨酶；PCT，迟发性皮肤卟啉病；VP，混合型卟啉病；XLP，X连锁原卟啉病。

a卟啉病按血红素生物合成途径中累及酶的顺序排列。

b经典型XLP中锌原卟啉≤5%卟啉总量，变异型EPP上述值可高达15%～50%。

c血浆卟啉水平多正常，其于疱性皮损进展时升高。

d仅伴有肝病时尿液卟啉（特别是粪卟啉）升高。

e卟啉水平正常或轻度升高。

f倍比稀释后，血浆于中性pH时荧光发射峰值。

红细胞生成性卟啉病

先天性红细胞生成性卟啉病

发病机制

- 尿卟啉原Ⅲ合成酶活性严重缺乏（＜正常水平5%）所致，罕见（报道的患者约200例），呈常染色体隐性遗传。

临床特征

- 早年即可出现严重的光敏性皮损，形成表皮下大疱性损伤，可进展为硬皮性毁蚀，愈合后形成瘢痕、色素改变、多毛和脱发。颜面部和手指可因细菌感染而变形。
- 部分可表现为胎儿宫内水肿。
- 紫外线照射下红棕色牙齿散发红色荧光为其特征性改变。
- 溶血性贫血常见，伴脾大和骨髓代偿性增生。
- 迟发病例可能与克隆性骨髓增殖或增生异常性疾病相关。

诊断及实验室特征

- 宫内富含卟啉的黑褐色羊水为其特征性改变。
- 患儿出生后尿布染为粉红至黑褐色具有诊断意义。
- 红细胞、尿液卟啉类（主要为尿卟啉和粪卟啉，异构体Ⅰ）和粪便卟啉类（主要为粪卟啉异构体Ⅰ）水平显著升高。
- 所有病例突变均需经DNA检测确认。

治疗

- 严重病例可能存在输血依赖。
- 注意避光、防止皮肤损伤，及时治疗感染。局部外敷遮光剂预防紫外线和可见光疗效甚微。
- 幼童首选异基因造血干细胞移植。

- 大量输血或羟基脲抑制骨髓造血、脾脏切除术、口服活性炭等疗效欠佳。
- 目前正在利用逆转录病毒、慢病毒载体和CEP患者造血干细胞探索基因治疗。

红细胞生成性原卟啉病和X连锁原卟啉病

发病机制

- 红细胞生成性原卟啉病（EPP）由亚铁螯合酶（FECH）活性缺失所致，其发病率居于卟啉病第三位（儿童中位列第一），XLP由红系δ-氨基酮戊酸合成酶［ALAS（ALAS2）］获得性功能突变所致。分子水平上，EPP呈常染色体隐性遗传（获得性功能突变存在于2个*FECH*等位基因），XLP呈X连锁遗传（1个*ALAS2*等位基因发生了获得性功能突变）。
- EPP患者FECH活性不及正常人的20%，由一个*FECH*等位基因严重突变所致，表现为亚效*FECH*基因特征。偶见2个*FECH*等位基因严重突变。
- X连锁原卟啉病（XLP）由一个ALAS2等位基因功能获得性剪切突变所致，导致δ-ALA合成显著增加，进一步代谢为红系前体细胞和网织红细胞中的原卟啉IX。

临床特征

- 儿童时期出现非疱性光敏损害为其特征性改变。
- 主要表现为光照后皮肤灼痛、瘙痒、红肿（表28-3）。疼痛使患者主动避免光照，因此上述皮损很少出现。
- 早年并发原卟啉胆石症常见。
- 除肝脏损害外，无脑脊髓交感神经系统症状。
- 可见轻度缺铁及小细胞性贫血。
- 胆汁淤积性肝病（原卟啉肝病）可表现为腹痛、黄疸，不足5%的患者进展迅速。
- 迟发病例可能与骨髓增殖或增生异常性疾病相关。

表28-3 红细胞生成性原卟啉病常见临床表现

症状及体征	发生率（%）
烧灼感	97
水肿	94
瘙痒	88
红斑	69
瘢痕	19
小水疱	3
贫血	27
胆石症	12
肝功能异常	4

资料来源：Bloomer J，Wang Y，Singhal A，et al. Molecular studies of liver disease in erythropoietic protoporphyria，J Clin Gastroenterol. 2005 Apr；39（4 suppl 2）：S167-S175。

诊断及实验室特征

- 缺乏特征性体征常使得EPP诊断延迟，尿液卟啉类正常。

- 红细胞、血浆、胆汁和粪便中游离原卟啉水平升高。
- 确诊依赖于证实红细胞内原卟啉（主要为游离原卟啉而非锌原卟啉）水平升高。

治疗

- 注意避光，局部外敷遮光剂阻挡紫外线和可见光，口服β-胡萝卜素（120～180mg/d）。
- α-黑色素细胞刺激素类似物阿法诺肽可增加皮肤黑色素水平，并且在临床试验中显示出疗效，目前已被美国FDA批准临床应用。
- 原卟啉肝病治疗措施包括红细胞输注、血浆单采术、氯化血红素，以及给予考来烯胺、熊去氧胆酸和维生素E等，必要时可考虑肝脏和骨髓移植。

肝细胞性卟啉病

δ-氨基酮戊酸脱水酶卟啉病

发病机制

- 由δ-氨基酮戊酸（ALA）脱水酶活性严重缺失所致，呈常染色体隐性遗传。
- 肝脏和骨髓都可能引起中间代谢产物的聚集。

临床特征

- 罕见（共报道8例）。
- 患者的脑脊髓交感神经系统症状与AIP类似（详见下文）。

诊断及实验室特征

- 尿液ALA和粪卟啉Ⅲ水平显著升高，PBG水平正常或仅轻度升高，红细胞锌原卟啉水平显著升高。
- 红细胞ALAD活性低于正常水平的5%。
- 需与其他引起ALAD缺乏的疾病相鉴别，如铅中毒（检测血铅水平）、遗传性高酪氨酸血症（检测尿琥珀酰丙酮），检测出ALAD突变即可确诊。

治疗

- 同AIP；氯化血红素疗效似乎最佳。
- 骨髓移植可能有效，但相关研究甚少。
- 肝脏和骨髓移植效果尚不明确。

急性间歇性卟啉病

发病机制

- 由PBG脱氨酶部分缺失所致，呈常染色体显性遗传。

临床特征

- 神经系统症状急性发作常见，持续数天；如未治疗，可持续更长时间。
- 腹痛最为常见，通常为首发症状。
- 四肢、背部或胸部疼痛；恶心、呕吐、便秘、腹胀、肠梗阻及尿潴留较为常见。
- 腹部压痛、发热、白细胞计数升高多不显著。
- 神经病变（主要为运动神经）可引起四肢瘫痪和呼吸麻痹。
- 癫痫发作（可继发于低钠血症和抗利尿激素分泌失衡）和精神症状常提示累及中枢神经系统。

- 心动过速、高血压、多汗和震颤提示交感神经系统兴奋。
- 疼痛和抑郁可演变为慢性过程。
- 高达90%的伴PBG脱氨酶活性降低个体无任何症状。
- 可能的诱因：
  — 诱导肝ALAS1与细胞色素P450酶合成的药物和激素（尤其是孕酮）（表28-4）。
  — 能量或碳水化合物摄入不足。
  — 并发疾病、感染或手术。
- 肝细胞癌和慢性肾脏病发生风险增加。

表28-4 急性卟啉病非安全性药物[a]
乙醇
巴比妥类[a]
卡立普多[a]
氯硝西泮（大剂量）
达那唑[a]
双氯芬酸[a]及其他NSAID类
麦角碱
雌激素[a, b]
乙氯维诺[a]
格鲁米特[a]
灰黄霉素[a]
美芬妥英
甲丙氨酯[a]（及美布氨酯[a]、泰巴氨酯[a]）
甲乙哌酮
甲氧氯普胺[a]
苯妥英[a]
扑米酮[a]
天然及合成的黄体酮[a]
吡嗪酰胺[a]
吡唑酮（氨基比林、安替比林）
利福平[a]
琥珀酰亚胺（乙琥胺、甲琥胺）
磺胺类抗生素[a]
丙戊酸[a]

注：未列于该表的药物，使用前如需获知更多信息，可访问美国卟啉病基金会网站（www.porphyriafoundation.com）及欧洲卟啉病倡导会网站（www.porphyria-europe.com）。NSAID，非甾体抗炎药。

a 美国药品说明书中将卟啉病列为禁忌证、禁用、慎用或毒副作用明显的药物。

b 雌激素应用于迟发性皮肤卟啉病不安全，但可慎用于急性卟啉病。

资料来源：Anderson KE，Bloomer JR，Bonkovsky HL，et al. Recommendations for the diagnosis and treatment of the acute porphyrias，Ann Intern Med. 2005 Mar 15；142（6）：439-450。

诊断及实验室特征

- 尿液可呈褐色（卟吩胆色素）或红色（卟啉类）。
- 建议尽早筛查尿液中显著升高的PBG。
- 急性发作期尿液ALA和PBG水平升高，ALA排出量可达25～100mg/d，PBG可达50～200mg/d（图28-2）。
- 约90%的病例红细胞PBG脱氨酶活性约为正常水平的50%。
- 建议DNA检测确定致病性突变（常呈家族特异性）。

治疗

- 保证足够的能量摄入。
- 避免服用疾病诱发性药物（最新列表见https://porphyriafoundation.org/drugdatabase/）。
- 合理禁食，及时治疗并存疾病或感染。
- 急性发作期常需住院治疗：
  — 轻度发作：静脉补充葡萄糖（至少300g/d）。

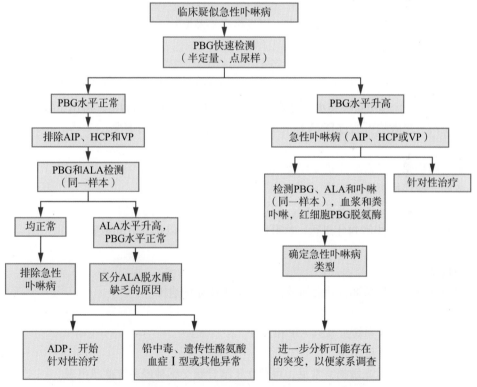

图28-2　临床疑似急性卟啉病患者实验室评价推荐流程示意图。该图显示如何通过生化检测确定或排除诊断，以及何时启动针对性治疗。此流程不适用于近期曾接受高铁血红素治疗或卟啉病特征性临床症状已消失患者。较之急性间歇性卟啉病（AIP），遗传性粪卟啉病（HCP）和混合型卟啉病（VP）患者δ-氨基酮戊酸（ALA）和卟胆原（PBG）水平升高幅度相对较小，且恢复期下降更快。突变检测可进一步确定诊断，并极有助于检测出家系中潜伏期卟啉病患者

— 非轻度发作：静脉输注氯化血红素（标准方案：3～4mg/kg，每日一次，持续4天或更长时间），推荐用人白蛋白溶液（而非注射用水）稀释，以免发生注射部位静脉炎。

- 长效促性腺激素释放激素激动剂可用于预防女性经前频繁发作。
- RNA干扰剂givosiran，可下调肝脏ALAS1合成水平，目前已被批准用于预防急性肝性卟啉病的频繁发作（2.5mg/kg，每月1次，皮下注射）。
- 常规措施无效的难治性患者可选择肝脏移植。
- 推荐所有50岁以上急性卟啉病患者每6～12个月进行一次肝脏影像学检查，以排除肝细胞癌。

遗传性粪卟啉病

发病机制

- 由粪卟啉原氧化酶部分缺乏所致，呈常染色体显性遗传。

临床特征

- 脑脊髓交感神经系统症状同AIP。
- 发作诱因同AIP。
- 可出现类似PCT的疱性光敏损害，但发生率不及VP。
- 肝细胞癌发生风险增加。

诊断及实验室特征

- 急性发作期尿液ALA及PBG水平升高，与AIP类似。尿粪卟啉Ⅲ水平亦升高。
- 不同于AIP，粪便卟啉类水平显著升高，且以粪卟啉Ⅲ升高为主，可用于鉴别。
- 几乎所有患者均可通过DNA检测出致病性粪卟啉原氧化酶突变。

治疗

- 脑脊髓交感神经系统症状治疗及预防同AIP。
- 皮肤光敏性损害疗效不佳。
- 对于存在皮肤症状的患者来说，避光及防护服的使用最为重要。
- 推荐50岁以上患者每年进行一次肝脏影像学检查，以排除肝细胞癌。

混合型卟啉病

发病机制

- 由原卟啉原氧化酶部分缺乏所致，呈常染色体显性遗传。

临床特征

- 脑脊髓交感神经系统症状同AIP和HCP。
- 发作诱因同AIP和HCP。
- 类似PCT的疱性光敏损害常见，可独立于脑脊髓交感神经系统症状出现。
- 肝细胞癌发生风险增加。

实验室特征

- 急性发作期尿液ALA、PBG和尿卟啉水平升高，与AIP类似。尿粪卟啉Ⅲ水平亦升高。
- 不同于AIP和HCP，粪便卟啉类水平显著升高，且以粪卟啉Ⅲ和原卟啉Ⅸ升高为主，可用于鉴别。

- 血浆荧光峰值为 628nm 的卟啉类水平升高，具诊断意义。
- 几乎所有患者均可通过 DNA 检测出致病性 PPO 突变。

治疗

- 脑脊髓交感神经系统症状的防治同 AIP。
- 穿戴防护服及避免日光照射对于存在疱性光敏损害的患者至关重要。
- PCT 的治疗方法对 VP 无效。

迟发性皮肤卟啉病

发病机制

- 人卟啉病中最常见类型。
- 源于肝 UROD 活性严重缺陷，后者由其抑制物（亚甲基尿卟啉）所致。
- 一种铁相关性疾病，几乎所有患者均存在肝脏铁沉积。
- 多数患者存在数种易感因素：饮酒、吸烟、雌性激素（女性）、HCV 感染、HFE 突变、HIV 感染及 UROD 突变等。
- 大多数 PCT1 型患者无 UROD 突变（伴 PCT 家族史者称为 3 型）。
- 不同于 PCT1 型，PCT2 型为 UROD 突变杂合子，患者常有同病亲属或其发病年龄更早，可用于鉴别。

临床特征

- 患者皮肤脆性增加，皮肤暴露部位（特别是手背）疱疹。
- 其他特征包括色素沉着、毛发过多、脱发及瘢痕形成。
- 肝硬化、肝细胞癌发生风险增加可能由一种或多种易感因素或 PCT 疾病本身引起。
- 已有环境或职业暴露于多卤化芳香烃（如六氯苯）引起暴发流行的报道。

诊断及实验室特征

- 尿液和血浆中羧基卟啉类水平显著升高，主要以尿卟啉和七羧基卟啉水平升高为主。

治疗

- 去除易感因素，戒酒及停服雌性激素。
- 首选放血治疗，将血浆铁蛋白水平控制于 20ng/mL 以下，疗效确切。
- 小剂量羟氯喹方案（100mg，每周 2 次）适用于存在放血禁忌或不能耐受的患者。
- 治疗丙型肝炎可能对 PCT 有效，但缺乏相关经验。

肝红细胞生成性卟啉病

发病机制

- HEP 是一种由纯合子或复合杂合子 UROD 突变引起的罕见疾病，属于纯合子家族性 PCT2 型，但至少一个等位基因存在部分酶活性。

临床特征

- 类似于 CEP，儿童时期发病。
- 可出现贫血、肝脾增大。

诊断及实验室特征

- 与PCT类似，尿液、血浆和粪便中卟啉类水平升高，此外红细胞锌原卟啉水平显著升高。
- 红细胞UROD活性为正常水平的2%～10%。

治疗

- 避光最为重要。局部外敷遮光剂预防紫外线和可见光可能有效。
- 治疗PCT的措施用于本病一般无效。

更多详细内容请参阅《威廉姆斯血液学》第10版，John D. Phillips，Karl Anderson：第59章 卟啉病。

（译者：杨　斐　施　均）

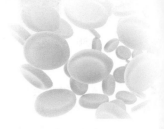

第三篇　粒细胞疾病

第29章

中性粒细胞疾病的分类和临床表现

概论

- 某些种族（如非洲血统、也门犹太血统）人群的中性粒细胞计数值显著低于欧洲血统人群。这种差异是一种重要的区别，以避免对这些个体进行不必要的评估。非洲血统男性的正常中性粒细胞绝对计数值可能是 $1.3×10^9/L \sim 6.6×10^9/L$。
- 在本分类中，我们关注那些中性粒细胞是唯一或主要受累细胞的疾病（表29-1）。
- 中性粒细胞减少或中性粒细胞增多是影响多系血细胞疾病的一部分［如再生障碍性贫血（见第3章）、骨髓增生异常综合征（见第45章）、急性和慢性髓细胞性白血病（见第46和47章）和慢性骨髓增生性疾病（见第42、43和48章）］。
- 目前很难用严格的病理生理学方法对中性粒细胞疾病进行分类，因为：
  - 在中性粒细胞减少的状态下，血液中性粒细胞的浓度很低，使得测量自体细胞的循环动力学在技术上很困难。
  - 血液中中性粒细胞存在两个"室"（循环室可由中性粒细胞计数测得，而隔离在小血管床中的边缘室，不可计入中性粒细胞计数），循环中中性粒细胞随机消失，循环时间极短（半衰期大约为6小时），缺乏能够检测组织室中性粒细胞容量的实用技术，中性粒细胞由于凋亡或从胃肠组织室中排泌消失，都使得多室动力学分析变得更为困难。
- 因此，中性粒细胞疾病的分类，部分是基于病理生理的，部分是描述性的（表29-1）。

表29-1　中性粒细胞疾病分类

Ⅰ. 中性粒细胞数量异常

　A. 中性粒细胞减少

　　1. 中性粒细胞生成减少

　　　a. 先天性严重中性粒细胞减少症（Kostmann综合征及相关疾病）

　　　b. 网状细胞发育不全（先天性白细胞减少）

　　　c. 中性粒细胞减少及胰腺外分泌功能障碍（施-戴综合征）

　　　d. 中性粒细胞减少症及免疫球蛋白异常综合征（如高IgM综合征）

　　　e. 中性粒细胞减少症及细胞免疫功能紊乱（软骨毛发发育不全）

　　　f. 智力落后、畸形、中性粒细胞减少症（Cohen综合征）

　　　g. X染色体连锁的心肌病及中性粒细胞减少症（Barth综合征）

h. 先天性骨髓粒细胞缺乏症

i. 疣、低丙种球蛋白血症、感染和先天性骨髓粒细胞缺乏症（WHIM）综合征

j. 新生儿中性粒细胞减少症和母亲高血压

k. Griscelli综合征

l. 糖原贮积症Ⅰb

m. Hermansky-Pudlak综合征2

n. Wiskott-Aldrich综合征

o. 慢性发育不良性中性粒细胞减少症

　（1）药物诱导

　（2）周期性

　（3）支链氨基酸血症

p. 急性发育不全性中性粒细胞减少症

　（1）药物诱导

　（2）感染

q. 慢性特发性中性粒细胞减少

　（1）良性

　　（a）家族性

　　（b）偶发性

　（2）有症状的

2. 中性粒细胞破坏增加

a. 同种免疫新生儿中性粒细胞减少症

b. 自身免疫中性粒细胞减少症

　（1）特发性

　（2）药物诱导

　（3）Felty综合征

　（4）系统性红斑狼疮

　（5）其他自身免疫性疾病

　（6）补体激活的中性粒细胞减少

　（7）纯白细胞发育不全

3. 中性粒细胞分布不均

a. 假性中性粒细胞减少症

B. 中性粒细胞增多

1. 中性粒细胞生成增多

a. 遗传性中性粒细胞增多症

b. 13-或18-三体

c. 慢性特发性中性粒细胞增多

　无脾

d. 中性粒细胞增多或中性粒细胞类白血病反应

　（1）炎症

　（2）感染

　（3）急性溶血或出血

　（4）癌症，包括分泌粒细胞集落刺激因子（G-CSF）的肿瘤

　（5）药物（如糖皮质激素、锂、粒细胞集落刺激因子或粒细胞-单核细胞集落刺激因子，肿瘤坏死因子-α）

　（6）乙二醇暴露

　（7）运动

　　　　e. Sweet综合征

　　　　f. 吸烟

　　　　g. 心肺旁路

　　2. 中性粒细胞从循环流出减少

　　　　a. 药物（如糖皮质激素）

　　3. 中性粒细胞分布异常

　　　　a. 假性中性粒细胞增多症

Ⅱ. 中性粒细胞功能异常

　　A. 中性粒细胞黏附功能缺陷

　　　1. 白细胞黏附缺陷

　　　2. 药物诱导

　　B. 运动或趋化缺陷

　　　1. 肌动蛋白聚合异常

　　　2. 新生中性粒细胞

　　　3. 使用白细胞介素-2

　　　4. 心肺旁路

　　C. 杀灭微生物能力缺陷

　　　1. 慢性肉芽肿疾病

　　　2. RAC-2缺陷

　　　3. 髓过氧化物酶缺乏

　　　4. 高免疫球蛋白E（Job）综合征

　　　5. 葡萄糖-6-磷酸脱氢酶缺乏

　　　6. 大面积烧伤

　　　7. 糖原贮积症Ⅰb

　　　8. 酒精中毒

　　　9. 终末期肾病

　　　10. 糖尿病

　　D. 细胞核或细胞器结构异常

　　　1. 遗传性巨多核细胞

　　　2. 遗传性分叶过多

　　　3. 特定颗粒缺乏

　　　4. 佩-许异常

　　　5. Alder-Reilly异常

　　　6. May-Hegglin异常

　　　7. Chédiak-Higashi病

Ⅲ. 中性粒细胞诱导的血管或组织损伤

　　A. 肺疾病

　　B. 输液相关肺损伤

　　C. 肾脏疾病

　　D. 动脉闭塞

　　E. 静脉闭塞

　　F. 心肌梗死

　　G. 心室功能损伤

　　H. 脑卒中

　　I. 肿瘤形成

　　J. 镰状细胞病血管阻塞危象

中性粒细胞减少

- 某些儿童综合征被列入中性粒细胞生成减少。它们可能应被列入慢性发育不良或慢性特发性中性粒细胞减少。然而，它们似乎易发生于小儿，且在很多病例中致病基因突变是已知的。

- 三种儿童综合征：皮尔森综合征、范科尼综合征和先天性角化不良，尽管存在中性粒细胞减少，但粒细胞减少只是全血细胞减少的一部分，因而未纳入本章节讨论的范围（见第3章）。

- 慢性特发性中性粒细胞减少包括：
  - 骨髓增生正常，但在中性粒细胞减少时，粒系增生代偿不足的病例（约占1/3）。
  - 骨髓粒系造血高度增生但无效造血的病例（约占1/2）。
  - 骨髓粒系造血呈低增生的病例（约占1/6）。

- 感染所致中性粒细胞数量减少或者功能异常相关临床表现：
  - 感染的频率和类型与中性粒细胞数量的相关性是不完全的。
  - 中性粒细胞减少的原因、并发的单核细胞或淋巴细胞减少、正在应用酒精或糖皮质激素及其他因素都会影响感染的概率。
  - 中性粒细胞减少患者的感染最初常由革兰氏阳性球菌引起，通常在浅表部位，包括皮肤、口咽、支气管、肛管或阴道。然而，任何部位都可发生感染，革兰氏阴性菌、病毒或机会致病菌也会涉及。
  - 严重中性粒细胞减少患者的脓液形成减少。不化脓会误导临床医生并延误对感染部位的识别，因为很少会有体格检查或影像学检查的发现。
  - 渗出、肿胀和区域性淋巴结肿大在严重中性粒细胞减少的患者中发生率较低。尽管中性粒细胞显著减少，发热很常见，但局部疼痛、触痛和红斑者几乎总是存在。

- 一些人会出现显著的中性粒细胞减少，是由于血液中的大部分中性粒细胞存在于边缘室而非循环室。这种类型的中性粒细胞减少，其血液中总的中性粒细胞池是正常的，中性粒细胞进入组织的能力是正常的，这种中性粒细胞的不典型循环分布不会引起感染。这一改变被称为假性中性粒细胞减少。当患者出现中性粒细胞计数减少，没有临床症状，血红蛋白及血小板计数正常，也没有服用可疑药物时，需要考虑到这种情况。

中性粒细胞质量（功能）异常

- 中性粒细胞的功能取决于中性粒细胞黏附、穿透血管内皮、沿趋化梯度迁移，以及吞噬或杀伤微生物的能力。其中任何一种功能的缺失都会诱发感染（见第31章）。

- 胞内收缩蛋白、颗粒合成或内含物或胞内酶的缺陷可能引起中性粒细胞运动、吞噬或杀伤能力的缺失。

- 这些缺陷可能是遗传性的或者获得性的。
- 慢性肉芽肿病和Chédiak-Higashi综合征是先天性遗传缺陷的两个例子（见第31章）。
- 获得性疾病由细胞外在因素引起，包括由糖尿病、酗酒或糖皮质激素过量导致的细胞运动、趋化性和吞噬功能受损。
- 获得性内在性疾病通常为克隆性髓系疾病的临床表现（如白血病中性粒细胞的颗粒缺陷）（见第45章）。
- 中性粒细胞严重的功能异常可导致金黄色葡萄球菌、产气克雷伯菌、大肠杆菌和其他过氧化氢酶阳性微生物感染（见第31章）。

中性粒细胞增多

- 中性粒细胞过多并不会导致特异的临床表现。
- 冠脉微循环缺血再灌注损伤的部分原因就在于心肌毛细血管中的中性粒细胞阻塞。

中性粒细胞引起的血管或组织损伤

- 中性粒细胞产物可能参与了炎性皮肤病变，以及肠道、滑膜、肾小球、支气管、视网膜和肺间质疾病的发病。
- 中性粒细胞产生的高活性氧可能作为致突变物增加肿瘤风险。
  - 慢性溃疡性结肠炎的患者发展为肠癌。
  - 慢性白细胞计数升高与肺癌发生的相关性，不受吸烟的影响。
- 氧化剂，尤其是中性粒细胞释放的次氯酸和氯胺，半衰期极短但可能灭活组织液中的蛋白酶抑制剂，使得弹性蛋白酶、胶原酶、明胶酶及其他的蛋白酶或阳离子蛋白引起组织损伤。
- 中性粒细胞选择素和整合素分子（如细胞内黏附分子-1、内皮细胞-白细胞黏附分子-1）的表达有助于中性粒细胞作为病原体。黏附的中性粒细胞会导致微血管损伤［如糖尿病视网膜病变，镰状细胞血管病变（见第16章），输血相关急性肺损伤（见第92章），特定类型的肾、脑、视网膜和冠状血管病变，以及其他情况下的微血管损伤］。
- 血栓形成也被归因于白细胞产物，特别是组织因子。

网络状态

- 中性粒细胞释放组蛋白、DNA、蛋白酶及抗微生物分子，形成中性粒细胞胞外诱捕网（NET），作为其炎症反应的一部分。
- 这些细胞外网络被认为既能捕获又能杀死微生物。
- NET可能引起中性粒细胞相关内皮损伤、血管炎、血栓形成，诱导自身免疫性疾病、动脉粥样硬化和肿瘤形成等病理过程。

中性粒细胞与淋巴细胞计数的比值

- 对于急诊或重症患者，该比值在预测菌血症方面优于中性粒细胞计数。
- 该比值与肺癌、前列腺癌、胰腺癌、食管癌、肝癌及结直肠癌患者的病程有关。
- 该比值对急性心肌梗死、充血性心力衰竭和脑卒中患者有预后价值。

异常中性粒细胞计数和异常单核细胞分布宽度

- 单核细胞分布宽度增大（＞20.0U）加上异常的中性粒细胞计数（高于或低于正常值）意味着脓毒症的可能。如果体温也有异常（高于或低于正常）、呼吸频率和心率增快，则脓毒症的概率超过90%。

 更多详细内容请参阅《威廉姆斯血液学》第10版，Marshall A. Lichtman：第62章　中性粒细胞疾病的分类和临床表现。

（译者：刘　柳　徐泽锋）

第30章

中性粒细胞减少与中性粒细胞增多

中性粒细胞减少

- 白细胞减少是指血液中所有白细胞总数减少。
- 粒细胞减少是指血液中粒细胞（中性粒细胞、嗜酸性粒细胞与嗜碱性粒细胞）数目减少。
- 对于1个月至10岁的儿童，中性粒细胞减少定义为血液中性粒细胞计数低于 $1.5 \times 10^9/L$；而对大于10岁者，中性粒细胞减少是指血液中性粒细胞计数低于 $1.8 \times 10^9/L$（见第29章，表29-1）。
- 粒细胞缺乏字面意义是指血液粒细胞完全缺失，但这一名称通常用于表示重度中性粒细胞减少，即中性粒细胞计数低于 $0.5 \times 10^9/L$。
- 某些种族与民族人群，如非裔美国人，其中性粒细胞计数均值低于欧裔美国人。
- 感染的风险与中性粒细胞减少的程度呈负相关：中性粒细胞质量正常且计数为 $1.0 \times 10^9/L \sim 1.8 \times 10^9/L$ 者几乎无感染风险；中性粒细胞计数为 $0.5 \times 10^9/L \sim 1.0 \times 10^9/L$ 者有较低的或轻微的感染风险；中性粒细胞计数低于 $0.5 \times 10^9/L$ 者感染的风险较高。
- 中性粒细胞持续、严重减少的患者尤其易发生细菌、真菌感染。
- 感染的风险不仅仅由中性粒细胞计数决定，还受以下复杂因素的影响：
  - 严重中性粒细胞减少的时间越长感染的风险越大。
  - 当中性粒细胞计数快速下降，或同时伴有单核细胞减少、淋巴细胞减少或低丙球蛋白血症时，感染的风险更高。
  - 造血祖细胞疾病所致中性粒细胞减少（如化疗所致的骨髓抑制、严重的遗传性中性粒细胞减少），其感染的易患性高于由破坏加速所致的中性粒细胞减少（如免疫性中性粒细胞减少）。
  - 皮肤与黏膜的完整性、组织血供、内置导尿管及患者的营养状况等，亦影响感染的危险度。
- 中性粒细胞减少可分为以下几类：①中性粒细胞生成障碍；②中性粒细胞分布及流转异常；③药物所致的中性粒细胞减少；④中性粒细胞并发感染性疾病。

中性粒细胞生成障碍

遗传性中性粒细胞减少综合征
Kostmann综合征
- 可为常染色体显性遗传（中性粒细胞弹性蛋白酶基因 *ELA-2* 突变）、隐性遗传（线

粒体蛋白基因 *HAX-1* 突变），或散发（*ELA-2* 突变）。葡萄糖 -6- 磷酸酶催化亚单位 3 基因（*G6PC3*）突变也可以导致严重的中性粒细胞减少。

- 可能出现粒细胞集落刺激因子（G-CSF）受体基因和 *RAS* 基因突变及其他突变，这虽不是中性粒细胞减少的原因，但可能易演变为急性髓细胞性白血病。
- 耳炎、齿龈炎、肺炎、肠炎、腹膜炎及菌血症通常于出生后第一个月出现。
- 中性粒细胞计数通常低于 $0.2 \times 10^9/L$。可能出现嗜酸性细胞增多、单核细胞增多、轻度脾大。
- 骨髓通常可见一些早期中性粒细胞前体细胞（原粒细胞、早幼粒细胞），但几乎没有中幼粒细胞和成熟中性粒细胞。
- 免疫球蛋白水平正常或升高，染色体分析正常。
- G-CSF 治疗通常对所有类型的遗传性中性粒细胞减少有效，减少了发热与感染次数。约 5% 的患者对 G-CSF 无效。
- 有进展为急性髓细胞性白血病的风险。
- 异基因造血干细胞移植可能治愈该病。

先天性免疫缺陷疾病相关的中性粒细胞减少

- X 连锁无丙种球蛋白血症、普通变异型免疫缺陷和 X 连锁高 IgM 综合征，都伴有一定比例的中性粒细胞减少症。
- G-CSF 可能纠正中性粒细胞减少。
- 异基因造血干细胞移植可能纠正原发免疫疾病。
- 基于骨髓检查，中性粒细胞减少多由粒细胞生成减少引起的生成障碍所致。
- 在 X 连锁布鲁顿（Bruton）无丙种球蛋白血症（*BTK* 基因突变）中，约 25% 的患者出现重度中性粒细胞减少。
- 普通变异型免疫缺陷病患儿常发生中性粒细胞减少（及血小板减少和溶血性贫血）。
- X 连锁高 IgM 综合征（编码 CD40 配体的基因突变）的患者，约 50% 可表现出中性粒细胞减少。
- 在重症联合免疫缺陷中，中性粒细胞减少是一个恒定的特征。
- 网状组织发育不良是由于胸腺发育不全、不能生成中性粒细胞或胸腺和骨髓来源的淋巴细胞。中性粒细胞减少尤为显著，患者极易发生细菌或病毒感染，通常在年轻时死亡。
- 应考虑异基因造血干细胞移植。

软骨 - 毛发发育不全综合征

- 罕见的常染色体隐性遗传病。
- 短肢侏儒、手指过度伸展、毛发纤细为显著特征。
- 常出现中性粒细胞减少、淋巴细胞减少及反复感染。
- 骨髓显示粒细胞发育不良。
- 常出现细胞免疫缺陷。
- 异基因造血干细胞移植可纠正造血和免疫缺陷。

施-戴综合征

- 本病为一种常染色体隐性遗传病，*SBDS* 基因突变导致增殖缺陷及造血前体细胞过度凋亡。
- 临床表现为身材矮小、胰腺外分泌缺陷、脂肪泻、骨骼畸形及生长发育延迟。
- 新生儿期开始出现中性粒细胞减少，可呈间歇性或周期性，可低至 0.2×10^9/L。约 1/3 的患者可出现贫血或血小板减少（见第3章）。
- 若未成功行异基因造血干细胞移植，超过20%的患者会进展成再生障碍性贫血或寡原始细胞性白血病或急性髓细胞性白血病。
- 部分患者应用G-CSF治疗可提高中性粒细胞水平。
- 异基因造血干细胞移植可纠正造血异常，显著降低向急性髓细胞性白血病转化的风险。

Chédiak-Higashi综合征

- 本病为常染色体隐性遗传病，伴眼皮肤白化病，由调节溶酶体运输的 *LYST* 基因突变所致（见第31章）。
- 中性粒细胞减少通常为轻度。
- 粒细胞、单核细胞及淋巴细胞内出现巨大颗粒。
- 反复感染的原因是中度中性粒细胞减少和对微生物的无效杀伤。

骨髓中性粒细胞运出障碍

- 无效生成性慢性粒细胞缺乏是一种罕见的疾病，中性粒细胞计数小于 0.5×10^9/L。
  - 骨髓富含大量髓系前体细胞及成熟的中性粒细胞。
  - 骨髓中性粒细胞核分叶过多、胞质空泡、胞核异常。
  - 感染时中性粒细胞计数不升高，提示疾病的本质是中性粒细胞从骨髓中释放出现异常。
- 疣、低丙球蛋白血症、感染和先天性骨髓粒细胞缺乏症（WHIM）综合征。
  - 该综合征由位于10号染色体上的 *CXCL12* 基因（编码基质细胞衍生因子-1受体）突变所致，导致骨髓中的细胞运出异常。
  - 应用G-CSF治疗可能会改善病情。
  - 可能会演变为骨髓增生异常综合征或急性髓细胞性白血病。
- 惰性白细胞综合征
  - 骨髓中有丰富的前体细胞和中性粒细胞，但循环中血细胞很少。中性粒细胞固有的运动能力缺陷，无法有效地从骨髓迁出至外周。

糖原贮积症 I b

- 以低血糖、肝脾增大、癫痫发作及通常在婴儿时期夭折为特征。由胞内葡萄糖转运蛋白基因突变所致。
- 逐渐出现严重的中性粒细胞减少，虽然骨髓表现正常。
- 中性粒细胞氧化猝发和趋化作用降低。
- G-CSF可能提高中性粒细胞数量。
- 可能会进展为急性髓细胞性白血病。

周期性中性粒细胞减少

- 通常幼年发病。
- 1/3 的患者为常染色体显性遗传，伴 *ELA-2* 基因突变。
- 是造血干细胞调节缺陷所致。
- 每 21 天周期性地出现严重的中性粒细胞减少，每次持续 3～6 天是其特征。
- 中性粒细胞减少期间可能出现萎靡、发热、黏膜溃疡、淋巴结肿大。
- 可通过连续的分类计数做出诊断，每周至少 3 次，持续至少 6 周。
- 其他白细胞、网织红细胞与血小板可能伴随中性粒细胞规律性变化。
- 多数患者存活至成年，青春期过后症状往往减轻。
- 曾有致命性梭菌属菌血症的报道。
- 每个中性粒细胞减少期均需仔细观察。
- G-CSF 治疗有效。G-CSF 并不消除周期，但可充分缩短中性粒细胞减少期，从而减轻症状和感染。

钴胺传递蛋白 II 缺陷

- 中性粒细胞减少是维生素 B_{12} 缺乏所致全血细胞减少和钴胺素载体缺乏所致巨幼细胞造血的早期表现，可由维生素 B_{12} 治疗纠正。

中性粒细胞减少伴粒细胞生成异常

- 以无效粒细胞生成为显著特征。
- 粒细胞前体细胞可有异常颗粒化、空泡形成、自噬和核异常。

获得性中性粒细胞减少综合征

高血压母亲所生新生儿的中性粒细胞减少

- 常见低中性粒细胞计数的低体重婴儿。
- 出生后几周可发生严重的中性粒细胞减少和感染的高风险。
- G-CSF 治疗可能增加中性粒细胞计数，但其临床获益（降低感染的发生率）尚未被证实。

慢性特发性中性粒细胞减少

- 包括家族性的、严重的或良性的中性粒细胞减少，儿童慢性良性的中性粒细胞减少和成人慢性特发性中性粒细胞减少。
- 一些慢性中性粒细胞减少患者可能患大颗粒淋巴细胞白血病（见第 58 章）。
- 患者选择性中性粒细胞减少，红细胞、网织红细胞、淋巴细胞、单核细胞、血小板计数和免疫球蛋白水平正常或接近正常。
- 脾脏正常或仅轻度增大。
- 骨髓检查显示有核细胞增生正常，或选择性中性粒细胞增生不良。骨髓不成熟细胞与成熟细胞比例升高，提示无效粒系造血。
- 临床病程通常可根据中性粒细胞减少的程度、骨髓检查及既往发热和感染史进行预测。
- 如果有反复感染的症状，G-CSF 治疗能增加多数患者的中性粒细胞计数。

细胞毒药物治疗导致的中性粒细胞减少

- 细胞毒药物通过减少细胞生成导致中性粒细胞减少，可能是美国最常见的中性粒细胞减少的原因。

引起生成受损的疾病造成的中性粒细胞减少

- 某些疾病，如急性白血病、再生障碍性贫血，影响造血干祖细胞，可导致中性粒细胞减少。

营养缺乏引起的中性粒细胞减少

- 中性粒细胞减少是维生素B_{12}或叶酸缺乏导致的巨幼细胞贫血的一种早期且持续的表现。
- 接受全胃肠外营养而微量元素补充不足的患者、胃切除的患者，以及营养不良的儿童可因铜缺乏出现中性粒细胞减少。
- 神经性厌食症患者可有轻度的中性粒细胞减少。

纯白细胞再生障碍

- 一种罕见的选择性中性粒细胞严重减少的疾病。
- 骨髓中缺乏中性粒细胞及其前体细胞。
- 与纯红细胞再生障碍类似。
- 可能与胸腺瘤或无丙种球蛋白血症有关。
- 发病机制可能与自身免疫相关。
- 应用抗胸腺细胞球蛋白、糖皮质激素和（或）环孢素治疗。

中性粒细胞分布及转化障碍

同种免疫新生儿中性粒细胞减少

- 是由透过胎盘的母体免疫球蛋白IgG抗体，与遗传自父亲的中性粒细胞特异性抗原发生反应所致。
- 该病新生儿发病率约为1/2000，通常持续2～4个月。
- 因婴儿在其他方面健康，往往直至出现细菌感染时方被发现，并可能与新生儿脓毒症相混淆。
- 血液学通常表现出孤立的严重中性粒细胞减少，骨髓细胞增生正常而成熟中性粒细胞数目减少。
- 确立诊断需要通过中性粒细胞凝集反应或免疫荧光检查。
- 仅需要时方应用抗生素，应避免使用糖皮质激素。
- 血浆置换降低抗体滴度可能有效。

自身免疫性中性粒细胞减少

特发性免疫性中性粒细胞减少

- 中性粒细胞自身抗体可加速中性粒细胞流转并损害中性粒细胞生成。
- 患者通常发生选择性中性粒细胞减少，并有一项或多项抗中性粒细胞抗体检测阳性。
- 自身免疫性中性粒细胞减少与慢性特发性中性粒细胞减少难以区分。
- 有时患者可自发缓解。静脉输注免疫球蛋白对某些儿童患者有效。糖皮质激素的治疗效果不确切。

系统性红斑狼疮

- 50%的患者会出现中性粒细胞减少，75%的患者出现贫血（其中1/3直接抗球蛋白试验阳性），20%的患者出现血小板减少，15%的患者出现脾大。
- 中性粒细胞表面IgG数量增加，骨髓细胞增生度与成熟度正常。
- 不接受糖皮质激素或细胞毒药物治疗，中性粒细胞减少通常也不会增加感染的风险。

类风湿关节炎

- 低于3%的类风湿关节炎患者会出现白细胞减少。

干燥综合征

- 约3%的干燥综合征患者白细胞计数为$2.0×10^9$/L ～ $5.0×10^9$/L，且分类计数正常。罕见严重的中性粒细胞减少并反复感染。
- 中性粒细胞减少的治疗应针对出现反复感染的患者。

Felty综合征

- 类风湿关节炎、脾大和白细胞减少是典型的三联征。
- 显著的中性粒细胞减少是恒定的特征。
- 中性粒细胞计数低于$0.2×10^9$/L时患者常出现棘手的感染。
- 中性粒细胞减少可能与高水平的循环免疫复合物有关。
- 可见淋巴细胞减少和很高的类风湿因子滴度。部分患者有大颗粒淋巴细胞白血病（见第58章）。
- 脾脏大小和中性粒细胞计数无确切相关性。
- 2/3的患者脾脏切除后中性粒细胞计数升高，但是其中2/3还会复发。
- 对于严重的、反复发生的或难治性感染的患者才考虑脾切除术。
- 有报道锂、金、甲氨蝶呤治疗有效。一些临床医生支持甲氨蝶呤每周疗法，因其易于管理、有效、相对毒性较小。
- 利妥昔单抗及托珠单抗也曾用于治疗，但疗效不确定。
- G-CSF或GM-CSF治疗可能增加中性粒细胞计数，但是可能加重关节炎症状。
- 治疗中性粒细胞减少应仅用于反复感染的患者。

其他综合征

- 霍奇金淋巴瘤、慢性自身免疫性肝炎和克罗恩病患者中也有散发中性粒细胞减少的病例。

其他与脾大相关的中性粒细胞减少

- 许多疾病可引起这种类型的中性粒细胞减少，包括结节病、淋巴瘤、结核病、疟疾、黑热病与戈谢病，常同时存在血小板减少和贫血。
- 与脾大相关的中性粒细胞减少可能是由于免疫机制或通过脾脏的血流缓慢使中性粒细胞被捕获。
- 中性粒细胞减少通常无临床意义，脾切除很少用于纠正中性粒细胞减少。

药物所致的中性粒细胞减少

- 药物可能引起中性粒细胞减少，原因：①剂量相关毒性作用；②免疫机制。

- 表30-1列出了涉及的药物。有关新药的信息，可以从制造商、药物信息中心或毒物控制中心获得。

表30-1 与特异性中性粒细胞减少有关的常用药物分类

镇痛和消炎药	抗疟药
吲哚美辛[a]	阿莫地喹
金盐	氯喹
喷他佐辛	氨苯砜
对氨基苯酚衍生物[a]	乙胺嘧啶
对乙酰氨基酚	奎宁
非那西丁	**抗甲状腺药物[a]**
吡唑啉酮衍生物[a]	卡比马唑
氨基比林	甲巯咪唑
安乃近	丙硫氧嘧啶
羟布宗	**心血管药物**
保泰松	卡托普利
抗生素	丙吡胺
头孢菌素类	肼屈嗪
氯霉素[a]	甲基多巴
克林霉素	普鲁卡因胺
庆大霉素	普萘洛尔
异烟肼	奎尼丁
对氨基水杨酸	妥卡尼
青霉素及半合成青霉素[a]	**利尿剂**
利福平	乙酰唑胺
链霉素	氯噻酮
磺胺[a]	氯噻嗪
四环素类	依他尼酸
甲氧苄啶-磺胺甲噁唑	氢氯噻嗪
万古霉素	**降血糖药**
抗惊厥药	氯磺丙脲
卡马西平	甲苯磺丁脲
美芬妥英	**催眠及镇静药**
苯妥英	氯氮䓬和其他苯二氮䓬类
抗抑郁药	甲丙氨酯
阿米替林	**吩噻嗪类[a]**
阿莫沙平	氯丙嗪
地昔帕明	吩噻嗪
多塞平	**其他药物**
丙米嗪	别嘌醇
抗组胺药：H$_2$受体拮抗剂	氯氮平
西咪替丁	左旋咪唑
雷尼替丁	青霉胺
	噻氯匹定

注：确定特异性药物在引发中性粒细胞减少中所起作用取决于：①患者中的发生率；②事件发生时间与药物应用的相关性；③不存在其他解释；④无意或有意再次应用药物（再次诱发）引起相似应答。如果读者需要中性粒细胞减少症发生过程中可能涉及的药物的补充资料，或希望阅读这些相互作用的原始参考文献，可参考《威廉姆斯血液学》第10版表63-1。

a流行病学研究中经常报道的引起中性粒细胞减少的药物。

- 剂量相关毒性是指药物对蛋白质合成或细胞复制的非选择性干扰。
- 吩噻嗪类、抗甲状腺药物，以及氯霉素通过这种机制引起中性粒细胞减少。
- 多药共存、血药浓度高、代谢缓慢或肾功能损害时更容易发生剂量相关毒性。
- 非剂量依赖引起的中性粒细胞减少可能是一种过敏反应（免疫机制目前不甚明晰，似乎与药物诱导的溶血性贫血相似）。更易发生于再次应用曾经接触过的药物进行治疗的相对早期阶段。
- 女性、老年人、有过敏史者更易发生药物诱发的中性粒细胞减少。
- 通常表现为发热、肌痛、咽痛和严重的中性粒细胞减少。
- 高度警惕性与详细的临床病史是确定引起中性粒细胞减少药物的关键。
- 鉴别诊断包括急性病毒感染和急性细菌性脓毒症。
- 如果同时存在其他血液学异常，需考虑引起两系或三系血细胞减少的血液病。
- 一旦停用致敏药物，骨髓中性粒细胞稀少但前体细胞正常的患者，4～7天中性粒细胞恢复。当早期前体细胞严重衰竭时，恢复可能需要相当长的时间。
- 康复后立即进行骨髓活检可见大量的正常早幼粒细胞，类似早幼粒性白血病。2～3天后造血过程可恢复正常。
- 若出现发热，需进行咽拭子、鼻拭子、血、尿培养，并应用广谱抗生素。

感染性疾病所致的中性粒细胞减少

- 该类型中性粒细胞减少发生在急性或慢性细菌、病毒、寄生虫或立克次体感染之后。
- 某些疾病如传染性肝炎、川崎病病原体及HIV，可能通过感染造血祖细胞引起中性粒细胞减少和全血细胞减少。
- 严重的革兰氏阴性菌感染时，中性粒细胞减少可能是对内皮细胞的黏附增加及感染部位对中性粒细胞的消耗增加。这种机制也可能发生于立克次体感染和某些病毒感染中。
- 部分慢性感染性疾病可致脾大，如结核病、布鲁氏菌病、伤寒、疟疾，可能因脾脏叩留与骨髓抑制而引起中性粒细胞减少。

中性粒细胞减少患者的临床处理

- 急性严重中性粒细胞减少患者常表现为发热、咽痛、皮肤或黏膜炎症。需要即刻进行微生物培养，给予静脉补液及广谱抗生素治疗。
- 在没有近期住院和抗生素暴露的情况下，感染通常由皮肤、鼻咽和肠道发现的微生物引起，并且对几种抗生素敏感。应急评估应包括详细的病史采集，尤其需注意药物使用情况和体格检查，应仔细注意皮肤、口咽、鼻窦、肺、淋巴结和腹部，包括肝脾大小和骨压痛。
- 对于急性重症患者，及时行血细胞计数、微生物培养、静脉补液及其他支持治疗可能至关重要。病史和体格检查可能提示需要行其他检查，如胸或腹部影像学检查。
- 慢性中性粒细胞减少通常是偶然发现的，或者在评估反复发热或感染时发现。确定中性粒细胞减少是慢性的或是周期性的，以及患者健康时的平均中性粒细胞计数是有益的。

- 应该检测单核细胞、淋巴细胞、嗜酸性粒细胞与血小板的绝对计数，以及血红蛋白和免疫球蛋白水平，应仔细检查血涂片是否有反应性淋巴细胞和异常细胞。
- 如果多系受累，提示可能存在克隆性髓系疾病或其他原因导致的多系血细胞减少（如再生障碍性贫血或巨幼细胞贫血），则骨髓检查是有帮助的。
- 检测抗核抗体（ANA）和类风湿因子或胶原血管病的其他血清学试验，可能会有帮助，尤其是患者出现皮疹或关节症状时。
- 血液与骨髓形态学检查可能识别异常细胞（如 Chédiak-Higashi 综合征或大颗粒淋巴细胞白血病）。
- 感染与营养因素引起的慢性中性粒细胞减少罕见且通常容易鉴别。
- 测定 ANA 和药物诱导的中性粒细胞减少的体外研究可能需要使用某些只能在特定实验室开展的技术。

中性粒细胞增多

- 中性粒细胞增多是指血液中性粒细胞绝对计数（杆状和成熟中性粒细胞）大于 7.5×10^9/L。
- 对于 1 个月以内的婴儿而言，正常中性粒细胞计数可高达 26×10^9/L。
- 中性粒细胞极度增多通常称为类白血病反应，因为白细胞升高的程度可能类似白血病。
- 中性粒细胞增多通常是由于：
  - 中性粒细胞生成增多，通常会导致持续的中性粒细胞升高。
  - 中性粒细胞自骨髓"储存池"加速释放入血液。
  - 从边缘池转移至循环池（去边缘化，最多使中性粒细胞计数升高 2 ~ 3 倍）。
  - 细胞从血液进入组织减少。
  - 上述机制共同作用。
- 中性粒细胞增多的时间可能需要：
  - 数分钟（去边缘化）。
  - 数小时（细胞自骨髓加速释放入血液）。
  - 数天（中性粒细胞生成增多）。

急性中性粒细胞增多

- 原因列于表 30-2。
- 假性中性粒细胞增多是由剧烈运动、急性身体和情绪应激或注射肾上腺素导致细胞自边缘池转移至循环池（去边缘化）所致。
- 在炎症、感染或集落刺激因子的刺激下，分叶核、杆状核中性粒细胞自骨髓储备池释放至血液。

表30-2	中性粒细胞增多的主要原因
急性中性粒细胞增多	**慢性中性粒细胞增多**
物理刺激：寒冷、热、运动、痉挛、疼痛、分娩、麻醉、手术	感染：导致急性中性粒细胞增多的持续感染
情绪刺激：恐惧、愤怒、过度紧张、抑郁	炎症：大多数急性炎症反应，如结肠炎、皮炎、药物过敏反应、痛风、肝炎、肌炎、肾炎、胰腺炎、牙周炎、风湿热、类风湿关节炎、血管炎、甲状腺炎、Sweet综合征
感染：许多局部和全身急性细菌、真菌、立克次体、螺旋体及一些病毒感染	肿瘤：胃癌、支气管癌、乳腺癌、肾癌、肝癌、胰腺癌、子宫内膜癌及鳞状细胞癌；在霍奇金淋巴瘤、脑肿瘤、黑色素瘤及多发性骨髓瘤中罕见
炎症或组织坏死：烧伤、电休克、创伤、梗死、痛风、血管炎、抗原-抗体复合物、补体激活	药物、激素和毒素：持续接触能引起急性中性粒细胞增多的物质如锂；对其他药物的反应罕见
药物、激素和毒素：集落刺激因子、肾上腺素、表雄酮、内毒素、糖皮质激素、吸烟、疫苗、毒液、全反式维甲酸、艾伏尼布、恩西地平、吉瑞替尼	代谢和内分泌疾病：子痫、甲状腺危象、促肾上腺皮质激素分泌过多
	血液病：粒细胞缺乏症或巨幼细胞贫血治疗后恢复、慢性溶血或出血、无脾、骨髓增殖性疾病、慢性特发性白细胞增多
	遗传及先天性疾病：唐氏综合征

慢性中性粒细胞增多

- 表30-2列出了慢性中性粒细胞增多的原因。
- 慢性感染时，中性粒细胞的生成速率可增加至3倍，在克隆性髓系疾病或用G-CSF、GM-CSF治疗时，中性粒细胞的生成速率可更高。通常需要7～10天达到最大反应速率。
- 细胞从血液进入组织减少导致中性粒细胞增多通常见于使用糖皮质激素、白细胞黏附缺陷（CD11/CD18缺陷，见第31章）及感染的恢复期。
- 慢性中性粒细胞白血病是一种罕见的疾病，以血液中大量成熟中性粒细胞，很少有未成熟细胞为特征（见第47章）。

与中性粒细胞增多相关的疾病

- 可能最常见的情况是内源性肾上腺素或皮质醇激素增多，如运动后或情绪激动时。
- 每天吸两包烟的人其平均中性粒细胞计数是正常人的两倍。
- 革兰氏阴性菌感染，尤其是引起菌血症或感染性休克时，可能导致中性粒细胞极度减少或增多。
- 一些特异的感染（如伤寒、布鲁氏菌病和很多病毒感染）不会导致中性粒细胞增多。
- 肿瘤引起的中性粒细胞增多可能是由于肿瘤细胞分泌集落刺激因子（特别是

G-CSF）或者由于肿瘤坏死和感染。

- 癌症、蛛网膜下腔出血和冠状动脉疾病的患者，中性粒细胞增多可能提示预后不良。
- 除了克隆性髓系疾病，还有几种不太常见的血液疾病与中性粒细胞增多相关：
  - 与血小板减少相关的遗传性疾病可能合并类白血病反应（如血小板减少合并桡骨缺如，见第74章）。
  - 良性特发性中性粒细胞增多可以是获得性的，也可为常染色体显性遗传。
  - 唐氏综合征患者，新生儿类白血病反应可能类似髓细胞性白血病。

药物相关性中性粒细胞增多

- 儿茶酚胺和糖皮质激素是导致中性粒细胞增多的常见原因。
- 锂盐可致中性粒细胞增多，可能与刺激G-CSF释放有关。
- 极少的情况下，其他药物也可导致中性粒细胞增多（如雷尼替丁或奎尼丁）。

中性粒细胞增多的评估

- 多数情况下，中性粒细胞增多伴有杆状核中性粒细胞增多及成熟细胞中毒颗粒时，可能与感染或炎症有关，或少数情况下可能由于肿瘤（如肺癌）释放G-CSF所致。
- 病史应记录吸烟史、用药史或隐匿性肿瘤的症状。
- 如果中性粒细胞增多伴红细胞增多，并经常伴有血小板增多，则应考虑真性红细胞增多症（见第42章），如伴有血小板增多但无红细胞增多或有轻度贫血，则应考虑原发性血小板增多症（见第43章）。
- 如果中性粒细胞增多，伴偶有原始细胞、早幼粒细胞、中幼粒细胞，嗜碱性粒细胞增多或单核细胞增多，常有脾大，应考虑克隆性髓系疾病（如慢性髓细胞性白血病、慢性粒单核细胞白血病，见第47章）或原发性骨髓纤维化（见第48章）。

治疗

- 大多数情况下由感染引起的反应性中性粒细胞增多并无直接的副作用。镰状细胞危象与慢性或复发性中性粒细胞增多相关，一些血管病变也是如此（见第29章）。一些原始细胞明显升高的克隆性髓系疾病，可出现副作用（见第41章）。分化综合征（原来称维甲酸综合征）是一种特殊情况，在这种情况下，致病效应往往与用药导致快速的极度中性粒细胞增多相关（见第46章），见于：①全反式维甲酸治疗急性早幼粒细胞白血病；②艾伏尼布治疗伴*IDH1*突变的急性髓细胞性白血病或吉瑞替尼治疗伴*FLT3*突变的急性髓细胞性白血病。
- 在某些炎症性疾病，糖皮质激素和免疫抑制治疗可通过减少中性粒细胞生成及改变中性粒细胞分布减轻炎症反应。
- 如有治疗指征，治疗应针对引起中性粒细胞增多的根本原因。

更多详细内容请参阅《威廉姆斯血液学》第10版，Taco Kuijpers：第61章　中性粒细胞、嗜酸性粒细胞、嗜碱性粒细胞的结构和组成；Marshall A. Lichtman：第62章　中性粒细胞疾病的分类及临床表现；David C. Dale，Karl Welte：第63章　中性粒细胞减少与中性粒细胞增多。

（译者：刘　柳　徐泽锋）

第31章

中性粒细胞功能异常疾病

中性粒细胞功能异常分类

- 抗体或补体缺陷。
- 胞质运动异常（趋化作用和吞噬作用）。
- 杀菌作用异常。
- 主要中性粒细胞功能异常疾病特征见表31-1。

表31-1	中性粒细胞功能异常疾病		
疾病	病因	受损功能	临床表现
脱颗粒异常			
Chédiak-Higashi综合征	常染色体隐性遗传；溶酶体颗粒融合异常；致病基因是*CHS1/LYST*，所编码蛋白功能为调节颗粒融合	中性粒细胞趋化能力降低；脱颗粒和杀菌能力降低；血小板贮存池缺乏；NK细胞功能受损，不能释放黑色素小体	中性粒细胞减少；反复化脓性感染，由于噬血细胞综合征易出现肝脾明显增大
特异性颗粒缺乏症	常染色体隐性遗传；由于*Gfi-1*或*C/eBpε*突变或表达下降导致调节特异性颗粒形成的髓系转录因子功能缺失	趋化作用和杀菌活性受损；中性粒细胞双叶核；防御素，明胶酶，胶原酶，维生素B$_{12}$结合蛋白和乳铁蛋白	反复深部脓肿
黏附异常			
白细胞黏附缺陷症Ⅰ型	常染色体隐性遗传；白细胞膜表面无CD11/CD18黏附糖蛋白（β$_2$整合素），最常见原因为CD18 mRNA表达缺陷	C3bi与中性粒细胞结合减少，与ICAM-1和ICAM-2黏附受损	中性粒细胞增多；反复细菌感染但无脓肿形成
白细胞黏附缺陷症Ⅱ型	常染色体隐性遗传；由于GDP-岩藻糖转运体突变，导致选择素的岩藻糖基化配体缺失及其他乙二醇复合物下调	与表达ELAM的活化内皮细胞黏附减弱	中性粒细胞增多；反复细菌感染而无脓肿形成

续表

疾病	病因	受损功能	临床表现
白细胞黏附缺陷症Ⅲ型（LAD-Ⅰ变异综合征）	常染色体隐性遗传；由于造血细胞中编码kindlin-3的*FERMT3*基因突变导致整合素功能受损；kindlin-3结合β-整合素从而介导整合素激活	中性粒细胞黏附和血小板激活受损	反复感染，中性粒细胞减少，出血倾向
细胞动力学异常			
运动反应增强；FMF	常染色体隐性遗传，致病基因在16号染色体，所编码蛋白为脓素；脓素调控胱天蛋白酶（caspase）-1从而调控IL-1β分泌；突变后的脓素可能对内毒素敏感性增强，IL-1β产生过多，单核细胞凋亡异常	炎症部位中性粒细胞过多聚集，可能由IL-1β产生过多导致	反复发热、腹膜炎、胸膜炎、关节炎和淀粉样变性
动力学应答减弱			
趋化信号产生缺陷疾病	IgG缺乏；遗传或获得性异常导致C3和血清灭菌蛋白缺乏；主要在新生儿中出现的甘露糖结合蛋白缺乏	血清中趋化作用和调理素活性降低	反复化脓性感染
中性粒细胞内在缺陷（如白细胞黏附缺陷症，先天性白细胞颗粒异常综合征，特异性颗粒缺乏，中性粒细胞肌动蛋白功能异常，新生的中性粒细胞）；直接抑制中性粒细胞运动能力（如药物）	新生的中性粒细胞中表达β₂-整合素能力不足，且β₂-整合素有功能缺陷；乙醇，糖皮质激素，环腺苷酸（cAMP）	趋化作用减弱；运动和吞噬缺陷；黏附缺陷	化脓性感染倾向；反复感染的可能原因；由于内皮细胞释放环腺苷酸，可见中性粒细胞增多及肾上腺素水平升高
免疫复合物	在类风湿关节炎、系统性红斑狼疮和其他炎症患者中结合中性粒细胞表面的Fc受体	趋化作用受损	反复化脓性感染

续表

疾病	病因	受损功能	临床表现
高IgE综合征	常染色体显性遗传；致病基因为STAT3	有时趋化功能受损；对细胞因子产生的调控受损	反复皮肤和肺部感染，湿疹，黏膜及皮肤念珠菌病，嗜酸性粒细胞增多，乳牙稽留，轻度创伤即容易引起骨折，脊柱侧凸和特征面貌
高IgE综合征	常染色体隐性遗传；可能有多个致病基因	高IgE水平，出现葡萄球菌抗原时淋巴细胞激活受损	反复肺炎而不发生肺脓肿，败血症，疖，黏膜皮肤念珠菌病，神经症状，嗜酸性粒细胞增多
杀菌活性			
慢性肉芽肿性疾病	X连锁和常染色体隐性遗传；无法在吞噬细胞膜上表达有功能的 $gp91^{phox}$ 或 $p22^{phox}$（常染色体隐性遗传）；其他常染色体隐性遗传的慢性肉芽肿性疾病是由于无法表达蛋白 $p47^{phox}$ 或 $p67^{phox}$	无法激活中性粒细胞呼吸爆发，因此无法杀灭过氧化氢酶阳性的细菌	过氧化氢酶阳性细菌的反复化脓性感染
G6PD缺乏症	G6PD活性低于正常值5%	无法激活NADPH依赖的氧化酶，溶血性贫血	过氧化氢酶阳性细菌感染
髓过氧化物酶缺乏症	常染色体隐性遗传；由错义突变导致无法加工修饰后的前体蛋白	H_2O_2 依赖的抗微生物活性无法被髓过氧化物酶加强	无
Rac-2缺乏症	常染色体显性遗传；突变蛋白对Rac-2所介导功能的明显抑制	无法完成膜受体介导的 O_2 产生和趋化作用	中性粒细胞增多，反复细菌感染
谷胱甘肽还原酶和谷胱甘肽合成酶缺乏症	常染色体隐性遗传；无法解除 H_2O_2 引起的毒性	产生过多 H_2O_2	反复轻度化脓性感染

注：C，补体；CD，分化抗原；ELAM，内皮细胞白细胞黏附分子；FMF，家族性地中海热；G6PD，葡萄糖-6-磷酸脱氢酶；GDP，二磷酸葡萄糖；ICAM，细胞内黏附分子；Ig，免疫球蛋白；IL，白细胞介素；LAD，白细胞黏附缺陷症；NADPH，烟酰胺腺嘌呤二核苷酸磷酸；NK细胞，自然杀伤细胞。

资料来源：Remington JS，Swartz MN. Current Clinical Topics in Infectious Disease，6th ed. New York：McGraw-Hill；1985。

抗体/补体缺陷

● 抗体与补体间相互作用产生调理素并刺激趋化因子生成。

- 缺乏C3（常染色体隐性遗传）的结果最严重。
- 纯合子无法产生可检测到的C3，表现为反复严重细菌感染。
- 其他活性补体蛋白缺乏导致的临床表现相对较轻。
- C3b灭活因子或备解素缺乏同样导致C3缺乏。
- 该病患者通常表现为有荚膜微生物所导致的感染。

颗粒异常

Chédiak-Higashi综合征

发病机制

- 该病为罕见的常染色体隐性遗传病，表现为颗粒异常融合增多，伴广泛的细胞功能障碍，导致趋化作用、脱颗粒作用和杀菌活性受损。
- 病因为染色体1q上 *LYST* 基因突变。
- Chédiak-Higashi中性粒细胞、单核细胞和自然杀伤细胞的膜流动性增强。
- 颗粒自发融合产生巨大溶酶体，其中水解酶被稀释。
- 吞噬作用和呼吸爆发正常，但杀菌过程缓慢。
- 骨髓中前体细胞死亡（凋亡）导致中性粒细胞减少。

临床特征

- 黑色素体异常融合导致皮肤、头发、虹膜和眼底色素减少，出现特征性的肤色变浅、银色头发、光敏感和畏光。个别患者可能会表现为神经症状，如共济失调和精神病。杂合子具有正常表型。
- 由于无法将稀释后的颗粒内容物运送至吞噬小体，中性粒细胞和单核细胞杀菌功能受损。
- 自然杀伤细胞功能异常也可能是有感染倾向的原因之一。
- 感染很常见，主要侵犯黏膜、皮肤和呼吸道。多种细菌和真菌都有可能为病原体，但金黄色葡萄球菌是最常见的。
- 可出现周围神经病（感觉和运动）、脑神经病、自主神经功能异常及共济失调。
- 任何年龄都可能出现加速期，表现为快速的淋巴细胞增殖（非肿瘤性）导致肝脾增大，淋巴结肿大，在无细菌感染的情况下出现高热。之后全血细胞减少并极易出现感染，通常会导致死亡。该综合征导致噬血细胞性淋巴组织细胞增生症的遗传易感性，可能与无法控制EBV感染有关。

实验室特征

- 白细胞计数平均在 2×10^9/L，中性粒细胞计数为 0.5×10^9/L $\sim 2 \times 10^9$/L。
- 血小板计数正常，但常见血小板聚集障碍，贮存池缺乏，出血时间延长。
- 除了上面提到过的临床表现特征，主要确诊实验室依据是血涂片中性粒细胞中出现巨大颗粒。目前没有可用的分子生物学检测方法。杂合子临床表现正常，且无法通过临床表现识别或通过生物化学方法检测。

治疗

- 通常在稳定期使用大剂量维生素C（婴儿200mg/d，成人2g/d，口服），可改善少部分患者的临床表现，但作用机制尚不明确。

- 当出现感染时治疗感染。预防性给予抗生素通常无效。
- 唯一根治性治疗是通过组织相容性供者进行异基因造血干细胞移植。成功的移植可以纠正血液、免疫和自然杀伤细胞异常。其他细胞异常无法纠正。
- 在加速期，有患者使用过长春新碱和糖皮质激素，但没有明确的效果。

特异性颗粒缺乏症

- 这种罕见的常染色体隐性遗传病特征为血涂片上双叶中性粒细胞缺乏特异性颗粒，以及透射电子显微镜下"空的"特异性颗粒。
- 特异性颗粒缺乏维生素B_{12}结合蛋白、乳铁蛋白和胶原酶。初级颗粒中没有防御素。三级颗粒中缺乏明胶酶活性。由于缺乏防御素和乳铁蛋白，杀菌活性中度受损。
- 由于三级颗粒和特异性颗粒中缺乏黏附分子，趋化作用是异常的。
- 嗜酸性粒细胞颗粒蛋白（主要是碱性蛋白、嗜酸性粒细胞阳离子蛋白、嗜酸细胞源性神经毒素）也是缺乏的。因此，这种疾病是吞噬颗粒的普遍异常，不只是如疾病名称所示局限于中性粒细胞特异性颗粒。
- 常见反复皮肤和肺部感染，病原体通常为金黄色葡萄球菌和铜绿假单胞菌，也可能发生白念珠菌感染。
- 检测发现血浆中严重缺乏乳铁蛋白或维生素B_{12}结合蛋白可确定诊断。
- 支持治疗。急性感染使用抗生素，慢性脓肿使用外科引流。

黏附异常

白细胞黏附缺陷症Ⅰ型

- 这种罕见的常染色体隐性遗传病特征为脐带脱落延迟，伤口愈合迟缓，反复出现严重的牙周炎或软组织感染，以及虽然中性粒细胞增多但脓液形成显著减少。
- 潜在缺陷是白细胞黏附蛋白减少或缺失β_2-整合素家族的表达（CD11/CD18复合物）。这些膜内在糖蛋白（包括LFA-1、Mac-1和p150，95）有非共价结合的α和β亚基。目前已发现编码β亚基的基因出现的几种突变；这些突变导致趋化或吞噬作用明显受损；脱颗粒和呼吸爆发减少。因此，中性粒细胞可以进入循环但不能进入组织。
- 白细胞黏附缺陷症的特征见表31-2。
- 病情严重的患者出现反复慢性软组织感染（皮下和黏膜）。金黄色葡萄球菌、假单胞菌、其他革兰氏阴性肠杆菌和念珠菌为常见的病原体。
- 血中性粒细胞水平明显上升（15×10^9/L ～ 60×10^9/L），但细胞不进入组织。中性粒细胞计数在感染时可以高达150×10^9/L。
- 典型表现为骨髓粒细胞增生活跃和外周血中性粒细胞增多。诊断方法为通过流式细胞术检测中性粒细胞上的CD11a、CD11b、CD11c和CD18。特征性表现为这些表面分子表达减少。
- 预防性使用复方磺胺甲噁唑可以降低反复感染发生风险。

- 病情严重患者的治疗选择为异基因造血干细胞移植。一些基因治疗LAD-Ⅰ的临床研究正在进行，利用慢病毒载体表达β$_2$-整合素。

表31-2   白细胞黏附缺陷症Ⅰ型和Ⅱ型的生物学及临床特征

	基因缺陷	白细胞功能异常	临床表现	诊断
LAD-Ⅰ	影响β$_2$-整合素CD18表达的基因突变	中性粒细胞；黏附扩散，同型聚集，趋化受体CR3活化；C3bi包被颗粒引起的C3bi结合影响吞噬、呼吸爆发和脱颗粒作用[a]	常染色体隐性遗传；脐带脱落延迟；中性粒细胞无法向组织迁移；反复细菌感染；伤口难以愈合	流式细胞术检测CD11b/CD18（Mac-1）表达
		单核细胞；黏附，CR3活化		
		淋巴细胞；细胞毒性T细胞活性；NK细胞毒性；淋巴细胞转化		
LAD-Ⅱ（CDG-Ⅱc）	影响GDP-岩藻糖转运体1功能的突变导致选择素配体包括sLe^{X}及其他需要岩藻糖基化的蛋白在α1,3位糖基化表达受损	中性粒细胞；sLe^{X}介导的向内皮滚动；中性粒细胞减少[b]	常染色体隐性遗传；反复细菌感染；牙周炎；生长迟缓；发育迟缓；孟买红细胞表型	流式细胞术检测白细胞sLe^X（CD15）

注：CDG-Ⅱc，先天性糖基化障碍Ⅱc型；GDP，二磷酸葡萄糖；NK细胞，自然杀伤细胞；sLe^X，唾液酸化Lewis X。

a这些功能异常和临床表现是缺乏CD11b/CD18的结果，它包括4条不同的α链CD11a、CD11b、CD11c和CD11d及共同的分子量为95kDa的β$_2$链CD18。

b这些功能异常和临床表现是白细胞表面缺乏sLe^{X}表达的结果。

运动异常

中性粒细胞肌动蛋白功能异常

- 趋化和吞噬功能异常，表现为新生儿反复出现严重细菌感染。
- 出现肌动蛋白聚合异常；已分离出一种细胞内的聚合抑制物。
- 这种罕见的致死性疾病需要进行异基因造血干细胞移植治疗。

家族性地中海热

- 这种常染色体隐性遗传病主要影响地中海盆地周围的人，由白细胞和滑膜及腹膜成纤维细胞主要表达的*PYRIN*基因突变所致。
- 基因突变可由PCR检测。
- 发病机制是中性粒细胞倾向于迁移到浆膜表面、聚集并发生炎症反应。

- 该病的特点为急性局限性发热，常伴有胸膜炎、腹膜炎、关节炎、心包炎、睾丸鞘膜炎，以及小腿、足踝和足背类似丹毒的皮肤病。
- 发热时可能伴随关节痛和单关节炎。
- 约25%的患者会出现肾淀粉样变，并可进展为肾衰竭，可能为死亡原因。
- 预防性使用秋水仙碱，0.6mg口服，每天2～3次，可以在多数患者中预防或很大程度上减少急性发作。一些有前驱症状的患者在发作开始时使用秋水仙碱（前4小时每小时口服0.6mg；然后每2小时服用一次，再服用4次；之后的2天每12小时服用一次）可以中止发作。

其他中性粒细胞运动异常的情况

- 新生儿中性粒细胞β_2-整合素功能不全，伴有跨内皮运动异常。
- 乙醇和糖皮质激素可直接抑制中性粒细胞运动。
- 循环免疫复合物也可以通过结合中性粒细胞Fc受体抑制其运动。

高IgE综合征

- 该疾病常为常染色显性遗传病，由*STAT3*基因突变所致。
- 患者血浆IgE水平显著上升，有慢性湿疹样皮炎和反复细菌感染（皮肤脓肿、鼻窦炎、中耳炎、肺炎）。患者还可能有面部特征粗糙、发育迟缓和骨质疏松。
- 粗糙的面部特征包括突出的前额、宽鼻梁、宽鼻尖、凸颌，可能有关节过伸、脊柱侧凸，还会有乳牙延迟脱落。
- 趋化作用受损，但分子机制还不明确。
- 血浆IgE水平可能超过2000IU/mL，但与过敏患者相反，这些抗体大多数直接针对金黄色葡萄球菌。
- 血和痰液中嗜酸性粒细胞增多是持续性特征，对新抗原的抗体反应很差。
- 预防性使用复方磺胺甲噁唑以减少金黄色葡萄球菌感染发生。
- 早期诊断和预防性使用抗葡萄球菌的抗生素可以显著改善预后。
- 局部应用糖皮质激素可以减轻湿疹样皮炎症状。
- 脊柱侧凸、骨折、关节退行性疾病的骨科治疗，以及针对乳牙脱落延迟的牙齿护理也很重要。
- 必要时对脓肿，尤其是严重感染的肺脓肿进行切开引流。

杀菌活性异常

慢性肉芽肿性疾病（CGD）

- 中性粒细胞和单核细胞产生超氧化物能力受损，杀菌活性显著下降。
- CGD由编码NADPH氧化酶的任何基因突变引起，影响催化过氧化物形成的电子传递链。
- 约2/3的患者由X连锁遗传的*PHOX91*基因异常而导致中性粒细胞异常，其余患者呈不同类型的常染色体遗传方式。
- 在静止状态下，构成氧化酶的成分在两个部位。膜结合部分，细胞色素b_{558}，由两个亚基组成：gp91^{phox}和p22^{phox}。重链有血红素、FAD和NADPH的结合位点。3种其他蛋白在细胞质中，但在刺激下可以移到膜上和 gp91^{phox} 相互作用。这3种蛋白是 p47^{phox}、p67^{phox} 和一种 GTP 结合蛋白。CGD 的严重程度取决于哪部分有异常。最常见的一种是由染色体 Xp21.1 处的 gp91^{phox} 基因突变所致。其他突变也可以导致 CGD，但相对少见。CGD 的遗传和分子分类见表31-3。

表31-3　慢性肉芽肿性疾病的诊断分类

异常部分	遗传方式	亚型	膜结合细胞色素 b$_{558}$[a]	细胞质 p47^{phox}[a]	细胞质 p67^{phox}[a]
gp91^{phox}	X	X91^0	检测不到	正常	正常
		X91$^+$	量正常，但无功能	正常	正常
		X91$^-$	gp91^{phox} 异常，功能很差或只在一小部分吞噬细胞中表达	正常	正常
p22^{phox}	A	A22^0	检测不到	正常	正常
		A22$^+$	量正常，但无功能	正常	正常
p47^{phox}	A	A47^0	量正常	检测不到	正常
p67^{phox}	A	A67^0	正常	正常	检测不到

a 由光谱分析或免疫印迹法检测。在这种命名方式中，第一个字母代表遗传方式 [X连锁（X）或常染色体隐性遗传（A）]。数字代表有基因异常的 phox 组分。上标的符号代表由免疫印迹法或光谱分析检测这种受影响的蛋白的表达水平是检测不到（0）、减少（-），还是正常（+）。

资料来源：Kaushansky K，Prchal JT，Burns LJ，et al. Williams Hematology，10th ed. New York，NY：McGraw Hill；2021。

发病机制

- 正常情况下，中性粒细胞生成过氧化氢，作为髓过氧化物酶的底物来氧化氯化物生成次氯酸和氯胺。它们在吞噬小体中积聚并杀灭微生物。
- 吞噬小体中氧化酶激活能快速产生一种碱性状态，这对中性水解酶发挥功能是很重要的。在 CGD 细胞中，没有这种碱性状态，因此消化细菌的酶功能受损。

临床特征

- X 连锁型可以在出生后第一个月出现症状，而常染色体型可能到成年后才会被诊断。
- 皮肤脓肿、反复淋巴结炎、皮炎、肺炎、手或足小骨头的骨髓炎、细菌性肝脓肿都很常见，需考虑到慢性肉芽肿性疾病（表31-4）。
- 通常涉及的病原体为金黄色葡萄球菌、曲霉菌和白念珠菌（表31-4）。
- 肉芽肿常见，可引起慢性淋巴结病。

表31-4	从慢性肉芽肿性疾病患者中分离出来的常见感染微生物		
感染类型	病原体	X连锁隐性遗传（%）	常染色体隐性遗传（%）
肺炎	曲霉菌属	41	29
	葡萄球菌属	11	13
	洋葱伯克霍尔德菌	7	11
	奴卡菌属	6	13
	沙雷菌属	5	5
脓肿			
皮下	葡萄球菌属	28	21
	沙雷菌属	19	9
	曲霉菌属	7	0
肝	葡萄球菌属	52	52
	沙雷菌属	6	4
	念珠菌属	12	0
肺	曲霉菌属	27	18
直肠肛周	葡萄球菌属	9	15
脑	曲霉菌属	75	25
化脓性淋巴结炎	葡萄球菌属	29	12
	沙雷菌属	9	15
	念珠菌属	7	4
骨髓炎	沙雷菌属	32	12
	曲霉菌属	25	18
细菌血症/真菌血症	沙门菌属	20	13
	洋葱伯克霍尔德菌	13	0
	念珠菌属	9	25
	葡萄球菌属	11	0

实验室特征

- 检测中性粒细胞在可溶性和微粒刺激物作用下超氧化物和过氧化氢的产生可用于诊断。用二氢若丹明-123标记，使用流式细胞仪检测。检测过氧化氢的产生是因为它的氧化能增加荧光产生，能作为氧化产物形成的指示剂。
- 另外还可以使用氮蓝四唑（NBT）试验。在正常中性粒细胞中，NBT被还原为紫色的甲䐭，可以通过显微镜观察单个中性粒细胞中紫色甲䐭结晶。而对于大多数

CGD，它不会被还原而出现紫色。

- NBT试验也可以用于检测X连锁携带者，因为有不同比例的细胞将呈现NBT阴性结果，其余细胞是NBT阳性（嵌合性）。
- 更详细的检查可以发现分子缺陷。
- 一些罕见的非常严重的葡萄糖-6-磷酸脱氢酶缺乏症可以和CGD类似；NADPH不足以生成正常超氧化物。

治疗和预后

- 治疗方法包括长期预防性使用复方磺胺甲噁唑，针对特定感染使用合适的抗生素及对脓肿进行外科治疗。
- 干扰素-γ（50μg/m²，每周3次皮下注射）已被发现可以减少严重的细菌感染和真菌感染次数。
- 唯一的治愈性方法是异基因造血干细胞移植。
- 一些患者和携带者只有一小部分功能正常的中性粒细胞，但病情轻微，预后也更好。这种情况在X染色体连锁型中更常见。基因疗法正在研究中，因为人们预测正常功能中性粒细胞稍微增多（如5%）就可能显著改善病情。

髓过氧化物酶缺乏症

- 这种常见的常染色体隐性遗传病在人群中患病率为1/2000。
- 在中性粒细胞和单核细胞（不涉及嗜酸性粒细胞）的初级颗粒中缺乏髓过氧化物酶（MPO）。
- MPO催化次氯酸的形成；MPO缺乏的中性粒细胞在杀灭摄入的微生物方面速度较慢，但由于细胞中存在不依赖MPO的杀菌系统，因此在1小时后细胞的杀菌活性和正常情况类似。
- 这种疾病通常不会引起感染倾向。
- 在小部分糖尿病合并MPO缺乏的患者中，可能出现严重的念珠菌感染。
- 铅中毒、骨髓异常增生、急性髓细胞性白血病、蜡样质脂褐素沉积病中可出现获得性MPO缺乏。

对怀疑中性粒细胞功能异常的患者的评估

- 当患者出现反复细菌感染时，临床医生应警惕中性粒细胞功能缺陷的可能。多数用于评估中性粒细胞的检查是生物检测，因此可能变异性很大；需结合患者临床情况小心判读结果。这些检查见图31-1。

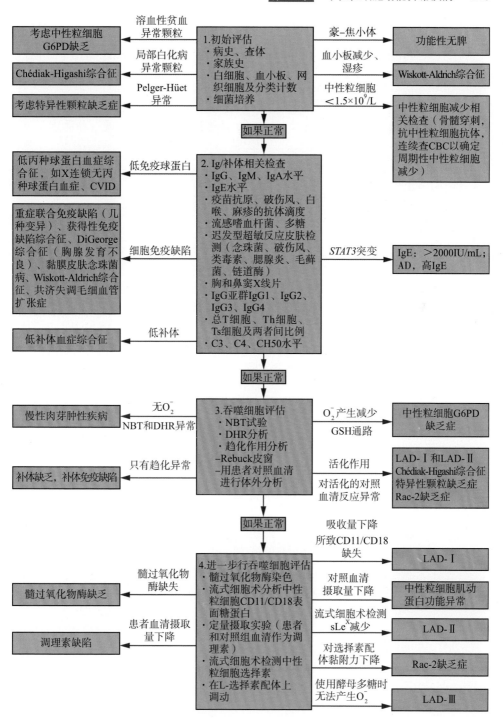

图31-1 用于评估反复感染患者的流程图。AD，常染色体显性遗传；CBC，全血细胞计数；CVID，普通变异型免疫缺陷病；DHR，二氢罗丹明-123；G6PD，葡萄糖-6-磷酸脱氢酶；GSH，谷胱甘肽；LAD，白细胞黏附缺陷；NBT，氮蓝四唑

更多详细内容请参阅《威廉姆斯血液学》第10版，Taco Kuipers：第64章 中性粒细胞功能异常疾病。

（译者：宋雪雯 周 虎 徐泽锋）

第32章

嗜酸性粒细胞及其疾病

嗜酸性粒细胞的产生

- 嗜酸性粒细胞祖细胞在获得白细胞介素（IL）-5受体α后直接来源于共同髓系祖细胞。
- 分化受转录因子C/EBP-A和GATA1及其他因子的调节，如GATA2、PU.1和FOG-1。
- 正常成人骨髓中嗜酸性粒细胞约占3%。
- 嗜酸性粒细胞在骨髓中分化，之后迁移到血液中，在进入组织之前循环25小时。

嗜酸性粒细胞增多症

- 嗜酸性粒细胞占血液中白细胞的3%～5%。成人嗜酸性粒细胞绝对计数为0.35×10^9～0.5×10^9/L，新生儿嗜酸性细胞计数较高。
- 嗜酸性粒细胞增多症是指血液中嗜酸性粒细胞增多。嗜酸性粒细胞增多的程度描述如下：
  - 轻度（$<1.5\times10^9$/L）。
  - 中度（1.5×10^9/L～5.0×10^9/L）。
  - 重度（$>5.0\times10^9$/L）。
- 高嗜酸性粒细胞（HE）疾病定义为持续性嗜酸性粒细胞增多$>1.5\times10^9$/L。
- 嗜酸性粒细胞增多症最常见于对其他疾病的反应（继发性）。
- 在发现分子定义的亚型后，世界卫生组织对原发性（克隆性）嗜酸性粒细胞增多症的分类进行了修订，除慢性嗜酸性粒细胞白血病，非特指型（CEL，NOS）以外，还包括髓系/淋系肿瘤伴嗜酸性粒细胞增多和血小板衍生生长因子受体α或β（*PDGFRA*或*PDGFRB*）、成纤维细胞生长因子受体1（*FGFR1*）或Janus激酶2（*JAK2*）的重排。
- 诊断特发性HE需要排除所有原发性和继发性的原因。
- 高嗜酸性粒细胞综合征（HES）是指一种以嗜酸性粒细胞增多、嗜酸性粒细胞浸润器官及涉及肺、心脏、肝脏和脾脏的一系列临床表现为特征的综合征。
- 据报道，嗜酸性粒细胞增多症的发病率为0.1%～4%。HES的发病率要低得多，估计为0.036/100（万人·年）。

临床表现

- 嗜酸性粒细胞增多症最常见于对其他疾病的反应（继发性），如感染、过敏、药物、自身免疫性疾病和恶性肿瘤（表32-1）。

● 高嗜酸性粒细胞疾病的临床症状和疾病表现取决于所涉及的部位（表32-2），可能涉及任何器官系统。

表32-1　嗜酸性粒细胞增多症的继发性（反应性）原因

分类	举例
感染	寄生虫［类圆线虫、弓形虫、血吸虫、棘球绦虫、内阿米巴、囊性孢子虫、蛔虫、钩虫、旋毛虫、并殖吸虫、丝虫病（和相关的热带肺嗜酸性粒细胞增多症）］ 病毒（HIV） 真菌（球虫、组织胞浆菌、隐球菌、肺孢子菌） 分枝杆菌（结核） 细菌
过敏	哮喘、过敏性鼻炎、特应性皮炎、过敏性支气管肺曲霉病
自身免疫性疾病	炎症性肠病、乳糜泻、嗜酸性肉芽肿伴多血管炎、类风湿关节炎、结节病、系统性硬化、干燥综合征、大疱性类天疱疮、IgG4相关疾病、嗜酸性筋膜炎
药物	NSAID、抗菌药
恶性肿瘤	实体瘤（肺、肾、结肠癌）、霍奇金淋巴瘤和非霍奇金（T细胞）淋巴瘤
代谢病	肾上腺功能不全
免疫缺陷	高IgE综合征、Omenn综合征、Wiskott-Aldrich综合征
其他	Gleich综合征、急性或慢性移植物抗宿主病、实体器官排斥反应、胆固醇栓塞、木村病

注：Ig，免疫球蛋白；NSAID，非甾体抗炎药。

表32-2　嗜酸性粒细胞增多症的受累部位及临床表现

部位	累计频率（%）[a]	临床症状	疾病表现
造血系统	100	疲劳、出血、感染	白细胞增多伴嗜酸性粒细胞增多、中性粒细胞减少、贫血、血小板减少、血小板增多、骨髓原始细胞增多、骨髓纤维化
心脏	58	呼吸短促、胸痛、运动耐力下降、端坐呼吸、下唇肿胀	扩张型心肌病、心肌炎、瓣膜纤维化和功能不全、心内膜纤维化、心包纤维化、心尖血栓和栓塞
皮肤	56	瘙痒、皮疹	皮炎、荨麻疹、黏膜溃疡
神经系统	54	麻木、局部虚弱、困惑、记忆改变、头痛	周围神经病变、微栓子脑卒中、脑膜炎、癫痫发作
肺	49	呼吸短促、喘息、咳嗽、运动耐力下降	反应性气道疾病、肺浸润、肺纤维化、胸腔积液、肺栓塞
脾	43	腹痛、早饱	脾大、脾功能亢进、脾梗死
肝脏和胆囊	30	腹痛、黄疸、瘙痒	肝大、肝酶升高、胆囊炎、布加综合征

续表

部位	累计频率（%）[a]	临床症状	疾病表现
胃肠道	23	恶心、呕吐、吞咽困难、疼痛、腹痛、腹胀、腹泻、早饱、体重减轻	食管运动异常、食物不耐受、吸收不良、胃食管反流病、胃炎、结肠炎、腹水、肠系膜血栓
眼	23	视力障碍、视力丧失	微血栓、视网膜动脉炎、巩膜外层炎
鼻窦	N/A	充血、鼻漏	鼻窦炎
肌肉	N/A	肌痛、肌肉无力	肌炎
肾脏	N/A	水肿、尿量减少	肾小球肾炎、急性肾损伤伴夏科-莱登结晶

注：N/A，不适用。

a 累计频率参见 Gotlib J，Cools J，Malone JM，et al. The FIP1L1-PDGFRα fusion tyrosine kinase in hypereosinophilic syndrome and chronic eosinophilic leukemia：implications for diagnosis，classification，and management，Blood. 2004；103（8）：2879-2891；Fauci AS，Harley JB，Harley JB，et al. NIH conference. The idiopathic hypereosinophilic syndrome. Clinical，pathophysiologic，and therapeutic considerations，Ann Intern Med. 1982；91（1）：78-92；Spry CJ，Davies J，Tai PC，et al. Clinical features of fifteen patients with the hypereosinophilic syndrome，Q J Med. 1983 Winter；52（205）：1-22；Lefebvre C，Bletry O，Degoulet P，et al. Prognostic factors of hypereosinophilic syndrome. Study of 40 cases，Ann Med Interne（Paris）. 1989；140（4）253-257。

诊断性检查

- HE 疾病的诊断路径如图 32-1 所示。
- 检查首先排除继发（反应性）原因，并根据体征和症状评估是否存在终末器官损伤。
- 如果未确定继发原因，进一步的诊断测试包括受影响部位组织活检（如果可行）及血液和骨髓评估。
- 评估应包括血液或骨髓样本中 PDGFRA、PDGFRB、FGFR1 或 JAK2 重排的分子检测，作为髓系/淋系嗜酸性粒细胞肿瘤的诊断线索。
- 骨髓评估对于诊断伴有嗜酸性粒细胞增多症的其他肿瘤至关重要，包括骨髓增生异常综合征（MDS）、骨髓增殖性肿瘤（MPN）、MDS/MPN、系统性肥大细胞增多症（SM）、急性淋巴细胞白血病（ALL）或急性髓细胞性白血病（AML）。
- 二代测序（NGS）髓系基因组合可以帮助检测指向克隆性骨髓疾病的体细胞突变，包括 CEL，NOS。
- 通过流式细胞术和聚合酶链反应（PCR）或 NGS 检测克隆性 T 细胞受体基因重排可以帮助诊断淋巴细胞变异型 HE/HES。流式免疫表型异常包括 T 细胞受体复合物中缺少 CD3（$CD3^-CD4^+$）、双阴性未成熟 T 细胞（$CD3^+CD4^-CD8^-$）和 $CD3^+CD4^+CD7^-$。
- 如果未发现潜在原因，则患者被诊断为具有意义未明的特发性 HE。如果存在终末器官损伤，则被诊断为特发性 HES。建议持续进行临床监测。

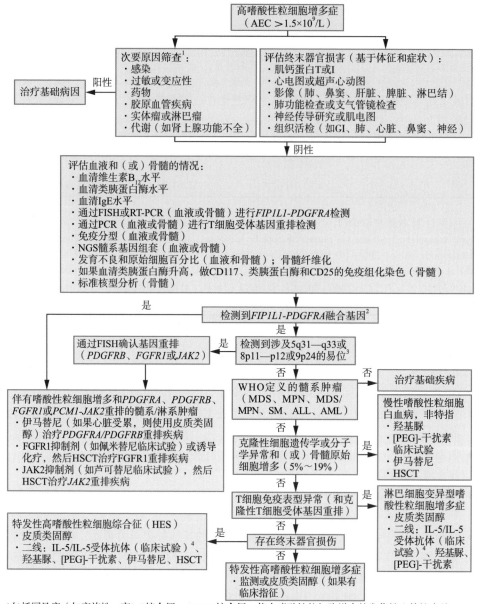

图32-1　嗜酸性粒细胞增多症的诊断和治疗路径。AEC，嗜酸性粒细胞绝对计数；ALL，急性淋巴细胞白血病；AML，急性髓系白血病；FISH，荧光原位杂交；GI，胃肠道；HSCT，造血干细胞移植；Ig，免疫球蛋白；IL，白细胞介素；MDS，骨髓增生异常综合征；MPN，骨髓增殖性肿瘤；PEG，聚乙二醇化；RT-PCR，逆转录聚合酶链反应；SM，系统性肥大细胞增多症；WHO，世界卫生组织［资料来源：Shomali W，Gotlib J. World Health Organization-defined eosinophilic disorders：2019 update on diagnosis，risk stratification，and management，Am J Hematol. 2019 Oct；94（10）：1149-1167.］

图中文字：

高嗜酸性粒细胞增多症（AEC >1.5×10⁹/L）

次要原因筛查¹：
・感染
・过敏或变应性
・药物
・胶原血管疾病
・实体瘤或淋巴瘤
・代谢（如肾上腺功能不全）

阳性 → 治疗基础病因

评估终末器官损害（基于体征和症状）：
・肌钙蛋白T或I
・心电图或超声心动图
・影像（肺、鼻窦、肝脏、脾脏、淋巴结）
・肺功能检查或支气管镜检查
・神经传导研究或肌电图
・组织活检（如GI、肺、心脏、鼻窦、神经）

阴性

评估血液和（或）骨髓的情况：
・血清维生素B₁₂水平
・血清类胰蛋白酶水平
・血清IgE水平
・通过FISH或RT-PCR（血液或骨髓）进行FIP1L1-PDGFRA检测
・通过PCR（血液或骨髓）进行T细胞受体基因重排检测
・免疫分型（血液或骨髓）
・NGS髓系基因组套（血液或骨髓）
・发育不良和原始细胞百分比（血液和骨髓）；骨髓纤维化
・如果血清类胰蛋白酶升高，做CD117、类胰蛋白酶和CD25的免疫组化染色（骨髓）
・标准核型分析（骨髓）

检测到FIP1L1-PDGFRA融合基因²

检测到涉及5q31—q33或8p11—p12或9p24的易位³

通过FISH确认基因重排（PDGFRB、FGFR1或JAK2）

伴有嗜酸性粒细胞增多和PDGFRA、PDGFRB、FGFR1或PCM1-JAK2重排的髓系/淋系肿瘤
・伊马替尼（如果心脏受累，则使用皮质类固醇）治疗PDGFRA/PDGFRB重排疾病
・FGFR1抑制剂（如佩米替尼临床试验）或诱导化疗，然后HSCT治疗FGFR1重排疾病
・JAK2抑制剂（如芦可替尼临床试验），然后HSCT治疗JAK2重排疾病

WHO定义的髓系肿瘤（MDS、MPN、MDS/MPN、SM、ALL、AML）

治疗基础疾病

慢性嗜酸性粒细胞白血病，非特指
・羟基脲
・[PEG]-干扰素
・临床试验
・伊马替尼
・HSCT

克隆性细胞遗传学或分子学异常和（或）骨髓原始细胞增多（5%~19%）

T细胞免疫表型异常（和克隆性T细胞受体基因重排）

淋巴细胞变异型嗜酸性粒细胞增多症
・皮质类固醇
・二线：IL-5/IL-5受体抗体（临床试验）⁴、羟基脲、[PEG]-干扰素

特发性高嗜酸性粒细胞综合征（HES）
・皮质类固醇
・二线：IL-5/IL-5受体抗体（临床试验）⁴、羟基脲、[PEG]-干扰素、伊马替尼、HSCT

存在终末器官损伤

特发性高嗜酸性粒细胞增多症
・监测或皮质类固醇（如果有临床指征）

1包括罕见病（如家族性、高IgE综合征，Omenn综合征，伴有嗜酸性粒细胞增多的发作性血管性水肿，嗜酸性粒细胞增多性肌痛综合征）。
2涉及4q12的细胞遗传学可见易位可以替代PDGFRA融合基因。
3涉及13q12（FLT3基因）的转位与嗜酸性粒细胞肿瘤相关，尚未被正式纳入WHO分类。
4美泊珠单抗或贝那利珠单抗。

嗜酸性粒细胞肿瘤

伴有嗜酸性粒细胞增多和*PDGFRA*、*PDGFRB*、*FGFR*或*PCM1-JAK2*重排的髓系/淋系肿瘤

- 这些肿瘤由酪氨酸激酶融合基因的存在而定义，涉及*PDGFRA*、*PDGFRB*、*FGFR1*或*JAK2*。
- 它们是罕见的肿瘤，发病率未知。
- 患者可能无症状，在常规全血计数评估中检测到HE，或出现症状性疾病和终末器官损伤。
- 患者可出现骨髓增殖［如单核细胞增多症、不同成熟阶段的中性粒细胞增多症和（或）髓系原始细胞增多］、淋巴细胞增殖［如淋巴细胞增多症、淋巴结受累和（或）淋巴母细胞增多］或混合谱系（如未分化或双表型白血病），后者更常见于*FGFR1*融合。
- 血清类胰蛋白酶、维生素B_{12}和尿酸水平可能会升高。
- 伊马替尼是*PDGFRA*和*PDGFRB*重排患者的首选治疗方法。10年生存率达90%。
- *FGFR1*重排预后不良，经常快速转化为疾病急性期，建议在进行强化化疗后进行异基因造血细胞移植（HCT）。
- *JAK2*重排的预后较差，经常且迅速转化为疾病急性期。使用鲁索替尼进行降细胞治疗后建议进行异基因HCT。

慢性嗜酸性粒细胞白血病，非特指

- 定义为无费城染色体；不涉及*PDGFRA*、*PDGFRB*、*FGFR1*和*JAK2*重排；并排除伴有嗜酸性粒细胞增多症的其他肿瘤（MDS、MPN、MDS/MPN、SM、ALL、AML）。
- 以血液和（或）骨髓中的原始细胞增加为特征［血液中≥2%和（或）骨髓中≥5%但<20%］和（或）存在克隆细胞遗传学或分子遗传学异常。
- 类胰蛋白酶、维生素B_{12}和尿酸血清水平可能会升高。
- 中位生存期为14.4～30个月。
- 慢性期患者的治疗选择包括羟基脲，以控制高嗜酸性细胞增多症和限制终末器官损伤。合格患者应考虑异基因HCT。

 更多详细内容请参阅《威廉姆斯血液学》第10版，William Shomali，Jason Gotlib：第65章　嗜酸性粒细胞及其疾病。

（译者：曲士强　徐泽锋）

第33章

嗜碱性粒细胞和肥大细胞及其疾病

嗜碱性粒细胞

- 嗜碱性粒细胞是最不常见的粒细胞。
- 正常嗜碱性粒细胞计数为 $0.015 \times 10^9/L \sim 0.08 \times 10^9/L$。
- 嗜碱性粒细胞减少（数量减少）和嗜碱性粒细胞增多（数量增加）的原因见表33-1。

表33-1 与嗜碱性粒细胞数量变化相关的疾病
Ⅰ.数量减少（嗜碱性粒细胞减少症）
A.遗传性嗜碱性粒细胞缺乏（罕见）
B.糖皮质激素水平升高
C.甲状腺功能亢进或甲状腺激素治疗
D.排卵
E.超敏反应
1.荨麻疹
2.过敏反应
3.药物诱导反应
F.白细胞增多症（与多种疾病相关）
Ⅱ.数量增多（嗜碱性粒细胞增多症）
A.过敏或炎症
B.溃疡性结肠炎
C.药物、食品、吸入性过敏反应
D.红皮病、荨麻疹
E.幼年型类风湿关节炎
F.内分泌疾病
1.糖尿病
2.使用雌激素
3.甲状腺功能减退症（黏液性水肿）
G.感染
1.水痘
2.流感
3.天花
4.结核
H.缺铁
I.暴露于电离辐射
J.肿瘤
1.嗜碱性粒细胞白血病（见正文）
2.骨髓增殖性肿瘤（尤其是慢性粒细胞白血病，真性红细胞增多症、原发性骨髓纤维化、原发性血小板增多症也可出现）
3.癌症

嗜碱性粒细胞减少症

- 遗传性嗜碱性粒细胞缺乏罕见。
- 其他病因包括使用大剂量糖皮质激素、甲状腺功能亢进或甲状腺激素治疗、排卵、超敏反应或者多种疾病相关的白细胞增多症。

嗜碱性粒细胞增多症

- 病因包括过敏或者炎症、内分泌疾病（糖尿病、甲状腺功能减退症）、感染、缺铁、暴露于电离辐射及肿瘤。
- 几乎所有慢性髓细胞性白血病（CML）的患者都会出现嗜碱性粒细胞增多。
- 原发急性嗜碱性粒细胞白血病十分罕见，但是少数情况下骨髓嗜碱性粒细胞增多可能与急性髓细胞性白血病的其他亚型或者急性早幼粒细胞白血病相关。
- 急慢性克隆性髓系疾病中的嗜碱性粒细胞来源于恶性克隆，且偶尔可能导致组胺分泌相关症状（潮红、瘙痒、低血压）或者胃酸及胃蛋白酶分泌过多造成的严重消化性溃疡。

肥大细胞和继发性数量的变化

- 肥大细胞在骨髓中产生，通过血液迁移到组织中定居。标准的检测技术无法识别健康个体外周血中的肥大细胞。
- 肥大细胞含有可能以颗粒形式形成的介质（如组胺、肝素及趋化因子）或新形成的介质（如花生四烯酸代谢产物，如前列腺素 D_2 和白三烯）。
- 肥大细胞数量增加可见于 IgE 相关疾病和结缔组织病的组织、感染部位及各种良恶性肿瘤的淋巴结和骨髓中（表 33-2）。

表33-2　与肥大细胞数量继发性改变相关的情况

Ⅰ. 数量减少
　A. 长期使用糖皮质激素治疗
　B. 原发性或获得性免疫缺陷性疾病（特定肥大细胞群）

Ⅱ. 数量增多
　A. IgE 相关疾病
　　1. 过敏性鼻炎
　　2. 哮喘
　　3. 荨麻疹
　B. 结缔组织病
　　1. 类风湿关节炎
　　2. 银屑病关节炎
　　3. 硬皮病
　　4. 系统性红斑狼疮

续表

  C.感染性疾病

   1.结核

   2.梅毒

   3.寄生虫病

  D.肿瘤性疾病

   1.淋巴细胞增殖性疾病[a]（淋巴浆细胞淋巴瘤/华氏巨球蛋白血症、其他淋巴瘤、慢性淋巴细胞白血病）

   2.多能造血祖细胞疾病[a]（急性或慢性髓细胞性白血病、骨髓增生异常综合征、特发性难治性铁粒幼细胞贫血）

  E.肿瘤生长的淋巴结引流区

  F.骨质疏松症[a]

  G.慢性肝病[a]

  H.慢性肾脏病[a]

a包括骨髓中肥大细胞数量的增加。

系统性肥大细胞增多症

- 系统性肥大细胞增多症是指一组皮肤与内脏中肥大细胞数量显著增多的系统性疾病。

- 已经制定了一个共识分类，以提供预后和治疗指导（表33-3）。

表33-3　系统性肥大细胞增多症的世界卫生组织分类

Ⅰ.皮肤肥大细胞增多症（CM）

 A.皮肤色素性荨麻疹（UP）/斑丘疹样皮肤肥大细胞增多症（MPCM）

 B.弥漫性皮肤肥大细胞增多症

 C.皮肤孤立性肥大细胞瘤

Ⅱ.惰性系统性肥大细胞增多症（ISM）

Ⅲ.冒烟型系统性肥大细胞增多症（SSM）

Ⅳ.系统性肥大细胞增多症伴相关的血液肿瘤（SM-AHN）

Ⅴ.侵袭性系统性肥大细胞增多症（ASM）

Ⅵ.肥大细胞白血病（MCL）

Ⅶ.肥大细胞肉瘤（MCS）

资料来源：Swerdlow SH，Campo E，Harris NL，et al. WHO Classification of Tumours of Haematopoietic and Lymphoid Tissues，4th ed. Paris：IARC Press；2017。

临床特征

- 患者的临床类型和预后差异很大。

- 半数患者的诊断年龄大于60岁。

- 常见的症状有不适、体重减轻和发热。

- 介质释放症状包括荨麻疹、瘙痒、皮肤划痕症、腹部疼挛、腹泻、恶心、呕吐、肌肉骨骼疼痛、面部潮红、头痛、头晕、心悸、呼吸困难、低血压、晕厥和休克。

器官受累

- 最常累及的器官包括皮肤、淋巴结、肝脏、脾脏、骨髓和胃肠道。
- 皮肤受累的典型特征是色素性荨麻疹（UP），50%的病例在2岁之前被诊断。肥大细胞的真皮堆积导致对称分布的棕色丘疹，尤其是在躯干部位。轻微搔抓皮肤后出现剧烈瘙痒和荨麻疹（Darier征）。皮肤轻度摩擦可引起剧烈瘙痒和荨麻疹（Darier征）。通常在青春期消退，但可以持续到成年（图33-1）。患有UP的成人通常会有皮外肥大细胞增多症。
- 淋巴结病、肝大、脾大和骨痛经常出现，尤其在侵袭性疾病中。
- 大多数成人的骨髓中存在局灶性肥大细胞病变，但儿童中不太常见。
- 骨质疏松可能伴随全身性疾病，并可能发生病理性骨折。

实验室特征

- 约半数患者在初诊时存在贫血。
- 约90%的患者骨髓活检提示肥大细胞增多。免疫组化检测肥大细胞类胰蛋白酶最适用于肥大细胞的可视化和量化。
- 石蜡组织中肥大细胞的CD117呈强阳性，髓系原始细胞也是如此。然而不同于后者，肥大细胞的过氧化物酶呈阴性。
- 外周血中出现肥大细胞提示向白血病转化。
- 约50%患者的血清碱性磷酸酶、转氨酶和γ-谷氨酰转肽酶水平升高，反映了肝脏受累。

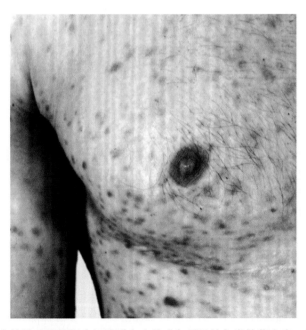

图33-1 一名患有惰性系统性肥大细胞增多症的成年男子的色素性荨麻疹。存在多个色素斑。如果对皮肤施加局部压力，个别病变会出现荨麻疹，并变得隆起、瘙痒和红斑

- 皮肤活检显示肥大细胞聚集。
- 骨质疏松、成骨或溶骨性病变在骨成像中很常见。
- 流式细胞术检测的异常肥大细胞表型：高侧向散射细胞（颗粒）表面表达IgE，且呈CD2$^+$、CD25$^+$、CD35$^+$、CD117$^+$、CD34$^-$的免疫表型。
- 发现血浆组胺水平升高和尿液排泄组胺代谢产物1-甲基-4-咪唑乙酸有助于诊断。
- 血清肥大细胞类胰蛋白酶水平升高是重要的诊断发现。
- 血清或尿组胺水平升高或者血清类胰蛋白酶水平升高并不能确诊肥大细胞增多症，还需要结合临床表现。
- 功能获得性*KIT*基因突变——Asp816Val在成年和很多儿童患者中几乎普遍存在。
- 表33-4列出了系统性肥大细胞增多症的诊断标准。

表33-4 系统性肥大细胞增多症的诊断标准
Ⅰ.主要标准
A.骨髓和（或）其他皮肤外器官切片中见肥大细胞多灶、致密浸润（≥15个肥大细胞/聚集体）
Ⅱ.次要标准
A.在骨髓或其他皮肤外器官的活检切片中，＞25%的浸润肥大细胞为纺锤形或具有不典型形态；或骨髓穿刺涂片中＞25%的肥大细胞为不成熟或不典型
B.在骨髓、外周血或其他皮肤外器官中可检测到*KIT*基因816位密码子的点突变
C.骨髓、外周血或其他皮肤外器官的肥大细胞除表达正常肥大细胞标志物外，还表达CD25伴或不伴CD2
D.血清总胰蛋白酶水平持续＞20ng/mL，除非有相关的髓系肿瘤，在这种情况下该参数无效
如果存在一个主要标准和一个次要标准或满足三个次要标准，则可诊断系统性肥大细胞增多症

治疗

- 造血细胞移植可以治愈一些晚期疾病患者，然而，结局受到肥大细胞增多症变异型的影响。对症治疗虽然暂时有效，但不会改变疾病的进程。
- 可以切除局部病变。
- 避免触发因素，如极端温度、过度劳累，阿片类镇痛药、非甾体抗炎药及摄取含乙醇饮料在部分病例中也可以成为触发因素。
- 昆虫蜇伤后可能发生严重过敏反应。有风险的患者应携带肾上腺素注射器和自我给药说明。在昆虫叮咬盛行的环境和季节中，这些患者也可能受益于预防性抗组胺药的应用。肥大细胞增多症患者也可能对碘化造影剂产生严重过敏反应。
- 有报道显示外用糖皮质激素、8-甲氧基补骨脂和紫外线（PUVA）可以减少瘙痒或改善皮肤损伤的外观。
- 组胺-2受体拮抗剂（如西咪替丁、法莫替丁）可以减少胃酸过多，用于治疗胃炎或消化性溃疡。质子泵抑制剂也可用于治疗胃酸分泌过多。它们与组胺-1（H$_1$）受体拮抗剂联用可能有助于改善肥大细胞介质释放相关的症状和体征。
- H$_1$受体拮抗剂（如苯海拉明、马来酸氯苯那敏、三环类抗抑郁药）可以缓解潮红、血管扩张和头痛。更有效的H$_1$受体拮抗剂（羟嗪和多塞平）可能在更严重的情况下有效。

- 口服色甘酸钠可以缓解胃肠痉挛、腹泻和头痛，对儿童皮肤肥大细胞病同样有效。
- 钙剂补充、绝经后妇女雌激素替代和双膦酸盐可用于预防/治疗潜在骨质减少/骨质疏松症。
- 口服糖皮质激素可用于吸收不良或腹水。成人起始剂量为 40～60mg/d，持续 2～3 周，然后逐渐减量，必要时也可隔日服用。
- 没有足够的数据来确定细胞毒药物（如克拉屈滨）对进展期肥大细胞增多症有效。一般来说，化疗对侵袭性全身疾病的疗效令人失望。
- 异基因造血细胞移植已用于生存率低的肥大细胞增多症分类患者。移植似乎可以治愈一些患者，然而结果受到肥大细胞增多症变异型的影响。尽管系统性肥大细胞增多症伴相关血液肿瘤（SM-AHN）患者 3 年生存率高于 70%，但侵袭性系统性肥大细胞增多症（ASM）患者和肥大细胞白血病（MCL）患者 3 年生存率分别为 43% 和 17%。移植前后服用咪哚妥林可提高生存率。
- 酪氨酸激酶抑制剂可能有用。美国 FDA 批准甲磺酸伊马替尼用于没有 *KIT* D816V 突变或 *KIT* 突变状态未知的 ASM 患者。*KIT* D816V 抑制剂正在临床研发中。如果可能，应对肥大细胞增多症患者进行突变分析，以确定 *KIT* 突变状态。
- 2017 年，咪哚妥林被 FDA 批准用于治疗 ASM、SM-AHN 和 MCL。在晚期系统性肥大细胞增多症中，该药物表现出高反应率和持久活性。咪哚妥林通常耐受性良好，其毒性主要是胃肠道不良反应。对于许多晚期系统性肥大细胞增多症患者，咪哚妥林可考虑用作一线治疗。

病程和预后

- 疾病可以从无症状到进展性甚至致残。皮肤色素性荨麻疹和惰性系统性肥大细胞疾病的患者可以通过对症治疗获得正常寿命。进展到晚期是罕见的，一些患者会自发改善。
- 大约 1/3 的患者伴有相关的血液系统恶性肿瘤。在这些病例中，疾病的预后与伴发血液病的疗效相关。通常两病同时发生预示着更短的生存期。
- 血清乳酸脱氢酶水平升高及高龄是不良预后因素。
- 3 年总体生存率大约为 50%。

 更多详细内容请参阅《威廉姆斯血液学》第 10 版，Stephen J. Galli，Dean D. Metcalf，Daniel A. Arber，Ann M. Dvorak：第 66 章　嗜碱性粒细胞和肥大细胞及其疾病。

（译者：曲士强　徐泽锋）

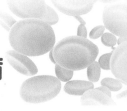

第四篇 单核细胞与巨噬细胞疾病

第34章

单核细胞与巨噬细胞疾病的分类和临床表现

- 因为很少有单独累及单核细胞的疾病，所以较难进行单核细胞异常的分类。
- 出现单核细胞减少症、单核细胞增多症或组织细胞增多症是一个重要的诊断特征并且可以导致功能异常。
- 术语"巨噬细胞"和"组织细胞"是同义的。
  - 巨噬细胞是用于讨论组织内单核-吞噬细胞系统异常时的正确名称。
  - 组织细胞系统是骨髓、血液和组织单核-巨噬细胞池的总称（该系统以前的名称网状内皮系统已被废弃）。
  - 由于历史原因，病理学家常把巨噬细胞疾病称作组织细胞病或组织细胞增生症（如朗格汉斯组织细胞增生症）。

　　表34-1详细列举了涉及单核细胞、巨噬细胞和（髓系）树突状细胞异常的疾病。第35章讨论了血液单核细胞增多或减少的不同原因。第36章和第37章则讨论了主要的组织细胞疾病。

表34-1　单核细胞和巨噬细胞疾病
Ⅰ.单核细胞减少症
A.再生障碍性贫血
B.毛细胞白血病
C.MonoMAC综合征
D.糖皮质激素治疗
Ⅱ.单核细胞增多症
A.良性
1.反应性单核细胞增多症
2.运动所致
B.克隆性单核细胞增多症
1.亚急性或慢性
a.慢性单核细胞增多症
b.骨髓增生异常伴单核细胞增多症
2.进展性
a.急性单核细胞白血病
b.树突状细胞白血病
c.祖细胞单核细胞白血病
d.慢性粒单核细胞白血病
e.幼年型粒单核细胞白血病

Ⅲ.巨噬细胞缺乏症：骨硬化症（孤立性破骨细胞缺乏）

Ⅳ.炎症性组织细胞增多症

    A.原发性噬血细胞性淋巴组织细胞增生症

      1.家族性

      2.散发性

    B.其他伴有噬血细胞性淋巴组织细胞增生的遗传性综合征：Chédiak-Higashi综合征、X连锁淋巴组织增生症、Griscelli综合征

    C.感染相关噬血细胞性淋巴组织细胞增生症

    D.肿瘤相关噬血细胞性淋巴组织细胞增生症

    E.药物相关噬血细胞性淋巴组织细胞增生症

    F.疾病相关噬血细胞性淋巴组织细胞增生症

    G.幼年型类风湿关节炎（巨噬细胞活化综合征）

    H.窦性组织细胞增生症伴块状淋巴结肿大

Ⅴ.贮积性组织细胞增多症

    A.戈谢病

    B.尼曼-皮克病

    C.神经节苷脂沉积症

    D.海蓝组织细胞增多症

Ⅵ.克隆性（肿瘤性）组织细胞增多症

    A.朗格汉斯组织细胞增生症

      1.局灶性

      2.系统性

    B.组织细胞和树突状细胞肿瘤或肉瘤

      1.组织细胞肉瘤

      2.朗格汉斯细胞肉瘤

      3.指突状树突状细胞肉瘤

      4.滤泡树突状细胞肉瘤

Ⅶ.单核细胞和巨噬细胞功能异常

    A.α_1-蛋白酶抑制物缺乏症

    B.Chédiak-Higashi综合征

    C.慢性肉芽肿病

    D.慢性淋巴细胞白血病

    E.播散性皮肤黏膜念珠菌病

    F.糖皮质激素治疗

    G.川崎病

    H.软斑症

    I.分枝杆菌综合征

    J.麻风

    K.创伤后

    L.败血症休克所致

    M.危重症

    N.实体瘤

    O.吸烟

    P.吸食大麻或吸入可卡因

续表

Q. 惠普尔（Whipple）病 R. 人IL-10效应；EBV IL-10样基因产物（vIL-10）
Ⅷ. 动脉粥样硬化形成
Ⅸ. 血栓形成
Ⅹ. 肥胖
Ⅺ. 衰老

 更多详细内容请参阅《威廉姆斯血液学》第10版，Marshall A. Lichtman：第69章 单核细胞与巨噬细胞异常的分类和临床表现。

（译者：王婕妤 徐泽锋）

第35章

单核细胞增多症与单核细胞减少症

- 单核细胞在血液中迁移，在组织中成熟为巨噬细胞并发挥功能，参与以下过程：
  - 炎症反应：包括肉芽肿反应、动脉粥样硬化形成、组织修复。
  - 免疫反应：包括迟发型超敏反应。
  - 对肿瘤和异体移植物反应。
- 组织对巨噬细胞的需求也可以通过组织内巨噬细胞的局部增殖来实现，并不需要外周血单核细胞向组织迁移的增加。
- 在正常人群中，平均87%的外周血单核细胞强烈表达CD14（脂多糖受体），但不表达CD16（Fc受体，$CD14^{++}/CD16^-$），这一经典亚群为MO1。
- 平均4%的外周血单核细胞CD14表达较弱，强表达CD16（$CD14^+/CD16^{++}$），这一中间亚群为MO2。
- 第三个单核细胞亚群，平均占外周血单核细胞的9%，CD14弱表达，CD16强表达（$CD14^{low}/CD16^{++}$），这一非经典亚群为MO3。
- 不同单核细胞亚群之间的差异通过基因表达谱分析得以证实。
- 与年轻人相比，老年人经典型$CD14^{++}/CD16^-$单核细胞与中间型$CD14^+/CD16^{++}$单核细胞的比值显著降低。
- 在没有其他血细胞异常的情况下，很少有仅引起单核细胞异常的疾病。

正常外周血单核细胞含量

- 新生儿期，血液单核细胞绝对计数平均约为$1×10^9$/L。随后单核细胞数逐渐降低至成人水平，平均约为$0.4×10^9$/L。
- 成人单核细胞绝对计数超过$0.8×10^9$/L，称为单核细胞增多症。
- 单核细胞绝对计数低于$0.2×10^9$/L，称为单核细胞减少症。

单核细胞增多症相关的血液系统疾病

- 见表35-1。

肿瘤性或克隆性单核细胞增生

- 骨髓增生异常综合征。
- 急性髓细胞性白血病（粒单核细胞或单核细胞类型）。
- 慢性粒单核细胞白血病。
- 幼年型粒单核细胞白血病。
- 不常见的 *BCR-ABL*（p190）阳性的慢性粒细胞白血病伴单核细胞增多。

表35-1 单核细胞增多症相关疾病

Ⅰ.血液系统疾病

　A.髓性肿瘤

　　1.骨髓增生异常综合征

　　2.原发性骨髓纤维化

　　3.急性单核细胞白血病

　　4.急性粒单核细胞白血病

　　5.伴组织细胞特征的急性单核细胞白血病

　　6.急性髓系树突状细胞白血病

　　7.慢性粒单核细胞白血病

　　8.幼年型粒单核细胞白血病

　　9.慢性粒细胞白血病（m-BCR阳性类型）

　　10.真性红细胞增多症

　　11.原发性骨髓纤维化

　B.慢性中性粒细胞减少症

　C.药物所致中性粒细胞减少症

　D.粒细胞缺乏恢复期

　E.淋巴细胞肿瘤

　　1.淋巴瘤

　　2.霍奇金淋巴瘤

　　3.骨髓瘤

　　4.巨球蛋白血症

　　5.T细胞淋巴瘤

　　6.慢性淋巴细胞白血病

　F.药物所致假性淋巴瘤

　G.免疫性溶血性贫血

　H.特发性血小板减少性紫癜

　I.脾切除后

Ⅱ.炎症性和免疫性疾病

　A.结缔组织病

　　1.类风湿关节炎

　　2.系统性红斑狼疮

　　3.颞动脉炎

　　4.肌炎

　　5.结节性多动脉炎

　　6.结节病

　B.感染

　　1.分枝杆菌感染

　　2.亚急性细菌性心内膜炎

　　3.布鲁氏菌病

　　4.登革热

　　5.急性细菌性感染恢复期

　　6.梅毒

　　7.巨细胞病毒感染

　　8.水痘-带状疱疹病毒感染

　　9.流感

续表

Ⅲ. 胃肠道疾病
　　A. 酒精性肝病
　　B. 炎症性肠病
　　C. 口炎性腹泻

Ⅳ. 非造血系统恶性疾病

Ⅴ. 外源性细胞因子应用

Ⅵ. 心肌梗死

Ⅶ. 心脏旁路移植手术

Ⅷ. 其他
　　A. 四氯乙烯中毒
　　B. 分娩
　　C. 糖皮质激素治疗
　　D. 抑郁
　　E. 热损伤
　　F. 马拉松参赛者
　　G. 前脑无裂畸形
　　H. 川崎病
　　I. Wiskott-Aldrich 综合征
　　J. 血液透析

反应性（非克隆性）单核细胞增生

- 中性粒细胞减少状态：周期性中性粒细胞减少症、儿童慢性粒细胞减少症、家族性良性中性粒细胞减少症、婴儿遗传性粒细胞缺乏症、慢性增生减低中性粒细胞减少症。
- 药物所致的粒细胞缺乏症（可出现一过性单核细胞增多，尤其是恢复期）。
- 氯丙嗪中毒引起粒细胞缺乏症前发生单核细胞增多症。
- 淋巴瘤。
- 霍奇金淋巴瘤。
- 脾切除。
- 骨髓瘤。

与炎症性和免疫性疾病相关的单核细胞增多症

- 见表35-1。

胶原血管病

- 类风湿关节炎。
- 系统性红斑狼疮。
- 颞动脉炎。
- 肌炎。
- 结节性多动脉炎。

慢性感染

- 细菌感染［如亚急性细菌性心内膜炎、扁桃体炎、口腔感染、复发性肝脓肿（可能不是伤寒或布鲁氏菌病）］。
- 结核病。
- 梅毒：新生儿期、一期和二期。
- 病毒感染：巨细胞病毒和水痘－带状疱疹病毒感染。

其他炎症性疾病

- 口炎性腹泻。
- 溃疡性结肠炎。
- 局限性肠炎。
- 结节病（单核细胞增多与T淋巴细胞数减少呈负相关）。

非造血系统恶性疾病

- 约20%的患者可表现为单核细胞增多，而与是否存在肿瘤转移无关。

与单核细胞增多症相关的其他情况

- 酒精性肝病。
- 四氯乙烯中毒。
- 朗格汉斯组织细胞增生症。
- 分娩。
- 严重抑郁症。
- 见表35-1。

单核细胞减少症的相关疾病

- 再生障碍性贫血。
- 毛细胞白血病：
  — 可能诊断该病的有用线索。
  — 易引起感染。
- 慢性淋巴细胞白血病。
- 周期性中性粒细胞减少症。
- MonoMAC综合征
  — 由 GATA2 突变引起。
  — 常染色体显性。
  — 可能散发。
  — 严重的单核细胞减少症（甚至单核细胞缺乏症）。
  — B淋巴细胞减少、NK细胞减少。
  — 易感染结核分枝杆菌、真菌、人乳头瘤病毒和EBV。
  — 易发生骨髓增生异常或急性髓细胞性白血病。

　　—　易发生外阴癌、转移性黑色素瘤、宫颈癌、外阴鲍文病和平滑肌肉瘤。
- 严重的热损伤。
- 类风湿关节炎。
- 系统性红斑狼疮。
- HIV感染。
- 放疗后。
- 应用如下药物后：
  - 糖皮质激素。
  - 干扰素-α。
  - 肿瘤坏死因子-α。

血液树突状细胞

- 血液中树突状细胞（DC）由两种表型的亚群组成，髓样DC（HLA-Dr$^+$/CD11c$^+$/CD123$^+$）和淋巴样/浆细胞样DC（HLA-Dr$^+$/CD11c$^-$/CD123$^+$）。
- 血液中树突状细胞总数可采用流式细胞仪测定。
- 树突状细胞约占血细胞的0.6%（0.15%～1.3%），计数为14×10^6/L（3×10^6/L～30×10^6/L）。其中淋巴样/浆细胞样树突状细胞约占1/3，另外2/3为髓样树突状细胞。
- 血液中树突状细胞计数随着年龄增长呈下降趋势，在外科手术应激时增多（也包括其他应激反应），与血浆皮质醇水平相关。
- 血液中树突状细胞数的变化常与单核细胞总数的变化无关。

更多详细内容请参阅《威廉姆斯血液学》第10版，Marshall A. Lichtman：第70章　单核细胞增多症与单核细胞减少症。

（译者：王婕妤　徐泽锋）

第36章

炎症性与恶性组织细胞增生症

- 组织细胞和巨噬细胞是同义词。根据细胞来源的不同，组织细胞疾病可以分为树突状细胞相关的、单核-巨噬细胞相关的和树突状细胞肿瘤或巨噬细胞肿瘤（表36-1）。
- 历史上，根据疾病特异性组织细胞的表型进行组织细胞疾病表征（表36-2）。
- 但现在朗格汉斯细胞组织细胞增生症（LCH）、Erdheim-Chester病（ECD）、幼年性黄色肉芽肿（JXG）、Rosai-Dorfman病（RDD）和恶性组织细胞增生症中克隆髓系细胞中的复发性丝裂原活化蛋白激酶（MAPK）通路突变明确地将这些炎性肿瘤与噬血细胞性淋巴组织细胞增生症（HLH）分开，HLH以多克隆反应性巨噬细胞为特征。

表36-1　组织细胞疾病的分类
树突状细胞相关的
朗格汉斯细胞组织细胞增生症
幼年性黄色肉芽肿/Erdheim-Chester病
单核-巨噬细胞相关的
噬血细胞综合征
原发性噬血细胞性淋巴组织细胞增生症
继发性噬血细胞综合征
窦性组织细胞增生症伴块状淋巴结肿大（Rosai-Dorfman病）
肿瘤性疾病
单核细胞相关性白血病
髓外单核细胞瘤（髓样肉瘤）
巨噬细胞相关性组织细胞肉瘤
树突状细胞恶性肿瘤（恶性组织细胞增生症）

资料来源：Weitzman S，Egeler RM. Histiocytic Disorders of Children and Adults. Basic Science Clinical Features，and Therapy，Cambridge University Press；2005：14-39；Chikwava K，Jaffe R. Langerin（CD207）staining in normal pediatric tissues，reactive lymph nodes，and childhood histiocytic disorders，Pediatr Dev Pathol. 2004；7（6）：607-614；Lau SK，Chu PG，Weiss LM. Immunohistochemical expression of Langerin in Langerhans cell histiocytosis and non-Langerhans cell histiocytic disorders，Am J Surg Pathol. 2008；32：615-619。

表36-2 不同组织细胞病的免疫表型特征

组织学表现	LCH	恶性组织细胞增生症	ECD/JXG	HLH	RDD
HLH-DR	++	+	−	+	+
CD1a	++	+/−	−	−	−
CD14	+/−	−	++	++	++
CD68	+/−	+/−	++	++	++
CD163	−	−	++	++	++
CD207（Langerin）	+++	+/−	−	−	−
ⅩⅢa因子	−	−	++	−	−
肌成束蛋白（fascin）	−	+/−	++	+/−	−
Birbeck 颗粒	+	+/−	−	−	−
噬红细胞作用	+/−	+/−	−	+/−	−
伸入运动	−	−	−	−	+

注：CD，分化抗原；ECD，Erdheim-Chester病；HLH，噬血细胞性淋巴组织细胞增生症；JXG，幼年性黄色肉芽肿；LCH，朗格汉斯细胞组织细胞增生症；RDD，Rosai-Dorfman病。

克隆性组织细胞病

朗格汉斯细胞组织细胞增生症
定义
- 朗格汉斯细胞组织细胞增生症囊括了以前被称作组织细胞增生症X（嗜酸性肉芽肿、Letterer-Siwe病，Hand-Schüller-Christian病）、自愈性组织细胞增生症和朗格汉斯细胞肉芽肿的疾病。
- 标志性的LCH树突状细胞具有丰富的嗜酸性至两性细胞质和肾形、深凹陷或凹槽的细胞核。

流行病学
- LCH在15岁以下儿童中的发病率为（2～10）/1 000 000。
- 男女性比例接近1。
- 中位发病年龄30个月，但成人任何年龄均可能发病。
- LCH在美国的西班牙裔患者中比在非洲裔患者中更常见，一项全基因组关联研究确定了西班牙裔人群中富集的遗传性*SMAD6*变异，该变异与发生LCH的风险增加有关。
- 吸烟是唯一经证实会增加LCH风险的暴露，特别是患有肺LCH的成人。

病因和发病机制
- 病理性克隆性树突状细胞没有形态异常，核分裂象少见，染色体通常完整。
- 在超过85%的LCH病灶中发现了相互排斥激活的MAPK通路基因。除*BRAF*

V600E基因突变外，替代性突变还包括酪氨酸激酶受体（如*ERBB3*）、*BRAF*（融合、缺失、重复）、*ARAF* 和 *MAP2K1*（编码MEK，一种MAPK酶）。

- LCH病灶中的病理细胞驱动炎症的机制及募集的T细胞在疾病中的作用尚不清楚。

临床特征

- 患者可以表现为单器官或多器官受累。
- 皮疹和骨损害是最常见的表现。其他体征和症状有发热、体重减轻、腹泻、水肿、呼吸困难、多饮、多尿。
- 皮肤：皮肤病变表现类似脂溢性皮炎或湿疹，可能被误当作婴儿的乳痂延迟或成人的头屑；常累及的皮损部位是腹股沟、肛周、耳后、颈部、腋下、女性乳房的下部皱褶；大龄儿童和成人的皮肤病变类似于红色丘疹，可能发生溃疡；皮肤病变可能先于全身性病变出现。
- 口腔黏膜：可以表现为软腭或硬腭、颊黏膜、舌、口唇部位溃疡，可能会有牙龈增生。
- 骨：儿童最常受累部位是颅骨，可发生溶骨性破坏，骨痛可有可无；颌面骨受累患者发生中枢神经系统疾病和尿崩症的风险增加数倍。
- 淋巴结和胸腺：颈部淋巴结是最受累的淋巴结区域。胸腺和纵隔淋巴结可能会增大。
- 肝脏和脾脏：累及肝和（或）脾被认为是高危型，因为死亡风险相对增加。肝大可引起肝功能异常，表现为低白蛋白血症、高胆红素血症和凝血因子缺乏。由胆道损伤引起的硬化性胆管炎是非常严重的并发症。巨脾可引起血细胞减少。
- 肺：不再被认为是高危器官，成人肺脏受累的发生率远高于儿童，与吸烟关系密切。症状包括气促、呼吸困难或气胸引起的疼痛。
- 骨髓：累及骨髓导致血小板减少和白细胞减少，多见于广泛病变的低龄儿童。
- 内分泌：最常见的内分泌表现是尿崩症，影像学表现为垂体柄增厚或肿块。
- 胃肠道：患者可出现腹泻、便血、肛周瘘管或吸收不良。
- 中枢神经系统：约4%的患者可出现进行性构音障碍、共济失调、距离辨别障碍和行为改变等慢性神经退行性综合征（ND-LCH）。

实验室检查

- 骨髓受累的高危患者可出现贫血、血小板减少。
- 肝LCH可导致低白蛋白血症、肝酶升高、胆红素升高。肠道病变也可能导致低蛋白血症。
- 需要对受累器官进行活检，用CD207和CD1a抗体染色的树突状细胞进行诊断。

鉴别诊断

- 根据发病部位，应与慢性肉芽肿性感染及其他感染、淋巴瘤、胶原血管病、尘肺病和淀粉样变等疾病鉴别。
- 当其他更常见的症状对治疗无反应时，应考虑LCH。

治疗

儿科患者

- 根据具体受累部位情况分为高风险或低风险。高风险部位包括肝、脾、骨髓。低风险部位包括所有其他部位，常见部位包括皮肤、骨骼、淋巴结和垂体。

- 治疗是基于与病变部位和疾病程度相关的临床风险。

单系统受累

- 局限于皮肤的患者，可观察病变是否自行消退。必要时口服羟基脲、甲氨蝶呤或沙利度胺，这些药物治疗有效。

- 仅有颅骨的前面、顶骨、枕骨受累或其他骨骼单独破坏的患者需要做病灶刮除术或联合注射甲泼尼龙；对于累及多处骨骼的病灶，静脉注射长春新碱和口服泼尼松治疗12个月较治疗6个月的患者无进展生存期改善。对于仅存在椎体或股骨颈塌陷风险的单骨病变，可给予放疗。

多系统低危组

- 有骨破坏或皮肤、淋巴结、垂体多部位受累（伴/不伴骨破坏）的患者应选用长春碱和泼尼松联合静脉治疗12个月。

多系统高危组

- 在LCH-Ⅲ研究中，对高危患者进行为期1年的治疗，并随机分为静脉注射长春新碱联合口服泼尼松和口服巯嘌呤治疗组及静脉注射长春新碱联合口服泼尼松、口服巯嘌呤、口服或静脉注射甲氨蝶呤治疗组。治疗6周后的有效率（70%）、尿崩症的发生率（8%）、总的5年生存率（87%～82%）和复发率（25%～29%）在两种治疗方法之间没有显著性差异，表明甲氨蝶呤不能提高治疗效果。

复发、难治或进展性疾病

- 对于难治或复发患者的最佳治疗方案尚未明确。

- 口服羟基脲、沙利度胺或来那度胺或许能成功治疗难治性皮肤病。

- 停用长春新碱和泼尼松6个月以上的复发性骨病患者可从每周静脉注射长春新碱再诱导和每日口服泼尼松6周的治疗中获益。

- 一项使用克拉屈滨（5mg/m^{2}静脉滴注，每个月5天，共6个月）的前瞻性试验显示，在复发和难治性低风险患者中反应率高，但在高风险LCH患者中很少完全反应。

- 难治性高危LCH患者的另一种治疗方案是基于急性髓细胞性白血病方案的高强度治疗。大剂量静脉注射克拉屈滨［9mg/（m^2·d）］联合静脉注射阿糖胞苷［1g/（m^2·d）］治疗5天，至少2个月，可延长既往难治性疾病患者的总生存期，提高治愈率，但也存在较高的治疗相关死亡率。

- 异基因造血细胞移植（HCT）已用于挽救性化疗失败的多系统高危患者，降强度预处理和清髓性预处理（3年生存率约75%）的疗效相似。

- 抑制MAPK通路具有改善预后的潜力，但最佳剂量、时间及与其他疗法的联合需要通过前瞻性儿科试验确定。

病程和预后

- 使用长春新碱和泼尼松治疗的低危组患者有99%的生存率，但超过50%的患者在初始治疗中无法治愈。虽然许多患者需要多个疗程的挽救治疗，但几乎所有LCH患者最终都可被治愈。

- 通过12周的治疗未获得充分反应的高危患者有87%的长期存活机会，但通常需要挽救性治疗。
- 与疾病和治疗相关的晚期效应或永久后果仍然是一个具有挑战性的问题。

成人朗格汉斯细胞组织细胞增生症

- 据估计，每100万成人中有1～2例LCH病例。
- LCH可能是由于未治疗或未识别的儿童LCH或新发疾病而出现的，治疗仍然是一个具有挑战性的问题。
- 成人的临床特征往往与儿童相似，但孤立的成人肺LCH是成人特有的表现，并且与吸烟有关。需要胸部高分辨率计算机断层扫描（CT）来显示导致肺组织破坏的LCH的囊性/结节性模式。
- 尽管成人患者已接受静脉注射长春新碱和口服泼尼松治疗，但成人长春新碱的神经毒副作用较为明显，对长期使用大剂量糖皮质激素的耐受性也比儿童差。初始治疗的替代方法包括静脉注射阿糖胞苷或静脉注射克拉屈滨。
- 关于成人患者的长期治疗结果的信息很少。最佳的初始和挽救治疗方案尚未建立。

Erdheim-Chester病（ECD）

定义和流行病学

- 该病由充满脂质的组织细胞浸润骨骼和脏器，引起成纤维细胞反应并导致器官衰竭所致。
- 儿童和老年人均可发病，平均发病年龄为53岁。
- 约50%的患者存在 *BRAF* V600E基因突变。

临床特征

- 患者多以发热、乏力、消瘦就诊。
- 临床表现包括中枢神经系统症状（50%）、骨痛（40%）、黄褐斑（27%）、突眼（27%）、尿崩症（22%）。
- 50%的患者有骨外病变。
- 1/3的患者出现腹膜后和肾脏受累，引起腹痛、排尿困难和肾积水。
- 20%的患者可出现肺部受累并导致呼吸困难。
- 皮肤表现为黄色瘤，开始为红色-褐色丘疹。
- 病变包绕主动脉和冠状动脉可以引起心功能障碍，但往往是无症状的。也可能存在心内膜、心肌或心包受累，导致心包积液并有心脏压塞的风险。
- 淋巴结、肝脏、脾脏或中轴骨较少累及。

实验室检查

- 尚无特异性的实验室检查结果，但约20%的病例报告了红细胞沉降率和碱性磷酸酶升高。
- CT影像学表现可能包括弥漫性肺间质浸润、病变浸润肾周脂肪引起"毛状肾"外观，或主动脉和主动脉分支血管周围被纤维组织包裹。
- 组织细胞CD68$^+$/CD163$^+$/因子Ⅷa$^+$/CD1a$^-$/S100$^-$，缺乏Birbeck颗粒。

治疗和病程

- 应用 BRAF 和 MEK 抑制剂可有效改善患者的预后，达到 80%～90% 的反应率，使受累的器官系统异常得到明显改善。靶向治疗必须一直维持以防止复发。
- 威罗菲尼由美国食品药品监督管理局和欧洲药品管理局批准用于治疗 *BRAF* V600E 突变的 ECD。
- 一项使用 MEK 抑制剂考比替尼治疗包括 ECD 在内的多种 *MAPK* 突变的组织细胞肿瘤患者的试验显示，1 年无进展生存率为 94%。

幼年性黄色肉芽肿（JXG）

定义和流行学

- JXG 是一种组织细胞疾病，可导致皮肤结节。
- 儿童孤立性病变的中位发病年龄为 2 岁，男女比例为 1.5∶1。多发病灶患儿的中位发病年龄为 5 个月，男女比例为 12∶1。
- 患者可能存在 MAPK 通路的激活性突变，包括 *MAP2K1*、*CSF1R*、*KRAS*、*NRAS*、*BRAF* 和 *MAPK1*（编码 ERK2）。

临床特征

- 大多数患者为 2 岁以下的儿童；头部、颈部或躯干有孤立性皮肤结节。皮损常与周围皮肤颜色相同，但也可呈红斑或淡黄色。
- 器官受累少见。
- LCH 最常与 JXG 混淆。

实验室检查

- JXG 表达经典型巨噬细胞标志性抗体如 CD68、Ki-M1P、ⅩⅢa 因子、肌成束蛋白、波形蛋白（vimentin）、CD4，一般 S100 和抗 CD1a 阴性。

治疗

- 单个病灶或病灶小的患者不需要治疗。有时因为美容的需要也可选择手术切除。
- 对于罕见全身性疾病患者，已有多种化疗和放疗方案被报道。

窦性组织细胞增生症伴块状淋巴结肿大（Rosai-Dorfman 病，RDD）

定义和流行病学

- 定义为特征性组织细胞在淋巴结和（或）结外部位聚集。
- 美国每年约有 100 例新发病例。
- 本病通常发生于儿童和青壮年，不同性别、种族或社会经济状况发病率无差别。

临床特征

- 典型表现为巨大、无痛性双侧淋巴结肿大。
- 部分患者可出现发热、盗汗、乏力、体重减轻。
- 约 43% 的患者有结外病变，几乎所有部位（如皮肤、窦、眼眶、唾液腺、肝、肾、骨和其他部位）均可受累。

实验室检查

- 患者可出现溶血性贫血或炎症性贫血、红细胞沉降率升高、多克隆高免疫球蛋白血症。

- 组织细胞的病理特征为伸入现象，即位于组织细胞胞质空泡内完整的活性淋巴细胞和浆细胞穿过组织细胞胞质，而不损伤暂时性细胞。
- 组织细胞为CD1a⁻，表达CD68、CD14、CD15、溶菌酶、转铁蛋白受体、IL-2受体、CD163。

治疗

- 通常RDD是自限性的，不需要治疗，尽管手术切除可能被认为是大淋巴结的对症治疗。
- 大多数患者在数月至数年内会出现缓慢但稳定的淋巴结体积减小。
- 多器官受累或功能障碍及与免疫功能障碍相关是不良预后指标，提示治疗的必要性。糖皮质激素和化疗在一些病例的治疗中已经获得成功。MAPK通路抑制剂可能对MAPK通路基因激活突变的患者有效。

病程和预后

- 大多数患者会在数月至数年内出现缓慢稳定的淋巴结缩小。对于因重要器官受到侵犯而需要治疗的患者，疗效是不确定的。

恶性组织细胞增生症

定义

- 根据2017年世界卫生组织分类，对这些肿瘤的组织学特征重新进行了综述（表36-3）。

表36-3　恶性组织细胞病的临床特点

组织学类型	临床特征	显微镜下特征	免疫表型	分子特征
组织细胞肉瘤	皮肤、骨、肠、肝、脾	细胞大，多形性，胞质丰富	CD163（＋）、CD69（＋）、溶菌酶（＋）、CD1A（－）、CD35（－）增殖指数可变	免疫球蛋白重排、*BRAF* V600E、*MAP2K1*、*KRAS*、*CSF1R*、*BRAF*融合
朗格汉斯细胞肉瘤	皮肤、骨、肝、脾	明显的恶性表型，Birbeck颗粒	CD1a（＋）、高增殖指数	*BRAF* V600E
指突状树突状细胞肉瘤	淋巴结、皮肤、软组织	淋巴结副皮质区，螺旋状的梭形细胞片	S100（＋）、波形蛋白（＋）、肌成束蛋白（＋）、CD1a（－）、CD21（－）、CD35（－），低增殖指数	免疫球蛋白重排
滤泡树突状细胞肉瘤	Castleman病、相关淋巴结、扁桃体、肠、纵隔、肺、肝	核异型性，螺旋状梭形细胞，边界不清	CD21（＋）、CD35（＋）、CD23（＋）、簇集素（clusterin）（＋）、波形蛋白（＋）、肌成束蛋白（＋）、CD1a（－），低增殖指数	免疫球蛋白重排肿瘤抑制因子和核因子（NF）-κB调节基因的改变

- 恶性树突状/组织细胞肿瘤影响所有年龄组,中位年龄33岁。
- 男性患者多于女性。
- 大多数患者有组织细胞肉瘤和朗格汉斯细胞肉瘤。

临床特征

- 淋巴结肿大是最常见的临床表现,但累及脾脏、胃肠道、皮肤和软组织较常见。约25%的患者出现骨髓受累。
- 病变范围广泛者常表现为发热、头痛、乏力、体重减轻、呼吸困难、出汗等全身症状。

实验室检查

- 病变广泛患者可出现全血细胞减少,尽管白细胞增多在某些情况下作为继发反应发生。患者还可能出现乳酸脱氢酶升高和红细胞沉降率增快。骨髓中偶见噬血细胞现象。
- 需要进行诊断性活检。组织免疫表型和分子特征见表36-3。

治疗

- 常规治疗效果不佳。
- 口服沙利度胺、阿仑单抗、静脉滴注MAID(美司钠、多柔比星、异环磷酰胺、达卡巴嗪)、克拉屈滨和大剂量阿糖胞苷长期缓解的病例已经被报道。Ⅲ期或Ⅳ期患者一般对多药化疗无反应。

病程和预后

- 根据乳酸脱氢酶升高、东方肿瘤协作组体力状况评分(ECOG)为2～4分、Ann Arbor分期为3或4期这3个结果,对除LCH和ECD外的87例恶性组织细胞疾病患者进行预后评分。低危组患者30个月生存率为80%,中危组患者30个月生存率为30%,高危组患者生存均未超过10个月。

炎症性组织细胞病

噬血细胞性淋巴组织细胞增生症(HLH)

定义和流行病学

- HLH是一种病理性免疫激活综合征,常与细胞毒性淋巴细胞功能的遗传缺陷有关。
- HLH是T细胞和巨噬细胞病理性激活的结果,从而分泌促炎性细胞因子:干扰素-γ(IFN-γ)、肿瘤坏死因子(TNF)-α、IL-6、IL-10、IL-12和可溶性IL-2R-α(sCD25)。
- 噬血细胞增多症是指巨噬细胞吞噬红细胞或其他造血细胞的特征性组织病理学表现,可在骨髓、淋巴结、脾脏或肝脏活检中发现。噬血细胞增多症不是诊断HLH所必需的,对于HLH也无特异性。
- 在瑞典,每年发病率为0.12/10万儿童;发生在1/5万活产儿中。

发病机制

- 多个定位到编码细胞毒性颗粒形成和释放途径元件的基因座的基因突变,包括*PRF1*、*UNC13D*、*STX11*和*STSBP2*。

- 一些导致先天性免疫缺陷综合征（如*WAS*、*RAG1*）或失调性免疫紊乱（如 *NLRC4*）的基因突变也与HLH有关。

临床表现

- 常见的早期临床症状为发热（91%）、肝大（90%）、脾大（84%）、神经系统症状（47%）、皮疹（43%）、淋巴结肿大（42%）。高细胞因子血症（细胞因子风暴）导致潜在的致命性、严重的多器官功能障碍。HLH的许多令人困惑的表现使这种疾病诊断较困难。
- EBV、巨细胞病毒和其他疱疹病毒感染是HLH最常见的病因。多种细菌和真菌感染与HLH有关。

实验室检查

- 如果患者的疾病符合表36-4中8项标准中的5项，则应考虑HLH。实验室检查结果可能包括血细胞减少、高甘油三酯血症和（或）低纤维蛋白原血症。
- 血清铁蛋白升高（＞500μg/L）几乎总是存在的，＞10 000μg/L为诊断提供了90%的敏感度和96%的特异度。

表36-4   HLH-2004诊断标准
HLH的诊断需要符合以下指标中至少5条：
·发热
·脾大
·血常规至少两系减少：
血红蛋白＜90g/L
血小板＜100×10⁹/L
中性粒细胞＜1×10⁹/L
·高甘油三酯血症和（或）低纤维蛋白原血症：
空腹甘油三酯＞3mmol/L（＞265mg/dL）
纤维蛋白原＜1.5g/L
·骨髓或脾脏或淋巴结发现噬血细胞增多
·NK细胞活性低或缺乏
·铁蛋白＞500μg/L
·可溶性CD25（可溶性IL-2受体）＞2400U/mL或（超过2*s*）

注：HLH，噬血细胞性淋巴组织细胞增生症；NK细胞，自然杀伤细胞；*s*，标准差。

鉴别诊断

- 败血症、多器官功能障碍、肝炎、其他原因引起的贫血和血小板减少、自身免疫性疾病（如系统性红斑狼疮或类风湿关节炎）的表现和HLH的诊断标准有一定的重叠。
- 部分新型冠状病毒感染（COVID-19）患者表现为类似HLH的细胞因子风暴综

合征。

- 在不能明确诊断、病情不断恶化的情况下，应考虑HLH的诊断。
- 确定存在免疫缺陷，如X连锁淋巴细胞增殖性疾病、Chédiak-Higashi综合征或Griscelli综合征时应考虑存在HLH的可能。

治疗

- 一个有用的方案是使用依托泊苷和地塞米松诱导治疗，然后使用环孢素、地塞米松和依托泊苷连续治疗。有中枢神经系统体征或脑脊液异常的患者接受鞘内注射甲氨蝶呤。
- 相当一部分患者对初始治疗无反应或早期复发。
- 依玛鲁单抗（emapalumab）是一种人源化抗干扰素-γ抗体，被美国FDA批准用于复发性和难治性原发性HLH。在一项开放的关键性试验中，接受静脉注射依玛鲁单抗挽救性治疗的患者中观察到63%的反应，其中70%的患者存活下来接受异基因造血干细胞移植（HCT）。
- 对于任何有耐药或复发或家族性HLH或有相关基因突变的患者，均应考虑异基因HCT。应在诊断时进行人类白细胞抗原（HLA）分型，以利于早期寻找合适的供者。
- 针对肺孢子菌感染、真菌或病毒再激活进行预防性治疗。

病程和预后

- 部分患者对依托泊苷和地塞米松治疗初始反应良好，但随后出现疾病进展。总体的3年预计生存率为55% ～ 67%。
- 在一项包含46例患者（HLH，$n = 34$；其他原发性免疫疾病，$n = 12$）的前瞻性多中心研究中，降低预处理强度的异基因HCT患者1年总生存率为80%，但在没有供者淋巴细胞输注的持续植入或二次移植情况下的移植患者1年生存率仅为39%。

巨噬细胞活化综合征

- 在自身免疫性疾病或恶性肿瘤等持续性免疫刺激下的HLH被称为巨噬细胞活化综合征（macrophage activation syndrome，MAS）。
- MAS的特征是巨噬细胞和T细胞增殖，NK细胞功能缺陷、穿孔素表达水平下降。
- 患者表现为发热、紫癜、肝脾增大、精神状态变化、血细胞减少、凝血异常、低纤维蛋白原血症。
- 患者往往通过控制基础疾病而获得缓解。
- 已经应用细胞因子抑制疗法。

 更多详细内容请参阅《威廉姆斯血液学》第10版，Kenneth L. McClain，Carl E. Allen：第71章　炎症性和恶性组织细胞增生症。

（译者：王　一　徐泽锋）

第37章

戈谢病及相关的溶酶体贮积症

糖脂贮积病

- 这是一类遗传性疾病，患者由于缺乏水解糖苷键之一所需的溶酶体酶而导致一个或多个组织充满了特殊的脂质。这种脂质及其在组织中的分布在每种疾病中都有其特征。
- 在戈谢（Gaucher）病（最常见）及尼曼-皮克病中，主要临床表现分别由葡萄糖脑苷脂及鞘磷脂在巨噬细胞中积聚引起，使其在组织中大量分布。

戈谢病

流行病学及发病机制
- 遗传性 *GBA* 基因突变导致溶酶体酶β-葡萄糖脑苷脂酶功能异常，而使葡萄糖脑苷脂在巨噬细胞内积聚。
- 常染色体隐性遗传，在德系犹太人中的基因频率高。
- 目前报道了超过850种不同的 *GBA* 基因突变。
- 德系犹太人最常见的突变为N370S，大约占75%。而在非犹太患者中，这一突变的比例为30%。此突变经常以纯合子形式存在，引起轻微的疾病。
- 第二常见的突变为L444P，其纯合突变发生于大部分伴有神经病变的患者，在亚洲、阿拉伯和瑞典北部Norrbotten患者中常见。

临床特征
- 根据缺失（1型）或存在神经系统表现（2型和3型），戈谢病分为3种类型（表37-1）。
  - 1型发生于成人或儿童，主要由充满葡萄糖脑苷脂的巨噬细胞在肝、脾及骨髓中积聚所致。神经系统表现罕见，主要影响周围神经系统。
  - 2型罕见，主要表现为神经系统迅速退变及早期死亡。
  - 3型或青少年戈谢病，是一种亚急性神经疾病，其症状出现较晚且预后较2型好。
- 患者可能无症状或症状可从轻微到严重：
  - 慢性乏力常见。
  - 手术后发生出血。
  - 脾大可引起相应位置的症状，肝大通常无症状。
  - 骨骼损害常引起疼痛。股骨"锥形瓶"畸形常见（图37-1）。

表37-1 3种类型戈谢病的特征

亚型	1型		2型		3型		
	无症状性	有症状	新生儿	婴幼儿	3a	3b	3c
常见基因型	N370S/N370S 或两个轻微突变	N370S/其他或两个轻微突变	两个无义或重型突变	一个无义和一个严重突变	无	L444P/L444P	D409H/D409H
种族倾向	德系犹太人	德系犹太人	无	无	无	Norrbottnian、亚洲人、阿拉伯人	巴勒斯坦人、日本人
常见特征	无	肝脾增大、脾功能亢进、骨痛	胎儿水肿、先天性鱼鳞病	SNGP、斜视、角弓反张、牙关紧闭	SNGP、肌阵挛、癫痫	SNGP、肝脾增大、生长停滞	SNGP、心脏瓣膜钙化
累及中枢神经系统	无	无	致命性	严重	SNGP、缓慢进展的神经退化	SNGP、渐进性认知退化	SNGP、短头畸形
累及骨骼	无	轻中度（可变）	无	无	轻度	中重度、脊柱后凸（驼背）	很少
累及脾	无	无至重度	严重	严重	轻中度	中重度	很少
生命预期	正常	正常/接近正常	新生儿死亡	3岁前死亡	儿童期死亡	中年死亡	青壮年死亡

注：酶替代治疗改善了生存。SNGP, supranuclear gaze palsy, 核上性凝视麻痹。

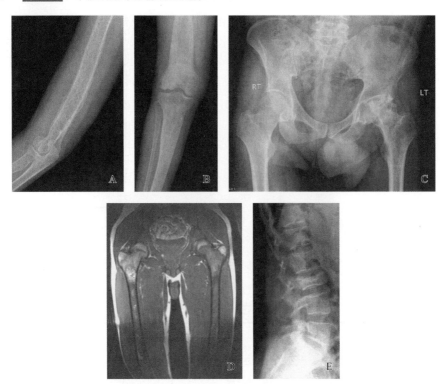

图37-1 戈谢病相关骨骼受累。A.肱骨呈锯齿或鲱鱼骨形状。B.股骨近端的锥形瓶畸形。C.髋骨骨坏死的平片。D.右大腿骨危象2周后骨盆和大腿的MRI表现。在股骨上端小转子水平可见水肿,双侧股骨可见慢性骨髓病变信号。E.椎体压缩(资料来源:Dr. Ehud Lebel, Shaare Zedek Medical Center, Jerusalem, Israel.)

实验室特征

- 血细胞计数可能正常,也可以因脾功能亢进受到影响。正细胞正色素性贫血伴网织红细胞轻度增多;血小板减少常见,特别是在脾大的患者中减少程度可能会比较严重。

- 戈谢细胞是指在骨髓、脾脏及肝脏中发现的数量不等的大细胞。其特征为小而偏心的细胞核及伴有特征性卷曲状或条纹状的胞质。胞质可用过碘酸-希夫(PAS)染色(图37-2)。

- 可能有轻度的肝功能异常。

- 可能有凝血因子和血小板黏附聚集功能异常。

- 无论病情严重程度如何,均可伴有炎性指标的升高,如纤维蛋白原、C反应蛋白和铁蛋白。

- 血清多克隆丙种球蛋白血症常见。1% ~ 20%的老年患者可见单克隆丙种球蛋白血症。

- 壳三糖苷酶和葡萄糖鞘氨醇是最常用于检测的生物学指标,后者敏感性和特异性更好。

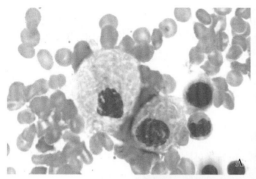
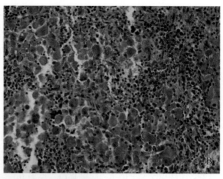
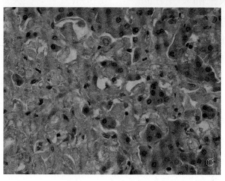

图37-2　A.戈谢病患者骨髓中的戈谢细胞。B.戈谢病脾脏组织显微镜下可见红髓中戈谢细胞浸润。C.戈谢细胞浸润肝脏（淡粉红色细胞）（A.资料来源：Prof. Chaim Hershko, Shaare Zedek Medical Center, Jerusalem, Israel; B、C.资料来源：Prof. Gail Amir, Hadassah Medical Center, Jerusalem, Israel. ）

诊断

- 下列情况应怀疑戈谢病：①不明原因的脾大、血小板减少、经常鼻出血、贫血或慢性骨痛；②儿童与年龄不符的身材矮小；③任何年龄的非创伤性大关节缺血坏死，特别是与其他特征相关。

- 诊断的建立基于在白细胞中发现β-葡糖脑苷脂酶活性下降，同时一项生物学指标升高，并结合DNA水平突变分析（推荐行全基因组测序）。新生儿筛查在某些国家越来越普遍。

- 产前诊断可以检测培养的成纤维细胞中葡糖脑苷脂酶的活性或检测羊水细胞或绒毛膜DNA是否存在已知突变。

- 只有需要除外其他血液系统疾病时才进行骨髓穿刺。

- 杂合子状态需通过突变分析最终确诊。

治疗

- 应用积分系统评估疾病严重程度，监测疾病进展、制订治疗措施。

- FDA批准了三种酶替代治疗：伊米苷酶（imiglucerase）、维拉苷酶（velaglucerase）和他利苷酶（taliglucerase）。生物类似药正在研发中。

- 静脉给药剂量和频次依据患者的年龄、病变累及部位和范围及是否存在不可逆的病理学改变而定。

- 通常治疗后6个月内可获得缓解疲劳、缩小肝脾和改善血细胞计数的治疗反应。骨骼的改善需要2～3年的治疗。酶替代剂不能够透过血脑屏障，因此不能改善神经病变。
- 对于不适合行酶替代治疗的患者，可以考虑口服米格鲁特或美格鲁特（葡萄糖脑苷脂合成酶）作为减少底物治疗。
- 未来的药物治疗选择包括分子伴侣治疗。这种疗法可以使突变的（错误折叠的）葡萄糖脑苷脂酶分子稳定，否则突变体可能在从内质网运输到溶酶体之前发生破坏。基因治疗也是未来的发展方向。
- 脾切除术通常可以纠正由脾亢所引起的贫血和血小板减少，但可能导致脂质在肝脏及骨髓中更快速地沉积。在酶替代治疗出现后，脾切除术已较少进行。
- 对于严重关节损害的患者，整形外科手术特别是关节置换术是有益的。
- 造血干细胞移植有可能治愈该病，但正在被酶替代治疗和减少底物治疗所替代。

病程和预后

- 酶替代治疗和减少底物治疗可以改变自然病程，使得大多数患者，甚至非常严重的患者能够正常生长发育。
- 患者的恶性肿瘤发生率升高，特别是血液系统恶性肿瘤（多发性骨髓瘤）。

尼曼－皮克病

病因和发病机制

- 该病为常染色体隐性遗传病，是一组由鞘磷脂蓄积所引起的疾病，包括A、B和C三种亚型。
- A型及B型是由酸性鞘磷脂酶（ASM）缺乏所致，前者婴儿阶段起病，后者发病较晚。目前这两者均称为ASM缺乏症。
- C型不是由鞘磷脂酶缺乏引起而是*NPC1*或*NPC2*基因突变的结果，这两个基因参与了胆固醇及糖脂类的转运。
- A型和B型患者组织中积聚的脂质主要是鞘磷脂，C型患者为未酯化胆固醇和数种糖脂。
- 淋巴组织中可见特征性泡沫细胞（图37-3）。

临床特征

- A型发生于婴儿阶段，常有生长发育不良及神经系统表现。
- B型常发生于10岁以内儿童，患者出现肝脾增大，病情较轻者可在成年后发生。神经系统表现常缺失，但肺部受累常见。
- C型患者的特征为新生儿黄疸及痴呆、共济失调及在生命较晚期出现精神症状。

实验室特征

- 血红蛋白水平可正常或表现为轻度贫血。
- 血淋巴细胞内含有特征性的、充满脂质的小空泡。
- 骨髓中含有泡沫细胞。

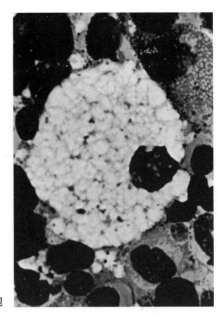

图37-3　尼曼-皮克病患者骨髓中典型的泡沫细胞

诊断

- A型及B型可通过证实中性粒细胞及培养的成纤维细胞中鞘磷脂酶缺乏而诊断。
- 通过测定鞘磷脂酶活性诊断A型及B型杂合子并不可靠，需要行基因检测。
- C型的诊断依靠生化检测，表明培养的成纤维细胞的胆固醇酯化受损及菲律宾菌素染色阳性。对携带者进行生化检测结果不可靠。对*NPC1*和*NPC2*基因行分子基因检测可发现95%的C型患者存在该基因的致病性突变。

治疗

- 目前尚无被批准的可以改善病情、延缓神经病变进展和延长生存期的治疗方法。
- 目前酶替代治疗已被用于A型和B型尼曼-皮克病。
- 一些研究表明美格鲁特有可能改善C型尼曼-皮克病患者的神经症状。

病程和预后

- A型患者常在3岁内死亡。
- B型患者可生存至童年或更长。
- C型患者常在10～20岁死亡，但一些病情轻微的患者可有正常的寿命。

更多详细内容请参阅《威廉姆斯血液学》第10版，Shoshana Revel-Vilk，Jeff Szer，Ari Zimran：第72章　戈谢病及相关的溶酶体贮积症。

（译者：李　冰　徐泽锋）

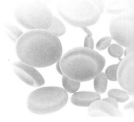

第五篇　血液系统肿瘤治疗原则

第38章

抗肿瘤药物的药理学机制和毒性

恶性肿瘤化疗的基本原则

- 为保证安全、有效地使用抗肿瘤药物，药物的活性、临床毒性、药代动力学和药物相互作用的相关知识是必须掌握的。
- 治疗应基于临床试验，以确定最佳剂量、用药时间及合并用药。
- 应在肿瘤分期、病理和患者耐受性的基础上选择治疗方案。
- 不同国家监管机构的药品批准和可获得性各不相同。
- 在造血干细胞移植时用的大剂量化疗药物产生的脏器毒性在一般剂量的化疗方案中并不常见。
- 化疗药物的靶点通常与DNA复制相关。近期，药物作用的靶点已经精确到细胞发育周期，包括受体信号通路、癌蛋白抑制剂、血管生成和细胞膜上表达的分化抗原。
- 根据药物代谢的途径，有肝肾功能损害的患者可能需要调整剂量（表38-1）。

表38-1 肝肾功能障碍患者需要调整剂量的药物[a]
肾功能不全（肌酐清除率＜60mL/min）
根据肌酐清除率降低比例减少剂量
药物
1.甲氨蝶呤
2.顺铂
3.卡铂
4.博来霉素
5.依托泊苷
6.羟基脲
7.喷司他丁
8.氟达拉滨磷酸盐
9.克拉屈滨
10.托泊替康
11.伊马替尼
12.达沙替尼（可能，但没有指南依据）
13.来那度胺
肝功能异常
对于胆红素＞1.5mg/dL的患者减少原剂量的50%；对于胆红素＞3.0mg/dL的患者减少原剂量的75%
药物
1.安吖啶

续表

2.多柔比星
3.柔红霉素
4.长春新碱
5.长春碱
6.紫杉醇和多西他赛
7.米托蒽醌
8.伊马替尼
9.达沙替尼
10.尼洛替尼
11.泊那替尼

a根据药品说明书指导用药。

联合化疗

- 联合化疗是指基于临床经验同时使用多种药物：
  — 选择的每种药物都必须有抗肿瘤活性。
  — 每种药物必须有不同的作用机制。
  — 药物不应该有相同的耐药机制。
  — 与剂量相关的毒性不应该重叠。
  — 特殊的联合用药应基于临床前和临床试验证实的协同作用机制。

细胞动力学和肿瘤化疗

- 细胞周期特异性药物——一些特殊的药物如抗代谢药物，通过干扰DNA合成（S期）杀灭肿瘤细胞。
  — 延长药物暴露的时间可以更有效地杀灭更多不同细胞周期的细胞。
- 细胞周期非特异性药物并不要求细胞处于特定的细胞周期。
  — 药物的总量比用药时间更重要。

耐药

- 肿瘤耐药是突变的细胞自发形成并通过化疗药物的压力选择（克隆选择）而产生的。
- 通过对治疗前和耐药时肿瘤的序贯研究已经明确耐药机制，如靶基因突变、扩增和信号旁路的激活。
- 不同耐药机制的多种药物联合使用疗效明显优于单药，尽管两种或三种不同的耐药机制可能同时存在于同一个细胞中，如基因的表达和扩增增加，影响细胞凋亡或细胞周期检查点突变，或表观遗传学改变影响细胞表型。

细胞周期特异性药物

甲氨蝶呤

- 甲氨蝶呤用于急性淋巴细胞白血病（ALL）的维持治疗，淋巴瘤化疗的联合用药，脑膜白血病的预防和治疗。

- 本药抑制二氢还原酶，引起叶酸代谢障碍从而抑制细胞周期中的DNA合成，阻断细胞复制。
- 获得性耐药是由基因扩增引起的二氢还原酶水平升高和聚谷氨酰胺化缺陷及细胞摄取受损所致。
- 肾功能损害是甲氨蝶呤用药的禁忌。
- 剂量依赖性的毒性有骨髓抑制和胃肠道反应（黏膜炎、腹泻、出血）。
- 全身大剂量甲氨蝶呤治疗和鞘内注射甲氨蝶呤均可以导致中枢神经系统（CNS）毒性（精神状态改变、共济失调、癫痫发作或昏迷）。鞘内注射甲氨蝶呤也可能导致急性蛛网膜炎。
- 静脉输注亚叶酸可以解救甲氨蝶呤导致的除CNS外的急性毒性损害。

阿糖胞苷（Ara-C）

- 细胞内生成Ara-C三磷酸盐（Ara-CTP），抑制DNA聚合酶，阻止DNA的延伸。获得性耐药是由于脱氧胞苷激酶活性的丧失、Ara-C初始激活的酶活性降低、药物摄取率下降或脱氨基作用的增强。
- 本药主要用于治疗急性髓系白血病（AML），一般与蒽环类药物联合用药。脑脊液（CSF）中浓度较高（为血浆浓度的50%）。
- Ara-C口服不吸收，必须经肠道外给药。Ara-C可以通过鞘内注射来治疗脑膜白血病。
- 标准剂量［$100 \sim 150mg/(m^2 \cdot d)$，共5～10天］用药，骨髓抑制呈剂量依赖性。
- 大剂量Ara-C治疗，静脉$1 \sim 3g/m^2$，每12小时一次，第1、3、5天给药，在AML的巩固治疗中非常有效。
- 高剂量给药会出现神经毒性、肝脏毒性和胃肠道毒性。对于60岁以上的患者，应使用$1g/m^2$或更小的剂量，以避免神经毒性。也可能发生严重的结膜炎，可以使用皮质激素滴眼液预防和治疗。

吉西他滨

- 吉西他滨是$2'-2'$二氟脱氧胞苷类似物，最初用于实体瘤，具有较强的抗霍奇金淋巴瘤活性。
- 作为核苷类似物，作用机制和Ara-C相似。
- 标准剂量为$1000mg/m^2$，静脉滴注，持续30分钟以上。

嘌呤类似物

- 巯嘌呤（6-MP）和硫鸟嘌呤（6-TG）
  - 6-MP和6-TG在体内均被次黄嘌呤-鸟嘌呤磷酸核糖转移酶代谢为核苷酸，该核苷酸可嵌入DNA而导致细胞凋亡。
  - 6-MP和6-TG均为口服用药。
  - 6-MP和6-TG的骨髓抑制作用相似。
  - 别嘌醇可以抑制6-MP的代谢，但不影响6-TG的代谢。
  - 在10%的欧洲血统人群中，巯基嘌呤酶活性低，因此用药时需要调整剂量。

— 药物具有骨髓毒性，中性粒细胞减少和血小板减少的高峰大约出现在第7天；包括中度的恶性呕吐和轻微、可逆的肝功能损害。

- 氟达拉滨磷酸盐
  - 氟达拉滨在治疗慢性淋巴细胞白血病（CLL）方面有很好的疗效。与其他嘌呤类似物相似，有很强的免疫抑制作用，经常用于非清髓性异基因造血干细胞移植和嵌合抗原受体（CAR）-T细胞治疗前的淋巴耗竭。
  - 在美国作为静脉制剂和口服使用。推荐的口服用量为40mg/（$m^2 \cdot d$），连用5天；或25mg/（$m^2 \cdot d$），静脉输注2小时以上，共5天，每4周给药一次。有肾功能障碍的患者需要减少剂量。
  - 推荐剂量下，中度的骨髓抑制和机会性致病菌感染是主要的毒性。也可能发生周围感觉神经异常和中枢神经系统损伤。
  - 肿瘤负荷较大的患者可能会出现肿瘤溶解综合征。因此，患者在用药前必须给予充分的水化和碱化尿液。

- 克拉屈滨（2-氯脱氧腺苷）
  - 此嘌呤类似物在毛细胞白血病、低级别淋巴瘤和慢性淋巴细胞白血病中有较强的抗肿瘤活性。克拉屈滨单独用药，一般为0.1mg/（$kg \cdot d$），持续静脉滴注，共7天，毛细胞白血病可以达到80%的完全缓解率，其余患者也能有部分治疗反应。
  - 骨髓抑制、发热和机会致病菌感染是主要的毒性反应。

- 氯法拉滨（2-氯-2′-氟-阿糖腺苷）
  - 此类似物在嘌呤环和阿拉伯糖上都有卤素取代，可以稳定地吸收入细胞内并产生高度稳定的三磷酸盐结构而发挥作用，从而终止DNA合成，抑制核糖核苷酸还原酶活性并诱导细胞凋亡。
  - 单药治疗在老年急性髓细胞性白血病（AML）患者中具有良好的耐受性，缓解率为30%。
  - 对肾功能不全的患者应根据肌酐清除率来调整用药。
  - 毒性包括骨髓抑制，较为少见的毒性还有细胞因子释放导致的毛细血管渗漏相关的发热、低血压和肺水肿，此外还有转氨酶升高、低钾血症和低磷血症。

- 奈拉滨（6-甲氧基-阿拉伯糖基鸟嘌呤）
  - 奈拉滨是唯一的鸟嘌呤核苷类似物，作为治疗T淋巴母细胞性淋巴瘤和急性T细胞白血病的二线用药具有相对特定的活性。
  - 作用机制与其他嘌呤类似物相似。
  - 对T细胞较为敏感是由于T细胞易于激活嘌呤核苷酸，并缺乏降解本药的嘌呤核苷酸磷酸化酶。
  - 成人的推荐剂量为1500mg/m^2，静脉滴注2小时，第1、3、5天；儿童推荐剂量为每天650mg/m^2，共5天。
  - 主要的毒性是骨髓抑制和肝功能损害，还可能引起一系列神经毒性。

- 喷司他丁（2′-脱氧肋间型霉素）

— 一种抑制腺苷脱氨酶的嘌呤类似物，可以导致细胞内腺苷酸和脱氧核苷酸的积累，从而产生细胞毒性。

— 常用剂量为4mg/m^2，每周2次，对组织学确诊的毛细胞白血病有非常高的缓解率。

羟基脲

- 羟基脲抑制核糖核苷酸还原酶，后者可将核糖核苷酸二磷酸盐转化为脱氧核糖核酸。
- 羟基脲用于治疗真性红细胞增多症（PV）、原发性血小板增多症（ET）、原发性骨髓纤维化（PMF）、慢性粒细胞白血病（CML）的高白细胞期、CML急变期和AML，可以迅速降低原始细胞比例。
- 本药还是镰状细胞和血红蛋白SC病急性疼痛的标准治疗药物，并可以降低住院率。
- 本药可以激活γ球蛋白的启动子从而诱导血红蛋白F生成，因此具有抗镰状细胞活性，还可以通过产生一氧化氮或抑制中性粒细胞增殖和黏附分子（如L-选择素）的表达发挥抗镰状细胞作用和降低微小血管栓塞发生率。
- 羟基脲的用量是根据经验确定的；在骨髓增殖性疾病中通常是500mg，每日一次口服，然后根据疾病控制情况和胃肠道毒性来权衡；镰状细胞增多症需将中性粒细胞控制在轻微减少的状态。
- 主要的毒性是白细胞减少及骨髓细胞的巨幼样变。约30%的患者由于胃肠道症状或皮肤溃疡而不能耐受。

抗微管蛋白药物

长春碱类（长春新碱和长春碱）

- 长春碱类药物结合到微管蛋白并抑制有丝分裂纺锤体的形成。
- 长春碱用于霍奇金淋巴瘤（HL）的联合化疗，长春新碱用于非霍奇金淋巴瘤（NHL）和急性淋巴细胞白血病（ALL）的联合化疗。
- 长春新碱和长春碱均需静脉给药。长春新碱的常用剂量为1.4mg/m^2，长春碱为8～9mg/m^2。通常在一个疗程中每隔1周或2周给药一次。
- 肝功能损害患者需要调整剂量，肾功能不全者无须调整。
- 长春新碱剂量依赖性的毒性主要是神经毒性，通常起始症状是手指麻木、小腿感觉异常和下肢深部腱反射消失。便秘也较为常见。
- 骨髓抑制在长春新碱中并不多见，但长春碱常见白细胞计数减低。
- 长春新碱和长春碱在用药期间均可以外渗引起皮肤水疱。
- 长春地辛是长春碱的合成衍生物，通常与其他药物联合用于治疗白血病、淋巴瘤和实体肿瘤。

拓扑异构酶抑制剂

蒽环类药物（多柔比星、柔红霉素、伊达比星）

- 蒽环类药物的作用机制为与DNA、拓扑异构酶Ⅱ（DNA修复酶）形成复合物，导致DNA双链结构的破坏。

- 多柔比星是治疗霍奇金病、非霍奇金淋巴瘤的主要药物,一般与其他药物联用。
- 柔红霉素、伊达比星和米托蒽醌(一种密切相关的非糖苷类蒽二酮)一般与阿糖胞苷联用治疗AML。
- 蒽环类药物一般每隔3 ～ 4周用药一次。
- 多柔比星和柔红霉素通过肝脏代谢。血清胆红素水平升高的患者需要调整剂量。
- 蒽环类药物的急性毒性主要是骨髓抑制,单次给药后7 ～ 10天骨髓抑制达到最低点,2周后恢复。
- 与剂量相关的心脏毒性是多柔比星和柔红霉素的主要副作用。
- 儿童接受蒽环类药物治疗后可以出现心脏发育异常并在青春期出现心力衰竭。
- 在既往经历过放疗的皮肤或组织中,所有的蒽环类药物均可产生炎症反应(放疗唤起性)。
- 液体渗出可以导致组织坏死。

鬼臼毒素类(依托泊苷、替尼泊苷)

- 鬼臼毒素类有两个半合成的衍生物——VP-16(依托泊苷)和VM-26(替尼泊苷),主要抑制拓扑异构酶Ⅱ。
- 依托泊苷常与其他药物联用治疗大细胞淋巴瘤,也常作为大剂量化疗的联合用药。替尼泊苷主要用于AML儿童。
- 可以口服给药或静脉给药。
- 临床活性为时间依赖性。单药、单剂量用药几乎无效;一般每天给药,连用3 ～ 5天。
- 对于肾功能受损的患者,依托泊苷需要调整剂量。
- 快速静脉注射可能会发生低血压。
- 主要的毒性是白细胞计数降低,血小板减少并不常见。
- 大剂量用药时,黏膜炎较常见,可能会出现肝脏损伤。
- 依托泊苷可诱发治疗相关/继发性急性髓细胞性白血病。

贯穿整个细胞周期的药物

烷化剂

- 药物与DNA共价结合。
- 这类药物一般单独使用或与其他药物联合用于治疗血液系统恶性肿瘤。
- 急性毒性反应主要是骨髓抑制和黏膜炎。
- 环磷酰胺和异环磷酰胺可以产生一种有毒性的代谢产物(丙烯醛),通过泌尿系统代谢并引起出血性膀胱炎。丙烯醛可以通过静脉输注2-巯基乙烷(美司钠)中和。
- 氮芥类药物可引起皮肤水疱。
- 达卡巴嗪的剂量依赖性毒性是恶性呕吐。
- 肺纤维化和治疗相关/继发性白血病是主要的延迟性毒性反应。
- 亚硝基脲可以引起迟发型骨髓抑制,在用药后4 ～ 6周达到血象最低点,此外还可以产生肾毒性。

- 大剂量的烷化药物可用于造血干细胞移植的清髓性预处理方案，因为其剂量和细胞毒性呈正相关。

其他作用机制的药物

博来霉素

- 本药的抗肿瘤机制是引起单链和双链 DNA 断裂。
- 博来霉素一般与其他药物联合用于治疗霍奇金淋巴瘤和侵袭性淋巴瘤。
- 本药经静脉或肌内注射给药以发挥全身治疗效果，也可以通过胸腔、腹腔内给药控制恶性积液。
- 本药经肾脏排泄，肾功能不全患者需减量使用。
- 对正常骨髓作用很微弱。
- 发热和心悸也较常见。
- 主要的毒性是肺纤维化，与剂量相关且不可逆。在患者一生中服用累积剂量超过 450mg 时发生肺纤维化风险为 10%。在年龄 60 岁以上的患者中风险增加。
- 皮肤反应也是主要毒性之一，与剂量相关，包括皮疹、色素沉着、角化过度和溃疡。

左旋门冬酰胺酶

- 恶性淋巴细胞的生长需要外源性左旋门冬酰胺。左旋门冬酰胺酶可以切断肿瘤细胞的营养来源。
- 左旋门冬酰胺酶用于治疗儿童急性淋巴细胞白血病、NK 细胞白血病和高度恶性淋巴瘤。
- 左旋门冬酰胺酶可以静脉给药或者肌内注射给药。
- 有四种左旋门冬酰胺酶制剂，不同的制剂在药代动力学、免疫活性和推荐剂量上有所不同。
- 过敏反应的严重程度从皮疹到全身症状不等。药物皮试可以测试有无过敏反应。培门冬酶较少引起过敏反应。
- 其他毒性作用：抑制正常组织中的蛋白质合成，导致低蛋白血症；凝血因子减少，导致动静脉血栓形成或出血；血清脂蛋白减少；血浆甘油三酯显著增加，易诱发胰腺炎。

促分化药物

维甲酸

- 全反式维甲酸（ATRA）可以通过促进细胞分化成熟和诱导凋亡而使急性早幼粒细胞白血病（APL）达到完全缓解。
- 治疗 APL 时，ATRA 一般经口服给药，$25 \sim 45mg/(m^2 \cdot d)$。
- ATRA 联合蒽环类药物可以提高 APL 的缓解率和延长缓解时间。
- ATRA 的副作用包括皮肤干燥、唇炎、轻微且可逆的肝功能损害、骨痛、X 线可见的骨质增生，偶见假性脑瘤。

- 可见"维甲酸综合征"，通常与诱导后肿瘤细胞分化成熟、外周血白细胞计数迅速升高相关，表现为发热、精神异常、胸腔积液、心包积液和呼吸衰竭。在诱导缓解期间早期加入细胞毒性药物和地塞米松可减少该综合征的发生率，并常规用于白细胞计数 $> 5 \times 10^9/L$ 的患者。

三氧化二砷

- 三氧化二砷诱导 APL 的肿瘤细胞凋亡。其作用原理可能是促进自由基的大量产生。
- 对于低危和中危急性早幼粒细胞白血病（白细胞计数 $\leqslant 10 \times 10^9/L$）患者，首选口服全反式维甲酸作为诱导和巩固治疗方案。对于高危患者，可加用一种蒽环类药物或 Ara-C。

表观遗传药物

去甲基化药物

- DNA 去甲基化药物嵌入 DNA 并使 DNA 甲基转移酶失活。胞嘧啶甲基化的抑制状态可以诱导其他沉默基因的转录增强。
- 阿扎胞苷和地西他滨是两种 DNA 去甲基化药物，已经证实此两种药物在骨髓增生综合征和 AML 中是有效的，尤其是老年患者和合并症较多无法耐受标准强度诱导化疗者。
- 阿扎胞苷的常用剂量为 75mg/（m²·d），皮下或静脉给药，连用7天，每28天为一个疗程。地西他滨的常用剂量为 20mg/（m²·d），静脉给药，每4周用药5天。
- 骨髓增生异常综合征患者一般在 2～5 个疗程后有明显的治疗反应。
- 主要不良反应是可逆的骨髓抑制、严重的恶心呕吐、肝功能损害、肌肉疼痛、发热和皮疹。

组蛋白脱乙酰酶抑制剂

- 本组药物可以去除染色质中赖氨酸的乙酰基，使染色质和 DNA 浓聚而抑制基因的表达。
- 伏立诺他被批准用于治疗皮肤 T 细胞淋巴瘤（CTCL），罗米地辛被批准用于治疗皮肤和外周 T 细胞淋巴瘤，贝利司他被批准用于复发或难治性外周 T 细胞淋巴瘤（PTCL），帕比司他联合其他药物可用于治疗复发后的多发性骨髓瘤。
- 组蛋白脱乙酰酶抑制剂（除外贝利司他），可显著延长 QT 间期。药物治疗期间需要监测 QT 间期，并确保钾和镁离子水平在治疗前和整个治疗过程中均正常。一般来说，有明显心脏危险因素的患者禁忌应用该类药物。

具有特殊分子靶点的小分子药物

BCR-ABL 酪氨酸激酶抑制剂

- 甲磺酸伊马替尼（格列卫）是肿瘤治疗史上第一个成功治疗并产生巨大影响的药物，该药抑制 ABL 基因的酪氨酸激酶活性，而 ABL 基因正是因为形成了 BCR-ABL

融合蛋白才成为CML的关键基因。该药物还可抑制c-Kit激酶，这在伊马替尼的临床疗效中也发挥了重要作用。

- 伊马替尼、达沙替尼、尼洛替尼和博舒替尼被批准作为CML的一线治疗药物；泊那替尼仅适用于无法服用前一代抑制剂或具有T315I突变的患者。靶点、特殊的药代动力学、体内清除机制、半衰期、用药剂量、药物相互作用和毒性见表38-2。
- BCR-ABL激酶抑制剂口服吸收利用度较高，主要经肝脏CYP3A4酶代谢。

JAK激酶抑制剂（芦可替尼）

- *BCR-ABL*基因阴性的骨髓增殖性肿瘤大部分含有Janus酪氨酸激酶2（*JAK2*）突变。
- *JAK2* V617F突变是最常见的功能性基因突变形式，存在于以下疾病中：几乎所有的真性红细胞增多症（PV）、约50%的原发性血小板增多症（ET）和原发性骨髓纤维化（PMF）。
- 这个突变基因的表达可以产生配体对细胞因子/生长因子非依赖性的增殖。
- 第一个JAK抑制剂芦可替尼被批准用于治疗PV、ET和PMF，可抑制所有JAK激酶家族，而不受突变状态的影响。
- 芦可替尼口服给药，可以缩小脾脏，改善临床症状，但可以引起贫血和血小板减少。
- 第二种口服JAK2抑制剂菲卓替尼被批准用于治疗中高危PMF。它在一线治疗和鲁索替尼难治性疾病中均有效。对野生型和突变型*JAK2*的活性均有抑制作用。常见的不良反应包括贫血、胃肠道症状，以及肝脏转氨酶和胰腺淀粉酶、脂肪酶升高。在临床试验中，约有1.3%的患者发生致命性韦尼克脑病。

FLT3酪氨酸激酶抑制剂

- 在约1/3的AML患者中存在*FLT3*基因改变。FLT3蛋白是一种受体酪氨酸激酶，可促进原始细胞分化。位于受体近膜段的可变长度的内部串联复制（ITD）变异可激活*FLT3*突变，约25%的AML患者中发现了*FLT3/ITD*突变。
- 三种FLT3抑制剂，索拉非尼、米哚妥林和吉瑞替尼，目前用于AML的常规治疗；靶点、药代动力学、用药剂量、药物的相互作用和毒性见表38-3。

异柠檬酸脱氢酶抑制剂

- 正常的异柠檬酸脱氢酶（IDH）1和2蛋白催化异柠檬酸氧化脱羧为α-酮戊二酸，这是Krebs循环使细胞质和线粒体产生能量的关键反应。
- 突变导致异柠檬酸脱氢酶变异，将α-酮戊二酸转化为2-羟戊二酸（2-HG），抑制DNA和组蛋白去甲基化，从而抑制骨髓细胞分化。
- AML中*IDH1*和*IDH2*的突变率分别为6%～10%和9%～13%。
- IDH抑制剂的疗效与骨髓分化有关。
- 两种已获批准的IDH抑制剂：
  - 艾伏尼布被批准用于5岁及以上新诊断的AML患者（伴*IDH1*突变），或有严重合并症，无法进行较大强度化疗的患者，以及伴*IDH1*突变的复发/难治性AML患者。
  - 恩西地平被批准用于伴*IDH2*突变的复发/难治性AML。

表38-2　治疗慢性粒细胞白血病的酪氨酸激酶

	靶点	药代动力学	清除机制	半衰期	剂量（口服）	药物相互作用	毒性
伊马替尼	BCR-ABL, c-Kit, 血小板衍生生长因子受体（PDGFR）	生物利用度98%，通过OCT-1转运	肝脏，严重的肝肾功能不全需调整	18小时	400～800mg 每日一次	CYP3A4诱导剂（如地塞米松、苯妥英钠、卡马西平）、CYP3A4抑制剂（如阿瑞匹坦、伊曲康唑、克拉霉素）	剂量依赖性的水钠潴留、心力衰竭、肝毒性、恶心呕吐、腹泻、腹痛、皮肤反应、骨髓抑制
达沙替尼	BCR-ABL, c-Kit, PDGFR, Src家族激酶	pH依赖性吸收	肝脏	3～5小时	100mg每日一次 或70mg每日两次	CYP3A4诱导剂（如地塞米松、苯妥英钠、卡马西平）、CYP3A4抑制剂（如阿瑞匹坦、伊曲康唑、克拉霉素）、抑酸药物、H₂受体拮抗剂、质子泵抑制剂	水钠潴留（>20%）包括胸腔和心包积液、心力衰竭、肝毒性、恶心呕吐、腹泻、腹痛、皮肤反应、QT间期延长、低钙血症、低磷血症
尼洛替尼	BCR-ABL, c-Kit, PDGFR	与饮食共进能增加吸收	肝脏	17小时	400mg日两次	CYP3A4诱导剂（如地塞米松、苯妥英钠、卡马西平）、CYP3A4抑制剂（如阿瑞匹坦、伊曲康唑、克拉霉素）、延长QT间期的类药物	体液潴留、心力衰竭、恶心呕吐、腹泻、腹痛、皮肤反应、骨髓抑制、QT间期延长、低钙、低磷血症、血清脂肪酶、淀粉酶升高
博舒替尼	BCR-ABL, SRC, LYN, HCK	镁离子影响吸收	肝脏，严重肝肾功能不全需调整	22小时	500～600mg 每日一次	CYP3A4诱导剂（如地塞米松、苯妥英钠）、CYP3A4抑制剂（如阿瑞匹坦、伊曲康唑、克拉霉素）、抑酸药物、H₂受体拮抗剂、质子泵抑制剂	骨髓抑制、皮肤反应、QT间期延长、体液潴留、腹泻、低磷血症、低镁血症/高镁血症
泊那替尼	BCR-ABL（含T315I）、VEGFR、PDGFR、FGFR、SRC、KIT、RET、TIE-2、FLT3	pH依赖性吸收	肝脏	24小时	30～45mg每日一次	CYP3A4诱导剂（如地塞米松、苯妥英钠、卡马西平）、CYP3A4抑制剂（如阿瑞匹坦、伊曲康唑、克拉霉素、本药为ABCG2和P糖蛋白的抑制剂）	动脉血栓、肝毒性、胃肠道穿孔、伤口愈合延迟、出血、骨髓抑制、心律失常、胰腺炎

表38-3 治疗急性髓细胞性白血病的FLT3抑制剂

	靶点	清除机制	半衰期	剂量（口服）	药物相互作用	毒性
索拉非尼	FLT3-ITD、BRAF、c-Kit、PDGFR、VEGFR	CYP介导的代谢和葡萄糖醛酸化	25～48小时	400mg每日两次	强CYP3A4抑制剂、强CYP3A4诱导剂	血细胞减少、高血压、心血管损伤、QT间期延长、肝脏损伤、腹泻、恶心/呕吐、腹痛、手足综合征、出血、皮肤毒性、GI穿孔
米哚妥林	FLT3-ITD、FLT3-TKD（D835）、蛋白激酶C、VEGFR、SRC、CDK-1、c-Kit	CYP介导的代谢	21小时	50mg每日两次、第8～21天诱导和巩固化疗	强CYP3A4抑制剂、强CYP3A4诱导剂	血细胞减少、恶心/呕吐、肝脏损伤、腹泻、腹痛、肺部毒性
吉瑞替尼	FLT3-ITD、FLT3-TKD（D835）、AXL、ALK、LTK	CYP介导的代谢	113小时	120mg每日一次	强MDR和强CYP3A诱导剂、强CYP3A抑制剂	腹泻、转氨酶升高、磷酸激酶升高、PRES、胰腺炎、QT间期延长、血细胞减少、乏力、皮疹

注：BRAF，v-raf小鼠肉瘤病毒癌基因同源物B；CYP，细胞色素P450；FLT3，FMS相关受体酪氨酸激酶3；GI，胃肠道；ITD，内部串联复制；MDR，多药耐药；PDGFR，血小板衍生生长因子受体；PRES，脑病综合征；TKD，酪氨酸激酶结构域；VEGFR，血管内皮生长因子受体。表中关于索拉非尼、米哚妥林和吉瑞替尼的部分信息引自https：//www.accessdata.fda.gov/scripts/cder/daf/index.cfm。

- IDH1/2抑制剂可诱发"分化综合征"，可能是由大量白细胞分化增殖和细胞因子释放导致，表现为发热、呼吸困难、肺部浸润、胸膜/心包积液、急性肾损伤和皮疹。糖皮质激素和羟基脲（必要时）可有效减少该综合征的发生率。

布鲁顿酪氨酸激酶抑制剂

- 布鲁顿酪氨酸激酶（BTK）是B细胞受体下游信号通路的介质，对B细胞的活化、增殖和生存非常重要。
- 有两种已获批准的口服BTK抑制剂，这两种药物在肝损害患者中均应进行剂量调整：
  - 伊布替尼是一种选择性的BTK抑制剂，用于高危复发性CLL/小淋巴细胞性淋巴瘤（SLL）的一线治疗非常有效，包括17p缺失的患者。它还被批准用于套细胞淋巴瘤（MCL）、边缘区淋巴瘤和华氏巨球蛋白血症患者。不良反应一般轻微，虽然15%的患者可能会发生3～4度的粒细胞减少，减少剂量后仍可继续使用。
  - 阿卡替尼是新一代BTK抑制剂，比伊布替尼的脱靶效应更少，已被批准用于CLL或系统性红斑狼疮成年患者。最常见的不良反应是血细胞减少、上呼吸道感染、头痛、腹泻和肌肉骨骼疼痛。

维奈克拉

- 维奈克拉阻断抗凋亡B细胞淋巴瘤2（BCL2）蛋白，导致细胞程序性死亡。
- 口服用药，被批准治疗CLL或SLL成年患者，以及联合治疗75岁或以上，或合并有无法使用强化诱导化疗方案的新诊断的AML患者。
- 治疗CLL可导致快速大量的细胞杀伤，为了避免肿瘤溶解综合征，该药物必须在其他药物减少细胞负荷后给药，或者逐步增加剂量。

磷酸肌醇3-激酶δ抑制剂

- 磷酸肌醇3-激酶（PI3K）途径发出信号，通过B细胞受体激活第二信使三磷酸磷脂酰肌醇（PIP3），信号转导依赖PI3Kδ，抑制剂与之结合。对微环境的影响可能是一种重要的附加作用机制。
- 艾代拉里斯和杜韦利西布为口服药物，被批准用于复发滤泡性淋巴瘤、SLL和CLL。库潘尼西是一种静脉注射药物，获批用于至少接受过两次全身治疗的复发滤泡性淋巴瘤患者。
- 艾代拉里斯和杜韦利西布的不良反应包括肝脏转氨酶异常、腹泻、中性粒细胞减少症和肺炎。库潘尼西的不良反应包括血糖升高、恶心、腹泻、高血压、下呼吸道感染和血细胞减少。

治疗性单克隆抗体

- 单独用药可以结合细胞表面的分子从而阻断细胞增殖；通过结合诱导凋亡；启动抗体依赖的细胞毒作用（ADCC）；可与细胞毒性药物（如本妥昔单抗）或放射标记物结合，或被构建为对B细胞白血病和正常T细胞具有双重特异性，以增强T细胞介导的B细胞的裂解（如单抗）。

- 主要的药物、机制、使用剂量和疗程、主要毒性见表38-4。

表38-4　FDA批准的单克隆抗体的剂量和毒性

药物	机制	剂量和疗程	主要毒性
利妥昔单抗	抗体依赖的细胞毒作用，补体活化，诱导凋亡	单药使用：$375mg/m^2$静脉滴注，每周1次×4次；联合化疗：$375mg/m^2$静脉滴注	输注相关毒性，后期粒细胞减少
奥法木单抗	抗体依赖的细胞毒作用，补体依赖的细胞毒性	每周1次，共8周，后每月1次，共4个月，24周为一个周期（第1个疗程300mg，第2～12个疗程2000mg）	输注相关毒性，后期粒细胞减少
阿托珠单抗	直接杀灭细胞，抗体依赖的细胞毒作用	第1个疗程：100mg静脉滴注，第1天；900mg第2天；1000mg第8、15天。第2～6个疗程：每次1000mg，与苯丁酸氮芥联用	输注反应，粒细胞减少
阿仑单抗	激活补体、抗体依赖的细胞毒作用，可直接诱导凋亡	每周3次静脉滴注，第1～3周分别为每次3mg、10mg、30mg，第4～12周每周3次，每次30mg	输注反应包括发热、皮疹、呼吸困难，T细胞清除相关的感染
本妥昔单抗	抗体-药物偶联物，抗CD30的单抗结合了单甲基赖氨酸E	1.8mg/kg，静脉滴注，每3周1次	周围神经炎，粒细胞减少

淋巴瘤和骨髓瘤抗体

利妥昔单抗

- 利妥昔单抗是美国FDA批准的第一个单克隆抗体。
- 本药是混合嵌合抗体，人免疫球蛋白G1-κ链成分结合了鼠抗体可变区，可以识别正常B细胞及90%以上的B细胞肿瘤表面表达的CD20抗原。
- 利妥昔单抗常联合其他化疗药物治疗多种淋巴瘤和B细胞来源的肿瘤。
- 作为一种免疫抑制剂，本药可以激活乙肝病毒，因此，治疗前应常规筛查乙肝病毒。用药后的1～5个月可能会引起免疫球蛋白水平降低和迟发型粒细胞减少。

奥法木单抗

- 奥法木单抗是一个完全性的人免疫球蛋白G1-κ链的单克隆性抗体，特异性结合CD20表位。较利妥昔单抗而言，与CD20的亲和力更高。
- 奥法木单抗用于治疗对氟达拉滨和阿仑单抗耐药的CLL，或作为不适合氟达拉滨用药患者的一线疗法与苯丁酸氮芥联合用药。

阿托珠单抗

- 阿托珠单抗是一种人源化抗CD20单克隆抗体，与CD20上的表位结合，该表位与利妥昔单抗识别的表位有部分重叠。
- 阿托珠单抗获批与苯丁酸氮芥联合用于新诊断的CLL患者，与苯达莫司汀联合用于复发/难治性滤泡性淋巴瘤，可联合化疗或与苯达莫司汀联合用于滤泡性淋巴瘤的一线治疗。

阿仑单抗

- 阿仑单抗（Campath）是人源化的单克隆抗体，识别正常中性粒细胞、淋巴细胞及B和T细胞来源的淋巴瘤细胞表面的CD52抗原。
- 随着更有效药物的出现，阿仑单抗在CLL中的使用逐渐减少。机会性感染和各种自身免疫反应也限制了阿仑单抗的临床用药。

维布妥昔单抗

- 维布妥昔单抗是CD30单克隆抗体结合了单甲基赖氨酸E，后者有强大的抗微管蛋白作用。
- 维布妥昔单抗与表达CD30的细胞结合后，被水解蛋白内化并释放出单甲基赖氨酸E，干扰微管蛋白网络的运行并诱导细胞凋亡。
- 用于至少两个疗程联合化疗失败的霍奇金淋巴瘤患者，自体造血干细胞移植失败的患者及高危患者自体移植后的维持治疗。
- 也可用于未经治疗的全身间变大细胞淋巴瘤或其他表达CD30的PTCL联合化疗、至少一个疗程多药化疗方案失败后的全身间变大细胞淋巴瘤，以及既往全身治疗后的原发性皮肤大细胞淋巴瘤或表达CD30的蕈样肉芽肿。
- 主要毒性为累积性周围神经病变。

抗白血病抗体

- 奥加吉妥珠单抗（GO）是一种人源化小鼠抗体，与细胞毒性药物卡利奇霉素共价连接后靶向CD33，CD33表达于90%以上的AML细胞表面。内化后抗体-药物复合物解离，卡利奇霉素与DNA结合发挥细胞毒性，介导DNA链断裂并诱发细胞凋亡。
  - 吉妥珠单抗作为AML一线治疗的联合用药［生存优势主要在低危、核心结合因子（CBF）异常疾病］和复发/难治性疾病治疗的单药。
  - 肝窦阻塞综合征（SOS）在接受高剂量吉妥珠单抗或随后接受异基因造血干细胞移植的患者中较为常见。
- 奥加伊妥珠单抗
  - 由与CD22抗体结合的卡利奇霉素组成。
  - 用于治疗成人复发/难治性ALL。
  - 主要毒性反应为血细胞减少症（特别是血小板减少症）和肝脏转氨酶异常。为了减少输液反应，建议治疗前预先使用糖皮质激素、退热药和抗组胺药。与吉妥珠单抗一样，奥加伊妥珠单抗也可引起肝窦阻塞综合征。
- 博纳吐单抗
  - 由抗CD19双特异性T细胞接合器（BiTE）组成。通过同时结合T细胞上的CD3和白血病细胞上的CD19，增强靶向T细胞的细胞毒性。
  - 用于复发/难治性B细胞ALL患者和第一次或第二次临床缓解的B细胞ALL患者（最小残留病≥0.1%）。

— 毒副作用包括神经系统事件、细胞因子释放综合征、感染、输注反应和中性粒细胞减少症。神经毒性通常是轻微且可逆的，可能发生在许多患者中，通常在前3周发病。

抗骨髓瘤抗体

- 达雷木单抗是首个有效靶向CD38的单克隆抗体。
  — 用于新诊断的和既往治疗过的骨髓瘤的联合治疗。
- 埃罗妥珠单抗用于复发/难治性骨髓瘤的联合治疗。

促进或抑制蛋白质运输或降解的药物

蛋白酶体抑制剂

- 这类药物通过泛素-蛋白酶体途径消除正常和恶性细胞潜在的错误折叠蛋白，并控制细胞内重要调节蛋白的水平。
- 硼替佐米作为单一药物或与其他药物联合在治疗骨髓瘤中非常有效。最常见的副作用是血小板减少和感觉神经疼痛。
- 卡非佐米是第二代蛋白酶体抑制剂，用于硼替佐米和至少一种沙利度胺衍生物治疗后的复发和难治性骨髓瘤。其副作用不会引起周围神经病变，可导致血小板减少，还可发生心肺副作用和血清肌酐升高。
- 伊沙佐米可与其他药物联合用于既往至少经过一次治疗的成人骨髓瘤。可能导致血小板减少；周围神经病变通常是轻微的，且通过减低药物剂量后可恢复。

选择性核输出抑制剂

- 塞利尼索与Cys528可逆性共价结合。
- 口服用药，与地塞米松联合用于治疗之前接受过至少四种治疗，至少两种蛋白酶体抑制剂、至少两种免疫调节药物和抗CD38单克隆抗体治疗后复发或难治性骨髓瘤的成年患者。
- 药物毒性包括血小板减少、恶心和呕吐、疲劳、精神异常和低钠血症。

免疫调节剂

沙利度胺、来那度胺和泊马度胺

- 沙利度胺及其类似物来那度胺和泊马度胺在骨髓瘤的治疗中已确立疗效。
- 来那度胺可用于新诊断和符合移植条件患者的联合治疗。在一线治疗骨髓瘤中有强大的活性并可有效治疗骨髓增生异常综合征中合并5q-异常的患者。
- 来那度胺在CLL患者中可以引起强烈的治疗反应包括肿瘤暴长现象和肿瘤溶解综合征。后者是一种致命性的并发症，甚至在对传统药物耐药的患者中亦可发生。本药对遗传学预后不良的患者（11号和17号染色体缺失）也同样有效。与沙利度胺相比，来那度胺的嗜睡、便秘和神经毒性较小，但在20%的患者中可引起骨髓抑制。
- 泊马度胺作为三种药物中最新的药物具有最强的药效和最小的毒性。主要毒性是50%～60%的患者出现中性粒细胞减少症，25%的患者有血小板减少。用于治疗进行性多发性骨髓瘤患者（之前至少接受过两种治疗，包括来那度胺和硼替佐米）。

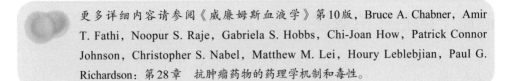

更多详细内容请参阅《威廉姆斯血液学》第10版，Bruce A. Chabner，Amir T. Fathi，Noopur S. Raje，Gabriela S. Hobbs，Chi-Joan How，Patrick Connor Johnson，Christopher S. Nabel，Matthew M. Lei，Houry Leblebjian，Paul G. Richardson：第28章　抗肿瘤药物的药理学机制和毒性。

（译者：倪晓菲　姜尔烈）

第39章

造血干细胞移植概述

移植分类

自体移植

- 输注自体造血干细胞（HSC）使得应用超大剂量的治疗以诱导疾病缓解成为可能，并且有可能治愈疾病。输注自体HSC能够恢复机体造血功能，并极大降低了细胞毒性治疗导致骨髓再生障碍使患者死亡的可能性。
- HSC动员之前应用化疗或者免疫疗法能够降低肿瘤细胞污染HSC的概率（称为"体内净化"），同时能够降低大剂量预处理前患者总体的肿瘤负荷。
- 所有的移植方案中，自体造血干细胞移植（autoHCT）导致的非复发死亡率和病死率是最低的，但复发率是最高的。

同种异体移植

- 与autoHCT相比，同种异体造血干细胞移植（alloHCT）需要更充分的移植前准备，这会给患者带来更高的并发症风险，非复发死亡率和病死率也会显著升高，并且需要进行更频繁的移植后随访。但是，不同于autoHCT，异体移植物无肿瘤污染风险。
- 另外，由于异体免疫细胞能够将宿主的肿瘤细胞识别为外来物，因此移植物可能攻击患者体内残留的肿瘤细胞（称为移植物抗肿瘤效应）。有众多证据能够证明，alloHCT效果很大程度上受移植物抗肿瘤效应的影响，如alloHCT后肿瘤复发率低于同基因（同卵双胎）HCT后；去T细胞的移植物受者肿瘤复发率高于alloHCT受者；供者淋巴细胞输注能够诱导缓解。

造血干细胞的来源

骨髓

- 骨髓取自髂后上棘，用大口径的骨髓穿刺针抽取获得，双侧均抽吸 50 ～ 100 次，同时进行；一般在全麻下进行，较少情况在局麻下进行。骨髓的安全抽取剂量不超过20mL/kg供者体重。
- 可确保长期稳定植入所需的最低细胞数量尚无法明确。通常骨髓有核细胞数至少达到2×10^8/kg受者体重。
- 严重并发症的风险大约为2%。

外周血

- 自体外周血祖细胞（PBPC）也称为外周血干细胞（PBSC），最常用的动员方法：使用粒细胞集落刺激因子（G-CSF），联合或不联合化疗；或者G-CSF联合普乐沙福（一种CXCR4拮抗剂）。

- alloHCT的PBSC动员一般仅使用G-CSF。这种方法是安全的，在对近7000例无关供者的回顾性分析中，严重的不良反应发生率非常低（＜1%），最常见的副作用为骨痛。在异体供者中使用G-CSF联合普乐沙福及普乐沙福联合新型药物动员的试验正在进行。
- 动员后，使用单采血液成分法收集PBPC。
- 一般推荐移植的CD34$^+$细胞数最少需2×10^6/kg受者体重。但按照这个剂量标准，仍有10%～20%的自体移植患者会出现植活不良（植活慢，罕见情况下不植活）。血小板的恢复情况对临界值的移植物细胞数最敏感。
- 对于镰状细胞贫血患者，禁止使用G-CSF进行自体PBPC动员后再进行基因编辑，因为中性粒细胞的快速增加会导致镰状细胞闭塞危象并危及生命。在一些临床试验中，普乐沙福被用于动员，但骨痛及血管闭塞性疼痛均有报道。

骨髓与外周血动员比较

- 对于autoHCT来说，随机化临床试验结果显示PBPC比自体骨髓植活更快，患者移植后生活质量更高，花费更低。
- 随机化临床试验结果提示，alloHCT中PBSC比骨髓移植物植活更快，植入失败风险更小。
- 尽管PBSC中的T细胞数量比骨髓移植物高出10倍以上，alloHCT中的急性移植物抗宿主病（GVHD）发生率并没有明显提高，可能是由于G-CSF影响了采集物中诱导免疫耐受的调节性T（Treg）细胞的比例。
- 但是，alloHCT中应用PBSC移植的患者慢性GVHD风险较骨髓移植患者约高10%，并且其对生存质量有负面影响。
- 选择PBSC或者骨髓作为异体移植物通常是个体化制定的，取决于疾病、预处理方案及移植机构的考量。

脐带血

- 在分娩时从胎盘上的脐带中采集的脐带血（UCB）含有丰富的HSC。
- 由于这些细胞的免疫原性相对较低，即便跨越主要组织相容性障碍，移植受者依然可获得满意的疗效。
- 单份脐带血移植的有核细胞数不低于2.5×10^7/kg受者体重，或者CD34$^+$细胞不低于2.5×10^5/kg受者体重。对于成人，通常需要两份配型相合的脐带血，以确保更高的CD34$^+$细胞总数。

异基因移植的供者类型

人类白细胞抗原相合的亲缘供者

- 患者与每个亲兄弟姐妹间有25%的概率是人类白细胞抗原（HLA）完全相同的，因此找到HLA全相合供者的概率与亲兄弟姐妹的数量成正比。
- HLA相合的同胞供者alloHCT与其他替代供者来源的alloHCT结局有显著区别。

HLA 匹配的无关供者

- 干细胞捐献志愿者注册系统的建立使得需要 alloHCT 的受者可在世界的其他地方匹配供者，使没有同胞供者的患者获得合适供者的概率至少增加 60%。但是，非裔和西班牙裔能通过该系统找到 HLA 匹配的无关供者（MUD）的概率明显低于其他群体。
- MUD 移植的缺点：供受者的次要组织相容性抗原难以匹配，继而导致 GVHD 发生率稍高；寻找一个合适 MUD 耗时较长；匹配成功后 MUD 可能拒绝捐献。

HLA 半相合的亲缘供者

- 由于需要 HCT 的患者大部分都能找到一个半相合的亲属（包括父母、子女及约半数同胞），为了降低致命性的 GVHD，探索了很多用于该类干细胞移植的免疫抑制技术。
- 对于富含 T 细胞的骨髓移植和 PBSC HCT，移植后使用环磷酰胺（CY）预防 GVHD，急慢性 GVHD 的发病率都在可接受范围内，并且耐受性良好。
- 大量研究证实该方法可行，并且与其他替代供者移植方案相比效果类似。在不匹配的无关供者（MMUD）移植中使用移植后 CY 的临床试验正在进行。

HLA 部分相合的脐带血供者

- 由于脐带血细胞中包含幼稚免疫细胞，即使 2 个或更多 HLA 位点不合也可开展移植，GVHD 的发生率和严重程度与全相合移植相似。
- 与成人来源的 HSC 相比，脐带血移植的中性粒细胞和血小板植入速度较慢。

替代供者的比较

- 当无法进行 HLA 相合同胞 alloHCT 时，如何选择最佳替代供者仍不清楚。通常由医疗机构根据经验或者研究结果揭示的优先级做出选择。

预处理

- 预处理必须达到两个目的。首先，由于大部分接受 HCT 的患者有肿瘤，预处理的设计需最大限度去除肿瘤细胞。其次，对于 alloHCT，预处理方案的免疫抑制效果必须足够强，从而克服宿主对移植物的排斥。
- autoHCT 由于疗效取决于剂量－效应曲线，通常采用高剂量预处理方案。然而，对于 alloHCT，临床获益主要取决于供体同种免疫，因此可采用减低强度预处理（RIC），旨在以最小毒性促进供者植入。

包含全身放疗的预处理方案

- 清髓剂量（总量 1200～1320cGy，分次照射）的全身放疗（TBI）通常与化疗联合使用。
- TBI 对于多种血液/淋巴系统恶性肿瘤有极佳的治疗效果，具有足够的免疫抑制作用；对于睾丸、中枢神经系统等肿瘤细胞庇护部位也有治疗效果。
- 因为会引发后遗症，包括白内障、HCT 后继发肿瘤、儿童生长发育迟滞，现在清髓剂量的 TBI 应用变少。
- 低剂量 TBI 更常与 RIC 预处理方案联合使用（见"减低强度预处理"）。

单纯化疗的预处理方案

自体移植

- 虽然大剂量美法仑常用于骨髓瘤患者，但多数预处理方案会联合几种药物，既可通过提高剂量增加肿瘤细胞杀伤，又不存在交叉毒性。比如，一个常用的淋巴瘤预处理方案：卡莫司汀（BCNU）、依托泊苷和CY。BCNU的非血液学剂量限制毒性为肺毒性；依托泊苷为肝毒性；CY为心脏毒性。因此，在低于最大耐受剂量下应用这几种药物引起的预处理相关毒性相对较低，同时又能最大限度地杀伤肿瘤细胞以克服耐药。

异基因移植

- 已针对alloHCT开发了多种单纯化疗的预处理方案。
- 应用最广泛的预处理方案为白消安（BU）联合CY（BU/CY）。该方案最常用的调整方案为氟达拉滨（FLU）替代CY（BU/FLU）。

减低强度预处理

- 以前普遍认为，具有相对大毒性的清髓剂量放化疗对于alloHCT是必需的，但是后来证明机体免疫介导的机制对于消灭微小残留病来说至关重要，这使得过去的观念受到了挑战。
- 某些移植方案采用明显低剂量的放化疗，但具有足够的免疫抑制能力，可使移植物完全植入，其更依赖移植物抗肿瘤效应来清除肿瘤细胞。
- 与传统的清髓剂量预处理方案相比，RIC耐受性更好，对老年患者、有无法使用清髓性预处理方案的合并症患者及非恶性肿瘤患者尤为有效，这些患者只需要保证能够建立新的免疫系统即可。
- RIC移植的患者在输注供者HSC时，由于受者造血系统并未被完全清除，骨髓细胞处于混合嵌合状态。但是，受者HSC由于预处理放疗或化疗毒性，处于竞争劣势，随时间推移供者HSC会逐渐占据整个骨髓。
- 一个常用的RIC方案包含静脉注射FLU（累积剂量在90～150mg/m^2）、静脉注射CY（累积剂量在900～2000mg/m^2），以及低剂量TBI（200cGy）。
- RIC并未降低发生GVHD的风险。
- 一个普遍的原则是，相对于高剂量预处理，RIC能够降低预处理相关毒性，但是会导致复发风险升高。对于每一位患者，应该同时权衡各种利弊，选出最优预处理方案。

拟接受移植治疗患者的评估和筛选

- 考虑进行移植的患者应在有经验的医生、护士处进行深入的咨询。
- 前期治疗的相关信息必须纳入考虑，包括初始的诊断、用过的药物和放疗及治疗反应，对患者及其看护者的心理社会评估等，这些信息都很重要。
- 表39-1列举了在移植咨询时患者及其看护者需要考虑的问题。

表39-1	移植咨询时患者及其看护者需要考虑的问题

Ⅰ.移植作为治疗选择的基本原理

Ⅱ.如何进行移植
　　A.自体移植
　　B.异基因移植-选择清髓性或减低强度的预处理

Ⅲ.细胞来源：骨髓或外周血或其他来源

Ⅳ.移植过程中的风险

Ⅴ.植活失败及移植排斥

Ⅵ.GVHD的风险
　　A.急慢性GVHD，移植物的相容性
　　B.长期使用免疫抑制药物的可能性

Ⅶ.100天和1年的非复发死亡率

Ⅷ.复发风险

Ⅸ.移植时机

Ⅹ.预期结果

Ⅺ.对看护者的需求

Ⅻ.其他
　　A.财务影响
　　B.永久代理权
　　C.精子库，卵子体外受精并冻存
　　D.在移植中心附近停留的时间
　　E.回归社会
　　F.性生活
　　G.生活质量
　　H.吸烟、饮酒和药物成瘾等习惯

移植时的疾病状态

- 移植时的疾病状态是自体和异基因移植后能否获得长期无病生存的最好的预后指标。
- 在疾病病程早期进行移植的效果更好。

移植时的年龄和合并症

- 随着RIC的应用，高龄并非alloHCT的绝对禁忌证，大多数研究中心没有设置对alloHCT的严格年龄界值。
- 与alloHCT相比，autoHCT依靠高剂量的预处理获得抗肿瘤疗效。因此，预处理强度的减低不可避免地导致牺牲一部分疗效。然而，随着支持治疗的发展，70岁及以上的患者基于疾病和合并症的评估后有可能适合接受autoHCT治疗。
- 合并症（如糖尿病、肾功能不全）可能对移植结果产生重大影响。在患者咨询及决定是否进行移植治疗时，应用评分系统可以量化合并症，从而预测合并症对移植结局的影响。

- 心肺功能常规筛查对发现隐匿性异常十分重要，尤其在老年患者中。
- 所有患者均应接受肝肾功能检查，以及筛查潜在病原体如乙肝病毒、丙肝病毒、疱疹病毒和人类免疫缺陷病毒（HIV）的暴露。

造血干细胞移植治疗的疾病

- 一般而言，autoHCT 推荐用于一些对常规剂量化疗药物敏感且未广泛累及骨髓的恶性肿瘤患者。
- 相反，alloHCT 一般推荐用于血液系统恶性肿瘤及骨髓来源的疾病，如急慢性白血病、再生障碍性贫血、骨髓增生异常综合征和骨髓增殖性肿瘤。
- 很多获得性良性疾病和遗传性疾病也可以通过 HCT 治疗。最值得一提的是重型再生障碍性贫血，如果有 HLA 匹配的同胞供者，alloHCT 可以获得非常高的治愈率，80% ~ 90% 的患者可以获得完全血液学缓解并长期无病生存。重型血红蛋白异常病如重型地中海贫血，尤其是没有合并严重肝病的患者，也可以通过 HCT 获得很好的疗效。同样，重型镰状细胞病的年轻患者也应该把 alloHCT 纳入考虑。

干细胞移植的部分适应证

急性髓系白血病

- 造血干细胞移植在急性髓系白血病（AML）治疗中占有重要的一席。诸多研究证实通过 alloHCT 可以显著降低复发率。特别是对于原发难治性 AML 及诊断时细胞遗传学或分子遗传学高危的初治 AML 患者（见第46章），移植可增加患者长期生存的可能性。欧洲白血病网（ELN）AML 工作组的详细指南指导了首次完全缓解期的 AML 患者进行 alloHCT。

急性淋巴细胞白血病

- 几乎所有成人急性淋巴细胞白血病（ALL），无论是标危组还是高危组 [包括费城染色体阳性（Ph⁺ALL），均应在首次缓解期接受 alloHCT（见第55章）。

骨髓瘤

- 新诊断的骨髓瘤在初始治疗的第一年内接受 autoHCT 是标准治疗方案（见第69章）。虽然不管是化疗还是 autoHCT 都不能治愈骨髓瘤，但与传统的化疗相比，移植后无事件生存率和总体生存率均可得到提高。但是，随着来那度胺、硼替佐米等药物显著延长了缓解期，HCT 的地位受到了挑战。

非霍奇金淋巴瘤

- 与化疗及最佳的支持治疗相比，化疗药物敏感的中高危组淋巴瘤可以通过大剂量化疗联合 autoHCT 显著提高生存率。B 细胞来源的非霍奇金淋巴瘤患者生存率的提高可进一步通过使用利妥昔单抗作体内清除治疗及移植后的治疗来实现。autoHCT 后淋巴瘤复发是治疗失败主要原因。对于化疗敏感的复发患者，接受 RIC 预处理并采用匹配的亲缘供者或无关供者进行 alloHCT，仍然有 45% 以上的患者获得长期生存。

造血干细胞移植的并发症

- 输注细胞后的前100天通常是受者风险最高的时间段。
- 最常见的HCT并发症见表39-2。

表39-2　造血干细胞移植的并发症
急性移植物抗宿主病
血型不合及溶血并发症
慢性移植物抗宿主病
药物相互作用
内分泌系统并发症
胃肠道并发症
黏膜溃疡/出血
营养支持
植活失败
生长和发育
肝脏并发症
肝窦阻塞综合征
肝炎：感染性及非感染性
感染性并发症
细菌感染
真菌感染
巨细胞病毒感染
单纯疱疹病毒感染
带状疱疹病毒感染
EBV感染
腺病毒，呼吸道病毒，人类疱疹病毒（HHV）6型、7型和8型，其他病毒
肾脏和膀胱并发症
晚期非肿瘤性并发症
骨质疏松/骨密度减低、血管坏死、口腔科疾病、白内障、慢性疲劳感、心理问题、康复问题
肺部损伤
间质性肺炎：感染性与非感染性
弥漫性肺泡出血
植入综合征
闭塞性细支气管炎
神经系统并发症
感染，预处理和免疫抑制相关的毒性
继发性恶性肿瘤
心血管并发症

植活失败

- 植活失败定义为缺乏造血细胞植入。
- 植活失败分为原发性（早期）和继发性（晚期）。原发性植活失败定义为HCT的28天之后的任何时间点，中性粒细胞绝对值、血小板和血红蛋白未能达到相应的标准。继发性植活失败一般是初始植活成功，之后至少两系细胞计数下降（主要见于alloHCT后）。

- 植活失败的后果很严重，存在高死亡风险，通常由细胞减少所致的严重感染或者出血问题引起。

移植物排斥

- 移植物排斥是原发或继发植活失败中的一类问题。由于供受者的遗传差异，受者体内残存的免疫效应细胞产生对异基因供者细胞的免疫排斥。
- 移植物排斥需要通过检测外周血或骨髓中细胞的嵌合度来判断，因为移植物排斥的定义就是供者来源的细胞无法达到有效的嵌合比例。

肝窦阻塞性疾病（静脉闭塞病）

- 肝窦阻塞综合征（SOS）是一种autoHCT或alloHCT后的临床综合征，包括痛性肝大、水钠潴留、体重增加和血清胆红素升高。
- 中至重度SOS发生率约10%，取决于移植类型和预处理方案的强度。
- 去纤苷可用于中至重度SOS，但缺乏支持其使用的随机对照数据。

感染

- 移植后免疫抑制状态下的患者减少感染发生率的两个重要方法就是手卫生和呼吸道感染的预防。
- 输血前的常规筛查可以明显降低输血相关的感染，包括血清阴性受者的丙肝病毒和巨细胞病毒（CMV）感染。
- 中性粒细胞恢复前，中性粒细胞减少持续时间、预处理对口腔和胃肠道黏膜的损伤都是感染的危险因素。
- 粒细胞恢复后，持续的B细胞和T细胞免疫缺陷状态会增加机会性感染的发生率。
- 慢性GVHD后的长期免疫抑制治疗会造成反复荚膜菌感染和肺部感染。
- HCT后真菌感染是严重的并发症，尤其是alloHCT后需要长期接受免疫抑制治疗的患者。氟康唑预防可以明显降低侵袭性真菌病及白念珠菌黏膜感染的发生率，并减少alloHCT受者100天的死亡率。
- 来自疱疹病毒家族成员的感染有高发病率和死亡率，是HCT后的常见并发症。大多数感染是病毒重新激活的结果，并且重新激活遵循一个相对可预测的时间过程。
- 移植后的100天内，具有CMV血症的患者CMV肺炎和胃肠炎的发生风险很高。应用阿昔洛韦、泛昔洛韦或莱特莫韦进行预防可以减少CMV再激活的风险。静脉注射更昔洛韦或膦甲酸钠是CMV再激活患者的一线治疗。

急性GVHD

- 急性GVHD仍然是alloHCT后最严重且最具挑战性的并发症。
- 20世纪60年代研究者定义了急性GVHD发生的条件：移植物必须含有免疫活性细胞，受者必须表达供者体内未发现的组织抗原，受者必须受到免疫抑制，从而不能排斥移植细胞。
- 影响急性GVHD最重要的因素是供受者间HLA的匹配程度。
- 急性GVHD一般在移植后数周至数月出现，主要累及皮肤、胃肠道和肝脏。严重程度的分级是根据累及的脏器进行划分的，分为Ⅰ～Ⅳ度。Ⅰ度是指不超过全身皮肤面积50%的斑丘疹。

- Ⅱ~Ⅳ度急性GVHD一般累及包括皮肤、胃肠道和肝脏在内的多个器官部位，较为严重。Ⅱ度急性GVHD一般不会有严重的后果。但是Ⅲ度和Ⅳ度急性GVHD往往有较高的死亡率，并影响患者的总体生存率。

- 急性GVHD的预防主要依靠免疫抑制药物，所有alloHCT患者只要移植物没有采取T细胞去除，均应接受预防性用药。他克莫司联合甲氨蝶呤是最通用的急性GVHD预防性药物。在半相合HCT中，一般采取移植后CY来预防GVHD。

- 最常用的GVHD治疗药物是糖皮质激素，通常是静脉注射甲泼尼龙或口服泼尼松，起始剂量1~2mg/（kg·d），疾病控制后逐渐减停。单用糖皮质激素的有效率约为50%。

- JAK和信号转导及转录激活因子（STAT）信号通路在急性GVHD期间的免疫细胞激活和组织炎症中发挥重要作用，包括树突状细胞和中性粒细胞的激活。芦可替尼是一种选择性JAK1和JAK2抑制剂，已被美国FDA批准用于激素难治性急性GVHD。一项多中心、随机、开放标签的Ⅲ期临床试验证实了口服芦可替尼（10mg，每天2次）与研究者选择的9种常用二线药物相比的疗效。

慢性GVHD

- 急慢性GVHD的鉴别主要依靠累及的脏器和组织病理学而非发生的时间。

- 目前对慢性GVHD的病理生理学知之甚少。

- 与急性GVHD不同的是，慢性GVHD几乎可以累及所有脏器。临床表现多样，而且和很多自身免疫性疾病具有重叠特征，如硬皮病、扁平苔藓样病变和皮肌炎。

- 如果发生了广泛型的硬皮病，那么就有可能出现关节挛缩和肌肉无力。

- 慢性GVHD累及肝脏时往往最早表现为碱性磷酸酶和血清胆红素的升高。胆小管的损害在组织病理学上与原发性胆汁淤积型肝硬化相似。肝组织活检有助于确定诊断。

- 治疗的主要方法仍然是泼尼松联合或不联合钙调神经蛋白抑制剂。伊布替尼已被批准用于激素难治性慢性GVHD，它抑制B细胞中的布鲁顿酪氨酸激酶和T细胞中IL-2诱导的T细胞激酶。

- 由于疾病的自然病程较长，治疗需要较长时间。

- 慢性GVHD会对HCT患者的生活质量产生不利影响。

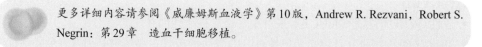

更多详细内容请参阅《威廉姆斯血液学》第10版，Andrew R. Rezvani，Robert S. Negrin：第29章　造血干细胞移植。

（译者：郑亚伟　姜尔烈）

第 40 章

免疫细胞治疗：基因工程化 T 细胞

T 细胞免疫治疗概述

- T 细胞对许多恶性血液病具有强大的抗肿瘤活性，这一点通过异基因造血干细胞移植和供者淋巴细胞输注的移植物抗白血病效应体现得尤其明显（见第 39 章）。
- 在许多肿瘤的微环境中发现自体 T 细胞能够识别肿瘤抗原。
- 这些肿瘤特异性 T 细胞经常被肿瘤细胞表达的一系列免疫检查点分子抑制。
- 一些研究尝试利用输注 IL-2 在体内扩增肿瘤反应性 T 细胞，目前已在一些特定的实体肿瘤（如黑色素瘤）中获得部分成功，但在血液系统恶性肿瘤中并不是很成功。
- 在体外尝试扩增肿瘤浸润性 T 细胞（TIL），随后再回输给患者的方法，已在黑色素瘤和一些实体肿瘤中取得相当大的成功，但在操作上要求很高，目前仍有一些临床试验在进行。
- 将 EBV 特异性 T 细胞在体外扩增后用于治疗 EBV 驱动的淋巴组织增殖性疾病已被证实有效。
- 输注双特异性 T 细胞接合器（BiTE）和三特异性 T 细胞接合器（TriTE）可以将大量先前非特异的 T 细胞募集至肿瘤细胞，导致肿瘤细胞死亡。这些方法在许多血液系统恶性肿瘤中有效。
- 招募更广泛的自体 T 细胞来杀伤肿瘤细胞的另一种策略是通过分离白细胞制备基因工程化 T 细胞，使它们识别肿瘤特异性抗原。这可以通过向这些细胞转染特异性 T 细胞受体（TCR）或嵌合抗原受体（CAR）实现。

嵌合抗原受体

- CAR 是一种人工 I 型跨膜蛋白，具有氨基端胞外结构域（ectodomain）、跨膜结构域和羧基端胞内结构域（endodomain）（图 40-1）。
- 胞外结构域包含抗原结合区，传递新的特异性信号，通常是针对目标抗原的单克隆抗体的单链可变片段（scFv）。
- 胞内结构域是信号结构域，通常由 CD3ζ（信号 1）和共受体信号部分（信号 2）组成，后者可以是 CD28 或 41BB。这些第二信号对于转导 T 细胞输注到患者体内的充分激活和增殖来说是必需的。
- 转染 CAR 最常用的是逆转录病毒，如 γ 逆转录病毒或慢病毒。
- 转基因插入的替代策略止在研发中。
- 转染后，体外扩增转导的 T 细胞（图 40-2），然后进行超低温保存。制备周期可能需要几周，从超低温保存到回输之间还有长达2周的间隔，在此期间进行质量控制检测。

- 在T细胞输注前需给予淋巴细胞清除性化疗，以促进T细胞植入，通常给予环磷酰胺和氟达拉滨联合治疗。

CD19嵌合抗原受体

- 多种抗原都是CAR-T细胞治疗的潜在靶点，但应用经验最多的是靶向CD19的CAR-T细胞。
- 批准应用CD19 CAR-T细胞的适应证：
  - 儿童和年轻成人的前体B细胞急性淋巴细胞白血病（B-ALL）。
  - 弥漫大B细胞淋巴瘤（DLBCL）。
  - 原发性纵隔B细胞淋巴瘤（PMBCL）。
  - 套细胞淋巴瘤。
  - 滤泡性淋巴瘤。
- 目前批准用于治疗儿童和年轻成人B-ALL的CAR-T细胞产品被称为司利弗明（tisagenlecleucel），其特性如表40-1所示。
- 在ELIANA试验中，司利弗明用于26岁以下难治性B-ALL复发患者，81%达到完全缓解（CR）或CR伴不完全血液学恢复（CRi），1年无进展生存率为50%，在此时间之后，只有少数患者复发。
- 在CD19阳性复发患者中，复发通常是在靶向CD19 CAR-T细胞过早消失后。
- 在CAR-T细胞持续存在的患者中，复发通常为CD19阴性（CD19逃逸）。

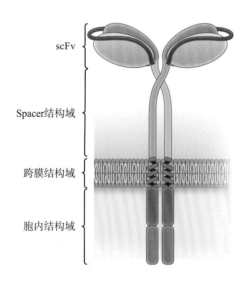

图40-1　嵌合抗原受体（CAR）的三个组成部分：由单链可变片段（scFv）和Spacer结构域组成的胞外结构域、跨膜结构域和含有信号分子的胞内结构域

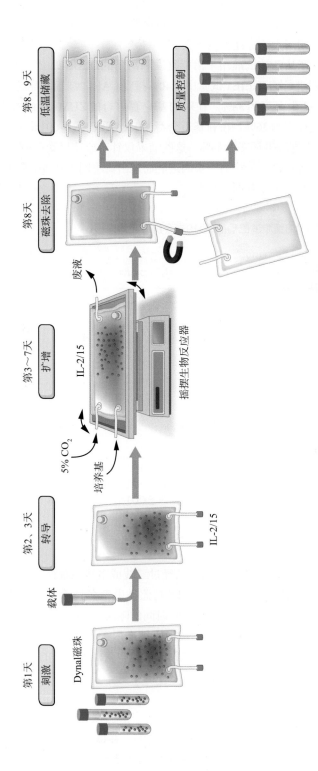

图 40-2　经典的 CAR-T 细胞制备过程概述。通过分离白细胞收集的 T 细胞被包被促有丝分裂抗体的磁珠激活，然后用病毒载体转染，在补充细胞因子的培养基中扩增，磁珠去除后低温储藏。IL，白细胞介素

- 司利弗明、阿基仑赛（axicabtagene ciloleucel）和利基迈仑赛（lisocabtagene maraleucel）（表40-1）正在成人B-ALL患者中进行临床试验。对于复发的成人ALL，这些产品有相当大的毒性（见下文）。

- 表40-1所示的3种产品已被批准用于治疗复发和耐药的DLBCL，产品间疗效无差异。在对司利弗明进行的JULIET试验中，40%接受CAR-T细胞治疗的患者在1年时达到CR，无进展生存率为38%。在对阿基仑赛进行的ZUMA-1试验中，CR率为58%，无进展生存率为36%。在利基迈仑赛的TRANSCEND-001试验中，1年时的CR率为48%，无进展生存率为44%。这些结果仅针对成功接受CAR-T细胞输注的患者，但许多患者在接受治疗前因疾病进展而退出。不同于B-ALL，T细胞在输注后几个月内消失并不意味着即将复发。

表40-1　获批用于弥漫大B细胞淋巴瘤的CD19嵌合抗原受体

	司利弗明（CTL019，Tisa-Cel，Kymriah）	阿基仑赛（Axi-Cel，Yescarta）	利基迈仑赛（JCAR017，Liso-Cel）
适应证	儿童ALL、成人DLBCL	成人DLBCL、PMBCL、tFL	成人大细胞淋巴瘤[a]、成人MCL[a]
靶点抗体	FMC63	FMC63	FMC63
Spacer结构域	CD8α	CD28	IgG4
跨膜结构域	CD8α	CD28	IgG4
共刺激分子	41BB	CD28	41BB
病毒载体	慢病毒	γ逆转录病毒	慢病毒
起始细胞群体	PBMC	PBMC	1:1 CD4:CD8 T细胞

注：ALL，急性淋巴细胞白血病；DLBCL，弥漫大B细胞淋巴瘤；MCL，套细胞淋巴瘤；PBMC，外周血单个核细胞；PMBCL，原发性纵隔大B细胞淋巴瘤；tFL，转化滤泡性淋巴瘤。

a第1代CAR仅具有1个单独的信号结构域，通常来源于CD3-ζ。第2代CAR具有1个额外的信号结构域，得以传输"信号2"（共刺激信号）。

- 阿基仑赛也被批准用于PMBCL。

- 阿基仑赛已被美国FDA加速批准，用于已经过二线或多线系统性治疗的难治或复发性滤泡淋巴瘤。在ZUMA-5试验中，74%的此类患者在18个月时仍为缓解，加速批准可能取决于进一步试验的结果和更长时间的随访。

- brexucabtagene autoleucel（Tecartus）已被加速批准用于治疗对其他治疗无效或复发的套细胞淋巴瘤。应用该药在ZUMA-2临床试验中获得了62%的CR率。

- 在复发或耐药边缘区淋巴瘤中也出现了有希望的结果。

非靶向CD19的CAR-T细胞

- 靶向B细胞成熟抗原（BCMA）的CAR-T细胞疗法已获得令人鼓舞的结果。在关于idecabtagene vicleucel的CRB401临床试验中，在既往接受过两种以上治疗的患者中应用BCMA CAR-T细胞治疗使45%的患者达到CR。另一种中国制造的CAR-T细胞产品可识别2个BCMA表位。在中国的LEGEND-2试验和美国的CARTITUDE-1研究中，几乎所有患者均有应答，严格的CR率为70%，绝大多数达到CR的患者微小残留病均为阴性。

- CAR-T细胞的使用在霍奇金淋巴瘤（靶向CD30）、T细胞淋巴瘤（靶向CD5、CD7、TCRβ1和TCRβ2）、急性髓系白血病（靶向CD33、CD123和CLL1）和其他一些血液病中的应用也在探索中。

CAR-T细胞的未来

- 随着CAR结构中scFv的亲和力逐渐优化，以及CAR-T细胞制备的所有阶段都在改进，该领域的发展非常迅速。
- 正在研究新的治疗靶点。
- 新的抗体结构将不仅像BCMA那样靶向给定抗原的两个表位（见上文），还可以靶向两个单独的抗原，以提高疗效并减少"抗原逃逸"（如CD19和CD22）。
- CAR-T细胞正在与免疫检查点抑制剂一起使用。
- CAR-T细胞将被设计成表达IL（如IL-12和IL-18）和趋化因子受体，以增强肿瘤的迁移能力和疗效。
- CD19 CAR-自然杀伤（NK）细胞在临床中显示出有前景的疗效。与CAR-T细胞相比，它们的毒性可能较小，很少或没有细胞因子释放综合征或神经毒性。它们还因为不需要异体人类白细胞抗原匹配，提供了"现货"的可能性。目前的一个缺点是在制备过程中需要饲养层细胞。
- 目前正在开展研究，利用正常健康供体细胞制备"现货"型同种异体CAR-T细胞。这就要求必须对细胞进行基因改造，使其下调TCR和主要组织相容性复合物的表达，来预防植入排斥和移植物抗宿主病。

CAR-T细胞毒性

- CAR-T细胞疗法具有相当大的毒性。预估的治疗相关死亡率为4%，考虑到接受这种治疗的患者类别，其与自体造血干细胞移植的死亡率无明显差异。

细胞因子释放综合征

- 最常见的毒性是细胞因子释放综合征（CRS）。症状从轻度发热到严重低血压、毛细血管渗漏、心功能障碍、肾或肝衰竭、弥散性血管内凝血、巨噬细胞激活综合征和死亡。
- 重度CRS（表40-2）与T细胞扩增和血液中细胞因子水平升高有关，包括IL-6、干扰素（IFN）-γ、肿瘤坏死因子（TNF）-α和IL-1β。
- CRS的治疗可能需要重症监护病房的支持。
- 主要治疗是应用糖皮质激素和IL-6受体拮抗剂托珠单抗。没有证据表明短期的这些治疗会降低CAR-T细胞的疗效。

| 表40-2 | ASTCT CRS分级共识 | | | |

表现	CRS分级			
	1级	2级	3级	4级
发热*	体温≥38℃	体温≥38℃	体温≥38℃	体温≥38℃
			与	
低血压	无	不需要升压药	需要1种血管升压药伴或不伴血管升压素	需要多种升压药物（不包括血管升压素）
			和（或）**	
低氧血症	无	需要低流量鼻导管吸氧	需要高流量鼻导管吸氧***、面罩，或非回吸面罩，或文丘里面罩	需要正压通气（如CPAP、BiPAP、气管插管和机械通气）

注：CRS相关的器官毒性可根据不良事件通用术语标准（CTCAE）v5.0进行分级，但不影响CRS分级。

ASTCT，美国移植和细胞治疗学会；BiPAP，双水平气道正压通气；CPAP，持续气道正压通气；CRS，细胞因子释放综合征。

*发热定义为体温≥38℃且非其他原因所致，对于随后接受托珠单抗或类固醇等退热或抗细胞因子治疗的CRS患者，后续CRS严重程度分级不再需要发热确定，在这种情况下，CRS分级由低血压和（或）低氧血症评估。

**CRS分级由低血压或者缺氧中较严重的事件确定，症状须排除其他因素导致。例如，体温39.5℃、低血压需要1种升压药、低氧血症需要低流量鼻导管吸氧的患者被归类为3级CRS。

***低流量鼻导管定义为氧气流量≤6L/min。低流量吸氧还包括吹氧送氧，有时用于儿科。高流量鼻导管吸氧定义为＞6L/min的氧气输送。

资料来源：Lee DW，Santomasso BD，Locke FL，et al. ASTCT consensus grading for cytokine release syndrome and neurologic toxicity associated with immune effector cells，Biol Blood Marrow Transplant. 2019 Apr；25（4）：625-638。

神经毒性

- 该毒性现在被称为免疫细胞相关神经毒性综合征（ICANS），目前人们对其病理生理学知之甚少。
- 报道的发病率在5%～80%，3～5级的ICANS发生率在10%～30%（表40-3）。
- ICANS通常与CRS同时或相继出现，但在约10%的病例中，ICANS可单独发生。
- ICANS的症状从轻度嗜睡和意识错乱（通常有突出的言语障碍），至重度迟钝、麻痹、癫痫、昏迷甚至死亡。
- 以支持性治疗为主，严重者通常给予糖皮质激素治疗。
- 没有证据表明托珠单抗有益。

肿瘤脱靶效应

- 由于正常B细胞的耗竭，低丙种球蛋白血症通常在CD19 CAR-T细胞治疗后出现。
- 当涉及新靶点时，肿瘤脱靶效应始终是一个值得关注的问题。

长时间的血细胞减少

- 在CAR-T细胞回输之前进行预处理不可避免地会导致血细胞减少。

- 在一些患者中，血细胞减少时间比预期要长得多，但原因不明。这在发生严重 CRS 的患者中更为常见。
- 如果患者能得到足够长时间的支持治疗，几乎都能康复。在某些情况下，患者已接受了异基因造血干细胞移植。

表40-3　成人 ASTCT ICANS 共识分级

项目	神经毒性分级			
	1级	2级	3级	4级
ICE评分*	7～9	3～6	0～2	0（患者无法唤醒且无法执行 ICE）
意识水平下降**	自发唤醒	声音唤醒	仅触觉刺激可唤醒	患者无法被唤醒，或需要强烈或重复的触觉刺激来唤醒。麻痹或昏迷
癫痫发作	N/A	N/A	任何临床发作，局灶性或全身性，可迅速恢复，或脑电图上的非惊厥性发作，经干预后控制	反复出现临床发作或脑电图可见发作，且未恢复至基线水平
运动表现***	N/A	N/A	N/A	深部局灶性运动无力，如半身不遂或下肢轻瘫
ICP升高/脑水肿	N/A	N/A	神经影像学上的局灶/局部水肿****	神经影像学示弥漫性脑水肿；去大脑或去皮质的姿势；第 Ⅵ 脑神经麻痹；或库欣三联征

注：ICANS 分级由非其他原因导致的最严重事件（ICE 评分、意识水平、癫痫发作、运动表现、ICP 升高/脑水肿）决定；例如，ICE 评分为 3 分的全面性癫痫发作患者被归类为 3 级 ICANS。

ASTCT，美国移植和细胞治疗学会；EEG，脑电图；ICANS，免疫细胞相关神经毒性综合征；ICE，免疫效应细胞相关性脑病；ICP，颅内压；N/A，不适用。

*ICE 评分为 0 分的患者如果清醒伴有完全性失语，可能被归类为 3 级 ICANS，但 ICE 评分为 0 分的患者如果无法唤醒，可能被归类为 4 级 ICANS。

** 意识水平下降不应归因于其他原因（如未服用镇静剂）。

*** 与免疫效应细胞疗法相关的震颤和肌阵挛可根据不良事件通用术语标准（CTCAE）v5.0 进行分级，但不影响 ICANS 分级。

**** 颅内出血伴或不伴水肿不被视为神经毒性特征，并被排除在 ICANS 分级之外。可参照 CTCAE v5.0 进行分级。

资料来源：Lee DW，Santomasso BD，Locke FL，et al. ASTCT consensus grading for cytokine release syndrome and neurologic toxicity associated with immune effector cells，Biol Blood Marrow Transplant. 2019 Apr；25（4）：625-638。

转基因 T 细胞受体

- 克隆 *TCR* 基因已经用于一些肿瘤抗原的靶向治疗，尤其在部分实体肿瘤中应用更广。

- 肾母细胞瘤-1（WT-1）特异性TCR基因转导T细胞正被研究用于治疗急性髓系白血病和骨髓增生异常综合征。
- 表40-4列出了TCR与CAR相比的优点和缺点。

表40-4 嵌合抗原受体和转基因T细胞受体的差异

嵌合抗原受体（CAR）	T细胞受体（TCR）
能靶向任何蛋白或非蛋白的表面抗原	靶向肽-MHC复合体
只能靶向表面抗原	能靶向胞内抗原
非HLA限制性	HLA限制性
脱靶毒性更易预测	脱靶毒性更难以预测
没有与内源性TCR链配对的风险	有与内源性TCR链错配的风险
识别结合物的过程不复杂	识别结合物的过程更复杂
高亲和性结合	结合亲和性低，除非经过工程化改造
共刺激分子包含在CAR结构中	需要天然的共刺激分子
易被工程化改造	不易被工程化改造

注：HLA，人类白细胞抗原；MHC，主要组织相容性复合体；TCR，T细胞受体。

 更多详细内容请参阅《威廉姆斯血液学》第10版，Paul M. Maciocia，Nicola C. Maciocia，Martin A. Pule：第23章　免疫细胞疗法：嵌合抗原受体T细胞疗法。

（译者：郑亚伟　姜尔烈）

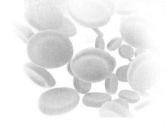

第六篇 克隆性髓细胞疾病

第41章

克隆性髓细胞疾病的分类和临床表现

发病机制

- 骨髓多能干细胞或非常早期的前体细胞基因突变导致蛋白功能异常。
- 急性髓细胞性白血病（AML）患者中50%～80%有染色体核型异常（见《威廉姆斯血液病学》第10版，第11章，表11-2）。
  - 染色体易位［如t（15；17）和t（8；21）］或倒位［如inv（16）］可形成融合基因，其编码的融合蛋白具有致癌性。
  - 编码控制细胞生长、程序性细胞死亡、信号转导或转录因子的基因表达过高或过低。
  - 染色体部分或全部丢失（如-5、5q-、-7或-7q），或染色体部分或全部扩增（如+8）也可明显影响细胞功能。
  - 特殊的细胞遗传学异常和基因突变与某些类型的髓系肿瘤相关（见第41～48章）。
- 体细胞突变使早期的前体细胞克隆性扩增，仍有分化和成熟的能力，可分化和成熟为血细胞的各个系列，但伴有不同程度的功能缺陷（图41-1）。大多数髓系肿瘤中，突变的克隆抑制正常造血干细胞的分化而成为优势克隆。
- 体细胞突变可导致血细胞水平、结构和功能异常，对特定的血细胞系列的影响程度不一，可从微小至严重。
- 疾病表型的种类和程度不一，取决于由多能造血干细胞所分化的8群髓系和4群淋系细胞哪一群受影响。
- 根据造血干祖细胞分化和成熟能力丧失的程度、肿瘤的恶性程度，可对克隆性髓细胞疾病进行分类。
- 大部分患者可被诊断为某一种经典的髓系肿瘤（表41-1）。

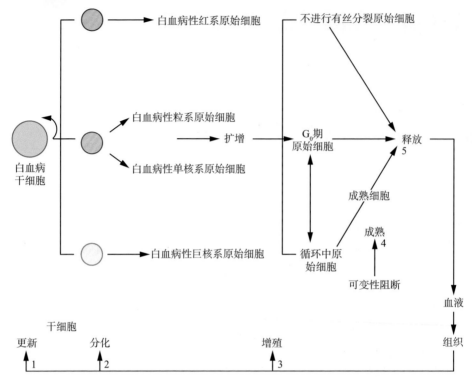

图41-1　急性髓细胞性白血病（AML）的形成。AML起源于单个多能干细胞（可能是淋系造血祖细胞）的体细胞突变。该细胞可继续获得突变，使其相对于正常造血细胞具有一定的生长优势。目前，对于AML是否都起源于多能造血干细胞仍有争议。这种细胞具有向红系、粒系和巨核系祖细胞分化的能力。多数情况下，粒系和髓系细胞占主导地位，原始粒细胞和原始单核细胞或与其相近的细胞是主要的细胞类型。白血病细胞在骨髓中累积。白血病细胞可能不进行有丝分裂并程序性死亡，也可能在一段时间内停止分裂（在G_0期的原始细胞），但有进入细胞周期的潜能，也可能继续分化成不同成熟阶段的细胞。白血病细胞分化成熟可形成红细胞、中性粒细胞、单核细胞或血小板。在AML中，细胞的分化严重阻滞，而在慢性髓细胞性白血病（CML）中，很大部分白血病性多潜能干细胞可分化为各系列的终末成熟阶段细胞。髓细胞性白血病中因细胞成熟阶段不同、分化受阻程度不同，因而发病模式不同。造血至少在5个方面受到调控：①造血干细胞自我更新；②分化成为不同系列的造血细胞（如红细胞、粒细胞、单核细胞和巨核细胞）；③细胞增殖；④造血祖细胞和前体细胞的成熟；⑤将成熟造血细胞释放入血。在AML中这些过程通常发生异常。细胞过早或延迟凋亡是另一个导致不成熟细胞死亡或累积的关键因素

表41-1　肿瘤性（克隆性）髓细胞疾病
Ⅰ.临床前期和微小异常的克隆性髓细胞疾病
A.潜质未定的克隆性造血
B.肿瘤倾向的克隆性造血
C.意义未明的克隆性血细胞减少症
Ⅱ.中度恶性的髓细胞肿瘤［骨髓中无明显白血病原始细胞增加（＜2%）］
A.成熟细胞生成明显过少

续表

  1.克隆性贫血[a]（第45章）

  2.克隆性二系或三系细胞减少[a]（第45章）

  3.阵发性睡眠性血红蛋白尿症（第44章）

 B.成熟细胞生成明显过多

  1.真性红细胞增多症[b]（第42章）

  2.原发性血小板增多症[b]（第43章）

Ⅲ.中高度恶性的髓细胞肿瘤［骨髓中通常有少量白血病原始细胞（＜6%）］

 A.CML（第47章）

  1.Ph阳性，BCR重排阳性（约90%）

  2.Ph阴性，BCR重排阳性（约6%）

  3.Ph阴性，BCR重排阴性（约4%）

 B.原发性骨髓纤维化[b]（慢性巨核细胞白血病）（第48章）

 C.慢性嗜酸性粒细胞白血病（第32、47章）

  1.*PDGFR*重排阳性

  2.*FGFR1*重排阳性

 D.慢性中性粒细胞白血病（第47章）

  1.*CSF3R*重排阳性

  2.*CSF3R*和*SETBP1*重排阳性

  3.*JAK2* V617F重排阳性

 E.慢性嗜碱性粒细胞白血病（第33章）

 F.全身性肥大细胞增多症（慢性肥大细胞白血病）（第33章）

  1.*KITD* 816V突变阳性（约90%）

  2.*KITV* 560G突变阳性（少量）

  3.*FILIPI-PDGFRα*

Ⅳ.高度恶性的髓细胞肿瘤（骨髓中有中等量白血病原始细胞）

 A.低原始细胞性髓系白血病（骨髓增生异常综合征）[a]（第45章）

 B.慢性粒单核细胞白血病（第47章）

  *PDGFR*重排阳性（少见）

 C.不典型骨髓增殖性疾病（同义词：不典型CML）

 D.幼年型粒单核细胞白血病（第47章）

Ⅴ.非常高度恶性的髓细胞肿瘤（骨髓和血液中白血病原始或早期祖细胞易见）

 A.AML各种亚型（第46章）

  1.原始粒细胞性（粒系）

  2.粒单核细胞性（粒单核原始细胞性）

  3.早幼粒细胞性

  4.红细胞性

  5.单核细胞性

  6.巨核细胞性

  7.嗜酸性粒细胞性[c]

  8.嗜碱性粒细胞性[d]

  9.肥大细胞性[e]

  10.组织细胞或树突状细胞性[f]

续表

B.AML的高频基因亚型 [t（8；21）、inv（16）、t（16；16）、t（15；17）或（11q23）][g]

C.髓细胞肉瘤

D.急性双表型（髓系和淋系标志）白血病[h]

E.从以前克隆性髓细胞疾病演变的伴有淋巴细胞标志的急性白血病

a WHO分类中，将该类疾病归为"骨髓增生异常综合征"，骨髓增生异常综合征的分类在第45章讨论。

b WHO分类中，将这三种疾病归为"骨髓增殖性疾病"。

c 急性嗜酸性粒细胞白血病罕见。大部分病例是亚急性或者慢性并且被包含在嗜酸性粒细胞增多症内。

d 罕见急性嗜碱性粒细胞白血病是Ph阴性AML的变异体。大部分病例具有Ph并且从CML演变而来（见第33、46和47章）。

e 见第66章。

f 见第71章。

g 尽管这些亚型疾病具有AML各种亚型的表型，但WHO将其单独分类。例如，90%的伴t（8；21）的AML伴有成熟AML表型。偶有AML（无成熟特点）或急性粒单核细胞白血病。inv（16）常为急性粒单核细胞白血病表型，也可有其他表型。而t（15；17）则均为急性早幼粒细胞白血病表型。

h 用抗髓细胞和抗淋巴细胞单克隆抗体时，约10%的AML病例具有双表型（单个细胞中具有髓系和淋系标志）（见第46章）。

临床前期的和微小异常的克隆性髓细胞疾病

潜质未定的克隆性造血、意义未明的克隆性血细胞减少症和肿瘤倾向的克隆性造血

- 潜质未定的克隆性造血定义为骨髓细胞具有体细胞突变，但是没有任何血液疾病表型。

- 潜质未定的克隆性造血患者的骨髓细胞和血细胞形态正常，血细胞计数正常。

- 意义未明的克隆性血细胞减少症患者血细胞减少伴体细胞突变，但缺乏被诊断为任何一种髓系肿瘤的指标。

- 进展未定的克隆性血细胞减少症的命名可能更适合定义意义未明的克隆性血细胞减少症，因为已经认识到一部分患者因为克隆演变发展成髓系肿瘤（如AML）。

- 意义未明的克隆性血细胞减少症的命名将没有疾病表型的潜质未定的克隆性造血与有血细胞异常但缺乏诊断任何克隆性髓系疾病证据的潜质未定的克隆性造血（即意义未明的克隆性血细胞减少症）相区分。

- 依据WHO推荐的血细胞计数参考值，血红蛋白＜100g/L，中性粒细胞绝对值＜$1.8×10^9$/L和血小板计数＜$100×10^9$/L则考虑意义未明的克隆性血细胞减少症，大于上述数值则考虑潜质未定的克隆性造血。

- 潜质未定的克隆性造血患者血细胞计数正常，意义未明的克隆性血细胞减少症患者血细胞计数低于正常参考值的95%可信区间的下限且伴有相应的体细胞突变。

- 肿瘤倾向的克隆性造血的命名被建议用于区分潜质未定的克隆性造血和尚不具有疾病表型但伴有体细胞突变的克隆性疾病。

- 潜质未定的克隆性造血相关突变可以是向具有临床表型的肿瘤发展的分子基础，但并不常见。肿瘤倾向的克隆性造血的相关基因通常是疾病相关的或疾病特异的突变，发生克隆演变的可能性较高。

- 潜质未定的克隆性造血和肿瘤倾向的克隆性造血可以用于定义无法明确诊断的阵发性睡眠性血红蛋白尿症、克隆性淋巴细胞增多或骨髓发育异常。

- 潜质未定的克隆性造血相关基因突变也见于克隆性髓细胞疾病，包括12个特异的基因突变。75%的患者伴有 DNMT3A、TET2、ASXL1 和 JAK2 突变，其他基因突变频率＜5%（表41-2）。

- 确诊潜质未定的克隆性造血需要所检出的突变的等位基因频率≥2%。2%这个临界值可能会随着更加先进的测序技术的广泛应用而进一步变小。

- 潜质未定的克隆性造血的发生与年龄呈指数相关：45岁时发生率约1%，55岁时约2%，65岁时约5%，75岁时约10%，85岁时约15%。

- 年龄相关的克隆性造血的概念明确了克隆性造血与年龄的相关性，是潜质未定的克隆性造血的同义词，同时强调了衰老在其中的作用。

- 潜质未定的克隆性造血进展为有临床表现的肿瘤的年发生率约0.75%，大多数为髓细胞肿瘤（如克隆性血细胞减少伴形态异常、AML，或慢性粒单核细胞白血病），少部分进展为淋巴系统肿瘤（如B细胞淋巴瘤、慢性淋巴细胞白血病或骨髓瘤）。

- 肿瘤倾向的克隆性造血进展为有临床表现的肿瘤的概率应高于潜质未定的克隆性造血，应定期监测潜质未定的克隆性造血、肿瘤倾向的克隆性造血和意义未明的克隆性血细胞减少症患者的血细胞计数。诊断后数月内，应重复血细胞检查以确定疾病相对稳定，之后可以每年进行复查评估。尽管目前并不清楚患者是否能从这种监测中获益，但推测其是有益的。如果有进展的指征，应进行全面的血液系统相关检查加以评估。

- 目前尚无干预措施可以阻止或者延缓克隆进展为肿瘤性疾病。

- 潜质未定的克隆性造血患者易发生心血管相关疾病或死亡（早发的心肌梗死、缺血性卒中、深静脉血栓、肺栓塞）。

- 通过在同卵和异卵双胎中研究潜质未定的克隆性造血相关基因突变发现基因突变发生与遗传无关。

- 意义未明的血细胞减少症定义为特发性血细胞减少，不伴体细胞突变。

- 目前并非所有的髓细胞肿瘤都伴有基因突变，因此并不清楚意义未明的血细胞减少症是少部分还是大部分，抑或全部是克隆性（肿瘤性）疾病。

表41-2	潜质未定的克隆性造血和年龄相关的克隆性造血中报道的基因突变					
	患者中基因突变的频率（%）					
	潜质未定的克隆性造血	骨髓增生异常综合征	慢性粒单核细胞白血病	骨髓增殖性肿瘤	AML	侵袭性系统性肥大细胞增多症
DNMT3A	50～60	5～15	1～10	1～12[a]	15～35	5～15
TET2	10～15	20～30	50～60	18～45[a]	<1～10[b]	30～40
ASXL1	8～10	15～20	35～40	5～35[a]	1～10[b]	<1
SF3B1	2～5	20～30[c]	5～10	5～10	<1～10	<1
GNB1	3～4	<1	<1	<1	<1	<1
SRSF2	1～2	15～17	45～50	<1～18[a]	5～10	35～40
GNAS	1～2	<1	<1	<1	<1	<1

a 骨髓增殖性肿瘤患者的基因突变频率基于真性红细胞增多症、原发性血小板增多症和原发性骨髓纤维化（原发性骨髓纤维化中突变比例较高）。

b AML 患者的基因突变频率基于各亚型患者，继发于骨髓增生异常综合征和慢性粒单核细胞白血病的 AML 患者突变检出率更高。

c *SF3B1* 突变与 11 号染色体长臂缺失和骨髓增生异常综合征伴环形铁粒幼细胞有关。

资料来源：Valent P, Kern W, Hoermann G, et al. Clonal Hematopoiesis with Oncogenic Potential（CHOP）：Separation from CHIP and Roads to AML, Int J Mol Sci. 2019 Feb 12; 20（3）：789。

中度恶性的髓细胞肿瘤

- 该类肿瘤细胞保持了较高程度的分化和成熟能力，即使不治疗或仅用最小剂量的细胞毒药物治疗，患者的中位生存期仍可达几十年。

无效造血（前体细胞凋亡）显著

- 克隆性贫血、两系血细胞减少或全血细胞减少是主要表现。
- 无效造血（前体细胞过度凋亡）引起血细胞减少是主要特点。
- 血细胞形态异常显著。
- 常有细胞体积改变（巨红细胞症和小红细胞症）。
- 常有细胞形状改变（异形红细胞增多症）。
- 血细胞及前体细胞的细胞核或细胞器结构异常（病理性铁幼粒细胞增多、获得性中性粒细胞 Pelger-Huët 畸形、颗粒减少或颗粒增多、血小板颗粒异常）显著。
- 这类疾病中骨髓和外周血中原始细胞增加不明显。
- 如果骨髓中原始细胞超出正常上限（2%），同时合并多系发育或数量异常，则可被诊断为低原始细胞性髓细胞性白血病（即骨髓增生异常综合征）。肿瘤细胞(白血病原始细胞)的存在是病理诊断的主要依据，而不能武断地将5%原始细胞作为诊断阈值。
- 这类疾病可能转化为 AML（即原始细胞≥20%）。

前体和成熟细胞显著过度增生

- 真性红细胞增多症（PV）和原发性血小板增多症（ET）都是这类疾病。
- 骨髓或外周血中原始细胞比例正常。
- 这些克隆仍有造血分化和成熟能力，可产生功能性造血细胞。
- 血细胞数量调节异常，导致红细胞、粒细胞（尤其是中性粒细胞）和血小板单系或多系增多。
- 这些患者的预期生存时间较年龄和性别匹配的正常对照稍缩短。

中度至中高度恶性的髓细胞肿瘤（表41-3）

- 这类疾病包括CML和原发性骨髓纤维化（PMF）。
- 骨髓和外周血中原始细胞轻度增多。
- 这类患者中位生存期通常为几年，但较年龄和性别匹配的正常对照显著缩短。BCR-ABL融合蛋白抑制剂（酪氨酸激酶抑制剂）的应用显著延长了大部分CML患者的生存期。
- 虽然大部分PV、50%的ET和PMF患者有相同的 *JAK2* V617F突变负荷，但总体来说，PMF是一种发病率较高的疾病，PMF患者的预期生存较PV和ET患者显著缩短。

表41-3　各类骨髓增殖性肿瘤的生存

生存年数	预期生存率（%）	原发性血小板增多症生存率（%）	真性红细胞增多症生存率（%）	原发性骨髓纤维化生存率（%）
5	90	90	85	55
10	85	80	70	30
15	75	70	45	30
20	65	50	30	15
25	55	40	20	10

中高度至高度恶性的克隆性髓细胞疾病

- 低原始细胞性髓细胞性白血病（难治性贫血伴过多原始细胞）。
- 慢性粒单核细胞白血病也属这类疾病。
  - 骨髓或外周血常有轻度或中度原始细胞增多。
  - 贫血，有或无血小板减少，成熟单核细胞显著增多。
  - 这类疾病进展比AML慢，但比CML快。
  - 亚急性综合征患者比慢性综合征患者的死亡率高，生存期较短。
- 低原始髓细胞性白血病占骨髓增生异常综合征的40%～60%。
- 不典型CML为一种少见的综合征，伴三系异常，常不能按传统方法分类，常见于65岁以上老年人。

非常高度恶性的髓细胞肿瘤

AML及其亚型

- 不同造血干祖细胞分化系列和成熟阶段异常，可产生多种表型不同的疾病（图41-2）。
- 内科医生需注意不同亚型的疾病特点：
  - 急性早幼粒细胞白血病或急性单核细胞白血病常有低纤维蛋白原性出血。
  - 急性单核细胞白血病常有组织和中枢神经系统白血病细胞浸润。
- 分型需要完成以下的部分或全部检查：
  - 骨髓和外周血细胞形态学检查。
  - 流式细胞分析鉴定血细胞抗原表型（CD检查）。
  - 骨髓和外周血组织化学检查。
  - 重现性遗传学异常的亚型需完善细胞遗传学或分子生物学检查。
  - 因细胞遗传学异常种类多，大部分患者可有一种或多种细胞遗传学异常，因此细胞遗传学分类作用有限。
  - 细胞遗传学和分子生物学异常对决定治疗方案、判断预后和检测微小残留病有重要意义，尤其是对于伴t（8；21）、t（15；17）、inv（16）、t（16；16）或11q-的患者。

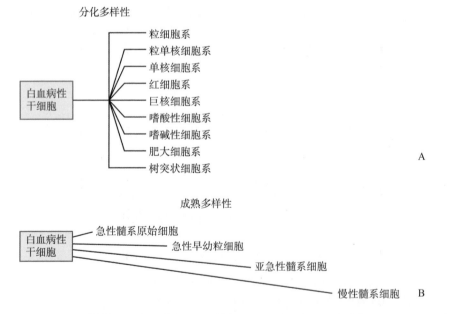

图41-2 急性AML亚型。AML是由造血干祖细胞分化阻滞在不同阶段引起的，因此不同亚型的AML有相应分化阶段的正常造血细胞的特点。A.不同亚型的AML起源于定向祖细胞向特定系列血细胞分化异常（如急性红白血病、急性单核细胞白血病、急性巨核细胞白血病）。一些年轻病例的急性早幼粒细胞白血病，其体细胞突变可能起源于更成熟阶段的造血祖细胞。B.AML、急性早幼粒细胞白血病、亚急性髓细胞性白血病和CML可被认为是造血细胞分化阻滞在不同阶段引起的。CML细胞保持了分化和成熟为功能性各系血细胞的能力

克隆性髓细胞疾病的转变

- 伴有微小、中度和中高度恶性的克隆性髓细胞疾病患者经过获得性体细胞突变的克隆演变过程，都有可能进展为完全的（原始细胞增多的）AML，各亚型疾病发生率不同：
  - 约 1% 的阵发性睡眠性血红蛋白尿症患者进展为 AML。
  - 约 10% 的克隆性贫血（如难治性铁粒幼细胞贫血）患者进展为 AML。
  - 约 35% 的克隆性全血细胞减少患者进展为完全的 AML。
  - 1% ～ 5% 不经 ^{32}P 或烷化剂治疗（治疗过的患者比例更高）的真性红细胞增多症患者进展为 AML。
  - 在 15 年的观察中发现，10% ～ 15% 的真性红细胞增多症和原发性血小板增多症患者进展为一种和原发性骨髓纤维化难以区分的综合征。在这个骨髓纤维化阶段，小部分患者可能进展为 AML。
  - 约 15% 的原发性骨髓纤维化患者进展为 AML。
- 大多数 CML 患者会进展为 AML，这是 CML 的自然病程特点（目前酪氨酸激酶抑制剂的应用显著延缓和阻止了向 AML 的进展）。
- CML 患者在进展为完全的白血病期之前，可能会先经历类似低原始细胞性髓细胞性白血病的时期，即加速期（酪氨酸激酶抑制剂治疗显著降低了其发生率）。

多能造血干细胞池受损

- 多能造血干细胞或淋系造血祖细胞原癌基因突变可引起克隆性髓细胞疾病，尤其在老年人中常见。
- CML 的突变常起源于淋系造血祖细胞。
- 其他疾病中可有 B 细胞、T 细胞或髓系祖细胞的异常。
- AML 可累及亚全能性干细胞、多能造血祖细胞和双向祖细胞 3 个层次。

祖细胞白血病

- 部分年轻患者的白血病转化可能发生在祖细胞阶段（如粒单核细胞集落形成单位，CFU-GM），产生真正的急性粒细胞白血病，红系和巨核系细胞很少受到累及。
- 在 t（15；17）急性早幼粒细胞白血病、部分急性单核细胞白血病和 t（8；21）急性髓系白血病患者亚群中，白血病来源于粒系祖细胞的肿瘤转变，无红系及巨核系的累及。

克隆性和多克隆性造血的相互作用

- 克隆性髓细胞疾病中，骨髓中仍有残存的多克隆（正常）造血。
- 恶性克隆对多克隆（正常）造血有抑制作用。
- 恶性克隆可破坏造血微环境而影响正常造血，清除恶性克隆的化疗药物也可抑制正常造血。

- AML 的诱导治疗可显著抑制白血病性造血，使白血病细胞下降约 3 个数量级（如从 10^{12} 降到 10^9），可清除显微镜下可见的白血病细胞。在这个过程中可恢复正常造血。这段时间被定义为缓解期（图 41-3）。

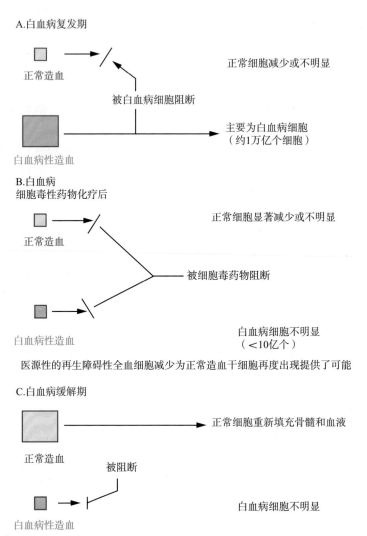

图 41-3　AML 缓解复发模式图。A. 在 AML 的诊断或复发阶段，单克隆性白血病细胞占优势，多克隆（正常）造血受到抑制。B. 经细胞毒药物化疗后，骨髓和外周血中白血病细胞显著减少，因化疗药物的细胞毒作用，可出现全血细胞减少，白血病细胞对多克隆造血的抑制减少。C. 继而多克隆造血恢复，达到缓解后血细胞可恢复至接近正常水平。在亚急性或慢性髓细胞性白血病中用类似方案化疗，则无这种复发 - 缓解的模式。这可能是由于细胞毒性药物治疗不能使这类疾病的白血病细胞降至可恢复多克隆造血的水平，或存在其他抑制多克隆造血的因子。CML 经 BCR-ABL1 抑制剂治疗可恢复多克隆造血是一个例外。一些少见的伴 *PDGFR* 或 *KIT* 突变的髓系肿瘤经酪氨酸激酶抑制剂治疗后也可恢复正常造血。在部分病例中，BCR-ABL1 转录物（微小残留病）在缓解后也可检测到（马赛克造血）[资料来源：Lichtman MA. Interrupting the inhibiton of normal hematopoiesis in myelogenous leukemia：ahypothetical approach to therapy，Stem Cells. 2000 Sep；18（5）：304-306.]

临床表现

血细胞缺乏、过多或者功能异常

- 血细胞数量异常是克隆性髓细胞疾病的首要表现。
- 克隆性髓细胞疾病可有血细胞质量异常。
- 可有红细胞形态异常、红细胞酶的缺陷和红细胞膜结构异常。
- 可有中性粒细胞颗粒异常、核畸形，或中性粒细胞趋化、吞噬作用或者微生物杀伤功能异常。
- 可有巨大血小板、异常血小板颗粒和血小板功能紊乱。

白血病原始细胞的作用

髓外肿瘤

- 髓细胞肉瘤（也称粒细胞肉瘤、绿色瘤、原始粒细胞肉瘤或者单核细胞肉瘤）是由原始粒细胞，少数情况下是由单核细胞形成的散在的肿瘤。
  - 发生在皮肤、软组织、骨膜和骨、淋巴结、胃肠道、胸膜、生殖腺、尿道、中枢神经系统和其他部位。
  - 偶然情况下是 AML 的首发表现，可先于骨髓和血液数月或数年发生。
  - 髓细胞肉瘤可被误诊为大细胞淋巴瘤，因为软组织活检标本的组织病理学相似。
  - 应该对这些病变进行免疫组化检测，如髓过氧化物酶、溶菌体、CD117、CD16、CD68/KP1 和髓细胞相关的其他 CD 标志。免疫组化方法可检测到明显的四种之一的组织病理学类型：原始粒细胞、原始单核细胞、原始粒单核细胞、原始巨核细胞。
  - 髓外肿瘤可发生在 CML 的加速期。
- Ph 染色体阳性的淋巴母细胞瘤是由 CML 转化的末端脱氧核苷酸转移酶阳性淋巴母细胞白血病的组织变异型，占 CML 转化患者的 25% ~ 30%。
- 单核细胞肉瘤可由幼单核细胞或单核细胞浸润皮肤、牙龈、肛管、淋巴结、中枢神经系统或其他组织形成。

促凝物质和纤维蛋白溶解激活物的释放

- 弥散性血管内凝血或纤溶亢进引起的出血是急性早幼粒细胞白血病的特点。
- 凝血-纤溶异常导致的出血也可见于其他类型急性白血病，尤其是白细胞增多的单核细胞白血病。
- 血浆中功能蛋白 C 抗原、游离蛋白 S 和抗凝血酶水平下降，常见于急性早幼粒细胞白血病，其他类型的急性白血病也可见到。
- 白血病细胞可表达促凝组织因子或纤溶酶原激活物（如白血病性早幼粒细胞可表达膜转运蛋白 II）。
- 微血管血栓形成是促凝作用的表现。大血管血栓形成少见，可引起卒中或四肢功能障碍。

高白细胞综合征

- 5%的AML和15%的CML在诊断时有极高的白细胞计数。
- AML中白细胞计数＞100×10⁹/L，CML中细胞计数＞300×10⁹/L通常会出现高白细胞综合征。
- 血液、骨髓和组织中大量的白血病细胞同时被细胞毒性药物杀死时可产生代谢作用（血清和尿液中尿酸显著升高），可引起梗阻性尿路病变和肾衰竭。
- AML和CML原始细胞增多会产生肺、中枢神经系统、特殊感受器和阴茎循环障碍（表41-4）。
- 高白细胞性急性白血病患者由于颅内出血可发生突然死亡。
- 有些急性早幼粒细胞白血病患者使用全反式维甲酸治疗后发生呼吸窘迫综合征，是由肺部白细胞淤积引起的。这个综合征常伴明显的中性粒细胞增多。

表41-4　高白细胞血症的临床表现
Ⅰ.肺循环 　　A.气促、呼吸困难、发绀 　　B.肺泡-毛细血管阻滞 　　C.肺部浸润 　　D.化疗后呼吸功能异常
Ⅱ.肿瘤溶解综合征
Ⅲ.中枢神经系统循环 　　A.头晕、言语模糊、谵妄、木僵 　　B.颅内出血
Ⅳ.特殊感受器循环 　　A.视物模糊 　　B.视神经盘水肿 　　C.复视 　　D.耳鸣、听力受损 　　E.视网膜静脉曲张、视网膜出血
Ⅴ.睾丸循环 　　A.阴茎异常勃起
Ⅵ.假性实验室结果 　　A.血氧分压（PO_2）下降、血钾升高 　　B.血浆葡萄糖水平降低，平均血细胞体积、红细胞计数、血红蛋白和红细胞压积升高

血小板增多综合征：出血和血栓形成

- 在真性红细胞增多症、原发性血小板增多症和原发性骨髓纤维化中高白细胞计数提示血栓风险，高血小板计数提示出血风险（血小板计数＞1000×10⁹/L出血风险增加）。

- 血小板增多症诊断时和病程中均可发生血栓和出血事件。
- 促凝血因子，如血小板组织因子内容物和血液中血小板中性粒细胞聚集，在原发性血小板增多症患者中比正常人群中多，并且 *JAK2* V617F 突变患者比野生型患者更多。
- 动脉血管功能缺陷和静脉血栓是血小板增多症最主要的血管病变。
- 血小板增多症也可发生由周围血管功能缺陷引起的坏疽和脑血管血栓。
- 肠系膜、肝、门静脉、脾静脉血栓也可能发生。
- 约 1/3 的真性红细胞增多症和原发性血小板增多症患者发生血栓并发症。
- 常见出血部位有胃肠道和皮肤，后者尤其常见于外伤后，但出血也可发生于其他部位。
- 腹部、肝脏和其他器官的静脉血栓形成，是阵发性睡眠性血红蛋白尿症（PNH）的主要并发症，约一半的患者有血栓形成。
  - — 血栓在 PNH 伴溶血综合征患者中较 PNH-再生障碍性贫血患者中更常见。
- 内脏静脉血栓综合征与内源性红细胞集落生长有关，后者是真性红细胞增多症的特点，但是不伴有血细胞计数改变，提示是一种骨髓增殖性疾病，在自发性肝脏或者门静脉血栓形成中占较高比例。这些患者血细胞可有 *JAK2* 基因突变，但没有明显的临床骨髓增殖表型。
- 真性红细胞增多症或原发性血小板增多症患者可发生布加综合征。

全身症状

- 发热、体重减轻和身体不适为 AML 的早期表现。
- 在细胞毒性药物治疗期间的发热，如果伴中性粒细胞计数极低，则是感染的表现。
- 在诊断时，有近 20% 的 AML 患者体重减轻。

代谢征象

- 高尿酸血症和高尿酸尿症是 AML 和 CML 的常见表现。
- 急性痛风性关节炎和高尿酸性肾病不常见。
- 细胞毒性药物治疗可使尿中尿酸饱和，引起尿酸盐沉淀、形成尿路结石和导致尿路梗阻。
- AML 患者可发生低钠血症，部分是由抗利尿激素分泌异常引起的。
- AML 中低钾血症常见。
- 约 2% 的 AML 患者会发生高钙血症。
- AML 中也可见乳酸性酸中毒。
- 在一些外周血原始细胞数高和增殖细胞比例高的髓细胞性白血病患者中，由于血浆无机磷酸盐的快速利用，可发生低磷血症。
- 高白细胞血症可引起肺血管白细胞淤积，出现低氧血症。

假性实验室结果

- 患者血小板计数极度升高，或少见情况下白细胞计数升高，形成的血凝块可释放钾，导致检测时血清钾升高。
- 白细胞计数升高的患者，如果不用糖酵解抑制剂就以自动分析技术分析，会出现假性低血糖。
- 真性红细胞增多症患者由于红细胞利用葡萄糖，也可出现假性低血糖。
- 在检测过程中，可由于体外大量白细胞消耗血氧，出现假性动脉血氧浓度降低。

特殊的器官受累

- AML中可出现喉、中枢神经系统、心、肺、骨、关节、胃肠道、肾脏、皮肤或其他器官的白血病细胞浸润。
- AML中有约1/3的病例可出现脾大，但是一般是轻度的。
- 大部分骨髓增殖性疾病病例出现脾大（原发性骨髓纤维化约100%，CML约80%，真性红细胞增多症约70%）。
- 约60%的原发性血小板增多症患者出现脾大。
  - 原发性血小板增多症患者易发生脾血管栓塞、梗死，继而脾萎缩，推测可能是原发性血小板增多症中脾大发生率较低的原因。
- 脾大患者，尤其是CML急变期和原发性骨髓纤维化患者可有早饱感、左上腹部不适、脾脏梗死伴疼痛性脾周围炎、膈肌胸膜炎和肩部疼痛等表现。
- 原发性骨髓纤维化患者的脾脏可以是巨大的，占据左半腹部。
- 脾静脉血流增多，可导致门静脉高压和胃食管静脉曲张。通常肝静脉顺应性减低也会导致这些并发症。
- 原发性骨髓纤维化患者行门静脉系统分流可引起出血，偶可引起脑病。

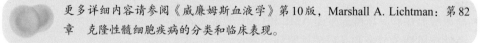

更多详细内容请参阅《威廉姆斯血液学》第10版，Marshall A. Lichtman：第82章   克隆性髓细胞疾病的分类和临床表现。

（译者：李　冰　徐泽锋）

第42章

真性红细胞增多症

- 真性红细胞增多症（polycythemia vera，PV）是一种克隆性疾病，由造血干细胞或密切相关的多潜能细胞的体细胞突变引起，其中血细胞特别是红系生成增加，但也在粒细胞、单核细胞和血小板谱系中观察到，并且不依赖于细胞因子的调节。这导致骨髓中红系、粒系、巨核系前体细胞过度增殖及其成熟细胞在外周血中的增加。PV是骨髓增殖性肿瘤（MPN）的一种，MPN还包括原发性血小板增多症（ET）、原发性骨髓纤维化（PMF），以及慢性髓细胞性白血病（CML）。
- 三种MPN［PV/ET（见第43章）和PMF（见第48章）］有共同的分子异常/标志，即*JAK2* V617F突变。相比之下，CML是由不同的分子学改变*BCR-ABL*癌基因所致，由于9号染色体和22号染色体之间的相互易位，形成t（9；22）（q34；q11）并产生BCR-ABL蛋白（见第47章）。

病因和发病机制

- PV源于单个造血干细胞或多潜能细胞的癌变，产生克隆进而抑制正常多克隆干细胞。
- *JAK2*的V617F突变直接激活促红细胞生成素（erythropoietin，EPO）受体信号通路，也激活血小板生成素（thrombopoietin，TPO）和粒细胞-巨噬细胞集落刺激因子（granulocyte-macrophage colony-stimulating factor，GM-CSF）受体。然而，由于TPO受体是PV起源细胞唯一存在的受体，这个分子似乎对MPN的发病机制至关重要。
- 体外培养红系在不添加外源性EPO的情况下仍能形成集落，这种不依赖EPO的红系集落形成是PV原始红细胞的特征。
- 染色体核型异常并无特异性，在疾病后期出现可能预示着进展为骨髓纤维化、PV高增殖期或急性白血病。
- PV和（或）其他MPN的家族发病率为5%～7%。
- 不同国家报道的发病率在（1～2.5）/10万。

临床特征

- PV一般起病隐匿，最常见于60多岁人群，但从儿童至老年人均可发病。
- 临床表现包括头痛、多血症、水源性瘙痒症（热水澡或淋浴后出现瘙痒）、血栓形成、红斑性肢痛病和痛风等，很多患者是因为常规体检时发现血红蛋白和（或）血小板升高而被诊断。其他患者可能是在寻找特发性血栓形成、水源性瘙痒症、红斑性肢痛病或缺铁的原因时发现的。至少30%的患者在诊断时有临床症状。

- 神经系统表现包括眩晕、复视、盲点、偏头痛、短暂性脑缺血事件。
- 相关疾病包括消化性溃疡和痛风。
- 血栓事件是PV发病和死亡的主要原因。约1/3的患者在PV确诊之前就会出现，并可能是致命的。这些事件包括缺血性脑卒中、心肌梗死、静脉血栓栓塞、内脏静脉血栓形成［布加综合征、肠系膜和（或）门静脉血栓形成］和颅内静脉窦血栓形成。
- 出血和瘀斑是PV的常见并发症，在一些研究中约有25%的患者发生（通常血小板＞1000×10⁹/L时），虽然这些并发症大多不严重，如牙龈出血、鼻出血、易出现瘀斑等，但也可能发生严重的胃肠道出血（由于伴随缺铁，可能掩盖红细胞增多症）及其他致命的出血性并发症。
- 未控制的PV患者进行手术将会有极大的出血和（或）血栓形成风险，手术前进行骨髓抑制治疗和（或）放射疗法控制疾病是降低风险的关键。
- 虽然已经认识到PV的几个临床阶段（多血症期或增殖期、衰竭期或PV后骨髓纤维化期和急性白血病），但尚不清楚这些阶段是否代表疾病的连续进展。

实验室特征

- PV患者最常见的特征是*JAK2*外显子14突变，见于超过98%的PV患者，*JAK2* c.1849G＞T单核苷酸突变，通常用氨基酸变异序列表示：*JAK2* V617F突变。
- *JAK2*外显子12突变可见于1%～2%的PV患者。目前已发现的*JAK2*外显子12突变包括错义突变、插入突变和缺失突变。
- *JAK2*突变的检测为确诊PV（ET和PMF也适用）提供了定性诊断标志，并能鉴别先天性和获得性反应性红细胞增多性疾病。
- *JAK2* V617F同样出现于其他MPN患者中。一般而言，*JAK2* V617F等位基因负荷，也称变异等位基因频率（VAF），在PV和PMF患者中高，而在ET患者中较低。在几乎所有PV患者中，存在一些通过有丝分裂重组获得单亲二倍体纯合*JAK2* V617F突变的祖细胞。
- 血红蛋白水平通常升高。但对于那些发生或曾经发生血浆容量增加所致肝静脉血栓、胃肠道失血，或接受过放血治疗的患者，血红蛋白可以在正常范围内（隐蔽型PV）。低色素、小红细胞及其他铁缺乏证据往往提示患者慢性失血，通常是由便血或放血治疗所致。
- 红细胞数量增加，血容量常随之增加，因此在某些患者中，PV可能被血容量增加所致正常血红蛋白水平所掩盖。
- 血片中一般不会出现有核红细胞和泪滴状红细胞，一旦出现就预示疾病向PMF转化。
- 约67%的患者会出现中性粒细胞计数增多，也可出现嗜碱性粒细胞和（或）嗜酸性粒细胞轻度增多。
- 50%以上的患者血小板计数升高，约10%的患者血小板可超过1000×10⁹/L。在血小板超过1000×10⁹/L的患者中，由于分布异常所致血浆vW因子水平下降可能导致获得性血管性血友病（见第80章）。在PV患者中，血小板增多先于血红蛋白水平升高出现的情况并不少见。

- 骨髓象通常增生活跃，红细胞大量扩增通常会导致铁储备缺乏，可能存在骨髓网状蛋白轻度纤维化，尤其是那些病程较长的患者。
- 如果在检验中没有依据血浆减少程度调整抗凝剂使用量，凝血酶原时间和部分凝血活酶时间会假性延长。

诊断

- PV的主要诊断标准包括：
  - 血细胞存在 *JAK2* V617F 突变，在小部分患者中为外显子12突变。
  - 红系增生（血红蛋白或红细胞增多）。
  - 血清EPO水平降低。
  - 白细胞增多（尤其中性粒细胞）。
  - 血小板增多。
  - 脾大。
- 其他对诊断有帮助的临床特征：
  - 水源性瘙痒症。
  - 血清尿酸水平增加。
  - 正常或接近正常的动脉血氧饱和度。
- 另一个有价值的检查是在体外培养中，不添加外源性EPO的条件下，仍能形成红系集落。
- 一些学者认为红细胞数量测定是诊断PV的必要条件，另一些学者则认为红细胞数量测定仅限于特定情况，如患者有不明原因的血小板增多、脾大、*JAK2* 突变或高于正常的血红蛋白。因为如果女性血红蛋白超过16.5g/dL或男性血红蛋白超过18.5g/dL，红细胞数量升高的可能性很大。
- 在美国及大多数国家，以前广泛使用的放射性铬标记测定红细胞数量的方法已不再使用。

鉴别诊断

- 存在于几乎所有PV患者中的 *JAK2* 突变有助于PV的诊断。
- 世界卫生组织（WHO）制定的诊断标准（2016版）（表42-1）对大多数病例的诊断很有帮助，但该标准有待前瞻性临床研究证实。
- *JAK2* V617F 阴性患者也可能是PV，需要寻找其他 *JAK2* 突变（如外显子12突变），或者可能有其他类型的红细胞增多症。
- *JAK2* V617F 突变也可以出现在其他髓系肿瘤中。

表42-1	世界卫生组织真性红细胞增多症诊断标准（2016版）	
	主要诊断标准	次要诊断标准
A1	Hb＞16.5g/dL（男性），Hb＞16.0g/dL（女性），或Hct＞49%（男性）、Hct＞48%（女性），或红细胞计数增加超过平均预测值25%	血清EPO水平低于正常
A2	骨髓三系增生	
A3	出现 *JAK2* V617F 或 *JAK2* 外显子12突变	

注：EPO，促红细胞生成素；Hb，血红蛋白；Hct，红细胞压积。

如果满足三项主要诊断标准，或满足前两项主要诊断标准和一项次要诊断标准，则诊断成立。

主要诊断标准 A2（骨髓活检显示骨髓三系增生）在持续绝对红细胞增多的情况下可能不需要：如果主要诊断标准 A3 和次要诊断标准同时存在，血红蛋白男性＞18.5g/dL（Hct＞55.5%）或女性＞16.5g/dL（Hct＞49.5%）。骨髓纤维化情况（出现在高达20%的患者中）只能通过进行骨髓活检来检测，这一结果可能预示着更迅速发展为显性骨髓纤维化（真性红细胞增多症后骨髓纤维化）。

资料来源：Kaushansky K，Prchal JT，Burns LJ，et al. Williams Hematology，10th ed. New York，NY：McGraw Hill；2021。

治疗

- PV 的主要治疗方法仍是非特异性的骨髓抑制治疗，最常用的是羟基脲，很多还会辅以放血治疗（表42-2）。

表42-2	真性红细胞增多症的治疗	
治疗方法	优点	缺点
放血疗法	低风险，易实施	不能控制血小板增多及白细胞增多，长期使用可能导致缺铁
羟基脲	在控制红细胞增多同时也能控制白细胞增多及血小板增多，易获取，费用低	需持续治疗，长期使用无致白血病风险
白消安	服药简单，缓解期长	过量会产生长时间骨髓抑制，有致白血病风险，长期应用有肺毒性和皮肤毒性，极少使用
^{32}P	无须考虑患者依从性，能长期控制红细胞增多、白细胞增多及血小板增多	费用高昂，管理相对不便，有致白血病风险，已不再使用
苯丁酸氮芥	服药简单，能良好控制白细胞增多及血小板增多	致白血病风险高，极少使用
干扰素	致白血病风险低，对瘙痒有效，对红细胞增多克隆有潜在深度抑制作用	使用不便（需注射），费用高昂，副作用常见
阿那格雷	选择性作用于血小板	只作用于血小板，对红细胞或白细胞增多无效
JAK2抑制剂	减少放血治疗需求，提高生活质量	长期获益尚不明确

- 其他措施包括药物预防血栓形成（如阿司匹林）和缓解症状的治疗。但阿司匹林须避免应用于血小板高于 $1000 \times 10^9/L$ 的患者，因为它会增加出血的风险。
- 其他广泛使用的治疗包括聚乙二醇干扰素制剂，比非聚乙二醇干扰素制剂耐受性更好，还有 JAK2 抑制剂芦可替尼。
- 对多血症期和衰竭期采用不同的治疗方法是有益的。

多血症期

- 本病多血症期的治疗旨在使血细胞计数正常，以减少血栓形成或出血的风险和缓解症状，可以使用骨髓抑制剂（如羟基脲或聚乙二醇干扰素 -α）、芦可替尼，在某些患者中，也会使用放血疗法、降血小板药物。
- 治疗应依据危险因素个体化：
  - 高危：发生过血栓和（或）短暂性脑缺血发作，以及 PV 所致出血病史的患者。
  - 中危：年龄 > 60 岁的患者。
  - 低危：年龄 < 60 岁且没有血栓病史的患者。
  - 其他在治疗开始时需考虑的危险因素：未控制的高血压、吸烟、糖尿病和高白细胞计数。
- 高危和中危患者需要使用羟基脲、干扰素、芦可替尼或其他骨髓抑制剂治疗。

骨髓抑制治疗

- 骨髓抑制治疗能够降低血细胞计数，减少血管事件的风险，减轻临床症状，并改善整体病情。虽然临床印象认为骨髓抑制治疗能够增加患者的长期生存时间，但尚未有临床研究证实。
- 首选一线治疗药物是羟基脲，剂量 500 ~ 2500mg/d，这也是迄今为止最便宜的治疗药物。
- 羟基脲骨髓抑制作用维持时间很短，因此需要持续治疗而非间断治疗。因为它作用时间短，故而使用起来相对安全，甚至在出现过度骨髓抑制时，减量或停药数天内血细胞计数便能恢复。
- 羟基脲不是 DNA 损伤剂，没有证据表明它会导致白血病转化或增加向 PMF 转化的风险。
- 羟基脲治疗 PV 患者出现腿部溃疡罕见，若出现必须更换治疗方案。
- 在一些易患皮肤基底细胞癌和鳞状细胞癌的 PV 患者中，羟基脲会显著增加这些癌症的发生频率和侵袭性，必须更换治疗方案。
- 聚乙二醇（PEG）干扰素（IFN）制剂的使用越来越多，在许多研究中都有很好的效果，但它们尚未被美国 FDA 批准用于 PV 治疗。这类药物价格高昂，而且通常保险机构不报销。
- 一项比较羟基脲与 PEG-rIFN-α2a（Pegasys）在初治高危 ET/PV 患者中的Ⅲ期试验显示，二者在完全缓解方面没有差异。
- 然而，随着治疗时间的延长，Pegasys 在使血细胞计数正常和减少驱动基因突变负荷方面更加有效。

- 没有观察到血栓事件的发生率或疾病进展的差异。
- 欧洲使用的单聚乙二醇IFN［ropeginterferon-α2b（Ro-PEG）］半衰期较Pegasys长（美国不供应），一项研究显示，它在12个月的疗效并不逊于羟基脲，但在治疗36个月后，能达到更高的完全缓解率，但在血栓事件或病情进展的发生率方面没有差异。
- JAK2酪氨酸激酶抑制剂芦可替尼已被FDA批准用于PV的治疗。
- 对羟基脲不耐受、明显脾大及有乏力、盗汗症状的患者，建议使用芦可替尼。
- 芦可替尼价格高昂，通常保险机构不报销。
- 白消安可用于特殊的患者，但PV疾病转化发生率高。

放血疗法

- 该疗法最好和骨髓抑制治疗联合使用，部分医生也把它作为初始疗法。
- 低危患者推荐单独使用放血疗法，大多数中等体型的患者能耐受每4天放血450～500mL的疗法，直到达到目标红细胞压积水平。
- 放血疗法会导致铁缺乏，补铁会适得其反，可能导致红细胞增多症的迅速复发，但短期口服铁剂往往有助于改善乏力和其他症状。
- 放血疗法与高血栓形成事件发生率相关联，尤其在有高频率放血需求和有血栓病史的老年患者中。
- 低危患者可根据需要联合使用阿司匹林或单独使用放血疗法。

未参加临床试验患者的治疗方法总结

- 每日使用羟基脲行骨髓抑制治疗，包括初始治疗（1500mg/d）和长期治疗（500～2000mg/d），用于维持血红蛋白、中性粒细胞和血小板计数在正常或正常下限水平。另外，一些患者需要放血疗法和（或）阿那格雷维持血红蛋白和血小板水平在正常范围，此外也可以使用聚乙二醇干扰素和芦可替尼来替代羟基脲。
- 对所有无大出血及无胃肠道不耐受病史，且血小板计数未超过$1000 \times 10^9/L$的患者，均需要给予阿司匹林治疗，80mg/d或100mg/d。
- 别嘌醇用于尿酸水平升高，如有需要，可加用控制瘙痒的药物。
- 对红细胞压积超过55%（也有推荐保持男性红细胞压积＜45%，女性红细胞压积＜43%）及放血治疗后症状立即改善的患者，可慎重给予放血疗法及等容置换。与高黏滞血症有关的症状有头痛、注意力不集中、乏力。
- 一项Ⅱ期研究显示，铁调素模拟剂PTG-30可降低升高的红细胞计数，但不纠正白细胞和血小板增多。因为铁调素可以通过诱导功能性铁缺乏造成炎症和癌症中的贫血（见第9章），因此，该制剂的使用是否也会诱导功能性铁缺乏并对生活质量产生不利影响还有待证实。

衰竭期

- 数年后，通常为10年或更长时间（但不是所有患者），PV患者的红细胞增多症状逐渐减轻，骨髓抑制治疗和放血疗法的需求减少甚至停止，在疾病的衰竭期开始出现贫血。随着时间推移，许多患者骨髓纤维化变得更为明显，脾脏通常也显著增大。这种情况（PV后PMF）与PMF难以区别（见第48章）。患者血片典型的细胞形态有泪滴状红细胞、幼稚粒细胞和幼稚红细胞（有核红细胞和未成熟的中性粒细胞前体，特别是中幼粒细胞和晚幼粒细胞），并经常出现进行性贫血。患者可能出现白细胞增多或白细胞减少、血小板增多或血小板减少，以及血液中出现不成熟白细胞（包括原始细胞）、进行性脾大和更多的全身症状，包括乏力、盗汗和骨痛。

- 条件合适的患者应考虑异基因造血干细胞移植，这是唯一的治愈方法。
- 对于不适合移植的患者，治疗仅仅能缓解症状 / 维持生命，包括以下措施：
  - JAK2 抑制剂。
  - 如果出现白细胞和血小板增多，可使用小剂量羟基脲进行轻度骨髓抑制治疗。
  - 红细胞输注和（或）促红细胞生成素或尚未批准的药物罗特西普（luspatercept），该药能减少转化生长因子家族的信号转导。
  - 沙利度胺及其衍生物。
  - 雄激素。
  - 试验性治疗。
  - 常规安慰疗法和镇痛药。
  - 巨脾、显著血细胞减少和反复梗死的患者可行脾切除术。

病程和预后

- 表 42-3 给出了患者对治疗反应的评价标准。

表42-3　真性红细胞增多症疗效评价标准
临床反应
完全缓解：
A 疾病相关体征包括明显的肝脾增大持续[a]缓解，症状的显著改善[b]，以及
B 血细胞计数的持续[a]缓解，指未行放血疗法时红细胞压积＜45%；血小板计数≤400×10⁹/L，白细胞计数＜10×10⁹/L，以及
C 疾病无进展，无出血血栓事件，以及
D 骨髓组织学缓解，指年龄校正的正常细胞形态，无三系异常增殖，无 1 级以上网状蛋白纤维化
部分缓解：
A 疾病相关体征包括明显的肝脾增大持续[a]缓解，症状的显著改善[b]，以及
B 血细胞计数的持续[a]缓解，指未行放血疗法时红细胞压积＜45%；血小板计数≤400×10⁹/L，白细胞计数＜10×10⁹/L，以及
C 疾病无进展，无出血血栓事件，以及
D 未达到骨髓组织学缓解，持续三系异常增殖
无反应：未达到部分缓解
分子学反应[c]
完全反应：既往存在的异常消失
部分反应：基线等位基因负荷≥20% 的患者基因负荷下降≥50%
疾病进展：转化为 PV 后骨髓纤维化、骨髓增生异常综合征或急性白血病

a 持续至少 12 周。

b MPN 症状的大幅度改善，症状评估表总评分下降≥10 分。

c 评估需要检测外周血粒细胞，分子学反应不作为完全反应或部分反应的评估。

- 前面讨论过的血栓性并发症是PV患者发病和死亡的主要原因。

- 另外，与其他红细胞增多性疾病（见第27章）相比，PV进展为急性白血病的风险更高。

- PV患者可以正常或接近正常地生活很多年，许多患者甚至不需要接受治疗，且大多数患者都能从服用阿司匹林中获益。然而大多数研究认为PV直接导致的血栓性并发症、PMF和急性白血病转化可导致死亡率升高。

 更多详细内容请参阅《威廉姆斯血液学》第10版，Tsewang Tashi，Jaroslav F. Prchal，Josef T. Prchal：第83章　真性红细胞增多症。

（译者：周　凡　周泽平　徐泽锋）

第43章

原发性血小板增多症

- 根据临床实验室检查和使用的方法，正常血小板上限一般在$350 \times 10^9/L \sim 450 \times 10^9/L$。
- 表43-1列举了血小板增多的主要原因，本章只讨论原发性血小板增多症（ET），家族性和反应性血小板增多症见第75章"遗传性和反应性（继发性）血小板增多症"。

表43-1 血小板增多的主要原因
克隆性血小板增多
原发性血小板增多症
真性红细胞增多症
原发性骨髓纤维化
慢性髓细胞性白血病
难治性贫血伴环形铁粒幼细胞及血小板增多
5q-综合征
反应性（继发性）血小板增多
暂时性血小板增多
急性失血
血小板减少后恢复（反弹性血小板增多）
急性感染或炎症
对运动的反应
对药物的反应（长春新碱、肾上腺素、全反式维甲酸）
持续性血小板增多
铁缺乏
脾脏切除或先天性脾脏缺乏
恶性肿瘤
慢性感染或炎症
溶血性贫血
家族性血小板增多症
假性血小板增多症
冷球蛋白血症
急性白血病中细胞质碎片
红细胞碎片
菌血症

病理生理

- 原发性血小板增多症（ET）是一种多能造血干/祖细胞克隆性疾病，它和真性红细胞增多症、原发性骨髓纤维化和慢性髓细胞性白血病（CML，见第47章）一样属于骨髓增殖性肿瘤（MPN）。和CML不同的是，其他三种疾病与*BCR-ABL*突变无关，因此通常被称为费城染色体阴性的MPN。

- Janus家族2型酪氨酸激酶基因突变（*JAK2* V617F）存在于约50%的ET患者中，也在其他几种MPN（如真性红细胞增多症、原发性骨髓纤维化、极少数骨髓增生异常综合征）患者中发现。在ET患者中，突变等位基因几乎稳定地存在于每个细胞中，并导致细胞对造血生长因子高度敏感，这是本病的特征性表现。极少数患者为*JAK2*基因其他突变。

- *JAK2*突变、钙网蛋白突变（约35%的患者）或血小板生成素受体*MPL*基因突变（约5%的患者）共占ET患者驱动突变的85%～90%，剩下没有这些基因突变的患者，即三阴性ET患者，多表现为其他突变。根据病程所处阶段，70%～90%的ET患者骨髓和血细胞表达相关的驱动突变。

- 和有*JAK2* V617F突变的患者相比，没有*JAK2*突变的患者血红蛋白水平较低。

临床特征

- ET的诊断标准见表43-2。

表43-2 原发性血小板增多症的诊断标准

诊断需要A1～A3或A1＋A3～A5

A1	血小板持续＞450×10^9/L
A2	存在一个获得性致病突变（*JAK2*、*CALR*或*MPL*）
A3	排除其他髓系恶性病变，特别是PV、PMF、CML或骨髓增生异常综合征
A4	排除引起反应性血小板增多的因素且铁储备正常
A5	骨髓检查发现巨核细胞增多，显著大细胞高分叶形态；一般没有网硬蛋白的增加

注：CML，慢性髓细胞性白血病；PMF，原发性骨髓纤维化；PV，真性红细胞增多症。

- ET通常在50～70岁发病，女性稍多，尤其在年轻患者中。
- 由于现在血小板计数检查常规开展，这种疾病不断在年轻患者和无症状患者中发现。
- 罕见的家族性病例已有报道。
- 全身症状和高代谢症状罕见。
- 40%～50%患者有轻度脾大。
- 由于血小板功能缺陷，或血小板数量过高（＞1500×10^9/L）所致获得性血管性血友病，患者可有瘀斑和紫癜。
- 出血和血栓形成是发病和死亡的主要原因。表43-3总结了血栓形成或出血的危险因素。
- 出血常见于血小板超过1000×10^9/L引起的获得性血管性血友病，主要为黏膜、胃肠道、皮肤、泌尿生殖系统及术后出血。
- 使用阿司匹林偶尔可能导致严重的出血并发症，尤其是当血小板计数超过1000×10^9/L时。

表43-3	原发性血小板增多症血栓出血并发症危险因素	
	血栓形成	出血
风险增加	既往有血栓形成病史 心血管相关危险因素（尤其是吸烟） 老年患者（>60岁） 血小板增多控制不理想（高危患者中）	使用阿司匹林或其他非甾体抗炎药 血小板极度增多（血小板数>2000×10^9/L）
无关风险	血小板增多的程度 体外血小板功能	出血时间延长 体外血小板功能

- 动脉血栓形成多于静脉血栓形成，最常发生于脑动脉、外周动脉和冠状动脉。
- 25%的血栓为下肢深静脉血栓。
- MPN患者的血栓常发生于不常见的部位，如肝静脉（布加综合征）、脾和肠系膜、矢状静脉窦和上肢。

红斑性肢痛病与末端微血管缺血

- 该病症是由血小板血栓引起血管闭塞所致。
- 患者会有强烈的烧灼感和跳痛感，足部感觉更明显。
- 温度升高、运动或偶然因素会使症状加重，局部降温和抬高下肢可缓解症状。
- 疼痛性血管功能不全可导致坏疽和坏死，而外周血管搏动正常，血管造影显示大血管通畅。
- 小剂量阿司匹林能迅速而有效地缓解这些问题，有时降低血小板计数也有类似疗效。

脑血管缺血

- 症状可能是非特异性的（头痛、眩晕、注意力减退），但某些体征（短暂性脑缺血发作、癫痫发作、视网膜动脉闭塞）需要引起关注。

反复流产和胎儿生长迟缓

- 多发性胎盘梗死会引起胎盘功能不全，包括反复自然流产、胎儿生长迟缓、早产和胎盘早剥。
- 必要时在妊娠期间使用阿司匹林，但最迟在生产前一周停用，以减少产妇或新生儿出血并发症的风险。
- 干扰素制剂越来越多地应用于孕妇，诱导血液学缓解的可能性很高。

肝静脉和门静脉血栓

- 通常发生于真性红细胞增多症，但ET也可能出现。

血液和骨髓检查

- 血小板数计数可能略高于正常，也可能高达数百万每微升。
- 血涂片检查通常表现为血小板体积增大、淡蓝色、少颗粒状，但ET患者的血小板形态异常没有特征性。血涂片偶见淋巴母细胞样的巨核细胞裸核碎片。

- 一些患者可能出现白细胞轻度增多，血红蛋白浓度正常或轻度降低。
- 白细胞分类计数一般正常，无有核红细胞。
- 血小板或白细胞极度增多时可能出现假性低钾血症。
- 骨髓检查表现为巨核细胞增生活跃，可见大量血小板聚集（"血小板漂流物"），巨核细胞体积巨大，倍体数增加，成簇出现。明显的巨核细胞病态造血不常见（图43-1）。

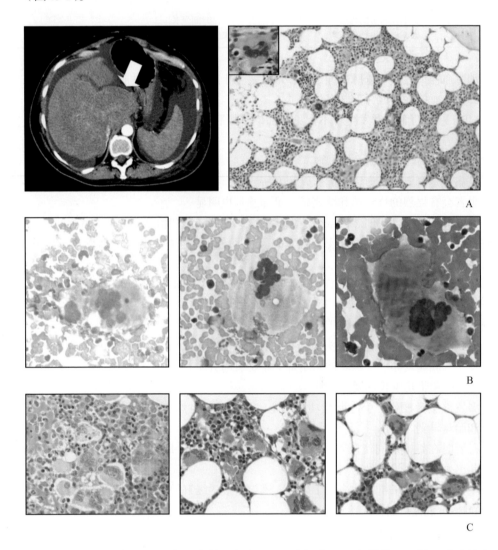

图43-1 原发性血小板增多症（ET）的形态特征。A.腹部增强CT扫描显示一例53岁女性患者的肝静脉血栓，包括肝尾叶肥大（箭头），其余肝脏萎缩，以及周围腹水；脾脏大小正常。骨髓组织病理切片苏木精和伊红（HE）染色表现为正常的细胞结构和增加的巨核细胞，偶有多分叶巨核细胞（嵌入图）。尽管患者JAK2 V617F基因阳性，然而同期进行的其他检查，包括血细胞计数、红细胞数量和细胞遗传学分析都是正常的。B.一例JAK2 V617F阳性ET患者的骨髓涂片表现为大的、多分叶的巨核细胞（瑞氏-吉姆萨染色）。C. ET患者骨髓活检标本（HE染色）

- 有1/4的ET患者没有明显的脾大、骨髓纤维化、泪滴状细胞或幼红幼粒细胞这些预示着疾病向原发性骨髓纤维化进展的表现（见第48章）。
- 部分具有典型巨核细胞聚集表现的处于纤维化前期的骨髓纤维化患者（见第48章）临床上可能表现为ET表型，无脾大、无骨髓纤维化，无泪滴状细胞或幼红幼粒细胞形态特征，只有血液病理学专家才能识别出其与ET的区别。这类患者的预后比典型ET患者差，大多数进展为骨髓纤维化或急性白血病。这些患者的预后比典型ET患者差。
- 部分典型ET患者会出现费城染色体或*BCR-ABL*基因重排，其最终都会通过克隆演化到CML的临床表型（见第47章）。

止血的临床检测

- 检测结果异常是该病的一个特征，但不能预测出血和（或）血栓形成，因此该项检测几乎没有临床价值。
- 血小板聚集功能异常是可变的：
  — 对肾上腺素诱导的聚集完全无反应是常见表现。
  — 不到1/3的患者对胶原、ADP和花生四烯酸诱导的聚集反应降低。
  — 患者血小板在体外表现出高凝或自发性聚集。

鉴别诊断

- 如第75章所述，通过基因检测*JAK2* V617F、*CALR*或*MPL*突变，或没有这些突变时排除反应性血小板增多症进行诊断，需要说明的是
  — 血小板计数通常超过450×10^9/L，大多数超过600×10^9/L，至少间隔3个月检查2次，但偶尔有患者血小板计数在正常范围上限或仅轻微升高。
  — 患者无缺铁或炎症状态。
  — 无其他引起反应性血小板增多的原因。
  — 费城染色体阴性。
  — 无骨髓纤维化证据。
  — 图43-2为血小板增多症患者的诊断流程。
- 处于骨髓纤维化前期的患者最初也许临床表现类似ET（见第48章），随后会进展为骨髓纤维化。这些患者预后比典型ET患者差。

治疗

无症状患者
- 无症状患者是否需要治疗目前仍有争议，仅在患者有血栓形成的其他风险时才考虑治疗。

有症状患者
- 有活动性出血和（或）血栓形成的患者降低血小板计数是有益的。
- 在一项前瞻性随机研究中，与单独使用阿司匹林治疗的患者相比，使用羟基脲治

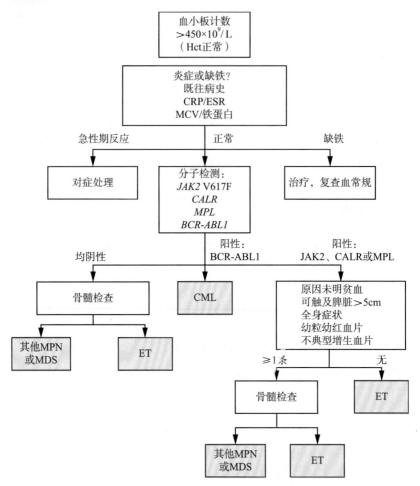

图 43-2   血小板增多症患者的诊断流程：一名不明原因持续性血小板增多患者的诊断流程。CML，慢性髓细胞性白血病；CRP，C反应蛋白；ESR，红细胞沉降率；ET，原发性血小板增多症；Hct，红细胞压积；MDS，骨髓增生异常综合征；MPN，骨髓增殖性肿瘤

疗的 60 岁以上 ET 患者脑血栓和其他血栓显著减少。

治疗选择

- 血小板单采可迅速降低血小板计数，但效果是短期的，通常血小板数量会反弹增加。
- 羟基脲用作初始治疗效果极佳，起始剂量通常为 10～30mg/（kg·d）口服。初始治疗 7 天内应复查血细胞计数，随后定期复查，以寻找一个维持剂量，可以使血小板计数持续低于 400×10⁹/L。
- 羟基脲的主要不良反应为胃肠道不适和可逆性腿部溃疡痛，出现在约 30% 的患者中。出现皮肤基底细胞癌和鳞状细胞癌的概率及严重程度增加的患者罕见，这些患者可能需要更换治疗方案。
- 几乎所有需要治疗的患者都应常规使用阿司匹林，除非患者有出血、过敏或血小板计数极高的情况。但由于 *CALR* 突变的 ET 患者血栓形成风险低，有学者认为这部分患者可能不需要使用阿司匹林治疗。

- 一项羟基脲加阿司匹林对比阿那格雷加阿司匹林治疗 ET 患者的大型随机研究表明，羟基脲加阿司匹林组合在减少并发症方面更有优势。

- 阿那格雷可抑制骨髓巨核细胞成熟，是羟基脲不耐受患者的有效二线替代治疗方案。起始剂量为 0.5mg，每日 4 次口服或 1mg，每日 2 次口服，应依据血细胞计数每周对用药剂量进行调整，维持剂量通常为 2 ～ 3mg/d。约 2% 的患者会出现副作用，包括神经和胃肠道症状、心悸、体液潴留。

- 重组干扰素 -α 也是有效的治疗方法，可以抑制异常骨髓细胞克隆增殖。起始剂量为 300 万 U，每日一次皮下注射，依据患者对药物反应和耐受性调整剂量。主要副作用是流感样症状、精神障碍、乏力和周围神经病变，尤其多见于老年患者。推荐 45 岁以下的患者使用，因为它没有致畸和致白血病的风险。聚乙二醇制剂由于半衰期长且副作用少，使用更加方便。

病程和预后

- 发病和死亡的主要原因是血栓形成和出血。

- 约 15% 的 ET 患者会进展为骨髓纤维化，约 3% 会转化为急性白血病，这两种情况都预示着结局不良。

更多详细内容请参考《威廉姆斯血液学》第 10 版，Kenneth Kaushansky：第 84 章　原发性血小板增多症。

（译者：周　凡　周泽平　徐泽锋）

第44章

阵发性睡眠性血红蛋白尿症

定义

- 阵发性睡眠性血红蛋白尿症（PNH）是一种获得性造血干/祖细胞（HSPC）疾病，特征为造血细胞表面缺乏糖基磷脂酰肌醇（GPI）连接蛋白（GPI-AP）。两种补体调节蛋白（CD55和CD59）本应连接在GPI上，突变的HSPC产生的红细胞缺乏这两种蛋白，由此引发补体介导的血管内溶血为该病的临床特点。该病可并发骨髓衰竭和血栓形成倾向。

病因和发病机制

- PNH由 PIGA 基因体细胞突变导致，PIGA 是X染色体上的基因，编码GPI锚合成所需的糖基转移酶。
- 男性和女性受到 PIGA 突变的影响一致，因为女性体细胞中存在X染色体失活。因此，女性和男性一样在体细胞中只有一个有功能的 PIGA 基因，导致由体细胞突变引起的HSPC中PIGA失活的风险相同。
- 在一个或更多HSPC中发生体细胞突变的结果就是所有突变细胞的后代缺乏所有GPI-AP。
- 已发现PNH造血细胞表面可能缺乏的GPI-AP有超过25种，但只有补体调节蛋白CD55和CD59的缺乏在发病过程中起到决定性作用。
- PNH是由HSPC单克隆或寡克隆异常引起的。在不同患者或同一患者中存在对补体有不同敏感度的细胞亚群，分子遗传学分析显示对补体敏感的表型由 PIGA 突变的基因型决定，通过对一些患者血液及骨髓中克隆造血细胞中不同 PIGA 突变的发现，证明该疾病在一些患者中可能是寡克隆疾病。
- PNH的寡克隆性质表明骨髓中存在一种特殊的选择压力，更有助于发生 PIGA 突变、GPI-AP缺失的HSPC增殖。PNH和再生障碍性贫血的相关性表明这种选择压力是免疫介导的。PIGA 突变HSPC的克隆选择和克隆扩增的机制还不完全清楚。
- 在不同的患者中突变克隆所占比例相差很大。在一些患者中突变克隆产生90%以上的血细胞，而在另一些患者中只有不到1%的血细胞来自突变克隆。总体来讲，疾病的严重程度和突变克隆的大小直接相关。

临床特征

- 血红蛋白尿在大多数患者中会不规律地出现，许多可以激活补体替代途径的事件可以作为诱因，包括感染、手术、创伤和应激。

- 睡眠性血红蛋白尿是约25%患者的主要症状。
- 患者存在慢性血管内溶血性贫血，且可能很严重，由突变克隆的大小和PNH表型（基于补体敏感的程度）决定。
- 由于血红蛋白尿和含铁血黄素尿导致铁丢失，慢性血管内溶血可引起铁缺乏。
- 所有PNH患者均存在不同程度的骨髓衰竭。
- PNH和再生障碍性贫血密切相关，也和低危骨髓增生异常综合征相关，但相关性较前者小。
- PNH患者的血小板寿命正常，出血可能继发于骨髓衰竭导致的血小板计数减少。
- 血栓形成倾向是该病的一个显著特征，是多数患者的死亡原因（见第89章）。
- 少见部位［如皮肤静脉、内脏静脉（布加综合征）、脑静脉］发生的静脉血栓是PNH血栓形成倾向的特征性表现。
- 动脉血栓在PNH中少见。
- PNH患者妊娠可能伴随孕妇和胎儿的并发症，依库珠单抗（eculizumab，见"治疗"部分）在妊娠期使用是安全的，且对孕妇和胎儿有利。
- 由溶血危象引起的血红蛋白尿肾病可以导致急性肾衰竭，通过充足的水化和治疗溶血危象，可以快速逆转这种肾损伤。
- 神经系统表现包括：
    — 头痛。
    — 脑静脉血栓。

实验室特征

- 贫血可能很严重。
- 由于轻到中度代偿性网织红细胞增多而可能存在大红细胞症，因进展至再生障碍性贫血或铁、叶酸缺乏，网织红细胞数可能不高。
- PNH中补体介导的是血管内溶血，在严重溶血的患者中血清乳酸脱氢酶（LDH）显著升高，结合珠蛋白水平下降。
- 贫血可能因慢性含铁血黄素尿及血红蛋白尿导致的铁缺乏而呈小细胞低色素性（见第9章）。
- 由骨髓衰竭所致白细胞减少和血小板减少很常见。
- 由于白细胞碱性磷酸酶（LAP）是一种GPI-AP，可以出现LAP活性降低。PNH的诊断不再基于LAP活性而是基于流式细胞术检测的血细胞表面CD55或CD59的表达不足。
- 骨髓检查通常显示红系明显增生。当PNH合并再生障碍性贫血时骨髓细胞减少（见第3章）。
- 尿液检查结果包括：
    — 血红蛋白尿，它的出现由血管内溶血严重程度决定。
    — 含铁血黄素尿，在严重慢性溶血的患者中持续存在。
- 由流式细胞术检测外周血细胞表面GPI-AP的表达来明确诊断。红细胞和中性粒细胞都应该检测。红细胞的检测提供关于表型的信息（Ⅱ型，GPI-AP部分缺乏；Ⅲ型，GPI-AP完全缺失），中性粒细胞或单核细胞或两者共同的检测可以定量PNH克隆大小。

鉴别诊断

- 对于全血细胞减少，尤其是伴有血管内溶血证据（血清LDH升高，出现血红蛋白尿、含铁血黄素尿）的患者，应考虑到PNH。
- 对于出现少见部位［如肝静脉（布加综合征）、脾静脉、上肢静脉、脑静脉］血栓，尤其是同时伴有血管内溶血的患者，鉴别诊断应包括PNH。
- 下列实验室检查结果如果出现异常，同时存在贫血或血细胞多系下降，可能提示PNH诊断：
  - 血清LDH升高，网织红细胞计数升高，储存铁减少，尿沉渣普鲁士蓝染色检测显示含铁血黄素尿。
- 确诊试验：
  - 流式细胞术检测红细胞表面存在CD55和CD59缺乏，检测粒细胞和单核细胞表面存在CD55、CD59及其他GPI-AP缺乏，该方法敏感性和特异性都很高。

治疗

- 输注红细胞（RBC）治疗贫血安全而有效。
- 补铁用来改善铁缺乏。然而，通过补铁导致的红细胞增多可能加重溶血，通过输红细胞可以抑制这一过程。接受补体抑制治疗［依库珠单抗或拉武珠单抗（ravulizumab）］的患者在接受补铁治疗时不会增加溶血风险。
- 依库珠单抗是一种人源化的单克隆抗体，它可与补体的细胞溶解成分攻膜复合物的组成物之一C5结合并抑制其激活。通过阻断攻膜复合物的形成，依库珠单抗可抑制PNH中补体介导的血管内溶血。依库珠单抗不会抑制PNH红细胞上C3激活。因此，调理素结合的细胞可能被单核-吞噬细胞系统在血管外破坏。
- 依库珠单抗的常规剂量为前4周每周静脉注射600mg，随后每2周静脉注射900mg。
- 与依库珠单抗类似，拉武珠单抗是一种人源化的单克隆抗体，与补体C5结合，从而阻止补体C5转化酶的酶裂解和随后的攻膜复合物形成。拉武珠单抗设计时采用了新生儿Fc受体从而优化了抗体循环。这种修改延长了拉武珠单抗的半衰期，允许每8周给药一次（而依库珠单抗每2周给药一次）。
- 阻断C3转化酶的形成，以防止由C3调理引起的血管外溶血及由膜攻击介导的血管内溶血是可行的方案。在撰写本章时研究显示，补体C3抑制剂（pegcetacoplan）在依库珠单抗治疗期间可显著增加PNH贫血患者（血红蛋白＜105g/L）的血红蛋白水平，也降低了输血需求。其他口服C3转化酶抑制剂正在研发中。需要更多的研究来明确C3转化酶抑制剂的安全性和有效性，并确定它们在PNH治疗中的作用。
- 糖皮质类固醇激素可能有效。

— 一些患者使用雄激素治疗有效。使用合成雄激素如达那唑可能比天然雄激素更好，因为毒副作用更少。

— 泼尼松可在疾病加重时使用，但由于不良反应不推荐长期使用。

- 需考虑使用抗凝剂。

— 是否应预防性使用抗凝剂还存在争议，但一些研究表明血栓风险与PNH克隆大小相关。对于克隆≥50%（基于流式细胞术检测外周血中性粒细胞或单核细胞上GPI-AP表达）的患者，应考虑使用华法林或直接口服抗凝剂（DOAC）预防性抗凝（见第88章）。

— 抗凝剂治疗血栓并发症可能有效。对于发生布加综合征的患者，应考虑溶栓治疗和（或）行经颈静脉门体分流术（TIPS）。

- 脾切除术很少使用。

- 异基因造血干细胞移植可治愈该病。PNH患者移植预后与因其他骨髓衰竭疾病而进行移植的患者预后类似。

病程

- 病程差异很大，但在依库珠单抗出现前大多数未能成功进行造血干细胞移植的患者死于并发症。依库珠单抗有效改善了自然病程。

- 部分患者可进展成急性白血病、再生障碍性贫血或骨髓增生异常综合征。

- 涉及少数患者的研究表明，发生新型冠状病毒感染的PNH患者的生存结局与普通人群相似。

- 建议PNH患者接种新型冠状病毒疫苗。

 更多详细内容请参阅《威廉姆斯血液学》第10版，Charles J. Parker：第41章阵发性睡眠性血红蛋白尿。

（译者：薛　华　徐泽锋）

第45章

骨髓增生异常综合征

定义

- 骨髓增生异常或骨髓增生异常综合征（myelodysplastic syndrome，MDS）是一组具有共同特点的不同类型的髓系肿瘤的统称，其共同点：①它们起源于发生了体细胞突变的淋系造血干细胞或密切相关的多能造血干细胞；②尽管骨髓增生正常或活跃，但晚期前体细胞凋亡（无效造血）导致了血细胞减少；③骨髓和血细胞形态异常；④具有克隆进展为急性髓细胞性白血病（AML）的倾向。

- 根据定义，发育异常是一种多克隆的组织病理形态学表现，如同宫颈非典型增生（良性多克隆病变）和宫颈原位癌（克隆性肿瘤性病变）的区别。单克隆性将肿瘤与其他组织学异常区分开来：发育不全（低增生）、增生、化生和发育不良。然而，由于形态异常的肿瘤性改变是MDS的重要诊断依据，WHO选择保留骨髓增生异常这一名称，以强调在MDS患者的血液和骨髓细胞中观察到的形态学异常。

- 疾病范围从表现为轻中度贫血的惰性疾病至更为棘手的多系血细胞减少，但在形态学上缺乏白血病细胞增加的证据（≤4%或更少），再至亚急性髓细胞性白血病伴骨髓（5%～19%）及外周血（1%～19%）白血病细胞浸润。

- MDS伴血细胞减少的表现多样。从单系血细胞减少（如贫血）伴红系形态异常至严重两系以上血细胞减少伴骨髓增生活跃，且各个主要系列的骨髓前体细胞和外周血中性粒细胞、红细胞及血小板形态异常。

- MDS肿瘤转化的表达谱反映出肿瘤造血干细胞保留了分化的能力。在病理学上，向11个血细胞系别分化，都可以分化成熟为每个系别的某阶段的前体细胞及成熟细胞。这种分化模式导致了MDS表现型的多样性。没有两个病例在表型上是完全相同的。将病例归入MDS不同分类时，必须考虑到疾病分类并不能涵盖疾病多样性的程度。

- 由于肿瘤起源于多能造血干细胞（如淋系造血干细胞），详细的血液及骨髓检查常常可以识别三系的轻度受累（如血细胞计数为正常下限）或在血液或骨髓细胞中轻微的形态学异常。

- 骨髓增生异常伴原始细胞增多（同义词：低原始细胞或亚急性髓细胞性白血病）是指患者存在血细胞减少及骨髓中白血病细胞计数在5%～19%。WHO分类根据原始细胞比例（5%～9%和10%～19%）将该诊断类别分为两种类型。

- 将骨髓原始细胞小于5%作为区分正常及病理性原始细胞比例的界限是一个可以追溯至1955年的时代错误。在那个时代，对于使用多药方案的儿童急性淋巴细胞白血病患者缺乏血小板输注、有效广谱抗生素、静脉通路或其他支持治疗，因此首次定义疾病缓解为骨髓中原始细胞＜5%（及其他有益的改变）以避免额外的细胞毒性药物治疗。同时，当时也只有光学显微镜可用于从治疗后的骨髓细胞中区分残留的白血病性淋巴细胞和非白血病淋巴细胞。然而这个公认的"5%法则"与疾病诊断并不相关，特别是与髓系肿瘤的相关性更差，而且并未得到验证，却被写在诊断标准中。正常的骨髓原始细胞比例是血液学中最严格控制的变量之一，通常为1.0±0.4%。在伴有中性粒细胞增多的严重炎症反应中，由于骨髓髓系细胞的明显增加，骨髓原始细胞百分比下降。

● 如果骨髓中原始细胞计数≥20%则诊断考虑为AML并按AML进行治疗（见第46章）。

● 使用20%的原始细胞计数界限区分MDS伴原始细胞增多和AML是武断且缺乏病理学基础的。有研究表明白血病细胞在10%～19%与20%～30%的人群相比在表型及生存上均无差异。临床医生需要结合若干因素［如生理年龄、血细胞减少程度、细胞遗传学或基因学风险分层（尤其重要）、输血需求及感染的频率及严重程度］来决定这些患者的治疗方案，而非根据髓细胞性白血病患者的原始细胞是占13%、17%还是21%。此外，由于取样不准确，骨髓标本中原始细胞的百分比也会波动。

● AML新疗法的临床试验要求骨髓白血病细胞计数达到20%，这使得一些细胞计数为10%～19%的病情严重的患者无法获益于新疗法。目前在一些临床试验中，这一白血病细胞的界限正在被修改。可以像分析年龄等变量一样，对原始细胞计数进行统计分析。研究已证实白血病细胞计数是一个连续变量，而不是一个离散变量，当白血病细胞从2%或以上增加时，生存率会下降。

● 表45-1显示了WHO诊断分类。这些分类有助于确保参与临床试验的患者具有可比性。对于疾病个体，最好通过患者的临床症状、所具有的医疗条件及进展风险来评估其治疗方案，判断进展风险的因素将在下文的"危险分层"中讨论。

表45-1 骨髓增生异常综合征（MDS）2016年WHO分型
1. MDS伴单系发育异常（MDS-ULD） 　单系发育异常细胞比例≥10% 　骨髓原始细胞比例＜5%，外周血原始细胞比例＜1%，无Auer小体 　环形铁粒幼细胞在红系前体细胞中＜15%
2. MDS伴环形铁粒幼细胞和单系发育异常（MDS-ULD-RS） 　仅红系发育异常 　骨髓原始细胞比例＜5%，外周血原始细胞比例＜1%，无Auer小体 　环形铁粒幼细胞在红系前体细胞中≥15%，或者环形铁粒幼细胞≥5%合并*SF3B1*体细胞突变。
3. MDS伴单纯5q- 　5q31缺失是唯一的染色体异常 　巨核细胞正常或增多，伴低分叶核 　血小板计数正常或增多 　骨髓原始细胞比例＜5%，外周血原始细胞比例＜1%，无Auer小体 　（该亚型与在WHO的MDS分型系统建立之前的"5q-综合征"有所交叉但不完全一致）

续表

4. MDS伴多系发育异常（MDS-MLD）

　　两系或多系发育异常细胞比例≥10%

　　骨髓原始细胞比例＜5%，外周血原始细胞比例＜1%，无Auer小体

　　外周血单核细胞计数＜1×10⁹/L

　　如果存在多系发育异常，且环形铁粒幼细胞在红系前体细胞中≥15%或者环形铁粒幼细胞≥5%合并
　　*SF3B1*体细胞突变，则可命名为MDS伴环形铁粒幼细胞和多系发育异常（MDS-MLD-RS）

5. MDS伴原始细胞过多（MDS-EB）

　　Ⅰ型（MDS-EB1）：骨髓原始细胞比例为5%～9%，外周血原始细胞比例＜5%，且无Auer小体

　　Ⅱ型（MDS-EB2）：骨髓原始细胞比例为10%～19%，外周血原始细胞比例为5%～19%，或有
　　　　Auer小体外周血单核细胞计数＜1×10⁹/L。

6. MDS未分类（MDS-U）

　　发育异常细胞在低限水平且伴有可能作为MDS证据的克隆性细胞遗传学异常

　　骨髓原始细胞比例＜5%，外周血原始细胞比例＜1%，且无Auer小体

注：MDS，骨髓增生异常综合征；WHO，世界卫生组织。MDS伴胚系突变、治疗相关MDS/急性髓细胞性白血病（AML）和MDS/骨髓增殖性肿瘤（MPN）重叠综合征被单独分类。

病因和发病机制

- 最根本的改变是发生了体细胞突变的淋巴造血干细胞或密切相关的多能祖细胞导致大多数病例发生了三系血细胞异常。即使在中性粒细胞计数及血小板计数接近或在正常范围内的克隆性贫血患者中，仔细检查依旧可以发现明显的粒系及巨核系形态异常的证据。

- 表观遗传学修饰导致了造血异常并且是治疗的靶点。

- 大约15%的克隆性贫血患者存在明显的细胞遗传学异常，但在克隆性多系血细胞减少和骨髓原始细胞数较高（10%～19%）的患者中大约60%存在细胞遗传学异常。总体来说，大约50%的患者存在明显的染色体异常。

- DNA损伤的化疗药物（特别是烷化剂和拓扑异构酶Ⅱ抑制剂）、铂类药物或大剂量射线可使发生骨髓增生异常的风险增加（和AML类似）。在有工作场所规定的国家中少见的长期大剂量暴露于苯及长期吸烟史均为外部危险因素，肥胖有可能是内在危险因素，同AML。

- 与低增生性白血病在白血病中所占比例很少相似，极少部分MDS患者（约5%）骨髓增生低下。

基因突变发生率

- 一小部分患者存在*SF3B1*（编码一种剪接因子）突变（表45-2）。这是唯一在MDS患者中提示预后良好的体细胞突变（总生存期更长且发生克隆演变为AML的频率低）。该突变对于骨髓中环形铁粒幼细胞存在的预测价值达98%。

- *JAK2*突变与克隆性贫血伴环形铁粒幼细胞及血小板增多相关。

- *TP53*突变与复杂核型及不良预后相关。

表45-2　骨髓增生异常综合征常见基因突变

	突变基因	MDS中发生频率（%）	预后价值	附加信息
剪接	SF3B1	20～30	良好	与环形铁粒幼细胞明显相关
	SRSF2	10～15	不良	CMML中更常见
	U2AF1	8～12	不良	与del（20q）相关
	ZRSR2	5～10	?	
表观遗传学调控	TET2	20～25	中性	CMML中更常见
	DNMT3A	12～18	不良	
	IDH1/IDH2	<5	?	
	ASXL1	15～25	不良	CMML中更常见
	EZH2	5～10	不良	CMML中更常见
	ATRX	<2	?	与ATMDS相关
	KMD6A	<2	?	
转录	RUNX1	10～15	不良	少数家族性病例
	GATA2	<2	?	家系常见，体细胞突变少见
	ETV6	<5	不良	MDS中很少发生易位
	PHF6	<2	?	
	TP53	8～12	不良	复杂核型相关
粘连蛋白	STAG2	5～10	?	
	RAD21	<5	?	
	SMC3	<2	?	
	SMC1A	<2	?	
信号通路	NRAS/KARS	5～10	不良	CMML中更常见
	JAK2	<5	中性	常见于RARS-T中
	CBL/CBLB	<5	不良	CMML中更常见
	PTPN11	<2	不良	JMML中更常见，可以是胚系突变
其他	GNAS/GNB1	<2	?	G蛋白信号通路
	BRCC3	<2	?	DNA修复通路
	PIGA	<2	?	PNH克隆原因
	TERT/TERC	<2	?	可为胚系突变
	FANC	<2	?	典型胚系突变

　　注：ATMDS，α-地中海贫血骨髓增生异常综合征；CMML，慢性粒单核细胞白血病；JMML，幼年型粒单核细胞白血病；PNH，阵发性睡眠性血红蛋白尿症；RARS-T，难治性贫血伴环形铁粒幼细胞和血小板增多。

流行病学

- 在美国，该病发病率从40岁（0.5/10万）至85岁（54/10万）呈指数增长（表45-3）。
- 在年轻成人中，疾病发生常与因治疗其他肿瘤（如乳腺、卵巢）而接受放化疗（治疗相关骨髓增生异常）或严重自身免疫性疾病相关。

表45-3　按年龄和性别分布的骨髓增生异常综合征发病率

年龄（岁）	发病率（1/10万）	
	男性	女性
＜40	0.1	0.1
40～49	0.7	0.6
50～59	2.4	1.7
60～69	10.2	6.1
70～79	35.7	18.7
80⁺	81.1	38.1

注：从半对数图上近似线性的判断来看，男女年龄的增长近似为对数增长。数据来自美国国家癌症研究所（NCI），监测、流行病学和最终结果（SEER）项目癌症统计数据库。

- 男女比例是年龄的函数，在40～50岁男女性中发病率相当，80岁时则以男性患者为主，男女比约为2∶1（除5q-综合征，其以女性为主）（表45-3）。
- 在美国，发病率的种族差异很大：欧裔4.6/10万；非裔3.5/10万；西班牙裔3.1/10万；亚裔2.9/10万。
- 0.5～15岁的儿童年发病率为0.1/10万。
- 儿童患者伴有白血病细胞增多亚型的发病率更高。
- 儿童病例可从预先存在的遗传性综合征如范科尼贫血演变而来。这些遗传易感综合征见AML一章（见第46章）的表46-1。

临床特征

- 如果主要表现为轻度贫血伴正常或轻度减少的血小板及中性粒细胞计数，该患者可能没有症状。
- 如果发展为中重度贫血和（或）中性粒细胞减少及血小板减少，则患者会有明显的感觉不适、苍白、劳力性呼吸困难，皮肤易发生瘀斑及轻微外伤后伤口愈合较慢。这些表现的存在及严重程度随着轻度贫血到严重血细胞减少呈梯度改变。
- 肝脾增大不常见（＜10%）。
- 伴随性欲减退、尿崩症、嗜中性皮肤病（Sweet综合征）等下丘脑功能障碍，极易与系统性红斑狼疮相混淆的炎性综合征均为少见的相关表现。

实验室特征

- 超过85%的患者存在贫血且为大细胞性，外周血有核红细胞少见。血片中红细胞形态异常的典型表现为畸形细胞（如椭圆细胞、其他异形细胞）、色素不均和嗜点彩颗粒（图45-1）。
- 血红蛋白F水平可能会升高；可能出现血红蛋白H（β链四聚体），很少出现低色素红细胞、小红细胞、靶形细胞及类似α-地中海贫血的红细胞形态和内含物。这

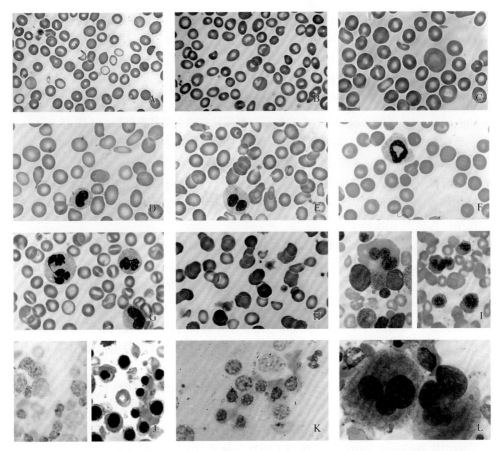

图45-1 克隆性血细胞减少（MDS）患者的血片及骨髓片。A.血涂片：红细胞大小不均。异形红细胞，偶见破碎细胞。可见明显的红细胞低色素伴着色不均、轻度低色素和正素色细胞。B.血涂片：显著红细胞大小不等，轻度色素不均，异形红细胞，碎片状细胞及椭圆形、卵圆形细胞，两个嗜多色性巨红细胞。C.血涂片：显著红细胞大小不等伴巨红细胞及小红细胞，微小红细胞碎片及椭圆形红细胞。D.血涂片：轻度红细胞大小不等，卵圆形及椭圆形红细胞，泪滴状细胞，少颗粒低分叶中性粒细胞。E.血涂片：显著红细胞大小不均（巨大红细胞及小红细胞），椭圆形及卵圆形细胞，中性粒细胞获得性Pelger-Huët核畸形（典型夹鼻镜形态）。F.血涂片：轻度红细胞大小不等，异常环形核中性粒细胞。G.血涂片：色素不均，裂口状红细胞，异常中性粒细胞核分叶过多及核深染。注意左侧中性粒细胞异常延长的核间桥。H.血涂片：不典型血小板，两个巨大血小板伴大量胞质及非典型中心颗粒。细胞大小不等（显著的小红细胞），色素不均（明显低色素细胞），偶见碎片状异形红细胞。I.骨髓涂片：瑞氏染色，三叶核巨核细胞，巨幼红细胞。J.骨髓涂片：普鲁士蓝染色，环形铁粒幼细胞。瑞氏染色，红系增生显著伴巨幼红细胞。K.骨髓涂片：普鲁士蓝染色，环形铁粒幼细胞。L.骨髓涂片：瑞氏染色，三叶核巨核细胞（资料来源：Lichtman MA，Shafer MS，Felgar RE，et al. Lichtman's Atlas of Hematology 2016. New York，NY：McGraw Hill；2017. www.accessmedicine.com.）

种α-地中海贫血综合征是由获得性血红蛋白链合成失衡（α链合成受抑制导致β链过剩）造成的。该综合征可能是α链合成下调的结果，反映了转录因子的体细胞突变。一种罕见的染色质重塑突变ATRX基因突变，是导致骨髓增生异常综合征患者合并获得性α-地中海贫血综合征的原因。

- 至少50%的患者存在中性粒细胞减少。细胞染色质粗糙、核分叶减少（获得性Pelger-Huët畸形）、核棘样突起增大和中性粒细胞胞质颗粒减少是其典型特点（图45-1）。
- 单核细胞增多常见且在少数情况下可能是主要的异常表现；慢性单核细胞增多症持续数月或更长时间，可能演变为更典型的表型。
- 血小板减少可见，有时也表现为血小板增多。后者在5q-综合征中更为常见。血小板体积可能偏大伴有颗粒减少或融合。血小板聚集试验可能异常。外周血可能存在小巨核细胞（图45-1）。
- 骨髓异常包括：①增生活跃；②红系前体细胞核成熟延迟；③红系及粒系前体细胞胞质成熟异常；④病理性铁粒幼细胞（如环形铁粒幼细胞）；⑤单叶、双叶或奇数叶核巨核细胞；⑥小巨核细胞；⑦髓系原始细胞比例增高。大约5%的患者骨髓增生可能是低下的，易与再生障碍性贫血混淆。仔细寻找可见明显的异形造血前体细胞簇，细胞遗传学检查可能发现克隆性异常，任意一种或两者同时存在可提示骨髓增生异常，此时应行免疫表型检查以除外阵发性睡眠性血红蛋白尿（见第44章）。
- 染色体G显带或荧光原位杂交技术可发现约60%的原始细胞计数较高（10%～19%）的患者存在染色体异常。最常见的异常（非常类似AML）为del（5q）、-7/del（7q）、8号染色体三体、-18/del（18q）和del（20q），但伴有其他多种不常见的细胞遗传学改变包括复杂核型（超过三种异常）。
  - del（5q）存在于约15%的患者中。5q32—q33.3的微小缺失与良好预后相关，且提示对来那度胺敏感。在此区域发生的单纯del（5q）是唯一根据遗传学定义的MDS亚型。一些患者在5q上有较大或不同的区域缺失，这可能会增加疾病进展的风险。
  - 约5%的患者存在7号染色体单体或者del（7q），提示不良预后。
  - 17号染色体单体或del（17p）提示不良预后且可能与TP53突变相关。
- 偶有伴有血小板增多的患者可能存在异常的3号染色体。
- 在AML患者特别是年轻患者中常见的易位如t（8；21）、t（15；17）或t（16；16）并非MDS的特征。
- 与贫血水平相对应的血红蛋白铁转移至储存部位并且铁吸收增强，导致诊断时常有铁蛋白水平升高。

骨髓增生异常综合征诊断标准

表45-4包含了确诊MDS的标准。

大多数综合征的共同临床表现

- 大多数患者年龄＞50岁并有贫血。

- 贫血程度可轻可重。
- 红细胞呈大细胞性常见。
- 红细胞大小不等常见［红细胞体积分布宽度（RDW）异常］。
- 色素不均（与输血无关的低色素和正色素性细胞混合）是异常红细胞生成（病态造血）的一个典型特征。
- 网织红细胞反应程度与贫血程度不匹配。
- 红系无效造血伴血红蛋白合成受损及成红细胞线粒体铁过载为特征性表现。
- 如果使用正常中性粒细胞或血小板计数的95%可信区间下限，两系或三系血细胞减少则很常见。

表45-4　骨髓增生异常综合征（MDS）诊断标准		
存在一系或多系其他原因无法解释的血细胞减少[a]		
血红蛋白＜11g/dL		
中性粒细胞绝对计数＜1500/μL		
血小板计数＜100 000/μL		
存在1条或以上MDS决定性标准		
红系、粒系和（或）巨核系异形细胞比例＞10%		
骨髓原始细胞5%～19%		
MDS特征性细胞遗传学异常证据：		
−7或del（7q）	del（12p）或t（12p）	t（1；3）（p36.3；q21.1）
−5或del（5q）	del（9q）	t（2；11）（p21；q23）
i（17q）或t（17p）	idic（X）（q13）	inv（3）（q21；q26.2）
−13或del（13q）	t（11；16）（q23；p13.3）	t（6；9）（p23；q34）
del（11q）	t（3；21）（q26.2；q22.1）	
除外其他可以解释的外周血及骨髓表现的可能诊断		
无诊断AML的典型标准［如t（8；11）、i（16）、t（16；16）、t（15；17）或红白血病］		
无其他血液系统疾病（如急性淋巴细胞白血病、再生障碍性贫血或各种淋巴瘤）		
不能被以下原因解释		
HIV或其他病毒感染		
铁或铜缺乏		
维生素B₁₂、叶酸或其他维生素缺乏		
药物原因（如甲氨蝶呤、硫唑嘌呤或化疗）		
酗酒（特别是重度、长期摄入）		
自身免疫性疾病（如免疫性血小板减少性紫癜、自身免疫性溶血性贫血、Evans综合征、Felty综合征或系统性红斑狼疮）		
先天性疾病（如范科尼贫血、Diamond-Blackfan贫血及施-戴综合征）		

　a 如果没有典型的细胞遗传学异常，持续时间需超过6个月。

特殊的综合征临床和实验室特征

MDS伴单系发育异常

- 骨髓细胞中至少一系（红系、髓系、巨核系）发育异常的比例＞10%。

- 骨髓原始细胞比例＜5%，无Auer小体，外周血没有原始细胞。
- 环形铁粒幼细胞在红系前体细胞中＜15%。
- 通常存在贫血，单独的中性粒细胞减少或血小板减少罕见。

MDS伴环形铁粒幼细胞

- 主要是骨髓红细胞发育异常。
- 骨髓原始细胞比例＜5%，无Auer小体，外周血没有原始细胞。
- ≥15%的环形铁粒幼细胞。
- 大约90%的患者造血细胞有*SF3B1*突变。
- 骨髓增生活跃，伴幼红细胞的胞质成熟障碍。
- 血清铁、铁蛋白水平及转铁蛋白饱和度升高。骨髓普鲁士蓝染色提示储存铁（和环形铁粒幼细胞）增加。
- 小部分患者可能存在粒系或巨核系增生明显异常。
- 小部分患者存在中性粒细胞及血小板减少且可能是无功能的。

MDS伴单纯5q⁻

- 患者有贫血，伴骨髓红系发育异常；多核红细胞；核分叶减少和小巨核细胞（图45-2）。
- 骨髓原始细胞比例＜5%，无Auer小体，外周血没有原始细胞。
- 大多数患者没有中性粒细胞减少或血小板减少。
- 部分患者有血小板增多（＞450×10⁹/L）。大约40%的克隆性贫血和血小板增多患者的造血细胞携带*JAK2*突变。该类型预后良好。
- 这种综合征通常见于老年女性，在年轻成人和儿童中发生比较少见。
- 骨髓细胞存在5号染色体长臂缺失（5q⁻）。与其他类型的MDS或AML相关的5q⁻不同，这种断裂发生在q32—q33，而发生在其他疾病类型中的常见缺失区域的范围更大。后者普遍称为5q⁻综合征，与del（5q）不同。
- 有些患者在诊断时不需要治疗。
- 大多数明显的或有症状的贫血患者接受来那度胺治疗后得到改善或缓解，直至出现症状改善或由于毒性停药（见"治疗"）。症状改善包括从疾病标志如5q⁻消失到输血需求的减少。平均在大约5周的治疗后达到最大反应。

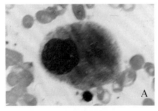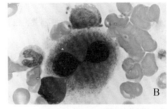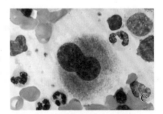

图45-2　5q⁻综合征患者骨髓涂片特征性的低分叶巨核细胞。A.单叶核巨核细胞。B.双叶核巨核细胞，核叶由核间桥相连。C.双叶核巨核细胞（资料来源：Lichtman MA，Shafer MS，Felgar RE，et al. Lichtman's Atlas of Hematology 2016. New York, NY: McGraw Hill; 2017. www.accessmedicine.com. ）

- 有严重贫血的难治性患者可能需要输注红细胞。去铁治疗需要在"治疗"部分讨论的三个标准基础上进行。
- 中期生存期约为10年。
- 在长期观察中，进展为AML的风险为5%～10%。

MDS伴多系发育异常

- 中位年龄约为70岁。
- 骨髓原始细胞比例＜5%，无Auer小体，外周血没有原始细胞。
- 骨髓细胞中两系或多系（红系、髓系、巨核系）发育异常比例＞10%。
- 单核细胞计数＜$1×10^9$/L。
- 克隆性细胞遗传学异常常见。值得注意的是，诊断时可能发现8号染色体三体、7号染色体单体、del（7q-）、5号染色体单体、del（5q）、del（20q）或更复杂的核型。
- 大约10%的患者在超过2年的观察后进展为AML。

MDS伴原始细胞过多

- 1型：骨髓原始细胞比例5%～9%，外周血原始细胞比例＜5%，且无Auer小体。
- 2型：骨髓原始细胞比例10%～19%，外周血原始细胞比例5%～19%，且无Auer小体。
- 外周血单核细胞计数＜$1×10^9$/L。
- 约占MDS病例的40%。
- 在该分类确立之前，这些病例被称为冒烟型白血病、少原始细胞白血病、低原始细胞白血病或亚急性髓细胞性白血病。
- 患者往往大于50岁，如其他MDS综合征一样，往往伴有血细胞减少或存在细胞的异常。
- 血小板计数减少和（或）中性粒细胞减少经常伴随着贫血。
- 大约60%的患者有明显的细胞遗传学异常。
- 容易进展为AML。
- 不同研究的中位生存期为14～24个月，在大规模研究中个人生存时间从1个月至160个月，显示了该病严重程度及疾病进展的异质性。
- 高龄、复杂细胞遗传学改变、骨髓或外周血中高原始细胞比例及高输血需求为不良预后指标。

危险分层

- MDS患者在同一亚型及不同亚型之间的表现具有很大差异性。例如，不同患者血细胞减少的系别及严重程度差别很大。
- 诊断为同一亚型的患者有的无须治疗，而有的则有明显的疾病表现并可能危及生命。
- 为了适应同一及不同亚型之间的异质性，将MDS患者按照三个指标进行不同的预后及危险分层：①骨髓原始细胞比例；②细胞遗传学基础上的预后分层（低危、中危、高危）；③血细胞减少的系数（1、2或3），见表45-5。

- 总体来说，这些预后分层可预测中位生存期及早期治疗的需要（表45-6）。

表45-5 MDS国际预后积分系统（IPSS）

预后参数	评分			
	0	0.5	1.0	1.5
骨髓原始细胞（%）	＜5	5～10	—	11～20
核型	好	中等	差	—
血细胞减少	0, 1	2, 3	—	—

危险分层：低危，0分；中危-1，0.5～1.0分；中危-2，1.5～2.0分；高危，≥2.5分。各组生存情况见表45-6。

核型：好，-Y，5q-；差，复杂核型和7号染色体异常；中等，其他核型异常。详见《威廉姆斯血液学》第10版，第86章"骨髓细胞遗传学"。

血细胞减少：贫血，血红蛋白＜10g/dL；中性粒细胞减少，中性粒细胞绝对计数＜1.8×10⁹/L；血小板减少，血小板计数＜100×10⁹/L。

表45-6 修订的骨髓增生异常综合征国际预后积分系统

细胞遗传学分组	IPSS-R染色体异常
极好	del（11q）、-Y
好	正常核型、del（20q）、单独del（5q）或合并其他一种异常、del（12p）
中等	+8、del（7q）、i（17q）、+19、+21、其他任何未列出的一种或两种异常或两种或以上独立的克隆
差	del（3q）、-7，包括del（7q）的两种异常，含3种异常的复杂核型
极差	3种以上异常的复杂核型

IPSS-R参数	分类及相关得分				
	很好	好	中等	差	很差
细胞遗传学危险分组	0	1	2	3	4
骨髓原始细胞（%）	≤2	＞2～＜5	5～10	＞10	
	0	1	2	3	
血红蛋白（g/dL）	≥10	8～＜10	＜8		
	0	1	1.5		
血小板计数（×10⁹/L）	≥100	50～＜100	＜50		
	0	0.5	1		
中性粒细胞计数（×10⁹/L）	≥0.8	＜0.8			
	0	0.5			

续表

IPSS-R危险分组	总分	患者所占百分比	中位生存期（年）	25%转AML（年）
极低危	≤1.5	19	8.8	NR
低危	>1.5～3	38	5.3	10.8
中危	>3～4.5	20	3	3.2
高危	>4.5～6	13	1.6	1.4
极高危	>6	10	0.8	0.73

注：IPSS-R，国际预后评分系统修订版；NR，未达到。

资料来源：Greenberg PL, Tuechler H, Schanz J, et al. Revised international prognostic scoring system for myelodysplastic syndromes, Blood. 2012 Sep 20; 120（12）: 2454-2465。

治疗

一般考虑因素

- 应根据患者的生理年龄、伴发疾病（糖尿病、心脏病、肾病）、细胞减少的严重程度及进展风险制定个体化治疗策略。
- 无进展风险的无症状患者可能无须治疗。
- 疾病可能多年无进展。
- 通常，中性粒细胞和血小板计数正常或轻微异常提示预后较好。不需要输血的轻度贫血也提示预后较好。
- 根据特定的异常表现及风险（预后）分层决定治疗选择（表45-4和表45-6）。
- 根据疾病表现可对不同骨髓增生异常综合征亚型的患者采取相同的治疗选择。
- 在所有的亚型中主要考虑：①贫血的严重程度；②中性粒细胞减少及感染的严重程度；③血小板减少的严重程度及擦伤或出血的证据；④骨髓增生低下的特殊情况；⑤反映细胞遗传学异常的危险分层；⑥存在向白血病进展的证据（骨髓原始细胞比例）需要急性白血病样细胞毒性治疗或异基因造血干细胞移植。
- 定期对患者进行评估以及时发现血细胞计数的下降。

低危患者的治疗方法

del（5q）综合征

- 这种罕见的MDS亚型是独特的，对来那度胺（一种沙利度胺衍生物）有反应。通常使用口服10mg/d的剂量。大约85%的患者对这种药物产生了良好的反应，70%的患者在接受了该药治疗后不再依赖输血。诊断时血小板减少与较低的应答率有关。

MDS伴*SF3B1*突变和铁粒幼细胞贫血

- 大约20%的MDS患者发生*SF3B1*突变，提示骨髓中有较高比例的铁粒幼细胞。这种MDS亚型的预后非常好。罗特西普（luspatercept）是一种抗抑制红细胞生成的细胞因子的融合抗体，用于通过血清促红细胞生成素（EPO）水平提示对促红细胞生成剂（ESA）反应不佳的患者，降低了40%以上该类患者对红细胞输注的需求，不再依赖输血的中位时间7.5个月。美国FDA批准其用于在8周内至少需要两次输血的低中危患者。罗特西普的推荐用法：每3周皮下注射1.0mg/kg，并根据反应调整推荐剂量。

贫血

- 患者应该进行评估，确保其有适当的血清铁、叶酸和维生素B_{12}水平。
- 经常需要红细胞输注治疗。通常情况下，血红蛋白水平低于80g/L时要进行输血。患者存在并发症（如心绞痛或心力衰竭）时，不必等血红蛋白水平低于80g/L时才进行输血。
- 有些患者在病程中可能会接受多次输血（数百次）。如此，建议使用去铁治疗。去铁治疗的标准：①预计生存时间＞1年；②内源性EPO水平低（＜500U）；③红细胞输注频率高（＞15U）；④血清铁蛋白水平升高（＞1000μg/L）（见第9章）。该标准基于临床观察所提出。在一项以无事件生存为终点的临床试验中，去铁治疗被证明有一定的益处。FDA已批准每天口服地拉罗司20mg/kg治疗铁过载。该药可能引起恶心、呕吐、腹痛、皮疹及其他副作用（见第9章）。
- 如果内源性EPO水平低于贫血程度对应的EPO水平，ESA可用于输血依赖患者，从而限制输血频率。其在较低危和较低输注需求的患者中反应更佳。一种疗法是皮下注射或静脉注射阿法依泊汀（重组人促红细胞生成素）150～300U/d，每周3次，或40 000～60 000U，每周1次。阿法达贝泊为一种长效同类制剂，可以皮下注射或静脉注射固定剂量500μg，每2～3周。两种给药方法在提高血红蛋白水平和提高生活质量方面取得了类似的结果。尽管有些反应是在较长时间的药物试验中出现的，但如果在12周内未发现对ESA的客观反应，通常会停止使用ESA。

血小板减少

- 出血是该病第二个最常见的死亡原因。
- 血小板输注条件：①血小板计数低于$10.0×10^9$/L；②过度黏膜出血的证据；③其他重大出血事件。此外，细胞毒性治疗经常降低血小板计数，需要血小板输注治疗。
- 氨基己酸或氨甲环酸都是抗纤溶剂，可用于血小板减少性出血。这对泌尿道出血或肠道出血尤其有效（见第87章）。
- 刺激血小板生成药物（如血小板生成素受体激动剂）未被批准用于改善MDS患者的严重血小板减少症。在低危患者中，每周皮下注射一次罗米司亭750μg，可将血小板计数提高到$20×10^9$/L以上。这些药物可能导致高危患者疾病进展。

感染

- 感染是MDS最常见的死亡原因。
- 粒细胞减少性发热应在抽取细菌及真菌培养用血后立即使用广谱抗生素。
- 中性粒细胞刺激因子的使用是有争议的。一些患者对粒细胞或粒细胞-单核细胞集落刺激因子或生物类似物有反应，但在临床试验中未发现有明显的效果。使用应限于低危患者，应用后可能诱发低热和骨痛。在原始细胞增多的患者中，不建议应用此类药物，有证据表明其可以扩大原始细胞池，可能加速进展至AML的过程。

免疫抑制剂疗法

- 有证据表明，自身反应性T细胞抑制造血，造成血细胞减少，部分患者骨髓增生低下。MDS这一特征是有争议的，并取决于所研究的患者样本。一些研究者发现使用针对T细胞的药物治疗的患者明显获益。抗胸腺细胞球蛋白在不同患者中疗效不同，反应率在0～60%。在罕见的骨髓增生低下的患者中进行此类药物试验可能是值得的。这种情况下也可以使用环孢素胶囊口服，每天3～6mg/kg。HLA-DR15在MDS伴孤立性贫血（较低危患者）和典型再生障碍性贫血患者中的频率高于普通人群，但不存在于MDS伴原始细胞增多的患者。它可能预测对抗胸腺细胞球蛋白或环孢素的治疗反应。抗T细胞治疗的结果差异很大。

高危疾病

- 阿扎胞苷（5-氮杂胞苷）皮下注射每天75mg/m^2，每月连续用7天，或地西他滨，可用于改善贫血或减少对红细胞输注的需求。治疗的有效率约为15%，但有更高比例的患者存在血液学改善。通常在6个月内见到疗效。某些病例可能在9～10个周期仍未达到最大反应。阿扎胞苷和地西他滨的治疗可以在门诊完成。

- 尽管阿扎胞苷为抗代谢药物，但其获益主要与去甲基化作用相关（逆转不良的表观遗传学效应）。

- 阿扎胞苷在初用时可引起血细胞计数的减少，即使在有效者中也是如此。在治疗的最初几周内输血频率可能会增加。由于MDS的表现多变，阿扎胞苷对低危、低中危的患者也有疗效，FDA已经批准该药用于医生认为此药适合的任何MDS危险分层患者。

- 地西他滨是另一种具有去甲基化作用的细胞毒性药物，已被批准可作为阿扎胞苷替代品使用。单次推荐剂量为20mg/（m^2·d），静脉内给药，每次输注时间大于1小时，连用5天，每4周重复一次，应用3个或3个以上的周期。用药起始阶段可能出现血细胞减少加重，但一些专家推荐除非出现血细胞减少相关的并发症或者其他严重的不良反应，否则不应调整治疗方案。

- 维奈克拉是一种口服的抗凋亡蛋白BCL2抑制剂。目前有研究在探索维奈克拉与阿扎胞苷联合治疗高危MDS患者的疗效。例如，在28天的治疗周期的第1～7天联合使用阿扎胞苷，并在每个周期内连续14天爬坡应用维奈克拉，显著改善了患者预后。这也是一种让符合条件的MDS患者接受造血干细胞移植的方法。然而，老年（中位年龄约70岁）和共病多的MDS患者当发生中性粒细胞减少、血小板减少、贫血或其组合或如感染等其他不良事件时，需要中断给药。因为患者对这种联合治疗的反应率很高，这种治疗已经获得FDA突破性治疗的使用授权。

- 小剂量的阿糖胞苷，每天5～20mg/m^2，每12小时皮下注射一次，连续使用8～16周或持续静脉输注，曾被用于MDS，已被阿扎胞苷或地西他滨所取代。与支持治疗相比，阿糖胞苷没有提高患者生存率，也没有延迟进展为AML的时间。

极高危MDS或进展为AML

- 如果疾病接近或进展为AML，可以考虑采用AML的标准疗法（见第46章）；大多数患者缓解率低，特别是60岁以上的患者长期反应较为少见。大多数患者年龄较大，并且合并心脏、肾脏和免疫系统疾病概率高，导致采用强化的AML型治疗效果非常差。小于60岁的年轻MDS患者，如果患者符合所有常规移植标准，这种标准方案可以桥接异基因造血干细胞移植。

- 对于70岁以上或合并其他疾病或体质虚弱者，可考虑减低剂量AML治疗（见第46章）。

- 对于不适合接受标准治疗或减低剂量治疗的患者，可以尝试单用或联合使用包括低剂量阿糖胞苷、阿扎胞苷或地西他滨、依托泊苷、羟基脲、糖皮质激素等在内的治疗。

- 大多数治疗的反应率在5%～20%。不同方法可在不同患者中取得疗效，使得很难制订一个标准化的治疗方案。

异基因造血干细胞移植

- 异基因造血干细胞移植可治愈高危或已明显进展的MDS患者。患者越年轻，移植的效果就越好。移植医生应对所有有关指标进行评估：患者年龄、合并疾病、之前的细胞毒性治疗、针对所存在疾病特征取得良好结果的可能性、患者对移植过程的理解水平和兴趣度及其他指标。

- 减低强度或非清髓性预处理使适合移植的≥70岁患者有可能进行异基因造血干细胞移植。

预后

- 一些患者不发生进展或者在进展之前存活很多年，而另一些患者可能出现造血功能减低、严重的血细胞减少、由反复严重感染或出血导致的发病率和死亡率升高。

- 表45-5定义的基于危险分层的患者生存率如表45-7所示。后一种预测对应表45-6底部所示的分为五个类别的略简化的危险分层。极低危患者的中位生存期接近9年，极高危组患者的中位生存期不足1年。

治疗相关骨髓增生异常综合征

- 这些综合征经常伴随另一种类型肿瘤的化疗，偶尔是进行单独的放疗，更常见的是因实体瘤或淋巴瘤进行联合放化疗之后。淋巴瘤及骨髓瘤自体移植前的预处理方案可导致继发性MDS。

- 这些病例的预后较原发性MDS差且未被纳入预后指标计算。

- 由于患者常有另一种癌症并经历了强化细胞毒性治疗，可能存在其他并发症并且常为高龄，因此治疗很困难。

- 对于较年轻且有合适供者、无明显合并症的患者，异基因造血干细胞移植可能有益。

表45-7	基于国际预后评分系统（IPSS）的患者生存率				
诊断时IPSS积分	患者数	2年生存率	5年生存率	10年生存率	15年生存率
低危	267	85%	55%	28%	20%
中危-1	314	70%	35%	17%	12%
中危-2	179	30%	8%	0	—
高危	56	5%	0	—	—

注：低危，0分；中危-1，0.5～1.0分；中危-2，1.5～2.0分；高危，≥2.5分，见表45-5。

 更多详细内容请参阅《威廉姆斯血液学》第10版，Rafael Bejar，David Steensma：第86章 骨髓增生异常综合征。

（译者：薛 华 徐泽锋）

第46章

急性髓细胞性白血病

- 急性髓细胞性白血病（AML）是一种起源于髓系造血干细胞或与之密切相关的多能造血干细胞的恶性疾病。
- AML的主要特征为骨髓异常原始细胞的克隆性增殖和正常血细胞的产生破坏，导致贫血和血小板减少，白细胞计数可减少、正常或增加。
- 目前AML分为9种形态或表型亚型，每种都具有特征性的形态学、遗传学和临床特征。
- 在AML中已发现超过150种基因突变和伙伴原癌基因。

病因和发病机制

- 慢性克隆性髓系疾病可以演化为AML（如真性红细胞增多症，见第42章；原发性血小板增多症，见第43章；原发性骨髓纤维化，见第48章；骨髓增生异常综合征，见第45章；慢性髓细胞性白血病，见第47章）。
- 某些先天性疾病（唐氏综合征）或遗传性疾病（如范科尼贫血、家族性血小板综合征等）中发生AML的概率增加（表46-1）。

表46-1　急性髓细胞性白血病发生的易感因素
环境（外部）因素
烷化剂、拓扑异构酶Ⅱ抑制剂、其他细胞毒性药物
放射线
吸烟
苯
获得性疾病
克隆性髓系疾病
慢性髓细胞性白血病
原发性血小板增多症
骨髓增生异常综合征
阵发性睡眠性血红蛋白尿症
真性红细胞增多症
原发性骨髓纤维化
其他造血系统疾病
再生障碍性贫血
嗜酸细胞性筋膜炎
骨髓瘤

续表

其他疾病
  人类免疫缺陷病毒（HIV）感染
  朗格汉斯细胞组织细胞增多症
  多发性内分泌腺疾病
  甲状腺疾病
遗传性或先天性异常
  同胞中合并AML
  先天性无巨核细胞性血小板减少症
  共济失调-全血细胞减少症
  Bloom综合征
  先天性粒细胞缺乏症（Kostmann综合征）
  伴21q22.12微缺失的慢性血小板减少症
  Diamond-Blackfan综合征
  唐氏综合征
  Dubowitz综合征
  先天性角化不良
  家族性（单纯，非综合征性）AML
  伴CEBPA突变的家族性AML
  家族性血小板异常
  范科尼贫血
  MonoMAC和Emberger综合征（GATA2突变）
  Naxos综合征
  Ⅰ型神经纤维瘤
  Noonan综合征
  Poland综合征
  Rothmund-Thomson综合征
  Seckel综合征
  Shwachman综合征
  Werner综合征（儿童早老症）
  Wolf-Hirschhorn综合征
  WT综合征

- 非综合征性、家族性AML常提示某种遗传易感基因的存在，但并不常见。
- 大多数病例为原发性AML，伴有获得性细胞遗传学改变，如易位、插入、缺失等，以及其他形式的非整倍体或假二倍体。这些改变导致原癌基因突变和致癌基因形成。致癌基因通常编码突变的转录因子，造成细胞信号途径破坏，最终形成恶性转化。
- 在没有染色体异常的病例中，可以检测到特异性的基因突变，该突变可导致正常造血破坏及白血病克隆产生。
- AML源于多能造血干细胞或小部分病例中进一步分化、谱系限制性祖细胞的一系列体细胞突变。在急性早幼粒细胞白血病（APL）、某些单核细胞白血病及某些其他类型AML的年轻患者中，疾病可能源于突变的粒单核祖细胞。
- AML中的诸多基因突变干扰干细胞分化、单一祖细胞系发育成熟及细胞增殖和细胞存活（凋亡）调节，可有多种不同的机制组合。这种组合的复杂性产生很多疾病表现型。

流行病学

- AML占成人急性白血病的80%，占儿童急性白血病的15%～20%。
- AML是新生儿中最常见的白血病。其发病呈双峰模式，第一个高峰期为1岁以内，发病率约为2/10万，至7岁时降至大约0.4/10万，而25岁左右达到另一个高峰期，发病率为1.0/10万。80～90岁老年人中AML发病率呈指数性增长，可达20/10万（图46-1）。
- 成人中APL发病率随年龄变化不明显，是随年龄增长发病率改变的例外。
- 目前认为四大诱因与发病有关：大剂量射线；高剂量慢性苯暴露（通常在工业环境下）；应用烷化剂、拓扑异构酶Ⅱ抑制剂或其他毒性药物治疗其他肿瘤或严重自身免疫病；较长吸烟史。肥胖被认为与肿瘤风险增加相关。研究者对许多其他可能环境因素进行了大量研究，但无法确定为诱因。
- 在小于15岁的欧裔人群中，非同卵双胎发生AML的风险是无血缘关系人群的2.5倍。

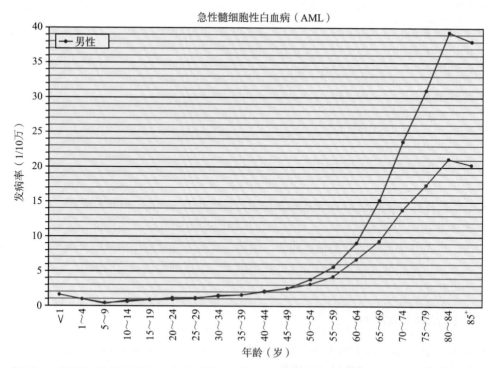

图46-1　基于年龄分布的AML年发病率。1岁以内发病率小幅增高，约为1.6/10万，代表先天性、新生儿和婴儿AML。在生命周期第1个9年内，发病率降至最低，为0.4/10万，之后10年内增至1.1/10万。从大约25岁开始，发病率呈指数性增长，至八九十岁时女性可达21/10万，男性可达39/10万

- 东欧犹太裔人群发生 AML 风险增加，而拉丁裔中 APL 发生风险增加。

分类

- 临床上 AML 有9种变异型，可根据外周血和骨髓细胞形态、流式细胞仪免疫表型（分化决定簇或 CD 特征）确认（表46-2），必要时可进行组织细胞化学染色。细胞遗传学和基因突变分析可提供进一步分类依据。细胞遗传学改变多样（上百种），仅少数最显著染色体改变有诊断意义（见下文"实验室特征"部分）。
- AML 的 WHO 分类见表46-3。

表46-2	AML的免疫表型
表型	**阳性表现**
原始粒细胞性	CD11b、CD13、CD15、CD33、HLA-DR
粒单核细胞性	CD11b、CD13、CD14、CD15、CD32、CD33、HLA-DR
红细胞性	E-钙黏着蛋白、血型糖蛋白、血影蛋白、ABH抗原、碳酸酐酶 I 、HLA-DR、CD71（转铁蛋白受体）
早幼粒细胞性	CD13、CD33
单核细胞性	CD11b、CD11c、CD13、CD14、CD33、CD65、HLA-DR
原始巨核细胞性	CD34、CD41、CD42、CD61、抗血管性血友病因子
嗜碱性粒细胞性	CD11b、CD13、CD33、CD123、CD203c
肥大细胞性	CD13、CD33、CD117
树突状细胞性	CD2、AF、CD4、CD56、CD123、CD303

资料来源：Kaushansky K，Prchal JT，Burns LJ，et al. Williams Hematology，10th ed. New York，NY：McGraw Hill；2021。

表46-3	AML WHO分类2016
AML 伴重现性遗传学异常	
AML 伴 t（8；21）(q22；q22.1)；*RUNX1-RUNX1T1*	
AML 伴 inv（16）(p13.1q22) 或 t（16；16）(p13.2；p22)；*CBFβ-MYH11*	
APL 伴 *PML-RARa*	
AML 伴 t（9；11）(p21.3；q23.3)；*KMT2A-MLLT3*	
AML 伴 t（6；9）(p23；q34.1)；*DEK-NUP214*	
AM 伴 inv（3）(q21.3；q26.2) 或 t（3；3）(q21.3；q26.2)；*GATA2，MECOM*	
AML（巨核细胞性）伴 t（1；22）(p13.3；q13.3)；*RBM15-MLK1*	
暂定类型：AML 伴 *BCR-ABL1*	
AML 伴 *NPM1* 突变	
AML 伴 *CEBPα* 双等位基因突变	
暂定类型：AML 伴 *RUNX1* 突变	
AML 伴 MDS 相关改变	
治疗相关髓系肿瘤	

续表

AML 非特指型
AML 伴微分化型
AML 未成熟型
AML 成熟型
急性粒单核细胞白血病
急性单核细胞白血病
红血病
急性巨核细胞白血病
急性嗜碱性粒细胞白血病
急性全髓细胞增殖症伴骨髓纤维化
髓系肉瘤
唐氏综合征相关髓系疾病
一过性异常髓系造血（TAM）
唐氏综合征相关髓系白血病

资料来源：Arber DA. The 2016 WHO classification of acute myeloid leukemia：what the practicing clinician needs to know，Semin Hematol. 2019 Apr；56（2）：90-95。

临床特征

- 贫血的症状和体征：面色苍白、乏力、虚弱、心悸、活动后呼吸困难。血小板减少有关的症状和体征：瘀斑，出血点，鼻出血，牙龈出血，结膜出血，轻微划伤后出血时间延长。
- 常见皮肤小的化脓性感染。大多数患者诊断时或化疗前无感染症状。
- 可发生厌食和体重下降。
- 发病时可存在低热。
- 大约1/3的患者有轻度肝脾增大。除单核细胞类型外，淋巴结肿大不常见。
- 白血病细胞可浸润身体任何器官，但器官功能异常少见。
- 偶有髓系原始细胞大量聚集（髓系肉瘤），可发生于任何组织。
- 白血病性原始单核细胞和幼稚单核细胞容易发生组织浸润，表现出相应临床症状（如白血病性皮炎、牙龈过度增生、淋巴结病等）。

实验室特征

- 初诊时几乎总是存在贫血和血小板减少。半数AML患者血小板计数＜50×10^9/L。
- 红细胞形态轻度异常（红细胞大小不均，偶有畸形红细胞），在某些特殊情况下，会有更多畸形出现。
- 初诊时约有一半的患者白细胞计数＜5.0×10^9/L，超过一半的患者绝对中性粒细胞计数＜1.0×10^9/L。成熟中性粒细胞可有过分叶、低分叶或少颗粒现象。
- 外周血中原始细胞占白细胞的3%～95%，小部分原始细胞中可见Auer小体。
- 骨髓中白血病细胞可经下列方法鉴别为髓系细胞：细胞化学反应（如过氧化物酶），存在Auer小体，或者与髓系原始细胞或衍生细胞特异性表位抗体发生反应等

（表46-2）。

- WTO定义AML为骨髓中原始细胞比例≥20%。这个阈值并非基于分子学考虑。APL、急性单核细胞白血病、急性粒单核细胞白血病及AML成熟型可以出现骨髓原始细胞＜20%的情况（见第41章）。此外，骨髓中原始细胞比例在10%～20%的患者可以表现为AML症状或很快进展为AML，需要接受与AML同样的治疗。临床医生需考虑存在这种可能性。骨髓中原始细胞计数要求20%多用于多中心临床研究。

- 对AML诊断的临界值20%的要求剥夺了在所有其他方面均类似AML的严重疾病患者参加临床试验的机会。这些临床试验考虑到原始细胞计数像其他变量（如年龄）一样影响结果。这种界定在一些老年患者的临床试验中是受欢迎的。

- 1/2～3/4的患者存在明显细胞遗传学异常（非整倍体或假二倍体）。最常见的是t（8；21）、t（15；17）、inv（16）和累及11q的染色体易位，但AML细胞中已有几百种细胞遗传学异常被发现。最重要的异常见表46-4。

表46-4	AML中常见细胞遗传学异常与临床特征的关系	
染色体异常	受累基因	临床关联
染色体缺失或增加		
5号或7号染色体部分或全部缺失	未确定	多见于原发AML，具有化学、药物或射线暴露史和（或）先前血液系统病史
＋8	未确定	极易见，预后差，通常为继发改变
易位		
t（8；21）（q22；q22）	*RUNX1*（*AML1*）-*RUNX1T1*（*ETO*）	见于8%的＜50岁患者、3%的＞50岁患者。大约75%的患者存在附加染色体异常，包括男性中-Y或女性中-X。继发突变如*KRAS*、*NRAS*、*KIT*突变常见。约40%的患者为粒单核系表型。髓系肉瘤发生率高
t（15；17）（q31；q22）	*PML-RARα*	见于约6%AML的患者。易位累及17号染色体，大多数病例为t（15；17）、t（11；17）或t（5；17）
t（9；11）（p22；q23）	*MLL*（尤其是*MLLT3*）	见于约7%的AML患者。与单核细胞白血病相关。11q23易位见于60%的AML婴儿，多预后不良。存在*MLL*基因重排，具有多种伙伴基因。*MLL1*、*MLL4*、*MLL10*也可能导致AML表型
t（9；22）（q34；q22）	*BCR-ABL1*	见于约2%的AML患者
t（1；22）（p13；q13）	*RBMIS-MKL1*	见于约1%的AML患者。混杂原始粒细胞、原始巨核细胞，具有胞质出泡的小巨核细胞和变形巨核细胞。网状纤维化常见

续表

染色体异常	受累基因	临床关联
t（10；11）（p12—p13；q14—q21）	*PICALM-MLLT10*	预后类似于中危组；髓外疾病多见，常表达CD7
倒位		
inv（16）（p13.1；q22）或 t（16；16）（p13.1；q22）	*CBFβ-MYH11*	见于8%的＜50岁患者、3%的＞50岁患者。常为急性粒单核细胞表型；骨髓内嗜酸性粒细胞增多；易见颈部淋巴结肿大，对化疗反应较好。易发生髓系肉瘤
inv（3）（q21—q26.2）	*RPN1-EVI1*	见于约1%的AML患者。大约85%的患者血小板计数正常或升高。骨髓中异形、低分叶巨核细胞数量增加。肝脾增大较一般AML常见

资料来源：Kaushansky K，Prchal JT，Burns LJ，et al. Williams Hematology，10th ed. New York，NY：McGraw Hill；2021。

- 良好预后细胞遗传学异常的发生率与年龄相关，通常见于年轻患者（表46-5）。
- 正常核型AML中常见的基因突变见表46-6。
- 血清尿酸和乳酸脱氢酶水平通常升高。
- 电解质异常并不常见，但可发生严重低钾，极高白细胞计数患者可发生假性低钾血症。
- 极高白细胞计数患者可发生假性低血糖症和低氧血症，主要是由采集标本中原始细胞消耗其中的葡萄糖和氧所致。
- 可存在高钙血症和低磷血症。

表46-5　各年龄组较好预后细胞遗传学异常发生率

年龄（岁）	病例数	t（8；21）例数	t（15；17）例数	inv（16）/t（16；16）例数	总计例数	良好核型比例（%）
10～39	307	27	38	33	98	32
40～59	584	36	28	28	92	16
60～69	579	18	24	21	63	11
70～79	381	5	7	5	17	4.5
＞80	45	1	2	0	3	6.6
总计	1896	87	99	87	273	22

注：这些观察结果由Claudia Schoch及其同事在德国完成并提供给作者。

资料来源：Kaushansky K，Prchal JT，Burns LJ，et al. Williams Hematology，10th ed. New York，NY：McGraw Hill；2021。

表46-6	正常染色体核型（NK）AML中的常见基因突变			
突变基因	正常核型AML中大概发生率（%）	预后关系	备注	
NPM1	50	较好预后	最常见于AML。如果未合并*FLT3-ITD*突变，CR1期不必进行异基因造血干细胞移植	
FLT3-ITD	40	不良预后		
DNMT3A	20	不良预后	常见于正常核型AML。与野生型*DNMT3A*相比，突变型*DNMT3A*患者更易合并*NPM1*、*FLT3-ITD*和*IDH1*突变	
RUNX1	15	不良预后		
TET2	15	不良预后	*NPM1*突变、*FLT3-ITD*无突变患者如同时合并*TET2*突变，预后较差	
CEBPA	15	较好预后	只有存在双突变患者才与良好预后相关	
NRAS	10	对预后影响较小		
*IDH1*或*IDH2*	10	对预后影响较小	多见于正常核型AML，常合并*NPM1*突变。是*NPM1*突变*FLT3-ITD*无突变患者的不良预后因素。血清2-羟戊二酸水平升高提示*IDH*突变可能	
MLL-PTD	8	不良预后		
WT1	6	不良预后	女性较男性患者易见（6.6% vs 4.7%；*P* = 0.014），<60岁较>60岁患者易见（*P* < 0.001）	
FLT3-TKD	6	对预后影响较小	可于*FLT3-ITD*抑制剂应用后出现	

注：*CEBPA*，CCAAT增强子结合蛋白α；*DNMT3A*，DNA甲基转移酶3A；*FLT3*，FMS样酪氨酸激酶3；*IDH*，异柠檬酸脱氢酶；ITD，内部串联复制；*MLL*，髓系淋系白血病/混合系列白血病；*NPM*，核磷蛋白；PTD，部分串联缺失；RAS，大鼠肉瘤；*RUNX*，Runt相关转录因子；TKD，酪氨酸激酶结构域；*WT*，Wilms瘤。

基因频率为近似值，不同研究间存在差异。除非有特殊说明，预后表述不能反映突变间的相互影响。对预后影响表述基于研究共识，各研究间存在差异。

资料来源：Kaushansky K，Prchal JT，Burns LJ，et al. Williams Hematology，10th ed. New York，NY：McGraw Hill；2021。

骨髓坏死

- AML中25%的患者可能会发生骨髓坏死。
- 发生率最高的症状是骨痛（80%）和发热（70%）。
- 骨髓穿刺液呈稀水样和浆状。骨髓细胞模糊不清，丧失染色后的形态特征，常伴有核碎裂表现的核固缩现象。
- 预后与基础疾病密切相关。

高白细胞血症

- 症状和体征均与白细胞计数异常升高有关，通常＞100×10⁹/L，发生于约5%的患者。
- 白细胞淤滞通常发生于：①中枢神经系统，导致颅内出血；②肺，导致肺功能不全；③阴茎，导致异常勃起等（见第41章）。

AML中的不典型表现

- 低增生性白血病。AML可以表现为全血细胞减少和骨髓低增生状态。显微镜下仔细观察和流式细胞仪分析通常可以检测出骨髓中的白血病细胞。
- 低原始细胞性髓细胞性白血病。该病存在贫血和血小板减少，外周血和骨髓中原始细胞比例较低，又被称为骨髓增生异常（难治性贫血伴原始细胞增多）（见第45章）。不经诱导治疗中位生存期可达20个月，其症状自诊断后可快速进展，部分患者需要类AML治疗，尤其是诊断时骨髓原始细胞比例在10%～20%的患者。
- 纵隔生殖细胞肿瘤。和AML可同时存在，可找到两种肿瘤各自的克隆性证据。

新生儿AML

- 一过性骨髓增殖异常（骨髓和外周血中白细胞明显升高，可见原始细胞），见于出生时或出生后短时间内，不经治疗可于数周或数月后缓慢消失。
- 伴细胞遗传学异常的类似病例可自发缓解，但后期可再次出现，表现为急性白血病。此类异常被称为一过性白血病，发生于约10%的唐氏综合征新生儿。
- 表型正常的新生儿可具有先天性白血病或发展为新生儿白血病。在唐氏综合征患儿中发生率高10倍。通常为急性巨核细胞白血病，对化疗敏感性高。

老年AML

- 不良预后细胞遗传学改变发生率高。
- 耐药表型发生率高。
- 合并症发生率高。
- 对强化治疗耐受性低。
- 诱导缓解率低，总生存期较短。

杂合（双表型）白血病

- 白血病细胞同时具有髓系和淋系标志（嵌合型），或者具有髓系或淋系标志但来自同一克隆（马赛克）。某些病例中，白血病细胞具有两种或两种以上髓系标志，如粒细胞和巨核细胞系。
- 髓系-NK细胞杂合和t（8；13）髓系-淋系杂合是明确体现上述现象的两种综合征。
- 混合性白血病是一类髓系细胞和淋系细胞同时存在的少见白血病类型，两系细胞分别来自独立克隆。

AML的形态学亚型

- 表46-7列举了AML的各形态学亚型特征。
- 最常见的变异型具有粒系、单核系、红系和巨核细胞系的表型特征。
- 原发急性嗜酸性粒细胞白血病、嗜碱性粒细胞白血病、肥大细胞性白血病或树突状细胞白血病均是少见类型的AML。
- 各形态变异型图像和白血病细胞特征见图46-2。

表46-7	AML的形态学变异型*		
变异型	细胞特征	特殊临床特征	特殊实验室特征
急性原始粒细胞白血病（M0、M1、M2）	1. 骨髓原始粒细胞占20%～90%。胞质可见Auer小体。细胞核呈细网状，可见1～2个清晰核仁 2. 原始细胞苏丹染色阳性。髓过氧化物酶（MPO）和氯乙酸酯酶阳性，非特异性酯酶阴性，PAS阴性或弥散阳性（非块状或珠状） 3. 电镜下可见胞质内初级颗粒	1. 成人多见，是婴儿白血病中的最常见类型 2. 三种形态-组化类型（M0、M1、M2）	1. 常见＋8、−5、−7、del（11q）和复杂异常。*RUNX1*（*AML1*）和*FLT3*突变见于20%～25%的病例 2. M0中MPO阳性，同时表达CD34、CD13或CD33。约25%的病例存在*AML1*突变 3. M1表达CD13和CD33。组化MPO阳性 4. M2（AML成熟型）常伴有t（8；21）易位 5. 伴t（6；9）（p23；q34）AML M2型，是少见类型，骨髓嗜碱性粒细胞易见，原始细胞比例高，*FLT3-ITD*发生率高，预后较差
急性早幼粒细胞白血病（M3、M3v）	1. 白血病细胞类似早幼粒细胞。具有大的不典型初级颗粒和肾形细胞核 2. MPO强阳性 3. M3v为变异型，胞质内为细颗粒，但具有相同的病程和预后	1. 常见于成人 2. 低纤维蛋白原血症和出血常见 3. 全反式维甲酸（ATRA）可促进白血病细胞成熟	1. 具有t（15；17）易位或其他累及17号染色体（*RARα*基因）的易位 2. HLA-DR阴性
急性粒单核细胞白血病（M4、M4Eo）	1. 外周血和骨髓中同时存在原始粒细胞和幼稚单核细胞白血病细胞 2. 过氧化物酶（POX）阴性，苏丹染色阴性，氯乙酸酯酶阴性，非特异性酯酶阳性 3. M4Eo亚型骨髓中嗜酸性粒细胞增多	1. 类似原始粒细胞白血病，但髓外病变多见 2. 血清和尿中溶菌酶轻度升高	M4Eo中的白血病细胞通常伴有inv（16）或t（16；16）

续表

变异型	细胞特征	特殊临床特征	特殊实验室特征
急性单核细胞白血病（M5）	1.白血病细胞较大；核质比低于原始粒细胞。胞质内含有细小颗粒。Auer小体少见。核扭曲折叠，细胞形似原始单核细胞（M5a）或幼稚单核细胞（M5b），通常含有大核仁 2.非特异性酯酶活性可被NaF抑制；苏丹染色阴性，POX阴性，氯乙酸酯酶阴性。PAS呈颗粒状或块状	1.见于儿童和年轻成人 2.牙龈、CNS、淋巴结和髓外浸润常见 3.可发生DIC 4.血浆和尿中溶菌酶升高 5.高白细胞血症常见	1.婴幼儿中t（4；11）常见 2.11q23重排很常见
急性红白血病（M6）	骨髓中出现大量异常幼稚红细胞，外周血也经常出现。后期形态与其他AML难以区分	诊断时常存在全血细胞减少	1.细胞可与抗血红蛋白抗体反应。幼红细胞通常PAS强阳性，CD71阳性，表达ABH血型抗原 2.细胞可与抗Rc-84（抗人红白血病细胞系抗原）反应
急性巨核细胞白血病（M7）	1.小原始细胞，胞质无颗粒，有胞质突起。形态类似中等至大的淋巴细胞 2.巨核细胞形态的白血病细胞可与原始巨核细胞同时存在	1.通常伴有全血细胞减少 2.血清乳酸脱氢酶显著增高 3.由于存在不同程度的骨髓纤维化，骨髓穿刺常呈干抽 4.是唐氏综合征中AML的常见表型	1.幼稚细胞表达vWF抗原、糖蛋白Ⅰb（CD42）、Ⅱb/Ⅲa（CD41）、Ⅲa（CD61） 2.血小板过氧化物酶阳性
急性嗜酸性粒细胞白血病	外周血和骨髓同时存在包含异形嗜酸性颗粒（较小，折光性较差）的幼稚和成熟细胞	1.肝大、脾大、淋巴结肿大明显 2.缺乏慢性嗜酸性粒细胞白血病（克隆性高嗜酸粒细胞综合征）的神经、呼吸或心血管系统的症状和体征	1.嗜酸性颗粒可被氰化物抵抗的过氧化物酶染色。电镜下可见嗜酸性颗粒较小，没有中心晶体 2.皮肤、骨髓或其他嗜酸性粒细胞聚集部位活检可见夏科-莱登结晶
急性嗜碱性粒细胞白血病	骨髓和外周血中存在具有嗜碱性颗粒的幼稚和成熟细胞	1.通常存在肝大、脾大和相应症状 2.荨麻疹样皮疹，头痛，显著胃肠道症状	1.CD9/CD11b/CD25/CD123阳性 2.甲苯胺蓝阳性 3.高组胺血症和高组胺尿症 4.类胰蛋白酶阴性，组氨酸脱羧酶阳性

续表

变异型	细胞特征	特殊临床特征	特殊实验室特征
急性肥大细胞白血病	外周血和骨髓中可见肥大细胞。大多数胞质内可见颗粒，有些无颗粒，类似单核细胞	1.发热、头痛、颜面和躯干潮红、瘙痒等 2.腹痛、消化性溃疡、骨痛、腹泻等较其他AML常见 3.肝大、脾大常见 4.易出血体质	1.通常CD13/CD33/CD68/CD117阳性 2.类胰蛋白酶染色阳性，血清类胰蛋白酶增高 3.高组胺血症和高组胺尿症
树突状细胞	原始细胞核不规则。小空泡、伪足明显	1.均存在皮肤受累 2.通常先累及皮肤，后来侵犯骨髓 3.可具有骨髓增生异常特点	1.表达CD4/CD43/CD56/CD68/CD123/CD303 2.T细胞和B细胞基因胚系来源 3.中位生存期12个月。年轻患者最好于化疗后行造血干细胞移植

注：AML，急性髓细胞性白血病；CNS，中枢神经系统；DIC，弥散性血管内凝血；HLA-DR，人类白细胞DR抗原；NaF，氟化钠；PAS，过碘酸希夫；RAR，视黄酸受体；TEM，透射电子显微镜检查。

* 括号内表示法－美-英（FAB）分型中M0～M7。

资料来源：Kaushansky K，Prchal JT，Burns LJ，et al. Williams Hematology，10th ed. New York，NY：McGraw Hill；2021。

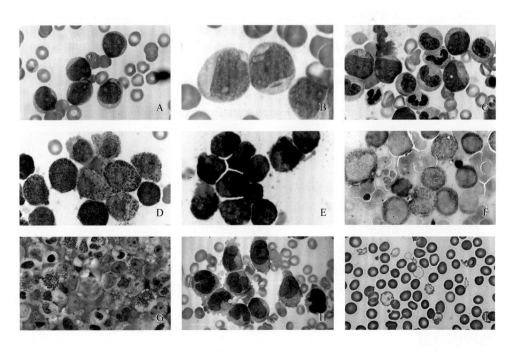

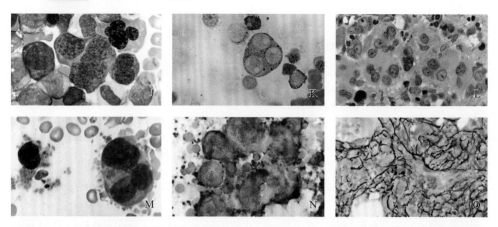

图46-2　AML主要亚型的外周血和骨髓图像。A.血涂片：AML未成熟型（急性原始粒细胞白血病），5个明显的原始粒细胞，高核质比，无颗粒，核仁可见。B.血涂片：AML未成熟型，3个原始粒细胞，1个包含Auer小体。C.骨髓涂片：AML成熟型，3个白血病性原始粒细胞与中幼粒细胞、杆状核和分叶核中性粒细胞混合在一起。D.血涂片：急性早幼粒细胞白血病，大部分细胞为多颗粒白血病性早幼粒细胞。E.血涂片：急性早幼粒细胞白血病，MPO染色强阳性。胞质内含有大量黑色颗粒。F.血涂片：急性粒单核细胞白血病，酯酶双重染色，白血病性单核细胞深蓝染，中性粒细胞前体细胞红褐色。G.骨髓涂片：AML伴inv（16），视野中嗜酸性粒细胞比例高，右上原始粒细胞具有大的核仁，中等大小。H.血涂片：急性单核细胞白血病，白血病细胞胞质灰蓝色，无颗粒，核肾形或折叠。该病例外周血涂片可见高白细胞，以幼稚单核细胞为主。I.血涂片：急性红血病，大量血红蛋白不足、奇异形状的异形红细胞混杂在正常形态红细胞中。J.骨髓涂片：急性红白血病，巨大多分叶核原始红细胞。K.骨髓涂片：急性红白血病，PAS胞质染色阳性的巨大三分叶原始红细胞和其他白血病性原始红细胞。L.骨髓切片：急性巨核细胞白血病，正常骨髓被不典型两叶或三叶、具有大核仁的白血病性巨核细胞替代。M.骨髓涂片：急性巨核细胞白血病，正常骨髓被不典型巨核细胞或胞质分裂、破碎或出芽的原始巨核细胞替代。N.骨髓涂片：急性巨核细胞白血病，正常骨髓被血小板糖蛋白ⅢA（红褐色）染色的不典型巨核细胞或原始巨核细胞替代。背景血小板亦被染色。O.骨髓切片：急性巨核细胞白血病，嗜银染色显示胶原、Ⅲ型原纤维显著增加（骨髓网状纤维化），是该型白血病的典型特征（资料来源：Lichtman MA，Shafer MS，Felgar RE，et al. Lichtman's Atlas of Hematology 2016. NewYork，NY：McGraw Hill；2017. www.accessmedicine.com. ）

鉴别诊断

- 药物或细菌感染诱导的粒细胞缺乏恢复期骨髓中可以看到过度增殖的早幼粒细胞，通常呈一过性，形态学类似APL。这种骨髓或血象异常通常在几天内自发消失，被称为假白血病现象。

- 如果患者骨髓呈低增生状态，需注意低增生急性白血病与再生障碍性贫血之间的鉴别。经过仔细和重复性的外周血及骨髓形态学检测即能做出正确诊断。

- 类白血病反应和非白血病性全血细胞减少症在骨髓或外周血中均不存在白血病性原始细胞增多。

危险度分层

- 老龄、无关疾病化疗后AML、接受标准化疗具有与中等或高危复发风险相关的染色体异常、接受标准化疗具有与中等或高危复发风险相关的基因突变，以及合并症等都需纳入治疗决策考虑中。

- 表46-8列举了基于常见染色体异常和基因突变的危险度分层，有助于指导治疗及决定诱导缓解后是否进行异基因造血干细胞移植。

表46-8	2017ELN遗传学危险度分层
良好	t（8；21）（q22；q22.1）；*RUNX1-RUNX1T1* inv（16）（p13.1q22）或t（16；16）（p13.1；q22）；*CBFβ-MYH11* *NPM1*突变不伴*FLT3*-ITD或伴*FLT3*-ITD^low *CEBPα*双等位基因突变
中等	*NPM1*突变且*FLT3*-ITD^high 野生型*NPM1*不伴*FLT3*-ITD或*FLT3*-ITD^low（无其他不良遗传学改变） t（9；11）（p21.3；q23.3）；*MLLT3-KMT2A* 无归类于预后良好或预后差的遗传学改变
差	t（6；9）（p23；q34.1）；*DEK-NUP214* t（v；11q23.3）；*KMT2A*重排 t（9；22）（q34.1；q11.2）；*BCR-ABL1* inv（3）（q21.3q26.2）或t（3；3）（q21.3；q26.2）；GATA2，MECOM（EVI1） -5或del（5q）；-7；-17/abn（17p） 复杂核型，单体核型 野生型*NPM1*且*FLT3*-ITD^high *RUNX1*或*ASXL1*突变无预后良好核型 *TP53*突变

资料来源：Döhner H，Estey E，Grimwade D，et al. Diagnosis and management of AML in adults：2017 ELN recommendations from an international expert panel，Blood. 2017 Jan 26；129（4）：424-447。

治疗、病程及预后

- 应向患者及亲属告知疾病特征、治疗方案及潜在副作用。
- 除非患者体质过弱或者存在其他疾病无法治疗，AML患者的治疗应在诊断明确后尽早进行。在有些情况下，等待分子和遗传学结果可能有助于指导治疗决策。
- 后期有可能进行异基因移植的患者，化疗前都应行HLA配型。
- 治疗时需注意出血、感染及贫血等相关并发症的同步治疗。
- 治疗前需通过免疫表型、细胞遗传学、分子遗传学等实验室方法进行精确诊断，评价患者一般情况，包括血生化检查、放射学检查、心脏功能评估等。如果存在筛查试验异常、严重血小板减少或者诊断为APL或单核细胞白血病，需要对止血功能进行评价。AML中分子学检测指标至少应包括*FLT3*、*NPM1*、*CEBPα*、*IDH1*、*IDH2*和*TP53*。包含其他无明确预后意义或能进行靶向治疗的基因突变套餐也具有应用价值。
- 一旦经外周血或骨髓形态学检查疑诊APL，即使患者仍在急诊，也应立刻给予全反式维甲酸治疗，以降低颅内出血发生率（见下文APL的治疗）。

- 除了有严重凝血功能异常的 APL 外，所有患者开始强化治疗前均应进行中心静脉置管。
- 如果血尿酸高于 7mg/dL、骨髓原始细胞增生极度活跃或外周血原始细胞中度或显著升高，则须给予别嘌醇每日 300mg 口服。紧急情况下，可静脉给予快速起效的重组尿酸氧化酶拉布立酶。当尿酸水平降低、白细胞计数下降后须停用降尿酸药物。
- 须采取医护人员洗手、加强中心静脉置管护理或安排患者入住独立病房等措施尽量减少患者感染性病原微生物暴露。应避免食用生海鲜和植物暴露。

诱导缓解治疗

非 APL 的 AML 亚型

- 白血病患者骨髓中存在两种竞争性干细胞（白血病单克隆性和正常多克隆性），通过细胞毒性化疗，充分抑制白血病细胞，使之在骨髓涂片或活检标本中检测不到，才能保证正常造血的恢复。
- 需考虑患者是否能够参加临床试验。如不适合或无可获得的临床试验，通常采用蒽环类或蒽醌类药物联合阿糖胞苷的两药联合治疗方案（表 46-9）。

表46-9　AML诱导化疗：阿糖胞苷联合蒽环类抗生素方案示例

阿糖胞苷	蒽环类抗生素 ± 其他药物	患者例数	年龄（岁，中位数）	CR率（%）	报道年份
100mg/m², d1 ～ 7	DNR 50mg/m², d1 ～ 5	407	15 ～ 64（47）	77.5	2011
100mg/m², d1 ～ 7	IDA 12mg/m², d1 ～ 3	525	15 ～ 64（47）	78.2	2011
100mg/m², d1 ～ 7	DNR 45mg/m², d1 ～ 3	330	17 ～ 60（47）	57	2009
100mg/m², d1 ～ 7	DNR 90mg/m², d1 ～ 3	327	18 ～ 60（48）	71	2009
200mg/m², d1 ～ 7	DNR 60mg/m², d1 ～ 3	200	16 ～ 60（45）	72	2004
200mg/m², d1 ～ 7	DNR 60mg/m², d1 ～ 3 克拉屈滨 5mg/m², d1 ～ 5	200	16 ～ 60（45）	69	2004
200mg/m², BID, d1 ～ 10 （部分接受FLAG-IDA vs H-DAT）	DNR 50mg/m², d1、3、5 硫鸟嘌呤 100mg/m², BID, d10 ～ 20 奥加吉妥珠单抗（GO）3mg/m², d1	64	18 ～ 59（46.5）	91	2003
3g/m², Q12h×8次	DNR 60mg/（m²·d）×2天	122	成人	80	2000
100mg/m², d1 ～ 7（2个疗程）	IDA 12mg/（m²·d）×3天	153	NR	63	2000
500mg/m², 连续输注, d1 ～ 3、8 ～ 10	米托蒽醌12mg/m²×3天 依托泊苷200mg/m², d8 ～ 10	133	15 ～ 70（43）	60	1996
100mg/m², d1 ～ 7	DNR 45mg/m²×3天	113	NR（55）	59	1992
100mg/m², d1 ～ 7	IDA 13mg/m²×3天	101	NR（56）	70	1992

注：DNR，柔红霉素；FLAG，氟达拉滨、阿糖胞苷、粒细胞集落刺激因子；H-DAT，羟基柔红霉素（多柔比星）、阿糖胞苷、硫鸟嘌呤；IDA，伊达比星；NR，未报道；BID，每日2次。

所有药物中除硫鸟嘌呤口服外，均静脉给药。建议读者咨询关于诱导、巩固或继续治疗和辅助治疗细节的原始报告。

资料来源：Kaushansky K，Prchal JT，Burns LJ，et al. Williams Hematology，10th ed. New York，NY：McGraw Hill；2021。

- 完全缓解率与患者年龄及细胞遗传学危险度分组呈负相关。具有前期化疗或放疗病史、由慢性髓系肿瘤演化来的 AML 缓解率低于原发 AML。
- 对于白细胞计数高于 $100 \times 10^9/L$ 的患者，应尽快给予羟基脲口服，每6小时一次，每次 $1.5 \sim 2.0g$，用至大约36小时后减量。应用羟基脲同时进行白细胞单采可以更快降低白细胞计数（见第95章）。开始化疗前几天有必要进行水化以保证尿量至少每小时 100mL。
- 细胞毒性治疗导致的重度粒细胞缺乏和其他因素经常导致感染，需要进行微生物培养，尽快给予广谱抗生素直到获得培养结果。一旦明确病原菌，须根据其药敏结果进行抗生素调整。
- 患者通常需要接受红细胞和血小板输注支持治疗。血制品须进行去白处理以降低过敏反应和异源致敏。拟进行异基因造血干细胞移植的患者输注血制品需进行照射处理。
- 存在血管内凝血或纤溶亢进的患者应给予相应处理（见第86章和第87章）。对可疑异常的患者需进行血浆纤维蛋白原、D-二聚体和凝血功能监测。上述并发症多见于 APL 和急性单核细胞白血病，偶尔也发生于其他类型白血病。

FLT3 抑制剂（表 46-10）

- 在约30%的 AML 患者中发现激活 *FLT3* 突变。
- *FLT3*-内部串联复制（ITD）突变与较差的治疗结局相关。完全缓解率相当，但复发风险增加。
- FLT3 抑制剂与诱导化疗联合应用于 *FLT3* 突变患者。目前在美国批准用于该适应证的抑制剂是米哚妥林。
- 米哚妥林、吉瑞替尼、奎扎替尼、crenolanib 和索拉非尼已被用于未经治疗和（或）*FLT3*-ITD 突变患者的难治性或复发性 AML。吉瑞替尼现已获批准用于复发或难治性 *FLT3* 突变 AML。
- 可能导致髓系细胞终末分化，造成中性粒细胞增多而需要治疗。

IDH 抑制剂（表 46-10）

- *IDH1* 或 *IDH2* 突变发生于10%的 AML 患者。
- 在细胞遗传学正常的 AML 中发生 *IDH1* 和 *IDH2* 突变的频率较高。
- *IDH* 突变对无 *FLT3*-ITD 的 *NPM1* 突变患者有不利影响。
- 细胞遗传学正常、良好基因型 AML 被定义为既无 *FLT3*-ITD 突变，也无 *IDH1* 突变的 *NPM1* 或 *CEBPα* 突变。
- 艾伏尼布（ivosidenib）用于 *IDH1* 突变的 AML 患者的缓解诱导治疗，并被批准用于复发或难治性 *IDH1* 突变 AML。目前正在研究与其他药物联合应用，如去甲基化药物和维奈克拉（venetoclax）或标准 7＋3 方案治疗。IDH2 抑制剂恩西地平（enasidenib），仅被批准用于复发或难治性 AML。
- 使用时会造成髓系细胞终末分化，导致过度中性粒细胞增多或 QT 间期延长。
- 蒽环类抗生素或蒽醌类和阿糖胞苷诱导治疗 AML 的替代治疗方案见表 46-10。

表46-10	AML诱导治疗中7＋3方案以外增加药物或替代方案		
AML亚型	药物/方案	独特毒性特征	发表年份
FLT3-ITD或TKD阳性	柔红霉素 阿糖胞苷 米哚妥林	可能有胃肠道反应	2017
FLT3-ITD阳性	7＋3＋索拉非尼	胃肠道/皮肤反应	2019
CBF AML（研究中包括 其他类型）	7＋3＋奥加吉妥珠单抗3mg/m²， d1、4、7	未增加SOS但拟SCT者需谨 慎应用	2019
老年继发AML AML伴MDS相关改变	CPX-351	较长血细胞减少期 无脱发	2018
≥75岁不适合强烈放疗	地西他滨 阿扎胞苷 维奈克拉＋地西他滨 维奈克拉＋阿扎胞苷 维奈克拉＋低剂量阿糖胞苷	便秘 便秘 血细胞减少增多；胃肠道 血细胞减少增多；胃肠道	2019 2007 2019 2019 2019
老年不适合强烈放疗	glasdegib＋低剂量阿糖胞苷	血细胞减少，肌肉痉挛，味 觉消失，QTc间期延长	2019
*IDH1*突变	艾伏尼布（ivosidenib）	分化综合征	2019

注：详细方案参考《威廉姆斯血液学》第10版，第87章，表87-9。SOS，肝窦阻塞综合征；SCT，干细胞移植。7＋3是广泛认可的7天静脉注射阿糖胞苷和3天静脉注射蒽环类抗生素（如柔红霉素、伊达比星）的简称。有时用蒽二酮（如米托蒽醌）代替蒽环类抗生素。

超过65岁患者的诱导治疗

- 约65%的AML患者在诊断时年龄超过65岁。
- 这些患者有较高频率的不良细胞遗传学或基因改变。
- 越来越多的老年患者选择接受治疗。
- 老年患者的治疗方案如图46-3所示。

75岁以上或有不耐受标准诱导治疗因素患者的治疗

- 维奈克拉口服胶囊联用低剂量阿糖胞苷或去甲基化药物（阿扎胞苷75mg/m²，静脉给药或皮下给药，d1～7，或者地西他滨20mg/m²，d1～5）改善了老年体弱患者的结局。维奈克拉联合去甲基化药物在提高缓解率及总生存率方面优于单独使用去甲基化药物。
- 维奈克拉联合一种去甲基化药物使2/3接受治疗的患者通常在1个月内达到完全或接近完全缓解，中位缓解持续时间为12个月，中位总生存期为18个月。
- 常见的副作用包括恶心、呕吐、显著的血细胞减少和感染。

APL的治疗

- 全反式维甲酸（ATRA）的应用降低了APL出血并发症的发生率。但是，尽管给予有效治疗，致命性的颅内出血发生率仍接近6%～7%。一旦怀疑APL诊断，需紧急给予ATRA，之后根据FISH或PCR方法检测到17号染色体上*RARα*基因与否

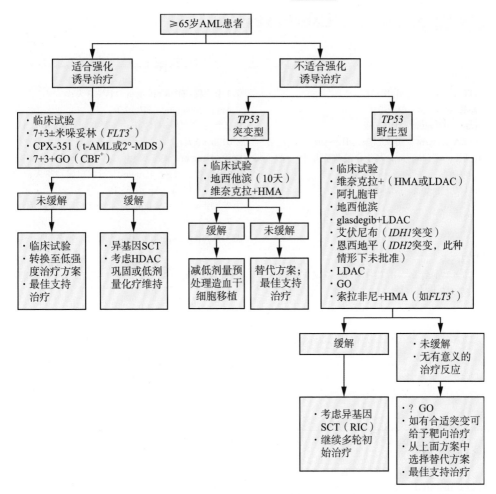

图46-3 65岁及以上急性髓细胞性白血病（AML）患者的治疗方案。7＋3，7天阿糖胞苷和3天柔红霉素联合；CBF，核结合因子；CPX-351，脂质体柔红霉素/阿糖胞苷；GO，奥加吉妥珠单抗；HDAC，大剂量阿糖胞苷；HMA，去甲基化药物；IDH，异柠檬酸脱氢酶；LDAC，低剂量阿糖胞苷；MDS，骨髓增生异常综合征；RIC，减低强度预处理；SCT，干细胞移植；t-AML，治疗相关急性髓细胞性白血病［资料来源：Ossenkoppele G，Löwenberg B. How I treat the older patient with acute myeloid leukemia，Blood. 2015；125：767；Areliano M，Wilkinson Carlisle J. How I treat older patients with acute myeloid leukemia，Cancer. 2018；124（12）：2472-2483；Bhatt VR. Personalizing therapy for older adults with acute myeloid leukemia：role of geriatric assessment and genetic profiling，Cancer Treat Rev. 2019；75：52.］

决定是否继续应用。

● 三氧化二砷（ATO）联合ATRA是低危患者的有效治疗方案（白细胞计数＜10×10⁹/L）（表46-11）。

● 表46-11列举了几种高危或低危APL的治疗方案。

表46-11　急性早幼粒细胞白血病治疗方案举例

诱导治疗	巩固治疗
高危患者	
ATRA 45mg/m², 分次口服 DNR 60mg/m², IV, 3天 Ara-C 200mg/m², IV, 7天 ATRA 45mg/m², 分次口服, d1～36 IDA（6～12mg/m², 基于年龄调整）, IV, d2、4、6、8 ATO 0.15mg/kg, IV, d9～26	第1个疗程: DNR 60mg/m², IV, 3天; 　Ara-C 200mg/m², IV, 7天 第2个疗程: Ara-C 2g/m²（老年人1.5g/m²）, IV 　q12h×5天; DNR 45mg/m², IV, 3天 第1个疗程: ATRA 45mg/m², 分次口服, 28天; 　ATO 0.15mg/（kg·d）, IV, 28天 第2个疗程: ATRA 45mg/m², 分次口服, 每2周用 　7天×3; ATO 0.15mg/（kg·d）, IV, 5天/周×5周
低危患者	
ATRA 45mg/（m²·d）, 分次口服至完全缓解; 　ATO 0.15mg/（kg·d）, IV, 至完全缓解	ATO 0.15mg/（kg·d）, IV, 5天/周×4周, 每8 　周一次, 共4个疗程 ATRA 45mg/（m²·d）×2周, 每4周一次, 共7 　个疗程
ATRA 45mg/（m²·d）, 分次口服至临床缓解; 　IDA 12mg/m², IV, d2、4、6、8	第1个疗程: ATRA 45mg/（m²·d）×15天; 　IDA 5mg/m²×4天 第2个疗程: ATRA 45mg/（m²·d）×15天; 　MTZ 10mg/m²×5天 第3个疗程: ATRA 45mg/（m²·d）×15天; 　IDA 5mg/m²×1次

注: ATRA, 全反式维甲酸; DNR, 柔红霉素; Ara-C, 阿糖胞苷; IDA, 伊达比星; ATO, 三氧化二砷; MTZ, 米托蒽醌。

注意: 建议读者参考《威廉姆斯血液病学》（第9版）中的详细化疗方案。高危定义为诊断时白细胞计数≥10×10⁹/L, 低危定义为诊断时白细胞计数<10×10⁹/L。

资料来源: Kaushansky K, Prchal JT, Burns LJ, et al. Williams Hematology, 10th ed. New York, NY: McGraw Hill; 2021。

缓解后维持治疗

- 缓解后巩固强化治疗可获得长期完全缓解状态。
- 目前尚无最佳缓解后治疗方案, 部分原因为需根据年龄、细胞遗传学异常、形态学亚型及其他因素进行方案选择。
- 可供选择的主要方式包括:
  - 强化细胞毒药物治疗（如大剂量阿糖胞苷）。
  - 非常强的化疗和自体造血干细胞输注。
  - 异基因造血干细胞移植, 之前需给予预处理方案（如放化疗等）。由移植医生基于合适供者、年龄、合并症, 以及其他因素综合评价后, 对于适合移植的中高危患者, 建议行异基因造血干细胞移植（见第39章）。采用减低强度、非清髓性预处理方案, 替代供者效果良好, 加上支持治疗的改善, 使得老年（>60

岁）和有共病的患者也可成为移植的候选者。

— 非常强烈的化疗和自体干细胞输注已被证明可使复发率降低大约10%。自体移植已被普遍用于中低危患者。随着替代供体可及性增加和减低强度预处理方案的实施，异基因造血干细胞移植已部分取代自体造血干细胞移植。

— 在老年患者中，现有证据表明口服阿扎胞苷和3天地西他滨方案可以提高无法进行异基因造血干细胞患者的无病生存率。

复发或难治性白血病

- 获得二次缓解的AML患者经放化疗预处理后接受异基因造血干细胞移植，长期生存率约为25%。单独接受联合化疗的患者几乎不可能获得长期生存。
- 接受初始化疗12个月以后复发的患者可给予与初始治疗相同的方案。
- 复发患者可给予大剂量阿糖胞苷治疗，联合或不联合其他药物，如氟达拉滨、米托蒽醌或依托泊苷（表46-12）。
- 三氧化二砷和化疗可能对复发APL患者有效。
- 难治性AML患者可采取异基因造血干细胞移植治疗。大约10%的患者可以治愈，移植后约有25%的患者可获得至少3年的持续缓解。

表46-12 复发或难治性患者化疗方案示例

方案	患者例数	完全缓解率（%） （中位缓解期）	发表年份
氯法拉滨 40mg/m², IV, d1～5	163	35.2（6.6个月）	2012
阿糖胞苷 1g/m², IV, d1～5	163	17.8（6.3个月）	2012
氯法拉滨 25mg/（m²·d）, IV, ×5天 阿糖胞苷 2g/（m²·d）, IV, ×5天 G-CSF 5μg/（kg·d）, SQ, 至ANC≥2.0×10⁹/L	50	46（9个月）	2011
米托蒽醌12mg/m², IV, d1～3 阿糖胞苷500mg/m², IV, d1～3 血细胞恢复后继续以下方案： 依托泊苷200mg/m², IV, d1～3 阿糖胞苷500mg/m², IV, d1～3	66	36（5个月）	2003
克拉屈滨5mg/m², IV, d1～5 阿糖胞苷2g/m², IV, d1～5, 克拉屈滨后2小时 G-CSF 10μg/（kg·d）, SQ, d1～5	58	50（1年无病生存率29%）	2003
氟达拉滨30mg/m², IV, d1～5 阿糖胞苷2g/m², IV, d1～5 伊达比星10mg/m², IV, d1～3 G-CSF 5μg/（kg·d）, SQ, 至粒细胞恢复	46/132	52（13个月）/56（15个月总生存期）	2003
米托蒽醌4mg/m², IV, d1～3 依托泊苷40mg/m², IV, d1～3 阿糖胞苷1g/m², IV, d1～3, ±戊司泊达（PSC-833）	37	32	1999

续表

方案	患者例数	完全缓解率（%） （中位缓解期）	发表年份
氟达拉滨 30mg/m², IV, d1 ～ 5 阿糖胞苷 2g/m², IV, d1 ～ 5± 伊达比星 12mg/m², IV, d1 ～ 3 G-CSF 400μg/（m²·d）, SQ, 至完全缓解	85	66	1995
恩西地平	346	20（39 CR/CRi）（8.8）	2019
艾伏尼布	125	30（CR/CRi）（8.2）	2018
吉瑞替尼	247	21（9.3）	2019

注：ANC，中性粒细胞计数；CR，完全缓解；CRi，伴不完全血细胞计数恢复的完全缓解；G-CSF，粒细胞集落刺激因子；IV，静脉注射；SQ，皮下注射。

更多内容建议参考《威廉姆斯血液学》第10版，第87章，表87-10。

特殊治疗考虑

- 对于存在合并症患者有必要采取非强化治疗方案。这种方案优于减少细胞毒性药物剂量，因为后一种方法很少有效。
- 用抗代谢物治疗早期妊娠患者会增加婴儿先天性畸形和治疗相关流产风险。可以适当考虑早期妊娠患者进行治疗性流产。然而，妊娠中晚期接受强烈化疗后出生的婴儿能够正常发育。给药剂量应根据实际体重调整。
- 年龄小于17岁患者接受多药联合强化治疗长期生存率约为50%。小于1岁的新生儿AML患者对化疗反应较差，需考虑异基因造血干细胞移植。
- 孕妇在选择抗生素时应考虑到孕期需避免使用的抗生素（如喹诺酮类、四环素类和磺胺类）。

治疗中特殊的非血液学副作用

- 超过50%的AML患者化疗中会发生皮疹，通常与下列药物有关：别嘌醇、β-内酰胺类抗生素、阿糖胞苷、甲氧苄啶-磺胺甲噁唑、咪康唑和酮康唑。
- 接受蒽环类抗生素和其他药物治疗的患者可能会发生心肌病。该副作用可能会在治疗结束后数年才发生。
- 接受强烈细胞毒性药物治疗的患者可能会发生与阑尾炎相似的坏死性盲肠炎，发生后可能需外科手术处理。
- 强烈细胞毒性药物治疗后患者可保持或恢复其生育能力，但用于造血干细胞移植的强预处理方案可导致患者生育能力丧失。

治疗结果

- 90%的儿童、70%的年轻成人、60%的中年及25%的老年患者经目前治疗可获得完全缓解。
- 由于65岁以上老年患者在AML中比例较高，AML总体中位生存期仅为18个月。年龄对AML长期生存的影响见表46-13。

- 8年以上的成人或16年以上的儿童患者经治疗可能会复发或出现新的白血病，但发生率极低。

表46-13 AML：5年相对生存率（2009～2015）

年龄（岁）	AML（%）[a]
＜45	60
45～54	44
55～64	30
65～74	14
＞75	3.0
＜65	44
＞65	8.0

a四舍五入到最接近整数的百分比。
数据来自美国国家癌症研究所。

预后

影响治疗效果的临床特征

- 诱导治疗缓解率和缓解持续时间均随着初诊年龄增长而下降。
- 伴有inv（16）、t（16；16）、del（16q）、t（8；21）或t（15；17）的细胞遗传学改变提示预后较好，而伴有-5、del（5q-）、-7、del（7q-）、t（9；22）或其他改变提示预后较差。正常核型、＋6、＋8和某些其他细胞遗传学改变提示预后中等。上述均为相对预后指标，复发可能发生于任何染色体异常，因此较好预后并不意味着极好预后。
- 特异性基因突变（如*FLT3*和*IDH1*基因突变）会对预后产生影响（见表46-9）。
- 初始缓解后是否进行造血干细胞移植可以影响预后。
- 与原发AML相比，化疗后继发或克隆性全血细胞减少症、寡原始细胞性白血病（MDS）后产生的AML缓解率显著降低，缓解持续时间更短。
- 白细胞计数超过$30×10^9$/L或原始细胞超过$15×10^9$/L的患者缓解率低，缓解持续时间短。
- 许多其他实验室检查结果与低缓解率或较短缓解持续时间有关（见表46-11）。

更多详细内容请参阅《威廉姆斯血液学》第10版，Jane L. Liesveld，Marshall A. Lichtman：第87章 急性髓细胞性白血病。

（译者：宫本法 魏 辉）

第47章

慢性髓细胞性白血病

BCR-ABL1阳性慢性髓细胞性白血病

- BCR-ABL1阳性慢性髓细胞性白血病（CML，通常称为慢性粒细胞白血病）来源于多能淋巴造血细胞体细胞突变产生的 *BCR-ABL1* 融合基因。
- CML主要表现为粒细胞增多、粒细胞不成熟、嗜碱性粒细胞增多、贫血，通常伴有血小板增多、骨髓中粒细胞前体细胞过度增殖、脾大。
- 该疾病的自然病程可进展至加速期，出现全血细胞减少、对慢性期治疗失去反应；慢性期或加速期均可克隆演变为急性白血病。
- 给予靶向BCR-ABL1融合蛋白的酪氨酸激酶抑制剂可改变其自然病程。

病因学

- 高剂量离子射线暴露使得 *BCR-ABL1* 阳性CML的发生率增加，在接触射线4～11年的不同暴露人群中，CML发生率呈递增模式。
- 肥胖可能是内在危险因素。

发病机制

遗传学异常

- 单一多能淋巴造血细胞经获得性遗传学异常诱导恶性转化后产生 *BCR-ABL1* 阳性CML。
- 直接原因是9号和22号染色体之间发生易位。9号染色体的部分 *ABL* 原癌基因易位到22号染色体 *BCR* 基因附近，形成 *BCR-ABL1* 融合基因。
- 癌基因 *BCR-ABL1* 编码能自发活化的、具有酪氨酸磷酸激酶活性的细长蛋白质（通常为P210）。该突变蛋白可干扰细胞信号途径，导致细胞的恶性转化。
- 与其来源于多能淋巴造血细胞一致，该遗传学改变存在于红细胞、中性粒细胞、嗜酸性粒细胞、嗜碱性粒细胞、单核细胞、巨核细胞及B细胞和T细胞。
- 费城染色体（Ph染色体）特指长臂变短的22号染色体（22q-），90%的病例通过细胞中期分裂象制片在光镜下可见。荧光原位杂交（FISH）技术可识别接近96%病例中的 *BCR-ABL1* 基因。约4%的病例外周血和骨髓表型无法与 *BCR-ABL1* 阳性CML区分，检测不到 *BCR-ABL1* 融合基因。

造血异常

- 粒系祖细胞的显著扩增和调节敏感性降低导致白细胞计数的显著升高和血红蛋白水平下降。

- 巨核细胞生成能力增加，红系造血通常轻度受抑。
- 中性粒细胞和血小板功能基本正常；感染和出血并非慢性期特点。

流行病学

- 在美国，CML约占所有白血病的15%，在儿童白血病中约占3%。
- 男性发病率约为女性的1.5倍。
- 发病率具有年龄特异性，从青春期晚期（0.2/10万）到80～90岁年龄段呈指数性增长（11/10万）。
- 2022年美国大约有8500例新发病例，有1200例死亡。
- 1976年，所有性别、年龄和种族的患者5年相对生存率为22%，1990年相对生存率是31%，而在1997年是37%。后来由于美国FDA于2001年5月10日批准的酪氨酸激酶抑制剂在CML中的应用，2016年相对生存率达到71%。
- 家族性发病几乎罕见，没有同卵双胎同时发病的记录。
- 化学制剂包括苯、细胞毒性药物和吸烟与CML发生均无因果关系。

临床特征

- 约30%的患者在诊断时无明显症状，只是在体检时发现白细胞计数升高而偶然发现。
- 症状发作平缓，包括轻度乏力、不适、恶心、腹部不适和早饱感、体重下降及多汗。
- 少见症状包括高代谢症状，表现为与甲状腺功能亢进（甲亢）症状类似的盗汗、烦热、体重下降等；痛风性关节炎；高白细胞淤滞导致的阴茎持续勃起、耳鸣或昏迷等；脾梗死导致的左上腹和左肩部疼痛；尿崩症；组胺释放导致的荨麻疹。
- 体征包括面色苍白、脾大和胸骨压痛。

实验室特征

血液检查

- 大多数患者诊断时血红蛋白水平降低。血涂片中偶尔会发现有核红细胞。发病时红细胞压积正常或轻度升高则较为少见。
- 白细胞计数升高，通常＞$25×10^9$/L，经常也会＞$100×10^9$/L（图47-1）。外周血中粒细胞各发育阶段均可见，但以分叶核和杆状核粒细胞为主（表47-1和图47-2）。过分叶中性粒细胞较常见。
- 几乎所有患者都存在嗜碱性粒细胞绝对计数增加。慢性期嗜碱性细胞通常少于白细胞比例的10%，但有时比例也会更高。绝对嗜酸性粒细胞计数也会增加。
- 诊断时血小板计数正常或增加，在慢性期随病情进展可能会增加，有时可以达到$1000×10^9$/L甚至$5000×10^9$/L（图47-1）。
- 超过90%的患者中性粒细胞碱性磷酸酶活性减低或消失。在阵发性睡眠性血红蛋白尿症、低磷酸酯酶症、雄激素治疗及大约25%的原发性骨髓纤维化患者也会出

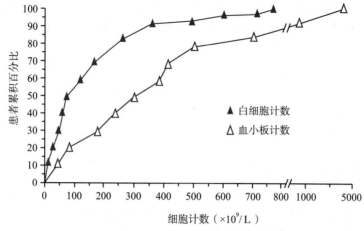

图47-1　90例初诊CML患者的白细胞和血小板计数。纵轴显示患者累积百分比，横轴显示血细胞计数。诊断时50%的患者白细胞计数＞100×10⁹/L，血小板计数＞300×10⁹/L。这些数据是几十年前积累的，早期诊断可能会在一定程度上改变这些数据（数据来自罗切斯特大学医学中心血液科）

现中性粒细胞碱性磷酸酶降低。其作为诊断指标大多被细胞遗传学和分子学检测所代替。

- 全血组胺水平（中值＝5000ng/mL）与正常水平（中值＝500ng/mL）相比显著升高，与嗜碱性粒细胞绝对计数相关。偶尔会出现瘙痒、荨麻疹和胃酸分泌过多。

表47-1　90例Ph⁺慢性髓细胞性白血病诊断时白细胞分类计数

细胞类型	占白细胞计数百分比（均值）
原始粒细胞	3
早幼粒细胞	4
中幼粒细胞	12
晚幼粒细胞	7
杆状核粒细胞	14
分叶核粒细胞	38
嗜碱性粒细胞	3
嗜酸性粒细胞	2
有核红细胞	0.5
单核细胞	8
淋巴细胞	8

注：90例患者中，诊断时平均红细胞压积为31mL/dL，平均白细胞计数为160×10⁹/L，平均血小板计数为442×10⁹/L。最近研究显示诊断时外周血原始细胞计数可为零，可能是因为早期诊断的医学监测更加频繁（数据来自罗切斯特大学医学中心血液科）。

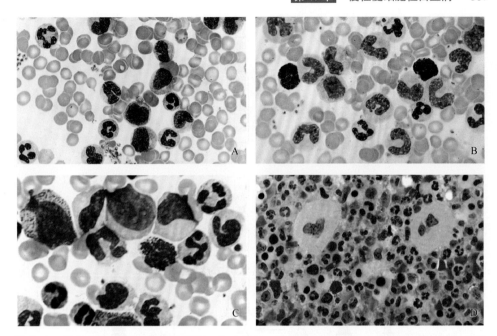

图47-2　CML外周血和骨髓细胞特征。A.血涂片。白细胞计数升高，血小板计数升高、血小板聚集。可见不成熟（中幼粒细胞、晚幼粒细胞、杆状核粒细胞）和成熟中性粒细胞。B.血涂片。白细胞计数升高，可见不成熟（中幼粒细胞、晚幼粒细胞、杆状核粒细胞）和成熟中性粒细胞，视野中可见2个嗜碱性粒细胞。嗜碱性粒细胞绝对增加是CML的规律。C.血涂片。白细胞计数升高，可见不成熟（中幼粒细胞、中幼粒细胞、晚幼粒细胞、杆状核粒胞）和成熟中性粒细胞、嗜碱性粒细胞。上部可见2个原始细胞，注意多个核仁（异常）和无颗粒性胞质。D.骨髓切片。细胞增多，造血细胞被脂肪组织替代（正常同龄成人骨髓容量的60%），显著的粒细胞和巨核细胞造血，红系造血减少（资料来源：Lichtman MA，Shafer MS，Felgar RE，et al. Lichtman's Atlas of Hematology 2016. NewYork，NY：McGraw Hill；2017. www.accessmedicine.com.）

骨髓检查和细胞遗传学特征

- 骨髓呈显著高细胞状态，主要是因为粒细胞过度增殖。巨核细胞数量可能增加。有时可以看到海蓝细胞或吞噬葡萄糖脑苷脂的巨噬细胞。后者类似于戈谢细胞（假戈谢细胞）。
- 骨髓中罕见显著纤维化，通常与巨核细胞扩增有关。
- 约90%的患者骨髓细胞中期分裂象可检测到Ph染色体。其他患者可能存在变异易位或隐匿性易位（图47-3）。FISH方法检测*BCR-ABL1*融合基因和逆转录聚合酶链反应（RT-PCR）方法检测*BCR-ABL1* mRNA转录物是最灵敏的两种手段。
- 几乎所有显性CML患者（96%）外周血和骨髓细胞中都能找到*BCR-ABL1*融合基因。有些患者表现与CML无法鉴别但不具有*BCR-ABL1*融合基因（见Ph染色体阴性CML）。

血清学检查

- 高尿酸血症（和高尿酸尿）常见。

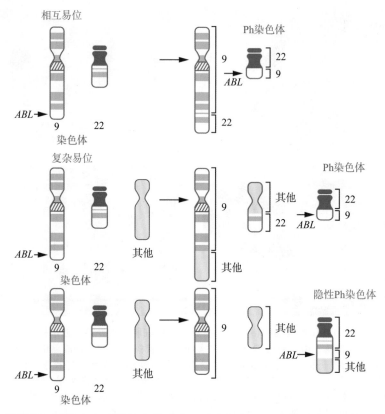

图47-3 慢性髓细胞性白血病的染色体易位。图中标记了易位前后的*ABL*基因位置，易位染色体中的染色体片段来源用方括号提示［资料来源：Rosson D，Reddy EP. Activation of the abl oncogene and its involvement in chromosomal translocations in human leukemia，Mutat Res. 1988 May；195（3）：231-243.］

- 血清乳酸脱氢酶（LDH）水平升高。
- 血清维生素 B_{12} 结合蛋白和血清维生素 B_{12} 水平升高，部分是因为白细胞计数增多。
- 假性高钾血症可能是由血凝块中粒细胞释放钾所致，假性低氧血症和低血糖症可能是实验室检查时高白细胞利用所致。

特异性临床特征

高白细胞血症
- 约15%的患者白细胞计数达到300×10⁹/L或更高（见图47-1），白细胞淤滞损害肺、心脏、眼、耳或阴茎等的微循环，造成相应的症状或体征。
- 患者可有呼吸急促、呼吸困难、发绀、眩晕、发音不清、谵妄、昏迷、视物模糊、复视、视网膜静脉扩张、视网膜出血、视神经盘水肿、耳鸣、听力受损或阴茎异常勃起等表现。

Ph染色体阳性或*BCR-ABL1*阳性血小板增多症
- 约5%的患者具有原发性血小板增多症特点（血小板计数升高、骨髓中巨核细胞增多，但血红蛋白或白细胞计数无明显变化），但都具有Ph染色体和*BCR-ABL1*融合基因或无Ph染色体但具有*BCR-ABL1*基因重排。

- 这些患者后来会发展成临床型CML或急性变，被认为是CML的顿挫型表现。

中性粒细胞性CML

- 这是一种罕见的*BCR-ABL1*阳性CML变异型，增多的白细胞为成熟中性粒细胞。
- 白细胞计数较低（$30 \times 10^9/L \sim 50 \times 10^9/L$），外周血无嗜碱性粒细胞增多、无幼稚阶段粒细胞；脾大不明显。
- *BCR*基因断裂点位于外显子19和20之间，编码更大的BCR-ABL1融合蛋白（230kDa）。
- 该变异型呈惰性病程，可能是因为细胞中P230水平极低。

次要BCR断裂点阳性CML

- 该变异型中*BCR*基因断裂点位于第1内含子，产生190kDa BCR-ABL1融合蛋白。白细胞计数通常较低，可见单核细胞增多，而嗜碱性粒细胞增多和脾大不显著。
- 该变异型与经典型相比，更快进展为急性白血病。

鉴别诊断

- CML诊断基于伴有不成熟粒细胞（早幼粒细胞、中幼粒细胞）的中性粒细胞增多、嗜碱性粒细胞增多、脾大，同时具有Ph染色体和（或）*BCR-ABL1*融合基因。某些病例外周血可见＜5%的原始粒细胞。
- 真性红细胞增多症可以通过血红蛋白水平升高、白细胞计数＜$25 \times 10^9/L$、外周血涂片缺乏不成熟粒系与CML鉴别。几乎所有真性红细胞增多症患者均具有*JAK2*基因突变（见第42章）。
- 原发性骨髓纤维化具有独特的红细胞形态学改变（异形红细胞，红细胞大小不均和泪滴状红细胞），不同程度的脾大，骨髓活检通常为网状纤维化。85%的患者有*JAK2*、*CALR*或*MPL*基因突变（见第48章）。
- 原发性血小板增多症很少有白细胞计数＞$25 \times 10^9/L$。*JAK2*和*CALR*基因突变常易检出，但无*BCR-ABL1*融合基因（见第43章）。
- 和其他慢性克隆性髓系疾病的鉴别中，缺乏*BCR-ABL1*融合基因是关键。
- 过度反应性白细胞增多（类白血病反应）可以出现于炎性疾病、肿瘤或感染患者，但无嗜碱性粒细胞增多、显著粒系发育不成熟或脾大。通过临床表现可以鉴别为类白血病反应；*BCR-ABL1*融合基因阴性。

治疗

高尿酸血症

- 大多数患者由于血细胞大量扩增和转化合并高尿酸血症，或接受降白细胞治疗时存在高尿酸血症风险。

- 为控制高尿酸血症和高尿酸尿症，在治疗前和治疗中应给予患者别嘌醇300mg/d口服，同时给予充分水化。需要连续几天用药以降低尿酸水平。当尿酸水平可控时，为了使毒性最小化，尤其是防止皮疹发生，需要及时停用别嘌醇。
- 拉布立酶是一种重组尿酸氧化酶，能在几小时内起效，但需要静脉给药且价格高昂。推荐用药时间为5天，但通常不需过度降低尿酸水平。如果尿酸水平非常高（＞9mg/dL），单次给药0.2mg/kg理想体重，同时给予别嘌醇连续给药36小时，即可达到疗效。

高白细胞血症

- 如果白细胞计数非常高（＞300×10⁹/L），存在高白细胞症状，应根据白细胞计数情况，给予羟基脲1～6g/d。如果白细胞计数下降则开始减量，当白细胞计数达到20×10⁹/L，可调整至0.5～1g/d。
- 如有必要，可给予维持剂量使得白细胞计数维持于5×10⁹/L～10×10⁹/L。
- 如果白细胞计数降至5×10⁹/L或以下则需要停用羟基脲。
- 羟基脲的主要副作用是造血抑制，常常伴有巨幼细胞形成。
- 高白细胞对羟基脲起效迅速，但如有必要，如存在昏迷、阴茎持续勃起等，可考虑同时进行白细胞单采。白细胞单采可去除大量细胞以减少肿瘤溶解产生的代谢作用（如高尿酸血症恶化、高磷血症等），而羟基脲的作用在于杀灭白血病细胞和延缓其生成。

血小板增多

- 在血小板显著增多的情况下，可给予羟基脲或阿那格雷降低血小板计数。当出现急性血管问题时可在给予羟基脲同时进行血小板单采。

酪氨酸激酶抑制剂治疗

- 以下酪氨酸激酶抑制剂（TKI）在CML初始治疗时均可应用：伊马替尼、达沙替尼、尼洛替尼或博舒替尼。达沙替尼和尼洛替尼与伊马替尼相比，细胞遗传学和分子学反应可增加约15%且反应迅速，但对总体生存无显著影响。如果患者对伊马替尼分子学反应良好，可继续口服该药物。达沙替尼、尼洛替尼及博舒替尼因为其疗效优势也常被用于初始治疗。几种药物特点比较总结见表47-2。
- 新诊断的CML患者应给予任何一种TKI药物口服治疗。美国FDA批准的药物剂量为达沙替尼100mg/d，尼洛替尼300mg q12h，或伊马替尼400mg/d。对于高白细胞血症患者，在给予TKI药物之前应进行降白细胞处理以减少肿瘤溶解综合征发生风险（见上文高白细胞处理）。
- TKI药物的疗效可经血液学、细胞遗传学和分子学方法评价（表47-3）。
- 上述评价方法应用指南见表47-4。
- TKI药物治疗反应评价标准见表47-5。
- 只要患者通过细胞遗传学或分子学方法检测到白血病克隆持续下降，TKI药物则可按同样剂量继续应用。某些研究在尝试减量治疗（如达沙替尼50mg/d）。
- 如果患者在达到完全细胞遗传学或完全分子学缓解前失去对TKI药物的反应，则需要增加TKI药物剂量或换用其他TKI药物（如达沙替尼或尼洛替尼）。

表47-2 各种酪氨酸激酶抑制剂比较

	伊马替尼	尼洛替尼	达沙替尼	博舒替尼	泊那替尼
适应证	一线治疗 (CP, AP, BP); 复发或难治性Ph⁺ALL	一线治疗 (CP), 对伊马替尼耐药或不耐受 (CP和AP)	一线治疗 (CP), 对其他TKI耐药或不耐受 (CP, AP或BP); 对之前治疗的Ph⁺ALL耐药或不耐受	二线治疗 (耐药或不耐受的CP, AP, BP)	对之前TKI耐药或不耐受, 或对其他TKI耐药或不耐受的Ph⁺ALL; 所有T315I阳性病例
常用剂量	CP 400mg/d, AP/BP进展600~800mg/d	CP 300mg BID, AP/BP 400mg BID	CP 100mg/d, AP/BP 140mg/d	500mg/d	45mg/d (30mg/d以减少血栓并发症)
常见毒性 (非血液学)	胃肠道不适, 水肿 (包括眶周), 肌肉痉挛, 关节痛, 低磷酸盐血症, 皮疹	皮疹, 胃肠道不适, 脂肪酶升高, 高血糖症, 低磷, LFT结果升高	水肿, 浆膜腔积液, 胃肠道症状, 皮疹, 低磷	胃肠道反应 (腹泻), 皮疹, 水肿, 低磷, 乏力, LFT结果升高	高血压, 皮疹, 胃肠道反应, 乏力, 头痛
其他显著毒性	LFT结果升高 (通常在用药第1个月出现); 少见心脏毒性报道	外周血管疾病, PT延长, 胰腺炎	肺动脉高压, 高血压, QTc间期延长		动脉和静脉血栓, 胰腺炎, 肝衰竭, 眼毒性, 心力衰竭
药物-药物相互作用	CYP3A4诱导剂, 浓度降低; CYP3A4抑制剂, 可能浓度升高; CYP3A4和CYP2D6抑制剂; PgP底物	CYP3A4抑制剂, 浓度升高; CYP3A4诱导剂, 可能浓度降低; CYP2C8, CYP2C9, CYP2B6, CYP2C8, CYP2C9诱导剂	CYP3A4抑制剂, 浓度升高; CYP3A4诱导剂, 浓度降低; 抗酸剂降低浓度; H₂受体拮抗剂/质子泵抑制剂降低浓度	CYP3A4抑制剂和诱导剂可以改变浓度; 减少胃酸药物可以降低浓度	强CYP3A4抑制剂升高血药浓度
服药注意事项	与食物同服	空腹服用; 餐后2小时服用或服用药后2小时进餐	空腹或进餐时均可	与食物同服	空腹或进餐时均可
黑框警告	无	QT间期延长和猝死	无	无	动脉血栓, 肝毒性
其他注意事项	批准用于CP儿童患者[340mg/(m²·d)]	注意补充K, Mg, Ca, P	可能发生腹水和心包积液; 可以透过脑脊液	无	对T315I突变有效, 美国可通过ARAID PASS项目获得

注: ALL, 急性淋巴细胞白血病; AP, 加速期; BP, 急变期; CP, 慢性期; CSF, 脑脊液; CYP, 细胞色素P450; LFT, 肝功能检查; PgP, P糖蛋白; Ph, 费城染色体; PT, 凝血酶原时间; TKI, 酪氨酸激酶抑制剂; BID, 每日2次。

表中所有信息来源于各种TKI药物的商业说明。

表47-3　TKI治疗反应定义

完全血液学反应（CHR）	WBC＜$10×10^9$/L，PLT＜$450×10^9$/L，外周血无幼稚髓系细胞，与白血病相关所有症状和体征消失（包括可触及的脾大），持续至少4周
微小细胞遗传学反应（mCyR）	细胞遗传学分析＞35%骨髓中期细胞Ph染色体阳性
部分细胞遗传学反应（pCyR）	细胞遗传学分析1%～35%骨髓中期细胞Ph染色体阳性
主要细胞遗传学反应（MCyR）	细胞遗传学分析＜5%骨髓中期细胞Ph染色体阳性
完全细胞遗传学反应（CCyR）	细胞遗传学分析骨髓中无Ph染色体阳性细胞
主要分子学反应（MMR）	$BCR\text{-}ABL1/ABL1$＜0.1%或如果IS PCR无法获得，利用qPCR方法检测与治疗前基线平均值相比，下降3log
完全分子学反应（CMR）	qPCR方法检测不到$BCR\text{-}ABL1$ mRNA（检测灵敏度至少低于IS基线值4.5log）

注：IS，国际标准化；qPCR，定量聚合酶链反应。

表47-4　接受TKI治疗慢性期CML患者监测项目及监测时机指南

1. 诊断明确，开始治疗前，利用骨髓细胞通过细胞遗传学和qPCR方法进行$BCR\text{-}ABL1$转录物检测。如无法获得骨髓细胞，利用外周血标本通过FISH方法检测以确认诊断
2. 开始治疗后第3、6、9、12个月，通过qPCR方法进行$BCR\text{-}ABL1$转录物检测（如果无法获得国际标准化的qPCR结果，进行骨髓细胞遗传学检测）。如果$BCR\text{-}ABL1$转录物升高或获得MMR后较前升高1log，每1～3个月重复qPCR检测
3. 12个月如未达到CCyR或MMR，对骨髓细胞进行细胞遗传学检查以确定是否存在Ph染色体
4. 一旦获得CCyR，每3个月监测一次外周血qPCR，共3年，之后每4～6个月监测一次，以此类推。如果$BCR\text{-}ABL1$转录物水平升高（获得MMR后增加1log），1～2个月重复行qPCR以确认
5. 这些指南假设对TKI存在持续治疗反应直到获得CCyR。如果未达到CCyR，请参考本文寻找其他治疗方法
6. 当失去慢性期、丧失之前任何水平治疗反应、3个月或6个月初始反应不充分（$BCR\text{-}ABL1$转录物＞10%）、12个月或18个月未达到CCyR及获得MMR后BCR-ABL1增高1log时，需进行基因突变检测

注：CCyR，完全细胞遗传学反应；FISH，荧光原位杂交；MMR，主要分子学反应；Ph染色体，费城染色体；qPCR，定量聚合酶链反应；TKI，酪氨酸激酶抑制剂。

资料来源：NCCN Clinical Practice Guidelines in Oncology（NCCN Guidelines© ）. Chronic Myeloid Leukemia. Version 2.2022，November 15，2021. https：//www.nccn.org/guidelines/category_1。

- 患者对伊马替尼一般耐受性较好，主要副作用有乏力、水肿、恶心、腹泻、肌肉痉挛和皮疹等，严重眶周水肿偶有发生，肝毒性见于约30%的患者，还有一些其他不常见的副作用。达沙替尼的主要副作用包括血小板减少和体液潴留，尤其是浆膜腔积液。尼洛替尼的副作用包括皮疹、高血糖症、血清脂肪酶和淀粉酶升高（胰腺炎），转氨酶升高和低磷血症（表47-2）。
- 中性粒细胞减少和血小板减少可发生于TKI应用早期，此时不推荐减少药物剂量。如确系必要，可短暂停药。随着治疗进行，轻度血细胞减少多可改善。
- 对TKI治疗反应定义见表47-5。治疗反应可持续几年或数十年。

| 表47-5 | 评价TKI治疗反应时间表 | | |

观察时间（月）	不满意	疾病反应	
		次佳反应/警告	最佳反应
3	未达CHR和（或）Ph⁺细胞＞95%	*BCR-ABL1* ＞10%和（或）Ph⁺细胞36%～95%	*BCR-ABL1* ≤10%和（或）MCyR
6	*BCR-ABL1* ＞10%和（或）未达MCyR	*BCR-ABL1* 1%～10%和（或）MCyR	*BCR-ABL1* ＜1%和（或）CCyR
12	*BCR-ABL1* ＞1%和（或）未达CCyR	*BCR-ABL1* ＜0.1%～1%	*BCR-ABL1* ＜0.1%
18	未达CCyR	CCyR但未达MMR	CCyR或MMR

注：CCyR，完全细胞遗传学反应；CHR，完全血液学反应；MCyR，主要细胞遗传学反应；MMR，主要分子学反应。

这些数据来源于伊马替尼研究，但适用于任何TKI作为慢性期CML初始治疗的疗效评价。疗效不满意提示需要考虑更换其他药物。通常采用增加伊马替尼剂量，转换为另一种TKI或异基因造血干细胞移植。如果患者对TKI治疗存在持续反应，可继续该治疗直至达到上述方法评价的反应平台期。次佳反应提示至少可进行密切监测。数据来源于美国国家综合癌症网络（NCCN）指南。

- TKI药物具有致畸性。育龄期女性用药时可采取：①避孕；②如果诊断时已妊娠，应用IFN-α直至生产，之后换用TKI；③如果已经取得完全分子学反应，可停用TKI药物直至妊娠，在生产后继续应用。

- 妊娠早期为避免化疗可以单用白细胞单采方法降低白细胞计数、减轻脾大症状。

- 存在TKI不耐受或耐药的病例，可以试用其他TKI药物。

- 治疗过程中出现TKI治疗失败，通常是由于*BCR-ABL1*融合基因中的*ABL*部分发生突变、干扰药物作用所致。

- 有几种突变可以诱导TKI耐药。然而，应用PCR方法发现突变并不实用。对*ABL*基因测序，与已知突变相比较，可以决定突变是否仍对TKI敏感。多数中心现采用多重PCR方法鉴定突变。

- 一旦发现*ABL* T315I突变，可以考虑应用泊那替尼（ponatinib，见表47-2）。截至撰写本章时，阿西米尼（asciminib）已完成Ⅲ期临床试验。它的靶标是ABL豆蔻酰囊。它在对目前批准的四种TKI中任何一种无效或有T315I的患者中的应用已经得到紧急批准。

- 合适的患者可以考虑进行异基因造血干细胞移植。

- 一些患者在一段时间的深度分子学缓解后，在预期能治愈的情况下，可以停止TKI治疗。表47-6展示了停药标准。停药后需要频繁监测*BCR-ABL*转录水平，如表47-6所示。

表47-6	实现无治疗缓解（停用TKI药物）的必要条件
典型的b2a2或b3a2 *BCR-ABL*转录物，能通过qPCR方法量化到IS值4.5log以下	
应处于慢性期	
TKI使用时间＞3年（某些研究推荐5年）	
达到MR4.5	
持续MR4或MR4.5＞2年	
能够获得可靠的PCR检测，停药开始后每月一次。检测灵敏度为至少MR4.5（IS≤0.0032%）	
qPCR方法必须在较快的时间内提供检测结果（2周或更短时间）	
建议第一年每月监测一次，然后每6周监测一次，持续1年，然后每3个月监测一次	
当BCR-ABL水平上升时，应具备快速干预的能力；如果失去MMR，应在失去后4周内恢复TKI治疗，并在其后密切监测	

注：IS，国际标准化；MR，分子学缓解；MMR，主要分子学缓解；qPCR，定量聚合酶链反应；TKI，酪氨酸激酶抑制剂。

资料来源：Tough IM，Court Brown WM，Buckton KE，et al 9；NCCN Practice Guidelines in Oncology345；Mahon FX 661；Saussele S，Richter J，Guilhot J，et al 666；Etienne G，Guilhot J，Rea D，et al 671；Bhalla S，Tremblay D，Mascarenhas J. 691。

其他药物

- 在特殊环境下，可考虑其他二线治疗药物：IFN-α、高三尖杉酯碱、阿糖胞苷、白消安等（见《威廉姆斯血液学》第10版，第88章）。

异基因造血干细胞移植

- 由于TKI治疗后达到完全细胞遗传学反应（CCyR）的慢性期CML患者预后良好，移植率明显下降。
  - 以下情况需考虑移植：①失去TKI治疗改善的迹象、未达到CCyR，有条件做移植；②对TKI不耐受；③应用几种TKI治疗后仍有进展；④出现*ABL* T315I突变。
  - 年龄小于70岁，有同卵双胎供者、全相合同胞供者或全相合无关供者（分子学方法匹配），接受大剂量环磷酰胺和分次全身照射治疗或白消安与环磷酰胺预处理后可行移植。
  - 老年患者可进行减低强度预处理方案的移植。
  - 慢性期患者植入和5年生存率可达到约60%，部分患者可治愈。年龄超过50岁的患者，5年生存率有所下降。
  - 某些患者于移植后前5年死于严重GVHD和机会性感染。
  - 移植成功的CML患者，移植后6年内有20%的复发可能。
  - 供者T细胞通过启动移植物抗白血病（GVL）效应在成功抑制白血病中起重要作用。
  - 可通过FISH（*BCR-ABL1*融合基因）或RT-PCR（*BCR-ABL1* mRNA转录物）监测疾病状态。

— 对于移植后复发的患者，供者淋巴细胞输注（DLI）能诱导再次缓解。10^7个细胞/kg体重足够诱导GVL效应、达到缓解。治疗有效率高达80%且有望治愈疾病。GVHD和严重骨髓抑制是主要的毒性风险。

— 对于移植后复发且DLI无效患者及移植时处于疾病进展状态、有高复发风险的患者，移植后TKI治疗是有用的。

放疗或脾切除术

● 对药物治疗无反应、存在显著脾大、伴有脾区疼痛或侵犯胃肠道的患者，姑息性脾区放疗可短暂有效。显著脾大常与疾病急性变有关。

● 局部放疗对局灶性髓系肉瘤伴疼痛有效。

● 脾切除治疗价值有限，但对血小板减少和巨脾、对治疗耐药患者有效。术后并发症常见。

病程和预后

● TKI可显著延长CML患者中位生存期。

● 能耐受TKI的患者治疗5年后90%可获得CCyR。

● 在一项大型研究中，能接受伊马替尼维持治疗的患者中7年总生存率可达86%。

● 表47-7提供了诊断年龄相关的5年生存率。

● 应用伊马替尼治疗获得CMR的患者，停药后仍检测不到*BCR-ABL1*转录物（至少下降5log）提示部分患者停用TKI药物后可以持久缓解。重要的是，复发后再给予伊马替尼治疗仍然能取得缓解。

表47-7	慢性髓细胞性白血病：诊断时年龄相关的5年生存率（2004～2012）
年龄（岁）	患者百分比[a]
＜45	90
45～54	89
55～64	78
65～74	61
＞75	37

a四舍五入到最接近整数的百分比。

资料来源：Surveillance，Epidemiology，End Results Cancer Statistics：5-Year Survival Rates，All Races and Sexes. National Cancer Institute，Washington，DC。

加速期CML

● CML患者疾病进展的特征包括严重造血不良，脾脏进行性增大，髓外肿瘤，出现急性白血病临床表现（急性变，原始细胞危象）。

● 尽管这种演变发生在TKI耐药或不耐受的患者，但应用这些药物后由于缓解期延长，每单位时间内的发生率已明显下降。在TKI背景下，获得CCyR的患者进入加速期的速度及加速期病程是否类似于我们在过去150年间的发现可能还需要10年时间的观察。

- 加速期Ph染色体和*BCR-ABL1*癌基因持续存在于髓系或淋系原始细胞中，但常发生附加染色体异常，如＋8、＋19、i17或获得第2条Ph染色体等，还可发现某些特征性的分子遗传学改变。

临床特征

- 无法解释的发热、盗汗、体重下降、周身不适、关节痛。
- 可出现新的含有Ph染色体阳性原始细胞的髓外病变。
- 对之前治疗有效的药物作用丧失。

实验室检查

血液检查

- 贫血加重，伴红细胞大小不均增加、异形红细胞和有核红细胞数量增多。
- 急性变时外周血或骨髓原始细胞比例增加，可至50%～90%。
- 嗜碱性粒细胞百分比增加（偶尔会达到30%～80%）。
- 出现低分叶中性粒细胞（获得性佩-许异常）。
- 出现血小板减少。

骨髓检查

- 任何一系或所有系别的显著形态异常，或明显的原始细胞转化。

急变期

- 约10%的患者首发加速期表现为髓外急性变，常累及淋巴结、浆膜表面、皮肤、乳腺、胃肠道或泌尿生殖道、骨骼及中枢神经系统。
- 中枢神经系统常累及脑膜。症状和体征有头痛、恶心、昏迷、脑神经麻痹及视神经盘水肿。脑脊液中发现白血病细胞包括原始细胞，蛋白水平升高。
- 急性白血病大多由加速期患者进展而来。通常为粒系或粒单核系，也可以是任何细胞类型。
- 约1/3的患者发展成急性淋巴细胞白血病，原始细胞具有B细胞表面标志、ALL特征性酶末端脱氧核苷酸转移酶（TdT）。

AML表型患者的治疗

- 急性髓细胞性白血病转化（任何类型均可发生）患者单纯依赖化疗常难治愈。
- 尽管长期缓解率很低，但要想获得长期缓解仍需进行异基因造血干细胞移植。适合行异基因造血干细胞移植患者需进行药物治疗、获得足够长缓解期以争取在缓解状态完成移植。
- 治疗开始可给予伊马替尼600mg/d、达沙替尼140mg/d或70mg q12h，或尼洛替尼400mg q12h。如果治疗反应不充分，可换用其他TKI药物。可能只有某种TKI有效。获得缓解或回到慢性期通常持续时间较短，合适的患者需尽快行全相合异基因造血干细胞移植。
- 根据患者耐受情况可选择TKI联合蒽环类加阿糖胞苷的治疗方案（见第46章）。

ALL 表型患者的治疗

- 治疗开始给予达沙替尼 140mg/d 或 70mg q12h，或尼洛替尼 400mg q12h。上述药物可使 ALL 表型患者获得缓解。一旦获得缓解，对有供者的合适患者可进行异基因造血干细胞移植。
- 如果应用 TKI 后复发，可以考虑应用 ALL 的化疗方案如长春新碱 1.4mg/m² （最大剂量 2mg）每周一次，泼尼松 60mg/（m²·d）口服。根据治疗反应至少给药 2 周（见第 54 章）。
- 经上述治疗后约有 1/3 的患者重新进入慢性期，但中位缓解持续时间仅 4 个月，终会复发。约 30% 的患者发生急淋变，治疗反应率为 30%。
- 采取类似 ALL 的强烈化疗方案可能会提高反应率，但并不明显。多数患者对重复方案无效。
- 配型相合的异基因造血干细胞移植可能会延长急变期患者的缓解时间。因此，治疗后获得缓解的患者强烈建议移植。

Ph 染色体阳性的急性白血病

- 某些 Ph 染色体阳性 AML 实际上是 CML 急变期，而其他病例与 CML 无关。
- Ph 染色体阳性 ALL 占儿童 ALL 的 3% 及成人 ALL 的 20%。
- 不管是成人还是儿童，伴有 Ph 染色体阳性的白血病预后均很差。
- 某些 Ph 染色体阳性 ALL 具有 BCR-ABL1 P210 融合蛋白，被认为是 CML 急淋变。其他 BCR-ABL1 P190 融合蛋白阳性患者被认为是原发性 ALL。
- 同 CML 急变期一样，治疗一般采用 TKI 联合针对急性白血病化疗的方案（见第 45 章和第 54 章）。

Ph 染色体阴性的慢性髓细胞性白血病

慢性粒单核细胞白血病
- 约 75% 的患者发病时年龄超过 60 岁。
- 男女比例为 1.4∶1。
- 隐匿性起病，常伴乏力、严重出血、发热和感染等。
- 肝脾增大见于约 50% 的病例。
- 通常伴有贫血和单核细胞增多（≥ 1.0×10^9/L）；外周血原始细胞比例＜ 10%。
- 白细胞计数可以降低、正常或升高，甚至可以高达 200×10^9/L。
- 骨髓增生活跃，伴粒单系细胞过度增生。
- 骨髓中原始粒细胞和早幼粒细胞增加，但比例＜ 30%。
- 约 1/3 的患者具有染色体异常（-7、+8、复杂核型）。
- 血清和尿溶菌酶水平几乎总是升高。
- 35% 的患者具有 *N-RAS* 或 *K-RAS* 基因突变。
- 30% ～ 50% 的患者具有 *SRSF2* 突变，常同时伴有 *TET2* 或 *EZH2* 突变。
- 其他基因突变包括 *RUNX1*、*IDH1/2*、*CBL*、*JAK2*、*TET2*、*EZH2* 突变等。

- 无 Ph 染色体和 *BCR-ABL1* 融合基因。
- 超过 90% 的患者可检测到基因突变。
- 小部分患者存在 *PDGFRα* 基因几种伴侣基因的易位融合（如 *TEL*），这些患者常伴有显著的嗜酸性粒细胞增多。
- 现已明确几种与预后相关的参数。其中最重要的是诊断时原始细胞计数、贫血严重程度、血清 LDH 水平和脾脏大小。
- 中位生存期约为 12 个月（1～60 个月）。
- 大约 20% 的患者进展为 AML。

治疗

- 目前没有标准或非常成功的治疗方案（见《威廉姆斯血液学》第 10 版，第 88 章）。
- 小剂量阿糖胞苷、羟基脲、依托泊苷可诱导短时间的部分缓解，通常为几个月。
- 阿扎胞苷或地西他滨在小部分患者中能取得满意疗效。
- 伴 *PDGFRα* 基因重排患者偶可对伊马替尼（400mg/d）或其他 TKI 有治疗反应，可达到血液学、细胞遗传学和分子学缓解。
- 也有应用其他细胞毒药物、分化成熟增强剂、干扰素和生长因子作为治疗手段的报道。
- 骨髓移植疗效优于其他治疗措施，但患者中位年龄为 70 岁，难以选择此种治疗方案。

慢性嗜酸性粒细胞白血病

- 这种 *BCR-ABL1* 阴性慢性克隆性髓系疾病，典型表现为长期嗜酸性粒细胞显著增多、无法用寄生虫病或过敏性疾病解释。
- 可有发热、咳嗽、虚弱、乏力、腹痛、斑丘疹、心脏症状、心力衰竭体征和神经源性症状，可几种表现同时存在。
- 嗜酸性粒细胞增多持续存在，贫血常见，血小板计数正常或轻度下降；白细胞计数可正常或升高，与嗜酸性粒细胞增多程度有关，嗜酸性粒细胞数可高达 $100 \times 10^9/L$。
- 骨髓检查可发现显著增多的嗜酸性中幼粒细胞和分叶核嗜酸性粒细胞，可伴有网状纤维化。偶可发现夏科-莱登结晶。在伴 *FIP1L1-PDGFRα* 突变患者中，可看到纺锤形（肿瘤性）肥大细胞聚集现象。
- 已发现多种不同细胞遗传学改变。发生频率较高的是 5 号染色体易位如 t（1；5）、t（2；5）、t（5；12）、t（6；11）、8p11、+8，其他异常少见。有时易位涉及 5 号染色体上的 *PDGFRα* 基因。
- 免疫分型和 PCR 方法检测不到克隆性 T 细胞或 TCR 重排。
- 伴肺纤维化时需监测肺功能。
- 超声心动图检查有助于检测附壁血栓、室壁增厚和瓣膜异常。
- 皮肤、神经和脑部活检可看到明显的嗜酸性粒细胞浸润。
- 部分患者伴有类胰蛋白酶升高（>11.5ng/mL）、骨髓嗜酸性粒细胞过度增生伴不成熟嗜酸性粒细胞比例升高、高血清维生素 B$_{12}$ 和 IgE 水平，易发生肺和心脏内膜纤维化，伴有 *FIL1L1-PDGFRα* 融合基因，对 TKI 治疗如伊马替尼有反应。

— 该异常可见于约 15% 的与寄生虫或过敏性疾病无关的嗜酸性粒细胞增多症患者，通常对伊马替尼及同类药物治疗有反应。

- 对伊马替尼或二代药物治疗无反应的患者，如有合适供者，应考虑异基因造血干细胞移植。
- 其他患者可考虑应用糖皮质激素、羟基脲、抗 IL-5 抗体等，以降低嗜酸性粒细胞水平、改善嗜酸性粒细胞诱导的组织损伤。
- 如果患者对伊马替尼不敏感或无法进行造血干细胞移植，疾病常难以控制。偶有患者会进展为急性嗜酸性粒细胞白血病或其他髓系白血病。心脏、肺和神经系统表现如果无法控制稳定，可影响患病率和死亡率。

幼年型慢性粒单核细胞白血病

- 通常发生于婴幼儿和 <4 岁的儿童。
- 20% 的患者有 *RAS* 基因突变。
- 10% 的患者有 1 型神经纤维瘤（400 倍预期发生率）和 *NF1* 突变。
- 1/3 的儿童患者中存在 *PTPN11* 基因突变，约 20% 的患者有 –7、del（7q）等染色体异常。
- 该病部分是由髓系细胞对 GM-CSF 的敏感性增加所致。
- 婴幼儿患者难以生长发育。儿童患者表现为发热、周身不适、持续感染，以及皮肤、口腔或鼻出血。
- 50% 的患者具有湿疹样或斑丘疹样皮损。
- 可发生咖啡牛奶斑（1 型神经纤维瘤）。
- 几乎所有患者都有脾大，有时是巨脾。
- 贫血、血小板减少和白细胞增多常见。
- 外周血单核细胞计数增多（$1.0 \times 10^9/L \sim 100 \times 10^9/L$），伴不成熟粒细胞，包括低比例原始细胞、有核红细胞。
- 约 2/3 的患者 HbF 水平升高。
- 骨髓呈高细胞性，粒细胞过度增生，伴单核细胞和白血病性原始细胞增多。有核红细胞和巨核细胞减少。
- 对化疗耐药。有些患者经 4～6 种药物联合治疗（如阿糖胞苷、依托泊苷、长春新碱和异维甲酸）可达部分缓解，生存期延长，但中位生存期小于 30 个月。
- 异基因造血干细胞移植能延长生存期，但很难达到治愈目的。
- 快速找到合适供者（有血缘关系相合或无关相合）很重要。
- 1 岁以下和 1 岁以上患者异基因造血干细胞移植 5 年生存率分别约为 50% 和 30%。
- 单体 7 是影响移植疗效的不良预后因素。
- 中位生存期小于 2 年，但偶有婴幼儿或大剂量化疗的患者生存较长时间。
- 小部分患者呈惰性病程，生存期可达 2～4 年，但很少超过 10 年。
- 该病可克隆演变为急性白血病，通常为髓系表型。

慢性中性粒细胞白血病

- 白细胞计数在 $25×10^9/L \sim 50×10^9/L$，90% ～ 95% 是成熟中性粒细胞。
- 中性粒细胞碱性磷酸酶活性增加。
- 血清维生素 B_{12} 和维生素 B_{12} 结合蛋白水平显著升高。
- 骨髓呈粒细胞过度增生，原始细胞比例较低（1% ～ 3%）。少数患者可以出现中性粒细胞形态异常（如获得性 Pelger-Huët 核型）。
- 没有 Ph 染色体和 *BCR* 基因重排。
- 约 25% 的患者存在随机的细胞遗传学异常〔如 +9、+21 或 del（20q）〕。
- *CSF3R* 和 *SETBP1* 基因突变单独或同时出现于约 60% 的患者。*JAK2* V617F 突变见于约 10% 的患者。
- 肝脏和脾脏因不成熟髓系细胞和巨核细胞浸润而增大。
- 可伴发于原发性单克隆 γ 球蛋白病或骨髓瘤。
- 该病少见，对于其治疗无系统性研究。
- 羟基脲和阿糖胞苷可使其短暂获益。
- JAK2 抑制剂（如芦可替尼）可能对 *JAK2* 突变或 *CSF3R* T618I 突变患者有效，TKI（如达沙替尼）可能对 *CSF3R* S783Fs 突变患者有效。
- 异基因造血干细胞移植可能治愈本病。
- 可进展为典型 AML。
- 生存期通常为 0.5 ～ 6.0 年（中位生存期 2.5 年）。

Ph 染色体阴性 CML

- 大约 4% 的患者表型与 *BCR-ABL1* 阳性 CML 无法区分，但检测不到 Ph 染色体或 *BCR* 基因重排。
- 中位发病年龄 66 岁（25 ～ 90 岁）。
- 中位白细胞计数较低（大约 $40×10^9/L$），但范围较宽（$11×10^9/L \sim 296×10^9/L$）。
- 外周血和骨髓形态学特征与经典 CML 相同。
- 诊断时约 50% 的患者存在脾大。
- 疾病进展时常有显著的血细胞减少症。中位生存期 2 年，只有 7% 的患者存活期超过 5 年。
- 监测至死亡的患者中 1/3 发展为 AML。
- 偶有患者应用 IFN-α 可获得持续完全缓解。羟基脲常用来控制白细胞或减轻脾大（姑息治疗）。

不典型骨髓增殖性疾病（不典型 CML）

- 该病通常发生于老年人（60 ～ 90 岁）。
- 不符合经典骨髓增殖性疾病（如 CML、CMML、PV、ET、MDS）的诊断标准。
- 不具有类似于累及 *BCR*、*PDGFRα* 等的经典易位。
- 肝大或脾大不常见。
- 血清 LDH 水平可以升高。
- 贫血和粒细胞增多常见，包括低比例的不成熟粒细胞，但原始细胞比例极低

（＜5%）。单核细胞计数不增加。

- 骨髓呈高细胞性，原始细胞计数较低（＜10%）。

- 可见中性粒细胞形态异常（如获得性Pelger-Huët畸形）。

- 可出现随机性克隆性细胞遗传学异常，如＋8、del（20q）等。

- 目前无特异性治疗方法，可以应用阿扎胞苷或羟基脲。如有必要可输注红细胞和血小板。

- 如有合适供者，可考虑异基因造血干细胞移植（非清髓或清髓）。

- 中位生存期约为18个月，但姑息治疗可以延长生存期。

- 可能发生克隆演化进展为AML。

 更多详细内容请参考《威廉姆斯血液学》第10版，Jane L. Liesveld，Marshall A. Lichtman：第88章 慢性髓细胞性白血病及相关疾病。

（译者：宫本法 魏 辉）

第48章

原发性骨髓纤维化

定义

- 原发性骨髓纤维化是一种起源于多能造血干细胞（也可能是淋系造血干细胞）突变的慢性髓系肿瘤。本病的特点：①贫血；②脾大；③外周血中CD34⁺细胞、未成熟粒细胞、红系前体细胞、泪滴状红细胞增多；④骨髓中异形巨核细胞数量增多，由它产生的细胞因子导致骨髓纤维化；⑤骨硬化。
- 这种克隆性肿瘤的命名多年来一直存在争议，将其称为原发性骨髓纤维化是对其病理生理学改变认识不足所致。患者主要为非肿瘤性纤维组织持续增生。本病主要表现为髓系增殖和造血功能紊乱，其中巨核细胞增殖紊乱是最突出、最持续的特征，也是骨髓纤维化特征的基础。原发性骨髓纤维化患者CD34⁺细胞在体外培养产生的巨核细胞数量是正常人CD34⁺细胞体外培养的24倍，因此巨核细胞的增殖异常被放大。利用髓系肿瘤形态学分类标准（如单核细胞白血病、红白血病），这种疾病最符合慢性巨核细胞白血病。

流行病学

- 原发性骨髓纤维化主要出现在50岁以上人群。
- 诊断时的中位年龄约为70岁。
- 成人男性和女性发病率大致相同。
- 在欧洲血统人群中，本病的发病率约为1/10万。
- 罕见的是，长期大剂量离子照射可导致骨髓纤维化。

发病机制

- 本病起源于多能原始造血细胞的肿瘤性转化。
- 患者的血细胞可能存在突变。大约50%的患者血细胞有*JAK2* V617F突变，35%的患者有*CALR*突变，5%的患者有*MPL*突变。大约10%的患者血细胞中未发现任何上述三个突变（"三阴性"原发性骨髓纤维化）。
- 其他常见体细胞基因突变也可以在患者血细胞中发现，如*TET2*、*ASXL1*、*DNMT3A*、*EZH2*、*IDH1*、*TP53*和*CBL*突变。
- CD34⁺细胞的持续动员和进入血液循环是*CXCR4*启动子发生表观遗传学甲基化的结果，使CD34⁺细胞的CXCR4表达下降，并使原发性骨髓纤维化患者的CD34⁺细胞从骨髓向外周血迁移增多。
- 原发性骨髓纤维化患者CD34⁺细胞在体外培养产生的巨核细胞数量是正常人

CD34$^+$细胞体外培养的24倍。

纤维组织增生

- 用嗜银染色检测到在大多数患者的骨髓中网状纤维（Ⅲ型胶原）增多。三色染色法证实纤维化可能会进展到形成稠密胶原纤维束（Ⅰ型胶原）。
- 血浆中Ⅲ型前胶原氨基端肽、脯氨酰羟化酶和纤连蛋白水平升高。
- 纤维化的程度与异形巨核细胞的出现和从巨核细胞α颗粒中释放的成纤维细胞生长因子有关（如血小板衍生生长因子、碱性成纤维生长因子、表皮生长因子、转化生长因子-β及其他细胞因子）。
- 骨髓中成纤维细胞的增殖是对增加的异形巨核细胞所释放的细胞因子的反应，并非造血细胞克隆扩增本身。
- 在骨髓纤维化进展期可出现浓集成束的胶原纤维（Ⅰ型胶原）。
- 完全纤维化期的患者总是不可避免地出现骨硬化。

临床特征

- 大约25%的患者在诊断时无症状。
- 疲乏、虚弱、呼吸短促、心悸、体重下降、盗汗和骨痛是常见症状。
- 可能会出现消瘦、外周水肿或骨压痛。
- 脾大或脾梗死可导致左上腹胀满、疼痛或牵拉感，左肩痛，早饱感。
- 脾大几乎在所有确诊的患者中都存在，并在1/3的患者中表现为巨脾。
- 2/3的患者出现肝大。
- 可出现嗜中性皮肤病（Sweet综合征）。

特殊临床特征

纤维化前期

- 许多专家相信可通过一些早期改变，如轻度贫血、中性粒细胞轻度减少，以及出现血小板增多（表48-1）来判断患者是否处于骨髓纤维化前期。随着病情进展，会有持续的新发现。骨髓活检在这一阶段未见网状纤维增加，然而这一阶段骨髓中巨核细胞却是持续增加的，具有明显的聚集性和异型性，且大小不等。对具有这些特征的患者进行评估时，*JAK2*、*CALR* 或 *MPL* 突变有助于医生诊断骨髓增殖性肿瘤，然而这三种基因突变并不能被用来区分骨髓纤维化前期、骨髓纤维化期或原发性血小板增多症，而且约10%的骨髓纤维化患者没有出现这三种基因突变。基因突变的出现使得医生可以追踪病情发展。

髓外造血和纤维造血肿瘤

- 髓外造血出现于肝脏，尤其是脾脏中，因为髓外造血而导致这些器官增大。
- 髓外造血不能作为有效的血细胞来源。
- 造血灶常出现于肾上腺、肾脏、淋巴结、肠道、乳房、肺或其他部位。
- 脾脏切除后肝脏的髓外造血状况恶化，肝脏不断增大，有时为巨型肝，并可因此而致肝衰竭。

- 影像学上发现肿块、无法解释的神经系统体征或其他不能解释的体征应考虑纤维造血肿瘤，它可以发生在任何组织和器官。

表48-1　原发性骨髓纤维化的诊断要点
纤维化前期
无或有轻度贫血
无或有轻度白细胞增多
持续的血小板增多
无 *BCR-ABL* 融合基因
出现 *JAK2*、*CALR* 或 *MPL* 突变提示骨髓增殖性疾病（约90%的患者存在其中一种突变）
骨髓增生，粒系造血轻度增加；巨核细胞增多，异形巨核细胞及异形巨核细胞核成簇出现；嗜银染色显示网状纤维没有增加或轻微增加
明显的脾大少见
无或出现轻度不均性异形红细胞，包括泪滴状红细胞
完全纤维化期
骨髓网状纤维化，有或无胶原纤维
无 *BCR-ABL* 融合基因
约90%的患者出现 *JAK2*、*CALR* 或 *MPL* 三种突变中的一种
脾大
出现异形红细胞，每个油镜视野均可见泪滴状红细胞
外周血出现未成熟髓系细胞
外周血 CD34$^+$ 细胞增加
外周血出现有核红细胞
骨髓通常增生活跃，无论骨髓增生总体情况如何，巨核细胞总数增加，成簇出现形态高度异常的巨核细胞及裸核巨核细胞

- 中枢神经系统髓外造血可引起硬膜下出血、谵妄、脑脊液压力升高、视神经盘水肿、昏迷、运动感觉障碍和肢体瘫痪。
- 浆膜腔表面的造血灶可在胸腔、腹腔及心包腔等部位引起局部渗液。

门静脉高压、食管静脉曲张

- 原发性骨髓纤维化患者脾门静脉血流量大量增加、肝血管顺应性降低，均可引起严重的门静脉高压、腹水、食管和胃静脉曲张、胃肠道管腔内出血及肝性脑病。
- 肝静脉压力梯度正常应＜6Torr（译者注：1Torr＝1mmHg≈1.33×10^{2}Pa），本病发生时则明显升高。
- 可能出现门静脉血栓。

肺动脉高压

- 1/3的原发性骨髓纤维化患者肺动脉收缩压会增高，但出现症状的比例却非常小。肺髓外造血常与肺动脉高压有关。

骨骼的改变

- 影像学研究和骨髓活检结果显示随着骨密度不断增加而出现骨硬化。
- 骨膜炎可引起严重的骨痛。
- 骨血流量的增加（相当于25%的心输出量）可能会引起或加重充血性心力衰竭。

动静脉血栓事件

- 原发性骨髓纤维化患者发生动脉和静脉血栓的风险增加，但其程度尚不及真性红细胞增多症（参见第42章）。高龄、升高的血小板数、并发血管疾病是血栓发生的三个基本危险因素。
- 门静脉（或其他肠系膜静脉）血栓在某些患者中会表现出症状。

实验室特征

血液学发现

- 大多数患者有正细胞正色素性贫血（范围波动较大，患者平均血红蛋白＝105g/L）。
- 常出现不均性红细胞异形、有核红细胞、未成熟的骨髓细胞、幼粒幼红细胞外周血象、泪滴状红细胞（图48-1A）。
- 大多数患者的血涂片中偶尔可发现有核红细胞。
- 贫血可能会因血浆容量增大和脾脏对红细胞阻碍而加重。
- 网织红细胞数是变化的，通常因不同程度的贫血而使网织红细胞绝对值降低。
- 可出现溶血，但很少是抗人球蛋白（Coombs）试验阳性的自身免疫性溶血。
- 小细胞低色素性的获得性血红蛋白H病、泪滴状红细胞、亮甲酚蓝着色的血红蛋

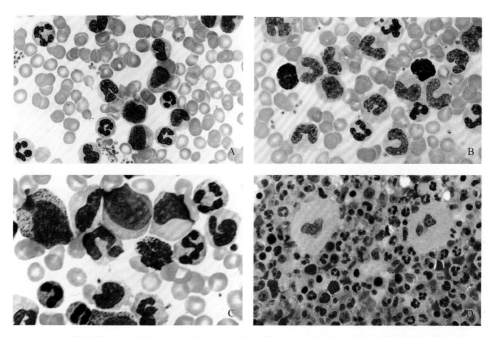

图48-1 原发性骨髓纤维化患者血涂片和骨髓切片。A.血涂片：特征性泪滴状异形红细胞、有核红细胞、异形核的分叶核中性粒细胞。B.骨髓病理切片：低倍镜，骨髓细胞增生活跃，骨髓中少分叶巨核细胞数量增多。C.骨髓病理切片：嗜银染色，明显增加的嗜银纤维代表了Ⅲ型胶原纤维（网状纤维）。D.骨髓病理切片：骨髓组织被大量胶原纤维取代而出现旋涡状胶原纤维（资料来源：Lichtman MA，Shafer MS，Felgar RE，et al. Lichtman's Atlas of Hematology 2016. New York，NY：McGraw Hill；2017. www.accessmedicine.com. ）

白 H 包涵体（血红蛋白 H 沉淀物）很少与骨髓纤维化的典型白细胞和血小板改变同时出现。

- 可能出现红细胞再生障碍性贫血，但很少见。
- 在许多研究中白细胞总数平均大约为 $12 \times 10^9/L$，并通常少于 $40 \times 10^9/L$，但也可能因为中性粒细胞增殖明显而最高至 $200 \times 10^9/L$。
- 在诊断时中性粒细胞减少出现在 15% 的患者中。
- 大多数患者血涂片中可见少量中幼粒细胞和晚幼粒细胞，原始细胞比例低（0.5% ~ 5%）。
- 中性粒细胞可能会出现吞噬功能受损，髓过氧化物酶活性下降，以及其他的功能异常。
- 嗜碱性粒细胞在数量上会有轻微上升。
- 约 40% 的患者血小板计数升高，约 33% 的患者确诊时血小板计数轻度到中度减少。
- 巨大血小板、异常血小板颗粒和偶尔在循环血中出现的微小巨核细胞为本病的特征性表现。
- 止血时间延长，血小板功能异常包括对肾上腺素的反应性聚集障碍、致密颗粒 ADP 含量缺乏和血小板脂氧合酶活性减低。
- 由于继发性无效造血及重度增大的脾脏拦截作用，约 10% 的患者表现为全血细胞减少。
- 血细胞计数的变化是以下几种不可预测因素的综合表现，如有效或无效造血，一系或多系的造血增殖，一系或多系早期细胞凋亡增多，脾大使血细胞滞留或细胞寿命缩短，抗血细胞抗体的出现，或其他因素所致。因此在诊断时的表现如下：①贫血，中性粒细胞增多，血小板增多；②贫血，中性粒细胞减少，血小板增多；③贫血，中性粒细胞增多，血小板减少；④贫血，中性粒细胞减少，血小板减少。其中第一类最常见。偶尔，贫血不是首发症状。
- 患者血液中多潜能祖细胞，粒系、单核系、红系祖细胞数量增多。
- 血 $CD34^+$ 细胞数升高是原发性骨髓纤维化的特征性表现，血 $CD34^+$ 细胞数 $> 15 \times 10^6/L$ 则基本可诊断为原发性骨髓纤维化，且 $CD34^+$ 细胞数升高的程度与疾病的严重程度及疾病的进展相关。
- 血清尿酸、乳酸脱氢酶、碱性磷酸酶、胆红素水平常升高。
- 血清白蛋白、胆固醇含量、高密度脂蛋白水平常降低。
- 可出现包括抗红细胞抗体、抗核抗体、抗 γ 球蛋白抗体、抗磷酸抗体及其他免疫学表现。

骨髓检查

- 见图 48-1。
- 由于骨髓纤维化，骨髓穿刺常失败（干抽）。
- 骨髓活检标本常示细胞增生活跃，红系、粒系、巨核系细胞不同程度增生。
- 嗜银染色常显示网状纤维增多，通常是明显增多。Gomori 三色染色能更明显地显示胶原纤维，有可能是极度纤维化，并伴随有骨硬化。

- 在重度纤维化的骨髓中，细胞增生程度可明显下降，但巨核细胞仍明显可见，它们常常形态异常，可为巨大巨核细胞、小巨核细胞、核分叶异常及裸核巨核细胞。
- 骨髓异常巨核细胞生成的增多是本病最常见和最具特征性的表现，并能解释一些继发的临床表现（如骨髓纤维化）。
- 粒系细胞可出现核分叶过多或过少，获得性Pelger-Huët畸形，核空泡变性、核质发育不平衡等异常改变。
- 可见小规模成簇原始细胞。
- 髓窦常扩大，髓窦内有未成熟的造血细胞及巨核细胞。
- 在约70%的患者中，微血管密度（血管生成亦增加）显著增加。

细胞遗传学改变

- 大约50%的患者有细胞遗传学异常，非整倍体（单倍体或三倍体）和假二倍体（局部缺失或易位引起）常见。这些细胞遗传学改变在成纤维细胞中少见。由于骨髓纤维化导致骨髓穿刺难以获得标本，一组可以反映最普遍异常的免疫荧光原位杂交探针可被用于寻找细胞遗传学异常（具体讨论见《威廉姆斯血液病学》第10版，第85章）。

磁共振成像（MRI）

- 骨髓纤维化改变了MRI中由正常骨髓脂肪引起的T_1加权像。随着细胞增生和纤维化程度的进展，T_1加权像和T_2加权像呈低亮度。MRI不能区分原发性骨髓纤维化和继发性骨髓纤维化，但通过临床和实验室检查结果，可以将两者区分开来，例如，可以检测出骨硬化和脊柱改变（三明治脊柱）。此外，通过该成像技术同样可检测出骨膜反应。

鉴别诊断

- 慢性粒细胞白血病：在慢性粒细胞白血病中，白细胞数通常 $> 50 \times 10^9 /L$，红细胞形态接近正常，而骨髓纤维化程度轻微，慢性粒细胞白血病患者出现Ph染色体或 *BCR-ABL* 融合基因阳性（见第47章）。
- 骨髓增生异常综合征：全血细胞减少和成熟障碍可见于骨髓增生异常综合征（常见）和原发性骨髓纤维化。5q染色体变异是骨髓增生异常综合征最常见的类型。在大多数情况下，泪滴状红细胞数（每个油镜下）、明显的脾大和骨髓纤维化应有助于区分原发性骨髓纤维化和骨髓增生异常综合征，骨髓纤维化的三个特征性基因（*JAK2*、*CALR*、*MPL*）突变之一亦可用于确诊（见第41和45章）。
- 毛细胞白血病：毛细胞白血病当伴有贫血、脾大及骨髓纤维化表现时，与原发性骨髓纤维化十分相似。但毛细胞白血病患者骨髓中存在异常单个核细胞（毛细胞），且外周血中无有核红细胞及泪滴状红细胞，毛细胞的特异性分化抗原（CD）可鉴别两种疾病（见第57章）。
- 可引起反应性骨髓纤维化的疾病包括转移癌（如乳腺癌、前列腺癌）、原发性肺纤维化、肺动脉高压、播散性分枝杆菌感染、肥大细胞增生症、骨髓瘤、肾性骨营养不良、血管免疫母细胞性淋巴结病、灰色血小板综合征、系统性红斑狼疮、结节性多动脉炎、神经母细胞瘤、维生素D缺乏性佝偻病、朗格汉斯细胞组织细胞增生症及恶性组织细胞病。

- 通常没有证据显示原发性自身免疫性骨髓纤维化与结缔组织病（尤其是系统性红斑狼疮）有关联，贫血和偶尔的全血细胞减少可能会出现，但本病通常没有原发性骨髓纤维化特征性的细胞改变（泪滴状红细胞、大小不均性异形红细胞），也没有脾大。本病通常对糖皮质激素有反应。

- 淋巴瘤、慢性淋巴细胞白血病、毛细胞白血病、巨球蛋白血症、淀粉样变、骨髓瘤、单克隆丙种球蛋白病，以及几乎所有类型的肺动脉高压均可同时伴有骨髓纤维化。

- 所有髓系克隆性疾病均可有骨髓网状纤维增多，但只有原发性骨髓纤维化有胶原纤维。

- 急性巨核细胞白血病可伴有明显的骨髓纤维化（急性骨髓纤维化）但没有特征性的红细胞改变和脾大，而外周血和骨髓中原始细胞和形态异常的巨核细胞会明显增生。

原发性骨髓纤维化与其他骨髓增殖性疾病的转化

- 真性红细胞增多症和原发性血小板增多症。大约15%的真性红细胞增多症在接受放血治疗和骨髓抑制治疗后发展为典型的骨髓纤维化（类似于原发性骨髓纤维化），通常是该病许多年后进展的表现（见第42和43章）。

- 5%～10%的原发性骨髓纤维化患者转化为急性白血病，而先前的真性红细胞增多症或原发性血小板增多症患者大约有20%转化为原发性骨髓纤维化，尤其是那些使用骨髓抑制剂治疗的患者。低原始细胞的髓系白血病较典型的急性白血病更常见。

治疗

- 一些长期无症状的患者无须特殊治疗。目前除了异基因造血干细胞移植外，尚无确切可治愈方案，且高龄患者移植会更困难。

贫血的治疗

- 雄激素治疗可使部分严重贫血患者症状得到改善（如达那唑，600mg/d，口服，男性化程度较轻）。雄激素治疗的患者需定期进行肝功能检查，超声检查有无肝脏肿瘤。

- 患者有明显溶血性贫血时可用糖皮质激素治疗［如泼尼松25mg/（m²·d）口服，短期使用］。据报道，在儿童患者中，大剂量糖皮质激素治疗可减轻骨髓纤维化程度并改善造血功能，但它们的副作用非常严重，如果可能，不应长期使用。

- 对于芦可替尼治疗的血小板减少症患者，联合给予沙利度胺可提高患者血红蛋白水平，增加血小板计数。

- 重组人促红细胞生成素治疗对约30%的重度贫血患者有效，尤其是对低血清促红细胞生成素水平的患者。

- 罗特西普，作为一种活化的配体，可促进晚期红细胞成熟，临床试验证实罗特西普可提高对促红细胞生成素反应不佳患者的血红蛋白水平，减少芦可替尼治疗患者的输血依赖。

脾大的症状和治疗

- 口服小剂量羟基脲（0.5～1.0g/d或1.0～2.0g，每周3次口服）可缩小肝脾体积，改善或消除体质性症状（发热、骨痛、盗汗、体重减轻等），改善血细胞数（升高血红蛋白水平、降低过高的血小板计数），有时可减轻骨髓纤维化的程度。依据血细胞计数进行剂量调整非常重要（开始每周调整一次，随后每2周一次，最后每个月一次）。
- 骨髓纤维化患者比其他髓系克隆增殖性疾病患者对化疗的耐受力更低，因此应相应减少化疗剂量，直到患者能够耐受。
- JAK2抑制剂（如芦可替尼和菲卓替尼）对患者有显著益处。大多数患者使用后脾脏体积缩小，全身症状减轻，血小板减少和贫血是剂量依赖性的（表48-2）。它们对没有JAK2突变的患者也有效，这可能是因为该药物抑制了可导致细胞因子释放的JAK亚型。

表48-2	口服芦可替尼起始剂量指导	
血小板计数（×10⁹/L）		剂量
200	20mg每日2次	
100～200	15mg每日2次	
50～100	5mg每日2次（仅当血小板计数保持在40×10⁹/L以上时，每个月增加5mg，直到脾脏缩小）	

注：FDA不批准药物用于起始血小板数在50×10⁹/L～100×10⁹/L的患者。

若芦可替尼治疗期间血小板数下降，应依据血小板数来减少药物剂量。不应给血小板数＜50×10⁹/L的患者用药。治疗应参考更多指南细节。

- 新药正在研究中，但尚未获得美国FDA批准用于临床试验之外。
  - 莫洛替尼，作为JAK1/2抑制剂，能够升高严重贫血患者的血红蛋白水平，目前正在与达那唑在有效性和安全性方面进行对比。
  - CPI-0610，当单独使用或与芦可替尼合用时，可缩小脾脏，增加血红蛋白水平，减轻症状。
  - navitoclax是一种BCL-XL/BCL2抑制剂，优先诱导骨髓成纤维祖细胞凋亡，似乎对JAK2抑制剂难治性患者也有效。
  - 伊美司他，作为一种端粒酶抑制剂，可诱导骨髓成纤维干细胞凋亡，其作用强于正常干细胞。
  - PUH71是一种热休克蛋白90的抑制剂，JAK2是它的伴侣蛋白。临床前数据表明PUH71与芦可替尼具有协同作用，因此PUH71正在与芦可替尼进行非常早期的试验。

— 目前正在研究阿扎胞苷与芦可替尼联合用药方案，预计两者能在减轻骨髓纤维化和缩小脾脏方面具有协同作用，增强造血功能和提高血细胞计数。

- 来那度胺能明显升高血红蛋白水平，增加血小板计数，25%～30%的患者脾脏缩小。

- 双膦酸盐［如口服依替膦酸钠（etidronate）6mg/（kg·d），隔月用药］可以缓解骨硬化和骨膜炎所致的骨痛并能改善造血。

- 选择性低剂量放疗对以下患者有用：
  — 严重的脾痛或巨脾（脾切除禁忌证）；然而，可能会出现严重全血细胞减少症，即"远隔效应"（照射部位以外的影响）。
  — 肺髓外造血导致呼吸衰竭。
  — 腹膜髓外造血引起腹水。
  — 局部严重骨痛（如骨膜炎或髓外纤维造血组织肿瘤引起的骨质溶解）。
  — 髓外肿瘤，特别是硬膜外肿瘤。

- 异基因造血干细胞移植对有合适供者且具有通过移植获得良好预后特征（如合适的年龄范围，没有合并症或其他特征）的患者有效。

- 非清髓性异基因造血干细胞移植在那些移植可能有效的患者中可以放宽年龄界限。

- 脾切除的主要指征包括：
  — 严重疼痛；对药物治疗和脾区照射治疗无效的脾大。
  — 严重依赖红细胞和（或）血小板输注。
  — 难治性溶血性贫血。
  — 严重的、有症状的血小板减少。
  — 门静脉高压。

- 患者出血时间、凝血酶原时间和部分凝血活酶时间延长是手术中和手术后出血的高危因素，这些患者需要谨慎的术前评估、替代治疗、术中止血及术后护理。

- 脾切除术后并发症发生率约为30%，死亡率约为10%。

- 原发性骨髓纤维化患者施行脾切除术特别困难，如脾脏体积大、与邻近结构的粘连（如膈面）、显著侧支循环的建立、脾门动脉扩张。

- 脾切除的并发症和死亡率及少有证据证明该手术能延长患者生命使得人们对使用脾切除术持保守态度。然而，在谨慎选择的患者中行脾脏切除术可能是有益的。

- 脾切除术可以改善由增加的脾血流量而导致的门静脉高压，尤其是对于由大量脾脏血流入肝所导致肝楔形动脉压力增高的患者。对于那些门静脉压力升高是由肝内血流阻滞或门静脉血栓形成所致，以及肝静脉压力梯度远高于正常上限（<6Torr）的患者，可行脾肾分流手术。为避免腹部手术，可行经颈静脉肝内门体静脉分流术。

- 阿那格雷对脾切除术后血小板增多可能有效。

病程和预后

- 诊断后的中位生存期大约为5年（范围：1～15年）。
- 至少16种因素与不良预后有关。
- 6项常见的不良预后因素：①老年患者；②严重贫血；③白细胞计数升高（>25×10⁹/L）或下降（<4.0×10⁹/L）；④诊断时出现发热、盗汗或体重减轻症状；⑤外周血原始细胞比例升高（>1.0%）；⑥包括5、7、17号染色体变异的细胞遗传学异常。
- 死亡的主要原因为感染、出血、脾切除后死亡及转化为急性白血病。

更多详细内容请参阅《威廉姆斯血液学》第10版，Josef T. Prchal，Marshall A. Lichtman：第85章 原发性骨髓纤维化。

（译者：刘静远 周 虎 徐泽锋）

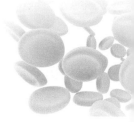

第七篇　多克隆淋巴细胞疾病

第49章

多克隆淋巴细胞与浆细胞疾病的分类和临床表现

分类

- 多克隆淋巴细胞和浆细胞疾病可以划分为两大类，即原发性疾病和获得性疾病（表49-1）。
  - 原发性疾病主要是由B细胞、T细胞或NK细胞的内在缺陷引起的，如X连锁无丙种球蛋白血症（B细胞功能紊乱）、先天性胸腺发育不全（T细胞缺陷），而NK细胞的先天异常大多伴随着B细胞或T细胞缺陷，如IL-7受体α链缺陷（见第51章）。
  - 获得性疾病源自机体对外来因素的生理或病理反应，多为病原体感染，如EBV或HIV感染（见第52～53章）。
- 单克隆（肿瘤性）淋巴细胞和浆细胞疾病的分类见第八篇第54章，具体病种介绍见第55～72章。
- 淋巴系统疾病可有多种临床表现，不仅仅局限于免疫系统，如麻风或系统性红斑狼疮。
- 某些情况下，分类还受临床表现的影响：
  - 由病理性自身抗体引起的疾病（如自身免疫性溶血性贫血）（第22～25章）及自身免疫性血小板减少（第74章）。
  - 淋巴细胞释放过多细胞因子导致的疾病（如慢性炎症反应性疾病）。

表49-1　非克隆性淋巴细胞和浆细胞疾病的分类
Ⅰ.原发性疾病
A.B细胞缺乏或功能缺陷
1.无丙种球蛋白血症
a.获得性无丙种球蛋白血症
b.与浆细胞骨髓瘤、重链病、轻链淀粉样变性、华氏巨球蛋白血症或慢性淋巴细胞白血病相关
c.与乳糜泻相关
d.X连锁布鲁顿无丙种球蛋白血症
e.常染色体隐性无丙种球蛋白血症
f.常染色体显性无丙种球蛋白血症
g.常见变异型免疫缺陷病
h.婴儿期短暂性低丙种球蛋白血症

　　i. Bloom综合征

　　j. Comel-Netherton综合征

2.选择性无丙种球蛋白血症

　　a.免疫球蛋白（Ig）M缺乏

　　　（1）选择性IgM缺乏

　　　（2）Wiskott-Aldrich综合征

　　b.选择性IgG缺乏

　　c. IgA缺乏

　　　（1）孤立性无症状的

　　　（2）脂肪泻性的

　　d. IgA和IgM缺乏

　　e. IgA和IgG缺乏

　　　（1）CD40/CD40L缺乏

　　　（2）活化诱导的胞苷脱氨酶（AID）［尿嘧啶-DNA糖基化（UNG），IgM升高］

　　　（3）*PMS2*缺乏

3. IgA升高

4. IgD升高

5. IgE升高

6. HIV感染相关的IgE升高

7. IgM升高的免疫缺陷

8. X染色体伴性遗传淋巴组织增生性疾病

B. T细胞缺乏或功能缺陷

1.软骨-毛发发育不全

2.淋巴细胞功能性抗原-1缺乏

3.胸腺发育不全（DiGeorge综合征）

4.胸腺增生异常（Nezelof综合征）

5.胸腺发育低下

6. CD8缺乏

7. CD3γ缺乏

8.翼型螺旋缺乏

9. IL-2受体α重链（CD25）缺乏

10. STAT 5b缺乏

11. Schimke综合征

12. JAK3缺乏

13. γc缺乏

14. Wiskott-Aldrich综合征

15. ZAP-70缺乏

16.嘌呤核苷磷酸化物酶缺乏

17. IL-7受体缺乏

18.主要组织相容性复合体Ⅰ或Ⅱ缺乏

19.冠蛋白-1A缺乏

20. *FOXP3*突变引起的IPEX综合征造成的CD4$^+$调节性T细胞缺乏

21.因自身免疫调节基因（*AIRE*）突变引起自身免疫性多内分泌病-念珠菌病-外胚层营养不良（APECED）综合征

22.自身免疫性淋巴增殖综合征

23. T细胞受体α恒定区（TRAC）缺乏

24.淋巴细胞特异性蛋白酪氨酸激酶缺乏（Lck或p56lck）

25.加帽蛋白调节剂和肌球蛋白1连接子2（CARMIL2）缺乏

C.联合性B细胞和T细胞缺乏或功能异常

　　1.共济失调-毛细血管扩张症

　　2.联合性免疫缺陷综合征

　　　　a.腺苷脱氨酶缺乏

　　　　b.胸腺淋巴组织发育不全

　　　　c.CD45缺乏

　　　　d.X染色体伴性遗传重症联合免疫缺陷病（SCID）

　　　　e.T-B-NK＋SCID

　　　　f.与DOCK8基因突变相关的联合免疫缺陷

　　　　g.继发于Artemis蛋白突变的放射敏感性SCID

　　　　h.继发于Cernunnos蛋白突变的放射敏感性SCID

　　　　i.继发于DNA连接酶突变的SCID

　　　　j.继发于重组激活基因（RAG）突变的SCID

　　3.主要组织相容性复合体Ⅱ缺乏——无淋巴细胞综合征

　　4.IgG和IgA缺乏合并细胞免疫缺陷（Ⅰ型异常丙种球蛋白血症）

　　5.胸腺瘤相关的免疫缺陷

　　6.吡哆醇缺乏

　　7.网状系统发育不全（先天性白细胞减少）

　　8.Omenn综合征

　　9.CXCR4基因突变引起的WHIM综合征

D.NK细胞异常：慢性NK细胞增多症

　　1.慢性NK细胞增多症

　　2.经典NK细胞缺陷

Ⅱ.获得性疾病

A.获得性免疫缺陷综合征（AIDS）

B.反应性淋巴细胞或浆细胞增多症

　　1.百日咳鲍特菌淋巴细胞增多

　　2.巨细胞病毒性单核细胞增多症

　　3.药物性淋巴细胞增多症

　　4.应激性淋巴细胞增多症

　　5.持续性多克隆性B细胞增多症

　　6.脾切除术后淋巴细胞增多症

　　7.EBV性单个核细胞增多症

　　8.炎症性（继发性）骨髓浆细胞增多症

　　9.大颗粒淋巴细胞增多症

　　10.其他病毒性单核细胞增多症

　　11.多克隆性淋巴细胞增多症

　　12.血清病

　　13.与胸腺瘤相关的T细胞增多症

　　14.刚地弓形虫性单核细胞增多症

　　15.克氏锥虫感染

　　16.病毒感染性淋巴细胞增多症

　　17.猫抓病和其他慢性细菌感染

续表

C.系统性疾病相关的T细胞缺失或功能紊乱
　　1.慢性B细胞白血病
　　2.霍奇金淋巴瘤
　　3.麻风病
　　4.系统性红斑狼疮
　　5.干燥综合征
　　6.结节病

临床表现

B细胞功能紊乱

- 任何一类病原微生物（如细菌、病毒、真菌）的感染都是由于免疫球蛋白缺乏和病原体的调节及清除能力受损而导致的。
- 病理性自身抗体的异常产生导致组织和器官损伤，如免疫性溶血性贫血、免疫性血小板减少、重症肌无力、甲状腺炎。
- 由抗原慢性刺激引起某个B细胞克隆的发育缺陷或某个克隆的过度扩增，从而导致产生过多的单克隆免疫球蛋白，最终可能发展为单克隆丙种球蛋白病（第68章）。

T细胞功能紊乱

- T细胞的缺乏可导致机体免疫缺陷。
- 具体临床表现取决于受累的T细胞亚群：
  - CD4$^+$的Th1细胞缺陷：这种迟发型超敏反应的缺陷会导致机体对病原体（如分枝杆菌、李斯特菌、布鲁氏菌、真菌或其他细胞内病原体）的细胞免疫反应缺陷，从而增加机会性感染的概率。
  - CD4$^+$的Th2细胞缺陷：削弱机体对细菌、病毒或真菌的二次免疫应答能力。
  - CD4$^+$的调节性T细胞缺陷：此亚群细胞的缺乏会引起全身性自身免疫性疾病。
  - CD4$^+$的Th17细胞缺陷：皮肤或胃肠道此类细胞的缺乏或减少会增加相关部位感染的概率。
- 移植物抗宿主反应是T细胞介导的免疫反应，通常继发于异基因造血干细胞移植（第39章）。

 更多详细内容请参阅《威廉姆斯血液学》第10版，Yvonne A. Efebera，Michael A. Caligiuri：第77章　多克隆淋巴细胞和浆细胞疾病的分类及临床表现。

（译者：李　倩　王亚非）

第50章

淋巴细胞增多症与淋巴细胞减少症

淋巴细胞增多症

定义

- 成人：淋巴细胞计数超过 $4.0 \times 10^9/L$。
- 儿童：淋巴细胞计数正常值高于成人（平均约 $6.0 \times 10^9/L$）（见第6章）。
- 原发性和反应性淋巴细胞增多症的病因（表50-1）。
- 行血涂片检查以明确是否有以下疾病的异常特征：
  - 幼稚细胞，与急性淋巴细胞白血病相关（见第55章）。
  - 小淋巴细胞和涂抹细胞，与慢性淋巴细胞白血病相关（CLL）（见第56章）。
  - 大颗粒淋巴细胞，与大颗粒淋巴细胞白血病相关（LGLL）（见第58章）。
  - 小裂细胞，与低级或中级别淋巴瘤相关（见第62章）。
  - 反应性淋巴细胞，与传染性单核细胞增多症相关（见第53章）。
- 细胞表面标志（CD）的流式细胞术免疫表型分析、单克隆免疫球蛋白的血清蛋白电泳和免疫固定电泳、TCR基因重排的检测或克隆性细胞遗传学的发现均可以为单克隆淋巴细胞增多症（B或T细胞白血病/淋巴瘤）和多克隆（反应性）淋巴细胞增多症的鉴别提供证据。

表50-1　淋巴细胞增多症的病因

Ⅰ.原发性淋巴细胞增多症
  A.淋巴细胞恶性肿瘤
    1.急性淋巴细胞白血病（见第55章）
    2.慢性淋巴细胞白血病及相关疾病（见第56章）
    3.幼淋巴细胞白血病（见第55章）
    4.毛细胞白血病（见第57章）
    5.成人T细胞白血病（见第55和67章）
    6.B细胞淋巴瘤细胞白血病（见第61和62章）
    7.大颗粒淋巴细胞白血病（见第58和67章）
      a.NK细胞白血病（见第67章）
      b.CD8⁺T细胞大颗粒淋巴细胞白血病（见第67章）
      c.CD4⁺T细胞大颗粒淋巴细胞白血病（见第67章）
      d.γ/δ T细胞大颗粒淋巴细胞白血病（见第67章）
  B.单克隆B细胞增多症（见第56章）
  C.持续性多克隆B细胞增多症

续表

Ⅱ.反应性淋巴细胞增多症
  A.单核细胞增多症（见第53章）
    1.EB病毒
    2.巨细胞病毒
    3.人类免疫缺陷病毒
    4.单纯疱疹病毒Ⅱ型
    5.风疹病毒
    6.弓形虫
    7.腺病毒
    8.传染性肝炎病毒
    9.登革病毒
    10.人类疱疹病毒6型（HHV-6）
    11.人类疱疹病毒8型（HHV-8）
    12.水痘-带状疱疹病毒
  B.百日咳鲍特菌
  C.NK细胞增多症
  D.应激性淋巴细胞增多症（急性）
    1.心血管衰竭
      a.急性心力衰竭
      b.心肌梗死
    2.葡萄球菌中毒性休克综合征
    3.药物诱导
    4.大手术
    5.镰状细胞危象
    6.癫痫持续状态
    7.创伤
  E.超敏反应
    1.昆虫叮咬
    2.药物
  F.持续性淋巴细胞增多症（亚急性或慢性）
    1.癌症
    2.吸烟
    3.脾功能减退
    4.慢性感染
      a.利什曼病
      b.麻风病
      c.类圆线虫病
    5.胸腺瘤

原发性淋巴细胞增多症

淋巴细胞恶性肿瘤

- 为淋巴增生性疾病。
- 单克隆B细胞、T细胞、NK细胞或淋巴系中不完全分化的细胞的肿瘤性积聚。

单克隆B细胞增多症

- 定义：B细胞计数$< 5.0 \times 10^9$/L的单克隆B细胞群扩增，无器官肿大、淋巴结肿大、

髓外受累等相关临床表现。

- 低计数（B细胞计数<0.5×10^9/L）和高计数（B细胞计数0.5×10^9/L～5.0×10^9/L）的单克隆B细胞增多症（MBL）的分组特点见表50-2。
- 低计数MBL患者无须进行常规随访，罕见进展为高计数MBL和CLL。
- 高计数MBL患者有发展为CLL的风险（每年1%～2%），应每6～12个月进行一次体检和全血细胞计数。

表50-2	高计数和低计数单克隆B细胞增多症的特征	
	高计数MBL	低计数MBL
转化为CLL（需要治疗）的风险	1%～2%每年	极为少见
血液学随访间隔	6～12个月	不需要
有无感染风险	有	有
是否符合献血条件	否	是
是否符合干细胞捐献条件	否	否

注：CLL，慢性淋巴细胞白血病；MBL，单克隆B细胞增多症。

资料来源：Molica S，Mauro FR，Molica M，et al. Monoclonal B-cell lymphocytosis：a reappraisal of its clinical implications，Leuk Lymphoma. 2012 Sep；53（9）：1660-1665。

持续性多克隆B细胞增多症

- 淋巴细胞计数>4×10^9/L，呈慢性中度升高，无感染证据或其他可增加淋巴细胞计数的条件。
- 罕见病，病因不明，多见于中年女性，与吸烟相关。
- 高比例的淋巴细胞有双叶核或具有其他核异常（图50-1）。
- 淋巴细胞分泌多克隆免疫球蛋白（图50-1）。
- 临床表现常伴有轻度脾大和（或）血清IgM升高，与B细胞恶性肿瘤患者相似。
- 大多数患者只有少量B细胞存在染色体异常，最常涉及的为3号和14号染色体（累及免疫球蛋白重链基因），还有18号染色体（累及 *BCL2* 基因）。
- 部分病例可演变为单克隆淋巴细胞增殖性疾病。

继发性（反应性）淋巴细胞增多症

- 继发于对B细胞感染、毒素、细胞因子或其他未知因素的生理或病理生理应答的淋巴细胞增多。

传染性单核细胞增多症

- 是反应性淋巴细胞增多症的最常见原因，主要源于多克隆CD8[+]T细胞的增加。
- 由EBV感染所致（见第53章）。临床上以支持治疗为主。
- 血清嗜异性抗体阳性。
- 血涂片中常见特征性的反应性淋巴细胞（图50-2）。

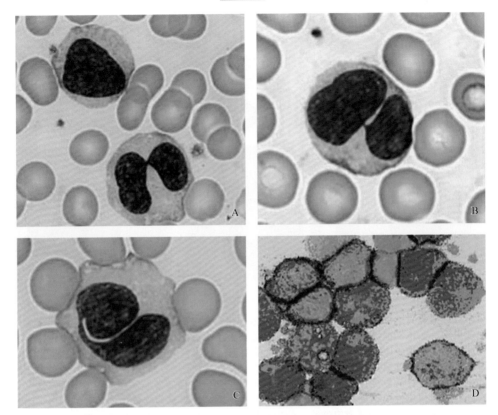

图 50-1　持续性多克隆 B 细胞增生症患者血涂片。A～C.该疾病中的淋巴细胞核异常。淋巴细胞核可为双叶状或分叶状，但不一定完全分叶，有一些淋巴细胞核为单叶。D.轻链分析：免疫酶法。细胞离心标本制备。过氧化物酶标记的抗 κ 免疫球蛋白轻链和碱性磷酸酶标记的抗 λ 轻链。记录淋巴细胞多克隆反应；某些细胞表面有 κ 轻链（褐色），有些细胞表面有 λ 轻链（淡红色）。分子学研究并未显示免疫球蛋白基因重排（资料来源：Dr. Xavier Troussard，Laboratoire d' Hématologie，CHU Côte de Nacre，Caen，France.）

急性感染性淋巴细胞增多症
- 属于儿童期疾病，通常影响 2～10 岁的儿童。
- 特点：形态正常的多克隆 T 细胞和 NK 细胞明显增多（图 50-2）。
- 病因不明，部分病例与柯萨奇病毒 B2、弓形虫病或恶性疟疾的急性感染相关。
- 该病通常无症状，可出现持续几日的发热、腹痛或者腹泻。
- 无肝脾增大。
- 淋巴细胞计数通常在 $20 \times 10^9/L \sim 30 \times 10^9/L$，但可高达 $100 \times 10^9/L$。
- 临床症状消退后淋巴细胞增多仍可能持续数周。
- 骨髓中淋巴细胞数量有不同程度的增加。
- 血清嗜异性抗体阴性。

百日咳鲍特菌感染
- 形态学正常的 CD4$^+$T 细胞增多，范围为 $8 \times 10^9/L \sim 70 \times 10^9/L$。

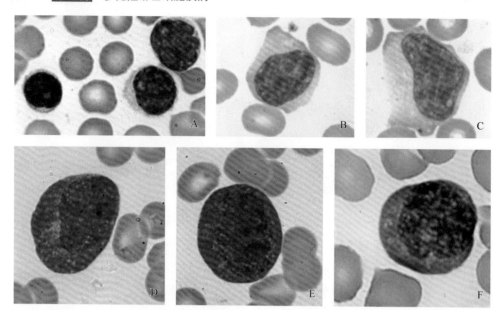

图50-2　血涂片。A.急性感染性淋巴细胞增多：儿童急性感染性淋巴细胞增多的淋巴细胞外形多正常，如本例血涂片所示，淋巴细胞可能在大小上有所差异。注意典型的小淋巴细胞染色质密集，细胞质边缘不明显，而两个稍大的淋巴细胞染色质稀疏。B、C.反应性淋巴细胞：淋巴细胞体大且胞质成分增多，呈嗜碱性，边缘常邻近红细胞，偶尔可见核仁。这种淋巴细胞外观的变化在触发免疫反应的许多疾病中可以见到，包括病毒性疾病。在光镜下，这些细胞的外观同传染性单核细胞增多症、病毒性肝炎、登革热等其他疾病中的反应性淋巴细胞难以区分。D～F.浆细胞样淋巴细胞：此种类型的反应性淋巴细胞胞质大而深染，与浆细胞质颜色相似，但保留了自身细胞核、细胞外形和中等大小淋巴细胞的特点，没有大多数浆细胞所具有的明显的核周透亮区和偏心核的特点，在感染、药物过敏、血清病型反应等很多疾病状态下可见（资料来源：Lichtman MA，Shafer MS，Felgar RE，et al. Lichtman's Atlas of Hematology 2016. New York，NY：McGraw Hill；2017. www.accessmedicine.com.）

- 发病机制：百日咳毒素是一种可以抑制趋化因子受体信号转导的腺苷二磷酸（ADP）核糖核酸酶，阻碍淋巴细胞从血液到淋巴组织的迁移能力，从而造成淋巴细胞增多。
- 在一群淋巴细胞中通常可以见到典型的分叶核。
- 百日咳毒素还可与T细胞表面糖蛋白的神经氨酸残基结合从而诱导T细胞活化。

大颗粒淋巴细胞增多症

- 这类淋巴细胞增多是由NK细胞、CD8$^+$T细胞或更罕见的CD4$^+$T细胞扩增引起的。
- 最常见的形式是NK细胞增多症，由CD3$^-$CD16$^+$CD56$^+$NK细胞扩增引起，其NK细胞计数范围为4×10^9/L～15×10^9/L。
- 应评估血液淋巴细胞中T细胞受体的克隆性重排，明确是否指示T细胞LGLL（见第58章）。
- NK细胞或T细胞扩增可能是机体对系统性感染和（或）免疫失调过度反应的表现。

- 病程进展缓慢，中位生存期为 9 ～ 10 年。

药物诱导的淋巴细胞增多症

- 达沙替尼和伊布替尼分别应用于慢性髓细胞性白血病和 CLL 的治疗时可引起淋巴细胞增多。

应激性淋巴细胞增多症（急性）

- 当肾上腺素诱导淋巴细胞的再分布后会迅速出现淋巴细胞增多。
- 淋巴细胞计数通常＞ 5×10^9/L，在数小时内可恢复至正常或者低于正常水平。
- 应激性淋巴细胞增多症是住院患者淋巴细胞增多的常见原因，其可能与创伤、手术、急性心力衰竭、脓毒症休克、心肌梗死、镰状细胞危象或癫痫持续状态相关。

超敏反应

- 由昆虫叮咬所致超敏反应可能与大颗粒淋巴细胞增多症和淋巴结肿大有关。

持续性淋巴细胞增多症（亚急性或慢性）

- 与各种临床情况相关，如潜在的肿瘤、脾切除术后，或与病毒或细菌感染相关。

淋巴细胞减少症

定义

- 淋巴细胞计数小于 1.0×10^9/L。
- 通常由 CD4+ 辅助性 T 细胞减少所致，因为该细胞类型约占血液淋巴细胞的一半。
- 与淋巴细胞减少症相关的疾病和情况总结见表 50-3。

表50-3　淋巴细胞减少症的病因
Ⅰ.遗传因素
A.先天性免疫缺陷病（见第 51 章）
1.重症联合免疫缺陷病
a.淋巴祖细胞发育不全
b.腺苷脱氨酶缺乏症
c.组织相容性抗原缺失
d.CD4+ 辅助性 T 细胞缺失
e.伴白细胞减少的胸腺淋巴组织发育不全（网状组织发育不全）
f.T 细胞发育基因突变
2.常见变异型免疫缺陷
3.共济失调 - 毛细血管扩张症
4.Wiskott-Aldrich 综合征
5.免疫缺陷伴短肢侏儒症（软骨 - 毛发发育不全）
6.免疫缺陷伴胸腺瘤
7.嘌呤核苷磷酸化酶缺乏症
8.免疫缺陷伴肝静脉闭塞性疾病
B.遗传多态性所致淋巴细胞减少

Ⅱ.获得性因素
　　A.再生障碍性贫血（见第3章）
　　B.感染性疾病
　　　　1.病毒性疾病
　　　　　　a.获得性免疫缺陷综合征（见第52章）
　　　　　　b.严重急性呼吸综合征
　　　　　　c.西尼罗脑炎
　　　　　　d.肝炎
　　　　　　e.流感
　　　　　　f.单纯疱疹病毒
　　　　　　g.人类疱疹病毒6型（HHV-6）
　　　　　　h.人类疱疹病毒8型（HHV-8）
　　　　　　i.麻疹病毒
　　　　　　j.其他
　　　　2.细菌性疾病
　　　　　　a.结核病
　　　　　　b.伤寒
　　　　　　c.肺炎
　　　　　　d.立克次体病
　　　　　　e.埃立克体病
　　　　　　f.脓毒症
　　　　3.寄生虫病：疟疾感染的急性期
　　C.医源性
　　　　1.免疫抑制剂
　　　　　　a.抗淋巴细胞球蛋白治疗
　　　　　　b.阿仑单抗（Campath-1H）
　　　　　　c.糖皮质激素
　　　　2.大剂量补骨脂素外加紫外线A治疗
　　　　3.Stevens-Johnson综合征
　　　　4.化疗
　　　　5.血小板或干细胞单采
　　　　6.放疗
　　　　7.大手术
　　　　8.体外循环
　　　　9.肾移植或骨髓移植
　　　　10.胸导管引流
　　　　11.血液透析
　　　　12.供体淋巴细胞输注单采
　　D.系统性疾病相关
　　　　1.自身免疫性疾病
　　　　　　a.关节炎
　　　　　　b.系统性红斑狼疮
　　　　　　c.干燥综合征
　　　　　　d.重症肌无力
　　　　　　e.系统性血管炎
　　　　　　f.白塞样综合征

g.皮肌炎

h.韦格纳肉芽肿

2.霍奇金淋巴瘤（见第60章）

3.癌症

4.特发性骨髓纤维化

5.蛋白丢失性肠病

6.心力衰竭

7.结节病

8.热损伤

9.重症急性胰腺炎

10.剧烈运动

11.硅沉着病

12.乳糜泻

E.营养和膳食

1.酗酒

2.锌缺乏症

Ⅲ.特发性：特发性CD4+T细胞减少症

遗传因素

- 遗传性免疫缺陷病无论是在质还是在量方面都能够导致无效的淋巴细胞生成（见第51和52章）。

- 其他免疫缺陷，如Wiskott-Aldrich综合征，因细胞骨架异常而导致T细胞被过早破坏（见第51章）。

获得性淋巴细胞减少

感染性疾病

- 获得性免疫缺陷综合征（AIDS）；感染1型或2型人类免疫缺陷病毒（HIV-1或HIV-2）致CD4+辅助性T细胞破坏（见第52章）。

- 其他病毒性疾病（如流感）和细菌性疾病。

- 活动性肺结核；淋巴细胞减少症通常在启动适当治疗2周后得到解决。

医源性

- 放疗、化疗，或抗淋巴细胞球蛋白或阿仑单抗（Campath-1H）治疗所致。

- 长期使用补骨脂素和紫外线A照射治疗银屑病可能会导致T细胞减少。

- 糖皮质激素引起淋巴细胞减少的机制并不明确，可能与糖皮质激素诱导淋巴细胞再分布和淋巴细胞破坏相关。

- 重大手术，可能与淋巴细胞的再分布相关。

- 胸腔导管引流致淋巴细胞从体内被移除。

- 血小板单采时，淋巴细胞和血小板从体内移除，造成了短暂的淋巴细胞减少。

与淋巴细胞减少相关的系统性疾病

- 系统性红斑狼疮可伴有自身抗体介导的淋巴细胞减少症。

- 结节病，可能是T细胞增殖受损所致。

- 蛋白丢失性肠病，可能导致体内淋巴细胞的丢失。

烧伤

- 外周淋巴细胞重新分配至组织可造成严重的T细胞减少。

营养/饮食因素

- 锌缺乏（锌元素为正常T细胞的发育和功能所必需）。
- 过量饮酒造成淋巴细胞增殖受损。

特发性CD4$^+$T细胞减少症

- 定义：无HIV-1或HIV-2感染的血清学或病毒学证据，且两次独立的CD4$^+$T细胞计数<3×10^8/L。
- 应排除先天性免疫缺陷病，如常见变异型免疫缺陷（见第51章）。
- 渐进性的CD4$^+$T细胞计数减少。
- 在已报道的病例中，半数以上存在提示细胞免疫缺陷的机会性感染（如卡氏肺孢子菌肺炎）。这些患者被归类为特发性CD4$^+$T细胞减少症及严重的原因不明的HIV血清阴性免疫抑制。与感染HIV的患者相比，这些患者的CD4$^+$T细胞计数通常稳定，并伴有其他淋巴细胞亚群的减少；此类患者的CD4$^+$T细胞减少可出现部分或完全自发性逆转。
- 排除性诊断，需要完整的血细胞计数和白细胞分类计数、流式细胞术进行评估，并排除如HIV等病毒感染。

更多详细内容请参阅《威廉姆斯血液学》第10版，Anthony G. Mansour，Michael A. Caligiuri：第78章　淋巴细胞增多症和淋巴细胞减少症。

（译者：黄　亮）

第51章

原发性免疫缺陷综合征

- 原发性免疫缺陷综合征（PIDD）的特征是容易感染，通常与自身免疫和炎症相关，并且由于免疫稳态和免疫监视受损，恶性肿瘤的风险也会增加。
- 临床表现根据免疫缺陷的性质而不同。PIDD的主要临床特点见表51-1。
- 除免疫球蛋白（Ig）A缺乏症和DiGeorge综合征外，PIDD通常较为少见，患病率为1/50 000～1/10 000。
- 大多数形式遵循孟德尔遗传定律，在儿童时期出现；有些疾病如普通免疫缺陷病，具有多因素起源，且会在以后的生活中出现。
- 诊断方法依据详细的家族史和临床病史、体格检查和实验室检查。实验室检查结果应与年龄匹配的对照值进行比较，因为白细胞计数、淋巴细胞亚群、补体成分、Ig水平和抗体产生（尤其是多糖抗原）在婴幼儿时期会发生显著变化并逐渐成熟。
- 识别PIDD对于早期开始最佳治疗至关重要。

表51-1 原发性免疫缺陷综合征的主要临床特点				
中性粒细胞数量或功能缺陷（第63、64章）	抗体缺陷	联合免疫缺陷	补体缺陷	免疫失调
严重细菌及真菌感染	出生4～6个月后反复感染	早发的呼吸道及肠道感染（细菌、病毒、真菌）	包膜相关病原体引起的复发或严重感染	可变（取决于潜在缺陷）
皮肤或深部细菌和真菌性脓肿	肠道蓝氏贾第鞭毛虫感染	机会性感染	反复脑膜炎、奈瑟菌感染	细菌、念珠菌、疱疹病毒科
罕见细菌及真菌感染	肠病毒性脑膜炎	持续的念珠菌病	自身免疫表现（系统性红斑狼疮样）	淋巴细胞间质性肺病
结肠炎	红皮病		不典型溶血尿毒症综合征	自身免疫性细胞减少肠病
	发育障碍		反复发作血管性水肿（CI-INH缺陷）	淋巴组织增生、淋巴瘤

主要抗体缺陷症

X连锁和常染色体隐性遗传的先天性无丙种球蛋白血症

定义和遗传特征

- X连锁和常染色体隐性遗传的先天性无丙种球蛋白血症是B细胞发育成熟缺陷

所致。

- X连锁无丙种球蛋白血症（XLA）是布鲁顿酪氨酸激酶（*BTK*）基因突变的结果。
- 常染色体隐性的遗传性无丙种球蛋白血症是由免疫球蛋白（Ig）重链或轻链相关基因（如*IGHM*、*IGLL1*、*CD79a*、*CD79b*或B细胞衔接分子*BLINK*）突变所导致。

临床特征

- XLA和常染色体隐性的无丙种球蛋白血症有相似的临床特点：低Ig水平、B细胞减少和反复感染。
- 由于IgG可以穿过胎盘，患有先天性XLA的婴儿出生时IgG水平可正常，在生命的最初几个月通常没有症状。
- 症状和体征或轻或重，个体差异很大。患儿可在出生后4～12个月起病，但在一些患者中可数年无明显的临床表现。
- 中耳炎、鼻窦炎、脓皮病及腹泻是最常见的临床表现。
- 肺炎、脑膜炎、败血症、骨髓炎和脓毒性关节炎等可较晚出现。
- 在患XLA的幼儿中，急性感染常合并中性粒细胞减少，从而增加反复感染或慢性感染的风险。
- 流感嗜血杆菌、肺炎链球菌、金黄色葡萄球菌是XLA患者感染最常见的病原菌。
- 尽管XLA患者对病毒感染通常仍有抵抗力，但对埃可病毒、柯萨奇病毒等易感而表现为脑膜炎、皮肌炎或肝炎，也容易感染脊髓灰质炎病毒。一旦来自母体的抗体消失，患者在接种减毒活疫苗后可出现严重并发症甚至死亡。
- 蓝氏贾第鞭毛虫、螺旋杆菌、轮状病毒所致的胃肠炎并不少见，可能与吸收不良相关。
- 患者侵袭性直肠乙状结肠癌的发病率增加。

实验室特征

- 患者血清Ig水平明显降低，B细胞数减少，低于正常值的1%。
- 由于前B细胞停止发育成熟，很少有B细胞分化为浆细胞，因而骨髓、胃肠道黏膜、淋巴结中缺乏浆细胞。
- 特异性抗体减少或检测不到（表51-2）。
- 流式细胞术可以分析正常单核细胞或血小板中的BTK蛋白，并检出女性携带者。
- *BTK*基因突变测序可用于诊断及识别受影响的男婴。

治疗

- 替代疗法。静脉注射免疫球蛋白（IVIG），剂量为400～600mg/kg，每3～4周一次；或皮下注射，剂量为100～130mg/kg，每周一次。
- 合并慢性肺部疾病的患者可预防性应用抗生素。

病程

- IVIG替代治疗显著减少了慢性感染的发生率。
- 尽管在一项全球范围的XLA患者护理中心调查中报告了儿童期后的良好存活率，但随访成人的中心中，只有62%的中心表示，超过75%的患者生存超过20岁。

表51-2 普通原发性免疫缺陷：实验室及临床特征*

	淋巴细胞			细胞免疫	血清免疫球蛋白（Ig）				抗体反应	常见感染或特征
	B	T	NK		M	G	A	E		
主要抗体缺陷										
X连锁无丙种球蛋白血症（BTK缺陷）	-	+	+	+	↓	↓	↓	↓	-	细菌、蓝氏贾第鞭毛虫
常染色体隐性遗传无丙种球蛋白血症（λ5、Igα、Igβ或BLNK、p85α、E47缺陷）	-	+	+	+	↓	↓	↓	↓	-	细菌
婴幼儿短暂性低丙种球蛋白血症	+	+	+	+	N/↓	N/↓	N/↓	N/↓	+/-	细菌
选择性IgA缺陷	+	+	+	+	N	N	↓	N	+/-	细菌、蓝氏贾第鞭毛虫
CVID	+	+	+	+	N/↓	↓	↓	↓	-	细菌、蓝氏贾第鞭毛虫
CVID样疾病	+	+	+	+	N/↓	↓	↓	↓	-	细菌、蓝氏贾第鞭毛虫
活化PI3Kδ综合征	+	+	+	+	N/↑	N/↓	N/↓	↓	-	细菌、EBV、CMV、HPV、淋巴瘤
NF-κB1缺陷	N/↓	+	+	+	↓	N/↓	N/↓	↓	-	细菌、EBV、自身免疫性
NF-κB2缺陷	↓	+	+	+	↓	↓	↓		-	细菌、自身免疫性内分泌病
IKAROS缺陷	N/↓	+	+	+	↓	↓	↓	↓	-	细菌、自身免疫性、急性淋巴细胞白血病
高IgM综合征										
X连锁CD40配体缺陷	+	+/-	+	+/-	N/↑	↓	↓	↓	+/-	细菌、病毒、真菌
CD40缺陷	+	+	+	+	N/↑	↓	↓	↓	+/-	细菌、病毒、真菌
活化诱导胞嘧啶核苷脱氨酶缺陷	+	+	+	+	N/↑	↓	↓		+/-	细菌
尿嘧啶-DNA糖苷酶缺陷	+	+	+	+	N/↑	↓	↓		+/-	细菌
IKBKG突变引起的X连锁NEMO缺陷	+	+	+	+	N/↑	↓	↓	↓	+/-	细菌、病毒、真菌
重症联合免疫缺陷										
IL受体γ链缺陷（X链锁SCID）	+	-	-	-	↓	↓	↓	↓	-	细菌、病毒、真菌

续表

	淋巴细胞			细胞免疫	血清免疫球蛋白（Ig）				抗体反应	常见感染或特征
	B	T	NK		M	G	A	E		
Janus相关激酶3（JAK3）缺陷	+	-	-	-	N	↓	↓	↓	-	细菌、病毒、真菌
IL-7受体α链缺陷	+	-	+	-	N	↓	↓	↓	-	细菌、病毒、真菌
Zap-70酪氨酸激酶缺陷	+	+/-	+	-	N	N/↓	N/↓	N/↓	+/-	细菌、病毒、真菌
腺苷脱氨酶（ADA）缺陷	-	-	-	-	↓	↓	↓	↓	-	细菌、病毒、真菌
嘌呤核苷酸磷酸化酶（PNP）缺陷	+	-	+	-	↓	↓	↓	↓	+/-	细菌、病毒、真菌
重组酶活化基因（RAG1/2）缺陷	-	-	+	-	↓	↓	↓	↓	-	细菌、病毒、真菌
Artemis缺陷	-	-	+	-	↓	↓	↓	↓	-	细菌、病毒、真菌
网状细胞发育不全（AK2缺陷）	-	-	-	-	↓	↓	↓	↓	-	细菌、病毒、真菌
原发性T细胞缺陷										
先天性胸腺发育不良（DiGeorge综合征）	+	-	+	+/-	N	N	N	N	+/-	细菌、病毒、真菌
MHC II类分子缺陷	+	+/-	+	+	N/↓	↓	N/↓	N	+/-	细菌、病毒、真菌
TAP1, TAP2缺陷（MHC I类分子缺陷）	+	+/-	+	-	N	N	N	N	+	细菌、病毒、真菌
其他定义明确的免疫缺陷病										
共济失调-毛细血管扩张症	+	+	+	+/-	N/↑	N/↓	N/↓	↓	+/-	细菌
Wiskott-Aldrich综合征	+	+/-	+	+/-	↓	N	↑	↑	+/-	细菌
GATA2缺陷（常染色体显性遗传）	-	+/-	-	+/-	↓	N	N	N	+/-	非典型分枝杆菌、病毒、真菌、PAP、感音神经性耳聋、淋巴水肿
高IgE综合征										
STAT3缺陷（常染色体显性遗传）	+/-	+	+/-	+/-	N	N	N	↑↑	+/-	葡萄球菌、念珠菌属
DOCK8缺陷（常染色体隐性遗传）	+/-	+/-	+/-	+/-	↓	N	N	↑↑	+/-	念珠菌属、病毒、真菌

续表

	淋巴细胞			细胞免疫	血清免疫球蛋白（Ig）				抗体反应	常见感染或特征
	B	T	NK		M	G	A	E		
免疫失调疾病										
IPEX	+	缺少Treg细胞	+	+	N	N	↑	↑	N	自身免疫、葡萄球菌、念珠菌属、巨细胞病毒
IPEX样（CD25、STAT5B缺陷）	+	↓Treg细胞	+	+	N	N	↑	↑	N	自身免疫、巨细胞病毒（缺STAT5B）、身材矮小（缺STAT5B）
STAT1功能增强	+	↓Th17	+	+	N	N	N	N	N	念珠菌、其他真菌、自身免疫、病毒、恶性肿瘤
STAT3功能增强	↓	↓	+	+/-	N	N	N	N	N	细菌、病毒、淋巴细胞增生、自身免疫
APECED	+	+	+	+	N	N	N	N	N	念珠菌、外胚层营养不良、肾上腺功能不全、甲状腺功能减退、胃肠道和肺部疾病
CTLA4缺陷	↓	↓	+	+	N/↓	N	N/↓	N	N	窦肺感染、淋巴细胞增生、自身免疫
LRBA缺陷	+/↓	+/↓	+	+/-	N/↓	N	↓	N	+/-	反复感染、淋巴细胞增生、自身免疫

注：+，正常水平；-，下降或缺失水平；N，正常；↑，升高；↓，下降。

AK, adenylate kinase 2, 腺苷酸激酶-2; APECED, autoimmune polyendocrinopathy, candidiasis, and ectodermal dystrophy, 自身免疫性多内分泌病-念珠菌病-外胚层营养不良; BLNK, B-cell linker, B细胞连接蛋白; BTK, Bruton tyrosine kinase, 布鲁顿酪氨酸激酶; CMV, cytomegalovirus, 巨细胞病毒; CTLA4, cytotoxic T-lymphocyte antigen-4, 细胞毒性T细胞抗原-4; CVID, common variable immune deficiency, 普通变异型免疫缺陷病; DOCK8, dedicator of cytokinesis 8, 胞质分裂的奉献者8; EBV, Epstein-Barr virus, EB病毒; HPV, human papillomavirus, 人乳头瘤病毒; IKAROS, 一种锌指DNA结合蛋白; IPEX, immune dysregulation, polyendocrinopathy, enteropathy, X-linked, 免疫失调、多内分泌病、肠病、X连锁; LRBA, lipopolysaccharide responsive beige-like anchor, 脂多糖反应米色样锚; MHC, major histocompatibility complex, 主要组织相容性复合体; NEMO, nuclear factor-κB essential modulator, 核因子-κB重要调节因子; NF-κB, nuclear factor-κB, 核因子-κB; PAP, pulmonary alveolar proteinosis, 肺泡蛋白沉着症; PI3Kδ, phosphatidylinositol 3-kinase δ, 磷脂酰肌醇3-激酶δ; SCID, severe combined immune deficiency, 重症联合免疫缺陷; STAT, signal transducer and activator of transcription, 信号转导及转录激活因子; TAP1/2, transport-associated protein 1/2, 抗原肽转运蛋白1/2。

高免疫球蛋白 M（IgM）综合征

定义和遗传学异常

- 高 IgM 综合征的特征是反复发生感染，并伴有血清 IgG、IgA 和 IgE 水平降低，而 IgM 水平正常或升高。
- 突变可累及 B 细胞活化、类别转换重组（CSR）及体细胞高频突变（SHM）基因。
- 编码 B 细胞内在酶的基因突变（如 *AID*、*UNG*、*NEMO* 基因，*NEMO* 对 NF-κB 通路活化至关重要）。

CD40L 缺陷所致的 X 连锁高 IgM

- X 连锁高 IgM 是 *CD40L* 突变从而产生非功能性 CD40L 蛋白所致。
- 通常，CD40L 是表达于 CD4⁺T 细胞的膜蛋白，与组成性表达于 B 细胞的 CD40 膜蛋白相互作用。

临床特征

- 除了有反复发生的细菌感染，X 连锁高 IgM（XHIGM）患婴常伴有耶氏肺孢子菌所致的间质性肺炎。
- 大约 50% 的受累男性会发生中性粒细胞减少症。
- XHIGM 患者还是慢性隐球菌感染的高危人群，并伴有胆管炎和慢性肝病。
- XHIGM 患者亦可发生进行性神经退行性变。

实验室特征

- 血液中 B 细胞亚群正常，但 B 细胞以未发育细胞为主。
- 淋巴结的生发中心有缺陷，滤泡树状突细胞严重缺乏。
- 特异性的抗原反应减少（表 51-2）。
- 红细胞再生障碍性贫血可能是未经治疗的慢性细小病毒 B19 感染。

治疗

- 在婴儿期应使用甲氧苄啶–磺胺甲噁唑预防耶氏肺孢子菌肺炎。
- 应用与 XLA 患者相当剂量的静脉或皮下免疫球蛋白预防包括细小病毒 B19 在内的慢性感染。
- 由于严重并发症的高发生率和不利的长期结果，应考虑异基因造血干细胞移植（HST）。
- 严重的持续性中性粒细胞减少需要应用粒细胞集落刺激因子（G-CSF）。

伴有 CD40 突变的常染色体隐性遗传高 IgM

- 多见于近亲家族；患者的临床特征和治疗与 CD40L 突变者相似。

内源性缺陷所致的常染色体隐性遗传高 IgM 综合征

- 编码 B 细胞内在酶的 *AID* 和 *UNG* 基因发生突变。
- 由于症状较轻，往往会在出生后很久才能确诊。

临床特征

- AIDS 患者会反复发生细菌感染，常见于上呼吸道和下呼吸道。
- 由于淋巴滤泡明显增生，患者常有显著的淋巴组织增生，累及扁桃体和淋巴结。
- 外周血 T 细胞和 B 细胞亚群的数量正常，但所有 CD27⁺ 记忆 B 细胞均不能进行独特型转换，表达 IgM 和 IgD。

- 用 IVIG 预防性治疗后，往往长期预后良好。

X 连锁无汗腺外胚层发育不良伴*NEMO*突变所致的免疫缺陷病

- 该种免疫缺陷以无汗腺（或少汗腺）外胚层发育不良、部分或完全缺少汗腺、头发稀少、齿列错乱为特征。
- 多数患者表现为细菌（肺炎链球菌、金黄色葡萄球菌）和不典型分枝杆菌感染，20% 的患者为病毒感染。
- 大约 20% 的患者有炎症性肠病。
- 应用 IVIG 治疗有效，但并不能防止严重并发症的发生。

普通变异型免疫缺陷病和选择性免疫球蛋白 A 缺陷

- 普通变异型免疫缺陷病（CVID）是一种临床和分子学异质性的疾病，可于任何年龄发病，但通常见于成人。
- CVID 以反复感染、低丙种免疫球蛋白血症、抗体应答下降为特征。
- CVID 与选择性免疫球蛋白 A 缺陷同时发生。它是最常见的原发性免疫缺陷综合征，发病率为 1/50 000 ～ 1/25 000。
- 在 10% ～ 20% 的 CVID 患者中发现了直接或间接参与 B 细胞分化、共刺激、信号转导和存活的基因突变，包括 *ICOS*、*TACI*、*BAFF* 受体、*CD19*、*CD20*、*CD21*、*CD27* 和 *CD81*。
- 选择性 IgA 缺乏可能是首发症状。
- 家族性遗传见于 20% 的患者，CVID 和 IgA 缺陷可见于同一家族。

普通可变型免疫缺陷病临床特征

- 普通可变型免疫缺陷病（CVID）以反复发作的肺部感染为特征，尤其是细菌性肺炎多见。
- 如果治疗不当，可演变为支气管扩张和慢性肺部疾病。
- 淋巴结病和脾大常见。
- 肺、脾、肝、皮肤及其他组织的干酪肉芽肿可损害器官的功能。
- 胃肠道症状多见，小肠的淋巴组织增生导致类慢性炎症性肠病综合征。
- 肠道疾病可能由慢性蓝氏贾第鞭毛虫或螺旋杆菌感染所致。
- 自身免疫性疾病多见，可与类风湿关节炎、皮肌炎、硬皮病相似。
- CVID 患者可发生自身免疫性溶血性贫血、自身免疫性血小板减少性紫癜、自身免疫性中性粒细胞减少、恶性贫血、慢性活动性肝炎。
- 虽然外周血 B 细胞数量正常，也存在淋巴样皮质样滤泡，但 CVID 患者可有明显的无丙种球蛋白血症。
- 免疫缺陷与胸腺瘤相关性很小。

CVID 的治疗和病程

- 应用 IVIG 替代治疗及预防性应用抗生素对患者有益，但常常不足以预防严重并发症。
- 淋巴瘤、胃肠道肿瘤和其他多种肿瘤的发生风险显著增加。
- 通常并不推荐异基因造血干细胞移植，但合并淋巴细胞肿瘤者例外。

选择性IgA缺陷症的临床特征和治疗

- 选择性IgA缺陷症定义为IgA低于10mg/dL。
- 发病率在不同种族有很大的差异，斯堪的纳维亚人发病率最高，而亚洲人群发病率最低。
- 选择性IgA缺陷症的基本缺陷是含有IgA的B细胞不能发育成熟为分泌IgA的浆细胞。
- 多数IgA缺陷症患者通常健康。
- 选择性IgA缺陷症患者如果出现症状，常常是反复发作的肺部感染和遗传性过敏症状，如变应性结膜炎、鼻黏膜炎和湿疹等。食物变态反应可能更常见，而IgA缺陷相关的哮喘则对治疗的反应不佳。
- IgA缺陷可能与IgG2和IgG3缺陷及对多糖抗原的免疫应答反应较弱有关。
- 胃肠道表现有慢性蓝氏贾第鞭毛虫、吸收不良、乳糜泻、原发性胆汁性胆管炎、恶性贫血。
- 类风湿关节炎、重症肌无力、甲状腺炎、系统性红斑狼疮的发病率较高。
- 目前没有纠正这一缺陷的针对性治疗。
- 对于慢性肺部疾病患者，预防性抗生素治疗可能有用，如果怀疑或检测到多糖抗原反应缺陷，预防性应用IVIG可能有益。

重症联合免疫缺陷病（SCID）

定义及历史

- SCID表现型代表了一组异质性遗传病，其特征为T细胞发育和功能严重缺陷及B细胞或NK细胞或两者的可变缺陷（图51-1）。
- 根据相关免疫细胞缺陷，SCID可分为四种免疫表型：
  — T-B$^+$NK$^-$SCID（最常见类型）。
  — T-B$^+$NK$^+$SCID。
  — T-B$^-$NK$^+$SCID。
  — T-B$^-$NK$^-$SCID。
- SCID患病率为1/（50 000～70 000）。
- 最常见的遗传方式为X连锁遗传。
- 同种异体造血干细胞治疗或在特定情况下接受基因治疗或酶替代治疗（ERT），是挽救生命的治疗方法。

SCID的分子缺陷及发病机制

淋巴细胞前体凋亡所致SCID

- 5%～10%的SCID婴儿发生腺苷脱氨酶（ADA）缺乏：
  — 遗传方式为常染色体隐性遗传。
  — ADA缺乏时细胞内腺苷和脱氧腺苷水平升高，其磷酸化代谢产物引起原T细胞凋亡，导致T细胞缺失。
  — B细胞数量减少。

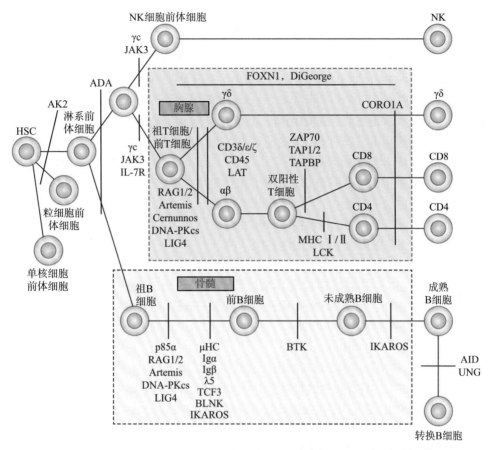

图51-1 可引起不同联合免疫缺陷病表型的基因突变影响正常T细胞发育

- 嘌呤核苷磷酸化酶（PNP）缺陷：
  - 体内脱氧鸟苷三磷酸酶水平升高，导致未成熟胸腺细胞的破坏和神经元毒性。
  - PNP的免疫学特征是T细胞减少，而B细胞和NK细胞通常不受影响。
- 腺苷酸激酶2缺陷：
  - 常染色体隐性SCID表现为淋巴细胞极度减少、粒细胞缺乏（失去G-CSF反应性）和神经性耳聋。
  - 由腺苷酸激酶2突变引起，中性粒细胞和淋巴祖细胞的髓样前体细胞凋亡。

细胞因子介导的信号通路缺陷所致SCID

- IL-7受体介导的信号通路缺陷可阻碍T细胞发育，IL-15受体信号通路缺陷影响NK细胞发育，从而导致T⁻B⁺NK⁻SCID。
- X连锁IL-2Rγ基因突变占所有SCID病例的40%，并可导致T细胞和NK细胞减少（T⁻B⁺NK⁻）。然而，辅助性T细胞的异常和与其他关键IL受体（如2R、4R、9R、15R和21R）共享的无功能常见γ链可损伤B细胞的功能。
- JAK3缺陷是常染色体隐性遗传病，其表型与X连锁T⁻B⁺NK⁻SCID表型相同。

T细胞受体（TCR）介导的信号通路缺陷所致SCID

- V（D）J联合缺陷影响T细胞和B细胞的发育，导致T$^-$B$^-$NK$^+$SCID。
- 重组活化基因（RAG）1和RAG2缺陷导致T$^-$B$^-$NK$^+$SCID。
- CD3δ、ε或ζ链通过TCR影响信号转导通路，导致T$^-$B$^+$NK$^+$SCID。

SCID的临床特征

- 在新生儿筛查出现之前，SCID的特征是具有一致的临床表型，包括耶氏肺孢子菌肺炎，巨细胞病毒、腺病毒、副流感病毒2型、呼吸道合胞病毒感染，慢性腹泻，发育停滞，持续性念珠菌病。
- 感染通常发生于出生后的最初几个月，母体免疫球蛋白经胎盘进入胎儿体内，血清免疫球蛋白水平开始可正常，之后迅速下降。
- 淋巴组织发育不全（萎缩性扁桃体和淋巴结）。
- 胸部X线片无胸腺影也是其特征性表现。

SCID的实验室特征

- SCID可以在出生时通过定量聚合酶链反应计数干血斑中的T细胞受体切除环（TREC）来诊断。出生时TREC检测不到或水平极低应立即进行实验室研究，以评估SCID的可能性。
- 淋巴细胞计数＜1.5×10^9/L。
- SCID患儿的典型表现为循环T细胞严重减少（＜300/μL）或缺失；然而，在具有母体T细胞植入、具有疾病的非典型变异或具有允许一些自体T细胞发育的体细胞基因逆转的SCID婴儿中，T细胞计数可以部分被保留。
- 嗜酸性粒细胞增多和IgE水平升高。
- 可能观察到骨髓异常（发育不良或发育不全）。
- 红细胞脱氧核苷三磷酸和脱氧鸟苷三磷酸水平升高分别有助于ADA和PNP缺陷的诊断。

SCID的治疗、病程及预后

- 对于通过新生儿筛查发现的无症状婴儿，预防措施包括严格的卫生和隔离措施，如果母亲巨细胞病毒血清阳性，应避免母乳喂养，使用复方磺胺甲噁唑-甲氧苄啶预防肺孢子菌感染，以及开始免疫球蛋白替代治疗。如果不治疗，这种免疫缺陷是致命的。
- 静脉注射免疫球蛋白和抗生素预防对于减少风险是非常必要的。
- 生存率取决于异基因造血干细胞移植的免疫重建。
- ERT可使ADA缺乏患者获益，可用作HCT或基因治疗前的桥接方法。
- 基因治疗正在进行临床试验。

其他联合免疫缺陷

- 在某些情况下，T细胞免疫的显著损害与T细胞的残留发育和（或）功能有关。这些疾病也称为联合免疫缺陷（CID），以区别于SCID。
- 有两种主要机制：①导致SCID的基因中亚型突变，允许某些T细胞发育；②影响

T细胞发育晚期或外周T细胞功能的遗传缺陷。

Omenn综合征

- *RAG1*和*RAG2*的亚形态突变最常见。

临床特征

- 以早发的弥漫性皮疹或全身性红皮病相关的严重感染为特征。
- 可出现脱发。
- 可出现淋巴结病和肝脾增大。

实验室特征

- 嗜酸性粒细胞增多很常见。
- 低丙种球蛋白血症很常见，但血清IgE常升高。
- 循环T细胞的数量各不相同，但它们具有特征性的活化/记忆（CD45RO$^+$）表型。

治疗

- 异基因造血干细胞移植是唯一可治愈的方法。

T细胞受体信号转导缺陷

- 淋巴细胞特异性蛋白酪氨酸激酶（LCK）、ZAP-70和其他TCR相关信号转导分子［RHOH、STK4、IL-2诱导型T细胞激酶（ITK）］的突变，导致各种形式的CID与功能失调的T细胞及自身免疫、淋巴增殖或两者的频繁发生。

临床表现

- 患者表现为早期发作和严重感染。
- 已经报道由人乳头瘤病毒感染、传染性软体动物感染、疱疹病毒感染和EBV淋巴增殖性疾病的高风险引起的疣。
- 也可能发生自身免疫和肺部肉芽肿性疾病。

治疗

- 唯一的根治方法是异基因造血干细胞移植。

MHC Ⅰ类分子缺陷

- MHC Ⅰ类分子缺陷的特征为所有细胞表面MHC Ⅰ类分子表达均减少。
- 该病呈常染色体隐性遗传，可能由*TAP1*、*TAP2*或*Tapasin*基因缺陷所致。这些缺陷影响了肽类抗原的细胞内转运、与MHC Ⅰ分子的结合及复合体在细胞表面的表达。

临床表现

- CD8$^+$T细胞水平降低，Ig水平高低不同。
- 儿童期反复发作的呼吸道感染。
- *TAP1*和*TAP2*缺陷患者可见慢性炎症性肺疾病和皮肤损害。
- 慢性肺部疾病是死亡的原因。

治疗

- 囊性纤维化的一些预防和治疗措施可能是有益的。保持肺部液体分泌物和适当使用抗生素也很重要。

MCH Ⅱ类分子缺陷

- 常染色体隐性遗传性疾病。
- 缺乏 MCH Ⅱ类分子表达。
- 在北非人群中发现。
- 目前已知四种基因缺陷：*CIITA*、*RFXANK*、*RFX5* 及 *RFXAP* 基因突变。
- 这些突变基因编码缺陷型转录因子，这些转录因子通常通过结合 MHC Ⅱ类基因的近端启动子来控制 MHC Ⅱ类抗原的表达。

临床特征

- 循环 CD4⁺T 细胞显著减少。
- 严重的肺部感染。
- 慢性腹泻。
- 硬化性胆管炎常继发于隐孢子虫或 CMV 感染。

治疗和病程

- MHC Ⅱ类分子缺陷预后较差。
- 呼吸道感染是其主要死亡原因。
- 需要营养支持、抗生素预防和免疫球蛋白替代治疗，但是对长期预后影响不大。
- 部分病例可通过异基因造血干细胞移植得以改善。

胸腺发育缺陷

DiGeorge综合征

- DiGeorge 综合征是胚胎发育早期位于第三、第四咽弓的头神经嵴细胞迁移和分化异常所致的一种发育障碍。
- 大约 75% 的 DiGeorge 综合征患者 22 号染色体的 q11.2 区出现缺失（称为 22q11.2 缺失综合征）。

临床和实验室特征

- 大部分患者有轻到中度的免疫缺陷，涉及 T 细胞成熟和功能，T 细胞数量常常 $< 1.5 \times 10^9$/L。
- 患者临床表现异质性高，但典型的三联征为先天性心脏病、甲状旁腺功能不全引起的低钙血症和胸腺发育不全或发育不全引起的免疫缺陷。
- 50% ～ 80% 的患者并发心脏缺陷，50% ～ 60% 出现低钙血症。
- DiGeorge 综合征发生类风湿关节炎、甲状腺炎等自身免疫性疾病的概率增加。
- 在年轻人中可出现社会、行为和精神问题。
- 严重 T 细胞缺乏的患者可能会出现 B 细胞淋巴瘤。
- 怀疑 DiGeorge 综合征的婴儿应通过原位杂交检测 22q11.2 缺失。

治疗

- 心血管异常和低钙血症需要立即处理。
- 根据免疫缺陷程度给予抗生素、静脉免疫球蛋白等。如果 T 细胞功能完全消失，需要进行异基因造血干细胞移植来重建免疫功能。

原发性免疫缺陷病

- 单基因免疫缺陷会增加自身免疫性疾病的易感性。
- 症状包括：
  - 噬血细胞性淋巴组织细胞增生症（HLH）。
  - 调节性T细胞缺陷，包括免疫失调、多内分泌病、肠病、X连锁（IPEX）综合征和IPEX样综合征。
  - 自身免疫性多内分泌病-念珠菌病-外胚层营养不良（APECED）。
  - 自身免疫性淋巴增殖综合征（ALPS）。
  - 免疫失调伴结肠炎。

噬血细胞性淋巴组织细胞增生症

- HLH是病理性免疫激活综合征，通常与细胞毒性淋巴细胞功能的遗传缺陷有关（见第36章）。

IPEX综合征

- IPEX由 *FOXP3* 基因突变引起。
- 以继发于自身免疫性肠病的早发性腹泻为特征。
- 多发性内分泌腺体病包括1型糖尿病、甲状腺炎和罕见的肾上腺功能不全。
- 自身免疫性溶血性贫血、免疫性血小板减少、中性粒细胞减少是常见并发症。
- 也可见湿疹或慢性皮炎。
- 血清IgA和IgE水平升高，以及 $CD4^+CD25^+FOXP3^+$ 调节性T细胞缺乏。
- 环孢素A、他克莫司、西罗莫司或糖皮质激素可以暂时改善症状。
- 异基因造血干细胞移植是唯一的可治愈方法。

IPEX样综合征

- 野生型 *FOXP3* 与几个参与免疫调节的基因突变有关。肠病、皮肤病、内分泌病、血液学表现和严重感染的发生率与IPEX患者相似。
- 激活子5B（STAT5B）缺乏。
  - 这种常染色体隐性遗传病的特征是生长激素不敏感和高度可变的免疫缺陷。
  - 会导致参与免疫系统功能的基因和其他非免疫相关基因的转录受损。
  - 身材矮小发生在生长激素水平正常或升高的情况下，但胰岛素生长因子水平很低。
  - 肺部感染，包括耶氏肺孢子菌肺炎。
  - 患者易患严重病毒性疾病。
  - 会发生肺纤维化。
- 其他IPEX样综合征包括与CD25缺乏、CD122缺乏、*STAT1* 和 *STAT3* 功能获得性突变、细胞毒性T细胞抗原-4单倍体不足、脂多糖反应性米色样锚蛋白缺乏和瘙痒性E3泛素蛋白连接酶缺乏相关的综合征。

APECED综合征

- APECED是一种罕见的常染色体隐性遗传病，也称为自身免疫性多腺体综合征

（Ⅰ型APS）。在芬兰人、伊朗人和撒丁岛人等特定人群中发生率较高。

- APECED由*AIRE*基因突变所致，*AIRE*基因缺失会使胸腺内组织限制性抗原表达下降，胸腺无法对自身反应性T细胞进行阴性选择，导致自身反应性T细胞克隆逃逸至外周。
- 患者有慢性皮肤黏膜念珠菌病及内分泌病，主要涉及甲状旁腺、肾上腺，而甲状腺和胰腺相对较少见。
- 该综合征合并外胚层表现，如牙釉质和指甲发育不全。

自身免疫性淋巴增殖综合征（ALPS）

- ALPS患者程序性死亡所需的基因发生突变，其中Fas介导的凋亡通路突变约占所有ALPS患者的85%。
  - CD95突变（Ⅰa型ALPS）。
  - CD95L突变（Ⅰb型ALPS）。
  - caspase 10或caspase 8突变（Ⅱ型ALPS，约占5%）。
  - Fas、FasL或caspase突变（Ⅲ型ALPS，约占10%）。
- ALPS由淋巴细胞凋亡缺陷引起，导致多克隆淋巴结病、肝脾增大和自身免疫性疾病，最常见的包括自身免疫性溶血、血小板减少和中性粒细胞减少。约1/10的患者可发展成淋巴瘤。
- 脾和淋巴结明显增生，其中的T细胞大部分为$TCR\alpha/\beta^+CD4^-CD8^-$细胞。
- 治疗方案包括免疫抑制剂治疗。脾切除仅适用于脾大的患者，且需要终身抗生素预防。
- 长期预后需谨慎观察，但患者有可能达到正常的预期寿命。

其他定义明确的免疫缺陷综合征

Wiskott-Aldrich综合征

定义

- Wiskott-Aldrich综合征（WAS）是一种X连锁疾病，特征为血小板数量减少、血小板体积减小、湿疹、反复感染、免疫缺陷，自身免疫性疾病和恶性肿瘤的发病率较高。
- 典型的WAS表型通常是由编码WAS蛋白（WASP）的基因无效突变所致。
- X连锁血小板减少症（XLT）是较轻的一类。
- 轻度湿疹、感染、自身免疫或肿瘤等其他问题也相对较少。

临床和实验室特征

- 血小板数量减少（$20\times10^9/L \sim 60\times10^9/L$）、血小板体积减小，骨髓巨核细胞数量正常。
- 可有轻微出血表现。
- 典型WAS患者合并细菌、真菌及病毒感染。

治疗

- WAS患者需要预防性抗生素治疗和静脉注射免疫球蛋白替代治疗。

- 如果出现自身免疫症状，可用免疫抑制剂治疗。
- 尽早行异基因造血干细胞移植联合清髓预处理。
- 脾切除可通过提高血小板数量改善出血。
- XLT患者通常预后较好，但也有可能发生严重出血、自身免疫性疾病、恶性肿瘤等并发症。

高免疫球蛋白E（IgE）综合征

常染色体显性遗传高IgE综合征

- 高IgE综合征（HIES）是一种常染色体显性遗传或散发的多系统免疫缺陷。
- 特征为湿疹、金黄色葡萄球菌引起的皮肤脓肿、伴有肺大疱和脓肿的反复肺炎、念珠菌感染、骨骼和结缔组织异常。
- 诊断标准为血清IgE水平 > 2000IU/mL，通常IgE水平会 > 10 000IU/mL。
- 嗜酸性粒细胞增多、中性粒细胞趋化缺陷、对特异性抗原的淋巴细胞增殖减少。
- 治疗包括预防性抗生素治疗以减少金黄色葡萄球菌肺部感染的发生。
- 建议用抗真菌药物治疗预防反复发作的念珠菌感染。
- 异基因造血干细胞移植可使患者受益。

常染色体隐性遗传高IgE综合征

- 常染色体隐性遗传高IgE综合征的特征为血清IgE水平升高，反复细菌、真菌、病毒感染，包括单纯疱疹病毒、难治性传染性软疣病毒和带状疱疹病毒感染。

免疫-骨发育不良

软骨-毛发发育不良

- 软骨-毛发发育不良是一种常染色体隐性遗传病，特征为短肢性侏儒症，浅色毛发发育不全，骨髓发育不良，先天性巨结肠，程度不一的免疫缺陷及肿瘤的易感性增加。
- 严重患者通过异基因造血干细胞移植可以纠正免疫异常。

Schimke综合征

- 这种疾病是由编码染色质重塑蛋白的基因突变引起的。
- 常染色体隐性遗传的特征是侏儒、小头畸形、认知和运动异常、进行性肾脏损害并进展为肾衰竭、面部畸形、骨髓衰竭、早发的动脉粥样硬化和免疫缺陷，免疫缺陷程度从T细胞减少到SCID不等。
- 半数患者会反复发生细菌、真菌和病毒感染，或者出现机会性感染。
- 联合异基因造血干细胞和肾移植可纠正免疫缺陷和肾脏问题。

疣、低丙种球蛋白血症、感染、先天性骨髓粒细胞缺乏症（WHIM）综合征

- WHIM是一种常染色体显性遗传病，由CXCL4基因突变所致，该突变可干扰参与白细胞运输的趋化因子CXCL12受体。
- 骨髓中性粒细胞的发育阻滞和凋亡（骨髓粒细胞缺乏症）导致严重的中性粒细胞减少。
- 早期复发的细菌感染常见。
- 人乳头瘤病毒引起的疣多发生于10～20岁。

- 低丙种球蛋白血症、淋巴细胞减少症及B细胞减少也常见。
- 免疫球蛋白替代治疗和预防性抗生素治疗可减少感染的发生。重组G-CSF可用于增加中性粒细胞数量。
- 疣的局部治疗效果较差，需要检测其肿瘤转化。

Kabuki综合征

- 具有独特面部特征的多器官疾病，包括长睑裂伴下眼睑外侧1/3外翻；拱形和宽的眉毛；杯状大耳。
- 79%的患者通常伴有血清IgA水平低或检测不到，4%的患者IgG水平降低。
- 大多数患者有*KMT2D*突变和常染色体显性遗传，约10%的患者有*KDM6A*突变。*KDM6A*突变患者通常为女性。

DNA修复缺陷

- 自发或诱发的DNA断裂，容易出现继发于免疫缺陷的感染且发生恶性肿瘤的风险有所增加。
- 导致这些综合征的基因是通过复杂的DNA双链修复过程来保护基因组的完整性。

共济失调-毛细血管扩张症（ataxia-telangiectasia，AT）

- AT是一种多系统疾病，特征为免疫缺陷、进行性神经系统损伤、眼睛和皮肤毛细血管扩张。
- AT的免疫缺陷程度不一，细胞和体液免疫均可被累及。
- 胸腺体积很小。
- *ATM*基因突变导致双链DNA断裂无法修复。
- 反复肺部感染常见，并常引起慢性肺部疾病。
- 大部分IgA和IgE减少或缺失，常合并IgG2和IgG4缺陷。
- 小脑共济失调在儿童开始走路时表现得比较明显。不随意运动成为主要障碍，到患儿10岁时就可能需要借助轮椅生活。
- 大部分患儿不能正常说话。
- 皮质小脑变性最初主要累及浦肯野细胞和颗粒细胞，进行性变性也会发生于中枢神经系统。
- 细胞遗传学异常包括染色体断裂、易位、重排和倒位，在体外暴露于射线后这些缺陷增加。
- 最为一致的实验室异常是血清α-甲胎蛋白升高。
- 感染和肿瘤是最常见的死亡原因，包括T细胞淋巴瘤（50%）、白血病（25%）、实体肿瘤（25%）。

类共济失调-毛细血管扩张症

- 类共济失调-毛细血管扩张症（ATLD）具有许多AT的特征，但神经变性进展相对缓慢。
- 特征是DNA修复复合体的组分hMre11蛋白突变。

Nijmegen 断裂综合征（NBS）

- NBS 表现为身材矮小、小头畸形、鸟样面容、免疫缺陷、染色体不稳定、对放射和拟放射药物（如烷化剂）敏感性增加及肿瘤发生频率增加。
- NBS 不出现神经变性和毛细血管扩张。
- 呼吸道感染常见。
- 体液和细胞免疫缺陷。
- 染色单体和染色体断裂增加，7 号和 14 号染色体重排 / 易位、端粒融合、抗辐射 DNA 合成，以及对电离辐射高敏。
- 淋巴系统恶性肿瘤和实体瘤（如横纹肌瘤）发生率高。
- 抗生素预防和治疗及静脉免疫球蛋白推荐用于反复感染患者。
- 异基因造血干细胞移植可以治愈该病。

Bloom 综合征（BS）

- BS 是 *BMS* 基因突变的结果，*BMS* 基因编码能够在 DNA 复制和修复过程中识别 DNA 的损伤和维持基因完整性的蛋白质。
- BS 的主要特征是身材矮小、光过敏、易感染及早发肿瘤。20 岁之前主要是淋巴瘤和白血病，之后常见结肠癌、皮肤癌和乳腺癌。
- 到 25 岁时，50% 的患者会发生恶性肿瘤。
- 姐妹染色单体互相交换数量过多、染色单体间隙和断裂增加、出现包含两条同源染色体的四射体构型都可以明确 BS 的诊断。
- 患者如果有免疫缺陷，预防性抗生素治疗和静脉免疫球蛋白治疗可获益。由于放射敏感性增加，患者禁止暴露于任何形式的辐射。

原发性免疫缺陷与 EBV 诱导淋巴细胞增殖易感性增加有关

X 连锁淋巴组织增生性疾病（XLP1 和 XLP2）

- XLP1 是 *SH2D1A* 基因突变导致，该基因编码一种涉及 T 和 NK 细胞信号转导的衔接蛋白（SAP），对 T 和 NK 细胞介导的细胞毒性作用有很大影响。
- XLP2 是 *XIAP* 基因突变导致，和 XLP1 一样有 NK 和 T 细胞缺乏。

临床和实验室特征

- 大约 60% 的病例有暴发性的 EBV 感染引起的传染性单核细胞增多症。
- 低丙种球蛋白血症可继发于原发性 EBV 感染。
- 30% 的患者合并 EBV 相关淋巴瘤（尤其是伯基特淋巴瘤）。
- 流式细胞术可用于检测 XLP 患者循环 T 和 NK 细胞的 SAP 蛋白表达缺失。

治疗和预后

- 如果未经治疗，大约 70% 的 XLP 患者在发病 10 年内死亡。
- 暴发性传染性单核细胞增多症的患者死亡率尤其高（接近 100%）。
- 异基因造血干细胞移植可作为治疗的选择，如果在 EBV 感染之前尽早做移植可能会获得较好的疗效。
- 对于有严重器官损害的 EBV 阳性患者，应用非清髓的异基因造血干细胞移植可能有效。

- CD20单抗可以减低毒性负荷并改善临床症状。
- IVIG可用于降低低丙种球蛋白血症患者感染的风险。
- 抗TNF-α治疗或依托泊苷可能对活动性EBV感染和有严重系统性炎症反应的患者有效。

EBV诱导的淋巴细胞增殖相关的其他原发性免疫缺陷

- CD27缺乏。
- X连锁镁转运蛋白1基因（*MAGT1*）突变。
- CD137（4-IBB）缺乏。
- RAS鸟苷酰释放蛋白1缺乏。
- RGD、富含亮氨酸重复序列、原肌球蛋白调节蛋白和富含脯氨酸的蛋白质缺乏。
- 蛋白激酶Cδ缺乏。

对病原体选择性易感的免疫缺陷

孟德尔遗传易感性分枝杆菌病

- 伴JAK-STAT4通路缺陷。
- IL-12p40缺陷，患者对卡介苗和环境分枝杆菌严重感染的风险增加。
  - IL-12p40缺陷是人类已知的唯一遗传决定的细胞因子缺陷。
  - 抗生素和IFN-γ治疗。
- IL-12Rβ1缺陷的特征为低致病力分枝杆菌和沙门菌感染。
  - 抗生素和IFN-γ治疗有效，预后良好。
- IFN-γR1和IFN-γR2缺陷产生多种易感性。
  - 完全缺陷的患者在出生早期并发环境分枝杆菌严重感染，无肉芽肿形成。
  - 完全STAT1缺陷导致对分枝杆菌的易感性增加并伴有严重的临床症状。
  - 显性不完全STAT1缺陷由杂合突变引起，使得IFN-α/β依赖性的转录因子ISGF3形成，但由SAT1同型二聚体组成的γ活化因子表达缺失，受累患者临床症状可能较轻，表现为分枝杆菌感染的选择易感性，也可能是无症状的。

人乳头瘤病毒感染的易感性

- HPV引起的皮肤疣是疣状表皮发育不良的标志。这种疾病由*TMC6*、*TMC8*和*CIB1*基因突变引起，分别编码EVER1、EVER2和CIB1蛋白，在角质形成细胞中形成复合物。
- WHIM综合征的特征是出现疣、泛白细胞减少症和低丙种球蛋白血症。这种疾病是由*CXCR4*基因的杂合性功能获得性突变引起的，损害了CXCL12诱导的内化和CXCR4表达的下调。

严重病毒感染的易感性

- *IFNAR1*基因的双等位基因功能缺失突变，在严重的麻疹疫苗株疾病和黄热病疫苗疾病中有报道。
- 无法控制呼吸道病毒与干扰素调节因子（IRF）9缺乏有关。

- IRF7缺乏在严重流感中已有报道。
- 严重鼻病毒感染与黑色素瘤分化相关蛋白5缺乏有关。
- 在水痘-带状疱疹病毒再激活的患者中发现*POLR3A*、*POLR3E*和*POLR3F*基因突变，导致中枢神经系统感染和血管炎。

单纯疱疹病毒性脑炎的孟德尔易感性

- 易感性与以下因素相关：
  - Toll样受体相关基因（*TLR*）突变信号转导，如*TLR3*、*UNC93B1 TRAF3*、*TRIF*和*TBK1*。
  - *IRF3*基因的杂合性功能缺失突变。
  - *STAT1*基因的功能缺失突变。
  - *SNORA31*基因的杂合性突变。
  - RNA脱支酶DBR1的双等位基因突变。

皮肤黏膜念珠菌病的单基因病因

- 据报道*IL17F*基因中的杂合、显性失活突变及*IL17RA*和*IL17RC*基因中的双等位基因功能缺失突变与皮肤黏膜念珠菌感染有关。

侵袭性真菌感染的单基因基础

- CARD9是一种参与抗真菌免疫应答的细胞内衔接分子，常染色体隐性遗传缺陷导致多种真菌感染，包括慢性皮肤黏膜和侵袭性念珠菌感染、皮肤和深部皮肤真菌病、毛霉菌病和肺外曲霉菌感染等。

伴Toll样受体信号通路异常的免疫缺陷

- IL-1受体相关激酶（IRAK）-4、髓系分化因子88（MyD88）、TLR3及UNC93B蛋白缺陷。
- 两种不同的表型已被证实。
  - UNC93B1基因突变所致TLR信号缺陷增加单纯疱疹病毒脑炎的易感性。
  - IRAK-4和MyD88基因突变所致TLR信号缺陷增加反复性侵袭性化脓性感染。
- 根据炎症反应较差相关的感染病史，可以怀疑诊断。
- 可能涉及其他的微生物模式识别信号通路缺陷，增加真菌感染的易感性。

补体系统的基因缺陷

- 经典途径（C1q、C1r/C1s、C4、C2和C3）的突变会导致化脓性感染及自身免疫性疾病。
- 旁路途径（因子B、D、h，备解素）的突变会引起脑膜炎球菌和肺炎球菌败血症。
- 终端组分的突变（C5～C9）则对奈瑟菌败血症的易感性增加。
- C1酯酶抑制剂基因（*C1-INH*）突变是遗传性血管性水肿的原因。
- 评估CH50和AH50的溶血功能。
  - 如果CH50缺失而AH50正常，则可能是C1、C4或C2缺陷。
  - 如果CH50正常而AH50缺失，则可能是备解素或因子D缺陷。
  - 如果CH50和AH50都正常，则可能C3～C8缺陷。

— C9缺陷通常会导致CH50水平降低至正常值的一半。

● 治疗视免疫缺陷类型而定。

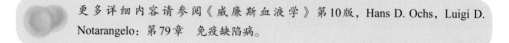

更多详细内容请参阅《威廉斯血液学》第10版，Hans D. Ochs，Luigi D. Notarangelo：第79章　免疫缺陷病。

（译者：曹欣欣）

第52章

获得性免疫缺陷综合征的血液学表现

定义和历史

- 根据HIV感染界定条件（表52-1），有血清学人类免疫缺陷病毒（HIV）感染证据可被诊断为获得性免疫缺陷综合征（AIDS）。

表52-1　AIDS定义条件
细菌感染，多重感染或反复发作[a]
支气管、气管或肺部念珠菌病
食管念珠菌病[b]
侵袭性宫颈癌[c]
球孢子菌病，弥散性或肺外
肺外隐球菌病
慢性隐孢子虫肠病（持续＞1个月）
巨细胞病毒病（非肝、脾或淋巴结），首发年龄＞1个月
巨细胞病毒视网膜炎（视力丧失）[b]
HIV相关脑病
单纯疱疹：慢性溃疡（持续＞1个月）或支气管炎、肺炎或食管炎（首发年龄＞1个月）
组织胞浆菌病，弥散性或肺外
慢性等孢球虫肠病（持续＞1个月）
卡波西肉瘤[b]
淋巴样间质性肺炎或肺淋巴样增生复合体[a, b]
伯基特淋巴瘤（或等效术语）
免疫母细胞淋巴瘤（或等效术语）
原发中枢神经系统淋巴瘤
鸟分枝杆菌复合群或堪萨斯分枝杆菌，弥散性或肺外[b]
任何部位的结核分枝杆菌，肺内[b, c]或肺外[b]，弥散性[b]
其他种类或不明物种结核分枝杆菌，弥散性[b]，或肺外[b]
肺孢子菌肺炎[b]
肺炎，反复发作[b, c]
进行性多灶性白质脑病
沙门菌败血症，反复发作
脑弓形虫病，首发年龄＞1个月[b]
HIV引起的消耗综合征

注：AIDS，获得性免疫缺陷综合征；HIV，人类免疫缺陷病毒。

a 仅适用于13岁以下儿童［资料来源：Centers for Disease Control and Prevention. 1994 Revised classification system for human immunodeficiency virus infection in children less than 13 years of age. MMWR Morb Mortal Wkly Rep.1994；43（RR-12）；可从以下网址获取：http://www.cdc.gov/mmwr/PDF/rr/rr4312.pdf.］。

b 可能被推测诊断的情况。

c 仅适用于成人和13岁以上青少年。

- HIV感染者在高活性的抗逆转录病毒治疗（HAART）时代寿命显著延长。
- 据联合国估计，2019年全球约有3800万（范围：3500万～4500万）人感染HIV，其中大多数人是通过异性接触感染的。

病因和发病机制

人类免疫缺陷病毒1

- AIDS的原发病因是感染HIV-1。
- HIV-1为逆转录病毒亚家族灵长类慢病毒中的一员。
  - 逆转录病毒是RNA病毒，能将它们的RNA基因组转录成DNA整合到感染细胞的基因组中，从而诱导慢性细胞内感染。
- 这些慢性病毒感染的特点是临床潜伏期长，疾病相关症状逐渐出现。

HIV的传播

- HIV感染的四个主要途径：
  - 与感染HIV者有性接触。
- 与同时有其他性传播疾病患者的性接触可能会增加HIV传播的风险。
  - 肠外用药。
- 共用针头和注射器是主要的传播方式。
  - 感染血液或血液制品暴露。
- 接受1U污染的血液的人感染概率为90%。
- 2007～2008年的数据表明，接受1U HIV抗体检测阴性的红细胞，HIV感染的概率为1/150万。
  - 围产期母婴传播。
- HIV传播可发生于宫内、分娩时，或者产后通过感染母亲的乳汁传播。
- HIV从母亲传播给胎儿的危险性在世界各地不同，从欧洲的约15%至非洲的40%～50%不等。
- 在母亲方面，更晚期HIV感染、血浆中高HIV-1病毒负荷、吸烟、吸毒和（或）经常滥用药物等均为HIV传播的高危因素。
- 在孕期即开始应用抗逆转录病毒药物，直至分娩，随后对婴儿应用6周，齐多夫定单药使用显著降低了病毒传播率，可使传播率从25%降至8%，如果从孕早期、整个分娩期间及出生后4～6周采用更有效的抗逆转录病毒治疗（ART），传播率会低于1%。

HIV感染的发病机制

- HIV感染导致人体免疫缺陷调节异常和免疫缺陷。
  - HIV感染导致的体内外细胞免疫反应缺陷包括体外可溶性抗原刺激淋巴细胞增殖能力降低、免疫球蛋白（Ig）合成时辅助反应降低、延迟超敏反应损害、IFN-γ产生减少和病毒感染细胞的辅助性T细胞反应降低。
- HIV-1感染导致CD4$^+$T细胞进行性减少。
- 单核细胞、巨噬细胞及淋巴结的滤泡树突状细胞表达CD4抗原而被HIV感染。

- 感染的巨噬细胞嗜性（M-tropic）菌株使用CCR5趋化因子受体感染巨噬细胞和CD4⁺淋巴细胞。
- 滤泡树突状细胞的缺失导致晚期HIV感染者的抗原处理有缺陷。
- B细胞显著多克隆激活，从而导致高丙种球蛋白血症在HIV感染早期阶段常见。
- AIDS患者抗原特异性B细胞增殖活性降低和抗体产生减少。
- HIV感染与自身免疫现象增加和B细胞淋巴瘤风险增加相关。
- HIV感染者血液中NK细胞活性降低。

HIV感染诊断

- HIV感染初步诊断筛选试验采用酶联免疫吸附分析（ELISA）检测HIV糖蛋白抗体。
  - 从初次感染到首次检测到HIV抗体的中位时间为2～4周。
- 采用聚合酶链反应（PCR）检测方法可能在初次感染后数天或1周内检测到HIV的存在。

病程和预后

- HIV-1感染导致免疫功能的进行性丧失，导致非特异性症状的发展，进而发生特定的感染和（或）肿瘤。
  - 未接受有效抗逆转录病毒治疗的AIDS患者，通常表现为身体健康状况的持续性衰竭，最终死于一种或多种继发于获得性免疫缺陷、器官功能衰竭和（或）HIV感染相关恶性肿瘤所致的并发症。
- 表52-2总结了常见机会性感染发生时的CD4⁺细胞计数。

表52-2 常见的机会性感染CD4⁺细胞计数举例	
CD4⁺细胞计数	机会性或条件性感染
≥500/μL	未感染HIV的人群中可能发生的任何情况，如细菌性肺炎、肺结核、水痘-带状疱疹、单纯疱疹
350～499/μL	鹅口疮、脂溢性皮炎、口腔毛状白斑、传染性软疣
200～349/μL	卡波西肉瘤、淋巴瘤
100～199/μL	肺孢子菌肺炎、念珠菌性食管炎、隐球菌性脑膜炎
<100/μL	弓形虫脑炎、播散性分枝杆菌感染、进行性多灶性白质脑病、巨细胞病毒视网膜炎、原发性中枢神经系统淋巴瘤、微孢子虫病

注：HIV，人类免疫缺陷病毒。

- 表52-3提供了对最常见的机会性感染性疾病的主要预防措施的概述。
- 急性逆转录病毒综合征：
  - 一种初始HIV感染相关的急性临床病症。
  - 该急性期反应发生于约75%的患者。

表52-3　初级预防

感染性疾病	诊断标准	治疗
肺孢子菌肺炎	$CD4^+$细胞＜200/μL 或＜14% 或并发口腔念珠菌病或一种由 AIDS 引发的疾病	磺胺甲噁唑-甲氧苄啶或氨苯砜或雾化喷他脒
肺结核	纯蛋白衍生物＞5mm 或 IFN-γ 释放试验阳性	异烟肼＋维生素 B_6
弓形虫病	弓形虫 IgG^+ 和 $CD4^+$ 细胞＜100/μL	磺胺甲噁唑-甲氧苄啶或氨苯砜＋乙嘧啶＋亚叶酸
鸟分枝杆菌复合群	$CD4^+$ 细胞＜50/μL	阿奇霉素或克拉霉素

注：AIDS，获得性免疫缺陷综合征。

- — 该综合征通常发生于初始感染的 1～3 周且通常持续 1～2 周。
- — 临床症状包括疲乏不适、头痛、发热、皮疹及怕光，可持续数周，患者也可有肌痛和麻疹。
- — 广泛性淋巴结肿大，被称为持续性全身淋巴结病，可发生于急性逆转录病毒综合征的后期并持续存在。
- 早期无症状性 HIV 感染：
- — 急性逆转录病毒综合征缓解后，患者往往回归稳定状态。
- 晚期有症状的 HIV 感染可以诊断为 AIDS。
- 定义 AIDS 的临床条件见表 52-1。
- 疾病进展的实验室特征：
- — 血浆 HIV RNA 定量分析（病毒负荷）和 $CD4^+T$ 细胞计数是最有价值的指标。

血液学异常

贫血

- 贫血为 HIV 感染者常见表现，初始感染时发生率为 10%～20%，其后疾病进程中发生率为 70%～80%。
- HIV 感染者贫血的原因很多，见表 52-4。
- 血红蛋白低于 10g/dL 者生存期缩短。
- 贫血纠正是生存期延长的独立预后因素。
- HAART 可以纠正或改善 HIV 感染相关贫血。
- 促红细胞生成素（EPO）可以纠正或改善 HIV 感染相关的贫血。
- — 在 HIV 感染情况下，促红细胞生成素低水平和对促红细胞生成素反应迟钝很常见。
- — 初始可应用促红细胞生成素 100～200U/kg，每周三次皮下注射治疗，直到血红蛋白水平改善，之后减为每周一次或隔周一次，维持血红蛋白水平在 11～12g/dL。
- — 临床试验证实，在 HIV 感染的贫血患者中，每周应用 40 000U 促红细胞生成素与每周三次的治疗方案的疗效相当。

— 内源性促红细胞生成素基线水平不高于500IU/L的患者对促红细胞生成素治疗的反应更佳。

表52-4　HIV贫血的原因	
贫血机制	**贫血原因**
红细胞生成减少	HIV影响造血作用 骨髓浸润（如鸟分枝杆菌复合群、组织胞浆菌病、非霍奇金淋巴瘤、霍奇金淋巴瘤） 纯红细胞再生障碍性贫血（微小病毒B19） 药物抑制造血功能（如齐多夫定） 造血原料缺乏（如维生素B_{12}、叶酸、铁） 炎症
破坏增多	血栓形成性血小板减少性紫癜 自身免疫性溶血性贫血 葡萄糖-6-磷酸脱氢酶缺乏症（如氨苯砜、甲氧苄啶-磺胺甲噁唑） 噬血细胞综合征
红细胞丢失过多	消化道出血（如消化道卡波西肉瘤）

中性粒细胞减少

- 中性粒细胞减少见于约10%的早期无症状HIV感染者和50%以上的进展期HIV感染相关免疫缺陷患者。
  — 中性粒细胞绝对计数（ANC）$< 1.0 \times 10^9$/L的HIV感染者细菌感染的风险增加了2倍；ANC< 500/μL的HIV感染者细菌感染的风险增加了8倍。
  — HAART可使中性粒细胞计数升高。

血小板减少

- 血小板减少是指血小板计数$< 100 \times 10^9$/L，血小板减少在HIV感染病程中相对常见。
  — 血小板减少达一年以上在临床AIDS患者中的发生率为9%，在免疫性AIDS（$CD4^+$细胞< 200/μL）患者中为3%，在非临床非免疫性AIDS患者中为2%。
  — 血小板减少与下列因素有关：
    - AIDS病史。
    - 注射药物史。
    - 贫血或淋巴瘤史。
    - 非裔。
- 血小板减少与生存期缩短相关。
- HIV感染者具有继发性血小板减少的高风险，主要是继发于骨髓抑制药物的使用和其他感染。
- 以前被描述为HIV相关免疫性血小板减少性紫癜（ITP）的病例越来越多地被描述为原发性HIV相关血小板减少症（PHAT）。

- 相对于原发性ITP，PHAT具有脾大发生率高、典型非重型血小板减少和20%的自发缓解率的特点。
- 在PHAT患者中，存在同时抗糖蛋白（GP）Ⅱb和GPⅢa的抗血小板特异性抗体。
- 抗血小板GPⅡb-Ⅲa抗体与HIVGP160/120可发生交叉反应。
- 抗体诱导的血小板破坏的另一机制是对抗HIV免疫复合物的吸收。
- PHAT患者平均血小板寿命显著缩短。
- 未治疗PHAT患者平均血小板生成显著减少。
- HIV感染者血小板生成减少的原因可能为HIV直接感染巨核细胞。
- 临床诊断PHAT，需要排除继发性血小板减少和停用潜在骨髓抑制药物。
- 齐多夫定治疗PHAT患者可能有效。
- HAART对PHAT患者可能有效。
  - HAART治疗3个月，血小板计数显著上升。
- 应用INF-α 300万U皮下注射，每周3次治疗PHAT患者，可使血小板计数在3周后增加。
  - 结果66%的患者有效，血小板计数平均上升60×10^9/L。
  - 研究发现IFN-α可延长血小板的生存期，而不能增加血小板生成。
- 大剂量静脉注射免疫球蛋白（IVIG）1000～2000mg/kg可使大多数患者于用药后24～72小时血小板计数显著上升。
  - IVIG在急性出血患者或需要立即升高血小板计数时才应用。
- 对于非脾切除的Rh阳性PHAT患者应用抗Rh免疫球蛋白是另一种潜在治疗方法。
  - 用抗Rh（D）治疗有效的条件包括患者有Rh^+红细胞、基线血红蛋白水平足以允许由溶血所致10～20g/L的降低、存在红细胞被优先吞噬的场所——脾脏。
  - 25mg/kg静脉注射30分钟以上，连用2天。
  - 患者血小板计数达到50×10^9/L以上，起效中位时间为4天，中位有效持续时间为13天。
  - 每2～4周静脉注射13～25mg/kg抗体作为维持治疗，可使70%的患者长期有效（>6个月）。
  - 由于抗Rh免疫球蛋白的使用，亚临床型溶血可见于所有患者，血红蛋白降低0.4～2.2g/dL。
- 脾切除已有效应用于治疗难治性血小板减少症。
  - 有效率为92%（血小板计数>100×10^9/L）。
  - AIDS患者生存时间或进展率在68例脾切除患者和117例脾未切除患者之间无差别，提示脾切除与HIV的快速进展无关。
  - 大约6%的患者出现感染暴发。
- 泼尼松口服剂量为1mg/（kg·d）治疗HIV感染者的难治性血小板减少，有效率为80%～90%。
  - 在HIV和人类疱疹病毒双重感染者中应用糖皮质激素后存在暴发性卡波西肉瘤发生的潜在可能，限制了使用泼尼松治疗HIV感染者的血小板减少。

全血细胞减少

- 表52-5列举了HIV感染导致全血细胞减少的最常见病因。

表52-5　**HIV感染导致全血细胞减少**
高病毒负荷的进展期HIV
药物的副作用
骨髓恶性肿瘤
非霍奇金淋巴瘤、霍奇金淋巴瘤
骨髓感染
鸟分枝杆菌复合群感染、组织胞浆菌病、巨细胞病毒感染、结核分枝杆菌感染
Castleman病
噬血细胞综合征
酗酒
维生素B_{12}缺乏和叶酸缺乏

静脉血栓形成

- 在HIV感染者中，静脉血栓栓塞性疾病的发生率有升高趋势。
- 血栓形成风险升高与并发恶性肿瘤无关。
- 血液高凝状态的形成与HIV感染有关。
- HIV感染者存在凝血蛋白异常，包括获得性蛋白S、蛋白C缺陷。

血栓性血小板减少性紫癜

- 血栓性血小板减少性紫癜（TTP）与进展期HIV感染相关。
- TTP的相关因素包括高HIV载量、低CD4$^+$细胞计数、AIDS高诊断率、鸟分枝杆菌复合群和丙肝病毒感染。
- 在HAART时代，TTP的发生率降低。

HIV相关恶性肿瘤

- 40%以上HIV感染者会合并肿瘤，见表52-6，最常见HIV相关恶性肿瘤和相关的致病病毒。

表52-6　**最常见的HIV相关恶性肿瘤和致病病毒**

HIV相关恶性肿瘤	致病病毒
卡波西肉瘤	HHV-8
侵袭性淋巴瘤	EBV、HHV-8
原发中枢神经系统淋巴瘤	EBV
浸润性宫颈癌	HPV

注：HIV，人类免疫缺陷病毒；EBV，Epstein-Barr病毒；HHV-8，人类疱疹病毒8型；HPV，人乳头瘤病毒。

- 在HAART时代，恶性肿瘤占HIV感染者死亡的20%。
- 肿瘤疾病谱似乎比最初想象的更广泛。
- 目前认为AIDS确切相关的三种肿瘤：
  - 卡波西肉瘤，与起始于1981年的流行相关。
  - 中度恶性或高度恶性B细胞淋巴瘤，在1985年被列为AIDS相关肿瘤。
  - 宫颈癌，在1993年被称为AIDS相关肿瘤。
- HIV感染者患霍奇金淋巴瘤的风险增加。

AIDS相关淋巴瘤

流行病学

- AIDS患者发生淋巴瘤的风险几乎为普通人的100倍以上。
- 淋巴瘤发生率随着HIV感染者生存期的延长而升高，而在长期极度免疫缺陷患者中发生率可达到20%。
- 在美国，与非AIDS人群相比，AIDS患者确诊3年内发生淋巴瘤的相对风险增加165倍。
- 自从HAART方法广泛应用以来，淋巴瘤发病率上升。
  - 与之相反，HAART的应用导致卡波西肉瘤的发病率显著下降。
  - 在HAART时代前和HAART时代，低$CD4^+$细胞数患者更易发生淋巴瘤。然而，伯基特淋巴瘤很少出现在$CD4^+$细胞耗竭最严重的患者中。
  - 然而，患者维持高$CD4^+$细胞数，且有效HAART后有良好免疫功能，相对于低$CD4^+$细胞数患者来说，其患淋巴瘤的风险降低。

病理学

- 超过80%的AIDS相关淋巴瘤是中度或高度恶性B细胞肿瘤，包括免疫母细胞或大B细胞型和小无裂或伯基特淋巴瘤（表52-7）。
- HIV感染者淋巴瘤中最常见的两种组织学亚型为伯基特淋巴瘤（见第65章）和弥漫大B细胞淋巴瘤（见第61章）。

表52-7　HIV感染相关的淋巴系统增殖性疾病

肿瘤类型	主要免疫组化和分子诊断结果	HIV感染者或AIDS患者的独有特征
弥漫大B细胞淋巴瘤*	CD20＋，可能有 c-MYC 易位	是HIV感染者中最常见的淋巴瘤；可能涉及中枢神经系统
伯基特淋巴瘤*	CD20＋、CD10＋、c-MYC 易位	可观察到免疫母细胞的形态学特征
AIDS相关原发中枢神经系统淋巴瘤*	CD20＋、EBV＋	一般发生在$CD4^+$计数＜100/μL的患者；可观察到并发中枢神经系统感染；患者中位年龄小于一般人群原发中枢神经系统淋巴瘤
原发性渗出性淋巴瘤*	CD20-、KSHV＋、EBV＋（约80%）	最初表现为渗出性淋巴瘤；可能出现其他淋巴结和淋巴结外的症状；常并发卡波西肉瘤

续表

肿瘤类型	主要免疫组化和分子诊断结果	HIV 感染者或 AIDS 患者的独有特征
浆母细胞性淋巴瘤*	CD20-、EBV＋，可能有 *c-MYC* 易位	最初表现为颌骨病变；可能出现其他淋巴结和淋巴结外的症状
KSHV 相关多中心 Castleman 病	KSHV＋，限制性表达胞质λ；部分感染细胞存在 IL-6＋	症状包括体重减轻、盗汗、发热、贫血、低蛋白血症、血小板减少；患者循环病毒载量、人 IL-6 和其他细胞因子水平升高，KSHV 载量增加
经典型霍奇金淋巴瘤	通常是 EBV＋，R-S（Reed-Sternberg）细胞	HIV 患者常有除淋巴结外的疾病，包括单纯骨疾病；中位年龄高于一般人群霍奇金淋巴瘤

注：AIDS，获得性免疫缺陷综合征；EBV，Epstein-Barr 病毒；HIV，人类免疫缺陷病毒；IL，白细胞介素；KSHV，卡波西肉瘤相关疱疹病毒。

*这种淋巴瘤通常被考虑定义为 AIDS。

资料来源：Yarchoan R，Uldrick TS：HIV-Associated Cancers and Related Diseases. N Engl J Med. 2018 Mar 15；378（11）：1029-1041。

伯基特淋巴瘤

- 在一些病例，瘤细胞具有浆细胞样表现，以胞质丰富和细胞核偏位为特征。
- 在 WHO 分类中，这种类型的伯基特淋巴瘤称为伯基特淋巴瘤伴浆细胞样分化，为 HIV 感染者独有的类型。

弥漫大 B 细胞淋巴瘤

- 在 WHO 分类中，AIDS 相关弥漫大 B 细胞淋巴瘤分为中心母细胞型和免疫母细胞型。
- 与中心母细胞型相比，免疫母细胞型更易侵犯结外部位，尤其是中枢神经系统（CNS），且与 EBV 感染密切相关。

原发性渗出性淋巴瘤

- 口腔原发性渗出性淋巴瘤和浆母细胞淋巴瘤主要发生于 HIV 感染者。
- 原发性渗出性淋巴瘤少见，仅占所有 AIDS 相关淋巴瘤的一小部分，而且由 HHV-8 感染诱发。

T 细胞淋巴瘤

- AIDS 患者发生 T 细胞淋巴瘤的危险性增加。
- T 细胞淋巴瘤约占 AIDS 相关淋巴瘤的 3%。

临床特征

- B 症状，如发热、盗汗、体重减轻，在诊断时见于 80%～90% 的 AIDS 相关淋巴瘤患者；而结外侵犯见于 61%～90% 的晚期患者。
- 实际上，任何解剖部位均可累及。
  - 初期结外疾病最常累及中枢神经系统（17%～42%）、胃肠道（4%～28%）、骨髓（21%～33%）、肝脏（9%～26%）。

— 分期评估包括胸部、腹部、盆腔的CT扫描，镓-67扫描或者PET/CT，骨髓穿刺和活检及临床提示的其他检查。

— 腰椎穿刺应常规进行，因为大约20%的患者有软脑膜淋巴瘤侵犯，即使没有典型的症状和体征。

— 鞘内注射甲氨蝶呤和阿糖胞苷常用来预防单纯CNS复发。

原发性中枢神经系统淋巴瘤

- 大约75%的中枢淋巴瘤患者为HIV感染晚期，中位CD4$^+$细胞计数＜50/μL和有AIDS病史。

- 初期症状和体征各种各样，但大多数患者可出现癫痫发作、头痛和（或）局灶性神经功能障碍等表现。

- 放射影像学（X线）扫描显示相对大的病灶（2～4cm），通常数量较少（1～3个），可见环状增强。

- 缺乏特异性影像学特征。

- PET扫描有利于中枢淋巴瘤和弓形虫病的鉴别。中枢淋巴瘤葡萄糖摄取高于周围皮质，而弓形虫病葡萄糖摄取低于大脑皮质。

- 另外，铊-201单光子发射CT扫描有利于中枢淋巴瘤的诊断，中位T_1吸收指数1.5以上和病灶大小在2.5cm以上为原发性中枢神经系统淋巴瘤的独立预测因子。

- 病理学上，几乎所有的原发性中枢神经系统淋巴瘤为弥漫大B细胞型或免疫母细胞型，而且通常可见肿瘤细胞内感染EBV。

- 用PCR方法检测出脑脊液中EBV DNA（EBV核抗原）可作为原发性中枢神经系统淋巴瘤的一个诊断标准。

- 头颅放疗患者完全缓解率仅有50%，中位生存期仅为2～3个月。

- 应用HAART可以显著延长这些患者的生存期。

T细胞淋巴瘤

- 系统性B症状，包括发热、盗汗和（或）不明原因的体重减轻，在T细胞淋巴瘤中极为常见。

- T细胞淋巴瘤起病时多为进展期，Ⅳ期患者高达90%。

原发性渗出性淋巴瘤

- 联合化疗的疗效通常较差，患者中位生存期约为2个月。

- 有单独使用HAART使患者完全缓解的个案报道。

- 姑息治疗方法包括引流渗出液和受累区域治疗性放疗。

AIDS相关淋巴瘤预后因素

- 为免疫功能正常中等级别恶性淋巴瘤预后评估建立的年龄调整的国际预后指数（IPI）可用于AIDS相关淋巴瘤预后评估（见第62章）。

- 高危组和低CD4$^+$细胞数是生存率低的两个预测因素。

- 组织学为伯基特淋巴瘤是生存率低的独立不良预后因素。

- 低IPI评分和生发中心后分化类型为相对长时间无病生存的独立预后因素。

- 系统性淋巴瘤伴脑膜侵犯者生存率降低。

治疗

- 美国AIDS临床试验小组比较了标准剂量m-BACOD（甲氨蝶呤、博来霉素、多柔比星、环磷酰胺、长春新碱和地塞米松）方案联合GM-CSF支持与减低剂量m-BACOD方案而无GM-CSF支持治疗198例HIV感染的侵袭性淋巴瘤的疗效。
  - 治疗有效率（标准剂量组52% vs低剂量组41%）和中位生存时间（标准剂量组6.8个月 vs低剂量组7.7个月）在两组间无显著性差异。
  - 然而，低剂量组化疗方案相关毒性显著降低。
- BACOD方案就目前来说已不常用。
- EPOCH方案由96小时持续输注依托泊苷、长春新碱、多柔比星，同时静脉注射环磷酰胺和口服泼尼松组成，并根据患者CD4$^+$细胞数和中性粒细胞最低值调整药物剂量。
  - 总的完全缓解率为74%。CD4$^+$细胞计数＞100/μL的患者完全缓解率为87%，56个月时总生存率为87%。
  - CD4$^+$细胞计数＜100/μL的患者，采用利妥昔单抗联合EPOCH（R-EPOCH）方案治疗，生存会有改善。
  - R-EPOCH（利妥昔单抗第1、5天）治疗21例AIDS相关淋巴瘤患者。CD4$^+$细胞计数＞100/μL的患者用EPOCH联合或不联合利妥昔单抗方案治疗结果相似；而CD4$^+$细胞计数＜100/μL的患者，R-EPOCH组生存率为57%，单独EPOCH组为16%。
  - 应用利妥昔单抗联合化疗治疗AIDS患者会增加发生严重甚至危及生命的感染的概率。
- 最近有随机试验表明，R-EPOCH方案并非优于R-CHOP方案（环磷酰胺、多柔比星、长春新碱和泼尼松加利妥昔单抗），许多中心现在仍把R-CHOP作为HIV相关淋巴瘤（伯基特淋巴瘤除外）的治疗方案选择。
- 化疗期间合用HAART AIDS患者多数可耐受。
  - HAART应用可改善AIDS相关淋巴瘤的预后。
  - 对于CD4$^+$细胞计数＞100/μL的患者，将HAART推迟到化疗结束是合理的，但似乎没有必要。
  - CD4$^+$细胞数＜100/μL的患者不使用HAART生存率更低，所以化疗联合HAART显然非常重要。
- 随着HAART方法的出现和支持治疗的改善，伴HIV感染的复发或难治性淋巴瘤可用大剂量化疗联合外周血干细胞移植进行有效治疗。

HIV感染背景下的霍奇金淋巴瘤

- HIV相关霍奇金淋巴瘤可能与更严重的免疫缺陷相关。
- 矛盾的是，HIV相关霍奇金淋巴瘤发生高风险是患者CD4$^+$细胞数在225 ～ 250/μL，而此CD4$^+$细胞水平高于诊断免疫性AIDS所需水平。
- CD4$^+$细胞数高于或低于以上范围，AIDS相关淋巴瘤发生危险性均降低；当CD4$^+$细胞数＜75/μL时，霍奇金淋巴瘤发生风险最低。

- HIV相关霍奇金淋巴瘤以更具侵袭性的组织学亚型占优势为特征，确诊霍奇金淋巴瘤的患者中，41%～100%为混合细胞型和淋巴细胞消减型。
- HIV相关霍奇金淋巴瘤另一个典型特征为与EBV密切相关。
- 全身B症状，如发热、盗汗和（或）体重减轻可见于70%～100%的HIV相关霍奇金淋巴瘤患者，而仅见于30%～60%的原发霍奇金淋巴瘤患者。
- 霍奇金淋巴瘤骨髓侵犯可见于50%的患者，表现为全血细胞减少和全身B症状。
- 分期评估应包括仔细的病史采集、体格检查、标准实验室检查，胸腹和盆腔CT扫描，镓或PET扫描及双侧骨髓活检。
- 有报道显示HAART联合化疗取得了较好预后。
- 尽管在HAART时代治疗效果改善，但与HIV阴性霍奇金淋巴瘤患者相比，特别是Ⅳ期患者，治疗效果仍较差。

HIV感染背景下的多中心Castleman病

- 多中心Castleman病（MCD）是一种弥漫性淋巴增殖性疾病。
- MCD的组织学特征是血管滤泡增生和浆细胞浸润。
- MCD表现为全身性综合征，伴血清IL-6和C反应蛋白水平升高。这种综合征发作时可持续数天至数周，偶尔可自发缓解。
- 临床特征包括淋巴结肿大、脾大、发热、体重减轻、低血压、全血细胞减少、低蛋白血症、寡克隆或单克隆丙种球蛋白血症。
- 当HIV感染存在时，MCD患者发生卡波西肉瘤和淋巴瘤的风险增加。
- HIV载量和CD4$^+$细胞数均不能预测MCD、MCD发作或MCD相关淋巴瘤的发生风险。
- MCD通常与HIV-8感染相关。
- HAART后MCD临床改善和恶化情况均有报道。
- HIV感染者MCD多呈侵袭性，且有潜在致命可能。

 更多详细内容请参阅《威廉姆斯血液学》第10版，Manoj P. Menon，Robert D. Harrington，Virginia C. Broudy：第80章 人类免疫缺陷病毒和获得性免疫缺陷综合征的血液学表现。

（译者：高广勋）

第53章

单核细胞增多综合征

定义

- 传染性单核细胞增多症是指感染性病原微生物引起血液中淋巴细胞增多的疾病。
- 通常外周血淋巴细胞比例超过50%，其中10%以上有反应性淋巴细胞的形态特征（图53-1）。
- 可以导致单核细胞增多的病原体见表53-1。
- 咽型：
  — 出现咽痛前1~2周有倦怠现象。
  — EBV是常见的原因。
- 无咽炎的结型：
  — 有淋巴结肿大。

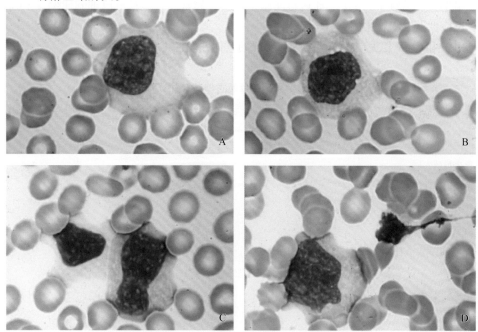

图53-1　血涂片来自EBV感染的单核细胞增多症患者。这些照片展示了传染性单核细胞增多症患者反应性淋巴细胞的特征性形态学改变：胞体大，胞质丰富，胞质周边深染。这些淋巴细胞周边常簇拥着一些红细胞，使得胞质周边受到推挤而凹陷。虽然这种类型的反应性T细胞在EBV感染中具有一定的特征性，但也见于其他多种疾病，因此并不特异（资料来源：Lichtman MA，Shafer MS，Felgar RE，et al. Lichtman's Atlas of Hematology 2016. New York，NY：McGraw Hill；2017. www.accessmedicine.com.）

— 通常是EBV以外的病原体（如弓形虫）所致。
- 伤寒型：
  — 表现为倦怠、发热、腹泻，不伴有咽炎。常为巨细胞病毒（CMV）感染的结果。

表53-1 单核细胞增多综合征相关的病原体	
Epstein-Barr病毒	甲肝病毒
巨细胞病毒	腺病毒
人类免疫缺陷病毒	刚地弓形虫
人类疱疹病毒6型	巴尔通体
变异肺炎病毒	流产布鲁氏菌
风疹病毒	

病因和发病机制

- 由疱疹病毒家族的两个成员之一——EBV或CMV引起。
- 早期发热持续3～7天。此后行实验室检查，异常发现包括淋巴细胞比例＞50%，反应性淋巴细胞比例＞10%。
- EBV和CMV相关单核细胞增多综合征的其他并发症见表53-2。

表53-2 EBV或CMV相关单核细胞增多综合征患者的并发症		
	EBV	CMV
溶血性贫血	++	+
血小板减少症	+	+
再生障碍性贫血	+	-
脾破裂	+	-
黄疸（年龄＞25岁）	++	++
吉兰-巴雷综合征[a]	+	++
脑炎[a]	++	+/-
肺炎[a]	+/-	+
心肌炎[a]	+	-
B细胞淋巴瘤	+	-
丙种球蛋白缺乏症	+	-

注：CMV，巨细胞病毒；EBV，Epstein-Barr病毒。
a可不伴有单核细胞增多综合征。++，常见；+，少见；+/-，极少见；-，未见。

各种病原体引起的单核细胞增多症的特点

- EBV和CMV相关单核细胞增多症的症状和体征见表53-3。
- EBV感染B细胞。
- CMV感染巨噬细胞。
- 两者均导致T细胞反应性增多。
- 肝脾增大在EBV和CMV相关单核细胞增多症均常见。
- EBV或CMV的潜伏期为30～50天。

表53-3　EBV和CMV相关单核细胞增多症症状和体征

症状和体征	群体百分比		
	EBV（年龄14～35岁）	EBV（年龄40～72岁）	CMV（年龄30～70岁）
发热	95	94	85
咽炎	95	46	15
淋巴结肿大	98	49	24
肝大	23	42	N/A
脾大	65	33	3
黄疸	8	27	24

注：CMV，巨细胞病毒；EBV，Epstein-Barr病毒；N/A，不适用。

EBV相关的单核细胞增多症

病毒学与发病机制

- EBV是丙型疱疹病毒亚家族的DNA病毒。
- 世界上90%的人感染过该病毒。
- 始发于12～25岁的人群，夏季多发。
- EBV原发感染起初为B细胞。
- B细胞膜上的CD21是EBV的受体。
- 起初的感染可导致B细胞的多克隆性或单克隆性增殖。
- 被EBV感染的B细胞表达新抗原，后者可诱导细胞毒性T细胞反应。
- 血液中的大多数淋巴细胞是反应性T细胞。
- 细胞毒性T细胞破坏大多数被EBV感染的B细胞，使得疾病缓解。
- EBV感染后，可以终身潜伏在体内。

流行病学

- 本病传播需要皮肤黏膜密切接触（因此，本病又称"吻病"）。
- 在发展中国家及发达国家的社会经济地位低的人群中，几乎每个人在5岁前都有过亚临床感染，临床上罕见明显的单核细胞增生症。

- 在发达国家社会经济地位高的人群中，婴儿期反而躲过了感染。但12～25岁期间，与无症状的潜伏感染者接触导致感染。
- 那些在受到较好保护的家庭环境或独生子女家庭中长大的个体，可以直到30岁后才被感染。

临床表现

- 临床特征因年龄而异：
  - 儿童感染EBV时，表现为典型的呼吸道感染（43%）、中耳炎（29%）、咽炎（21%）、胃肠炎（7%）或单核细胞增多症（＜10%）。
  - 年龄较大的儿童和青少年（12～25岁），感染后30～45天最早出现的症状是发热和倦怠。咽部韦氏环淋巴结B细胞的感染和增殖，可引起咽炎、扁桃体肿大（有时非常显著）和发热等初期症状。
- 常有肝功能异常，多为胆汁淤积性。
- 氨苄西林或阿莫西林可加重EBV相关单核细胞增多症的斑丘疹。
- 可合并甲型链球菌感染，但不影响EBV相关单核细胞增多症通常的自然过程。
  - 如果从有症状的患者咽部培养中分离出甲型链球菌，可用青霉素或红霉素治疗。
- 免疫失调和淋巴细胞增殖可引发一些并发症：
  - 免疫性血小板减少性紫癜（ITP）或自身免疫性溶血性贫血。
  - 脾破裂。
  - 咽部淋巴结明显肿大引起的急性气道阻塞。
  - 免疫抑制患者可发生B细胞增殖性疾病/淋巴瘤。
- 随着针对病毒诱发的B细胞多克隆性增殖而产生的T细胞介导的免疫反应的出现，疾病逐渐缓解，多数患者1周内临床表现得以改善。

实验室检查

EBV和CMV相关的单核细胞增多症实验室检查结果异常见表53-4。

表53-4　单核细胞增多综合征的实验室检查结果异常		
	EBV	CMV
嗜异性抗体	+++	-
淋巴细胞增多	+++	++
反应性淋巴细胞	+++	++
肝功能异常	++	++
抗核因子	+	+
冷凝集素	+	+
冷球蛋白	+	+
血小板减少	++	+

注：+++，典型；++，常见；+，可见；CMV，巨细胞病毒；EBV，Epstein-Barr病毒。

抗体反应

- 只有EBV感染才会出现嗜异性抗体阳性。
- 自身抗体：
  — EBV感染常出现冷凝集素。
- EBV抗体测试：
  — 针对EBV的抗体与CMV或与嗜异性抗原发生反应。
  — 抗病毒衣壳抗原（VCA）的IgM和IgA出现在疾病急性期（IgM持续数月，IgG持续终身），见图53-2。
  — 抗早期抗原（EA）的特异性抗体出现较IgG型抗VCA抗体晚，可持续数年。
  — 抗EBV核抗原（EBNA）抗体在疾病急性表现缓解后出现，并持续终身。
  — 如果患者有抗VCA而不是抗EBNA的特异性抗体，则可做出EBV感染性单核细胞增多症的假定性诊断。

反应性淋巴细胞

- 细胞毒性T细胞扩增导致淋巴细胞增多。反应性淋巴细胞较外周血中正常淋巴细胞体积大（图53-1）。
- 反应性淋巴细胞是传染性单核细胞增多症（IM）的血液学特征，但不是所有的患者均能见到，也不具有诊断特异性。

其他血液检查异常

- 常有肝功能异常，主要是碱性磷酸酶和转氨酶升高，胆红素正常或轻度升高。

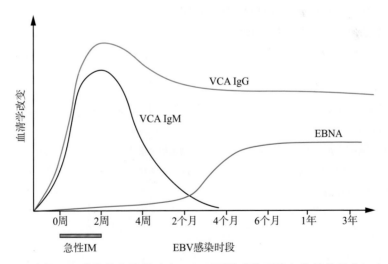

图53-2 不同时段EBV感染的血清学改变。EBV原发感染后的各种抗体反应如上。有症状时（横轴左下方的红色条段所示），患者体内往往可以检测到针对VCA的IgM和IgG抗体。随着时间延长，IgM滴度逐渐检测不到。大约症状消失后6周，可以检出EBNA抗体。IgG和EBNA抗体一般持续终身

病程和预后

EBV相关单核细胞增多症的并发症

- 血液系统
  - 血液系统少见的严重并发症包括伴有瘀斑的严重的免疫性血小板减少症、免疫性溶血性贫血、免疫介导的粒细胞缺乏症和再生障碍性贫血。
- 神经系统
  - 有患者偶发脑炎、急性弥漫性脑脊髓炎（爱丽丝仙境综合征）、急性小脑共济失调、病毒性脑膜炎、吉兰-巴雷综合征、横贯性脊髓炎和脑神经麻痹。
  - 其他并发症可能有慢性疲乏、多发性硬化、系统性红斑狼疮、类风湿关节炎和慢性持续性EBV感染，以及T或NK细胞增生、淋巴瘤和噬血细胞综合征。

EBV相关的其他疾病

病毒的致癌风险

- EBV与伯基特淋巴瘤等多种肿瘤有关（表53-5）。
- 约35%的霍奇金淋巴瘤患者可在肿瘤性B细胞（R-S细胞）中检出EBV，但是否应作为病因还不能确定。
- EBV感染可引起严重后果，一些预防或治疗这些疾病的方法正在尝试中。这些方法包括：
  - EBV疫苗。
  - 活化的细胞毒性T细胞。
  - 可抑制病毒复制的肽类。

表53-5　EBV或CMV感染的特殊问题

EBV	CMV
罕见先天性感染	先天性感染
慢性进行性单核细胞增多症	移植后初次感染
噬血细胞综合征	移植物抗宿主病相关感染
X连锁的B细胞淋巴瘤	输血相关感染
移植后的淋巴细胞增殖性疾病	肺曲霉菌和（或）肺孢子菌感染
T/NK淋巴细胞增殖性疾病	
非洲伯基特淋巴瘤	
约20%的伯基特淋巴瘤（美国）	
约35%的霍奇金淋巴瘤	
鼻咽癌	
约5%的胃癌	
HIV或免疫缺陷患者的肌瘤和肌肉瘤	
口腔毛状白斑	

注：CMV，巨细胞病毒；EBV，Epstein-Barr病毒；HIV，人类免疫缺陷病毒。

CMV相关单核细胞增多症

- CMV是传染性单核细胞增多症的第二常见病因。

流行病学

- 母亲宫颈上携带的巨细胞病毒可传染给新生儿。母乳喂养也可传播。
- 与感染病毒的幼儿接触传播。
- 性传播。

临床表现

- 主要临床表现见表53-3。CMV相关单核细胞增多症的主要并发症见表53-2。
- 基本的临床表现是发热，常高达40℃。脾脏可触及，伴有实验室检查异常。
- CMV相关单核细胞增多症通常发生在年龄较大（50岁以上）的人群。
- 反应性淋巴细胞增多是T细胞CMV感染单核-巨噬细胞的结果。

实验室检查

- 见表53-4。
- 虽然不出现多克隆抗体和嗜异性抗体，但会产生特异性抗CMV抗体。
- 疾病潜伏期长达30～40天。因此，发病时针对CMV的IgM和IgG通常在检查时已呈阳性。
- CMV的检查：
  - 抗CMV抗体效价升高4倍可诊断原发感染。
  - CMV抗原血症的检测比抗CMV抗体滴度更敏感。
  - 聚合酶链反应（PCR）是检测CMV DNA最敏感的方法。

并发症

- 在原发性CMV感染中发生溶血性贫血和血小板减少症，并且其可能是导致临床医生最初考虑诊断淋巴瘤的其他因素。
- 可发生多种神经系统并发症，但最常见的是吉兰-巴雷综合征，后者通常与CMV感染有关。

原发性HIV感染

- 原发性感染后不久发生单核细胞增多症（见第51章）。
- 单核细胞增多症症状是自限性的，可持续数周。
- 血片中可见白细胞减少、血小板减少、中性粒细胞相对增多，反应性淋巴细胞比例较低。
- 淋巴细胞绝对数增多并不常见。

单核细胞增多症相关的其他病原体

- 人类疱疹病毒6型。
- 水痘-带状疱疹病毒。
- 甲/乙肝病毒。

- 风疹病毒。
- 腺病毒。
- 百日咳鲍特菌。
- 弓形虫。
  - 弓形虫是唯一的、常引起单核细胞增多症的非病毒性病原体。
  - 感染可因误食有弓形虫卵囊的生肉，或接触有虫卵的猫粪。
  - 没有人与人之间传播的记录。
  - 感染者常没有症状，或表现为单纯的淋巴结肿大而不伴发热。
  - 患者一般无咽炎表现。

鉴别诊断

- 急性咽炎可由 β-溶血性链球菌、腺病毒或溶血隐秘杆菌感染所致。
- 发热、淋巴细胞增多和脾大可拟诊为淋巴瘤。
- CMV感染与抗核抗体的出现有关，类似新发系统性红斑狼疮。
- 弓形虫相关单核细胞增多症的抗弓形虫抗体滴度高，与其他单核细胞增多症不同。
- 肝炎病毒相关单核细胞增多症一般有肝功能异常。

治疗和病程

- 疾病通常是自限性的。
- 发热、咽痛可用对乙酰氨基酚。咽炎可用盐水漱口。
- 严重或危及生命的并发症，可给予泼尼松40～60mg/d，连用7～10天，常在1周后减量。
  - 上呼吸道阻塞。
  - 免疫性血小板减少性紫癜。
  - 免疫性溶血性贫血。
  - 中枢神经系统受累。
- 阿昔洛韦治疗传染性单核细胞增多症一般无效。
- 更昔洛韦可能对免疫抑制患者或严重复杂的原发性EBV相关单核细胞增多症患者有效。
- 更昔洛韦［5mg/（kg·d）×14天］对CMV有效，但仅推荐病情严重和（或）免疫功能低下者使用。
- 抗逆转录病毒治疗原发性HIV-1感染，可清除病毒血症，使CD4⁺淋巴细胞恢复（见第51章）。

妊娠相关单核细胞增多症

- 孕妇初次感染EBV、CMV感染或弓形虫病所致的传染性单核细胞增多症，可能导致流产，特别是在第一次感染期间。
- 妊娠期间患有EBV相关单核细胞增多症，可引起胎儿严重的先天性异常，包括小脑畸形、肝脾增大、白内障、智力低下或新生儿死亡。

- 约有一半的孕妇初次感染CMV，也会感染胎儿。后者中大约有1/4在婴儿期有临床表现和（或）出现先天畸形。
- 刚地弓形虫可在孕期初次感染，导致胎儿先天性畸形。
- 妊娠前已有抗弓形虫病抗体的母亲不会将病原体传播给胎儿。
- 初次感染HIV-1的孕妇将病毒传播给胎儿。齐多夫定单药或选择性剖宫产可以降低母婴传播率（见第51章）。

更多详细内容请参阅《威廉姆斯血液学》第10版，Sankar Swaminathan：第81章单核细胞增多综合征。

（译者：魏述宁　齐军元）

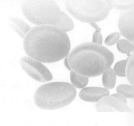

第八篇 克隆性淋巴细胞与浆细胞疾病

第54章

恶性淋巴组织疾病的分类和临床表现

分类

- 淋巴细胞恶性肿瘤包括许多不同的形态学和临床综合征。
- 国际淋巴瘤研究小组（International Lymphoma Study Group）提出了一个新的分类方法，称为修订后的欧美淋巴瘤分类法（Revised European-American Lymphoma Classification），或REAL分类法，由WHO在2001年修订并在2008年和2016年更新（表54-1）。
- REAL分类法利用了病理、免疫表型、基因和临床特征来定义各种疾病类型（表54-1）。
- 淋巴系统肿瘤可以分为B细胞、T细胞或NK细胞肿瘤。
- 免疫表型、细胞遗传学和基因异常也包含在表54-1中。
- 基于通常的临床表现，最常见的惰性和侵袭性淋巴系统肿瘤列举在表54-2和表54-3中。

主要临床特征

- 这些肿瘤包含从最惰性的恶性肿瘤如黏膜相关淋巴组织（MALT）淋巴瘤（第64章）到生长最快速和侵袭性最强的人类肿瘤如伯基特淋巴瘤（第65章）。肿瘤性的惰性前驱病变在几种情况下发生，尤其是单克隆B细胞增多症（第56章），它可能经历克隆演变而发展为慢性淋巴细胞白血病；单克隆丙种球蛋白血症可以经历克隆演变后发生淋巴瘤、巨球蛋白血症、骨髓瘤或淀粉样变性（见第68章）。并非所有单克隆丙种球蛋白病患者都经历克隆进化。
- 现在认为，骨髓瘤之前的单克隆丙种球蛋白血症是一种惰性的可变阶段。每年约1%的原发性单克隆丙种球蛋白血症患者发生克隆演变进展为侵袭性B细胞恶性肿瘤（见第68和69章）。
- 淋巴系统恶性肿瘤，特别是急性淋巴细胞白血病（第55章）、淋巴母细胞淋巴瘤（第55章）和伯基特淋巴瘤（第65章）是治疗后最易发生肿瘤溶解综合征的疾病，应提前预判并采取一些预防措施（如水化、别嘌醇或拉布立酶）。

表54-1 淋巴瘤和淋巴细胞白血病WHO分类

肿瘤	形态学	表型ᵃ	基因型ᵇ
B细胞肿瘤			
不成熟B细胞肿瘤			
淋巴母细胞白血病/淋巴瘤（非特指型）(第55章)	中至大淋巴细胞，染色质细点状，胞质少	TdT+、sIg-、CD10+、D13+/-、CD19+、CD20-、CD22+、CD24+、CD34+/-、CD33+/-、CD45+/-、D79a+、PAX5+	*E2A-HLF*、*AML1*、*IGH*基因t(17;19) DJ克隆重排 iAMP21与预后不良有关
淋巴母细胞白血病/淋巴瘤复发遗传学异常（第55章）	见上	参阅下面亚型中的各个功能	参阅B-ALL亚型个体遗传特性
B-ALL伴t(9;22)(q34.1; q11.2); BCR-ABL1	见上	CD19+、CD10+、TdT+、高表达CD13和CD33	p190 *BCR-ABL1*融合见于大多数儿童病例中；约50%的成人病例中，存在P210融合
B-ALL伴t(v;11q23); *MLL*重排	见上	CD19+、CD10-、CD24-、CD15+	多个*MLL*(11q23)融合模式包括*AF4*(4q21)、*AF9*(9p22)和*ENL*(19p13)。B-ALL伴*MLL*易位过度表达FLT3。预后不良
B-ALL伴t(12;21)(p13; q22); *TEL-AML1* (ETV6-RUNX1)	见上	CD19+、CD10+、CD34+、CD9-、CD20-、CD66c-	t(12;21)(p13;q22) *ETV6-RUNX*易位
超二倍性的B-ALL	见上	CD19+、CD10+、CD45-、CD34+	染色体数量增加，没有结构异常。最常见为染色体+21、X、14和4 +1、2、3偶尔出现。预后较好
亚二倍性的B-ALL	见上	见上	丢失至少一个染色体（范围从45染色体至附近单倍体）。罕见的染色体异常。预后不良
B-ALL伴t(5;14)(q31; q32); *IL3-IGH*	见上（反应活性嗜酸性粒细胞）	见上。即使是罕见的原始细胞与B-ALL免疫表型伴嗜酸性粒细胞也强烈暗示B-ALL这个亚型	t(5;14)(q31;q32); *IL3-IGH*导致IL3过度表达。预后不明

续表

肿瘤	形态学	表型[a]	基因型[b]
B-ALL 伴 t（1；19）（q23；p13.3）；E2A-PBX1	见上	CD10+、CD19+、细胞质 μ 重链。CD9+、CD34-	t（1；19）（q23；p13.3）导致超表达 E2A-PBX1 融合基因产物，干扰正常的转录因子 E2A 和 PBX1 的活性
成熟 B 细胞肿瘤			
白血病			
慢性淋巴细胞白血病/小淋巴细胞性淋巴瘤（第56章）	小细胞，核圆，致密	sIg+（dim）、CD5+、CD10-、CD19+、CD20+（dim）、CD22+（dim）、CD23+、CD38+/-、CD45+、FMC-7-	IgR+、+12（约30%）、-13q14（约50%）、11q22—q23，17p13。TP53、NOTCH1、SF3B1 和 BIRC3 突变与不良预后相关
幼淋巴细胞白血病（第56章）	≥55%幼淋巴细胞	sIg+（bright）、CD5+/-、CD10-、CD19+、CD22+、CD23+/-、CD45+、CD79a+、FMC7+	-13q14（约30%）；-17p（50%），IgR+
毛细胞白血病（第57章）	小细胞，有胞质突起	sIg+（bright）、CD5-、CD10-、CD11c+、CD19+、CD20+、CD25+、（bright）、CD45+、CD103+、膜联蛋白 A+	BRAF突变（约100%），IgR+；BRAF wt中MAP2K突变
淋巴瘤			
淋巴浆细胞性淋巴瘤（第70章）	小细胞伴浆细胞样分化	cIg+、CD5-、CD10-、CD19+、CD20+/-、浆细胞：CD38+、CD138+、cIgM+	IgR，6q-（50%基于骨髓病例）。90%病例发生 MYD88 L265P突变，30%发生 CXCR4突变
套细胞淋巴瘤：IGHV未突变且 SOX11+（第63章）	小至中细胞	sIgM+、sIgD+、CD5+、CD10-、CD19+、CD20+、CD23-、周期蛋白 D1+、FMC-7+、SOX11+	IgR，t（11；14）（q13；q32）（FISH约100%），涉及 BCL1 和 IGH。高度增殖变异常表明 TP53突变，INK4a/ART和p18INK4c缺失，CCND1-MCL在50%的病例中显示 CCND2重排
套细胞淋巴瘤：IGHV突变且 SOX11-	见上	见上，SOX11-	见上

续表

肿瘤	形态学	表型[a]	基因型[b]
滤泡性淋巴瘤（FL，滤泡中央淋巴瘤；第62章）	小、中或大细胞，有裂核	sIg，CD5-，CD10+，CD19+，CD20+（bright），CD23-/+，CD38+，CD45+	IgR，t（14；18）（q32；q21）（约85%）涉及BCL2和IGH。变异3q27（5%～15%，BCL6）
弥漫为主型FL伴1p36缺失	见上	见上	1p36缺失。缺乏BCL2重排
十二指肠型FL	见上	见上	见上
儿童型FL	见上	见上	见上
大B细胞淋巴瘤伴IRF4重排	可能类似于FL 3B级或DLBCL	MUM1+，BCL6+，Ki67阳性率高，BCL2和BCL10双表达见于约50%的病例	缺乏BCL2重排，存在IRF4重排，可能有BCL6重排
边缘区B细胞淋巴瘤（第64章）	小或大单核样细胞	sIgM+，sIgD-，clg+（约50%），CD5-，CD10-，CD11c+/-，CD19+，CD20+，CD23-，CD43+/-	IgR，通常伴有+3，+7和+18
黏膜相关淋巴组织（MALT）型（第64章）	见上	见上	t（11；18）（q21；q21）涉及API2、MLT1，或t（1；14）（p22；q32）涉及BCL10
脾边缘区B细胞淋巴瘤	小而圆的淋巴细胞取代活性生发中心和（或）血液中绒毛状毛状淋巴细胞	sIgM+，sIgD-，CD5+/-，CD19+，CD20+，CD23-，CD103-	IgR，7q31—q32（40%）染色体的等位基因缺失（40%）
脾脏B细胞淋巴瘤，未分类			
脾弥漫红髓小B细胞淋巴瘤	血：绒毛淋巴细胞，类似于SMZL。骨髓：窦样腔内渗透。脾：单形的小中淋巴细胞，泡状染色质，圆核，偶尔有小核仁	CD20+，DBA.44+，IgG+/IgD-，CD25-，CD5-，CD103-，CD123-	t（9；14）（p13；q32）涉及PAX5和IGH
毛细胞白血病变体	混合特征的幼淋巴细胞和经典的毛细胞白血病	sIg+（bright），CD5-，CD10-，CD11c+（bright），CD19+，CD20+，CD25-，CD45+，CD103+，FMC7+，CD123-，膜联蛋白A1-，TRAP-	BRAF突变阴性，可能存在MAP2K1突变，TP53突变频繁

续表

肿瘤	形态学	表型[a]	基因型[b]
弥漫大B细胞淋巴瘤（DLBCL；第61章）			
弥漫大B细胞淋巴瘤，非特指型			
常见的形态学变体：			
中心母细胞型	中等到大的淋巴细胞，泡状核，细染色质，多个核仁	sIgM+、sIgD+/−、CD5−、CD10−/+、CD19+、CD20+、CD22+、CD79a+、CD45+、PAX5+	IgR，3q27异常和（或）t（3；14）（q27；q32）涉及BCL6（约30%）或t（14；18）（q32；q21）（约25%）涉及BCL2
免疫母细胞型	90%的细胞是免疫母细胞，有中央核仁	见上。可能表达CD30+	见上
间变型	很大的圆形、椭圆形或多边形细胞，奇异的多形性的核，类似于R-S细胞	见上。常表达CD30+	见上
分子生物学亚组			
生发中心B细胞样（GCB）	见上	CD10+或BCL6+且MUM1−	见上，MYC和BCL2共表达被认为是新的预后标志物
活化B细胞样（ABC）	见上。通常有更多的免疫母细胞形态	CD10+，BCL6−或MUM1+	t（14；18）（35%），12q12（20%），IG突变，BCL2重排（20%～25%），Rel放大（15%），micro RNA 17-92集群放大
富于T细胞和组织细胞的大B细胞淋巴瘤	见上；大细胞散布在非上皮样组织细胞中。背景淋巴细胞主要是T细胞	见上；CD15−、CD30−、CD138−。背景由CD68+组织细胞和CD3+/CD5+T细胞组成	见上
原发中枢神经系统弥漫大B细胞淋巴瘤	见上	见上；CD20+、CD22+、CD79a+。10%～20%的病例表达CD10。见上；60%～80%病例表达BCL6，90%病例表达IRF4/MUM1	体细胞超突变负担高。BCL6、PIM1、MYC、Rho/TTFn和PAX5突变

续表

肿瘤	形态学	表型[a]	基因型[b]
腿型原发性皮肤弥漫大B细胞淋巴瘤	见上	见上；高比例的肿瘤细胞表达BCL2、BCL6、IRF4/MUM1、FOXP1	见上；在>60%病例中，包含CDKN2a、CDKN2b和MTAP的9p21.3缺失
EBV阳性弥漫大B细胞淋巴瘤非特指型	见上；存在R-S样细胞	见上；90%病例EBV阳性并表达LMP1、EBNA2。恶性细胞通常为CD30+、CD15-	见上；均为EBV+
原发性纵隔（胸腺）大B细胞淋巴瘤（第61章）	不同情况下变化不同。中等到大细胞，常有多形性核（R-S样细胞）	sIg-、CD10-/+、CD15-、CD19+、CD20+、CD22+、CD23+、CD30+（80%）、CD45+、CD79a+、IRF4/MUM1（75%）。BCL2（50%~80%）及BCL6表达可变（45%~100%）	IgR+、+9q24（75%）、+2p15（50%）、Rel、BCL11A、JAK2、PD-L1、PD-L2扩增。转录组与cHL相似
血管内大B细胞淋巴瘤	肿瘤细胞渗透在所有器官的小到中间血管	CD19+、CD20+、CD5（38%）CD10（13%）缺乏CD29（β₁整合素）和CD54（ICAM1）可能导致血管内增长模式	IgR+，否则特征不明确
ALK阳性的大B细胞淋巴瘤	正弦增长模式，单型的大免疫母细胞样细胞	强阳性表达ALK，CD138+、VS38+、细胞质IgA或IgG	IgR+、t（2；17）ALK/CLTC
浆母细胞性淋巴瘤	免疫母细胞分散扩散，浆细胞分化。常见的有丝分裂状态，单型的形态，常见于HIV阳性者	CD138+、CD38+、VS38C、IRF4/MUM1+、Ki67高，大多数情况下CD79a+、CD30+。CD45-、CD20-、PAX5-胞质Ig（50%~70%）、CD56-（如果浆细胞骨髓瘤，怀疑浆细胞骨髓瘤）	IgR+，EBV编码RNA（EBER）+（60%~70%），大多数情况下为LMP1阴性。HHV8+状态符合来自MCD的大B细胞淋巴瘤的情况（如下）
HHV-8阳性弥漫大B细胞淋巴瘤	HHV8 MCD：B细胞卵泡退化和生发中心内化和透明样变化。HHV浆母细胞淋巴瘤套有大浆母细胞。HHV8+，LANA1+细胞融合性覆盖消除淋巴结结构共同参与淋巴结外侵犯	HHV8+、LANA1+、病毒IL-6+、IgM、CD20+/-、CD79a-、CD138-、EBV（EBER）-	多克隆IgM。IGVH无突变。IL-6R通路激活。细胞遗传学特点不明

续表

肿瘤	形态学	表型[a]	基因型[b]
原发性渗出性淋巴瘤	浸润范围的细胞有高度异常形态，包括免疫母细胞、浆母细胞、间变性的大细胞，有明显核仁的大细胞核	CD45＋，CD19，CD20，CD79a，sIg无表达	IgR＋和超变。没有复发性染色体异常
伯基特淋巴瘤（第65章）	中等大小的细胞以分散的单一模式排列，胞质嗜碱性，有高增殖指数与常见的有丝分裂的形态。呈现有丝分裂"星空"图案	CD19＋，CD20＋，CD10＋，BCL6＋，CD38＋、CD77＋和CD43＋，BCL2−，TdT−。几乎100%的肿瘤细胞Ki67＋	t（8；14）（q24；q32），t（2；8）（q11；q24）或t（8；22）（q24；q11），涉及Ig基因座和8q24上C-MYC。高达70%病例存在TCF3或ID3突变
11q畸变的伯基特淋巴瘤	同上	见上	见上；TCF3或ID3突变
伴有MYC和BCL2和（或）BCL6易位的高级别B细胞淋巴瘤	中等圆形细胞、细胞质丰富。与BL相比，核大小和轮廓的变化更大。通常>90% Ki67＋。与BL不同，可以表现出BCL2强表达	见上，除sIg−、cIg＋/−和CD10−	见上，除更典型地高表达BCL2且约30%具有BCL2重排（双表达）
高级别B细胞淋巴瘤，非特指型	比起DLBCL形态学更接近伯基特淋巴瘤；母细胞样外观不包括母细胞套细胞，淋巴瘤也包括在内	难以描述，CD20＋和TdT−	缺少MYC加BCL2和（或）BCL6重排
特征介于DLBCL和经典型霍奇金淋巴瘤（HL）之间的不可归类的B细胞淋巴瘤	多形性细胞汇聚、扩散，像平板一样在纤维间质增长。多形性细胞类似HL R-S样细胞和陷窝细胞，坏死常见	与HL相比，CD45＋、CD30＋、CD15＋	特征不明

续表

肿瘤	形态学	表型[a]	基因型[b]
浆细胞肿瘤			
意义不明的单克隆丙种球蛋白血症（MGUS）	骨髓浸润与成熟浆细胞组成1%～9%的细胞结构	M蛋白<30g/L，骨髓<10%的浆细胞，没有终末器官损伤，CD138+，在往往很难显示轻链受限，因为浆细胞数量少	细胞遗传学异常偶尔在MGUS见到。FISH研究涉及在50%的情况下出现IGH t（11；14）、t（4；14）。Del13q。超二倍体占40%
浆细胞骨髓瘤	在骨髓可见骨髓瘤浆细胞，分布在间质集群	sIg+，CD5-，CD10-，CD19-，CD20-，CD38+（bright），CD45+/-，CD56+，CD117+（bright），CD138+（bright）	IgR，通常伴复杂核型和（或）MUM1 t（6；14）（p25；q32）。在15%～25%的情况下可见t（11；14）
髓外浆细胞瘤	浆细胞在髓外器官必须与其他淋巴增殖性疾病区分（即MALT型）	同浆细胞骨髓瘤	同上
孤立性骨浆细胞瘤	浆细胞	同浆细胞骨髓瘤	同上
单克隆免疫球蛋白沉积症	主要器官（肾脏最常见，偶尔涉及肝、心脏、神经、血管）非定形嗜酸性物质沉积，不被刚果红染色。重链（HCDD）和轻链（LCDD）	LCDD以κ轻链为主。HCDD以λ链为主。骨髓可能显示正常κ/λ值	HCDD的$V_H IV$比例过高。LCDD有$V_\kappa IV$可变区域
霍奇金淋巴瘤（HL）			
结节性淋巴细胞为主型HL（第60章）	"爆米花"细胞，核类似于中心母细胞的核	BCL6+，CD19+，CD20+，CD22+，CD45+，CD79a+，CD15和少数CD30+/-，Bob1+，Oct2+，PAX5+	IgR，高表达BCL6

续表

肿瘤	形态学	表型[a]	基因型[b]
经典型 HL（第60章），结节硬化型 HL	反应性淋巴样结节中 R-S 细胞和腔隙细胞	R-S 细胞典型表型为 CD15+、CD20-/+、CD30+、CD45-、CD79a-、PAX5+（dim）	R-S 细胞通常表达 PAX5 和 MUM1，不同程度表达 BCL6，存在无功能 Ig 的 IgR
富于淋巴细胞型 HL	散布在淋巴样结节中很少的 R-S 细胞，偶尔呈"爆米花"样	同上	同上
混合细胞型 HL	R-S 细胞散布在浆细胞样组织细胞、嗜酸性粒细胞和 T 细胞中	R-S 细胞典型表型为 CD15+、CD20-/+、CD30+、CD45-、CD79a-	同上
淋巴细胞消减型 HL	大量 R-S 细胞，淋巴结结构消失	同上	同上
T 细胞肿瘤			
前 T 细胞肿瘤			
T 淋巴母细胞白血病（第55章）	小至大细胞，小点状染色质，胞质稀疏	TdT+、CD2+/-、cCD3+、CD5+/-、CD7+、CD10-/+、CD4+/CD8+ 或 CD4-/CD8-、CD34+/-	TCR 位点异常，14q11（TCR-α）、7q34（TCR-β）或 7p15（TCR-γ）和（或）TAL1 t（1；14）（p32-p34；q11）
T 淋巴母细胞淋巴瘤（第56章）	同上	同上	同上
成熟 T 细胞和 NK 细胞肿瘤			
T 幼淋巴细胞白血病（第56章）	小至中等细胞，有胞质突起或小泡	TdT-、CD2+、CD3+、CD5+、CD7+，CD4+/CD8- 比 CD4-/CD8+ 常见，但也可以为 CD4+/CD8+	αβ TCR 重排涉及 14（q11；q32）（约75%）。约80%的情况下涉及 14 号染色体。易位频繁，涉及 TCL1A 和 TCL1B 基因。约75%情况下可见 7p15（TCR-γ）和（或）+8q。可见 11q23 缺失与 6 号染色体（33%）和 17 号染色体（26%）短臂异常

续表

肿瘤	形态学	表型[a]	基因型[b]
T细胞大颗粒淋巴细胞白血病（第58章）	胞质丰富，含稀疏嗜天青颗粒	CD2+, CD3+, CD4/+, CD5+, CD7+, CD8+/-, CD16+/-, CD56-, CD57+/-	αβ TCR重排，可见γ/δ重排。具有STAT3和STAT5B突变的亚型。与侵袭性疾病相关的STAT5B突变
淋巴瘤/淋巴增殖性疾病			
结外T/NK细胞淋巴瘤，鼻型（"血管中心性淋巴瘤"，第59和第67章）	血管中心性和血管破坏性生长	CD2+, cCD3+, CD4-, CD5-/+, CD7+, CD8-, CD56+, EBV+	TCR重排通常阴性。原位杂交检测存在EBV
皮肤T细胞淋巴瘤（蕈样肉芽肿，第66章）	小至大细胞，核呈脑回状	CD2+, CD3+, CD4+, CD5+, CD7+/-, CD8-, CD25-, CD26+	αβ TCR重排，复杂核型常见。STAT3激活
Sézary综合征（第66章）	同上	同上	同上
血管免疫母细胞性T细胞淋巴瘤	小至中等免疫母细胞，胞质透明至丰满，围绕滤泡和高内皮小静脉	CD3+/-, CD4+, CD10+, CXCL13+, PD-1+ (60%~100%), EBV+	αβ TCR重排（75%~90%），IgR（25%~30%），+3或+5，常见TET2, IDH2, DNMT3A, RHOA和CD28突变
滤泡性T细胞淋巴瘤	不一致，类似于下面的外周T细胞淋巴瘤	表达滤泡辅助抗原：PD-1, CD10, BCL6, CXCL13, ICOS, SAP, CCR5	见上
外周T细胞淋巴瘤（非特指型；第67章）	高度不一致	CD2+, CD3+, CD5+, CD7-, CD4+CD8-比CD4-CD8+常见，比CD4+/CD8+更异常见	αβ TCR重排
皮下脂膜样T细胞淋巴瘤	大小不一非典型细胞，核深染，浸润脂肪小叶	CD2+, CD3+, CD4-, CD5+, CD7-, CD8+，以及细胞毒性分子（穿孔素, GrB, TIA1）	αβ TCR重排
肠病相关的T细胞淋巴瘤（EATL）1型	中至大细胞，核仁明显，胞质丰富淡染，侵入小肠黏膜	CD3+, CD5-, CD7+, CD8+/-, CD4-, CD103+, TCRβ+/-, CD30+（大多数情况下）	TRB, TRG克隆性重排。>90% HLADQA1*0501, DQB1*0201。1型：与乳糜泻有关

续表

肿瘤	形态学	表型[a]	基因型[b]
单形性嗜上皮性肠T细胞淋巴瘤	见上	见上	与乳糜泻无关
胃肠道惰性T细胞淋巴增殖性疾病	见上；表层单克隆肠T细胞浸润	见上	见上
肝脾T细胞淋巴瘤	小至中等细胞，染色质致密，核圆	CD2+，CD3+，CD4-，CD5+，CD7+/-，CD8+/-	γδ TCR重排，少见αβ TCR重排，iso 7q
成人T细胞白血病/淋巴瘤（第55章）	形态高度多样，多叶核	CD2+，CD3+，CD5+，CD7-，CD25+，CD4+CD8-较CD4-CD8+常见	αβ TCR重排，整合的HTLV-1
ALK阳性的间变大细胞淋巴瘤	大细胞多形性细胞，核呈"马蹄形"，核仁显著，胞质丰富	TdT-，ALK1+，CD2+/-，CD3-/+，CD4-/+，CD5-/+，CD7+/-，CD8-/+，CD13-/+，CD25+/-，CD30+，CD33-/+，CD45+，HLA-DR+，TIA+/-	TCR重排，t（2；5）(p23；q35)导致产生NPM/ALK融合蛋白；也可见涉及2p23的其他异位
ALK阴性的间变大细胞淋巴瘤	与ALK阳性的间变大细胞淋巴瘤中观察到的形态谱相似。未观察到小细胞变异	TdT-，ALK1+，CD2+/-，CD3-/+，CD4-/+，CD5-/+，CD7+/-，CD8-/+，CD13-/+，CD25+/-，CD30+，CD33-/+，CD45+，HLA-DR+，TIA+/-	TCR重排，在IRF4/DUSP22位点具有6p25重排的细胞遗传学亚集
原发性C-ALCL	皮肤结节中见上述间变大细胞	TdT-，CD2-/+，CD3+/-，CD4+/-，CD5-/+，CD7+/-，CD25+/-，CD30+，CD45+	TCR重排但无t（2；5）(p23；q35)
乳房植入物相关间变大细胞淋巴瘤	预后良好的非侵入性疾病。肿瘤细胞局限于种植体近端的血清中	见上	见上
原发性皮肤端CD8+T细胞淋巴瘤	起源于耳部的惰性病变	见上；CD8+	见上

续表

肿瘤	形态学	表型[a]	基因型[b]
淋巴瘤样丘疹病	三个组织学亚型（A，B，C）。A型：大R-S样细胞的分散集群与组织细胞的分布渗透混合。B型：罕见，嗜表皮渗透的小型非典型细胞与脑形核（MF样）。C型：单个的CD30+T细胞和一些炎症细胞	A型和C型与C-ALCL表型有相似之处。B型表型CD3+，CD4+，CD8-，CD30-	在60%情况下有TCR重排。无t（2；5）（p23；135）
原发性皮肤外周T细胞淋巴瘤，罕见亚型			
原发性皮肤γδT细胞淋巴瘤	表皮，真皮，皮下组织模式中等到大肿瘤细胞，粗染色质，常有细胞凋亡/坏死	CD3+，CD2+，CD5-，CD7+/-，CD56+。大多数情况下CD4-，CD8-	TCRG，TCRD克隆重排。EBV-
原发性皮肤CD8+嗜表皮细胞毒性T细胞淋巴瘤	组织学变化从苔藓样表皮到更深层次的结节状浸润肿瘤细胞小至中等大小，具有多形性或母细胞核	CD3+，CD8+，颗粒酶B+，穿孔素+，TIA1+，CD45RA+/-，CD45RO-，CD2+/-，CD4-，CD5-，CD7+/-	TCR克隆重排。EBV-
原发性皮肤CD4+小/中型T细胞淋巴瘤	密集，扩散，真皮浸润。主要为小型/中型多形细胞	CD3+，CD4+，CD8-，CD30-。无细胞毒性蛋白质表达	TCR克隆重排。EBV-
儿童系统性EBV+T细胞淋巴瘤	浸润T细胞EBV+，但缺乏细胞学的异型性。噬红细胞作用和组织细胞增多症常见	CD2+，CD3+，CD56-，CD8+，EBER+	TCR克隆重排。EBV+且LMP1表达

续表

肿瘤	形态学	表型[a]	基因型[b]
牛痘水疱病样淋巴增殖性疾病	皮肤表现，小至中等细胞 无明显细胞学异常	CD3+、CD8+、CD56+	TCR克隆重排。EBV+无LMP1表达
自然杀伤（NK）细胞肿瘤			
大颗粒淋巴细胞白血病（第58章）	胞质丰富，含稀疏天青颗粒	TdT-、CD2+、CD3-、CD4-、CD5-/+、CD7+、CD8-/+、CD11b+、CD16+、CD56+、CD57+/-	无TCR重排
侵袭性NK细胞白血病	同上	同上	无TCR重排，存在EBV
结外NK细胞淋巴瘤鼻型（"血管中心性淋巴瘤"）	血管中心性和血管破坏性生长	CD2+、cCD3ε+、CD4-、CD5-/+、CD7+、CD8-、CD56+	无TCR重排，存在EBV
免疫相关性淋巴增殖性疾病			
原发性免疫缺陷相关淋巴增殖性疾病	各种形态的反应性增生，多功能的淋巴渗透到高级别的淋巴瘤。淋巴瘤和HL形态类似于免疫功能正常的患者	与免疫功能正常的患者其他淋巴瘤免疫表型相似	FAS突变可见于ALPS。SAP/SLAM突变可见于XLP。ATM基因突变可见于共济失调-毛细血管扩张症
HIV感染相关淋巴瘤	如上。典型的组织学特性，可见于伯基特淋巴瘤、HL、DLBCL。淋巴瘤更常见于HIV环境下包括原发性渗出、浆母细胞淋巴瘤、MCD	如上	可见MYC和BCL2易位

续表

肿瘤	形态学	表型[a]	基因型[b]
移植后淋巴增殖性疾病（PTLD）			
早期病变：浆细胞增生（PH）和传染性单核细胞增多症（IM）样	PH：大量浆细胞、淋巴细胞和免疫母细胞 IM：T细胞的背景下大量的免疫母细胞	如上	在IM和PH中都是EBV+。IGH寡克隆多克隆重排。EBV+
多态性PTLD	组织体系结构缺失与瘀透表明B细胞完全成熟	除HL中的R-S细胞经常表达CD30+、CD20+，但通常CD15-	IG克隆重排。EBER ISH显示EBV+。75%病例IGH突变
单形性PTLD	类似于DLBCL，伯基特淋巴瘤或浆细胞瘤形态	如上	EBV+/-。克隆B细胞或T细胞。细胞遗传学常见TP53、RAS突变、BCL6易位
其他医源性免疫缺陷相关的淋巴增殖性疾病	HL更常见。淋巴组织增生有霍奇金淋巴瘤样特征。组织学特征也可以类似于干LPD相关免疫缺陷病中可见的特征	HL样显示CD20+、CD30+、CD15或CD20-、CD30+、CD15+染色。EBV可变阳性	同上

注：B-ALL，B细胞急性淋巴细胞白血病；C-ALCL，皮肤间变大细胞淋巴瘤；cHL，经典型霍奇金淋巴瘤；EBV，Epstein-Barr病毒；FISH，荧光原位杂交；HHV，人类疱疹病毒；IgR，信号转导及转录激活因子；IGVH，免疫球蛋白基因重排；MCD，多中心Castleman病；NK，自然杀伤；R-S，Reed-Sternberg；SMZL，脾边缘区淋巴瘤；STAT，信号转导及转录激活因子；TCR，T细胞受体；wt，野生型。

a 列出了通过免疫组织化和（或）流式细胞术显示的表面抗原的免疫表型，通常在给定疾病的肿瘤细胞中发现。如果指示CD抗原，则大多数肿瘤细胞表达特定的表面蛋白。具有"-"符号后缀或变。具有"+"符号后缀的CD抗原或变水平或变不变表达。具有"+/-"符号后缀的CD抗原并非由原以非常低的水平或由少数患者的肿瘤细胞表达，或者在肿瘤细胞上以低水平或变可变表达。具有"-/+"符号后缀提供了具有定义特征的常见遗传特征。括号中的数字提供了具有定义又有定义且具有定义且具体的表现在该实体中所有存在于实体的患者的肿瘤细胞表达。

b 指出了与给定类型的肿瘤相关的常见遗传特征。括号中的数字提供了具有定义又具有定义且具体的表现比例。

表54-2	惰性淋巴瘤

弥漫性淋巴瘤/白血病
  慢性淋巴细胞白血病
  毛细胞白血病
  淋巴浆细胞淋巴瘤
  脾边缘区B细胞淋巴瘤（有或无绒毛状淋巴细胞）
  浆细胞骨髓瘤/浆细胞瘤

结内淋巴瘤
  滤泡淋巴瘤
  淋巴结边缘区B细胞淋巴瘤
  小淋巴细胞淋巴瘤

结外淋巴瘤
  结外MALT型边缘区B细胞淋巴瘤

表54-3	侵袭性淋巴瘤

不成熟B细胞淋巴瘤
  B淋巴细胞白血病/淋巴瘤

成熟B细胞肿瘤
  伯基特淋巴瘤/伯基特细胞白血病
  弥漫大B细胞淋巴瘤
  滤泡性淋巴瘤3级
  套细胞淋巴瘤
  高级别B细胞淋巴瘤（非特指型或双打击）
  特征介于DLBCL和经典型霍奇金淋巴瘤之间的不可归类的B细胞淋巴瘤

不成熟T细胞肿瘤
  T淋巴母细胞淋巴瘤/白血病

外周T和NK细胞肿瘤
  T幼淋巴细胞白血病/淋巴瘤
  侵袭性NK细胞白血病/淋巴瘤
  成人T细胞淋巴瘤/白血病（HTLV-1相关）
  结外NK/T细胞淋巴瘤
  肠病相关T细胞淋巴瘤
  肝脾T细胞淋巴瘤
  皮下脂膜炎样T细胞淋巴瘤
  外周T细胞淋巴瘤，非特指型
  血管免疫母细胞性T细胞淋巴瘤
  滤泡性T细胞淋巴瘤
  ALK阳性和ALK阴性的间变大细胞淋巴瘤
  免疫缺陷相关淋巴增殖性疾病

相关的临床表现

免疫球蛋白的异常产物

- 肿瘤性B细胞可以分泌单克隆的免疫球蛋白（见第68章）。

- 如果单克隆的免疫球蛋白是IgM、IgA或IgG的某个亚型（特别是IgG3），它可能会增加血液的黏稠度，通过增强红细胞聚集（病理性红细胞缗钱样排列）而阻碍微循环（见第69和70章）。
  - 因血液黏稠度增高和红细胞缗钱样改变可造成"高黏滞综合征"，导致血液循环淤滞（见第70章）。
  - 高黏滞综合征可表现为头痛、头晕、复视、昏迷、视网膜静脉怒张和突发性昏迷。
- 单克隆免疫球蛋白也可以损害粒细胞和血小板的功能，或与凝血蛋白反应而损害凝血功能（见第68章）。
- 过多分泌的单克隆免疫球蛋白轻链可以造成多种类型的肾小管功能障碍和肾功能损伤（见第68和69章）。
- 冷球蛋白（或在低于37℃的温度下沉淀的免疫球蛋白）可导致雷诺综合征、皮肤溃疡、紫癜或指端梗死和坏疽（见第23和69章）。
- 某些类型的单克隆免疫球蛋白轻链产生过多可导致淀粉样物质形成（见第72章）。
- 与B细胞淋巴瘤相关的自身反应性抗体的产生可能导致：
  - 自身免疫性溶血性贫血（见第22和23章）。
  - 自身免疫性血小板减少症（见第74章）。
  - 自身免疫性中性粒细胞减少症（见第30章）。
- 针对组织的自身抗体与自身免疫性甲状腺炎、肾上腺炎、脑炎等的发病机制有关。
- 自身抗体也可以针对血浆蛋白（如C1抑制剂可导致血管水肿）。
- 自身抗体的产生可早于显性淋巴瘤的发生。
- 脱髓鞘所导致的周围神经病变也可发生在Ig患者中（见第68、69和70章）。
- 偶尔，多发性神经病变与器官肿大、内分泌疾病、单克隆蛋白和皮肤改变相关，导致POEMS综合征（见第69章）。

骨髓及其他组织浸润

- 肿瘤性淋巴细胞可广泛浸润骨髓，损害造血功能。
- 肿瘤性淋巴细胞增殖或浸润可导致浅表或深部淋巴结肿大和脾大。
- 肿瘤淋巴细胞也可浸润结外组织。
  - T细胞淋巴瘤和白血病常累及皮肤、纵隔或中枢神经系统。
  - B细胞淋巴瘤可能累及唾液腺、内分泌腺、关节、心脏、肺、肾、肠、骨或其他结外部位。
  - MALT型边缘区B细胞淋巴瘤常累及胃、肺和唾液腺。

淋巴细胞因子诱导的疾病

- 肿瘤性淋巴细胞可分泌有助于疾病发生的细胞因子。
- 皮肤T细胞淋巴瘤可分泌Th2型细胞因子（如IL-4、IL-5、IL-10、IL-13），引起嗜酸性粒细胞增多或嗜酸性粒细胞性肺炎（见第66和67章）。
- 肿瘤性浆细胞可分泌IL-1，该细胞因子可刺激破骨细胞（导致广泛的骨溶解、严重的骨痛和病理性骨折），并促进抗利尿激素的分泌（导致抗利尿药激素分泌失调综合征）（见第69章）。

- 骨化三醇（维生素D活化代谢产物）的肾外分泌失调，可能是与霍奇金淋巴瘤和其他淋巴瘤相关的高钙血症的发病基础（见第60章）。

全身症状

- 淋巴瘤可有B症状（如发热、夜间盗汗、体重减轻）（见第60和61章），这些症状在霍奇金淋巴瘤和组织学侵袭性非霍奇金淋巴瘤中更为常见（见表54-3）。
- 瘙痒在霍奇金淋巴瘤中常见，其严重程度与疾病活动性相关。
- 饮酒后肿大淋巴结疼痛是极少数（＜5%）霍奇金淋巴瘤患者的特殊症状。
- 霍奇金淋巴瘤可在没有明显肿大淋巴结或脾脏肿瘤的情况下以全身症状为临床表现。

代谢相关病征

- 侵袭性淋巴瘤和急性淋巴细胞白血病可因高肿瘤细胞死亡比例和快速分解而导致高尿酸血症和高尿酸尿症。
- 细胞毒药物治疗可引起肿瘤溶解综合征，表现为严重的高尿酸血症、高尿酸尿症、高钾血症和高磷血症。
- 尿酸沉积在肾小管和集合系统，可导致急性梗阻性肾病和肾衰竭。
- 高钙血症和高钙尿症是浆细胞性骨髓瘤的常见并发症。

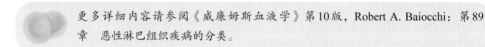

更多详细内容请参阅《威廉姆斯血液学》第10版，Robert A. Baiocchi：第89章 恶性淋巴组织疾病的分类。

（译者：何翠颖 马光宇）

第55章

急性淋巴细胞白血病

定义

- 急性淋巴细胞白血病（ALL）是一种来源于B细胞系或T细胞系幼稚淋巴细胞或淋巴祖细胞的肿瘤性疾病。
- 白血病细胞的免疫表型可以反映转化克隆的细胞系列及分化阶段。
- 在诊断时，正常骨髓细胞被白血病细胞替代，并播散至不同的髓外部位，产生相应的诸多临床表现。
- 免疫表型及遗传学特征均与治疗选择有关。
- 接近90%的儿童ALL患者和40%的成人ALL患者能获得长期无病生存，但年龄超过60岁的患者仍然预后较差。

病因和发病机制

- ALL的发生与进展由一系列改变细胞功能的突变所致，包括自我更新能力增强、过度增殖、分化受阻和凋亡受抑。
- 离子射线是ALL发生的危险因素主要基于Hiroshima和Nagasaki等对原子弹爆炸的随访研究。高出生体重是5岁以内发生ALL的高危因素。某些先天性疾病如唐氏综合征或遗传性异常能够增加晚期发生ALL的风险。其他危险因素如接受过化疗、吸烟及化学暴露对于ALL发生的意义尚不明确或缺少相应证据。

发生率
- 在美国1975～2016年根据年龄调整的ALL年发病率男性为1.6/10万，女性为1.2/10万。
  - 估计2019年美国新发ALL病例5930例（男性3280例，女性2650例）。
  - 诊断时中位年龄13岁，约有61%的患者诊断时年龄不超过20岁。
  - ALL是小于15岁患者中最常见的恶性肿瘤，占所有肿瘤的23%和所有白血病的76%。
- 成人急性白血病中只有20%为淋巴表型。
- 年龄特异性发病率体现在2～4岁时存在一个发病高峰期，随年龄增长发病率下降（图55-1）。
- 发病率在60多岁时再度升高。
- 不同地理区域ALL发病率存在差异。
  - 北欧、西欧、北美和地中海地区人群发病率较高，而亚洲和非洲人群发病率较低。

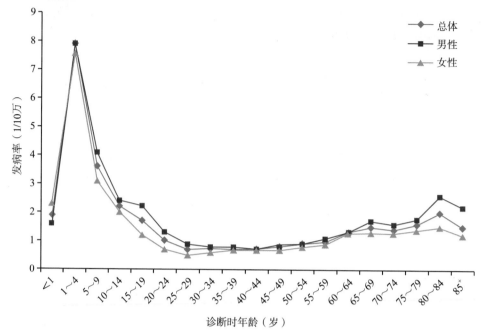

图 55-1　ALL中按性别划分年龄特异性发病率（资料来源：SEER Cancer Statistics Review，1975-2012，National Cancer Institute. Bethesda，MD，http：//seer.cancer.gov/csr/1975_2012.）

危险因素

- 伴有唐氏综合征的儿童发生急性白血病（包括ALL）的风险增加 10 ~ 30 倍。
  - 约半数唐氏综合征发生ALL患者中，*P2RY8-CRLF2*融合基因和活化*JAK2*突变共同作用导致白血病发生。
- 伴有影响基因组稳定性或DNA修复的遗传性综合征患者白血病发生风险增加。这些异常包括：
  - 共济失调-毛细血管扩张症（白血病发生风险增加70倍）。
  - Nijmegen断裂综合征。
  - Bloom综合征。
- 宫内（非出生后）暴露于诊断性X线可导致ALL发生风险轻度增加。

少数病例产前发病

- 回顾性发现白血病特异性融合基因［如*MLL-AF4*、*ETV6-RUNX1*（又称*TEL-AML1*）］和同卵双胎同时发生白血病提示某些病例产前发病可能。
  - 同卵双胎同时发生ALL的概率为20%，但如果其中一人发生伴t（4；11）/*KMTZA-AFFI*的ALL，那么另一个人发生ALL的概率几乎为100%，且潜伏期很短。
  - 伴有*ETV6-RUNX1*融合基因或T细胞表型的双胞胎同时发生ALL的概率较低，且出生后较长时间才会发病，提示出生后尚需要其他事件才能导致白血病转化。

— *ETV6-RUNX1* 融合转录物在1%的出生儿童中被发现，是与该融合转录物相关
的ALL发病率的100多倍。

获得性遗传学改变

- 约80%的患者存在细胞遗传学异常或分子学改变。
- 特异的细胞遗传学或分子学异常发生频率在儿童和成人患者间存在差异（表
  55-1）。

表55-1 儿童和成人ALL中常见细胞遗传学异常发生频率

遗传学异常	儿童（%）	成人（%）
超二倍体（>50条染色体）	23～29	6～7
亚二倍体（<45条染色体）	1	2
t（1；19）（q23；p13.3）[*TCF3-PBX1*]	白种人4，黑种人12	2～3
t（9；22）（q34；q11.2）[*BCR-ABL1*]	2～3	25～30
t（4；11）（q21；q23）[*MLL-AF4*]	2	3～7
t（8；14）（q23；q32.3）	2	4
t（12；21）（p13；q22）[*ETV6-RUNX1*]	20～25	0～3
NOTCH1 突变*	7	15
HOX11L2 过表达*	20	13
LYL1 过表达*	9	15
TAL1 过表达*	15	3
HOX11 过表达*	7	30
MLL-ENL 融合基因	2	3
9p异常	7～11	6～30
12p异常	7～9	4～6
del（7p）/del（7q）/单体7	4	6～11
+8	2	10～12
21号染色体内扩增（iAMP21）	2	?

*异常见于T细胞ALL。

- 超二倍体（>50条染色体）发生于约33%的儿童及6%的成人患者，与良好预后
  相关。
- 亚二倍体（<45条染色体）与较差预后相关。
- 最常见的结构异常是染色体易位，其次是倒位、缺失、点突变和扩增。
- 各种突变共同作用导致白血病转化、关键生长因子调节途径的遗传学和表观遗传
  学改变。
- 一项研究中，超过40%的B细胞前体ALL病例具有编码正常淋巴细胞发育调节因

子的基因突变。

- 最常累及的是淋巴转录因子 *PAX5*（约30%的病例存在该突变），该基因编码祖B细胞向前B细胞转化和保证B系分化所需的成对结构域蛋白。
  - 其次常见受累基因是 *IKZF1*（约30%的病例存在该突变），该基因编码最早期淋系分化所需的 IKAROS 锌指 DNA 结合蛋白。
  - 约半数 *BCR-ABL1* ALL 病例中 *CRLF2* 基因过表达。
- FLT3基因是造血干细胞发育过程中的重要受体酪氨酸激酶，其过表达几乎见于所有 MLL 重排或超二倍体病例，是一种继发事件。
- 表观遗传学改变是重要细胞遗传学异常，基因甲基化与较差预后相关。

临床特征

- 症状可呈惰性或急性，常反映骨髓衰竭程度和髓外扩散范围。
- 表55-2比较了儿童和成人ALL的不同临床特点。
- 约半数患者存在由白血病细胞释放的致热因子（如白细胞介素-1、白细胞介素-6、肿瘤坏死因子等）导致的发热；给予诱导化疗72小时内可迅速退热。
- 超过8%～10%的儿童和15%的成人病例可存在纵隔肿块，某些病例中可压迫大血管和气道导致上纵隔综合征。
- 超过25%的儿童患者存在白血病细胞浸润或骨髓坏死造成的骨痛或关节痛。
- 骨髓坏死少见，但可导致剧烈疼痛。
- 白血病细胞睾丸浸润或淋巴管堵塞可造成无痛性阴囊肿大。
- 其他不常见的受累部位包括中枢神经系统（如头痛、恶心、神志改变）、肾集合系统（少尿、无尿）、眼部（复视、失明）、唾液腺（Mikulicz综合征）、周围神经（脑神经麻痹）、皮肤（皮肤白血病），继发于阴茎海绵体和背静脉白细胞淤滞引起的阴茎异常勃起。
- 少数病例可出现硬膜外白血病肿块造成的脊髓压迫。

表55-2　儿童和成人ALL的临床特征		
特征	儿童（%）	成人（%）
年龄（岁）		
＜1	2	—
1～9	72～78	—
10～19	20～26	—
20～39	—	40
40～59	—	40
≥60	—	20
男性	56～57	62

续表

特征	儿童（%）	成人（%）
症状		
发热	57	33～56
乏力	50	常见
出血	43	33
骨痛或关节痛	25	25
淋巴结病		
无	30	51
明显（>3cm）	15	11
肝大		
无	34	65
明显（脐下）	17	少见
脾大		
无	41	56
明显（脐下）	17	不常见
纵隔肿块	8～10	15
中枢神经系统白血病	3	8
睾丸白血病	1	0.3

资料来源：Pui CH. Acute lymphoblastic leukemia，in Childhood Leukemias，2nd ed. New York，NY：Cambridge University Press；2006；Larson RA，Dodge RK，Burns CP，et al. A five-drug remission induction regimen with intensive consolidation for adults with acute lymphoblastic leukemia：cancer and leukemia Group B study 8811，Blood. 1995 Apr 15；85（8）：2025-2037。

实验室特征

- 儿童和成人 ALL 实验室特征比较见表 55-3。
- 初诊时贫血、中性粒细胞减少和血小板减少常见。
- 血细胞减少程度反映骨髓被白血病幼稚淋巴细胞取代程度。
- 约 30% 的患者外周血中性粒细胞数 $< 0.5 \times 10^9$/L。
- 外周血白细胞计数为 0.1×10^9/L ～ 1500×10^9/L，超过 10% 的患者白细胞计数 $> 100 \times 10^9$/L，主要为淋巴母细胞（原始淋巴细胞）。
- 约 10% 的患者白细胞计数显著降低，诊断时外周血涂片中无白血病细胞。
- 诊断 ALL 前一至几个月可出现的异常包括：
  - 类似再生障碍性贫血的全血细胞减少（通常可自发缓解）。
  - 少数病例表现为高嗜酸性粒细胞综合征（如肺部浸润、心脏肥大、充血性心力衰竭），尤其是伴有 t（5；14）（q31；q32）的男性 ALL 患者。

表55-3	儿童和成人ALL实验室特征

特征	占总数的比例（%）	
	儿童，白种人/黑种人	成人
细胞系		
T细胞	15/24	25
B细胞前体	85/76	75
白细胞计数（×10⁹/L）		
＜10	（47～49）/34	41
10～49	（28～31）/29	31
50～99	（8～12）/14	12
＞100	（11～13）/23	16
血红蛋白（g/dL）		
＜8	48/58	28
8～10	24/22	26
＞10	28/20	46
血小板计数（×10⁹/L）		
＜50	46/40	52
50～100	23/20	22
＞100	31/40	26
CNS状态*		
CNS1	（67～79）/60	92～95
CNS2	（5～24）/27	?
CNS3	3/3	5～8
腰椎穿刺损伤致白血病细胞增多	（6～7）/10	?
骨髓白血病细胞比例		
＜90%	33/46	29
＞90%	67/54	71
外周血白血病细胞		
存在	87/90	92
不存在	13/10	8

*CNS1，脑脊液中无白血病细胞；CNS2，非创伤性标本中白血病细胞＜5/μL；CNS3，非创伤性标本中白血病细胞≥5/μL或存在脑神经麻痹；创伤性腰椎穿刺致白血病细胞增多（白血病细胞可见，红细胞≥10/μL）。

资料来源：Pui CH. Acute lymphoblastic leukemia, in Childhood Leukemias, 2nd ed. New York, NY: Cambridge University Press; 2006; Larson RA, Dodge RK, Burns CP, et al. A five-drug remission induction regimen with intensive consolidation for adults with acute lymphoblastic leukemia: Cancer and Leukemia Group B study 8811, Blood. 1995 Apr 15; 85（8）: 2025-2037。

- 5号染色体IL-5基因被14号染色体免疫球蛋白重链基因中增强子元件激活在伴有嗜酸性粒细胞增多和t（5；14）（q31；q32）白血病的发生中起中心作用。
- 偶有患者，尤其是男性，发病时血小板增多（>400×10⁹/L）。
- 多数患者血清乳酸脱氢酶水平升高，与肿瘤负荷相关。
- 高白血病负荷患者血尿酸水平升高常见。
- 白细胞计数过高患者治疗前可能有自发性肿瘤溶解综合征，伴有肌酐、尿素氮和血磷水平升高。
- 其他少见实验室异常包括高钙血症（由白血病细胞释放甲状旁腺样激素导致），血清转氨酶升高（肝脏浸润所致）或氮质血症（继发于肾脏浸润的肾衰竭所致）。
- 伴有t（17；19）（q22；p13.3）和 *E2A-HLF* 融合基因少见，见于0.5%的B细胞前体ALL，与以下表现相关：
  — 青少年。
  — 弥散性凝血障碍。
  — 高钙血症。
  — 预后较差。
- 胸部影像学检查可发现纵隔肿块和胸腺增大。
- 约半数儿童患者可有骨膜反应、骨溶解、骨硬化或骨量减少，尤其是发病时低白细胞患者。

CNS疾病评估

- 由于CNS受累发生率高，有必要在诊断时对脑脊液（CSF）进行检查（高达30%的儿童和5%的成人脑脊液中发现了淋巴母细胞）。
  — CNS白血病（CNSL）定义为CSF中存在白血病细胞至少5/μL或存在脑神经麻痹症状。
  — CSF中存在白血病细胞与CNS高复发风险相关。
- 儿童ALL中，腰椎穿刺损伤导致CSF被白血病细胞污染与较差预后有关。
  — 可通过输注血小板或在深度镇静或全身麻醉后由有经验的医生操作等减少上述风险发生。

诊断和细胞分类

- 建议行骨髓穿刺检查以明确ALL诊断。
- ALL中原始B细胞具有强嗜碱性胞质，细胞较规则，核仁明显和胞质空泡化（图55-2）。
- 瑞氏-吉姆萨染色（外周血或骨髓）分析不足以准确区分ALL与AML。
- 白血病细胞的免疫表型有助于确定ALL的免疫学亚型。
- T-ALL中的早期T细胞前体ALL是一个独立亚型，保留了干细胞样特征，对传统化疗反应欠佳。
- 表55-4总结了ALL中几种免疫学亚型的主要表现。
- 遗传学分类：
  — 约75%的成人和儿童患者可通过染色体数量（或流式细胞术检测DNA含量）、特异染色体重排、分子遗传学改变等进行预后或治疗相关亚组分类。

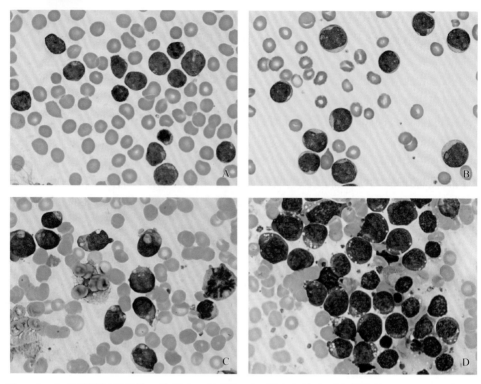

图55-2　A.典型淋巴母细胞，胞质少，核形规则，具有细染色质和模糊核仁。B.大细胞性急性淋巴细胞白血病（ALL），核仁明显，胞质中等，混杂较小原始细胞。C.伴有胞质颗粒的ALL。多数原始细胞胞质内可见Fuchsia颗粒。颗粒存在可能导致误诊为急性髓细胞性白血病，但这些颗粒MPO和苏丹黑BB染色阴性。D. B细胞ALL淋巴母细胞。该表型原始细胞胞质呈强嗜碱性，细胞形态规则，可见胞质空泡（瑞氏-吉姆萨染色，×1000）

表54-4　不同免疫学亚型ALL的临床特征

亚型	典型标志物	儿童（%）	成人（%）	相关特征
B细胞前体	CD19＋、CD22＋、CD79a＋、cIg ＋/-、sIgμ-、HLA-DR＋			
祖B细胞	CD10-	5	11	儿童和成人年龄组，高白细胞，初始CNSL，假二倍体，MLL基因重排，不良预后
早期前B细胞	CD10＋	63	52	良好年龄组（1～9岁），低白细胞，超二倍体（＞50条染色体）
前B细胞	CD10＋/-、cIg＋	16	9	高白细胞，黑种人，假二倍体
成熟B细胞（伯基特）	CD19＋、CD22＋、CD79a＋、cIg＋、sIg＋（κ或λ＋）	3	4	男性为主，初始CNSL，腹腔肿块，常有肾脏受累

续表

亚型	典型标志物	儿童（%）	成人（%）	相关特征
T细胞系	CD7＋、cCD3＋			
T细胞	CD2＋、CD1＋/-、CD4＋/-、CD8＋/-、HLA-DR-、TdT＋/-	10	18	男性为主，高白细胞，髓外疾病
前T细胞	CD2-、CD1-、CD4-、CD8-、HLA-DR＋/-、TdT	1	6	男性为主，高白细胞，髓外疾病，不良预后
早期T细胞前体	CD1-、CD8-、CD5^{weak}、CD13＋、CD33＋、CD11b＋、CD117＋、CD65＋、HLA-DR＋	2	？	男性为主，年龄＞10岁，预后较差

— 两个染色体倍性亚组（超二倍体＞50条染色体和亚二倍体＜45条染色体）具有临床意义。超二倍体见于约25%的儿童和6%～7%的成人患者，与良好预后相关。
● 表型特异的相互易位是ALL最具生物学和临床意义的染色体改变（表55-5）。

表55-5 ALL常见遗传学亚型的临床和生物学特征

亚型	相关特征	估计无事件生存率（%） 儿童	估计无事件生存率（%） 成人
超二倍体（＞50条染色体）	主要为前体B细胞表型；低白细胞；年龄有利（1～9岁）和儿童预后好	5年80～90	5年30～50
亚二倍体（＜45条染色体）	主要为前体B细胞表型；高白细胞；较差预后	3年30～40	3年10～20
t（12；21）（p13；q22）[ETV6-RUNX1]	CD13＋/-CD33＋/-前体B细胞表型；假二倍体；1～9岁；良好预后	5年90～95	未知
t（1；19）（q23；p13.3）[TCF3-PBX1]	CD10＋/-CD20-CD34-前B细胞表型；假二倍体；白细胞升高；黑种人；CNSL；预后与治疗相关	5年82～90	3年20～40
t（9；22）（q34；q11.2）[BCR-ABL1]	主要为前体B细胞表型；老年；白细胞升高；髓系抗原表达。TKI治疗提高早期疗效	3年80～90	1年约60
t（4；11）（q21；q23）[MLL-AF4]	CD10＋/-CD15＋/-CD33＋/-CD65＋/-前体B细胞表型；婴幼儿及老年年龄组；高白细胞；CNSL；较差预后	5年32～40	3年10～20
t（8；14）（q23；q32.3）	成熟B细胞表型；L3型；男性多见；髓外大包块。应用包含大剂量MTX、Ara-C、CTX或异环磷酰胺（IFO）的短疗程强化治疗预后较好	5年75～85	4年70～80

续表

亚型	相关特征	估计无事件生存率（%）	
		儿童	成人
NOTCH1 突变	T细胞表型；预后良好	5年90	4年50
HOX11 过表达	CD10⁺T细胞表型，单纯化疗预后良好	5年90	3年80
21号染色体内扩增 （iAMP21）	前体B细胞表型；低白细胞；需要强化治疗 以避免不良预后	5年30	？

资料来源：Pui CH，Robison LL，Look AT. Acute lymphoblastic leukemia. Lancet，2008；371：1030；Schultz KR，Bowman WP，Aledo A，et al. Improved early event free survival with imatinib in Philadelphia chromosome-positive acute lymphoblastic leukemia：A Children's Oncology Group study，J Clin Oncol. 2009；27：5715；Larson RA，Dodge RK，Burns CP，et al. A five-drug remission induction regimen with intensive consolidation for adults with acute lymphoblastic leukemia：Cancer and Leukemia Group B study 8811，Blood. 1995；85：2025；Rizzieri DA，Johnson JL，Byrd JC，et al；Alliance for Clinical Trials In Oncology（ACTION）. Improved efficacy using rituximab and brief duration，high intensity chemotherapy with filgrastim support for Burkitt or aggressive lymphomas：Cancer and Leukemia Group B study 10002，Br J Haematol. 2014；165（1）：102-111。

鉴别诊断

- ALL需与嗜酸性粒细胞增多症鉴别。
- 儿童和青少年ALL需与再生障碍性贫血（AA）鉴别。少数情况下，ALL可有类似AA表现的短期病程。
- 有时骨髓造血恢复时的原始细胞与白血病原始细胞相似，通过优化抗体组合进行流式细胞术检查以同残留白血病细胞鉴别。
- 与AML细胞鉴别要点见第46章。
- 非造血系统肿瘤中小圆形细胞骨髓浸润（如神经母细胞瘤、横纹肌肉瘤、尤因肉瘤、小细胞肺癌等）（见第12章）。
- 感染性疾病（如单核细胞增多症，尤其伴有血小板减少时）或溶血性贫血（见第23章）或百日咳（见第50章）。

治疗

代谢相关并发症

- 可用别嘌醇（300mg/d）或拉布立酶（重组尿酸氧化酶）治疗高尿酸血症。
  - 别嘌醇可通过去除细胞内磷酸核糖焦磷酸盐和抑制次黄嘌呤氧化酶活性减少巯嘌呤的合成代谢和分解代谢。
  - 如果巯嘌呤和别嘌醇同时口服给药，巯嘌呤通常需要减量。
  - 拉布立酶比别嘌醇作用更迅速，可将尿酸降解成比尿酸溶解度高5～10倍且易于排泄的代谢产物尿囊素。但是由于尿酸破坏产生过氧化氢，能导致高铁血红蛋白血症或溶血性贫血，所以葡萄糖-6-磷酸脱氢酶缺乏患者禁用拉布立酶。

- 高磷血症可用磷结合剂治疗（如氢氧化铝、碳酸钙或醋酸钙等）。

高白细胞血症

- 高白细胞血症（＞400×10⁹/L）可用以下方法治疗：
  - 白细胞单采或交换输血（小儿患者）。
  - 对B-ALL患者可给予低剂量糖皮质激素预治疗，可联合长春新碱和环磷酰胺，同时给予尿酸氧化酶，以改善高白细胞血症。

感染控制

- 对免疫缺陷患者需施行预防措施（如避免接触已感染人群，避免进食未烹饪蔬菜、未去皮水果和生奶酪等）。
- 对于新诊断ALL，尤其是粒细胞缺乏、伴发热的患者，应给予广谱抗生素治疗。
- 可给予甲氧苄啶-磺胺甲噁唑预防耶氏肺孢子菌肺炎。
- 预防性用药应从诱导化疗2周后开始，持续至所有化疗结束后6周。
- 对于不能耐受甲氧苄啶-磺胺甲噁唑的患者可给予替代治疗，包括雾化喷他脒和服用阿托伐醌（应与食物或牛奶饮料一起服用）。
- 通常给予预防性抗真菌治疗，但应用长春新碱时应避免使用唑类抗真菌药，因其可抑制长春新碱代谢导致神经毒性。
- 应避免应用活病毒疫苗。

血液支持治疗

- 当血小板＜10×10⁹/L或发生血小板减少性出血时应考虑输注血小板。
- 重度贫血患者应缓慢输注红细胞。
- 所有血制品均需照射。

抗白血病治疗

- 目前对于ALL无标准治疗方案，针对某些独特生物学亚型的靶向治疗日渐增多。

B-ALL（伯基特型）

- 对于B-ALL（L3，sIg阳性），3～6个月以环磷酰胺为基础的强化治疗方案是最有效的，化疗同时应给予CD20抗体利妥昔单抗。
  - 有效的CNS治疗是B-ALL治疗成功的重要环节，通常包括静脉和鞘内注射甲氨蝶呤和阿糖胞苷。
  - 该类型B-ALL治疗1年后很少复发，不需要维持治疗。

前体B细胞和T细胞ALL

- 儿童和成人中危组患者，治疗分三个标准阶段：
  - 缓解诱导。
  - 巩固强化。
  - 维持治疗。

缓解诱导治疗

- 治疗目的在于深度降低体内白血病负荷，防止白血病细胞向颅脑和脊髓播散。
- 在某些时间点有必要住院治疗以预防感染、进行血制品输注。

- 成人和儿童患者治疗药物有所不同。
- 诱导化疗中几乎所有患者都需接受长春新碱和糖皮质激素（如泼尼松、泼尼松龙或地塞米松），成人患者一般加用蒽环类药物（如柔红霉素）。
- 诱导化疗中加入左旋门冬酰胺酶（L-ASP）可使儿童患者有效率达到98%，标危组成人患者有效率达到90%。
- 目前有三种形式的L-ASP，其具有不同的药代动力学特点。
  - 胡萝卜软腐欧文菌L-ASP半衰期较短。
  - 大肠杆菌L-ASP半衰期最短。
  - 聚乙二醇化L-ASP（培门冬酶，基于大肠杆菌制剂）半衰期较长。
  - 另一种聚乙二醇化大肠杆菌产物门冬酰胺酶（calaspargase）的半衰期最长。
  - 剂量强度和治疗周期比门冬酰胺酶类型更加重要，但少有研究表明哪种剂型更优。
- 在美国，培门冬酶由于较低的免疫原性、更好的疗效和使用频率更低，已经取代原代产品用于儿童ALL的一线治疗。
- 利妥昔单抗的应用提高了CD20⁺ALL的疗效，其他抗体的疗效正在验证中。
- 奈拉滨可能对T-ALL有效。
- 缓解后应用分子学或免疫学技术检测的微小残留病数量与长期预后相关。

巩固治疗

- 巩固治疗定义为诱导化疗结束、正常造血恢复后短期内进行的治疗。
- 通常采用大剂量、多种药物联合的方案，可选用与诱导方案相同或不同的药物。
- 巩固的强度通常基于疾病免疫表型和遗传学特征及诱导后微小残留病水平危险度分层进行调整，参见后文关于预后因素的部分。
- 巩固化疗可以改善儿童患者的预后，包括低危组患者。
- 儿童患者的常用方案包括：
  - 大剂量甲氨蝶呤（$5g/m^2$），对T-ALL患者尤其重要，联合或不联合巯嘌呤。
  - 大剂量L-ASP，使用时间延长。
  - 地塞米松、长春新碱、L-ASP、多柔比星、阿糖胞苷和硫鸟嘌呤等的联合方案，加或不加环磷酰胺。
- 成人ALL巩固化疗方案逐渐标准化（基于儿童数据）。
  - 采用与儿童方案类似的巩固治疗方案可用至39岁成人患者。
  - 成人患者中，高剂量甲氨蝶呤的毒性反应可能更大，剂量一般限制于$1.5 \sim 2g/m^2$。
  - 利妥昔单抗通常用于CD20⁺ALL的巩固强化治疗。
  - 有证据表明采用儿童方案的青少年患者疗效优于成人方案。

维持治疗

- 通常给予2～3年的低剂量口服药物进行维持治疗。
  - 男孩可以从3年的维持治疗中获益，女孩需要2～2.5年的维持治疗。
  - 多数针对成人ALL的临床试验给予2年维持治疗。
- 成熟B-ALL一年后很少复发，因此不推荐给予延长维持治疗。

- 维持治疗方案包括每周一次甲氨蝶呤（口服或静脉）、每天口服巯嘌呤。
- 在抗代谢治疗基础上间断给予长春碱类和糖皮质激素有助于改善疗效。
- 研究表明维持治疗能够降低除成熟 B-ALL 外儿童 ALL 的复发率。
- 巯嘌呤最好于夜间服用，避免与牛奶及奶制品同服。
- 1/300 的患者存在遗传性巯嘌呤 S-甲基转移酶缺陷，对巯嘌呤高度敏感，只能耐受小剂量药物。
- CR1 早期进行再诱导治疗的应用越来越多。

CNS 的治疗

- 系统化疗时由于"庇护所"（如脑、睾丸和脊髓）中难以达到药物有效治疗浓度，有必要进行针对性的额外治疗以去除白血病细胞。
- 经过预防性治疗后，CNSL 的发生率可降至 2%～4%。
- 鞘内注射化疗同颅脑放疗一样有效。
    - 中低危 ALL 可给予鞘内注射甲氨蝶呤。
    - 高危 ALL 可给予甲氨蝶呤、氢化可的松和阿糖胞苷联合鞘内注射。
- CNSL 复发需要全身化疗，同时进行针对 CNS 的治疗（颅脑放疗 24Gy＋三联鞘内注射）。
- CNS 复发预后差，与骨髓复发预后相似。
- 成人 CNS 复发后生存期通常不足 1 年。

异基因造血干细胞移植

- 通常认为这是初次缓解且具有相合同胞供者的成人患者的最佳治疗选择。
- 异体移植的风险-获益分析受可获得供者类型的影响。
- 其他影响风险-获益分析的不良预后因素包括：
    - 由于疾病难治需要延长诱导化疗时间（＞4 周）。
    - 成人患者发病时高白细胞，或存在 t（11；14）。
    - 治疗中或治疗后短期血液学复发。
    - 缓解后微小残留病灶（MRD）水平较高。

BCR-ABL 阳性 ALL 的靶向治疗

- 酪氨酸激酶抑制剂伊马替尼、达沙替尼、尼洛替尼和普那替尼对 BCR-ABL 阳性 ALL 有效。
- 成人患者中 TKI 药物与化疗联用，不仅能提高完全缓解率，还能获得较高的分子学缓解率。

病程和预后

复发

- 任何部位均可发生疾病复发。
- 多数复发发生于治疗中或治疗结束后 2 年内。
- 影响复发的可能因素包括：
    - 年龄超过 30 岁。

- —— 诊断时高白细胞计数（＞50×10⁹/L）。
- —— 疾病播散至骨髓外其他器官。
- —— 某些细胞遗传学异常，如 *MLL* 基因（11q23）重排。
- —— 达完全缓解所需诱导化疗时间超过4周。
- 提示复发后预后差的因素
  - —— 治疗中复发或初始缓解期短。
  - —— T-ALL 表型。
  - —— 存在 *BCR-ABL* 易位。
  - —— 单独血液学复发。
  - —— 再诱导治疗后存在微小残留病灶。
  - —— 单独 CNS 复发的成人患者。
- 骨髓是最常见的复发部位，预后较差。
- 典型症状或体征包括贫血、白细胞增多、白细胞减少、血小板减少、骨痛、发热或对化疗耐受性突然降低。
- 晚期复发（停止化疗6个月以上复发）患者中50%左右可获得较长二次缓解时间（＞3年），而早期复发患者中只有10%可达到长时间的二次缓解。
- 对多数患者来说，能治愈的最好方法就是异基因移植。小部分移植后复发的患者经二次移植后能够治愈。
- 睾丸复发：
  - —— 1/3早期睾丸复发和2/3晚期睾丸复发患者经挽救化疗和睾丸放疗后可获得长期存活。
  - —— 维持治疗结束后的晚期复发患者经治疗后可获得长期无病生存。
  - —— 推荐进行双侧睾丸照射治疗和全身再诱导化疗。
- CNS 复发：
  - —— 挽救治疗有效性取决于前期 CNS 照射治疗病史。
  - —— 前期未接受照射治疗患者经强化治疗和脑脊髓照射治疗后可获得长期缓解。

复发患者的 T 细胞治疗

- 博纳吐单抗（blinatumomab）是一种双特异性 T 细胞接合器（BiTE）单克隆抗体，结合 CD3⁺T 细胞和 CD19⁺ALL 细胞。
- 在复发环境中博纳吐单抗优于常规化疗。
- 通常被用作移植的桥接治疗。
- 博纳吐单抗也被批准用于微小残留病灶的治疗。
- 通过基因工程表达靶向 CD19 的嵌合抗原受体（CAR）的自体 T 细胞在复发和耐药 CD19⁺ALL 的儿童和成人中有很高的缓解率。
- 40%～50% 的儿童可实现长期缓解。
- 成人的长期随访数据有限。
- CAR-T 细胞治疗可导致细胞因子释放综合征（CRS）和免疫细胞相关神经毒性综合征（ICANS）。这些综合征可能危及生命。

- 关于CAR-T细胞结构、功效和毒性的更多细节请参见第40章。

治疗后遗症

- 目前成人诱导死亡率波动于2%～11%，儿童中＜2%。
- 主要致死原因是细菌或真菌感染。
- 老年患者诱导死亡率可高达30%。
- 老年患者因对化疗耐受性较差及后续化疗剂量减低，通常预后较差。
- 表55-6列举了治疗药物相关的副作用。

表55-6	抗白血病治疗的副作用	
治疗	急性并发症	晚期并发症
泼尼松（或泼尼松龙）	高血糖、高血压、情绪或行为改变、痤疮、食欲增加、体重增加、消化性溃疡、肝大、骨病	骨骼缺血性坏死，骨量减少，生长发育迟缓
地塞米松	除情绪或行为异常、骨病较泼尼松增多外，其余与之相同，但钠潴留较少	与泼尼松相同
长春新碱	周围神经炎、便秘、化学性蜂窝织炎、下颌疼痛、癫痫发作、脱发	
柔红霉素、伊达比星、多柔比星、表柔比星	恶心呕吐、脱发、黏膜炎、骨髓抑制、化学性蜂窝织炎、皮肤色素沉着增加	心肌病（高累积剂量后）
左旋门冬酰胺酶	恶心呕吐、过敏反应（表现为皮疹、气管痉挛、肌内注射部位剧烈疼痛）、高血糖、胰腺炎、肝功能异常、大静脉血栓、脑病	无
硫嘌呤	恶心呕吐、黏膜炎、骨髓抑制、光敏性皮炎、肝功能异常；缺乏硫基嘌呤甲基转移酶的人群中血液学毒性增加	骨质疏松（长期应用）；存在硫代嘌呤甲基转移酶的人群可发生AML
甲氨蝶呤	恶心呕吐、肝功能异常、骨髓抑制、黏膜炎（大剂量应用可致）、光敏性皮炎	脑白质病、骨质减少（长期应用后）
依托泊苷、替尼泊苷	恶心呕吐、脱发、黏膜炎、骨髓抑制、过敏反应（气管痉挛、荨麻疹、血管水肿、低血压）	AML
阿糖胞苷	恶心呕吐、发热、皮疹、黏膜炎、骨髓抑制、肝功能异常、结膜炎（大剂量应用时）	生育能力下降（高累积剂量后）
环磷酰胺	恶心呕吐、出血性膀胱炎、骨髓抑制、抗利尿激素分泌异常综合征、脱发	膀胱癌或AML(少见)，生育能力下降（高累积剂量后）

续表

治疗	急性并发症	晚期并发症
利妥昔单抗	输注反应、黏膜皮肤反应、淋巴细胞减少、肺部浸润	病毒激活（乙肝病毒），JC病毒感染导致进行性多灶性白质脑病
鞘内注射甲氨蝶呤	头痛、发热、癫痫发作、骨髓抑制、黏膜炎（肾功能异常患者）	脑病或脊髓炎（高累积剂量）
脑部放疗	脱发、放疗后嗜睡综合征（治疗后6～10周）	癫痫发作，矿化微血管病，生长激素缺乏，甲状腺功能异常，肥胖，骨量减少，脑肿瘤，基底细胞癌，甲状旁腺癌，脱发，白内障（少见），牙齿畸形

- 诱导治疗期间或诱导治疗后短期内出现的急性副作用：
  - 糖皮质激素导致的高血糖症发生于10%左右的病例。
  - 接受L-ASP治疗的患者中，部分可发生胰腺炎。
  - 颅脑静脉窦栓塞，发生于2%接受L-ASP治疗的儿童患者。
  - 与蒽环类或抗代谢药物有关的黏膜炎。
  - 肿瘤溶解综合征。
  - 高凝状态。
  - 骨髓抑制相关并发症。
- 治疗中潜在的延迟副作用包括：
  - CNS治疗导致的神经损伤（若未放疗发生率低）。
  - 生长和发育受阻。
  - 骨骼无菌性坏死。
  - 肥胖，发生于30%的年轻成人ALL。
  - 男孩的睾丸损伤。
- 发生继发恶性肿瘤的风险。
  - 常见脑瘤和AML。
  - 脑瘤的发生风险因不进行头部照射而降低。
  - 根据继发恶性肿瘤的类型，中位潜伏期为9～20年。

预后标志

- 影响预后的诸多因素中，危险度分层是最重要的。
- 儿童ALL可分为4个危险组：低危、标危、高危和极高危。表55-7详细列举了3种危险类型。
- 成人ALL不良预后因素见表55-8。

表55-7	ST. JUDE整体治疗研究XVI中危险度分类系统

危险度分组	特征
标危	1～9岁前体B-ALL伴白细胞＜50×10⁹/L、*ETV6-RUNX1*融合基因或超二倍体（＞50条染色体或DNA指数＞1.16） 不具有CNS3状态、睾丸白血病、t（9；22）、t（1；19）、*MLL*基因重排、亚二倍体或6周诱导治疗后骨髓白血病细胞比例≥0.01%
高危	T-ALL及所有不符合标危和极高危标准的前体B-ALL
极高危	早期T细胞前体、初始诱导失败或6周诱导治疗后骨髓白血病细胞≥1%

表55-8	成人ALL不良预后因素

因素	前体B细胞	前体T细胞
年龄（岁）[a]	＞35	＞35
白细胞计数（×10⁹/L）	＞30	＞100
免疫表型	祖B细胞（CD10−）	前T细胞
细胞遗传学	t（9；22）［*BCR-ABL*］ t（4；11）［*MLL-AF4*］ 亚二倍体？	*HOX11L2*表达？ *ERG*表达？
治疗反应	延迟缓解（＞4周） 诱导后MRD＞10⁻⁴	延迟缓解（＞4周） 诱导后MRD＞10⁻⁴

a年龄越大预后越差。

 更多详细内容请参阅《威廉姆斯血液学》第10版，Richard A. Larso：第90章急性淋巴细胞白血病。

（译者：宫本法　魏　辉）

第56章

慢性淋巴细胞白血病

定义

- 慢性淋巴细胞白血病（chronic lymphocytic leukemia，CLL）是一种成熟B细胞恶性肿瘤，其特征为淋巴细胞在血液和骨髓中克隆性增殖。随着疾病进展，出现不同程度的淋巴结肿大、脾大和血细胞减少。

流行病学

- CLL是西方国家最常见的成人白血病。
- 据估计，2020年度美国人群中CLL的患病人数为186 422人，每年新增病例约16 000例。
- CLL在年龄低于40岁人群中不常见，在儿童或青年人中极少见。诊断时中位年龄为70岁。
- 45岁以后该病的发病率呈对数增长。
- CLL在男性中更常见，尤其在年龄小于65岁的患者中。
- CLL在亚洲国家和美洲或澳洲的亚洲移民中并不常见。

病因和发病机制

环境因素
- 电离辐射及化疗与CLL发病之间无显著相关性。
- 尚未确定暴露于职业性化学品（如有机溶剂、油漆或农药）是CLL的风险因素，但美发师和在农场生活或工作的人发病率似乎更高。

遗传因素
- 家族受累在CLL中相较其他种类白血病多见。
  - 到目前为止，已有多个关于家族多名成员发生CLL的报道。
  - 10%的CLL患者的一级亲属或二级亲属也患有CLL。
  - 淋巴浆细胞淋巴瘤/华氏巨球蛋白血症（见第70章）患者的一级亲属罹患CLL的风险是普通人群的3倍。
- 增加CLL患病风险的遗传因素。
  - 多种基因的多态性在CLL中频率增加，但是缺乏阐明发病机制的功能性研究。值得注意的是，其中一些基因能够提示预后（见下文）。
  - 相关基因的多态性，如编码CD5（位于11q13）、CD38（位于4p15）、TNF-α（位于6p21.3）的基因和其他位于13q21.33—q22.2的基因。

— CLL细胞具有明显的甲基化特征，这与正常细胞转化为肿瘤细胞的分化阶段是一致的。

— CLL不是一种干细胞疾病，但一些患者的干细胞可能会引发CLL。

疾病生物学

- 典型的CLL细胞表达CD5、CD19、CD23及低水平的CD20。
- CLL表达的免疫球蛋白常常与自身抗原起反应。
- CLL细胞高表达抗凋亡蛋白BCL2。
- CLL细胞的凋亡存在缺陷。
- 典型的CLL患者细胞免疫及体液免疫均存在缺陷。
- CLL细胞的增殖依赖于B细胞受体信号通路的组成性活化；活化信号经LYN、PI3K、SYK、BTK激酶及其下游信号通路转导。

单克隆B细胞增多

- CLL的早期阶段为单克隆B细胞增多症（MBCL），该阶段大部分病例在诊断时尚无症状，通常是由于其他原因进行全血细胞计数时才被发现，且通过流式细胞分析确定外周血淋巴细胞增生是克隆性的。
- 患者无淋巴结肿大或脾大，外周血细胞计数正常，无B症状。
- MBCL在一般人群中的发生率为3.5%；在大于40岁的人群中，MBCL的发生率显著增加。
- 家庭成员有2个或以上CLL患者的一级亲属中，约15%患有MBCL，表型符合CLL。
- 单克隆B细胞的免疫表型：①约80的%病例与CLL相似（CD5、CD23阳性，CD20弱阳性）；②非典型CLL表型（CD5、CD23阳性，CD20强阳性）；③非CLL表型（CD5、CD23阴性）。
- MBCL的诊断标准为单克隆B细胞计数≤5000×10^9/L，而CLL的诊断标准为单克隆淋巴细胞计数持续＞5000×10^9/L。
- 淋巴细胞在骨髓和淋巴结浸润是CLL的标志，不管其在血液中的水平如何。
- MBCL患者演化成CLL的比例约为每年1%。
- 在高计数的MBCL（＞0.5×10^9/L）患者中转化率更高。

CLL的临床特征

- 多数患者在诊断时无自觉症状。与单克隆B细胞增多症一样，通常因常规血液检查发现淋巴细胞增多或体格检查发现淋巴结肿大。
- 部分患者自觉乏力、运动耐量下降或身体不适。
- 部分患者可表现为反复感染，上呼吸道感染常见。
- 进展期患者可表现为体重下降、反复感染、夜间盗汗、不明原因发热和（或）症状性贫血。
- 罕见病例中，患者对昆虫（蚊子）叮咬特别敏感并伴有严重的皮肤炎症反应。
- 肿大淋巴结通常为活动性、质软。
- 并发感染时淋巴结会进一步增大，随感染好转则恢复之前大小。

- 轻至中度脾大常见，可导致轻度血小板减少。
- 结外表现包括：
  - 肝大。
  - 头皮、结膜下、前列腺、生殖腺或咽部CLL细胞浸润。
  - 肺部浸润，可被胸部影像学发现。
  - 胃肠道溃疡、出血或吸收障碍。
  - 中枢神经系统白血病细胞浸润所导致的头痛、脑膜炎、脑神经麻痹、反应迟钝或昏迷。

实验室特征

外周血检查
- CLL的诊断标准为单克隆淋巴细胞计数持续 $> 5 \times 10^9/L$。
- 外周血涂片可见成熟小淋巴细胞增多，形态与正常淋巴细胞相似，增多程度与外周血淋巴细胞增多水平相符（图56-1）。
  - $1/10 \sim 1/5$ 的淋巴细胞在血涂片制片过程中破裂，即涂抹细胞。
  - 外周血淋巴细胞中具有幼稚淋巴细胞形态的低于55%。
- 15%的患者伴有正细胞性贫血。
- 20%的患者在疾病的某个阶段会出现直接Coombs试验阳性。
- 免疫性血小板减少症可见于任何阶段，进展期血小板减少可能由于骨髓白血病细胞浸润或脾脏破坏。
- 乳酸脱氢酶（LDH）及 β_2-微球蛋白水平升高提示疾病侵袭程度更高。

骨髓检查
- 大多数患者不需要进行骨髓穿刺和活检。
- 骨髓浸润是固定的，并且浸润方式可能具有预后价值。

淋巴结检查
- 诊断时通常不需要淋巴结活检。
- 典型的淋巴结改变为小淋巴细胞浸润被膜下淋巴窦，淋巴结结构因而消失。

CLL细胞免疫表型
- 诊断CLL需满足单克隆淋巴细胞计数持续 $> 5 \times 10^9/L$。
- CLL的诊断需满足国际慢性淋巴细胞白血病工作组（iwCLL）标准，通过流式细胞术确定淋巴细胞的单克隆性。流式细胞术用于确定轻链的表达是λ还是κ（单克隆），或两者均不是（多克隆）。
- 典型的CLL表型为CD5$^+$、CD19$^+$、CD23$^+$、CD20$^+$，表面免疫球蛋白低表达，CD10$^-$、CD103$^-$、CD22$^-$、CD79b$^-$。
- FMC7是一种单克隆抗体，当它高浓度存在时可与CD20结合，在典型情况下不与CLL细胞相互作用。
- 流式细胞术可检测到CLL细胞表面CD38表达，阳性率超过30%提示病程具有高侵袭性。

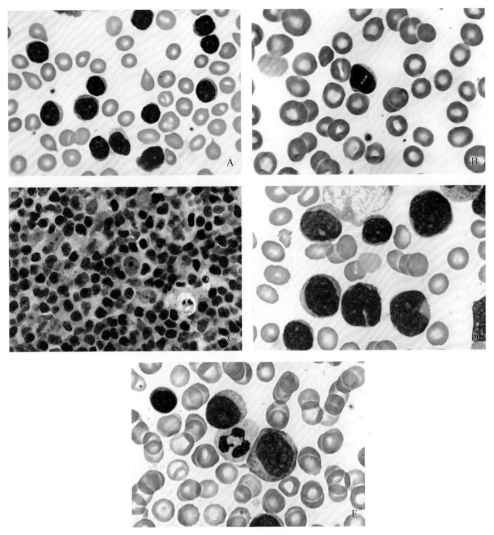

图56-1 A.慢性淋巴细胞白血病（CLL），外周血涂片示白细胞数量增多，由核质比增高的小淋巴细胞组成，下方为涂抹细胞。B. CLL，核内有水晶样棒状免疫球蛋白包涵体。C. CLL骨髓涂片，小淋巴细胞（CLL细胞）浸润骨髓。D.外周血中的大B细胞淋巴瘤淋巴细胞，偶见核裂隙，与CLL发生Richter转化的细胞相似。E. B细胞幼淋巴细胞白血病，细胞体积更大，核质比低，伴有明显的大的核仁，典型的CLL小淋巴细胞（左上角），也可见于B细胞幼淋巴细胞白血病（资料来源：Lichtman MA，Shafer MS，Felgar RE，et al. Lichtman's Atlas of Hematology 2016. New York，NY: McGraw Hill; 2017. www.accessmedicine.com.）

- CD49d阳性率超过30%提示疾病进程具有高侵袭性。

血清蛋白电泳

- 最常见的结果是低丙种球蛋白血症。
- 血清IgM水平的下降先于IgG和IgA。
- 5%患者的血清中存在异常的单克隆免疫球蛋白。
- 一些病例中由于白血病B细胞克隆的免疫球蛋白链合成缺陷和（或）失衡导致了μ

重链病（见第71章）和（或）免疫球蛋白轻链的蛋白尿。

细胞遗传学研究

- 诊断时，所有患者都应进行17p13缺失、11q23缺失、12三体、13q14缺失和t（11；14）核型分析和荧光原位杂交（FISH）研究，后者用于排除套细胞淋巴瘤（表56-1）。
- 几乎所有患者都会出现染色体异常。

表56-1	细胞遗传学异常及*IGHV*突变状态与生存时间和治疗间隔时间的相关性		
	预后因素	中位生存时间（月）	中位治疗间隔时间
FISH	单独的13q−	133	92个月
	＋12	114	33个月
	正常核型	111	49个月
	11q−	79	13个月
	17p−	32	9个月
*IGHV*突变状态	未突变（≥98%）	89	3.5年
	突变（<98%）	＞152	9.2年

注：FISH，荧光原位杂交；*IGHV*，免疫球蛋白重链可变区基因。

13号染色体异常

- 13号染色体长臂缺失是CLL最常见的遗传学异常，可发生于近一半的CLL患者中。通常发生在13q14—q23.1，为视网膜母细胞瘤*RB1*基因端粒区和含D13S25标志的着丝粒区。
- *miR15*和（或）*miR16-1*缺失可能导致白血病的生成，且为CLL患者13q14.3中常见的缺失。

12号染色体异常

- 12三体是第二常见的染色体异常，发生于约20%的患者，其中一半的患者只有12三体。
- 12三体是疾病进展中获得的，而不是CLL发生的遗传学要素。

11号染色体异常

- 约20%的CLL患者伴11号染色体长臂缺失（即11q−），临床进程更具侵袭性。
- del（11q22.3）基因突变可能与共济失调−毛细血管扩张症基因（*ATM*）的缺失相关。
- del（11q22.3）基因突变在年轻患者（<55岁）中更多见，更易形成巨大的颈部淋巴结。

17号染色体异常

- 不到10%的患者存在17号染色体p13.1缺失，该区域的关键基因为*TP53*。
- *TP53*基因缺失的患者通常存在其他等位基因突变。

- 伴有17p-和（或）*TP53*基因突变的患者疾病分期更晚，白血病细胞增长速度更快，生存期更短，且对一线治疗方案耐药性更高。
- 该部分患者转化为侵袭性B细胞淋巴瘤的可能性更大（即Richter转化）。

其他染色体异常

- 其他染色体，如6号、14号、18号染色体异常相对少见。

免疫球蛋白重链基因突变

- 根据患者免疫球蛋白重链可变区基因（immunoglobulin heavy chain variable region gene，*IGHV*）是否经历体细胞突变，可将患者分为两组。
  - 约40%的CLL患者表达未突变的*IGHV*基因，疾病进程侵袭性更高。
  - 约60%的患者表达*IGHV*突变基因，即与胚系基因相比发生了一定水平的碱基置换，该部分患者治疗间隔时间更长，经治疗后缓解持续时间更长，诊断后的总生存期也更长。
- 表达*IGHV3-21*基因的患者与上述情况不同。
  - 当CLL B细胞表达突变的*IGHV3-21*基因同时具有λ免疫球蛋白轻链编码的*IGHV3-21*基因时，其疾病进程侵袭程度与表达未突变*IGHV*基因者类似。

全基因组突变分析

- 与许多实体瘤相比，CLL的突变负荷很低。
- 已发现40多个反复突变的基因和10多个反复出现的体细胞拷贝数变化。
- 特定的突变与*IGHV*的突变状态有关。
- *MYD88*和*KLH6*基因突变与*IGHV*突变的CLL相关。
- *SF3B1*、*NOTCH-1*、*ATM*和*TP53*等基因突变与*IGHV*未突变的CLL相关。

疾病评估

- 诊断CLL需满足单克隆B细胞数量至少$> 5 \times 10^9$/L并且有典型的免疫表型（见上文）。
- 淋巴细胞倍增时间小于12个月提示疾病进展。
- 需要进行细胞遗传学和荧光原位杂交（FISH）检查。
- 通常不需要进行骨髓和淋巴结活检。
- CT或其他影像学手段对CLL患者的初始评估是必要的，若疑似发生Richter转化，PET/CT检查有助于诊断。
- 伴有贫血的患者（无网状细胞增多）需进行贫血相关检测，包括血清维生素B_{12}、红细胞叶酸水平、血清铁及有无胃肠道出血。
- CLL患者常有低丙种球蛋白血症，偶伴M蛋白血症；有必要进行血清蛋白电泳及IgG、IgM、IgA定量。
- 利用PCR的方法检测*IGHV*基因突变状态有利于评估预后。与胚系基因相比，若同源性低于2%则认为为未突变状态（约40%的患者），其预后不良。
- 常用预后因素总结见表56-2。

表56-2	CLL预后因素	
	预后良好	预后不良
乳酸脱氢酶	正常或偏低	偏高
淋巴细胞倍增时间	>12个月	≤12个月
胸苷激酶活性	正常或偏低	偏高
β₂-微球蛋白	正常或偏低	偏高
可溶性CD23	正常或偏低	偏高
CD38	<30%	>30%
FISH	正常	11q-
	+12	17p-
	单独的13q-	
IGHV突变状态	突变（<98%）	未突变（≥98%）
CD49d	<30%	>30%
TP53突变	未突变	突变
刺激核型	单一的	复杂的
ZAP-70	不表达或<20%	>20%

注：FISH，荧光原位杂交；IGHV，免疫球蛋白重链可变区基因。

临床分期

- 目前有两种主要的分期系统，Rai分期（表56-3）和Binet分期（表56-4）。
- 两个分期系统均考虑到淋巴结肿大的程度及分布，以及贫血和血小板减少的情况，但Rai分期系统同时考虑到肝脾增大，而Binet分期系统没有。
- 已制定的CLL国际预后指数，结合了临床分期及一些实验室指标和分子特征（表56-5）。

表56-3	修订后的Rai临床分期系统				
诊断时分期	危险度	诊断时临床特点	不需治疗的患者比例（%）	中位生存期（月）
0	低危	淋巴细胞>5×10⁹/L	59	150
1	中危	淋巴细胞增多和淋巴结（LN）肿大	21	101
2		淋巴细胞增多和脾/肝（S/L）增大±LN	23	71
3	高危	淋巴细胞增多和贫血（血红蛋白<11g/dL）±LN或S/L增大	5	19
4		淋巴细胞增多和血小板减少（血小板<100×10⁹/L）±LN或S/L增大	0	19

表56-4　Binetl临床分期系统

诊断时分期	对应Rai分期	诊断时临床特点	患者比例（%）	中位生存期（年）
A	0～2	淋巴细胞＞5×10⁹/L，淋巴结肿大＜3个区，无贫血，无血小板减少	15	12⁺
B	1～2	淋巴细胞＞5×10⁹/L，淋巴结肿大≥3个区，无贫血，无血小板减少	30	7
C	3～4	淋巴细胞＞5×10⁹/L，伴贫血（血红蛋白＜10g/dL）或血小板减少（血小板＜100×10⁹/L），不论肿大淋巴结区域多少	55	2

注：淋巴结区包括腋窝、咽部、腹股沟淋巴结（单侧或双侧）、脾、肝。

表56-5　CLL国际预后索引

分期	评分	患者比例（%）	中位生存期（月）	5年生存率（%）	10年生存率（%）
低	0～1	32	未达到	90.7	86.5
中	2～3	34	104	79.8	40.1
高	4～6	25	63	52.8	16.1
很高	7～10	9	31	18.6	0

分级评分：$TP53$ 突变或 del（17）（p13.1）＝4分；IGHV＝2分；B2M（mg/dL）＞3.5＝2分；Rai Ⅲ/Ⅳ或Binet B＝1分；年龄＞65岁＝1分。总共可能得10分。

鉴别诊断

- 表56-6总结了慢性B细胞白血病/淋巴瘤的免疫表型。

表56-6　慢性B细胞白血病/淋巴瘤的免疫表型

疾病	sIg	CD5	CD10	CD11c	CD19	CD20	CD22	CD23	CD25	CD103
慢性淋巴细胞白血病	+/-	++	-	-/+	+	+/-	-/+	++	-/+	-
幼淋巴细胞白血病	++	+	-	-/+	+	+/-	+	+/-	-	-
毛细胞白血病	+/-	-/+	-	++	+	+	++	-/+	+	++
套细胞淋巴瘤	+	++	-	-	+	+	+	-	-	-
脾边缘区淋巴瘤	+	-/+	-/+	+	+	+	+/-	-/+	-	-
淋巴浆细胞淋巴瘤	+/-	-	-	-/+	+	+	+	-/+	+/-	-
滤泡淋巴瘤	+	-	+	-	+	++	+	-/+	-	-

注：sIg，表面免疫球蛋白；-，白血病细胞不表达表面抗原；+，大部分病例的白血病细胞表达表面抗原；+/-，低水平表达；-/+，大部分病例的白血病细胞不表达或极低水平表达表面抗原；++，在几乎所有病例的白血病细胞中高水平表达表面抗原。

- 单克隆淋巴细胞增多与多克隆淋巴细胞增多症的鉴别见第 50 章。
- 幼淋巴细胞白血病（本章随后进一步讨论）。
  - 超过 55% 的循环白血病细胞为核仁明显的大淋巴细胞，即幼淋巴细胞形态。
  - CD79b 及表面免疫球蛋白高表达而 CD5 低表达。
- 毛细胞白血病（见第 57 章）。
- 伴循环恶性细胞的淋巴瘤。
- 小淋巴细胞淋巴瘤。
  - 低度恶性的小淋巴细胞淋巴瘤在生物学及临床特点上与 B-CLL 非常相近。
  - 有淋巴结侵犯。
  - 无骨髓及血液侵犯。
- 套细胞淋巴瘤（见第 63 章）。
  - 与 CLL B 细胞具有许多相同的表面抗原。
  - 通常不表达 CD23。
  - 以伴有 t（11；14）为主要特征。
- 脾边缘区淋巴瘤（SMZL）（见第 64 章）。
  - 又称为伴绒毛淋巴细胞的脾淋巴瘤。
  - SMZL 为成熟 B 细胞表型，表达 IgM 及 IgD，但通常不表达 CD23、CD43、CD10、BCL6 和周期蛋白 D。
  - 弱表达或不表达 CD5。
- 滤泡生发中心来源的淋巴瘤（见第 62 章）。
  - 滤泡中心小裂细胞淋巴瘤表达 CD10 抗原（CALLA）。
- 淋巴浆细胞淋巴瘤。
  - 淋巴浆细胞淋巴瘤表达 CD38、PCA-1、CD56 及 CD85，但低表达或不表达 CD19、CD20、CD24、CD72 及 HLA-DR。
- 华氏巨球蛋白血症（见第 70 章）。
- 骨髓瘤（见第 69 章）。
- T 细胞增殖性疾病（见第 67 章）。
- 慢性 T 细胞白血病和 T 幼淋巴细胞白血病（本章随后进一步讨论）。
- 大颗粒淋巴细胞白血病（见第 58 章）。
- 成人 T 细胞白血病/淋巴瘤（见第 67 章）。
- 皮肤 T 细胞淋巴瘤（见第 66 章）。

治疗

概述

- 根据 iwCLL-2018 和国家综合癌症网络（NCCN）指南的定义，并非所有患者均需在诊断时就接受治疗。
- 尚无证据表明患者在无症状的情况下接受治疗会有生存获益。
- 17p 缺失提示对常规治疗耐药，因此预后不良。

- 伴11q缺失者对单药化疗的反应率显著降低。

治疗指征

- 当患者出现疾病活跃的迹象时需接受治疗，具体包括以下情况：
  - 全身症状，如疲乏、痛性淋巴结肿大、发热、夜间盗汗、体重减轻。
  - 外周血淋巴细胞计数在2个月内增长50%或淋巴细胞倍增时间少于6个月。
  - 淋巴结、肝、脾短期内迅速增大。
  - 出现自身免疫相关并发症（如自身免疫性溶血性贫血或自身免疫性血小板减少），对针对自身免疫的治疗（常规糖皮质激素）反应不佳。
  - 反复感染，伴有低丙种球蛋白血症的患者应定期输注丙种球蛋白或预防性使用抗生素。
  - 细胞发生侵袭性更高的组织学转化，从而贫血加重和（或）血小板减少加重（发生幼淋巴细胞白血病转化或Richter转化）。

治疗方案

放疗

- 放疗是治疗局部症状性淋巴结肿大和孤立的Ritchter综合征的有效手段。
- 200Gy的放射剂量可使淋巴结或大肿块明显缩小。

化疗和免疫治疗

- 多种药物在CLL治疗中具有活性，包括：
  - 烷基化药物（苯丁酸氮芥、环磷酰胺和苯达莫司汀）。
  - 核苷类似物，特别是氟达拉滨。
  - 布鲁顿酪氨酸激酶（BTK）抑制剂（伊布替尼、阿卡替尼）。
  - 磷脂酰肌醇3-激酶抑制剂（艾代拉里斯：选择性地抑制δ异构体；杜韦利西布：选择性地抑制δ和γ异构体）。
  - 维奈克拉，一种靶向BCL2的强效BH3模拟物。这种药物具有广阔的前景，长期随访研究结果值得期待。
  - CD20单克隆抗体（利妥昔单抗和奥妥珠单抗）。
  - CD52单克隆抗体（阿仑单抗）。
- 许多其他药物和抗体正在开发中。

治疗选择

- 对于大多数患者，治疗的目标是改善症状和提高生存率。
- 多数情况下使用联合免疫化疗。
- 有 *TP53* 基因突变的患者通常对传统的细胞毒性药物耐药，需要使用靶向药物治疗。
- 伊布替尼有很高的缓解率，但很少有患者能达到完全缓解。尽管如此，如果能耐受这种药物，其反应可能是持久的。
- 患者在最初应用伊布替尼时会出现典型的外周血淋巴细胞增多，随着时间延长而自行消失。
- 只有异基因造血干细胞移植与氟达拉滨、环磷酰胺和利妥昔单抗（FCR）联合治疗才可能治愈一部分CLL患者。但是这些方法毒性相对较大，不适合年老体弱的患者。

- 初始治疗有多种选择。
- 由于缺乏对照性研究，推荐纳入临床试验。
- 初始治疗的选择应基于治疗目标及患者的特征（年龄、合并症）和*TP53*的异常。
- 初诊CLL的治疗流程见图56-2。
- 复发但无症状的CLL可不治疗，但应密切随访，当病情活跃时即需要治疗。
- 复发时的治疗选择应基于对先前治疗的缓解程度和缓解时间及先前使用的药物。对于病情缓解超过1年的患者，可以使用先前的治疗方法。治疗耐药和复发CLL原则见图56-3。

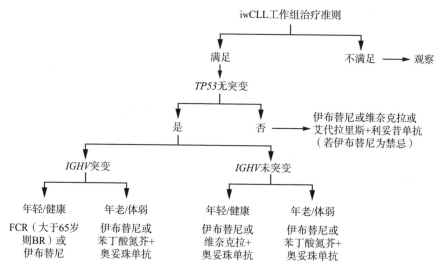

图56-2 初诊CLL患者治疗流程。BR，苯达莫司汀＋利妥昔单抗；FCR，氟达拉滨、环磷酰胺和利妥昔单抗

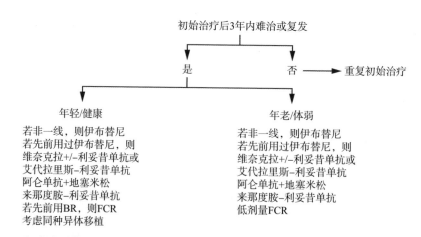

图56-3 复发或耐药CLL患者的治疗流程。BR，苯达莫司汀＋利妥昔单抗；FCR，氟达拉滨、环磷酰胺和利妥昔单抗

- 体能状态良好且合并症少的年轻患者可在第二次缓解或者常见的多线治疗耐药时进行造血干细胞移植。

缓解标准

完全缓解

- 完全缓解需在完成治疗后至少2个月达到以下标准。
- 血常规基本正常：
  - 血红蛋白＞11g/dL；无输血需求。
  - 中性粒细胞计数至少达1.5×10⁹/L。
  - 淋巴细胞计数≤4.0×10⁹/L。
  - 血小板计数≥100×10⁹/L。
- 无发热、夜间盗汗、体重减轻或其他疾病相关症状。
- 无肝脾增大或显著的淋巴结肿大。
- 骨髓中淋巴细胞比例少于30%，无病理性淋巴结浸润。
- 若骨髓增生低下，有必要4～6周后在血象恢复后复查骨髓活检，骨髓活检时间距离前次治疗不超过6个月。

部分缓解

- 治疗后至少2个月，患者需达到：
  - 外周血淋巴细胞减少50%以上。
  - 肿大淋巴结或肝脾缩小50%以上。
- 中性粒细胞计数至少达1.5×10⁹/L或较治疗前增长50%以上。
- 血小板计数＞100×10⁹/L。
- 血红蛋白＞11g/dL。
- 在未输血的情况下血红蛋白或血小板计数较治疗前上升50%。
- 满足CR特征，但治疗后骨髓中有淋巴结浸润的患者被称为结节部分缓解。

疾病进展

- 新的淋巴结肿大或淋巴结增大≥50%。
- 肝脾增大＞50%或治疗期间出现肝脾肿大。
- 淋巴细胞绝对计数升高≥50%。
- 疾病更具侵袭性（如Richter转化），应由淋巴结活检证实。

难治性疾病

- 完成治疗后6个月内疾病进展的，即被认为对既往治疗耐药。

微小残留病灶

- 流式细胞术、PCR技术或二代测序可在获得完全缓解的患者中检测CLL残留病灶。
- 清除微小残留病灶（MRD）的患者较MRD持续存在的完全缓解患者，其无治疗生存时间更长。

病程和预后

并发症

感染

- 感染是CLL主要的发病及死亡原因。
- 低丙种球蛋白血症及T细胞数量减少使患者对反复感染高度易感。
  - 进展期疾病、低丙种球蛋白血症、肺炎链球菌荚膜多糖特异性抗体水平降低与严重或反复感染相关。
- 静脉注射免疫球蛋白（IVIG）240 ～ 400mg/kg，每3 ～ 4周1次，可降低发生细菌感染的频率。

自身免疫性疾病

- 该并发症包括自身免疫性溶血性贫血、免疫性血小板减少症及纯红细胞再生障碍性贫血。
- 在大部分患者中，自身抗体是由非恶性B细胞产生的。
- 糖皮质激素是治疗免疫性血小板减少症和自身免疫性溶血性贫血的主要方式，很多患者在停药后复发，可能需要应用IVIG或利妥昔单抗治疗。
- 纯红细胞再生障碍性贫血较少见，应用糖皮质激素、环磷酰胺和（或）环孢素治疗可使贫血在数周后缓慢纠正。

继发恶性肿瘤

- 最好发的包括黑色素瘤、软组织肉瘤、结直肠癌、肺癌、骨髓瘤，以及几种皮肤癌。
- 多发性骨髓瘤在CLL患者中的发病率是普通人群的10倍，但并非起源于同一B细胞恶性克隆。
- 未治疗过或治疗过的患者均可能发生急性髓细胞性白血病或骨髓增生异常综合征。
- 治疗相关的急性髓细胞性白血病可在烷基化药物和脱氧腺苷类似物，如氟达拉滨治疗后发生。

Richter转化

- Richter转化是指向侵袭性、弥漫大B细胞淋巴瘤（通常为活化的B细胞型）转化。
- 可发生于CLL病程的任一时期。
- 见于约3%的患者，中位发生时间为CLL初诊后2年。
- 未接受治疗的患者也可发生Richter转化。
- 转化后的恶性淋巴瘤可来自原发性CLL克隆。
- 染色体异常通常为复杂核型，常见包括：
  - del8p、del9p、del11q（11q23）、12（＋）、del13q、14q（＋）、del17p、del20和（或）涉及12号染色体的易位。
  - 12三体与11号染色体异常更常见。
- 转化时TP53突变发生率很高，并且ATM、RB和MYC基因也常发生突变。
- 以下三种独立因素与Richter转化相关：

- — 白血病细胞高表达CD38。

- — 无del13q14。

- — 白血病细胞表达特定 *IGHV* 基因，尤其是 *IGHV4-39*。

- 临床和实验室特征包括：
  - — 约80%的患者血清LDH活性升高。
  - — 约65%的患者淋巴结迅速增大。
  - — 约60%的患者出现发热和（或）体重减轻。
  - — 约45%的患者出现单克隆球蛋白血症。
  - — 约40%的患者出现结外病变。

- 并非所有出现淋巴结迅速增大的患者都伴有Richter转化。

- 单纯疱疹病毒感染可引起急性淋巴结炎。

- 在PET扫描中，Richter转化结节的标准摄取值（SUV）通常 > 5.0。

- 偶见Richter转化病例组织学类似霍奇金淋巴瘤（见第60章），称为伴有霍奇金淋巴瘤特征的Richter综合征。
  - — 伴有霍奇金淋巴瘤特征的Richter综合征对霍奇金淋巴瘤的治疗方案反应良好。

- 对于比较典型的Richter综合征，治疗方案与弥漫大B细胞淋巴瘤类似（见第61章）。

- 转化后的中位生存期为5个月。

CLL/PLL 与幼淋巴细胞白血病转化

- 近15%的CLL患者，其白血病细胞群由小淋巴细胞与幼淋巴细胞混合组成，后者占淋巴细胞的10% ~ 50%，这些患者被称为CLL/PL。

- 80%的CLL/PL患者的幼淋巴细胞比例保持稳定。

- 20%的CLL/PL患者将发生幼淋巴细胞转化，幼淋巴细胞比例达55%以上（见下文）。
  - — 进行性脾大为其特征。
  - — 转化后患者的平均生存期为9个月。

急性淋巴细胞白血病

- CLL患者罕有发生急性淋巴细胞白血病。

- 可源自与CLL细胞相同的细胞克隆。

- 与 *c-MYC* 和表面免疫球蛋白的高表达相关。

CLL的预后

- 自发性缓解极为少见。

- 不同患者的预后大不相同，有赖于临床分期，以及是否存在与疾病进展和（或）不良临床疗效相关的疾病特征。

- 女性患者有更长的生存期。

- 年龄 < 40岁、40 ~ 59岁、60 ~ 79岁及 > 80岁的患者，5年相对生存率分别约为70%、70%、65%及40%，提示在80岁以下患者中5年生存率不同年龄组间并无显著性差异。

● 老年患者中非CLL相关死亡及继发恶性肿瘤多发。

B细胞幼淋巴细胞白血病

定义

● B-PLL是一种CLL临床与形态学的变异型。

● 它是一类亚急性淋巴细胞白血病。

● 发病率低于CLL的10%。

● PLL的诊断要求至少55%的循环白血病淋巴细胞具有幼淋巴细胞的形态学特征。

病因和发病机制

● B-PLL是一种原发白血病。

细胞遗传学

● 许多患者的白血病细胞核型表现为14q＋异常。

● 12三体是另一种常见畸形。

● 偶见6号染色体长臂缺失（6q-）及影响1号与12号染色体的重排。

● 最常见的畸形如下：

　　— 13q14缺失（46%）。

　　— 12三体（21%）。

　　— 14q32重排（21%）。

● 3/4的患者可检测到与*TP53*基因失活突变相关的17p13.3杂合性丢失。

细胞发生

● B-PLL来源于发生免疫球蛋白基因重排的成熟B细胞。

临床特征

● 50%的患者在70岁以上。

● 患者常在确诊时即有进展期表现。

● 表现的症状包括疲劳、乏力、消瘦，以及获得性出血倾向，或由脾大所致的早饱感。

● 约2/3的患者伴有巨脾。

● 患者基本无可触及的淋巴结肿大。

● 罕见病例中，患者可出现白血病脑膜炎、白血病胸腔积液或恶性腹水。

治疗、病程及预后

● 治疗指征包括：

　　— 疾病相关症状。

　　— 症状性脾大。

　　— 进行性骨髓衰竭。

　　— 外周血幼淋巴细胞数＞20×10^9/L。

　　— 没有溶血的情况下血红蛋白＜10g/dL。

　　— 血小板＜100×10^9/L。

● PLL的治疗常用与CLL的治疗相同的烷化剂，或联合化疗方案，如R-CHOP（利妥昔单抗加环磷酰胺、多柔比星、长春新碱和泼尼松），然而反应率一般<20%。

- 脾照射，脾床1000～1600Gy可作为姑息治疗手段。

T细胞幼淋巴细胞白血病

发病率

- 占所有CLL的5%以下。

病因和发病机制

- 病因尚不明确。
- 男女比例为3:2。
- 日本南部群岛T-PLL的发病率为西方的5～6倍。
- 人类嗜T细胞病毒-1（HTLV-1）感染可能与部分患者发病相关。

遗传学

- 高含量染色体区域有8q（75%）、5p（62%）、14q（37%）及6p与21（25%）。
- 低含量染色体区域有8p和11q（75%）、13q（37%），以及6q、7q、16q、17p、17q（均为25%）。
- 较少见的细胞遗传学重排有del（6）t（X；6）、（p14；q25）、del（13）t（13；14）（q22；q11）、t（5；13）（q34；p11）、r（17）（p13q21），以及t（17；20）（q21；q13）。
- 5号、6号、8号、11号、13号、14号、17号和（或）21号染色体异常明显聚类至不连续的区域，此类区域可能含有白血病形成或进展过程中发生丢失或扩增的基因。
- 定位在11q22.3—q23.1上的*ATM*基因突变显示与T-PLL相关。
- 分别定位在13p和14p的*MTCP1*和*TCL1*基因在T-PLL发病中起重要作用。

临床特征

- 临床表现包括疲劳、乏力、消瘦，以及脾大所致的早饱感。
- 约1/3的患者通常于诊断时即有躯干、上肢与面部的皮肤受累。
- 皮肤表现包括弥漫浸润的红斑及红皮病，呈一种无鳞、丘状、无痒感的皮疹。
- 部分病例伴中枢神经系统侵犯。

实验室特征

- 就诊时外周血淋巴细胞计数常>$10×10^9$/L。
- 骨髓往往可见肿瘤T细胞浸润。
- 红皮病皮损处活检通常提示血管周围或附件周围皮肤淋巴细胞浸润，该细胞具有幼淋巴细胞的形态。
- 白血病细胞表达泛T细胞分化抗原（CD2、CD3、CD5与CD7），但不表达CD1、HLA-DR或末端转移酶，提示为一种成熟T细胞表型。
- 除了泛T细胞表面抗原外，大约：
  — 75%的患者其白血病细胞具有辅助性T细胞表型，表达CD4而非CD8。
  — 15%的患者其白血病细胞表达CD8（杀伤性/细胞毒性T细胞表型）而非CD4。
  — 10%的患者其白血病T细胞同时表达CD4与CD8，为一种欠成熟表型。

- 白血病细胞基因组 DNA 中可检测到编码 T 细胞受体基因的单克隆基因重排。

鉴别诊断

多克隆 T 细胞增多症（见第50章）

- 通常既含有 $CD4^+/CD8^-$ T 细胞，亦含有 $CD4^-/CD8^+$ T 细胞，但缺乏克隆性 T 细胞受体基因重排。

T 细胞大颗粒淋巴细胞白血病（见第58章）

- 该病的白血病细胞具有独特的大颗粒淋巴细胞的形态学特征。

成人 T 细胞白血病/淋巴瘤（见第67章）

- 该病流行于日本西南部及加勒比地区。
- 多数患者有淋巴结肿大、高钙血症及外周血高白细胞计数。
- 白血病细胞具有多叶核或扭曲核。
- 患者通常具有 HTLV-1 抗体。

蕈样肉芽肿与 Sézary 综合征（见第66章）

- 肿瘤 T 细胞伴有特征性脑回状核。
- 该病与 T-PLL 有许多相似的特征。

T-PLL 的治疗、病程及预后

- 该病通常对传统烷化剂化疗耐药。
- 脱氧腺苷类似物可有效诱导约半数患者完全缓解或部分缓解。
- 皮肤广泛累及的患者可局部应用糖皮质激素、氮芥、卡莫司汀、紫外线 B、补骨脂素紫外线 A（PUVA）或全皮肤电子束治疗（见第65章）。
- 临床研究发现阿仑单抗用于强化疗后复发/难治性 T-PLL 患者，大于 2/3 的患者有反应。
- 系统应用糖皮质激素可能有效。
- 大剂量放化疗及异基因造血干细胞移植已获成功。

更多详细内容请参阅《威廉姆斯血液学》第10版，Farrukh T. Awan，John C. Byrd：第91章 慢性淋巴细胞白血病。

（译者：王浩然　张　青　周可树）

第57章

毛细胞白血病

定义

- 毛细胞白血病（hairy cell leukemia，HCL）是一种主要累及骨髓和脾脏的B细胞恶性肿瘤。
- 血细胞减少和骨髓网状纤维化是其常见的特征。
- 在相差显微镜下，这种恶性B细胞胞质有不规则的胞质突起，因而命名为毛细胞白血病。

流行病学

- 在美国每年大约有1000例毛细胞白血病新发病例，约占全部白血病的2%。
- 男女之比约4:1。
- 中位发病年龄大约55岁。
- 其发病年龄呈双峰趋势：两个峰值分别是30岁和55岁。
- 超过90%的患者为欧洲后裔。
- 在亚非人群中该病罕见。

病因和发病机制

- 本病的外因尚不明确。
- 除了变异型毛细胞白血病（HCL-v），在几乎所有的经典毛细胞白血病（HCL-c）患者中都能找 *BRAF* 突变（即 *BRAF* V600E）。
- *BRAF* V600E存在于HCL-c患者的造血干细胞中。
- 在HCL-v患者中没有发现这种突变。
- 毛细胞主要是B细胞分化晚期的细胞（前浆细胞）。
- 肿瘤B细胞有克隆性免疫球蛋白基因重排。
- 肿瘤B细胞表达泛B细胞标志物（如CD19、CD20、CD22和CD123）和浆细胞标志物前列腺癌抗原-1。
- 肿瘤B细胞表达不常见的B细胞表面标志物（如CD11c、CD25和CD103）。
- HCL-c细胞不表达CD5、CD10、CD27或CD43。
- 肿瘤性B细胞分泌可能影响正常造血功能的细胞因子（如肿瘤坏死因子-α）。

临床特征

- 乏力、虚弱，伴或不伴体重减轻是最常见的症状（50%）。

- 巨脾引起腹部胀满/不适。
- 可能出现出血或感染（25%）。
- 偶然发现异常的血细胞计数和（或）脾大（25%）。
- 疼痛性骨损害罕见（3%）。
- 90%的患者有脾大，但由于早期诊断，发病率正在下降。
- 普通细菌、病毒、真菌、堪萨斯分枝杆菌、耶氏肺孢子菌、曲霉菌、组织胞浆菌、隐球菌、弓形虫或其他机会致病菌等所引起的感染以前常见，但由于临床使用了更有效的初始治疗，现在这些感染已经不太常见。
- 不常见的临床表现还包括皮肤血管炎、脉管炎、结节性红斑、多关节炎和雷诺现象。
- 副肿瘤神经综合征罕见。

实验室特征

- 约3/4的患者贫血。
- 80%的患者中性粒细胞绝对值减少和单核细胞减少。
- 30%的患者可出现严重的中性粒细胞减少症（$< 0.5 \times 10^9$/L）。
- 严重的单核细胞减少症是此病的标志。
- 在几十年前报告的队列中约有75%的患者诊断时血小板减少，但随后的早期诊断降低了这一频率。血小板减少的程度变化很大，但很少$< 20 \times 10^9$/L。
- 大约70%的患者出现中至重度的全血细胞减少。
- 光学显微镜下，80%的患者能在血液中找到毛细胞（图57-1）。
- 肝功能异常占19%，氮质血症占27%，高球蛋白血症占18%，有些可能是单克隆的。
- 偶尔有患者因循环中有毛细胞导致白细胞增多，白细胞显著增加（$> 100 \times 10^9$/L）罕见，通常见于HCL-v。
- 在白细胞减少的患者中，毛细胞占淋巴细胞的不到20%，但在白细胞超过10×10^9/L的患者中，毛细胞是主要细胞。
- 骨髓活检显示毛细胞呈灶性或弥漫性浸润，其胞质周围有淡染的晕圈（似"煎蛋"）（图57-1）。
- 骨髓通常表现为增生活跃，但偶尔也增生减低，类似再生障碍性贫血的骨髓表现。
- 对骨髓进行CD22和CD103免疫组化染色或特异性抗体 *BRAF* V600E在检测骨髓残留肿瘤细胞时比形态学更灵敏。
- 毛细胞多浸润脾脏红髓和髓窦。
- 电镜下约50%的患者可以看到核糖体-板层细胞质复合体（图57-2）。
- 约95%的毛细胞胞质染色表现出耐酒石酸的酸性磷酸酶（TRAP）强阳性（这个经典的检验已经被毛细胞流式细胞术代替）。
- 毛细胞通常同时高表达CD11c、CD22、CD25和CD103，但是不表达CD21。
- 毛细胞白血病细胞遗传学表现不一，约50%的患者有细胞遗传学异常，通常累及5号染色体（如5号染色体的三体、中间缺失及臂间倒置）。
- 可溶性IL-2受体和可溶性CD22水平与肿瘤负荷相关，可能有助于监测疾病。

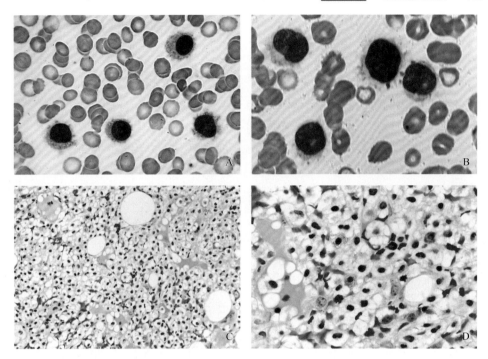

图57-1 A、B.毛细胞在外周血中。显著不规则的表面突起。这些表面突起在相差显微镜的湿选法中显示最明显。C.骨髓活检低倍镜下毛细胞白血病。D.高倍镜下骨髓活检。骨髓被毛细胞浸润，位于中心的圆形细胞核周围围绕着一个明显淡染的区域，类似"煎蛋"（资料来源：Lichtman MA，Shafer MS，Felgar RE，et al. Lichtman's Atlas of Hematology 2016. New York，NY：McGraw Hill；2017. www.accessmedicine.com.）

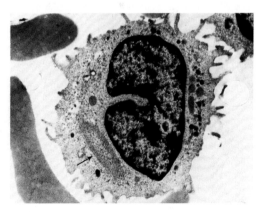

图57-2 毛细胞的透射电子显微镜图像。细胞膜显示特征性的胞质突起（毛）。箭头所指为一特征性核糖体−板层复合体（纵切面）（资料来源：Lichtman MA，Shafer MS，Felgar RE，et al. Lichtman's Atlas of Hematology 2016. New York，NY：McGraw Hill；2017. www.accessmedicine.com.）

鉴别诊断

- 毛细胞白血病应与可以表现出全血细胞减少、脾大和骨髓纤维化的非淋巴系统疾病相鉴别，如原发性骨髓纤维化、肥大细胞病。
- 毛细胞白血病可以通过临床和实验室特征与其他淋巴细胞增生性疾病相鉴别（表57-1）。

表57-1　毛细胞白血病的鉴别诊断

参数	毛细胞白血病	HCL-v	脾边缘区淋巴瘤	脾弥漫红髓小B细胞淋巴瘤
外周循环肿瘤细胞数量	低	中等	不一致	低
单核细胞减少	+	-	-	-
染色体	松散	致密	致密	致密
核仁	无	有	无	不一致
胞质	富含外周毛状凸起	中至大量的毛状凸起	少至中等量的外周毛状凸起	中等不一的类似毛状凸起物
脾受累	红髓	红髓	白髓	红髓
骨髓受累	弥漫同质，"煎蛋"样；骨髓网状纤维化	窦状小管，可能弥漫同质	结节样，可能为窦内的	窦内的，可能弥漫间质或结节样
骨髓网状纤维化	有，显著	无	无	无
流式细胞分析免疫表型	CD11c+，CD19+，CD20+，CD22+，CD25+，CD103+，CD123+，FMC7+，κ或λ强阳性	CD11c+，CD19+，CD20+，CD22+，CD27+，CD79b+，CD103+，FMC7+，κ或λ强阳性，CD25-，CD123-	CD11c+，CD19+，CD27+，CD22+，CD20+，CD79b+，FMC7+，κ或λ强阳性，CD25-，CD123-	CD11c +/-，CD103 +/-，CD19+，CD20+，κ或λ+，CD25-，CD123-
免疫组织化学	DBA44+ 膜联蛋白A1+ Immuno-TRAP+ 周期蛋白D1+ Faint t-Bet+ V600E BRAF+	DBA44+ 膜联蛋白A1- Immuno-TRAP- 周期蛋白D1- t-Bet- V600E BRAF-	DBA44 +/- 膜联蛋白A1- Immuno-TRAP- 周期蛋白D1- t-Bet- V600E BRAF-	DBA44+ 膜联蛋白A1- Immuno-TRAP- 周期蛋白D1- t-Bet- V600E BRAF-
重现性的突变	V600E BRAF	无	无	无
体细胞免疫球蛋白高频突变	>85%病例数	大部分	>50%病例数	不一致

注：t-Bet，T盒转录因子。

- HCL-v：
  - 约占毛细胞白血病的10%。
  - 没有 *BRAF* V600E突变。
  - 通常表现出白血病数量增多（通常＞100×10⁹/L）。
  - 和普通HCL细胞相比，有更高的核质比。
  - TRAP染色通常阴性或弱表达。
  - 与白细胞减少及单核细胞减少无关。
  - 毛细胞突变细胞通常CD25和CD103阴性。
  - 在电镜下缺乏核糖体-板层细胞质复合体。
- 其他B细胞淋巴增殖性疾病：
  - 慢性淋巴细胞白血病（见第56章）。
  - B细胞幼淋巴细胞白血病（见第56章）。
  - 伴绒毛状淋巴细胞的脾淋巴瘤（见第64章）。

治疗

- 表57-2提供了毛细胞白血病患者的管理指南。

表57-2　毛细胞白血病患者的管理
明确诊断：
·骨髓活检，并行免疫组化染色
·血液细胞的免疫表型
初始治疗指征：
·大约10%的患者可以"观察和等待"，进行密切随访，但大部分患者需要治疗
·决定治疗的指征：有症状的脾大或化验示中性粒细胞绝对值＜1.0×10⁹/L，血红蛋白＜100g/L，或血小板计数＜100×10⁹/L
白血病治疗前的重要评估：
·是否存在或怀疑感染
·是否肾功能可耐受
·既往是否患过肝炎
一线治疗：
·克拉屈滨0.1mg/（kg·d），连续静脉滴注7天
·克拉屈滨0.12mg/（kg·d），2小时静脉滴注5天 vs.每周一次×6周
·喷司他丁4mg/m²，静脉滴注，每2周一次，直到达到最佳治疗反应或失败。主要用于克拉屈滨治疗失败
治疗反应的评估：
·诱导治疗后，骨髓活检以评估治疗效果和检测微小残留病灶（MRD）
·免疫组化染色进行MRD的检测及MRD评估的最佳时机仍在研究中
·一般推荐，克拉屈滨应用3～5个月进行疗效评价。而喷司他丁疗效评估的时机是在取得最佳临床反应时
耐药型毛细胞白血病的临床研究：
·仅嘌呤类似物交替应用或联合化疗（如苯达莫司汀和利妥昔单抗）
·免疫毒物偶联剂［如莫塞妥莫单抗（HA22）］
·*BRAF* V600E抑制剂（如威罗菲尼）

- 约90%的患者在诊断时需要治疗，治疗指征包括：
  - 有症状的脾大或淋巴结肿大。
  - 贫血（血红蛋白＜100g/L）。
  - 血小板减少症（血小板计数＜100×10^9/L）。
  - 粒细胞减少症（中性粒细胞绝对值＜1.0×10^9/L）伴反复细菌或机会性病原体感染。
  - 白血病相（白细胞计数＞20×10^9/L）。
  - 血管炎。
  - 伴有骨痛。
- 克拉屈滨（2-氯脱氧腺苷，2-CdA）是一种用于治疗毛细胞白血病的首选方法。
  - 0.1mg/（kg·d）×7天，静脉输注（研究已经证实皮下、口服给药也可行，另一种给药方式见表57-2）。
  - 它可以诱导超过75%的患者获得持久的完全缓解，治疗伊始可以获得91%的完全缓解率和7%的部分缓解率。
  - 大多数达到完全缓解的患者仍然有微小残留病灶（即未治愈）。
  - 16%的完全缓解患者在48个月内会复发。应用克拉屈滨首次治疗复发后的患者中，大约90%再次应用克拉屈滨治疗后可获得完全（62%）或部分（26%）缓解。
  - 在随后的一项研究中，对207例克拉屈滨治疗的患者进行超过7年的长期随访，结果显示92%的患者在1个周期后获得完全缓解，5%的患者获得部分缓解，108个月的总生存率为97%，所有治疗有效患者的中位无病生存时间是98个月。
  - 克拉屈滨的显著毒性作用：
    - 中性粒细胞减少致无菌性发热。
    - T细胞耗竭尤其是CD4$^+$细胞。
- 喷司他丁（2'-脱氧柯福霉素）：
  - 嘌呤类似物，抑制腺苷脱氨酶。
  - 是对克拉屈滨无反应或难治患者的非常好的二线治疗药物。
  - 用法为4mg/m^2，静脉滴注，每2周一次，3～6个月直到达到最佳治疗反应（血液和骨髓中毛细胞减少、脾脏缩小和正常血细胞增加）。
  - 和克拉屈滨相比，喷司他丁的完全缓解率（约50%）更低。
  - 喷司他丁对克拉屈滨难治性患者可能无效。
  - 显著毒性：
    - 发热、皮疹、结膜炎。
    - 可逆性肾功能不全。
    - 轻度肝毒性。
    - CD4$^+$T细胞耗竭。
- 干扰素-α（IFN-α）：

— 完全缓解率为8%；74%达到部分缓解。

— IFN-α不能治愈；有50%的患者2年内会复发。

— IFN不如嘌呤类似物有效。

— IFN-α用于不到10%的患者，仅限于嘌呤类似物失败的患者，感染和严重中性粒细胞减少的患者，因为干扰素的骨髓抑制作用小于克拉屈滨或喷司他丁。

— 常规剂量IFN-α2b $2\times10^6U/m^2$，3次/周，连续12个月，皮下注射；或IFN-α2a $3\times10^6U/m^2$，1次/天，连续6个月，减至3次/周，连续6个月，皮下注射。

— 毒性：
  - 流感样症状（发热、肌痛、乏力）。
  - 骨髓抑制。

- 利妥昔单抗：
  — 毛细胞表达CD20，因此应用抗CD20单克隆抗体是可行的。
  — 治疗反应尚可，可应用于对喷司他丁和克拉屈滨难治的患者。
  — 用法为$375mg/m^2$，持续4～8周，静脉注射。
  — 部分患者（25%～75%）完全或部分缓解，部分有治疗反应的患者可以维持数年，剩下的复发和进展。

- 抗CD22免疫毒素BL22：
  — 抗CD22被融合到铜绿假单胞菌外毒素中。
  — 它在美国获批用于多重复发或耐药。
  — 可以诱导缓解一部分对克拉屈滨耐药的患者。
  — 在少数患者中可能与可逆性溶血尿毒症综合征有关。

- 威罗菲尼（vemurafenib）：
  — 威罗菲尼是一种BRAF抑制剂，选择性用于V600位点突变的*BRAF*。
  — 对于复发HCL-c患者有较高的诱导缓解率
  — 已获批用于治疗黑色素瘤和Erdheim-Chester病。它应用于HCL-c是超适应证。

- 脾切除：
  — 这种方法并不能治愈本病。
  — 目前指征：
    - 脾脏巨大、疼痛和（或）破裂。
    - 全血细胞减少和伴一种机会致病菌活性性感染（如结核）。脾切除后中性粒细胞和单核细胞计数显著增加，且抗生素疗效更好。
    - 化疗失败。

- 粒细胞集落刺激因子（G-CSF）：
  — 可以改善中性粒细胞减少症。
  — 它是治疗感染的辅助药物。

- 放疗：
  — 骨溶解性病变可用低剂量照射治疗。

临床病程

- 克拉屈滨有可能使患者获得治愈，患者4年无进展生存率高达95%。
- 缓解持续时间在10年以上十分普遍。
- 在10年以上的缓解未到达复发平台期，因此有晚期复发的可能性。
- 大多数患者可以检测到微小残留病灶，但这不一定预示中期（10年）复发。通过多参数流式细胞术、骨髓活检免疫组化、聚合酶链反应或二代测序可检测到微小残留病灶。
- 首次应用克拉屈滨治疗后复发的患者再次应用克拉屈滨或其他药物时，会有更高的反应率。
- 在克拉屈滨应用之前，感染（包括机会性感染）是超过50%患者死亡的原因，现在不常见。

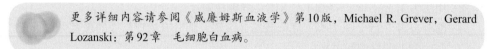

更多详细内容请参阅《威廉姆斯血液学》第10版，Michael R. Grever，Gerard Lozanski：第92章 毛细胞白血病。

（译者：贡铁军）

第58章

大颗粒淋巴细胞白血病

定义

- T细胞大颗粒淋巴细胞白血病（T-LGLL）由伴有T细胞表型（CD3$^+$）和克隆性T细胞受体基因重排（通常α和β链）的大颗粒淋巴细胞（LGL）慢性克隆扩增导致。
- T-LGLL的诊断要求外周血CD3$^+$CD8$^+$CD57$^+$细胞 > 0.5×10^9/L，维持至少6个月。CD5弱表达。
- 慢性NK细胞淋巴增殖性疾病（CLPD-NK）是具有NK细胞（CD3$^-$）表型的LGL的克隆扩增。它缺乏确定克隆性的合适标志物，如抗原受体重排（见第67章）。
- CLPD-NK的诊断要求外周血中CD3$^-$CD8$^+$CD16$^+$和（或）CD16$^+$CD56$^+$细胞 > 0.75×10^9/L，维持至少6个月。

大颗粒淋巴细胞白血病

病因和发病机制

- 在T-LGLL中，根据互补性决定区3（CDR3）模式和Vβ家族使用情况，推测这种恶性肿瘤继发于慢性抗原刺激。
- 大多数患者未感染HTLV-Ⅰ或HTLV-Ⅱ。
- 巨细胞病毒可能见于罕见的CD4$^+$T-LGLL病例。
- 慢性免疫失调和异常细胞因子的产生可能导致LGL的增殖和存活。
- 血小板衍生生长因子（PDGF）和白细胞介素（IL）-15似乎是调节LGL增殖和存活的关键细胞因子。
- Fas（CD95）和Fas配体（CD178）的组成性过表达也可能有助于LGL增殖，这种高水平表达在患者血清中也被发现。
- JAK/STAT3通路的慢性激活是LGLL的标志。
- 功能获得性STAT3突变已在28%～75%的T-LGLL患者和30%～48%的CLPD-NK患者中得到证实。STAT5B突变也存在于LGLL，但频率较低。

临床特征（表58-1）

- 大约一半的T-LGLL患者在诊断时无症状，诊断基于血液检查。
- 约一半患者有可触及的脾大。
- 约1/3的患者反复细菌感染。
- B症状［即低热、夜间盗汗和（或）体重减轻］（侵袭性变型）极不常见。
- 约1/4的患者患类风湿关节炎，常表现为Felty综合征。

表58-1　T细胞大颗粒淋巴细胞白血病的临床特征

	Pandolfi（1990）	Loughram（1993）	Dhodapkar（1994）	Semenzato（1997）	Neben（2003）	Bareau（2010）
患者人数	151	129	68	162	44	201
中位年龄（岁）	55	57	61	59	63	59
男/女	1.3	0.8	1	0.8	1.0	0.8
有症状比例	72%	—	69%	—	73%	82%
脾大	50%	50%	19%	50%	35%	24%
肝大	34%	23%	1%	32%	—	10%
淋巴结肿大	13%	1%	3%	13%	5%	6%
B症状	—	—	12%	—	—	7%
感染	38%	39%	15%	56%	—	23%
类风湿关节炎	12%	28%	26%	36%	20%	17%
类风湿因子	—	57%	61%	43%	48%	41%
抗核抗体	—	38%	44%	38%	48%	48%
自身免疫性血细胞减少	—	—	7%	9%	5%	7%
淋巴细胞增多				29%		
$\quad$ LGL$>4\times10^9$/L	52%	52%	—	—	—	14%
$\quad$ LGL1×10^9/L～4×10^9/L	38%	40%	—	—	—	50%
$\quad$ LGL$<1\times10^9$/L	10%	8%	—	7%	—	36%
中性粒细胞减少						
$\quad$ 轻度（$<1.5\times10^9$/L）	64%	84%	74%	—	52%	61%
$\quad$ 重度（$<0.5\times10^9$/L）	7%	48%	40%	37%	41%	26%
贫血						
$\quad$ 任何程度	25%	49%	51%	26%	89%	24%
$\quad$ 重度（Hb<8g/dL）	7%	—	19%	—	36%	7%
血小板减少	9%	19%	20%	29%	36%	19%
LGL骨髓浸润	67%	88%	—	76%	83%	72%
高丙球蛋白血症	—	45%	5%	43%	—	35%
M蛋白血症	—	45%	8%	—	—	10%
需要治疗	30%	73%	69%	33%	80%	44%
LGLL相关死亡	14%	36%	8%	27%	—	7%

注：Hb，血红蛋白；LGL，大颗粒淋巴细胞；LGLL，大颗粒淋巴细胞白血病。

资料来源：Bareau B，Rey J，Hamidou M，et al. Analysis of a French cohort of patients with largegranular lymphocyte leukemia：a report on 229 cases，Haematologica. 2010；95（9）：1534-1541。

- 不到1/10的患者有淋巴结肿大。

实验室特征

- 约一半患者伴贫血，常由纯红细胞再生障碍性贫血和（或）自身免疫性溶血性贫血所致。
- 约1/5的患者伴血小板减少。
- 近3/4的患者伴中性粒细胞减少，常 < 0.5×10^9/L。
- 约1/4的患者外周血淋巴细胞计数不高。
- 中位LGL计数为 4.0×10^9/L（正常中位数：0.3×10^9/L）（图58-1）。
- 患者常有特定自身抗体水平升高及其他血清学异常（表58-1）。
- 超过90%的患者有骨髓和脾红髓LGL浸润。
- 骨髓浸润可呈结节型或间质型，若为间质型时，不采用免疫组化染色则难以发现肿瘤细胞（图58-2）。

鉴别诊断

- 外周血LGL计数升高且满足以下几点的患者应考虑T-LGL的诊断：
    - 慢性或周期性中性粒细胞减少。
    - 纯红细胞再生障碍性贫血。
    - 类风湿关节炎。
- HIV感染可能导致血液中LGL水平升高，但这些不是克隆性的。
- 通过免疫表型与T细胞受体基因重排可将T-LGLL和CLPD-NK相鉴别。CLPD-NK白血病更具侵袭性。
- 肝脾T细胞淋巴瘤好发生于年轻男性，病程更具侵袭性（见第67章）。

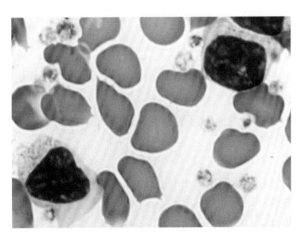

图58-1　白膜层血涂片。高倍镜下可见两枚大颗粒淋巴细胞（LGL），胞体偏大，胞质丰富。胞质颗粒显见（资料来源：Lichtman MA，Shafer MS，Felgar RE，et al. Lichtman's Atlas of Hematology 2016. New York，NY: McGraw Hill；2017. www.accessmedicine.com.）

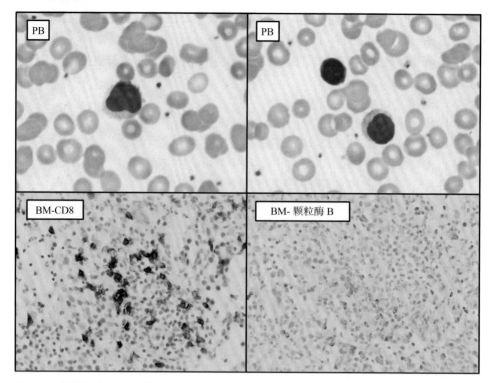

图58-2 外周血（PB）及骨髓（BM）中T细胞大颗粒淋巴细胞白血病形态学及免疫组化分析。上方两幅图示高倍镜视野（500×）下外周血大颗粒淋巴细胞（LGL）。与正常小淋巴细胞相比，LGL胞体更大，核膜不规则，中等量淡蓝色胞质，可见胞质颗粒。下方两幅图示T-LGL患者骨髓中CD8⁺（左图）及颗粒酶B⁺（右图）细胞的非典型细胞簇（500×）。非典型细胞簇定义为至少8个CD8⁺和（或）至少6个颗粒酶B⁺的淋巴细胞，该特征支持LGLL诊断（资料来源：Kaushansky K，Prchal JT，Burns LJ，et al. Williams Hematology，10th ed. New York，NY：McGraw Hill；2021.）

治疗、病程及预后

- 该病通常呈惰性，多不需要治疗。
- 共表达CD3和CD56的患者通常可能有更具侵袭性的临床病程。
- 感染常导致发病或死亡。
- 治疗指征包括：
  - 重度或轻度中性粒细胞减少合并感染。
  - 输血依赖性贫血。
  - 血小板计数＜50×10⁹/L。
  - 同时合并需要治疗的自身免疫性疾病。
- T-LGLL和CLPD-NK的治疗方法相同。
- 糖皮质激素可产生治疗反应，但通常是短暂的。
- 口服低剂量甲氨蝶呤10mg/m²，每周一次；或口服环磷酰胺100mg，每日一次；或口服环孢素治疗可能有效降低血液中LGL的水平并缓解中性粒细胞减少症/贫血，通常持续时间较长。

- 大多数患者不能达到完全缓解。

- JAK/STAT 抑制剂是有吸引力的治疗药物，但临床数据非常有限。

 更多详细内容请参阅《威廉姆斯血液学》第 10 版，Brammer JE，Mishra A，Freud AG，Porcu P：第 93 章 大颗粒淋巴细胞白血病。

（译者：于 颖 易树华）

第59章

淋巴瘤概述：流行病学、病因学、异质性和原发性结外疾病

流行病学

- 到2020年，美国新诊断的非霍奇金淋巴瘤（NHL）病例约77 240例，约20 000人将死于该疾病。

- 在美国，NHL约占每年新发肿瘤的4.3%，因该疾病死亡人数占所有因肿瘤死亡患者的3.3%。

- 在美国，年龄调整后的NHL发病率白种人男性为25/10万，黑种人男性为18/10万，白种人女性为17/10万，黑种人女性为12.5/10万（上次评估时间为2017年）。

- 在美国，男性和女性患NHL的终生风险约2.2%。

- NHL在美国的发病率约为几个欠发达国家的3倍，也是几个工业化发展相当国家的2倍。

- 在美国，从十几岁的青少年到八十多岁的老人，NHL的年发病率呈对数级增长，无论男女：平均发病率在男性中15～19岁为2.8/10万，80～84岁为152.5/10万；女性中15～19岁为1.5/10万，80～84岁为95.3/10万（上次评估时间为2017年）。

- 滤泡性淋巴瘤在美国NHL患者中约占25%，而在一些发展中国家和亚洲地区，尤其是中国和日本并不常见。

- 美国和西欧的NHL中约30%为弥漫大B细胞淋巴瘤（DLBCL）。

- 1972～1995年，美国和西欧国家的NHL年发病率增长迅速，而霍奇金淋巴瘤（HL）则没有出现类似变化。基于欧洲数据，上述增长开始时间可能早于1972年，尽管美国国家癌症研究所并未在此之前追踪特定部位的肿瘤发病率。

- 在20世纪90年代后期，NHL发病率趋于稳定，死亡率下降。1997年美国淋巴瘤发病率为19.5/10万，死亡率为8.9/10万。20年后的2017年，发病率为18.6/10万，死亡率为5.3/10万。

- 国际淋巴瘤协作组（InterLymph Consortium）是一个致力于NHL流行病学研究的国际研究小组，他们发现农作物种植业（而非畜牧业）、女性美发师、清洁工、喷漆工、木匠和纺织工人与淋巴瘤之间存在关联。观察到的风险（OR）在喷漆工中最高（OR 2.07；95% CI 1.3～3.29），但在其他职业中风险要低得多。

- 不同的职业似乎有患不同亚型NHL的风险。

- 尚未确认任何可能导致职业风险的化学品，但接触苯胺染料、三氯乙烯、有机氯、有机磷酸盐或苯氧酸除草剂是可能的原因。

- NHL 与吸烟的剂量反应关系仅限于滤泡性淋巴瘤。对于重度吸烟者，OR 为 1.45（95% CI 1.15 ～ 1.82）。

- 体重指数（BMI）增加与淋巴瘤风险增加相关，BMI 高于 30kg/m^2 与 DLBCL 风险相关（OR 1.33；95% CI 1.02 ～ 1.73），但与滤泡性淋巴瘤或慢性淋巴细胞白血病/小淋巴细胞淋巴瘤无关。

- 根据对广岛和长崎及切尔诺贝利事故现场原子弹爆炸幸存者的研究，淋巴瘤的增加与辐射暴露有关。强直性脊柱炎的放疗也会导致淋巴瘤发病率略有增加。

- 淋巴瘤或相关血液系统恶性肿瘤（如骨髓瘤）患者的兄弟姐妹中存在家族聚集和淋巴瘤相对风险增加的情况。这些所谓的家族性风险增加的非综合征例子可能是由尚未定义的易感基因解释的，类似于 Li-Fraumeni 综合征，后者是具备生殖遗传特性的 *p53* 突变的结果。

- 一些综合性免疫功能缺陷状态增加了淋巴瘤家族性发病的相对风险（见后文"免疫抑制和自身免疫"）。

组织病理学异质性

- 世界卫生组织对 B 细胞、T 细胞和 NK 细胞淋巴瘤及免疫缺陷相关淋巴增殖性疾病进行了组织病理学分类，同时描述了其形态学特征、免疫表型、细胞遗传学异常和基因突变，详见第 54 章，表 54-1。在世界不同地理区域，NHL 各种亚型的发病率存在显著差异。

基因多态性作用

- 单核苷酸多态性碱基分析表明，淋巴瘤发生可能与参与细胞凋亡、细胞周期调节、淋巴细胞发育和炎症的多态性基因有关。多态性也可能与个体对某些环境暴露的易感性有关。

感染因素

- 成人 T 细胞白血病/淋巴瘤由人类嗜 T 细胞病毒（HTLV）-1 所致（见第 67 章）。

- EB 病毒与多种淋巴瘤有高度相关性，包括非洲伯基特淋巴瘤、移植后淋巴瘤、HIV 相关淋巴瘤、原发中枢神经系统淋巴瘤、原发性渗出性淋巴瘤、免疫母细胞性浆细胞样 B 细胞淋巴瘤、口腔浆母细胞淋巴瘤及结外 NK/T 细胞淋巴瘤。EB 病毒在上述淋巴瘤形成过程中的作用有待明确，可能是其中一些淋巴瘤亚型的重要促进因素。

- 人类疱疹病毒 8 型与卡波西肉瘤、Castleman 病和原发性渗出性淋巴瘤相关，最常发生在 HIV 感染的免疫缺陷患者中。

- 通过血清学阳性的患者与对照组的比较研究表明，乙肝和丙肝与淋巴瘤病理过程有关。丙肝病毒偏好感染淋巴细胞，与 DLBCL、脾边缘区淋巴瘤和淋巴浆细胞淋巴瘤明确相关，但与滤泡性淋巴瘤无关。这些病毒在淋巴瘤病理过程的作用机制尚未明确。

- 幽门螺杆菌能引起黏膜相关淋巴组织边缘区B细胞淋巴瘤（MALT淋巴瘤），特别是在胃部。它是第一个被证实引起人类肿瘤的细菌（见第64章）。
- 鹦鹉热衣原体与某种特殊类型的结外黏膜相关淋巴组织淋巴瘤即眼附属器淋巴瘤的大多数病例有关。
- 空肠弯曲杆菌与伯氏疏螺旋体与小肠免疫增生性疾病和皮肤B细胞淋巴瘤的发生相关。

免疫抑制和自身免疫

- 表59-1中列出的许多遗传性综合征与淋巴瘤的易感性有关。

表59-1 容易诱发淋巴瘤的遗传性综合征

综合征	基因改变		机制	白血病/淋巴瘤类型
	遗传特性	描述		
DNA修复缺陷				
共济失调-毛细血管扩张症	R	*ATM*纯合子显性失活错义突变	基因组不稳定性T细胞V（D）J重组时形成的易位增多	T细胞淋巴瘤、T-ALL、T-PLL、B细胞淋巴瘤
Bloom	R	*BLM*	基因组不稳定性	ALL、淋巴瘤
Nijmegen断裂	R	*NBS1*	基因组不稳定性端粒结构改变	淋巴瘤，尤其是B细胞淋巴瘤
抑癌基因缺陷				
Li-Fraumeni[a]	D	*p53*	肿瘤抑制基因缺陷	CLL、ALL、HL、伯基特淋巴瘤
免疫缺陷状态				
普通可变型免疫缺陷	R和D	CD40信号缺陷	B细胞成熟障碍	伯基特淋巴瘤、MALT淋巴瘤、其他B细胞淋巴瘤、HL
重症联合免疫缺陷病（SCID）	R	*ADA*	T＋B细胞功能缺陷	B细胞淋巴瘤
Wiskott-Aldrich	X	*WASP*	信号和凋亡	HL、NHL
IgM正常或升高的X连锁免疫缺陷	X	*CD40L*	T细胞CD40配体缺陷	HL、NHL
X连锁淋巴增殖综合征	X	*SAP*	免疫信号缺陷	EBV相关B细胞淋巴瘤
凋亡缺陷				
ALPS	D	*APT*（*FAS*）	胚系杂合性*FAS*突变；凋亡缺陷	淋巴瘤

续表

综合征	基因改变		机制	白血病/淋巴瘤类型
	遗传特性	描述		
未知缺陷				
Dubowitz	R	未知	未知	ALL、淋巴瘤
Poland	D	可能非遗传性	未知	ALL、淋巴瘤
Wilms瘤（WT）	D	未知	未知	ALL、Castleman病

注：ALL，急性淋巴细胞白血病；ALPS，自身免疫性淋巴增殖综合征；CLL，慢性淋巴细胞白血病；D，显性；EBV，Epstein-Barr病毒；HL，霍奇金淋巴瘤；MALT，黏膜相关淋巴组织；NHL，非霍奇金淋巴瘤；PLL，幼淋巴细胞白血病；R，隐性；V（D）J，可变区多样性重组。

a Li-Fraumeni或Li-Fraumeni样综合征除*p53*外，还有其他基因突变，尤其*hCHK2*已被描述为其致病基因。表中没有包括这些变异型，因为还不能确定淋巴瘤是否是易感性增加的恶性肿瘤之一。

资料来源：Segel GB, Lichtman MA. Familial（inherited）leukemia, lymphoma, and myeloma: an overview, Blood Cells Mol Dis. 2004 Jan-Feb; 32（1）: 246-261。

- 获得性免疫缺陷状态，包括获得性免疫缺陷综合征（AIDS）相关淋巴瘤和移植后淋巴瘤，通常具有B细胞谱系免疫表型，并且多累及结外（如皮肤和中枢神经系统），具有侵袭性，常与EBV感染B细胞淋巴瘤有关。

- 获得性免疫缺陷相关淋巴瘤中常发生*Ig*（*V*）突变，强烈提示生发中心B细胞恶性转化可能。

- 免疫缺陷相关淋巴瘤的发病率和严重程度增加与使用更强的免疫抑制剂（如环孢素）和因配型不合而进行去T细胞同种异体造血干细胞移植有关。

- 部分自身免疫性疾病是淋巴瘤的危险因素，这些疾病包括系统性红斑狼疮、干燥综合征、自身免疫性甲状腺疾病，也许还有类风湿关节炎。干燥综合征患者发生NHL的危险性增加6.5倍，发生腮腺MALT淋巴瘤的危险性增加1000倍。

特殊染色体易位和组织学亚型

- 淋巴瘤中可发生涉及所有染色体的异常，包括22对常染色体和性染色体。

- 淋巴瘤融合基因发生率高，通常有两型：一种是被*IGH*或*TCR*基因并置活化的癌基因；另一种是激活突变激酶或转录因子的嵌合基因。

- B细胞和T细胞来源的多种淋巴瘤亚型相关的染色体异常和基因突变见第54章，表54-1。五种类型的淋巴瘤与细胞遗传学异常的恒定或显著关联总结如下：
  - 约85%的滤泡性淋巴瘤患者携带t（14；18）（q32；q21）（*IGH*；*BCL2*）。可能是BCL2过表达促进了抗凋亡作用，有利于寿命延长的中心细胞的积累（见第62章）。
  - 伯基特淋巴瘤常见的遗传学异常是t（8；14）（q24；q32），还有t（2；8）（p13；q24）或t（8；22）（q24；q11），共同特点是位于8号染色体q24的*MYC*基因与*IGH*、*Igκ*或*Igλ*易位形成融合基因（见第65章）。

— 间变大细胞淋巴瘤（ALCL）的易位 t（2；5）（p23；q35）涉及 5p35 上核磷蛋白基因（*NPM*）和 2p23 上 ALCL 的酪氨酸激酶基因（*ALK*），导致表达新融合蛋白 p80。约 50% 的成年患者可出现上述易位，儿童患者出现率更高。

— 不同部位 MALT 淋巴瘤可发生四种易位：t（11；18）（*API2*；*MALT1*）、t（1；14）（*IGH*；*BCL10*）、t（14；18）（*IGH*；*Malt1*）和 t（3；14）（*IGH*；*FOXOP1*）。前三种易位的癌基因产物靶向 NF-κB 信号通路（见 63 章）。

— 大多数套细胞淋巴瘤的细胞中存在 t（11；14）（q13；q32），该易位使得 *CCND1* 与 *IGH* 基因并置活化导致周期蛋白 D1 表达上调，现已作为套细胞淋巴瘤的诊断依据（见第 63 章）。

淋巴瘤管理的一般原则

- 进行完整的病史采集和体格检查，以明确浅表淋巴结病变程度，肝脾增大、结外受累证据和是否存在 B 症状（体温＞38℃、盗汗、6 个月内体重减轻＞10%）。
- 应根据表 59-2 内容对淋巴瘤进行分期以评估疾病严重程度。
- 2-氟脱氧葡萄糖（FDG）PET/CT 应用于所有 FDG 高摄取的淋巴瘤（霍奇金淋巴瘤、DLBCL、滤泡性淋巴瘤、套细胞淋巴瘤、伯基特淋巴瘤、ALCL 和大多数外周 T 细胞淋巴瘤亚型）的初始分期和治疗结束时疗效评估。
- 增强 CT 是 FDG 摄取较低的淋巴瘤亚型的标准检查方法（例如，大多数边缘区淋巴瘤、慢性淋巴细胞白血病/小淋巴细胞淋巴瘤、淋巴浆细胞性淋巴瘤/华氏巨球蛋白血症、血管免疫母细胞性 T 细胞淋巴瘤、蕈样肉芽肿和皮肤 B 细胞淋巴瘤）。
- PET/CT 成像提高了结性和结外部位分期的准确性。
- PET/CT 在受累野的放疗前评估尤为重要，以确保放射野外没有病变部位。
- 在许多临床试验中，精确的淋巴结测量需要全剂量对比增强 CT 扫描。
- PET/CT 与全剂量对比增强 CT 检查应在初始诊断时进行，但如果增强 CT 未发现其他疾病部位，则在治疗结束时应仅进行低剂量、非增强 PET/CT 成像。
- PET/CT 对于检测影响大脑的疾病价值有限，如果怀疑有这种情况，应进行磁共振成像（MRI）检查，以及腰椎穿刺获取脑脊液进行细胞学检查。
- 尽管骨髓穿刺和活检在过去一直是淋巴瘤分期的标准，但 PET/CT 对骨髓受累的高度敏感性使得这些检查对于霍奇金淋巴瘤和 DLBCL 患者来说不太重要。但对其他亚型的淋巴瘤患者，推荐对 2.5cm 粗针活检样本进行流式细胞术和细胞遗传学检查以进行全面分期。在老年患者中，建议在使用蒽环类药物为基础的治疗方案之前测定心脏射血分数。
- 在治疗完成时，所有在基线进行的用于疾病诊断的检查都需重复进行以评估疗效。PET/CT 成像应根据 Deauville 5 分法（表 59-3）进行评估。
- Lugano 淋巴瘤分期系统是国际上最常用的分期系统，具有出色的观察者间一致性，这增加了机构间临床试验的准确性。每个阶段的标准详见表 59-4。
- 对淋巴瘤完全或部分缓解的 PET 和 CT 评估标准详见表 59-5。

表59-2	淋巴瘤分期步骤
初步检查	病史和体格检查
	CBC
	代谢指标，包括肝肾功能的生化检查
	尿酸水平
	LDH和（或）β_2-微球蛋白
	乙肝、丙肝血清学标志物（计划使用利妥昔单抗者）
	HIV血清学检测
	肿瘤活检标本的组织病理学
	流式细胞术
	免疫组化
	细胞遗传学分析（包括淋巴瘤相关易位的iFISH检测）
	颈胸腹和盆腔的PET/CT扫描（FDG高摄取淋巴瘤）
	颈胸腹和盆腔的增强CT扫描（尤其是FDG低摄取淋巴瘤）
其他检查（可选）	骨髓穿刺活检
	对有生育能力的女性进行妊娠测试
	免疫球蛋白和TCR基因重排检测
	心脏射血分数测定（计划使用蒽环类抗生素者）
	有神经系统相关症状体征考虑行颅脑MRI检查
	对高危侵袭性淋巴瘤或合并神经系统相关症状体征的患者应行脑脊液检查（包括流式细胞术）
	累及韦氏环、套细胞淋巴瘤、肠病变相关淋巴瘤的患者应行胃肠道影像或内镜检查

注：CBC，全血细胞计数；CT，计算机断层扫描；FDG，2-氟脱氧葡萄糖；iFISH，间期荧光原位杂交；LDH，乳酸脱氢酶；PET，正电子发射断层扫描；TCR，T细胞受体。

表59-3	PET/CT Deauville 5分法[a]	
	Deauville评分	FDG摄取
	1	病灶摄取值不高于本底
	2	病灶摄取值低于纵隔血池
	3	病灶摄取值高于纵隔血池，但低于肝血池
	4	病灶摄取值略高于肝血池（轻度[b]）
	5	病灶摄取值显著高于肝血池（显著[b]）或新发病灶
	X	新发摄取异常，考虑与淋巴瘤无关

注：FDG，2-氟脱氧葡萄糖。

a Deauville 5分法对初始FDG摄取最高部分进行评分。

b建议将Deauville评分4定义为肿瘤部位摄取值低于正常肝脏最大标准摄取值（SUV）的两倍，而如果肿瘤存在，而5分定义为肝脏最大SUV的两倍以上。

资料来源：Barrington SF，Mikhaeel NG，Kostakoglu L，et al. Role of imaging in the staging and response assessment of lymphoma: consensus of the International Conference on Malignant Lymphomas Imaging Working Group，J Clin Oncol. 2014 Sep 20；32（27）：3048-3058。

| 表59-4 | 淋巴瘤LUGANO分期 |

分期[a]	病变范围[b]	结外病变情况
局限期		
Ⅰ期	单一淋巴结区域	单一结外器官受累且不伴有淋巴结累及
Ⅱ期	横膈同侧的两个或两个以上淋巴结区受累	Ⅰ期或Ⅱ期淋巴结病变伴有邻近结外器官的局限病灶
Ⅱ期伴大包块[c]	病灶范围同Ⅱ期但伴大包块	N/A
进展期		
Ⅲ期	横膈两侧淋巴结区受累[d]	N/A
Ⅳ期	与受累淋巴结部位不相邻的内脏器官弥漫性受累	N/A

注：N/A不适用。

a 霍奇金淋巴瘤（HL）患者的分期通过判断是否存在B症状进一步细化，即发热超过38.3℃、盗汗或6个月内不明原因的体重减轻超过体重的10%。目前的建议不鼓励将A和B名称应用于非霍奇金淋巴瘤（NHL）患者的分期，因为这些特征不提供独立的预后信息。

b 2-氟脱氧葡萄糖亲和性淋巴瘤通过PET/CT成像和非亲和性组织学CT成像评估疾病的范围。

c HL的大包块定义为通过CT成像确定的任何胸椎水平的淋巴结肿块≥10cm或大于经胸径的1/3。对于NHL的"体积"大小没有达成共识，建议6cm可能是滤泡性淋巴瘤的最佳选择。6～10cm的大小被提倡定义弥漫大B细胞淋巴瘤的体积。目前的建议是通过CT记录最长直径，而不是使用"X"符号来代表大包块。根据组织学和相关的预后因素，Ⅱ期伴大包块可能被认为是局限期或进展期疾病。

d 扁桃体、韦氏环和脾脏被认为是该分期系统中的淋巴结组织。

| 表59-5 | 淋巴瘤疗效评估修订标准 |

疗效	PET/CT评估	CT评估
完全缓解	**完全的代谢学缓解**	**完全的影像学缓解**
淋巴结及结外受累部位	Deauville评分1～3分伴或不伴有残存肿块影	淋巴结靶病灶长径<1.5cm，结外病灶消失
不可测量病灶	N/A	消失
器官增大	N/A	消退至正常
新病灶	无	无
骨髓	无FDG代谢增高病变	形态学正常；若形态学不能确定，需免疫组化确认阴性
部分缓解	**部分代谢缓解**	**部分影像学缓解**
淋巴结及结外受累部位	Deauville评分为4～5分，与基线相比摄取值降低，影像残余病灶可为任意大小；中期评效时，上述情况提示治疗有效；治疗结束时评效，提示可能病变残存	最多6枚淋巴结和结外病灶长径与垂直径乘积之和降低>50%；当病灶小到CT无法测量，病灶大小统一设为5mm×5mm；当病灶不可见，设为0mm×0mm；当淋巴结大小>5mm×5mm，取实际值
不可测量病灶	N/A	消失或消退或维持不变，未增大

续表

疗效	PET/CT评估	CT评估
器官增大	N/A	脾脏长径较正常长径增大值降低≥50%
新病灶	无	无
骨髓	比正常骨髓摄取值更高，但较基线减低；如果在淋巴结缩小的情况下骨髓持续存在局灶异常改变，需考虑活检或再次扫描	N/A
无应答或疾病稳定	**无代谢缓解**	**疾病稳定**
淋巴结及结外受累部位	中期或治疗结束时评估，Deauville评分为4～5分，与基线相比摄取值无明显变化	最多6枚淋巴结和结外病灶长径与垂直径乘积之和降低<50%
不可测量病灶	N/A	未达疾病进展
器官增大	N/A	未达疾病进展
新病灶	无	无
骨髓	摄取值较基线无变化	N/A
疾病进展	**代谢学疾病进展**	**疾病进展**
淋巴结及结外受累部位	Deauville评分4～5分，摄取值较基线升高和（或）在中期或治疗结束评估时出现新的FDG摄取值增高病灶	靶病灶长径>1.5cm且长径与垂直径乘积之和较最小状态增加>50%；长径≤2cm的病灶直径需增加0.5cm及以上；长径>2cm的病灶直径需增加1cm及以上；新发或复发的脾大
不可测量病灶	无	新发病灶或此前不可测量的病灶明确进展
新病灶	排除炎症、感染等后出现的新FDG摄取值增高病灶；若不确定新发病灶性质，需考虑活检或中期评价	新发病灶任一径线>1.0cm（如新发病灶任一径线<1cm，则需通过活检或其他等效方法确认与淋巴瘤相关）
骨髓	新发或复发的FDG摄取值增高灶	新发或复发性浸润

注：CT，计算机断层扫描；FDG，2-氟脱氧葡萄糖；N/A，不适用；PET，正电子发射断层扫描。

原发性结外淋巴瘤

- 累及结外的淋巴瘤常在诊断时或疾病进展过程中同时有淋巴结受累。
- 分期时仅有结外部位受累的淋巴瘤称为原发性结外淋巴瘤（表59-5）。
- 孤立性结外淋巴瘤可发生在任何器官。任何部位的孤立性肿块在鉴别诊断时都应考虑淋巴瘤可能。
- 原发性结外淋巴瘤的组织病理学常为MALT淋巴瘤或DLBCL，偶尔也可能是其他组织学类型的淋巴瘤。
- 治疗通常结合手术切除、放疗、联合化疗和靶向淋巴细胞的单克隆抗体。常用方案为R-CHOP方案（利妥昔单抗、环磷酰胺、多柔比星、长春新碱和泼尼松）。

- 成对器官如肾、卵巢、乳腺、眼、肾上腺等同时发生原发性结外淋巴瘤倾向的相关病理生物学机制尚不清楚。

- 特殊解剖学位点包括：

  — 骨。原发淋巴瘤可累及任何骨质，一般多累及长骨。当淋巴瘤累及颅骨时，可发生中枢神经系统受累。

  — 乳腺。原发性女性乳腺淋巴瘤常类似于乳腺癌。80%以上的患者病理诊断为DLBCL，半数以上患者分期时可存在淋巴结、骨髓或其他结外部位受累。局限性乳腺间变大T细胞淋巴瘤可能与乳腺植入物，尤其是表面粗糙的植入物有关。

  — 中枢神经系统。累及软脑膜可能导致头痛、颈强直和脑神经损伤；累及大脑可表现为头痛、嗜睡、视神经盘水肿、局限性神经症状或癫痫发作；累及脊髓可导致背痛、四肢乏力、轻瘫和麻痹。这是一种侵袭性的DLBCL。颅内淋巴瘤是AIDS的一个特征性表现。

  — 胸部和肺部。原发性肺淋巴瘤表现为肺部孤立肿块，需要行肺活检才能明确诊断。原发性胸壁淋巴瘤表现为发热、盗汗和呼吸困难，这些肿块常需切除活检。原发性支气管内淋巴瘤可发生在肺移植后，导致气道阻塞。

  — 内分泌腺。原发性肾上腺淋巴瘤常累及双侧，可导致肾上腺功能不全。原发性甲状腺淋巴瘤通常具有自身免疫性（桥本）甲状腺炎。原发性脑垂体淋巴瘤可导致垂体功能不足，如尿崩症等。

  — 眼。眼淋巴瘤是最常见的眼眶恶性肿瘤，包括累及眼睑、结膜、泪囊、泪腺、眼眶或眼内间隙。眼淋巴瘤约占原发性结外淋巴瘤的7%。

  — 胃肠道。胃肠道淋巴瘤是最常见的结外淋巴瘤，约占所有结外淋巴瘤的1/3。最常累及的部位是胃，其次是回肠、盲肠、结肠和直肠。肝脏、胰腺、胆囊也可能是结外淋巴瘤的发生部位。临床症状与受累部位有关（如恶心、呕吐、腹泻、出血）。

  — 泌尿生殖道。原发性睾丸淋巴瘤表现为无痛性增大，可能为双侧。卵巢原发性淋巴瘤常为双侧性，表现为腹部肿块，腹部或盆腔查体时可触及。淋巴瘤也可局限于子宫、宫颈、阴道和外阴。双肾淋巴瘤受累常出现肾衰竭。双侧输尿管受累表现为梗阻性肾衰竭。也可能会有原发于膀胱或前列腺的结外淋巴瘤。

  — 心脏。原发性心脏淋巴瘤可累及心脏或心包。患者表现为呼吸困难、水肿、心律失常或心包积液伴压塞。肿块可见于右心房（最常见）、心包、右心室、左心房或左心室。

  — 鼻窦。淋巴瘤患者可表现为局部疼痛、上呼吸道梗阻、流涕、面部肿胀或鼻出血。这些肿瘤在美国和西欧大多为DLBCL，亚洲则常为T和NK细胞淋巴瘤。

  — 皮肤。皮肤B细胞淋巴瘤的三种主要类型包括原发性皮肤边缘区B细胞淋巴瘤、原发性皮肤滤泡中心B细胞淋巴瘤和原发性皮肤大B细胞淋巴瘤（腿型）。前二者为惰性肿瘤，第三种为侵袭性肿瘤。这些肿瘤可以表现为软组织肿块，类似软组织肉瘤，只有活检才能明确组织病理学诊断。

— 脾。原发性脾淋巴瘤罕见，大多数病例伴有骨髓受累。淋巴瘤原发于脾脏时通常局限于红髓而不是白髓，因此可用来鉴别脾淋巴瘤是否来源于结外。

更多详细内容请参阅《威廉姆斯血液学》第10版，David Linch：第94章　淋巴瘤概述：流行病学、病因学、异质性和原发性结外疾病。

（译者：邹鹤松　邹德慧　邱录贵）

第60章

霍奇金淋巴瘤

定义

- 霍奇金淋巴瘤（HL）是一种淋巴样组织肿瘤，包括两种亚型：经典型霍奇金淋巴瘤（cHL），占HL的95%；结节性淋巴细胞为主型霍奇金淋巴瘤（NLPHL），占HL的5%。
- 这两种亚型的霍奇金淋巴瘤都来源于生发中心B细胞。
- 经典型霍奇金淋巴瘤定义为存在具有特征性免疫表型和独特细胞背景的R-S（Reed-Sternberg）细胞或它的单核变体霍奇金细胞（图60-1、图60-2）。
- 在受累的淋巴结或者组织中，肿瘤细胞仅占所有细胞的1%～5%。
- HL细胞会分泌细胞因子和趋化因子吸引多种类型的反应性细胞，以T细胞为主。HL细胞的生存依赖于肿瘤微环境中的这些反应性细胞。
- cHL包含4种组织学亚型：结节硬化型、混合细胞型、淋巴细胞消减型和淋巴细胞富集型，可根据显微镜下表现和R-S细胞、淋巴细胞与纤维化成分的相对比例进行鉴别。
  - 结节硬化型：占60%～65%，主要发生于年轻人，R-S细胞表现为陷窝细胞。
  - 混合细胞型：占25%～35%，主要发生于老年人。
  - 淋巴细胞富集型：约占5%，常见于男性。
  - 淋巴细胞消减型：罕见。

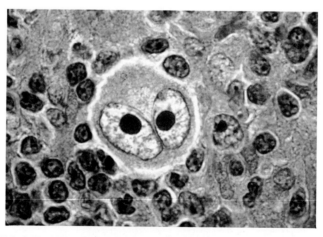

图60-1　一例霍奇金淋巴瘤患者淋巴结切片的高倍镜视野。R-S细胞在视野正中，与背景淋巴细胞相比，它具有经典的巨型体积、双核和明显的嗜酸性核仁

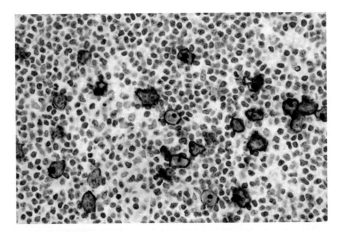

图60-2 经典型霍奇金淋巴瘤CD30染色。淋巴结活检切片中CD30标示R-S细胞

- NLPHL中的恶性细胞被称为淋巴/组织细胞或者"爆米花"细胞，嵌于富含B细胞的结节中。
- 以下病理特征可用于区分cHL和NLPHL（表60-1）。

表60-1	经典型霍奇金淋巴瘤（CHL）和结节性淋巴细胞为主型霍奇金淋巴瘤（NLPHL）的病理特征	
	CHL	NLPHL
淋巴结结构	结构不清或结节状	结节状
恶性细胞	霍奇金细胞，R-S细胞	淋巴细胞为主型"爆米花"细胞
背景细胞	淋巴细胞、组织细胞、中性粒细胞、嗜酸性细胞、浆细胞、成纤维细胞	淋巴细胞、组织细胞、"爆米花"细胞周围的T细胞花环
纤维化	常见	罕见
CD30	+（＞95%）	罕见
CD15	+（70%～80%）	罕见
CD20	罕见	+（＞95%）
PAX5	弱阳性	阳/强阳性
OCT2	-/+	+
BOB.1	-/+	+
EBER	常见（30%～40%）	罕见

注：EBER，Epstein-Barr病毒编码的小RNA。

流行病学

- 在美国和西欧，HL的发病率为每年（2～3）/10万。
- 近几十年来，发病率逐渐稳定。

- 2017年，HL在美国发病8260例。
- 据报道，在社会经济地位较高的年轻人中，cHL的患病风险增加，有关环境因素对患病风险的影响目前仍存在争议。
- HL的发病年龄呈双峰分布，第一个年龄高峰在15～34岁，第二个年龄高峰在60岁以后（图60-3）。

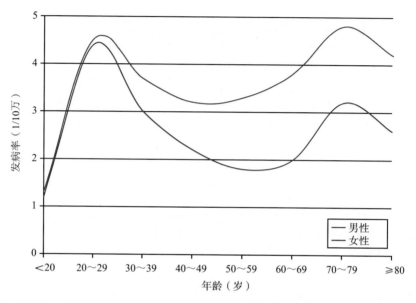

图60-3　2000～2011年霍奇金淋巴瘤在美国男性及女性不同年龄段人群中的发病率（数据源自美国国家癌症研究所SEER计划在1973～2011年的统计资料，发布于2014年4月）

经典型霍奇金淋巴瘤

病因和发病机制

- 几乎所有的cHL细胞都存在*IGVH*基因的重排和体细胞突变。
- 在部分病例中，*IGVH*基因存在不良突变。
- 从以上可以推断，cHL细胞可能源于出现不良突变的凋亡前生发中心B细胞，这些细胞逃避了阴性选择。
- 在30%～40%的病例中，存在霍奇金细胞和R-S细胞感染EBV的情况，这在不发达国家更为常见，而且主要在儿童和老年患者中。
  - 血清学证实传染性单核细胞增多症的年轻患者罹患HL的风险增加3倍，这提示HL可能与EBV感染相关。
  - EBV可能具有挽救畸变细胞，使其逃脱凋亡的作用。
  - 病毒潜伏膜蛋白1（LMP1）和潜伏膜蛋白2（LMP2）可以通过干扰"hijack"信号通路促进感染EBV的霍奇金细胞和R-S细胞的存活。
- 同胞或近亲的发病风险增加提示HL具有遗传易感性。
  - HL是第一个被发现和人类白细胞抗原（HLA）变异/多形性相关的疾病。HLA

Ⅰ类等位基因和EBV阳性的HL有关，HLAⅡ类等位基因和EBV阴性的HL有关。2018年的一项全基因组关联分析（GWAS）鉴定出18个主要组织相容性复合体（MHC）以外的易感位点。

- 霍奇金细胞和R-S细胞均丢失了B细胞的表型。
  - B细胞谱系主要的特异性转录因子PAX5仍典型表达，但其他转录因子OCT2、BOB1和PU.1的表达则下调。
- 染色体核型通常为伴结构异常的超二倍体，但无特征性的染色体畸变。
- cHL细胞通常具有多种免疫逃逸的机制。
  - 几乎所有的cHL细胞都有染色体9p24.1区域的遗传学改变。
  - 9p24.1区域的遗传学改变将导致程序性死亡受体PD-L1和PD-L2的过表达。
  - 约70%的患者样本存在β_2-微球蛋白（β_2M）的突变，导致MHCⅠ类分子表达缺失。
  - 约40%的患者样本出现MHCⅡ类分子的表达缺失。
  - cHL细胞可产生许多免疫抑制因子，包括IL-10、转化生长因子-β_1（TGF-β_1）、半乳糖凝集素-1、前列腺素E_2。
  - cHL细胞周围环绕表达PD-L1的巨噬细胞。
  - cHL细胞表达CD47，有利于逃避巨噬细胞的吞噬作用。
- 几乎所有的cHL患者都存在JAK/STAT信号通路的异常。
  - 9p24.1区域的遗传学改变将导致JA2的过表达。
  - JAK-STAT信号的负性调节因子及细胞因子Ⅰ抑制物的失活很常见。
  - 大约30%的患者样本存在STAT6突变，进一步导致细胞因子信号增强。
- 大多数cHL患者存在核因子-κB（NF-κB）通路的异常。
  - 约半数患者存在NF-κB遗传学改变，包括NF-κB转录因子REL的扩增和重复。
  - 约20%的患者出现编码NF-κB抑制物（I-κBα）的基因的体细胞突变。
  - 约40%的患者可发现A20基因的突变，A20是NF-κB的负性调节因子，且几乎所有这些患者都是EBV阴性。

临床特征

- 无痛性淋巴结肿大常见。
- 在早期通常通过淋巴道途径呈连续性播散。
- 大约30%的患者出现全身症状：
  - B症状：发热超过38℃，盗汗，体重减轻超过诊断前6个月基线状态的10%。
  - Pel-Ebstein热型：周期性高热，发热1～2周与体温正常约1周交替出现（HL的实际诊断）。
- 在浅表、横膈上淋巴结处（60%～70%为颈部和锁骨上，15%～20%为腋窝）发现异常肿块或肿胀是最常见的HL表现。
- 约10%的患者出现腹股沟淋巴结肿大。
- 可有明显皮肤瘙痒，饮酒时伴受累淋巴结疼痛为不常见但典型的症状。
- 2/3的患者在诊断时有胸廓内病变。

- 纵隔内淋巴结肿大可能会引起上腔静脉阻塞的体征和症状，尽管这更常见于原发性纵隔B细胞淋巴瘤中。
- 免疫功能缺陷：
  - 所有患者都有细胞免疫的多种异常。
  - 一些缺陷甚至在有效治疗后仍然存在。
- 在HL诊断时可出现一些罕见的副肿瘤综合征：
  - 包括胆管消失综合征和特发性胆管炎合并临床黄疸、肾病综合征合并全身水肿、自身免疫性血液疾病（如自身免疫性血小板减少或自身免疫性溶血性贫血）和神经系统体征及症状。

分期

- 全身^{18}F-脱氧葡萄糖PET联合对比增强的CT已经成为HL分期和再分期的标准影像学检查。
- HL的Ann Arbor分期见表60-2。
- PET扫描结果采用Deauville评分进行评估（见表59-3）。
- 10%～15%的患者在诊断时出现骨髓受累，这在老年人、进展期疾病及预后不良的组织学类型中多见。并非所有的患者都需要常规行骨髓活检进行分期。

表60-2 霍奇金淋巴瘤的Ann Arbor分期
分期
Ⅰ.单一淋巴结区域（Ⅰ）或单一淋巴外器官或部位（ⅠE）受累
Ⅱ.横膈同侧两个或更多的淋巴结区域（Ⅱ）或局部的、连续的结外器官或部位（ⅡE）
Ⅲ.横膈两侧淋巴结区域受累（Ⅲ）
Ⅳ.一个或多个结外器官或组织的多个或播散性的病灶，有或无淋巴结受累
调整特征
A.无症状
B.盗汗；发热>38℃；近6个月体重减轻超过10%
E.单一、连续或近端结外病灶受累
S.脾脏受累
X.大肿块（任何病灶直径>10cm或纵隔肿块比超过0.33）

实验室特征

- HL没有诊断性的实验室指标。
- 全血细胞计数可能提示有些患者出现粒细胞增多、嗜酸性粒细胞增多、淋巴细胞减少、血小板增多或贫血。
- 红细胞沉降率（ESR）具有评估预后的意义，可被用于追踪疗效。
- 可伴免疫性中性粒细胞减少。
- 贫血通常是慢性疾病的结果，极少患者是因为继发于高热和（或）直接抗球蛋白试验阳性相关的溶血导致的。

- 血小板减少可能是骨髓受累、脾功能亢进或免疫机制（免疫性血小板减少性紫癜）导致的。
- 35%的患者在诊断时乳酸脱氢酶水平升高。
- 肾功能正常的情况下，β_2-微球蛋白水平升高与肿瘤负荷和不良预后相关。
- 多种细胞因子包括IL-6、IL-10、可溶性CD30和CD2的水平升高可能与全身症状和（或）进展期疾病相关。
- 高钙血症是HL较少见的表现，可能继发于HL细胞1, 25-二羟维生素D_3合成增加。

鉴别诊断

- 应对不能解释的、持续存在的或反复出现的淋巴结肿大进行活检，并由有经验的血液病理学家进行会诊。
- 引起类似HL表现的其他非肿瘤因素包括病毒感染，尤其是传染性单核细胞增多症。
- 任何组织学类型的淋巴结消减后都可能与淋巴细胞消减型的弥漫纤维化变异型HL类似，包括HIV感染者的淋巴结消减阶段。
- 当病变累及纵隔时，HL和原发纵隔大B细胞淋巴瘤（即灰区淋巴瘤）鉴别较为困难。

治疗

- 最优的治疗方案取决于疾病的分期。患者被分为三类：①早期预后良好；②早期预后不良；③进展期。
- 区分早期预后良好和预后不良疾病的标准见表60-3。

表60-3	**霍奇金淋巴瘤的预后因素**		
早期		**进展期**	
EORTC	GHSG	NCCN	IPS（每个因素代表1分）
不良预后因素			年龄≥45岁
MTR > 0.35	MMR > 0.33	MMR > 0.33	男性
如果有B症状，ESR≥30mm/h	如果有B症状，ESR≥30mm/h	B症状	IV期
如果无B症状，ESR≥50mm/h	如果无B症状，ESR≥50mm/h	ESR≥50mm/h	WBC≥15×10^9/L
>3个淋巴结部位受累	>2个淋巴结部位受累	>3个淋巴结部位受累	ALC<0.6×10^9/L 或<8%
年龄≥50岁	任一结外病灶	任一病灶>10cm	血红蛋白<105g/L
出现任何因素考虑为预后不良			白蛋白<4g/dL

注：ALC，淋巴细胞计数；EORTC，欧洲癌症研究与治疗组织；ESR，红细胞沉降率；GHSG，德国霍奇金淋巴瘤研究小组；IPS，国际预后评分；MMR，纵隔肿物比；MTR，纵隔胸腔比；NCCN，美国国家综合癌症网络；WBC，白细胞计数。

早期预后良好的疾病

- 所有患者首先接受化疗，通常应用ABVD方案（多柔比星、博来霉素、长春碱、达卡巴嗪）。

- ABVD方案2个周期联合20Gy受累野放疗（IFRT）是标准方案。此方案的10年无进展生存率和总生存率分别是87%和94%。

- 从ABVD中剔除博来霉素的方案（AVD）会导致无进展生存率略低于ABVD方案，但对总生存率无影响。

- 目前研究者对剔除博来霉素的AVD方案减少治疗的远期并发症越来越感兴趣。对于30岁以下的女性来说，尽量避免对纵隔和腋窝进行放疗尤其重要，因为有继发乳腺癌的风险。

- 对于达到PET阴性完全缓解的患者，不应用放疗在生存期方面未见劣势，但复发率更高。

- 对于在应用2个周期ABVD方案后PET阳性的患者，将治疗方案改为2个周期BEACOPP强化方案（博来霉素、依托泊苷、多柔比星、环磷酰胺、长春新碱、丙卡巴肼、泼尼松），再进行IFRT，可以提高无进展生存率，但对总生存率无影响。

早期预后不良的疾病

- 4个周期ABVD方案联合30Gy受累野放疗是标准治疗。一项试验显示此方案的10年无进展生存率和总体生存率分别为83%和91%。

- ABVD×2个周期＋BEACOPP强化方案×2个周期＋30Gy IFRT可提高无进展生存率，但对总生存率无影响，且毒性更强。

- 如果不使用放疗，可以采用6个周期的ABVD方案治疗。

- PET指导下治疗和省略放疗的相关研究正在进行，但省略放疗会使复发率更高，尽管总生存率可能无明显改变。

进展期疾病

- 6个周期的ABVD方案仍然是目前最常使用的初始方案。此方案的5年无进展生存率和总生存率分别为74%和88%。

- 普遍推荐在后4个周期中剔除博来霉素，可以减少肺毒性。

- 在某些医疗机构，尤其在欧洲，6个周期的BEACOPP强化方案是最广泛使用的初始治疗方案。

- BEACOPP强化方案复发率显著更低，但若在复发患者中应用自体造血干细胞移植，则ABVD和BEACOPP两组总生存率无显著差异。

- 化疗结束后PET阴性的患者，接受辅助性放疗无明显优势。

- 有关根据治疗期间PET/CT检查结果调整治疗方案能否改善预后的研究正在进行。

- 靶向CD30的抗体药物偶联物维布妥昔单抗（BV）替代博来霉素的BV-AVD方案（当考虑肺毒性时则两种药物均不可用）正在研究中，初步结果显示可改善无进展生存率，但总生存率无明显差异。BV组的神经毒性大。

- 许多进行中的临床试验正在探索初始化疗方案中加入免疫检查点抑制剂的临床获益，目前随访期仍比较短。

- 联合化疗方案见表60-4。
- 在妊娠患者中，分期应采用MRI检查，而不是CT或PET检查。如果可能，应推迟到妊娠中期治疗。在妊娠中期和晚期，ABVD似乎是非致畸性的。在分娩前应避免使用放射性检查。

表60-4　霍奇金淋巴瘤的联合化疗

药物	剂量	途径	方案（应用时间）	周期长度（天）
ABVD				28
多柔比星	25mg/m^2	IV	第1、15天	
博来霉素	10mg/m^2	IV	第1、15天	
长春碱	6mg/m^2	IV	第1、15天	
达卡巴嗪	375mg/m^2	IV	第1、15天	
BEACOPP（强化）				21
博来霉素	10mg/m^2	IV	第8天	
依托泊苷	200mg/m^2	IV	第1～8天	
多柔比星	35mg/m^2	IV	第1天	
环磷酰胺	1250mg/m^2	IV	第1天	
长春新碱	1.4mg/m^2	IV	第8天	
丙卡巴肼	100mg/m^2	PO	第1～7天	
泼尼松	40mg/m^2	PO	第1～14天	
非格司亭	5μg/kg	SC	第8$^+$天	
BV-AVD				28
维布妥昔单抗	1.2mg/kg	IV	第1、15天	
多柔比星	25mg/m^2	IV	第1、15天	
长春碱	6mg/m^2	IV	第1、15天	
达卡巴嗪	375mg/m^2	IV	第1、15天	
非格司亭	5μg/kg	SC	第5～8、19～22天	

注：IV，静脉注射；PO，口服；SC，皮下注射。

- 复发或难治性疾病：
  - 放疗后复发应用化疗治愈率很高。
  - 第一次联合化疗失败或治疗后复发的患者可应用大剂量化疗和ASCT。
  - 在干细胞动员和移植前，二线化疗方案如ICE(异环磷酰胺、卡铂、依托泊苷)、DHAP（地塞米松、阿糖胞苷、顺铂）、ESHAP（依托泊苷、甲泼尼龙、阿糖胞苷、顺铂）、GVD（吉西他滨、长春瑞滨、脂质体多柔比星）或者类似的方案可使患者达到微小病灶状态。

— ASCT仅对在大剂量治疗前通过二线或三线治疗达到PET下代谢完全缓解的患者有意义。

— 自体造血干细胞移植治愈率为40%～60%。

— 大剂量化疗包括BEAM（卡莫司汀、依托泊苷、阿糖胞苷、美法仑）、CBV（环磷酰胺、卡莫司汀、依托泊苷）和增强CBV方案。

— 在移植时被认为属于高风险的患者，使用维布妥昔单抗维持治疗可以延长无进展生存期，但对总生存期无影响。

— 自体移植后复发是治疗难点，患者远期生存与移植后复发的时间直接相关。

— 异基因移植可以用于ASCT失败或不适合ASCT患者的治疗，但随着一些新治疗方法的出现，考虑异基因移植的最佳时机尚不明确。

— 非清髓性治疗应该用于异基因移植，因为在HL中清髓治疗相关死亡的发生率很高。

— 靶向CD30的抗体药物偶联物维布妥昔单抗是治疗复发或难治性疾病最有效的药物，其总反应率（ORR）和完全缓解（CR）率分别约为90%和34%，主要的毒性反应是神经毒性，但通常无法治愈。

— 免疫检查点抑制剂和人PD-1阻断剂纳武单抗（nivolumab）和帕博利珠单抗（pembrolizumab）在cHL中反应良好，在移植后复发的患者中应用后ORR约70%，CR率为9%～28%，但疗效持续时间不长。

— 其他有治疗作用的药物比如苯达莫司汀、依维莫司和来那度胺。

— 靶向CD30的嵌合抗原受体（CAR）-T细胞正在试验中，有可能治愈一些多线治疗耐药/治疗后进展的患者（见第40章）。

病程和预后

- 44岁以下患者，10年生存率为90%；54岁以下患者，10年生存率为80%；64岁以下患者，10年生存率为70%。

- 在治疗结束时应用PET检查具有较高的阴性预测值，可达81%～100%。

- 在化疗结束时应用PET检查的阳性预测值变异更大，与疾病程度和放疗的应用有关。

- 如果能给予最高强度的治疗，HIV阳性者的生存结果仅略差一些。

- 在年龄超过64岁的患者中，治疗的耐受度较低，且生存结果很差。对于老年患者暂时没有标准的治疗，但是有多种方案正在使用。

治疗并发症

- HL的治疗常伴有严重的急性和慢性副作用。

- 远期治疗并发症如继发肿瘤和心肺疾病可缩短治愈者的寿命，继发肿瘤和心脏疾病的死亡率随时间延长而增加，目前是HL患者的首要死因。

- 继发肿瘤包括：

— 急性白血病或骨髓增生异常综合征。其风险主要由累积剂量的烷化剂导致。

— NHL发病风险增加。通常为弥漫性、侵袭性大B细胞淋巴瘤，在NLPHL中多见。

—— HL治疗后实体瘤发病风险增加。最常见的实体瘤包括乳腺、肺、胃肠道、骨或软组织肿瘤，主要与放疗部位相关。

- 心脏疾病可发生于接受纵隔放疗的患者中。
- 放射性肺炎发生率与肺部接受的放疗剂量相关。
- 甲状腺功能异常在颈部放疗后常见，26岁以下患者发生率为47%。

结节性淋巴细胞为主型霍奇金淋巴瘤

流行病学

- 2016年，在美国大约有550人患NLPHL。NLPHL通常表现为颈部或腋窝的局部淋巴结肿大。
- 男女比例为3∶1。
- 发病年龄呈双峰型，在儿童和30～40岁的年轻人中多见。
- NLPHL有很强的遗传易感性，一项研究指出，如果一级亲属患病，那其患NLPHL的风险将增加19倍。

病因和发病机制

- EBV阴性。
- 和cHL相似，存在NF-κB的组成性激活和异常的激酶信号转导。
- 表达和B细胞生长发育相关的抗原（见cHL部分）。
- 滤泡增生伴生发中心进行性转化在NLPHL中常见，这使得其诊断较困难。
- 富含T细胞和组织细胞的大B细胞淋巴瘤（THRLBCL）的转化可出现在少数患者中。
- 基因表达谱显示cHL和THRLBCL存在共同点。

临床特征

- 大约3/4的患者表现为局部病变，特别是在腋窝和颈部。
- 纵隔病变罕见。
- B症状少见。
- 后期复发并不少见。

治疗

早期疾病

- 对于无大肿块的ⅠA期患者，常推荐单独放疗。
- 对于不合并大肿块、B症状或结外病变等不良因素的患者，手术完整切除后等待观察是目前越来越受欢迎的治疗方式。
- 联合治疗通常用于Ⅱ期或者Ⅰ期具有不良因素的患者。

晚期疾病

- 以往通常使用和cHL相同的方案治疗。
- 目前含有烷化剂的CVP（环磷酰胺、长春新碱、泼尼松）或CHOP（环磷酰胺、多柔比星、长春新碱、泼尼松）方案使用越来越广泛，通常和利妥昔单抗联用。

病程

- 生存情况接近于经年龄匹配的正常对照组。

更多详细内容请参阅《威廉姆斯血液学》第10版, Michael A. Spinner, Ranjana H. Advani: 第96章 霍奇金淋巴瘤。

（译者：蔡清清）

第61章

弥漫大B细胞淋巴瘤及相关疾病

定义

- 弥漫大B细胞淋巴瘤（DLBCL）是一类由大细胞或转化B细胞侵犯正常淋巴结和其他受累组织的侵袭性、异质性淋巴瘤。
- DLBCL可为原发，也可以从低度恶性淋巴瘤发展而来，如小淋巴细胞淋巴瘤或滤泡性淋巴瘤。
- 表61-1列举了DLBCL的分型。

表61-1 弥漫大B细胞淋巴瘤分型
Ⅰ.弥漫大B细胞淋巴瘤，非特指型 　A.生发中心B细胞型 　B.活化B细胞型
Ⅱ.相关的成熟B细胞肿瘤 　A.富于T细胞和组织细胞的大B细胞淋巴瘤 　B.原发性中枢神经系统DLBCL 　C.原发性皮肤DLBCL，腿型[a] 　D.EBV阳性DLBCL，非特指型 　E.EBV阳性皮肤黏膜溃疡 　F.慢性炎症相关的DLBCL 　G.淋巴瘤样肉芽肿病 　H.原发性纵隔（胸腺）大B细胞淋巴瘤 　I.血管内大B细胞淋巴瘤 　J.ALK阳性的DLBCL 　K.浆母细胞淋巴瘤 　L.原发性渗出性淋巴瘤 　M.HHV-8阳性DLBCL，非特指型 　N.高级别B细胞淋巴瘤，伴有*MYC*和*BCL2*和（或）*BCL6*重排 　O.高级别B细胞淋巴瘤，非特指型
Ⅲ.交界性 　A.B细胞淋巴瘤未分型，介于弥漫大B细胞淋巴瘤和经典型霍奇金淋巴瘤之间 　B.血管内大B细胞淋巴瘤

注：ALK，间变性淋巴瘤激酶；BCL，B细胞淋巴瘤；DLBCL，弥漫大B细胞淋巴瘤；EBV，Epstein-Barr病毒；HHV，人类疱疹病毒。

a代表临时命名或其他肿瘤的临时亚型。

流行病学

- DLBCL是美国和欧洲最常见的B细胞淋巴瘤，约占所有成熟B细胞淋巴瘤的30%。
- 在西方国家，标准化年发病率为（4～7）/10万。
- 初诊时中位年龄约为65岁。

病因和发病机制

- DLBCL是一组分子异质性疾病，与多种复杂的染色体易位、拷贝数改变、重现性突变和基因表达异常相关。
- 该疾病来源于已发生免疫球蛋白（Ig）基因体细胞突变的B细胞。
- BCL6基因重排可能是DLBCL所特有的。
  - 约40%的具有正常免疫功能的患者和20%的HIV相关患者存在BCL6重排。
  - BCL6蛋白是一种转录抑制因子。
  - BCL6过表达可阻止细胞凋亡。
- 约30%的患者存在t（14；18）易位，这个易位与BCL2和Ig重链基因有关。
  - p53的突变和BCL2重排同时存在提示肿瘤可能来源于滤泡性淋巴瘤的转化。
- 约10%的患者存在c-MYC重排。
  - 具有c-MYC重排同时伴BCL2或BCL6重排（不太常见）被称为双打击淋巴瘤（DHL）。
  - MYC和BCL2蛋白的高表达通常被称为双表达淋巴瘤（DEL）。
- 用于检测BCL2、BCL6和c-MYC易位的荧光原位杂交（FISH）检测逐渐成为标准诊断程序的一部分。
- 大多数患者会发生异常体细胞突变。在一项大型研究中，确定了98个候选癌基因，其中每个患者平均有17个基因改变。
- 基因表达谱（GEP）检测发现了DLCBL三种分子亚型：
  - 生发中心B细胞（GCB）样来源于正常生发中心B细胞。
  - 活化B细胞（ABC）样来源于浆样分化停滞的后生发中心B细胞。
  - 非GCB或ABC样。
- 在GCB和ABC样淋巴瘤中，被激活的信号通路存在差异；GCB样淋巴瘤通常通过B细胞受体（BCR）发出"强直"信号，而在ABC样淋巴瘤中，存在慢性激活的BCR信号（图61-1）。
- 原发性纵隔B细胞淋巴瘤可能起源于胸腺B细胞，具有独特的基因表达谱。
- 已经开发出的遗传学分类器用来识别多种遗传学亚型，这可能表明与之对应需要不同的靶向治疗。表61-2中列出了一个例子。

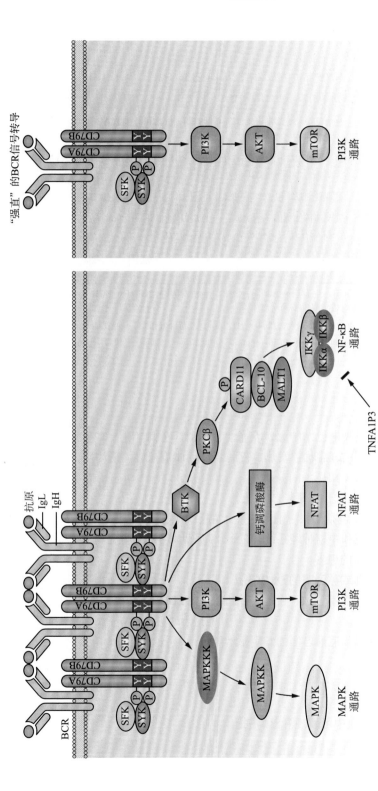

图 61-1 弥漫大 B 细胞淋巴瘤 (DLBCL) 活化 B 细胞 (ABC) 样和生发中心 B 细胞 (GBC) 样亚型中的差异 B 细胞受体 (BCR) 信号转导。慢性激活的 BCR 通过布鲁顿酪氨酸酶激酶 (BTK) 激活 ABC 样淋巴瘤中的 NF-κB 通路。A. 慢性激活的 BCR 信号转导。在 ABC 样淋巴瘤中,存在慢性激活。B. "强直" 的 BCR 信号转导。在 GCB 样淋巴瘤中,"强直" 的 BCR 激活以全或无的形式存在。AKT,v-akt 小鼠胸腺瘤病毒癌基因同源基因 1;CARD11,胱天蛋白酶募集结构域蛋白 11;Ig,免疫球蛋白;IKK,I-κB 激酶;MALT1,黏膜相关淋巴组织淋巴瘤易位蛋白 1;MAPK,丝裂原活化蛋白激酶;MAPKK,丝裂原活化蛋白激酶激酶;MAPKKK,丝裂原活化蛋白激酶激酶激酶;mTOR,哺乳动物雷帕霉素靶蛋白;NFAT,活化 T 细胞核因子;PI3K,磷脂酰肌醇 3-激酶;PKCβ,蛋白激酶 Cβ;SFK,Scr 家族酪氨酸激酶 [资料来源:Young RM,Staudt LM. Targeting pathological B cell receptor signalling in lymphoid malignancies. Nat Rev Drug Discov. 2013 Mar; 12 (3): 229-243.]

表61-2 弥漫大B细胞淋巴瘤的分子分型				
分组	频率（%）	特征	GEP分型	预后
MCD	14	*MYD88*和*CD79B*突变，NF-κB通路被激活	＞90% ABC	不良
N1	3	功能获得性*NOTCH1*突变	混合	不良
A53	7	具有*TP53*突变和缺失及β$_2$-微球蛋白降低和免疫逃逸	多数ABC	好
BN2	16	激活*NOTCH2*或者*NOTCH2*负性调节因子*SPEN*失活，激活NF-κB	混合	好
ST2	5	重现性*SGK1*和*TET2*突变	多数GCB	非常好
EZB[a]	13	表观遗传修饰因子的失调，包括*EZH2*的活化和*KMT2D*、*CREBBP*、*EP300*、*ARID1A*、*MEF2B*及*IRF8*的失活	＞90% GCB	好
混合类型	6	一种以上分子亚型的特征		

注：ABC，活化B细胞；GCB，生发中心B细胞；GEP，基因表达谱；NF-κB，核因子-κB。

a EZB亚型可进一步分为MYC阳性和MYC阴性。

资 料 来 源：Wright GW，Huang DW，Phelan JD，et al. A probabilistic classification tool for genetic subtypes of diffuse large B cell lymphoma with therapeutic implications，Cancer Cell. 2020 Apr 13；37（4）：551-568.e14。

临床特征

- 通常在颈部和腹腔发现淋巴结肿大，无痛性、固定且坚韧。
- 30%的患者存在典型的B症状：发热、夜间盗汗、体重减轻。请注意，B症状不再用于非霍奇金淋巴瘤（NHL）的分期。
- 约60%的DLBCL呈弥散性（Ⅲ期或Ⅳ期）。
- 其他可能累及的部位包括睾丸、骨骼、甲状腺、唾液腺、皮肤、肝脏、乳腺、鼻腔、鼻旁窦、胸膜腔和中枢神经系统（CNS）（另见第59章）。
- 骨髓受累见于约15%的患者。
- CNS受累多见于睾丸或鼻旁窦的DLBCL。
- 一些患者病理可能存在不一致，淋巴结病理提示DLBCL而骨髓组织病理学为低级别淋巴瘤。
- 韦氏环受累的患者胃肠道淋巴瘤的发生率增加。

实验室检查

外周血和骨髓

- 约5%的患者在外周血中可发现淋巴瘤细胞。
- 约15%的患者伴有骨髓受累。

组织病理学

- 分为三种细胞形态：中央母细胞样、免疫母细胞样和间变细胞样。
- 淋巴结结构被弥漫浸润的大淋巴细胞所替代。
- 淋巴瘤细胞表面可表达单克隆Ig κ或λ轻链。
  - 最常见的表面抗原是IgM。
- 淋巴瘤细胞通常表达泛B细胞抗原：CD19、CD20、CD22、PAX5、CD79a。
  - $CD5^+$的DLBCL可能侵袭性更高、预后更差。
- 免疫组化可替代基因表达谱分类。
- 在Hans分类中，GCB淋巴瘤为CD10、BCL6阳性或者CD10阴性且BCL6阳性、MUM1阴性。非GCB淋巴瘤为CD10阴性、BCL6阳性且MUM1阳性或者CD10、BCL6均阴性。
- 同时会应用一些更复杂的分类算法。

影像学评估

- 应用^{18}F-氟脱氧葡萄糖-PET/CT进行准确分期。
- Deauville评分用来评估标准摄取值（SUV）（见第60章）。

预后因素

- 1993年有关学者提出了国际预后指数（IPI），用于经包含多柔比星的化疗方案治疗的侵袭性淋巴瘤患者的预后评估（表61-3和表61-4）。
- 在后利妥昔单抗时代开发了替代的预后指数，但最初的IPI仍然是最简单和应用最广泛的指数。
- 基因表达谱分析亦被用于DLBCL患者的疗效和预后评估（图61-2）。
- 特定基因的表达水平和特定的基因突变可用于识别不同的预后（表61-3）。
- β_2-微球蛋白和血清乳酸脱氢酶（LDH）水平高于正常的患者预后差。
- 约70%的DLBCL患者为生发中心源性，存在BCL6蛋白的过表达，并且预后较好。

表61-3　非霍奇金淋巴瘤国际预后指数
危险因素
年龄＞60岁
血清乳酸脱氢酶＞正常值2倍
一般状况≥2分
Ⅲ期或Ⅳ期病变
结外病变受累＞1处

注：每个危险因素1分，＜61岁的患者总分在0～3分。年龄校正指数包括了除年龄和结外病变数量以外的所有以上变量。≥61岁的患者总分在0～5分，包括所有以上变量。

资料来源：Kaushansky K，Prchal JT，Burns LJ，et al. Williams Hematology，10th ed. New York，NY：McGraw Hill；2021。

表61-4　国际预后指数各危险组别的预后（前利妥昔单抗时代）

国际预后指数	危险因素数量	完全缓解率（%）	无复发生存率（%）		生存率（%）	
国际预后指数，所有患者						
			2年	5年	2年	5年
低危	0或1	87	79	70	84	73
中低危	2	67	66	50	66	51
中高危	3	55	59	49	54	43
高危	4或5	44	58	40	34	26
年龄校正的国际预后指数，＜61岁						
			2年	5年	2年	5年
低危	0	92	88	86	90	83
中低危	1	78	74	66	79	69
中高危	2	57	62	53	59	46
高危	3	46	61	58	37	32

资料来源：Kaushansky K，Prchal JT，Burns LJ，et al. Williams Hematology，10th ed. New York，NY：McGraw Hill；2021。

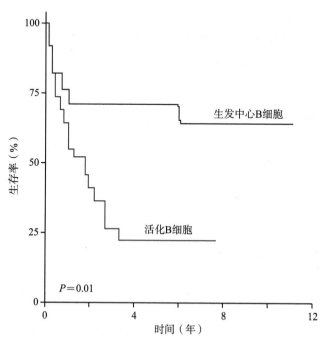

图61-2　一组细胞来源由基因表达谱决定的弥漫大B细胞淋巴瘤患者的总生存率。恶性细胞来源于生发中心B细胞的弥漫大B细胞淋巴瘤患者的生存率要明显优于细胞来源于活化B细胞的患者

- DHL 的生存率较低，但预后并不像一些早期研究表明的那样差。
- DLBCL 受累的淋巴结中 CD4$^+$T 细胞高度浸润，提示预后较好。
- 高表达细胞周期蛋白 D$_3$、血管内皮生长因子、血浆细胞因子（如 IL-2、IL-10 和 IL-6），以及 p53 基因突变的患者预后不良。
- 结合 CT 和 PET SUV 计算出的总代谢体积是独立于 IPI 的预后因素。
- 化疗结束后 PET 检测阴性预示着真正的完全缓解，是无病生存的最佳预测因子。

治疗

- 通过抗 CD20 单克隆抗体联合化疗，DLBCL 是可能被治愈的。
- 按照标准流程进行化疗的患者预后最好。

早期 DLBCL（Ⅰ期和Ⅱ期）

- 约 25% 的患者发病时病变局限。
- 通常应用免疫化疗［如 R-CHOP，即利妥昔单抗（rituximab）、环磷酰胺（cyclophosphamide）、羟基柔红霉素（hydroxydaunorubicin）、多柔比星（doxorubicin）、长春新碱（vincristine；Oncovin）和泼尼松（prednisone）］联合放疗的治疗方案。
- 如果没有大包块、LDH 未升高且欧洲东部肿瘤协作组体能状态评分（ECOG）为 0 或 1 分，则只需要 4 个疗程的 R-CHOP 免疫化疗。
- 如果经免疫化疗后 PET 评估为阴性，则对于非大包块的患者，可省略放疗。

进展期弥漫大 B 细胞淋巴瘤（Ⅰ、Ⅱ期大肿块或Ⅲ和Ⅳ期）

- 6 个疗程 R-CHOP 是晚期年轻 DLBCL 患者的标准治疗方案。
- 某些遗传学亚组可能会从其他方案中获益。
  - 在 60 岁以下的非 GCB DLBCL 患者中应用 R-CHOP 联合 BTK 抑制剂伊布替尼的疗效令人鼓舞，正在等待验证性试验的结果。
  - 一般不推荐在首次缓解后应用大剂量化疗联合自体造血干细胞移植（ASCT）进行巩固治疗。
- 表 61-5 列举了常用的化疗方案。

表61-5　中危及高危淋巴瘤的联合化疗[a]

方案	剂量	给药途径	给药天数	两次化疗间隔（天）	周期
R-CHOP-21					
利妥昔单抗	375mg/m^2	IV	1	21	6～8
环磷酰胺	750mg/m^2	IV	1		
多柔比星	50mg/m^2	IV	1		
长春新碱	1.4mg/m^2	IV	1		
泼尼松	100mg/d	PO	1～5		

续表

方案	剂量	给药途径	给药天数	两次化疗间隔（天）	周期
剂量调整的 R-EPOCH[b]					
利妥昔单抗	375mg/m²	IV	1	21	6～8
依托泊苷	50mg/（m²·d）	CIV	1～4（96小时）		
多柔比星	10mg/（m²·d）	CIV	1～4（96小时）		
长春新碱	0.4mg/d	CIV	1～4（96小时）		
环磷酰胺	750mg/（m²·d）	IV	5		
泼尼松	60mg/（m²·d）	PO	1～5		
ESHAP（复发淋巴瘤）					
依托泊苷	40mg/m²	IV	1～4	21	
甲泼尼龙	500mg/m²	IV	1～5		
阿糖胞苷	2mg/m²	IV	5		
顺铂	25mg/m²	CIV	1～4		
DHAP（复发淋巴瘤）					
地塞米松	40mg/m²	PO 或 IV	1～4	21	
顺铂	100mg/m²	CIV	1		
阿糖胞苷	2gm/m²	IV 每12小时×2次	2		
R±ICE（复发淋巴瘤）					
利妥昔单抗	375mg/m²	IV	1	14	
美司钠	5000mg/m²	IV	1（第2天）		
卡铂	AUC＝5（最大800mg）	IV	1（第2天）		
依托泊苷	100mg/m²	IV	1～3		
非格司亭	6mg	SC	1（第4天）		
GDP（复发淋巴瘤）					
吉西他滨	1000mg/m²	IV	2（第1和8天）	21	
顺铂	75mg/m²	IV	1		
地塞米松	40mg	PO	1～4		

注：AUC，ROC曲线下面积；CIV，连续静脉注射；IV，静脉注射；PO，口服；SC，皮下注射。

a 建议读者在使用前核实这些治疗方案的药物、剂量和给药途径。

b 当前一疗程中患者的中性粒细胞绝对计数最低值≥0.5×10⁹/L时，依托泊苷、多柔比星和环磷酰胺的剂量增加20%。

老年患者的化疗

- 年龄超过60岁的患者中，低或低中危IPI组的无复发生存和总生存率低于年轻患者。
- 如果可以耐受，6个疗程R-CHOP仍然是最好的方案。
- 一些老年患者即使采用改良（减少剂量）的化疗方案也可以治愈。

复发或难治性DLBCL

- 大约1/3的患者在免疫化疗后复发。
- 复发多发生在诊断后的最初2～3年，但之后也可能复发。原发难治和1年内复发是预后不良的特征。
- 复发或难治性疾病的治愈通常需要应用替代标准剂量的免疫化疗方案诱导缓解，如R-DHAP、R-ESHAP、R-ICE或R-GDP（详见表61-5），然后进行ASCT。
- 大约50%的患者经二线免疫化疗后缓解。
- 单药治疗不联合ASCT的缓解持续时间一般不长。
- 对于经标准剂量免疫化疗后达到完全缓解而非部分缓解的患者，ASCT的疗效更好。
- 经标准剂量挽救治疗后未缓解的患者应用ASCT获益有限。
- 对于ASCT后复发或ASCT不可行的患者，可考虑进行非清髓性预处理的同种异体移植，但相关死亡率高（高达25%）。
- 维泊妥珠单抗（polatuzumab）联合苯达莫司汀在美国获批用于三线治疗。
- 针对CD19靶点的CAR-T细胞可以诱导多线治疗失败的患者获得持久缓解。CAR-T细胞治疗的总体长期生存率约为35%。
- 三种CAR-T细胞产品获批用于治疗二线或多线治疗后的复发或难治性DLBCL：tisagenlecleucel（Kymriah）、axicabtagene ciloleucel（Yescarta）和lisocabtagene maraleucel（Breyanzi）。
- 关于CAR-T细胞的设计、制备、疗效和毒性的详细信息，参见第40章。
- CAR-T细胞疗法正在早期患者中进行探索。

特殊亚型的临床表现和治疗

原发性睾丸淋巴瘤

- 这种类型的淋巴瘤占全部淋巴瘤的1%～2%，其发病率约为每年0.26/10万男性。
- 它是年龄>50岁男性中最常见的睾丸肿瘤。
- 80%～90%的原发性睾丸淋巴瘤为DLBCL，诊断时的平均年龄为68岁。
- 大部分患者起病时为Ⅰ～Ⅱ期病变，且左右两侧的发病率均等。
- 6%的淋巴瘤为双侧累及。
- 原发性睾丸淋巴瘤常有累及多个淋巴结外器官或系统的倾向，包括对侧睾丸、中枢神经系统、皮肤、韦氏环、肺、胸膜和软组织。
- 单用放疗只能局部控制疾病，即使是Ⅰ期病变也无法治愈。
- 睾丸切除术后加用含蒽环类的化疗（如R-CHOP）是首选的治疗方案。
- 对于单侧受累的患者，应强烈考虑行对侧睾丸放疗，并进行中枢神经系统预防。

妊娠期淋巴瘤

- 淋巴瘤位列妊娠期肿瘤的第4位，发病率约为1/6000。
- 化疗对胎儿影响最严重的时期是在妊娠早期。
- 分期应使用磁共振成像（MRI）检查，而不是PET/CT检查。
- 膈上Ⅰ期病变的患者可考虑暂时采用局部放疗，待妊娠进入中期，化疗对胎儿的影响可明显减少。
- 妊娠中晚期患者可以应用免疫化疗。

原发性纵隔大B细胞淋巴瘤

- 原发性纵隔大B细胞淋巴瘤发生于纵隔淋巴结构，可能来源于胸腺前体B细胞。
- 原发性纵隔大B细胞淋巴瘤约占淋巴瘤的3%，最常见于中青年，女性约占2/3。

临床特征

- 典型的临床表现为前纵隔肿块，局部可浸润邻近组织，约40%的患者发生气道梗阻和上腔静脉综合征。
- 远处淋巴结受累多提示经典DLBCL伴纵隔累及。
- 复发多为结外，包括肝脏、胃肠道、肾脏、卵巢和中枢神经系统。
- 骨髓受累非常少见。

组织病理学检查

- 原发性纵隔B细胞淋巴瘤和霍奇金淋巴瘤具有相似的基因表达谱，两者可能在生物学上有一定的关联。
- 有时形状各异的多核细胞会和霍奇金淋巴瘤的R-S细胞混淆。
- 纤维条索可分隔肿瘤细胞，称为原发性纵隔B细胞淋巴瘤伴硬化。
- 原发性纵隔淋巴瘤缺少经典型霍奇金淋巴瘤CD30和CD15的表达，而表达B细胞相关抗体CD19、CD20、CD22和CD79a。

治疗

- 应用R-CHOP后放疗也是一种有效治疗方案。
- 据报道，剂量调整EPOCH方案联合利妥昔单抗而无放疗的无事件生存率为91%（表61-5）。避免纵隔放疗可使患者免于相关的延迟反应，尤其是年轻女性患继发性乳腺癌。

淋巴瘤样肉芽肿病

- 淋巴瘤样肉芽肿病是一类少见的淋巴细胞增殖性疾病，典型表现为伴血管病变或血管破坏，以及EBV阳性的B细胞增殖和反应性T细胞浸润的临床症状。
  - 约2/3的病例为男性。
  - 虽然有儿童发病，但发病的中位年龄为50～59岁。

临床表现

- 最常见的累及部位是肺（90%），其他包括皮肤（约40%）、肾脏（约35%）、肝脏（约30%）和中枢神经系统（约25%）。

- 脾脏和淋巴结较少受累。
- 病变的位置会引起咳嗽、呼吸困难,有时可有胸痛。
- 发热、体重减轻和关节痛也很常见。
- 腹痛和腹泻见于胃肠道受累的患者,有时还可发生各种神经症状,如复视、共济失调、性格改变等。
- 皮肤受累表现各异,如溃疡、红斑、斑丘疹,常伴有皮下结节。
- 肺部病变通常为双侧,结节性,多位于肺下叶,可形成空洞。结节也可见于脑和肾脏及其他部位。

组织病理学检查

- 淋巴瘤样肉芽肿病的分级与EBV阳性B细胞和背景中的反应性淋巴细胞的比例有关。
- 1级病变包含多形性淋巴样浸润,但不伴细胞不典型增生。
- 2级病变在多形细胞背景下包含较多见的大的淋巴样细胞或免疫母细胞。
- 3级病变通常为大的不典型B细胞。

治疗和预后

- 淋巴瘤样肉芽肿病的临床预后各异,中位生存期为2年。
- 预后不良因素包括神经受累、高病理学分级。
- 治疗通常主张1和2级患者接受IFN-α治疗,免疫化疗(如DLBCL)用于3级患者。

血管内大B细胞淋巴瘤

- 血管内大B细胞淋巴瘤是一类罕见的淋巴结外大B细胞淋巴瘤,典型表现为淋巴瘤细胞特异性地生长于血管腔内,包括大动脉和静脉。
- 肿瘤通常发生于60 ~ 70岁成人。
- 男女发病率相等。
- 临床表现复杂多变。
- 症状与受累的器官有关。
- 两个最主要的临床表现包括:
  — 在欧洲国家,为脑和皮肤受累。
  — 在亚洲国家,为多器官衰竭、肝脾增大、全血细胞减少和噬血细胞综合征。
  — B症状(发热、盗汗和体重减轻)在两者中都较普遍。
- 一种皮下变异型常见于西方国家的女性。
  — 病损可能出现疼痛,表现为紫色斑块、红疹结节或溃疡。
  — 这些病变常见于手臂和大腿、腹部和乳房,也可能发生于其他部位。
- 大部分患者伴LDH和β_2-微球蛋白水平升高。
- ESR增快,肝脏、肾脏和甲状腺功能异常也很常见。
- 肿瘤细胞表达B细胞相关抗原,小部分表达CD5。
- 以利妥昔单抗/蒽环类为基础的化疗已被用于治疗。

— 2年无进展生存率和总生存率分别为56%和66%。

● 对于伴CNS受累的患者，需加用可进入CNS的药物，如甲氨蝶呤和阿糖胞苷。

移植后淋巴增殖性疾病

● 移植后淋巴增殖性疾病（posttransplant lymphoproliferative disorder，PTLD）是因实体器官和骨髓移植后发生的淋巴样或浆细胞增生。

● PTLD的发病率为实体器官移植受者的1%～2%。

● PTLD与器官移植的类型有关。

— 最常见的是心肺和肠道移植。

● 最常发生的时间为移植后的前几年。

● PTLD在同种异体造血干细胞移植后的发生率为0.5%～1%。

● 多数患者移植后淋巴瘤是由于长期免疫抑制状态下EBV感染引起的B细胞增殖。

● 累及移植器官的发生率为30%，可导致器官功能损伤和衰竭。

● PTLD治疗方法不一：

— 免疫抑制剂减量为首选。

— 通过免疫抑制剂减量，很多多克隆PTLD患者可完全缓解。

— 晚期PTLD和侵袭性更高的单克隆PTLD患者反应较差。

— 应用利妥昔单抗治疗有效。

— 唯一能够预测反应率的指标是治疗第80天时血清LDH正常。

● 通常推荐下列序贯治疗：

— 治疗首选免疫抑制剂减量，如无效为4周、每周一次的利妥昔单抗。

— 如再无效则推荐6个疗程R-CHOP方案。

富T细胞大B细胞淋巴瘤

● 富T细胞大B细胞淋巴瘤的典型表现为正常淋巴结结构被破坏，代之以淋巴组织样细胞弥漫或结节性浸润。

● 在DLBCL中所占比例＜5%，发病年龄较小。

● 中位年龄为40多岁。

● 男性较常见。

● 疾病进展快，累及多个淋巴结外器官，LDH水平多升高。

● 与DLBCL相比，淋巴瘤浸润脾、肝、骨髓较常见。

● 其中骨髓受累见于约1/3的患者，比DLBCL发生率高，B症状亦更常见。

● CHOP样方案治疗的预后与典型的DLBCL相似。

● 6个疗程R-CHOP为首选治疗方案。

腿型原发性皮肤弥漫大B细胞淋巴瘤

● 该型淋巴瘤仅由大的、转化的B细胞组成，发生于腿部皮肤。

● 腿型原发性皮肤DLBCL约占所有原发性皮肤B细胞淋巴瘤的4%。

- 中位年龄为60～70岁。
- 大部分患者肿瘤发生于腿部皮肤，但约10%的患者见于其他部位。
- B细胞通常为CD20阳性，多表达BCL2和FOX-P1。
- 淋巴瘤细胞多伴有累及 *MYC*、*BCL6* 或 *IGH* 基因的易位。
- 基因表达谱分析显示该型淋巴瘤细胞多表现为ABC样DLBCL。
- 包含蒽环类药物的化疗联合利妥昔单抗是首选的治疗方法。

ALK阳性的大B细胞淋巴瘤

- 间变性淋巴瘤激酶（anaplastic lymphoma kinase，ALK）阳性的大B细胞淋巴瘤是一种罕见的免疫母B细胞肿瘤，细胞核或胞质ALK蛋白阳性。
- 淋巴瘤细胞可有浆母细胞分化。
- 发病年龄为40多岁，男性多见。
- 大部分患者疾病进展快。
- 最常受累的淋巴结为颈部和纵隔淋巴结。
- 淋巴结外受累包括肝、脾、骨和胃肠道。
- 淋巴瘤细胞多为免疫母细胞，核大、居中。
- 淋巴瘤细胞染色，ALK蛋白阳性，在胞质呈颗粒状分布，也有病例在胞核表达。上述细胞为CD3、CD20、CD30阳性，CD79a阴性。
- 偶有病例伴t（2；17）（p23；q23），含有网格蛋白（clathrin）-ALK融合蛋白。
- 病程呈侵袭性，中位生存时间为24个月。
- 肿瘤细胞CD20阴性。

 更多详细内容请参阅《威廉姆斯血液学》第10版，Michael Dickinson，John R. Seymour：第97章 弥漫大B细胞淋巴瘤及相关疾病。

（译者：杜凯欣 徐 卫）

第62章

滤泡性淋巴瘤

定义

- 滤泡性淋巴瘤（follicular lymphoma，FL）是一种起源于突变的生发中心 B 细胞的惰性淋巴肿瘤，表现为结节或滤泡样组织学形式。通常由小裂滤泡中心细胞（中心细胞）和大无裂滤泡中心细胞（中心母细胞）组成。
- 组织学转化为弥漫大 B 细胞淋巴瘤（diffuse large B-cell lymphoma，DLBCL）的年发生率约为 3%。

流行病学

- 在西方 FL 约占成人非霍奇金淋巴瘤（non-Hodgkin lymphomas，NHL）的 20%，在美国 FL 年发病率约为 2.7/10 万。
- FL 在小于 20 岁的人群中少见。儿童型滤泡性淋巴瘤代表了一种独立的疾病（详见下文"滤泡性淋巴瘤的罕见变异型"）。
- 家族易感性：
  — 一项全基因组关联性分析揭示主要组织相容区域和其他区域基因变异与 FL 易感相关。
- 干燥综合征女性患者发生 FL 的风险增加。
- 重度吸烟者的发病率增加，尤其是女性。
- 一些研究提示杀虫剂暴露增加罹患 FL 的风险。

临床特征

- FL 患者通常表现为无痛性弥漫性淋巴结肿大。
- 少数情况下，腹部巨大的肿块可能导致患者不明确的腹部不适，包括疼痛、早饱和腰围增加。
- 10%～20% 的患者出现 B 症状（发热、盗汗或体重下降＞10%）。

组织病理学

- 初始组织学诊断首选淋巴结切除活检，在少数情况下，如淋巴结肿块切除时不易，粗针穿刺活检也可。
- 不能仅根据血液或骨髓的流式细胞分析及淋巴结或其他组织的穿刺活检细胞学检查确诊。
- 活检可见明显的结节状淋巴结；然而肿瘤性滤泡是畸形的，并且随着疾病进展，滤泡结构逐渐消失（图62-1）。

— 滤泡树突状细胞的CD23染色可显示滤泡形态。

- 根据在显微镜下检测到的中心母细胞（即大无裂滤泡中心细胞）的比例，FL分为三级：

  — 1级：每个高倍镜视野内0～5个中心母细胞。

  — 2级：每个高倍镜视野内6～15个中心母细胞。

  — 3级：每个高倍镜视野内>15个中心母细胞（3A级，中心细胞和中心母细胞均有；3B级，成片中心母细胞浸润）。

- 3B级FL侵袭性较强，治疗方案类似于DLBCL，应采用含蒽环类药物的治疗方案［如利妥昔单抗、环磷酰胺、多柔比星、长春新碱、泼尼松（R-CHOP）］。

- FL细胞通常表达单克隆表面IgM（＋/-IgD、IgG，极少表达IgA）。

- FL细胞通常表达B细胞抗原CD19、CD20、CD22和CD79a。

- FL细胞通常表达生发中心标志物BCL6和CD10。

- FL细胞通常不表达CD43或CD5，这一点在鉴别诊断中很重要。

- 85%～90%的患者表达BCL2，BCL2阴性的患者应换用识别不同表位的抗体重新标记，部分患者会表现为阳性。

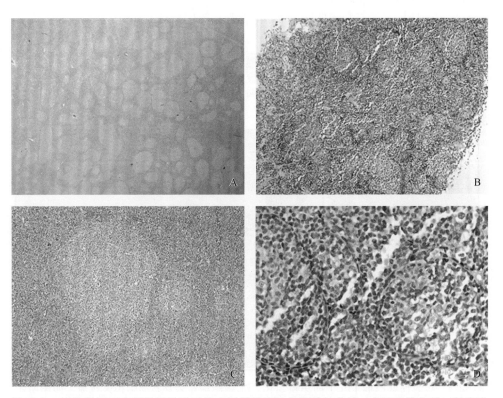

图62-1 滤泡性淋巴瘤所涉及的淋巴结在显微镜下呈模糊的结节状，主要为滤泡状，紧密排列的滤泡可掩盖淋巴结结构。中心母细胞和中心细胞随机分布，并且在反应性淋巴结中通常可见到极化消失。苏木精-伊红（HE）染色：A.×1.25；B.×10；C.×100；D.×400

细胞遗传学

- 经典的细胞遗传学分析发现有t（14；18）（q32；q21）易位，导致18号染色体q21带的*BCL2*基因与14号染色体32带的Ig重链基因（*IGH*）串联（图62-2）。
  - 此易位可见于85%～90%的病例及几乎所有的1级组织病理病例（≥95%中心细胞）。
- Ig增强子元件导致易位基因的产物扩增，从而使得BCL2蛋白过表达，受影响的B细胞凋亡受阻（图62-3）。
- 但是，t（14；18）易位的检测对于FL的诊断是非必需的。
- 使用灵敏的PCR技术，在50%～70%健康人的血细胞中也可检测到t（14；18）。
- 90%的患者还存在其他细胞遗传学异常，最常见的是6q和17p的丢失，以及2、5、6p、7、8、12、17q、18、21和X的扩增。

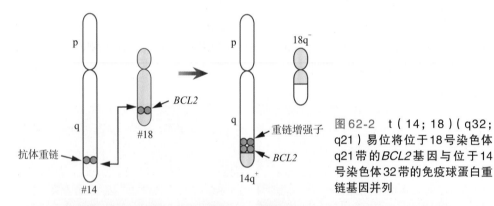

图62-2 t（14；18）（q32；q21）易位将位于18号染色体q21带的*BCL2*基因与位于14号染色体32带的免疫球蛋白重链基因并列

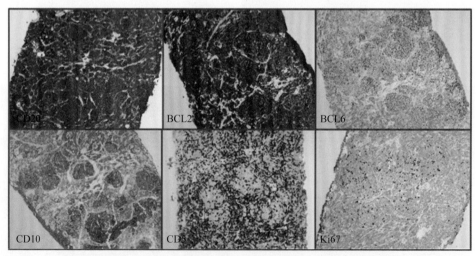

图62-3 滤泡性淋巴瘤（FL）的免疫组化。FL细胞通常表达B细胞相关抗原（如图所示，CD20）及BCL6和CD10。BCL2过表达继发于t（14；18），是FL的标志，可用于区分肿瘤性和反应性滤泡（尽管在10%～15%的病例中为阴性）。CD5染色通常为阴性。Ki67在1、2级FL中低水平表达

多步发病机制

- B细胞发生t（14；18）（q32；q21）易位是起始事件。
- 进一步的遗传事件导致克隆的扩展及生发中心（GC）发育的阻滞。
- 在GC中，激活诱导胞苷脱氨酶（AID）和BCL6的活性进一步诱导突变发生。
- 这导致进展到原位滤泡性淋巴瘤（FLIS），随后是部分受累的滤泡性淋巴瘤，最后进展为FL。
- 表观遗传学异常是淋巴瘤发生的早期特征。这些表观遗传学异常包括：
  - 典型特点是全基因组泛低甲基化。
  - 90%为*KMT2D*突变。
  - 30%～60%为*CREBBP*突变。
  - 25%为*EZH2*突变。
  - 9%为*EP300*突变。
- 《威廉姆斯血液学》第10版第98章表98-1中附有更为详细的FL重现性突变。
- 组织学转化目前被认为是初诊时的小克隆遵循非线性模型逐步演化而来。
- 在转化过程中涉及多个基因，但在诊断时很难通过分子研究预测该事件。

评估和分期

- 评估包括：①病史；②体格检查；③实验室检查，包括全血细胞计数、血涂片检查、白细胞分类计数、乳酸脱氢酶（LDH）、β_2-微球蛋白、综合代谢和血清尿酸水平；④淋巴结活检；⑤除非已证实有播散性疾病，否则应行骨髓穿刺及活检；⑥血液、骨髓和淋巴结细胞的流式细胞分析；⑦颈部、胸部、腹部和骨盆的CT或PET/CT检查。
- 分期采用基于Ann Arbor分期系统的Lugano分类（表62-1）。

表62-1 修订的原发性淋巴瘤分期系统

分期	受累淋巴结[a]	结外受累
局灶		
I	单个淋巴结区域内一或多个结节	结外单发
II	膈肌同侧的两组或多组淋巴结	I期或II期伴有连续和局灶的结外受累
I或II bulky[b]	上述I或II期伴有bulky疾病	不适用
侵袭		
III	膈肌两侧淋巴结或膈肌上方淋巴结累及脾脏	不适用
IV	额外的非连续或延伸的结外受累	不适用

a 扁桃体、韦氏环和脾脏是淋巴结部位。

b "bulky"疾病定义为胸椎任何水平上10cm或大于胸椎直径1/3的结节。

资料来源：Cheson BD，Fisher RI，Barrington SF，et al. Recommendations for initial evaluation, staging, and response assessment of Hodgkin and non-Hodgkin lymphoma：the Lugano classification，J Clin Oncol. 2014 Sep 20；32（27）：3059-3068.

- 在某些情况下，心脏射血分数、血清蛋白电泳、定量免疫球蛋白和丙型肝炎病毒检测可能有用。
- 在应用利妥昔单抗前行乙型肝炎血清学检查。

预后因素

- FL国际预后指数（FLIPI）基于是否存在5个不良预后因素：年龄（＞60岁 vs ≤60岁）、Ann Arbor分期（Ⅲ～Ⅳ vs Ⅰ～Ⅱ）、血红蛋白水平（＜120g/L vs ≥120g/L）、受累淋巴结区域（＞4 vs ≤4）和血清LDH水平（升高 vs 正常）。
- 定义三个风险组：低危组（0或1个不良因素，36%的患者）；中危组［2个不良因素，37%的患者，风险比（HR）＝2.3］；高危组（3个或3个以上不良因素，27%的患者，HR＝4.3）。
- 之后对FLIPI进行修改，部分因素略有不同，即FLIPI2（表62-2）。
- 开发了更为简易的PRIMA预后指数（PRIMA-PI）（表62-2）。

表62-2 **FLIPI和FLIPI2预后指数**				
风险分组	风险因素（n）[a]	患者分布（%）	生存	
FLIPI			5年总生存率（%）	10年总生存率（%）
低危	0～1	36	91	71
中危	2	37	78	51
高危	3～5	27	52	35.5
FLIPI2			3年无进展生存率（%）	5年无进展生存率（%）
低危	0	20	91	79.5
中危	1～2	53	69	51
高危	3～5	27	51	19
PRIMA-PI				
低危	β_2M≤3mg/L和BMI（－）	21	N/A	69
中危	β_2M≤3mg/L和BMI（＋）	36	N/A	51
高危	β_2M＞3mg/L	43	N/A	37

注：β_2M，β_2-微球蛋白；BMI，骨髓受累；N/A，不适用；PRIMA-PI，PRIMA预后指数。

a FL国际预后指数（FLIPI）的危险因素为年龄＞60岁，Ann Arbor Ⅲ/Ⅳ期，血红蛋白＜120g/L，≥3个受累淋巴结且每个结点≥3cm，乳酸脱氢酶高于正常值上限（ULN）。

FLIPI2的危险因素为年龄＞60岁，β_2M＞ULN，血红蛋白＜120g/L，骨髓浸润，肿块长径≥7cm。

- m7FLIPI将FLIPI和7个基因突变（*EZH2*、*RID1A*、*MEF2B*、*EP300*、*FOX-1*、*CREBBP*和*CARD1*）相结合。该模型可识别一组预后极差的患者，其5年无进展生存率仅为25%～30%。
- 可应用基因表达谱确定预后，此项并非常规应用。

- 一项研究发现2个不同的基因表达谱。
  - 免疫反应1与良好预后相关，包括编码T细胞标志物的基因及在巨噬细胞中高表达的基因。
  - 免疫反应2与不良预后相关，包括在巨噬细胞、树突状细胞或两者中优先表达的基因。
  - 这些研究表明免疫细胞微环境十分重要。
- 2年无进展生存率是一个很好的预后因素，在临床试验中越来越多地被用作生存的替代终点。
- 在诊断时，由CT和PET标准摄取值综合得出的代谢性肿瘤体积是一个强有力的预后因素。

治疗

局部疾病

- 在大多数病例中，Ⅰ期或Ⅱ期FL仅占所有病例的10%～30%。
- Ⅰ期或局限连续Ⅱ期标准治疗策略为受累野放疗（24Gy）。此方法可治愈部分患者。
- Ⅰ期患者如接受完整的手术切除（I_0期）则无须治疗。
- 伴有不良预后因素的局限期患者，如大包块、FLIPI、FLIPI2指数所定义的或者Groupe d'Etude des滤泡性淋巴瘤（GELF）、英国国家淋巴瘤研究（BNLI）标准定义的不良预后因素等，应考虑给予免疫化疗。

晚期疾病

- 第一步，根据GELF或BNLI定义的标准确定是否需要立即治疗（表62-3）。

表62-3 滤泡性淋巴瘤患者开始治疗的标准
GELF标准 至少符合其中一项： · ≥3个结节，每个结节直径≥3cm · 肿块长径≥7cm · 症状性脾大 · 胸腔积液或腹水 · 器官压迫 · 任何B症状 · 血清LDH或β_2M高于正常值上限
BNLI标准 至少符合其中一项： · 瘙痒或B症状 · 前3个月全身性疾病快速进展 · 危及生命的器官受累 · 显著骨髓浸润 · X线或放射性核素扫描检测到局部骨骼病变 · 肾脏浸润 · "肉眼可见"而不是"显微镜下"肝脏受累

注：β_2M，β_2-微球蛋白；BNLI，英国国家淋巴瘤研究；GELF，Groupe d'Etude des滤泡性淋巴瘤；LDH，乳酸脱氢酶。

- 如果没有迹象表明需要立即治疗，鉴于没有证据表明立即治疗可以改善FL患者的生存，通常建议采用"观察和等待"方案。
- 治疗所需平均时长约为2.5年。
- 15%～20%接受观察和等待方案的患者在10年后仍然无须治疗。
- 对于无症状且风险承受能力高的患者，另一种替代方法是每周注射4次利妥昔单抗（375mg/m²）。
- 需要立即治疗时，联合应用CD20抗体和化疗。
- 多种联合化疗方案可与抗CD20单克隆抗体联合使用，包括环磷酰胺、长春新碱、泼尼松（CVP）；CHOP；米托蒽醌、苯丁酸氮芥和泼尼松龙（MCP）。
- 苯达莫司汀联合利妥昔单抗与R-CHOP疗效相当，且毒性较小。
- 单药苯丁酸氮芥因口服给药而被广泛使用，但当其他药物如利妥昔单抗通过静脉给药时便没有如此显著的优势。
- 含有蒽环素和苯达莫司汀的方案可延长无进展生存期（PFS），但是并没有改善总生存期（OS）。
- 抗CD20抗体通常作为有反应患者的维持治疗药物。治疗方案多样化，如每2个月输注一次利妥昔单抗（375mg/m²），共维持2年。
- 抗体维持治疗可改善PFS，但未改善OS（图62-4）。
- 在诱导和维持治疗中，应用奥妥珠单抗替代利妥昔单抗可减少早期进展进而改善PFS，但目前还没有证据表明OS会有所改善。奥妥珠单抗可能导致较严重的感染风险。

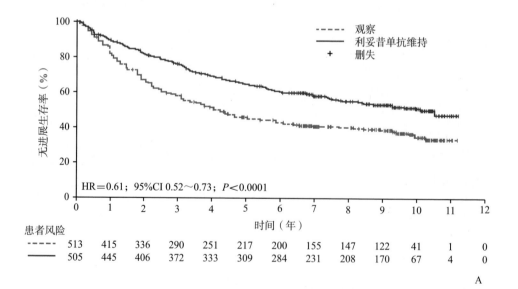

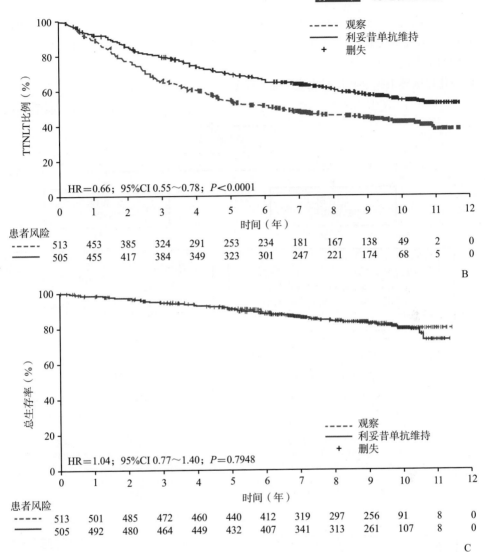

图62-4　A. Kaplan-Meie估计无进展生存率。滤泡性淋巴瘤患者接受免疫化疗伴或不伴利妥昔单抗维持治疗至下一次抗淋巴瘤治疗时间（TTNLT）（B）和总生存率（C）。CI，可信区间；HR，风险比［资料来源：Bachy E，Seymour JF，Feugier P，et al. Sustained progression-free survival benefit of rituximab maintenance in patients with follicular lymphoma：long-term results of the PRIMA study，J Clin Oncol. 2019 Nov 1；37（31）：2815-2824.］

复发/进展

- 应考虑组织学转变的可能性，可能需要再次活检。
- 进一步治疗基于先前的治疗、任何先前反应的持续时间及患者的年龄和状况。
- 距离初始治疗超过2年后复发，可考虑给予和初始治疗相同的方案。注意蒽环类药物不能重复使用。

- 此时常联合免疫化疗方案（图62-5）。
- 2年内复发的患者预后较差，适合大剂量化疗和自体造血干细胞移植（ASCT）治疗的患者应考虑二次反应。
- 在化疗敏感组织学转化时也应考虑ASCT。

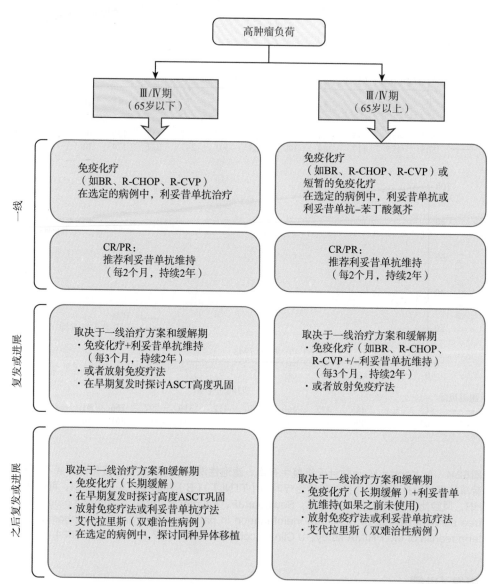

图62-5 欧洲医学肿瘤学会对高肿瘤负荷滤泡性淋巴瘤的建议。ASCT，自体干细胞移植；BR，苯达莫司汀和利妥昔单抗；CR，完全缓解；PR，部分缓解；R-CHOP，利妥昔单抗、环磷酰胺、多柔比星、长春新碱和泼尼松龙；R-CVP，利妥昔单抗、环磷酰胺、长春新碱和泼尼松龙［资料来源：Dreyling M，Ghielmini M，Rule S，et al. Newly diagnosed and relapsed follicular lymphoma：ESMO Clinical Practice Guidelines for diagnosis，treatment and follow-up，Ann Oncol. 2016 Sep；27（suppl 5）：v83-v90.］

— 患者组织学发生改变但并没有预后不良，在首次缓解时通常不考虑移植。

- 同种异体移植适用于接受ASCT后复发或无法行ASCT的患者。
- 多种药物可用于第二次缓解后的治疗，其中包括来那度胺、放射免疫疗法（替伊莫单抗或托西莫单抗）和PI3K抑制剂（艾代拉里斯、杜韦利西布或库潘尼西）。但BCL2抑制剂的效果意料之外地令人失望。
- CAR-T细胞的早期研究结果喜人（见第40章）。

病程和预后

- FL患者OS常年稳定，并不断改善（表62-4）。

表62-4 改善滤泡性淋巴瘤患者的生存		
队列	注册后时间（年）	存活率（%）
20世纪70年代	3	78
	6	59
	9	43
20世纪80年代	3	87
	6	69
	9	58
1995年至今	3	95
	6	89
	9	—

资料来源：Fisher RI，LeBlanc M，Press OW，et al. New treatment options have changed the survival of patients with follicular lymphoma，J Clin Oncol. 2005 Nov 20；23（33）：8447-8452；Kaushansky K，Lichtman M，Prchal JT，et al. Williams Hematology，9th ed. New York，NY：McGraw Hill；2016。

滤泡性淋巴瘤的罕见变异型

- 睾丸FL
  - 可发生于任何年龄，包括儿童。
  - 通常表现为3级。
  - 无*BCL2*基因重排。
- 十二指肠型FL
  - 与经典FL特点相似。
  - 好发于十二指肠第二段。
  - 基因表达谱与MALT淋巴瘤重叠。
- 小儿FL
  - 儿童和年轻人发病。

— 好发于男性。

— 无*BCL2*重排或BCL2表达。

● 原位滤泡瘤

— 伴有t（14；18）的克隆B细胞在正常淋巴结中部分或全部定植于生发中心。

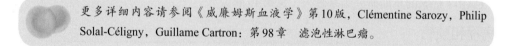

更多详细内容请参阅《威廉姆斯血液学》第10版，Clémentine Sarozy，Philip Solal-Céligny，Guillame Cartron：第98章　滤泡性淋巴瘤。

（译者：赵海军　刘　宇　徐　兵）

第63章

套细胞淋巴瘤

定义

- 典型套细胞淋巴瘤（MCL）由弥漫浸润的小至中等大小的淋巴瘤细胞构成，多表现为不规则分裂的细胞核、致密染色质及核仁不明显。
- MCL细胞免疫表型与正常生发中心套区B细胞相似，表面免疫球蛋白（sIg）M＋，sIgD＋，CD5＋，CD20＋，CD10-，CD43＋，BCL2＋。与慢性淋巴细胞白血病（CLL）或小淋巴细胞淋巴瘤（SLL）相比，MCL细胞通常不表达CD23。与滤泡型淋巴瘤相比，MCL细胞不表达生发中心标志物CD10和BCL6。
- 大多数MCL患者存在的标志是周期蛋白D1过表达和t（11；14）（q13；q32）。
- MCL存在多种特殊类型，包括SOX11阴性的白血病性非淋巴结型MCL、母细胞样和多形性MCL。

流行病学

- MCL约占全部非霍奇金淋巴瘤（NHL）的6%。
- 经年龄校正的年发病率约为0.7/10万。
- 诊断时的中位年龄为65岁。

病理生理学

- MCL的特征性表现是细胞周期的调控异常。
- 染色体t（11；14）（q13；q32）易位导致11q13编码的周期蛋白D1过表达。
- 极少数MCL患者周期蛋白D1阴性，通常过表达周期蛋白D2或D3。
- 在1%～2%的健康个体外周血中也可发现少量携带t（11；14）易位的细胞，但其并未导致疾病发生。这表明除t（11；14）外还需要其他遗传学事件参与从而促进MCL完全转化的进程。
- 大约40%的患者可发生*ATM*基因突变。*ATM*失活使淋巴瘤细胞对DNA损伤的反应受损，增加了基因组的不稳定性。
- 其他可能导致疾病的遗传学异常包括染色体1p13—p31、2q13、6q23—q27、8p21、9p21、10p14—p15、11q22—q23、13q11—q13、13q14—q34、17p13和22q12的缺失，染色体3q25、4p12—p13、7p21—p22、8q21、9q22、10p11—p12、12q13和18q11—q23的扩增，以及某些染色体区段高频拷贝数扩增。
- *SOX11*的表达继发于t（11；14）易位事件发生后，可能导致原位MCL肿瘤向典型MCL的转变（图63-1）。

- 许多基因的突变与母细胞转化有关，包括*TP53*。

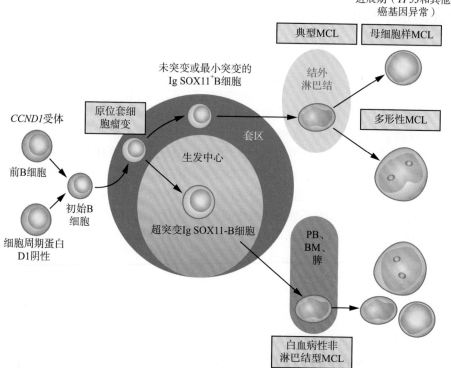

图63-1 套细胞淋巴瘤（MCL）发病分子机制的假设模型。细胞周期调控异常是MCL的标志。此外，SOX11表达可导致进展为典型MCL。其他致癌突变，尤其是*TP53*突变，会使疾病转化为侵袭性更高的母细胞变异型。另外，SOX11阴性表达与白血病非淋巴结亚型相关，后者更倾向于惰性进程。BM，骨髓；PB，外周血［资料来源：Swerdlow SH, Campo E, Pileri SA, et al. The 2016 revision of the World Health Organization classification of lymphoid neoplasms, Blood. 2016 May 19; 127（20）: 2375-2390.］

临床特征

- 老年患者的典型症状包括多部位淋巴结肿大（如颈部、腋窝、腹股沟），男性多见。
- 患者可无症状，但大部分伴有发热、盗汗或体重减轻。
- 如果进行仔细检查，会发现大约50%的患者外周血受累，绝大多数患者累及骨髓。
- 诊断时肝脏可能增大，约40%的患者脾脏增大。胃肠道受累的患者多伴有多发结肠息肉（如结肠息肉病），可见于约25%的患者。这部分患者中多达60%盲肠活检阳性。

- MCL不良预后因素包括高Ki67增殖指数、血清β₂-微球蛋白水平升高且不伴肾损害、血清LDH水平升高、出现母细胞形态、高龄、Ann Arbor分期晚期、结外表现和全身症状等。

- 套细胞国际预后指数（MIPI）用于评估患者预后，包括4个独立预后因素：年龄、体能状态、LDH水平及白细胞计数。MIPI对生存的影响如图63-2所示。

- 结合了增殖指数（Ki67染色）的联合MIPI（MIPI-c）系统越来越多地被应用。MIPI-c对总生存期的影响如图63-3所示。

- 对MCL中枢神经系统受累风险及是否需要中枢预防尚未达成一致。研究表明中枢神经系统受累发生率为4%，5年受累发生率则为26%。

- MCL患者的主要临床特征见表63-1。

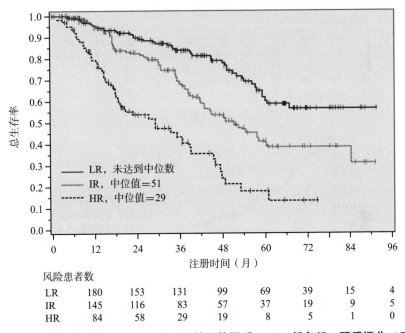

图63-2 套细胞国际预后指数（MIPI）分层的总体预后。LR，低危组，预后评分＜5.7；IR，中危组，5.7≤预后评分＜6.2；HR，高危组，预后评分≥6.2。预后评分＝[0.035 35×年龄（岁）]＋0.6978（若ECOG＞1）＋[1.367×log₁₀（LDH/ULN）]＋[0.9393×log₁₀（WBC）]。ECOG，欧洲东部肿瘤协作组体能状态评分；LDH，乳酸脱氢酶；ULN，正常值上限；WBC，白细胞计数［资料来源：Hoster E, Dreyling M, Klapper W, et al. A new prognostic index（MIPI）for patients with advanced-stage mantle cell lymphoma. German Low Grade Lymphoma Study Group（GLSG）: European Mantle Cell Lymphoma Network, Blood. 2008 Jan 15; 111（2）: 558-565.］

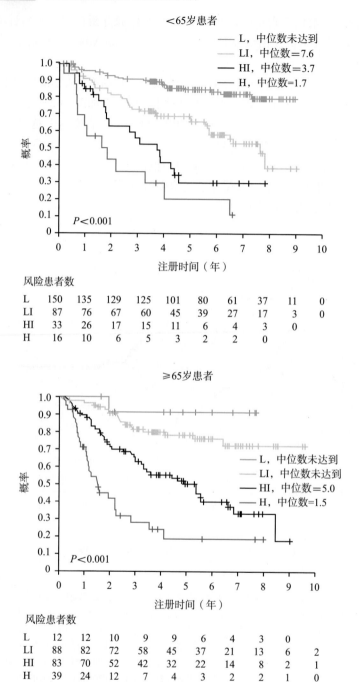

图63-3　联合套细胞国际预后指数（MIPI-c）分层的总体预后。H，高危组；HI，中高危组；L，低危组；LI，中危组［资料来源：Hoster E，Rosenwald A，Berger F，et al. Prognostic value of Ki-67 index，cytology，and growth pattern in mantle-cell lymphoma：results from randomized trials of the European Mantle Cell Lymphoma Network，J Clin Oncol. 2016 Apr 20；34（12）：1386-1394. ］

表63-1	临床特征
特征	病例数
年龄（岁）	
＜60	123
≥60	178
性别	
男性	230
女性	71
分期	
Ⅰ～Ⅱ	23
Ⅲ～Ⅳ	267
体能状态（WHO）	
0～1	233
≥2	43
乳酸脱氢酶	
升高	56
正常	140
国际预后指数（IPI）	
0～1	15
≥2	75
骨髓侵犯	
是	207
否	81
B症状	
有	107
无	155
结外受累	
是	161
否	16

注：共304例。

资料来源：Tiemann M，Schrader C，Klapper W，et al. Histopathology，cell proliferation indices and clinical outcome in 304 patients with mantle cell lymphoma（MCL）：a clinicopathological study from the European MCL Network，Br J Haematol. 2005 Oct；131（1）：29-38。

诊断

- 由血液病理医生基于活检样本做出诊断。
- MCL免疫表型与CLL或SLL存在部分相似。
- 与CLL或SLL相比，MCL强表达FMC7（一种较弱抗CD20单克隆抗体），并特征性地不表达CD23。
- 存在特征性分子遗传学异常——t（11；14）易位。

- 几乎所有MCL患者均特征性表达周期蛋白D1，且表达水平远高于其他淋巴瘤（图63-4）。

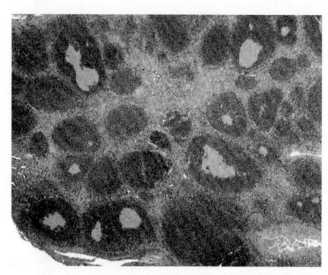

图63-4　套细胞淋巴瘤患者淋巴结活检周期蛋白D1染色。淋巴滤泡套区着色阳性，呈铁锈色。部分淋巴滤泡生发中心很明显，呈浅灰未着色状态（资料来源：Kaushansky K，Prchal JT，Burns LJ，et al. Williams Hematology，10th ed. New York，NY：McGraw Hill；2021.）

初始治疗

局限性病变

- 局限性病变罕见。由于疾病多处于晚期，大多数患者需要系统性治疗。
- 对于少数病灶局限的患者，推荐短周期化疗及放疗。

进展期疾病

- 少数患者呈惰性表现，可多达数年不需要治疗；这些患者多有骨髓侵犯及脾脏和淋巴结肿大。
- 抗CD20单克隆抗体单药治疗仅适用于不适合化疗的患者。
- 免疫化疗为本病标准治疗，尽管缓解率高，但完全缓解（CR）率较低。典型治疗方案的详细结果可参见《威廉姆斯血液学》第10版第99章表99-2。
- 由于存在肿瘤溶解综合征及细胞因子释放综合征风险，针对外周血受累患者，首剂利妥昔单抗应缓慢输注并在初始治疗中严密监测。
- 由利妥昔单抗＋环磷酰胺＋多柔比星＋长春新碱＋泼尼松组成的R-CHOP方案优于不含蒽环类的R-CVP方案（利妥昔单抗＋环磷酰胺＋长春新碱＋泼尼松）。
- 利妥昔单抗联合苯达莫司汀的治疗效果与R-CHOP相似，且毒性更小，常用于老年患者（图63-5）。
- 联合阿糖胞苷和（或）硼替佐米的强化治疗方案适合更年轻、更健康的患者。
- 自体造血干细胞移植已经被纳入部分强化治疗方案。
- 关于强化治疗方案的研究见表63-2。

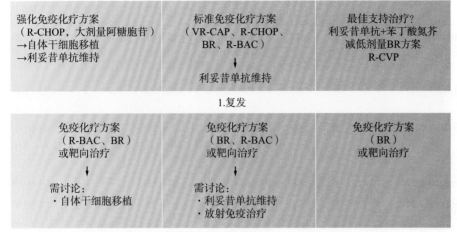

年轻患者（＜65岁）	老年患者（＞65岁）	虚弱患者

一线治疗

| 强化免疫化疗方案
（R-CHOP，大剂量阿糖胞苷）
→自体干细胞移植
→利妥昔单抗维持 | 标准免疫化疗方案
（VR-CAP、R-CHOP、
BR、R-BAC）
↓
利妥昔单抗维持 | 最佳支持治疗?
利妥昔单抗+苯丁酸氮芥
减低剂量BR方案
R-CVP |

1.复发

| 免疫化疗方案
（R-BAC、BR）
或靶向治疗
↓
需讨论：
·自体干细胞移植 | 免疫化疗方案
（BR、R-BAC）
或靶向治疗
↓
需讨论：
·利妥昔单抗维持
·放射免疫治疗 | 免疫化疗方案
（BR）
或靶向治疗 |

再次复发

·靶向治疗：伊布替尼、来那度胺、西罗莫司、硼替佐米（推荐联合应用）
·重复原治疗方案（远期复方）

图63-5 套细胞淋巴瘤治疗的临床建议。Ara-C，阿糖胞苷；BAC，苯达莫司汀＋阿糖胞苷；BR，苯达莫司汀＋利妥昔单抗；CAP，环磷酰胺＋多柔比星＋泼尼松；CHOP，环磷酰胺＋多柔比星＋长春新碱＋泼尼松；CVP，环磷酰胺＋长春新碱＋泼尼松；R，利妥昔单抗；SCT，造血干细胞移植；VR，硼替佐米＋利妥昔单抗

表63-2 套细胞淋巴瘤的强化免疫化疗方案[a]

作者（年份）	分期	病例数	方案	ORR% （CR%）	中位无 进展生存	总生存率 （%）
Dreyling et al（2005）	Ⅲ	122	R-CHOP＋ASCT	98（81）	3.3年	83（3年）
			R-CHOP＋IFN	99（37）	1.4年	77（3年）
De Guibert et al（2006）	Ⅱ	17	R-DHAP＋ASCT	100（94）	76%（3年）	75（3年）
		7	R-DHAP	86（86）	NA	NA
Damon et al（2009）	Ⅱ	77	R-CHOP/MTX/ Ara-C/依托泊苷 ＋ASCT	88（69）	56%（5年）	64（5年）
van't Veer et al（2009）	Ⅱ	87	R-CHOP/Ara-C ＋ASCT	70（64）	36%（4年）	56（4年）
Magni et al（2009）	Ⅱ	28	连续R-chemo ＋ASCT	100（100）	57%（低危） 34%（高危）	76（低危） 68（高危）
Geisler et al（2012）	Ⅱ	160	R-maxiCHOP/ Ara-C＋ASCT	96（54）	7.4年	58（10年）

续表

作者（年份）	分期	病例数	方案	ORR%（CR%）	中位无进展生存	总生存率（%）
Hermine et al（2012）	Ⅲ	455	R-CHOP＋ASCT	97（61）	3.8年	67（5年）
			R-CHOP/DHAP＋ASCT	98（63）	7.3年	74（5年）
Delarue（2013）	Ⅱ	60	R-CHOP/DHAP＋ASCT	100（96）	6.9年	75（5年）
Le Gouill（2014）	Ⅲ	299	R-DHAP＋ASCT	NA	83%（2年）	93（2年）
			R-DHAP＋ASCT＋R维持	NA	93%（2年）	95（2年）
Romaguera et al（2010）	Ⅱ	97	R-hyperCVAD	97（87）	4.5年	64（10年）
Merli et al（2012）	Ⅱ	60	R-hyperCVAD	83（72）	61%（5年）	73（5年）
Bernstein et al（2013）	Ⅱ	2013	R-hyperCVAD	86（55）	4.8年	63（5年）

注：Ara-C，阿糖胞苷；ASCT，自体造血干细胞移植；CR，完全缓解；DHAP，地塞米松＋大剂量阿糖胞苷＋顺铂；IFN，干扰素；MTX，甲氨蝶呤；ORR，总反应率；R，利妥昔单抗；R-CHOP，利妥昔单抗＋环磷酰胺＋多柔比星＋长春新碱＋泼尼松；R-DHAP，利妥昔单抗＋地塞米松＋大剂量阿糖胞苷＋顺铂；R-hyperCVAD，利妥昔单抗＋分次的环磷酰胺＋长春新碱＋多柔比星＋地塞米松；R-maxiCHOP，利妥昔单抗＋环磷酰胺＋多柔比星＋长春新碱＋泼尼松。

a前9项研究均采用序贯自体造血干细胞移植（ASCT）的强化治疗方案；后3项研究采用前期强化治疗方案。

资料来源：Kaushansky K，Prchal JT，Burns LJ，et al. Williams Hematology，10th ed. New York，NY：McGraw Hill；2021。

挽救治疗

- 多种有效治疗方案可供复发或难治性患者选择，但需考虑患者既往治疗，包括硼替佐米、来那度胺、替西罗莫司、依维莫司、伊布替尼、艾代拉里斯和维奈克拉在内的多种新药。
- 多种批准用于挽救治疗的药物目前正在进行疾病一线治疗的临床试验。
- 对化疗敏感的年轻复发患者，同种异体干细胞移植可能是潜在的治愈手段。

病程和预后

- 在过去的30年里，MCL患者生存率有了显著的提高。
- 尽管MCL对多种药物敏感且患者可获得长期缓解，但只有少数患者可被治愈。

 更多详细内容请参阅《威廉姆斯血液学》第10版，Martin Dreyling：第99章套细胞淋巴瘤。

（译者：刘凤琪 范 磊）

第64章

边缘区B细胞淋巴瘤

定义与分类

- 边缘区淋巴瘤（MZL）起源于滤泡套区外侧的记忆B细胞或经过抗原刺激的B细胞。
- 边缘区淋巴瘤的瘤细胞通常小到中等大小，细胞核不规则，染色质疏松，核仁不明显。
- 根据WHO造血和淋巴组织肿瘤分类，边缘区淋巴瘤分为三种独立的亚型，分别为结外边缘区B细胞淋巴瘤即黏膜相关淋巴组织边缘区淋巴瘤（MALT淋巴瘤，70%）、脾边缘区淋巴瘤（SMZL，20%）及结边缘区淋巴瘤（NMZL，＜10%）。
- 淋巴上皮病变是MALT淋巴瘤的典型特征，尤其是胃MALT淋巴瘤。其形态特征是腺上皮被淋巴瘤细胞浸润或呈坏死性破坏。

流行病学

- 在美国和西欧，MZL占所有非霍奇金淋巴瘤的10%。
- 女性病例稍多于男性病例。
- 中位发病年龄约为60岁。

病理生理学

- MALT淋巴瘤发生于慢性炎症背景下的黏膜相关淋巴组织。
- 胃MALT淋巴瘤是微生物（幽门螺杆菌）导致人类肿瘤的最佳例证。
- 除了幽门螺杆菌感染，其他可能与MZL发生相关的微生物还有伯氏疏螺旋体（皮肤MALT淋巴瘤）、鹦鹉热衣原体（眼附件MALT淋巴瘤）、空肠弯曲菌（小肠MALT淋巴瘤）。
- 丙肝病毒（HCV）感染可能与某些类型的MZL发病相关。
- 微生物感染与淋巴瘤发生的相关性存在巨大的地域差异，目前没有满意的解释。
- 自身免疫性疾病（特别是干燥综合征和系统性红斑狼疮）患者发生MALT淋巴瘤的风险明显升高。
- 在结外边缘区淋巴瘤中发现了一些重现性染色体易位，其中最常见的三个是t（11；18）（q21；q21）、t（1；14）（p22；q32）和t（14；18）（q32；q21），这三种易位均可激活NF-κB信号通路，而这一通路在免疫、炎症和凋亡中发挥着重要作用（表64-1）。

表64-1	MALT淋巴瘤中常见的染色体异常			
	染色体异常	基因	发生率（%）	部位
易位	t（11；18）（q21；q21）	*BIRC3-MALT1*	15～40	胃、肺
	t（14；18）（p32；q21）	*IGHV-MALT1*	20	肺、皮肤、眼附件、唾液腺
	t（1；14）（p22；q32）	*IGHV-BCL10*	＜5	胃、肺
	t（3；14）（p13；q32）	*IGHV-FOXP1*	＜5	不详
扩增	＋3，＋3q		20～40	各部位无差异
	＋18，＋18q		20～40	各部位无差异
缺失	-6q23	*TNFAIP3*	15～30	各部位无差异

注：*BCL10*，B细胞白血病/淋巴瘤10基因；*BIRC3*，人杆状病毒IAP重复序列3基因；*FOXP1*，叉头框蛋白P1基因；*IGHV*，免疫球蛋白重链可变区基因；*MALT1*，黏膜相关淋巴组织易位基因1；*TNFAIP3*，肿瘤坏死因子-α诱导蛋白3基因。

资料来源：Kaushansky K，Prchal JT，Burns LJ，et al. Williams Hematology，10th ed. New York，NY：McGraw Hill；2021。

结外边缘区淋巴瘤

临床特征

- MALT淋巴瘤最常见的受累部位是胃，至少占全部病例的1/3。
- 结外边缘区淋巴瘤还常见于其他部位，包括唾液腺、甲状腺、上呼吸道、肺、眼附件（泪腺、结膜、眼睑、眶周软组织）、乳腺、肝脏、泌尿生殖系统、皮肤及其他软组织，甚至硬脑膜。
- 一般来说，结外边缘区淋巴瘤的临床症状常常与原发部位相关，如消化不良、腹痛、恶心、慢性出血和铁缺乏常见于胃MALT淋巴瘤，而结节/丘疹常见于皮肤MALT淋巴瘤。
- 发病时，乳酸脱氢酶（LDH）和β_2-微球蛋白升高一般少见，也较少出现B症状。
- MALT淋巴瘤大多在较长时间内局限于原发组织，但有时局部淋巴结受累，也有近1/4的患者出现多部位受累。5%～10%的患者会转化为高级别淋巴瘤。
- 不到25%的患者伴有骨髓或淋巴结受累。
- 免疫增生性小肠病是一种特殊的小肠MALT淋巴瘤亚型，通常表现为持续的严重的消化不良症状。

诊断

- 幽门螺杆菌感染可以通过免疫组化或尿素呼气试验检测。
- 边缘区淋巴瘤的B细胞与位于脾脏、派尔集合淋巴结和淋巴结的正常边缘区B细胞表达相似的免疫表型，表达表面免疫球蛋白、全B细胞抗原（CD19、CD20和CD79a）和边缘区相关抗原（CD35和CD21），不表达CD5、CD10、CD23及周期蛋白D1。

- 结外边缘区淋巴瘤细胞一般表达 IgM，较少表达 IgA 及 IgG，而脾边缘区淋巴瘤则大多表达 IgD。
- 除了典型的组织学表现和免疫组化特征，应用 FISH 或 PCR 检测 t（11；18）染色体易位可能有助于识别对幽门螺杆菌抗生素治疗不太敏感的患者。

分期

- 胃 MALT 淋巴瘤的初步分期诊断步骤应包括胃镜下的多部位活检，包括胃、十二指肠、食管胃结合部及所有镜下可疑的部位。
- 胃 MALT 淋巴瘤常呈多病灶，推荐胃肠超声内镜评估是否存在胃肠周围淋巴结和胃壁受累。
- 其他推荐的实验室和影像学检查还包括血清 LDH 水平检测，β_2- 微球蛋白检测，胸、腹部及盆腔 CT 及骨髓穿刺和活检。
- 多器官受累的情况在胃 MALT 淋巴瘤中并不多见，完整的全身评估在非胃 MALT 淋巴瘤中更为推荐。

治疗

- 应用抗生素联合质子泵抑制剂根除幽门螺杆菌感染是幽门螺杆菌阳性的局限性胃 MALT 淋巴瘤（局限于胃部）的唯一初始治疗选择。根除幽门螺杆菌可使大约 2/3 的患者获得完全缓解。
- 根除幽门螺杆菌的治疗推荐三联或四联疗法。三联疗法包括质子泵抑制剂、克拉霉素、阿莫西林或甲硝唑口服 14 天；四联疗法，包括一种质子泵抑制剂、甲硝唑、四环素和枸橼酸铋剂口服 14 天。
- 选择抗生素应考虑当地细菌耐药情况，在美国克拉霉素耐药越来越多（目前为 12.5%）。
- 幽门螺杆菌根除治疗后，在抗生素治疗 6 周时，并至少停用质子泵抑制剂 2 周后应复查尿素呼气试验。
- 随访过程中重复活检进行组织学评估是十分关键的，一般治疗后 2～3 个月患者需多点活检以明确肿瘤是否进展，以及幽门螺杆菌感染是否被清除。
- 对于抗菌治疗无反应或仅部分缓解的患者（占 30%～50%），应抗肿瘤治疗。
- 由于胃 MALT 淋巴瘤病变是多灶性分布的，外科手术需全胃切除，这一治疗方法并发症较多，而且目前资料尚未发现全胃切除术比保留胃的治疗手段有优势，因此一般不进行手术。
- 对于无幽门螺杆菌感染证据，或抗幽门螺杆菌治疗后仍持续残留肿瘤病灶的 I 期或 II 期 MALT 淋巴瘤，仅采用局部受累野放疗（25～35Gy）即可获得极佳的疾病控制。
- 其他替代治疗包括化疗，而免疫化疗更常用。口服苯丁酸氮芥是常见选择，其他替代药物包括环磷酰胺、克拉屈滨、苯达莫司汀等。在某些中心，也应用含蒽环类的方案如 R-CHOP 方案，但这种更强的方案能否延长生存期尚无证据。
- 对于非胃 MALT 淋巴瘤的最佳治疗尚不明确，需要综合考虑患者的受累部位、分期和临床特征，选择个体化方案。

- 与鹦鹉热衣原体相关的眼及其附属器的Ⅰ期MALT淋巴瘤，应用四环素、多西环素治疗可获得肿瘤消退。
- 总体上，非原发于胃MALT淋巴瘤的治疗可参考应用幽门螺杆菌阴性胃MALT淋巴瘤治疗方案，局限性病变考虑单纯放疗，受累器官局部30～36Gy的放疗可成功根除不同部位的MALT淋巴瘤。
- 全身受累的患者需考虑系统性化疗和（或）CD20单抗的免疫治疗（表64-2）。

表64-2　胃MALT淋巴瘤应用化疗或免疫治疗的经验

研究报道	患者（*n*）	早期（%）	治疗方案	治疗反应
Hammel et al，1995，J Clin Oncol 13：2524-2529	24	71	环磷酰胺或苯丁酸氮芥	75% CR
Avilés et al，2005，Med Oncol 22：57-62	83	100	CHOP×3＋CVP×4	100% CR
Jäger et al，2006，Ann Oncol 17：1722-1723	19	100	克拉屈滨	100% CR
Martinelli et al，2005，J Clin Oncol 23：1979-1983	27	86	利妥昔单抗	46% CR，31% PR
Raderer et al，2002，Ann Oncol 13：1094-1098	7	57	R-CHOP/R-CNOP	100% CR
Salar et al，2011，Ann Oncol 22（suppl 4）：iv184	21	64	苯达莫司汀＋利妥昔单抗	94% CR，6% PR
Zucca et al，2017，J Clin Oncol 35：1905-1912	53	—	利妥昔单抗＋苯丁酸氮芥	61% CR
	57	—	苯丁酸氮芥	91% CR
	61	—	利妥昔单抗	67% CR

注：CHOP，环磷酰胺＋多柔比星＋长春新碱＋泼尼松；CNOP，环磷酰胺＋米托蒽醌＋长春新碱＋泼尼松；CR，完全缓解；CVP，环磷酰胺＋长春新碱＋泼尼松；PR，部分缓解；R，利妥昔单抗。

脾边缘区淋巴瘤

- 脾边缘区淋巴瘤是一种成熟B细胞肿瘤，常常累及脾脏白髓滤泡、脾门淋巴结、骨髓及外周血。
- 该肿瘤细胞起源于生发中心后的边缘区B细胞，特征是*IGVH*突变。
- 该病与HCV感染有关，部分患者单纯抗病毒治疗后可获得缓解。
- 最常见的遗传学异常包括3q三体、7q32缺失或易位，以及12q扩增。
- 25%的患者出现*NOTCH2*突变，该突变在其他类型的脾淋巴瘤中罕见。
- SMZL有特征性的基因表达谱。
- 患者通常表现为单纯的脾大、贫血及淋巴细胞增多，而没有可触及的淋巴结肿大。

- 10% ～ 15%的患者可发生自身免疫性贫血或血小板减少。
- 常常伴有血清单克隆免疫球蛋白。
- 与淋巴浆细胞淋巴瘤的鉴别诊断较困难，单克隆免疫球蛋白＞10g/L也是可能的。
- 无症状的患者可观察。
- 脾切除术是极佳的初始治疗选择，可以使患者维持较长时间的疾病缓解。
- 利妥昔单抗单药或联合化疗也有效，部分学者初治优选该方案。
- 10% ～ 20%的患者转化为弥漫大B细胞淋巴瘤。

淋巴结边缘区淋巴瘤

- 该病罕见，也没有其他MZL明确。
- 可出现多种细胞遗传学异常。20% ～ 25%的患者存在3号染色体不同区域的扩增，这在其他结外MZL也可见到。
- 25%的患者存在*NOTCH2*突变（也见于SMZL）。
- 患者通常表现为外周及腹腔淋巴结肿大。
  - 不到一半的患者伴有骨髓受累，而外周血受累少见。
  - 大约10%的患者伴有血清单克隆免疫球蛋白。
- 与滤泡性淋巴瘤及淋巴浆细胞淋巴瘤的鉴别诊断较为困难。
- 无特定的治疗指南，通常采用与滤泡性淋巴瘤类似的治疗方案。

 更多详细内容请参阅《威廉姆斯血液学》第10版，Alessandro Broccoli，Pier Luigi Zinzani：第100章　边缘区B细胞淋巴瘤。

（译者：李增军）

第65章

伯基特淋巴瘤

定义和流行病学

- 伯基特淋巴瘤（Burkitt lymphoma，BL）可表现为3个不同形式：地方性（非洲）、散发性和免疫缺陷相关性。
- 地方性伯基特淋巴瘤见于赤道非洲的东部，4～7岁是发病高峰年龄，男孩发病率接近女孩的两倍。
- 散发性伯基特淋巴瘤见于地方性伯基特淋巴瘤流区域以外，占所有非霍奇金淋巴瘤（non-Hodgkin lymphoma，NHL）病例的1%～2%。
- 散发性伯基特淋巴瘤的发病率男性高于女性，中位发病年龄30岁。
- 免疫缺陷相关性伯基特淋巴瘤在AIDS流行区域的发病率高。

病理生理学

- 3种类型的伯基特淋巴瘤均有c-MYC基因的激活，c-MYC基因活化来自携带c-MYC的8号染色体长臂的易位。
  - 此易位通常涉及携带免疫球蛋白重链基因复合物的14号染色体长臂，也可以涉及携带免疫球蛋白κ或λ轻链基因复合物的2号或22号染色体。
- 易位发生在正常B细胞类别转换和体细胞高频突变所致DNA双链断裂时。
- 超过1/3的病例存在含编码p53蛋白的TP53基因的17号染色体p13.1的改变。伯基特淋巴瘤细胞p53功能丧失可能是选择性的，否则会被诱导发生针对c-MYC过度表达的凋亡反应。
- 伯基特淋巴瘤具有高度特征性的基因表达谱（GEP），高表达MYC依赖的基因和生发中心B细胞分子标志物，而相对低表达NF-κB信号通路的靶基因。GEP能够鉴别伴c-MYC易位的DLBCL和伯基特淋巴瘤。
- 二代测序发现伯基特淋巴瘤常见ID3、TCF3和CCND3突变。
- 在几乎所有非洲伯基特淋巴瘤患者、30%～40%的免疫缺陷相关性伯基特淋巴瘤患者和20%的散发性伯基特淋巴瘤患者中发现EB病毒（EBV）。

组织病理学

- 形态均一、核圆、多个核仁，胞质呈嗜碱性、中等大小、弥散性生长的肿瘤细胞替代了正常的淋巴结结构（图65-1A和B），高比例的自发凋亡导致了特征性的"星空"现象（图65-1A）。
- 伯基特淋巴瘤细胞是成熟B细胞，通常表达CD19、CD20、CD22、CD79a、

BCL6、BCL10和表面IgM，不表达CD5或CD23、Mum-1和末端脱氧核苷酸转移酶（TdT）。

临床特征

- 地方性（非洲）伯基特淋巴瘤常表现为下颌或面部骨肿瘤。它可能侵犯至结外区域，特别是骨髓和脑膜。几乎所有病例均为EB病毒阳性。
- 大约65%的非地方性或美洲型病例表现为腹部肿块，常伴有腹水。结外区域如肾脏、卵巢或睾丸、乳房、骨髓和中枢神经系统均可能受累。骨髓和中枢神经系统受累在非地方性伯基特淋巴瘤更常见。
- 肿瘤溶解综合征在诱导化疗中很常见，也可在治疗前自发出现，尤其容易发生在肿瘤负荷高的患者中。自发肿瘤溶解是预后不良因素。
- 由于伯基特淋巴瘤细胞超常的增殖特性，肿瘤溶解综合征导致以下某些或所有表现：高尿酸血症和高尿酸尿症、高钾血症、高磷血症、低钙血症、代谢性酸中毒、尿酸性肾病甚至肾衰竭。

实验室特征

- 有巨大肿块的患者的骨髓和外周血可出现伯基特淋巴瘤细胞，伴随正常血细胞的受抑。
  - 骨髓侵犯的典型表现是出现具有高核质比、深蓝色边缘胞质和明显细胞内空泡的伯基特型淋巴母细胞（图65-1C）。
- 少数病例可主要表现为骨髓和外周血的浸润，多为男性，称为伯基特细胞白血病。
- 血清乳酸脱氢酶常升高，是细胞更新快的表现，尤其常见于有巨大肿块的患者。

诊断

- 所有伯基特淋巴瘤病例均有含 *c-MYC* 原癌基因位点的8号染色体长臂（8q24）和以下三种染色体之一间的易位：14号染色体的Ig重链区、2号染色体的κ轻链位点、22号染色体的λ轻链位点。
- 包含 *c-MYC* 的易位可用荧光原位杂交（FISH）检测（图65-1D）。
- 不同于"双打击"DLBCL，涉及BCL2和（或）BCL6的易位是不存在的。
- 在世界卫生组织（WHO）2016年分类更新中有一种侵袭性淋巴瘤，其在形态学和免疫表型上类似于伯基特淋巴瘤，但缺乏 *MYC* 基因重排，具有11号染色体的扩增和缺失，被作为一种暂定亚型，称为"伴有11q异常的伯基特样淋巴瘤"。

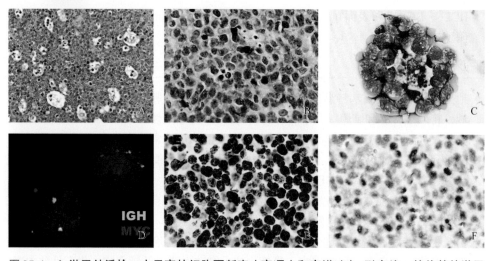

图 65-1　A.淋巴结活检。由于高的细胞更新率（高凋亡和高增殖），形态均一的伯基特淋巴瘤细胞背景上，散在分布着吞噬有细胞碎片的巨噬细胞。这些"易染体巨噬细胞"（该名称在100年前用于描述正常淋巴结生发中心吞噬小淋巴细胞核碎片的巨噬细胞）嵌在均一形态的伯基特淋巴瘤细胞中，形成了"星空外观"，这一术语常用于对伯基特淋巴瘤的淋巴结和骨髓样本的描述。B.肿瘤活检。高倍镜下显示肿瘤组织学细节：伯基特淋巴瘤细胞群体形态均一、中等大小、核圆、染色质细、有多个明显的核仁及散在分布的巨噬细胞。C.细胞学涂片检查显示成簇分布的伯基特淋巴瘤细胞，胞质深蓝色、嗜碱性并具有特征性空泡，核圆并有多个核仁。注意中心区域的易染体巨噬细胞。外周血片和骨髓涂片具有相同的形态学特点。D.荧光原位杂交图显示存在*IGH-MYC*易位（左下细胞）。该细胞存在 t（8；14）染色体易位，故本来绿色标记的 IGH 探针和红色标记的 MYC 探针发生了融合，显示为黄色；右上细胞无易位变化，显示2个绿色信号，2个红色信号。E. Ki67 免疫化学染色显示伯基特淋巴瘤细胞大部分在增殖周期中（几乎所有的细胞都显示红棕色），Ki67 单克隆抗体识别细胞增殖相关核蛋白，其是细胞增殖活性的标志。F. MYC 免疫化学染色表明几乎100%的细胞核都出现 MYC 表达上调（A图来自：Lichtman MA，Shafer MS，Felgar RE，et al. Lichtman's Atlas of Hematology 2016. New York，NY: McGraw Hill；2017. www.accessmedicine.com. D图来自罗切斯特大学的 A. Iqbal 教授）

分期

- 尽管几乎所有淋巴瘤均使用统一的分期，但伯基特淋巴瘤使用不同的分期系统（表65-1）。

表65-1　伯基特淋巴瘤的Murphy分期系统
Ⅰ期：单一淋巴结或结外区域，除外纵隔或腹部
Ⅱ期：单一结外肿瘤，有区域淋巴结受累
在横膈一侧的两个结外肿瘤
原发胃肠道肿瘤，有或没有相关肠系膜淋巴结受累
在横膈一侧的两个或更多淋巴结区受累
Ⅱ R期：完全切除的腹腔内病变

Ⅲ期：在横膈两侧的两个单一的结外肿瘤

　　所有原发胸腔内肿瘤

　　所有椎旁或硬膜外肿瘤

　　所有原发性广泛分布的腹腔内疾病

　　在横膈两侧的两个或更多淋巴结区受累

Ⅲ A期：局限的不可切除的腹腔内病变

Ⅲ B期：广泛分布的腹腔多器官病变

Ⅳ期：中枢神经系统或骨髓受累（＜25%）

资料来源：Perkins AS，Friedberg JW.Burkitt lymphoma in adults, Hematology Am Soc Hematol Educ Program. 2008：341-348。

治疗

- 尽管伯基特淋巴瘤是高度侵袭性肿瘤，多药联合化疗的方案仍可使患者获得极好的长期生存。

- 利妥昔单抗通常联合化疗使用。

- 危险度分层使局限期疾病的患者可接受较进展期患者更低强度的治疗，同样可获得很高的反应率。

- 无方案间直接比较的研究，绝大多数方案包含环磷酰胺、多柔比星、长春新碱、甲氨蝶呤、异环磷酰胺、依托泊苷、大剂量阿糖胞苷和利妥昔单抗，通常联合鞘内化疗。

- 一般来说，短期化疗（如6个月或更短）能达到长期化疗（18个月）同样的治疗效果。

- 伯基特淋巴瘤有很高的增殖率，因此应在造血一恢复时就开始后续的化疗。等待疗程间固定的时间可能使耐药的肿瘤细胞再生长。

- 多个国家的儿科协作组已经开发了符合上述原则的不同方案。

- 成人常用的方案包括CODOX-M/IVAC、hyper-CVAD和剂量调整的R-EPOCH（方案定义见表65-2）。表65-2展示了相关研究的结果。一项对美国现代治疗的557名患者的回顾性研究显示，使用这三种治疗方案的结果没有明显差异。

- 考虑到肿瘤的高增殖活性和化疗效果，特别是乳酸脱氢酶高或巨大肿块的患者，应注意肿瘤溶解综合征的前期预防。

　　— 仔细监控水化（每日约3L生理盐水）。

　　— 别嘌醇或拉布立酶。拉布立酶起效快，对高风险或自发肿瘤溶解病例特别有用。

　　— 短期持续静脉血液滤过，对需要进行足量化疗的患者很有用，可防止肿瘤溶解综合征和肾衰竭。

- 在高效抗逆转录病毒治疗时代，HIV阳性的伯基特淋巴瘤患者应接受与免疫正常患者相似的治疗。

表65-2	较大系列研究的伯基特淋巴瘤治疗结果		
研究者（年份）	方案	病例数	2年结局
Magrath et al（1996）	CODOX-M/IVAC	54	89%（实际生存率）
Thomas et al（2006）	hyper-CVAD＋利妥昔单抗	31	89%（预期生存率）
Mead et al（2008）	CODOX-M/IVAC	58	64%（无进展生存率）
Dunleavy et al（2013）	剂量调整的R-EPOCH	29	95%（无事件生存率）
Evens et al（2013）	R-CODOX-M/IVAC	25	80%（无进展生存率）
Rizzieri et al（2014）	短期/剂量增强＋利妥昔单抗	105	74%（3年无事件生存率）
Hoelzer et al（2014）	短期/剂量增强＋利妥昔单抗	363	80%（5年总生存率）

　　注：CODOX-M/IVAC，环磷酰胺、多柔比星、长春新碱、甲氨蝶呤、异环磷酰胺、依托泊苷、大剂量阿糖胞苷，以及椎管内注射阿糖胞苷和甲氨蝶呤；hyper-CVAD，分次的环磷酰胺、长春新碱、多柔比星、地塞米松；R-CODOX-M/IVAC，利妥昔单抗＋CODOX-M/IVAC；R-EPOCH，依托泊苷、长春新碱、多柔比星、利妥昔单抗、环磷酰胺、类固醇激素。

　　资料来源：Kaushansky K，Prchal JT，Burns LJ，et al. Williams Hematology，10th ed. New York，NY：McGraw Hill；2021。

病程和预后

- 超过1年的复发是不常见的。
- 总生存率在很大程度上取决于发病时的年龄：
  - 儿童的总生存率约为90%。
  - 70岁以下成人的总生存率约为50%。
  - 70岁以上成人的总生存率为25%～30%。

更多详细内容请参阅《威廉姆斯血液学》第10版，Andrew G. Evans，Jonathan W. Friedberg：第101章　伯基特淋巴瘤。

（译者：刘　薇　邹德慧）

第66章

皮肤T细胞淋巴瘤

定义

- 蕈样肉芽肿病及其变异型Sézary综合征是两种主要类型的皮肤T细胞淋巴瘤（CTCL），是起源于成熟记忆T细胞（CD4$^+$CD45RO$^+$记忆T细胞）的恶性增殖性肿瘤，表现为皮肤受累。
- 其他类型的淋巴瘤也可能有明显的皮肤受累（表66-1）。

表66-1 世界卫生组织（WHO）-欧洲癌症治疗研究组织（EORTC）的原发性皮肤T细胞和NK细胞淋巴瘤分类
Ⅰ.皮肤T细胞淋巴瘤
Ⅱ.蕈样肉芽肿病（MF）
Ⅲ.蕈样肉芽肿病变异型和亚型 A.亲毛囊型蕈样肉芽肿病 B.佩吉特样网状细胞增多症 C.肉芽肿性皮肤松弛病
Ⅳ.Sézary综合征
Ⅴ.成人T细胞白血病/淋巴瘤
Ⅵ.原发性皮肤CD30$^+$淋巴增殖性疾病 A.原发性皮肤间变大细胞淋巴瘤 B.淋巴瘤样丘疹病
Ⅶ.皮下脂膜炎样T细胞淋巴瘤
Ⅷ.结外NK/T细胞淋巴瘤，鼻型
Ⅸ.慢性活动性EB病毒感染
Ⅹ.原发性皮肤外周T细胞淋巴瘤，罕见亚型 A.皮肤γδT细胞淋巴瘤（暂定） B.原发性皮肤侵袭性嗜表皮CD8$^+$T细胞淋巴瘤（暂定） C.原发性皮肤CD4$^+$小/中等细胞多形性T细胞淋巴瘤（暂定） D.原发性皮肤肢端CD8$^+$T细胞淋巴瘤（暂定） E.原发性皮肤外周T细胞淋巴瘤，非特指型

流行病学

- CTCL多见于男性
- 中位诊断年龄为55岁。

- 在美国，每年约有3000例病例，约占淋巴瘤的2%，每年的发病率约为1/10万。
- 非裔比欧裔美国人发病率更高，疾病侵袭性也更强。
- 亚裔及西班牙裔的发病率较低。
- 病因尚不明确。

临床发现

- 患者常在诊断前数年出现非特异性皮肤损伤（慢性皮炎）。
- 疾病早期，患者常被诊断为湿疹（棘细胞层水肿性皮炎）、银屑病样皮炎，或其他慢性非特异性伴瘙痒的皮肤病。
- 疾病早期，病变可能会消长。
- 疾病早期难以明确组织学诊断。肿瘤细胞浸润可能不明显，常被正常炎症细胞所掩盖，并且肿瘤细胞的成熟CD4$^+$细胞表型可能被误认为正常炎症细胞。
- MF可分为红斑期（仅有红斑病变）、斑块期（同时有红斑和斑块）和肿瘤期（一个以上肿块伴红斑和斑块）。
- 红斑是一种伴有不同程度的红斑和细碎皮屑的平坦性病变；斑块是边界清楚的红色或褐色皮损，高出皮面至少1mm；而肿块则至少高出皮面5mm（绝大部分肿块出现在红斑和斑块区域）（图66-1）。

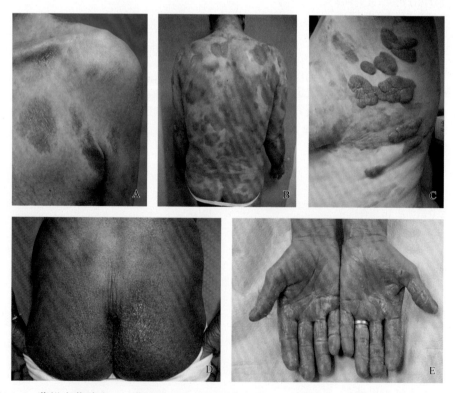

图66-1 蕈样肉芽肿病。A.萎缩性红斑伴有细碎皮屑；B.广泛性红斑和较厚的斑块；C.背部原先有红斑或斑块的位置出现肿块；D.皮肤异色病；E.皮肤角化病

- 皮损容易发生在皮肤褶皱部和非阳光暴露部位（呈"泳裤"状分布），晚期常广泛分布，累及面部、手掌、足底和其他部位。
- 疾病进展通常需要数年，但有些病例可能表现为晚期病变。
- 瘙痒轻重不一，是影响患者生活质量的主要问题之一，可导致失眠、抑郁和自杀倾向。
- 红皮病表现约占5%，常有脱屑、皮肤角化、手和足的痛性龟裂、指/趾甲营养不良和脱落，症状轻重不一。严重的皮肤感染可导致全身性细菌感染、发热、寒战及败血症。
- Sézary综合征患者表现为伴有瘙痒、广泛表皮剥脱的红皮病、淋巴结病和血液中出现CD4$^+$脑回状核淋巴细胞（图66-2和图66-3），在所有类型CTCL中预后最差。
- 根据疾病分期不同，淋巴结和其他器官可能受累。
- 诊断时，50%的患者有明显的淋巴结病变，并随着疾病的进展而增加。

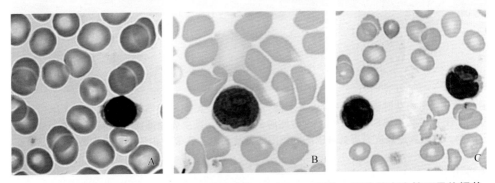

图66-2 外周血淋巴细胞。A.正常小淋巴细胞；B. Sézary细胞。细胞核在光镜下呈旋涡状，在外周血淋巴细胞增多时，如果不仔细甄别，容易与慢性淋巴细胞白血病中的小淋巴细胞相混淆；C.一例累及骨髓及外周血的蕈样肉芽肿病患者外周血淋巴细胞，可见核裂（资料来源：Lichtman MA，Shafer MS，Felgar RE，et al. Lichtman's Atlas of Hematology 2016. New York，NY: McGraw Hill；2017. www. accessmedicine.com.）

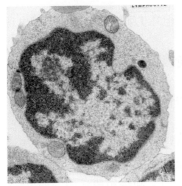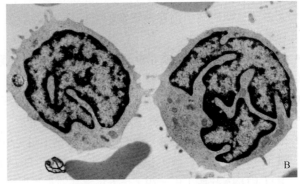

图66-3 淋巴细胞的电镜照片。A.正常淋巴细胞；B.两个来源于同一患者的淋巴细胞，该患者外周血中发现Sézary细胞，图中最后一个细胞具备明显的Sézary细胞特征——细胞核呈脑回状（资料来源：Lichtman MA，Shafer MS，Felgar RE，et al. Lichtman's Atlas of Hematology 2016. New York，NY: McGraw Hill；2017. www. accessmedicine.com.）

实验室检查

皮肤活检

- 病变早期，皮肤组织病理学表现与良性皮肤病相似。MF和Sézary综合征虽然具有特征性表现，但尚无明确的标志物。
- 典型的MF表现为浅表淋巴细胞浸润：淋巴细胞大小不等，均具有核扭曲、呈脑回状的特征。
  - 嗜表皮特性：可见表皮中成簇的淋巴细胞围绕在朗格汉斯细胞周围形成Pautrier微脓肿（图66-4）。
  - 疾病晚期，大淋巴细胞可侵犯至真皮层。

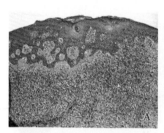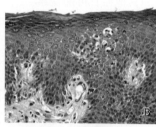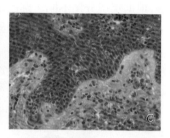

图66-4 蕈样肉芽肿病。皮肤活检苏木精-伊红染色。A.真皮浅层苔藓样（带状）淋巴细胞浸润。B.在没有海绵形成的Pautrier微脓肿的情况下，真皮表皮连接处衬有亲表皮的异形淋巴细胞。注意真皮表皮交界处淋巴细胞周围的晕状伪影。C.表皮内异形淋巴细胞

免疫表型

- 肿瘤细胞表达成熟辅助诱导T细胞表型CD3$^+$CD4$^+$CD45RO$^+$CD8$^-$。CD7表达在正常的外周血T细胞，而在MF患者皮肤、外周血的淋巴细胞和Sézary细胞中表达缺失。CD26表达缺失是肿瘤性淋巴细胞的标志。

淋巴结活检

- 增大的淋巴结必须切除活检，不论肿瘤分期。
- 大多数早期病例中仍存在正常的淋巴结组织结构，但在T细胞副皮质区可能出现异形淋巴细胞。
- 随后，淋巴结可部分或完全受累，被单形性MF细胞浸润。

染色体和基因特征

- 在90%的晚期病例中，肿瘤细胞TCRVβ基因重排阳性。
- 仅在大约一半的早期病例中发现TCRVβ基因重排
- 细胞遗传学表现不具备一致性。晚期病例中可见10号染色体长臂的杂合性缺乏和微卫星不稳定性。微卫星不稳定性是指由于DNA修复缺陷导致的DNA损伤。微卫星（DNA片段）由一组1～6对碱基的重复序列组成，可缩短或延长。
- 9号染色体短臂和10号染色体短臂的抑癌基因PTEN和CDKN2A的纯合性缺失与疾病进展有关。
- 拷贝数改变非常频繁，11个基因的拷贝数改变panel可以检测到97.5%病例的变化。

分期

- MF依据肿瘤、淋巴结、远处转移、外周血受累情况（TNMB）进行分期（表66-2）。
- 根据分期选择治疗方案。
- 皮肤损害遵循T分层系统（表66-2）。
- 肿块性病变（T3）比红皮病（T4）预后更差。
- 淋巴结遵循N分层（表66-2）。
- 使用计算机断层扫描（CT）和正电子发射断层扫描（PET）确定淋巴结是否受累。
- 浅表腺体受累常见，随皮损严重程度增加而进展，疾病早期可不明显。
- M分层（是否远处转移）是最重要的预后指标（表66-2）。
- 有肝脾、胸膜及肺受累的患者中位生存期少于1年。
- 外周血受累情况遵循B分层（表66-2）。
- 随着疾病进展，患者血液中肿瘤性T细胞的比例增加。但是，利用敏感的技术可以在诊断时发现约50%患者血液中存在少量肿瘤性T细胞。
- 大多数患者正常的淋巴结结构仍然存在。但在皮肤病变的同时发现T细胞副皮质区出现异形淋巴细胞具有重要的预后意义（表66-3）。
- 在红皮病型CTCL患者中，可以识别出三种不同亚型（表66-4）。

表66-2　蕈样肉芽肿病的TNMB分期

T：皮肤
- T1：局限性红斑、丘疹或斑块<体表面积的10%（T1a＝只有红斑，T1b＝红斑±斑块）
- T2：多发性红斑、丘疹或斑块≥体表面积10%（T2a＝只有红斑，T2b＝红斑±斑块）
- T3：出现一个或多个肿块（直径≥1cm）
- T4：广泛性红皮病，至少占全身体表面积的80%

N：淋巴结
- N0：临床上浅表淋巴结无异常；无须活检
- N1：临床上浅表淋巴结有异常，组织病理学检查Dutch评分1或者NCI LN0～2
- N2：临床上浅表淋巴结有异常，组织病理学检查Dutch评分2或者NCI LN3
- N3：临床上浅表淋巴结有异常，组织病理学检查Dutch评分3～4或者NCI LN4
- Nx：临床上浅表淋巴结有异常，组织病理学检查不能确诊

M：内脏器官
- M0：无内脏器官受累
- M1：内脏器官受累；需要组织学确诊并明确具体器官
- Mx：内脏部位异常；未经组织学证实

B：外周血
- B0：无血液累及，≤5%的血液淋巴细胞中异形细胞（Sézary细胞）<0.25×10⁹/L，或总淋巴细胞中CD4⁺/CD26⁻或CD4⁺CD7⁻细胞比例<15%
- B1：存在循环异形细胞（>5%，微小血液受累）或总淋巴细胞中CD4⁺CD26⁻或CD4⁺CD7⁻细胞比例>15%，但未达到B0或B2的标准
- B2：血液高负荷累及，采用细胞病理学方法检测外周血中Sézary细胞≥1×10⁹/L或流式细胞术检测外周血中CD4⁺CD26⁻或CD4⁺CD7⁻细胞≥1×10⁹/L或其他异常T细胞亚群。在CD4⁺MF和SS中高肿瘤负荷的其他标准包括CD4⁺/CD7⁻细胞≥40%和CD4⁺CD26⁻细胞≥30%

注：T代表皮肤受累大小及有无累及邻近组织；N代表受累的区域淋巴结；M代表远处转移；B代表外周血是否存在肿瘤细胞。

MF，蕈样肉芽肿病；NCI，国家癌症研究所；SS，Sézary综合征。

| 表66-3 | 蕈样肉芽肿病和Sézary综合征的改良分期 |

	T	N	M	B
ⅠA	1	0	0	0, 1
ⅠB	2	0	0	0, 1
ⅡA	1, 2	1, 2	0	0, 1
ⅡB	3	0～2	0	0, 1
Ⅲ	4	0～2	0	0, 1
ⅢA	4	0～2	0	0
ⅢB	4	0～2	0	1
ⅣA1	1～4	0～2	0	2
ⅣA2	1～4	3	0	0～2
ⅣB	1～4	0～3	1	0～2

注：T1～4 N0～3及M0～1定义见表66-2。

| 表66-4 | 红皮病型皮肤T细胞淋巴瘤分类 |

红皮病亚型（T4）	MF病史	血液
Sézary综合征	罕见	白血病：B2
红皮病型蕈样肉芽肿病	经常	正常或轻度异常：B0～B1
红皮病型皮肤T细胞淋巴瘤，非特指型	不存在	正常或轻度异常：B0～B1

鉴别诊断

- 许多良性皮肤病可与MF表现相似，并可能出现*TCR*基因重排，如银屑病和银屑病样皮肤病（如湿疹、毛发红糠疹、药疹及其他等）。
- 有一些罕见的MF变异体与经典MF分开分类（表66-1）。
  — 亲毛囊型MF主要累及头颈部，与同时期的经典MF相比，预后较差。
  — 佩吉特样网状细胞增多症（Woringer-Kolopp病）由单发或局限性皮肤斑块组成。几乎只在年轻男性中发病，呈良性病程。
  — 播散型Woringer-Kolopp病是一种组织学上类似佩吉特样网状细胞增多症的侵袭性变异型。
  — 肉芽肿性皮肤松弛症是一种惰性的罕见变种，特征为皮肤进行性松弛。
- 成人T细胞白血病/淋巴瘤可能出现类似MF的皮肤损害。
  — 患者一般具有其他独特的临床特征，如第67章所述，包括人类嗜T细胞病毒-1（HTLV-1）抗体阳性。
- 原发性皮肤CD30阳性淋巴瘤的肿块与MF类似。此为惰性疾病，并且能够自发缓解，应与CD30阳性转化型MF和CD30阳性淋巴结性淋巴瘤导致的继发性皮肤损害相鉴别。

- 淋巴瘤样丘疹病是一种良性皮肤病，特点是成批出现的红斑丘疹或结节，伴有瘙痒或疼痛，可形成溃疡，亦能自愈。

治疗

- 包括皮肤局部治疗和全身系统治疗。
- MF的和Sézary综合征的治疗选择见表66-5。

表66-5	蕈样肉芽肿病（MF）和Sézary综合征的治疗选择
针对皮肤治疗	系统治疗
局部治疗 局部应用糖皮质激素 外用钙调磷酸酶抑制剂 　他克莫司 　吡美莫司 局部化疗 　氮芥（盐酸氮芥） 　卡莫司汀（BCNU） 　外用维甲酸：贝沙罗汀、他扎罗汀 　外用免疫调节剂：咪喹莫特 **光疗法** 　NBUVB用于斑块/薄斑块 　PUVA用于较厚的斑块或肿块 　光动力疗法 **放射疗法** 　放疗：局部、全皮肤	**维甲酸** 　口服贝沙罗汀 　阿维甲酸 　异维甲酸 **组蛋白脱乙酰酶抑制剂** 　伏立诺他 　罗米地辛 **免疫调节剂** 　IFN-α、IFN-γ 　体外光分离置换疗法 **单抗及其偶联药物** 　阿仑单抗 　维布妥昔单抗 　莫格利珠单抗 **蛋白酶体抑制剂** 　硼替佐米 **化疗** 　口服甲氨蝶呤 　普拉曲沙 　　其他：氮芥、环磷酰胺、苯丁酸氮芥、甲氨蝶呤、博来霉素、多柔比星、氟达拉滨、喷司他丁、吉西他滨 **异基因干细胞移植**

注：BCNU，卡莫司汀；IFN，干扰素；NBUVB，窄带紫外线B；PUVA，联合补骨脂素的紫外线A光疗。

皮肤局部治疗

- 皮肤局部治疗是早期疾病的主要治疗手段，也是系统性疾病的辅助治疗手段。
- 治疗可使大多数患者达到缓解，但通常不能完全治愈。
- 局部应用糖皮质激素可能对瘙痒有帮助，但是不宜长期应用。激素抑制胶原合成，增加皮肤感染的易感性，并可能导致痤疮、青光眼和白内障，因此不宜用于面部、颈部及摩擦频繁处的皮肤。
- 外用钙调磷酸酶抑制剂被"超说明书"用于治疗CTCL，代替外用糖皮质激素，但其应用存在争议。

- 局部外用氮芥主要用于早期皮肤病变，其毒性较低但无法治愈。缺点是每天大面积使用时不方便，且过敏反应常见。有效者需要连续用药1年（或者直到皮损消失），之后减低频率再持续1～2年。
- 外用维甲酸类药物（如贝沙罗汀）可诱导20%的患者完全缓解，并额外使40%的患者得到改善，被批准用于其他局部疗法无效的患者。
  - 孕妇不得使用维甲酸类药物。
- 以UVA或UVB光谱形式的紫外线（UV）照射疗法可用于早期疾病、红斑或非常薄的斑块。虽然这是一种主要的治疗手段，但应该注意的是，这并没有被美国FDA批准。
  - UVA、UVB和窄带UVB（NBUVB）在不同皮肤深度最有效。
  - 每周至少3次，持续4～8周以达到最大疗效。
  - 可能完全消除病损。
  - 可发生急性皮肤灼伤，可能轻度增加其他皮肤癌的远期风险。
- 联合补骨脂素的UVA光疗（PUVA）：补骨脂素0.6mg/kg，UVA光疗前2小时口服使用，起始每周3次，维持时每2～4周一次，可持续应用。
- PUVA可使60%的皮肤斑块患者得到完全缓解，但是对于泛发性红皮病或有肿块的患者有效率稍低。
  - 副作用包括轻度恶心、瘙痒及晒伤样皮肤损害。
  - PUVA不能治愈。
- 皮肤局部浅层放疗的完全缓解率为80%，3年无病生存率为20%。
  - 每周4Gy（共9周，总剂量36Gy）。
  - 可以用于特殊皮损或者全身性皮肤损害的治疗。

系统治疗

- 口服维甲酸（如贝沙罗汀）300mg/（$m^2 \cdot d$），总有效率为50%，完全缓解率约为2%。
  - 几乎所有患者都出现中枢性甲状腺功能减退症和高甘油三酯血症，并需同时服用甲状腺素片替代治疗和降脂药治疗。
  - 可出现头痛、白细胞减少症和瘙痒症。
  - 维甲酸通常用于较晚期的患者。
  - 妊娠及有生育计划的妇女禁忌。
- 组蛋白脱乙酰酶抑制剂（如伏地诺他和罗米地辛）、IFN-α和其他单药（如普拉曲沙、环磷酰胺、氟达拉滨、多柔比星）化疗。
  - 单药化疗有一定的有效率，但通常反应持续时间较短。
  - 联合化疗也已被应用。
  - 联合治疗的毒性较大，约25%的患者有良好的缓解，但长期无病生存罕见。
- IFN-α或IFN-γ既可单独使用，也可与其他疗法联合使用。
- 体外光分离置换疗法是指通过白细胞分离术收集白细胞并且在体外将这些细胞暴露于光激活剂，随后暴露于UVA。它已被批准用于CTCL的姑息治疗，但在疾病早期可能也有帮助。通常每2～4周给药1次，直至疾病消失。

- 莫格利珠单抗是一种靶向CC趋化因子受体4（CCR4）的单克隆抗体，已在美国获FDA批准用于既往接受过治疗的患者。这一批准是基于其在一项Ⅲ期随机试验中优于伏立诺他。
- 阿仑单抗（抗CD52）对Sézary综合征有效，但对MF无效。它可导致严重的T细胞耗竭。
- 维布妥昔单抗是与抗微管药物单甲基奥司他汀E（MMAE）偶联的抗CD30抗体，已被批准用于既往接受过全身性治疗的CD30$^+$MF患者。总体应答率超过50%。
- 其他一些基于抗体的疗法目前正在试验中。
- 其他疗法，包括蛋白酶体抑制剂、检查点抑制剂和各种多模式方法也在探索中。
- 大剂量化疗加自体干细胞移植反应剧烈且效果短暂，不建议使用。
- 异基因移植可能治愈散发患者，但致死率非常高。
- 图66-5 显示的是不同疾病阶段的治疗策略。

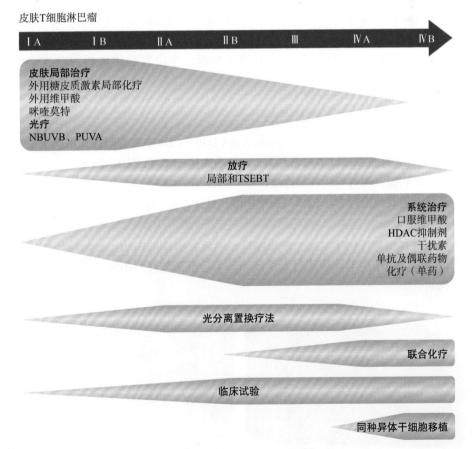

图66-5　皮肤T细胞淋巴瘤治疗策略。HDAC，组蛋白脱乙酰酶；NBUVB，窄谱紫外线B；PUVA，联合补骨脂素的紫外线A光疗；TSEBT，全皮肤放疗

病程

- 诊断后中位生存时间约为12年。
- 预后取决于疾病的分期。
- 淋巴结受累者预后较差，内脏受累者预后最差，其平均生存期不到1年。
- 50%的MF患者死于感染。
- 败血症和细菌性肺炎常见，常为来源于皮肤的葡萄球菌和假单胞菌感染。
- 疱疹病毒感染见于10%的患者。

CD30⁺的淋巴增殖性疾病

- CD30⁺的皮肤淋巴组织增殖性疾病是继MF之后第二常见的CTLT，约占CTLT总数的25%。
- 该病是指一系列从淋巴瘤样丘疹（良性自限性疾病）演变至皮肤间变大细胞淋巴瘤（ALCL，侵袭性疾病）的疾病谱。
- 至少在皮肤症状出现后的6个月内没有皮肤以外的病变表现，才能确诊为原发性皮肤CD30⁺ALCL（图66-6）。
- 原发性皮肤CD30⁺ALTL可发生在任何年龄段。中位发病年龄约为65岁，男性居多。
- 皮损呈褐色到紫蓝色的结节或肿块，单个常见，也可为多发性，全身累及，可自然消退。
- 组织病理学显示，至少有75%的细胞表达CD30，CD4亦常为阳性；不同于系统性ALCL，原发性皮肤ALCL通常CD15⁻，且不表达ALK-1，无t（2；5）。
- 对于局部病损，通常使用放射疗法。
- 耐药病例的其他治疗方法包括口服维甲酸、PUVA、干扰素、联合化疗和维布妥昔单抗。
- 淋巴瘤样丘疹病（LYP）是一种克隆性、通常自限性的疾病，它的特征是分批出现的红斑、圆顶形的丘疹或自发溃疡的结节。常在数月间消退，较少残留瘢痕或者皮肤萎缩。

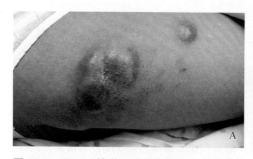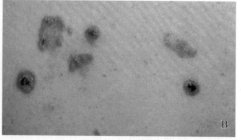

图66-6　CD30⁺的淋巴增殖性疾病。A.原发性皮肤间变大细胞淋巴瘤：大腿前侧的皮肤肿块；B.淋巴瘤样丘疹：多发的小型红斑丘疹和小结节，有些中央有坏死，有些病损自发性消退

- 淋巴瘤样丘疹病极少进展为侵袭性更强的皮肤淋巴瘤。但较正常人而言，淋巴瘤样丘疹病患者淋系或非淋系恶性肿瘤的发生率升高。
- 在没有特殊治疗的情况下进行观察通常是最好的治疗方法。
- LYP对小剂量口服甲氨蝶呤非常敏感，每周口服10～15mg。
- 其他很少需要治疗的是CD30[+]的原发性皮肤间变性淋巴瘤。

 更多详细内容请参阅《威廉姆斯血液学》第10版，Larisa J. Geskin，Megan Trager：第102章　皮肤T细胞淋巴瘤（蕈样肉芽肿病和Sézary综合征）。

（译者：李志铭）

第67章

成熟T细胞和自然杀伤细胞淋巴瘤

- 外周T细胞淋巴瘤（peripheral T-cell lymphoma，PTCL）是起源于成熟T细胞（如胸腺后）的淋巴瘤。
- PTCL占所有非霍奇金淋巴瘤的10%～15%，根据目前分类，至少包括28种异质性疾病。
- 表67-1列出了最常见的成熟T细胞和自然杀伤（natural killer，NK）细胞淋巴瘤（不包括原发皮肤淋巴瘤）。
- 在美国和北欧国家，四种最常见的病理类型占60%～65%，分别是外周T细胞淋巴瘤（非特指型，NOS）、血管免疫母细胞淋巴瘤、ALK阳性间变大细胞淋巴瘤、ALK阴性间变大细胞淋巴瘤。
- 不同类型PTCL的发病率在不同地区差异较大（表67-2）。

表67-1	2016 WHO成熟T细胞和自然杀伤细胞肿瘤（除外原发性皮肤淋巴瘤）分类
外周T细胞淋巴瘤，NOS	
血管免疫母细胞淋巴瘤	
滤泡T细胞淋巴瘤[a]	
ALK阳性间变大细胞淋巴瘤	
ALK阴性间变大细胞淋巴瘤	
乳腺植入物相关间变大细胞淋巴瘤[a]	
肠病型T细胞淋巴瘤	
单形性嗜上皮性肠T细胞淋巴瘤	
成人T细胞白血病/淋巴瘤	
种痘-水疱样淋巴瘤	
T幼淋巴细胞白血病	
T大颗粒淋巴细胞白血病	
肝脾T细胞淋巴瘤	
结外NK/T细胞淋巴瘤，鼻型	
侵袭性NK细胞白血病	
儿童系统性EBV阳性T细胞增殖性疾病（慢性活动性EBV感染相关）	
NK细胞慢性淋巴增殖性疾病[a]	

注：ALK，间变性淋巴瘤激酶；EBV，Epstein-Barr病毒；NK，自然杀伤；NOS，非特指型。
a暂定分类。

表67-2	不同地理区域的淋巴瘤亚型发病率							
		发病率（%）						
地区	登记机构	PTCL-NOS	AITL	ALCL ALK$^+$	ALCL ALK$^-$	NK/T	ATL	EATL
北美洲	IPTCL	34	16	16	8	5	2	6
	BCCA	59	5	6	9	9	NA^a	5
	COMPLETE	34	15	11	8	6	2	3
欧洲	IPTCL	34	29	6	9	4	1	9
	瑞典	34	14	9	15	4	NA^a	9
亚洲	IPTCL	22	18	3	3	22	25	2

注：AITL，血管免疫母T细胞淋巴瘤；ALCL ALK$^-$，间变性淋巴瘤激酶阴性间变大细胞淋巴瘤；ALCL ALK$^+$，间变性淋巴瘤激酶阳性间变大细胞淋巴瘤；ATL，成人T细胞白血病/淋巴瘤；BCCA，英国哥伦比亚癌症研究所；COMPLETE，外周T细胞淋巴瘤治疗的综合肿瘤监测；EATL，肠病型T细胞淋巴瘤；IPTCL，国际外周T细胞淋巴瘤项目；NA，未获得；NK/T，自然杀伤细胞/T细胞淋巴瘤；NOS，非特指型；PTCL，外周T细胞淋巴瘤。

a ATLL病例均未在BCCA和瑞典登记。

外周T细胞淋巴瘤

- PTCL的诊断以组织学特征、免疫表型、分子检测和临床表现为基础。
- B细胞淋巴瘤以典型的免疫表型为特征，而T细胞淋巴瘤以抗原异常为特征，它在同一亚型和疾病不同阶段中可能不同。
- 相对于成熟B细胞淋巴瘤，当回顾性分析PTCL的组织病理学标本时，病理学家阅片的符合率较低。
- 诊断PTCL时需排除反应性增生，尤其在临床表现与病理组织学特征不符、诊断性活检组织样本较小或克隆性T细胞受体重排是诊断的唯一理由时。

诊断评估

- 初始评价应包括采集病史和体格检查；胸部、腹部和骨盆CT，或这些区域的PET/CT成像；骨髓涂片和活检病理。
- 应做全血细胞计数检查，约20%的患者嗜酸性粒细胞增多，通常是由于肿瘤细胞产生IL-15。
- 其他实验室检查，包括乳酸脱氢酶（LDH）、生化检查，来自流行地区的患者应包括人类嗜T细胞病毒-1（human T-cell lymphocytotropic virus-1，HTLV-1）的血清学检测。
- 国际预后指数（international prognostic index，IPI）对于外周T细胞淋巴瘤的分层是有意义的，除了血管免疫母T细胞淋巴瘤患者（表67-3）。
- 制定了其他的预后指数，如T细胞淋巴瘤预后指数（PIT），该指数考虑了年龄、体能状态、血清LDH水平和骨髓浸润。
- 广泛的免疫表型检测有助于识别新的亚型。对表达两种或以上滤泡辅助T细胞（TFH）标志物（ICOS、CXCL13、CD10、BCL6、PD-1、SAP、CCR5）的PTCL-NOS亚型进行单独分类。该亚型与AITL有重叠。

表67-3 常见外周T细胞淋巴瘤亚型的特征和结果

| PTCL亚型 | 病例数 | 中位年龄（岁） | IPI比例（%） | | | 5年总生存率[a]（%） | 5年无进展生存率[a]（%） | IPI分组5年总生存率（%） | |
			0～1	2～3	4～5			0～1	4～5
PTCL-NOS									
IPTCL	229	60	28	57	15	32	20	50	11
BCCA	117	64	30	47	22	35	29	64	22
瑞典	256	69	17[b]	59[b]	24[b]	28	21	NA	NA
AITL									
IPTCL	213	65	14	59	28	32	18	56	25
BCCA	10	66	0	30	70	36	13	NA	NA
瑞典	104	70	4[b]	69[b]	27[b]	31	20	NA	NR
ALCL ALK⁻									
IPTCL	72	58	41	44	15	49	36	74	13
BCCA	18	55	44	22	33	34	28[c]	66[c]	25[c]
瑞典	115	67	34	42	24	38	31	NA	NA
ALCL ALK⁺									
IPTCL	76	34	49	37	14	70	60	90	33
BCCA	12	32	67	25	8	58	28[c]	66[c]	25[c]
瑞典	68	41	55[b]	39[b]	6[b]	79	63	NA	NA
EATL									
IPTCL	62	61	25	63	13	20	4	29	15
BCCA	9	61	0	30	70	22	22	NA	NA
瑞典	68	68	42	44	14	20	18	NA	NA
NK/T IPTCL									
鼻外	35	44	26	57	17	9	6	17	20
鼻	92	52	51	47	2	42	29	57	0
BCCA	17	47	47	24	29	24	15	38	20
瑞典	33	62	33	63	4	21	14	NA	NA

注：AITL，血管免疫母T细胞淋巴瘤；ALCL ALK⁻，间变性淋巴瘤激酶阴性间变大细胞淋巴瘤；ALCL ALK⁺，间变性淋巴瘤激酶阳性间变大细胞淋巴瘤；BCCA，英国哥伦比亚癌症研究所；EATL，肠病型T细胞淋巴瘤；IPI，国际预后指数；IPTCL，国际外周T细胞淋巴瘤项目；NA，未获得；NK/T，自然杀伤细胞/T细胞淋巴瘤；NOS，非特指型；PTCL，外周T细胞淋巴瘤。

a 国际外周T细胞淋巴瘤项目的数据中，85%病例接受过蒽环类方案治疗和无前期移植。

b IPI评分的分布情况基于相关数据完善患者。

c BCCA包含ALK⁺和ALK⁻ALCL。

- 基因表达谱识别出了可进一步改进 PTCL 分类和预后预测的分子学特征。
- 已经发现了许多染色体易位和重现性的基因突变，其有助于疾病分类和新亚型的识别。
  - 伴有 t（6；7）是 ALK 阴性 ALCL 中预后良好的一个独特亚型。
  - 在伴 TFH 亚型的 PTCL-NOS 和 AITL 中发现染色质修饰酶基因 *TET2* 突变。

初始治疗

- 环磷酰胺、多柔比星、长春新碱、泼尼松（CHOP）方案最常用于 PTCL 患者的治疗。
  - 只有过表达 ALK 的间变大细胞淋巴瘤患者有大约 60% 的 5 年无失败生存率。在其他类型的 PTCL 患者中，接受 CHOP 方案治疗的 5 年无进展生存率为 35% 或更低。
- 表达 CD30 的 PTCL 患者，细胞毒性药物与抗 CD30 抗体的偶联药物维布妥昔单抗联合 CHP 方案（由于维布妥昔单抗累积神经毒性，所以 CHOP 方案中去掉了长春新碱）可改善预后。这种预后的改善在 ALCL 治疗中最明显，无论是 ALK 阳性还是 ALK 阴性。
- 为了改善不表达 CD30 的 PTCL 患者结局，已经设计了一些其他方案。这些方案包括在 CHOP 方案基础上加入抗 CD52 抗体阿仑单抗或依托泊苷，加入依托泊苷仅限于年龄小于 60 岁的患者。
- 在第一次完全缓解后行大剂量化疗和自体造血干细胞移植巩固治疗得到了一些回顾性研究的支持，但仍存在争议。

复发或难治性 PTCL 的治疗

- 尚无随机临床试验指导复发或难治性 PTCL 的治疗。
- 大剂量化疗和自体造血干细胞移植通常被认为在第二次缓解的患者是无效的（与第一次缓解后情况相反）。
- 健康的、有合适供者的患者，应考虑标准剂量多药化疗诱导缓解后行异基因造血干细胞移植。
- 对于无法行异基因造血干细胞移植的患者，基本采用姑息治疗。可选择药物包括普拉曲沙、罗米地辛、贝利司他、维布妥昔单抗（如果肿瘤 CD30 阳性）、吉西他滨、苯达莫司汀和阿仑单抗。

PTCL 的特殊亚型

外周 T 细胞淋巴瘤，非特指型

- 此类 PTCL 是 PTCL 中最常见的类型，约占西方国家 PTCL 总病例的 25%。
- 中位年龄 60 岁，男性多见。
- 此类为侵袭性淋巴瘤，常有全身症状、结外受累、血清 LDH 升高，约 70% 的患者为Ⅲ期或Ⅳ期。
- 大部分肿瘤表达 CD4，少部分表达 CD8 或 CD4、CD8 均表达，CD4、CD8 均不表达者极少见。

- 年轻患者可获益于CHOP加依托泊苷治疗。在一项前瞻性研究中，CHOP加依托泊苷化疗后行自体造血干细胞移植，总反应率为82%，51%的患者达完全缓解。
- 一项大系列病例研究显示，在缓解后行自体造血干细胞移植，PTCL-NOS患者5年无失败生存率为38%。
- 一部分复发PTCL-NOS患者在异基因造血干细胞移植后获得持续缓解。
- 普拉曲沙、罗米地辛、贝利司他使复发PTCL-NOS患者获得约25%的反应率。其他可能有效的药物包括苯达莫司汀、吉西他滨和阿仑单抗。

血管免疫母T细胞淋巴瘤

- AITL约占所有PTCL的20%，在欧洲较常见。
- 男女发病比例约1∶1，诊断时中位年龄约70岁。
- 临床表现为发热、多汗、体重减轻、广泛淋巴结肿大、皮疹、多克隆高丙种球蛋白血症、外周血嗜酸性粒细胞增多和自身免疫性溶血性贫血。
- 有些患者在确诊前的几年里症状反复出现和消退。
- AITL的特征是小淋巴细胞、免疫母细胞、浆细胞、嗜酸性粒细胞、组织细胞和分枝状血管组成的多形性细胞浸润导致的淋巴结结构消失。CD21染色显示滤泡树突状细胞网扩张。这些恶性T细胞是CD4$^+$，并且90%的患者表达CD10。
- AITL患者可在T细胞淋巴瘤中发展出一种弥漫大B细胞淋巴瘤，它来源于确诊时就浸润于淋巴组织的EB病毒阳性B细胞。
- TFH表型的PTCL-NOS和AITL具有相似的基因表达谱。
- 经CHOP治疗的AITL患者的结局与PTCL-NOS相同。
- 少数病例可用糖皮质激素单药治疗，尽管治疗反应很少能持续。
- 有报道AITL对低剂量甲氨蝶呤和环磷酰胺有治疗反应。
- CD30阳性AITL患者可能受益于维布妥昔单抗。

间变大细胞淋巴瘤

- ALCL的发病率因地理位置而异（表67-2）。
- 总体来说，大约2/3的ALCL患者表达ALK蛋白。90%的儿童患者ALK阳性。ALK阳性ALCL患者的中位年龄为35岁，而ALK阴性患者的中位年龄为58岁。
- ALCL呈侵袭性临床过程，常有全身症状（发热、盗汗、体重减轻）和疾病进展期表现。
- ALK阴性ALCL为一个少见的临床亚型，与生理盐水和硅胶乳房植入有关。这个亚型的自然病程侵袭性较低，外科去除植入物和植入囊可能治愈仅有局限性病变的患者。
- ALCL细胞易于聚集成团生长并优先侵入淋巴结窦道。尽管淋巴瘤细胞多是大的多形性细胞，有5%～10%是小细胞变异型，约5%是淋巴组织细胞变异型。后者由小细胞和大量组织细胞组成。
- ALK阳性ALCL以包含*NPM*和*ALK*基因融合的t（2；5）（p32；q35）易位为特征。由此产生的NPM-ALK融合蛋白作为原癌基因产物。
- ALK阳性和ALK阴性病例的基因表达谱是不同的。

- ALK阳性ALCL是T细胞淋巴瘤中对化疗最敏感的，其生存率和反应率与弥漫大B细胞淋巴瘤相似。
- IPI对ALK阳性ALCL的危险度分层很有帮助。
- 维布妥昔单抗联合CHP方案已经取代CHOP方案，成为ALK阳性和ALK阴性患者的标准治疗方案。
- 65%的儿童患者应用蒽环类为基础的化疗方案治疗后5年无复发。
- 一项研究显示，接受CHOP加依托泊苷治疗的ALK阳性ALCL患者得到很好的反应。在维布妥昔单抗时代，加入依托泊苷的价值尚不明确。
- 维布妥昔单抗在复发或难治性ALCL患者中有80%的反应率。
- 克唑替尼是ALK酪氨酸激酶抑制剂，在ALK阳性ALCL患者中显示出令人鼓舞的反应。
- 大剂量化疗和自体造血干细胞移植经常应用在ALK阴性患者首次缓解后。

肠病型T细胞淋巴瘤

- 肠病型T细胞淋巴瘤（enteropathy-associated T-cell lymphoma，EATL）是一种存在于胃肠道的成熟T细胞淋巴瘤。
- 发病率有地区差异。
- 诊断时的中位年龄为60岁，男性稍多见。
- EATL分为两种类型：
  - EATL（以前称为EATL Ⅰ型），最常见于潜在乳糜泻的患者，与人类白细胞抗原（HLA-DQ2）有很强的相关性，占EATL病例的6%～80%。
  - 单形性嗜上皮性肠T细胞淋巴瘤（MEITL，以前称为EATL Ⅱ型），此型腹泻不常见。
- EATL细胞CD56阴性，而MEITL细胞CD56阳性。
- 大多数EATL患者以需要急诊外科手术的急腹症为表现。
  - EATL常表现为有穿孔风险的空肠或回肠的溃疡性病变。肠外表现少见。
- CHOP方案最常用，5年无复发率为4%～22%，5年生存率约为20%。
- 对适合的患者，大剂量化疗后的自体造血干细胞移植可改善预后。

成人T细胞白血病/淋巴瘤

- 成人T细胞白血病/淋巴瘤（adult T-cell lymphoma leukemia，ATL）由逆转录病毒HTLV-1感染所致。
- 外周血中的肿瘤细胞有"花样核"外观（图67-1）。
- 此病在美国少见，但在日本南部、中美洲和南美洲的部分地区、非洲热带地区、罗马尼亚和伊朗北部常见。
- 在约1500万HTLV-1感染者中，有2.5%～4%发展为ATL，平均潜伏期在50年以上。
- HTLV-1可通过哺乳、血制品和无保护的性交传播。
- ATL的中位患病年龄为62岁，无性别差异。
- 临床亚型分为急性型、淋巴瘤型、慢性型、冒烟型。

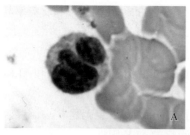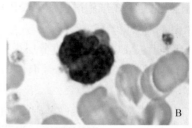
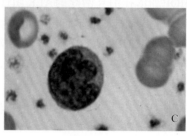

图67-1　一例加勒比地区的成人T细胞白血病/淋巴瘤患者的血涂片。淋巴细胞的高度小叶状和分裂状核，是ATL的特征（资料来源：Lichtman MA，Shafer MS，Felgar RE，et al：Lichtman's Atlas of Hematology 2016. New York，NY：McGraw Hill；2017. www.accessmedicine.com.）

- 6%的患者为急性型，以白血病表现为特征。
- 20%的患者为淋巴瘤型，以淋巴结肿大和外周血白血病细胞少于1%为特征。
- 肝脾增大、LDH升高、高钙血症和皮损常见。
- 白血病和淋巴瘤型呈现侵袭性临床病程，中位生存时间少于1年。
- 侵袭性ATL预后很差。应用联合化疗很少能达到持续缓解。
- 冒烟型和慢性型为惰性临床过程，中位生存期约4年。
- 抗逆转录病毒治疗的作用仍有争议。
- 莫格利珠单抗（mogamulizumab，一种抗CCR4的单克隆抗体）在复发或难治性患者中有50%的反应率，在日本被批准用于复发或难治性患者。
- 大剂量化疗和自体造血干细胞移植在此病没有价值。
- 日本的一个大系列报道显示，异基因造血干细胞移植能获得33%的3年总生存率。

肝脾T细胞淋巴瘤

- 肝脾T细胞淋巴瘤（hepatosplenic T-cell lymphoma，HSTCL）是侵犯肝、脾、骨髓的少见淋巴瘤。
- 大多数病例，肿瘤细胞由成熟的γδT细胞组成，但也有αβT细胞亚型的报道。
- HSTCL好发于中位年龄35岁的青年男性。常见于接受过器官移植或因炎症性肠病或其他自身免疫疾病而使用过抗TNF-α药物的免疫力低下患者。
- 常表现为孤立的肝脾增大，而无淋巴结肿大，有全血细胞减少、B症状和乳酸脱氢酶升高。
- 肿瘤细胞局限于脾、肝和骨髓。
- HSTCL呈侵袭性临床进程，中位生存时间为16个月。

- CHOP治疗的预后差，使用其他无交叉耐药的方案可能改善预后，如ICE（异环磷酰胺、卡铂、依托泊苷）、hyper-CVAD（环磷酰胺、长春新碱、多柔比星、地塞米松、甲氨蝶呤、阿糖胞苷）、IVAC（异环磷酰胺、依托泊苷、甲氨蝶呤、阿糖胞苷）。
- 有报道喷司他丁成功治疗HSTCL的病例。
- 异基因或自体造血干细胞移植的巩固治疗对HSTCL患者取得长期缓解是有必要的。

结外NK/T细胞淋巴瘤

- 结外NK/T细胞淋巴瘤（ENKTL），鼻型，既往称为致死性中线性肉芽肿。
- ENKTL约占T细胞淋巴瘤的5%。
- 好发于中位年龄50岁的中年男性。
- 世界范围均有发病，有地域聚集表现，在亚洲的中国、日本、韩国、东南亚地区人群，以及中美洲和南美洲的墨西哥、秘鲁、阿根廷、巴西人群中多见。
- ENKTL几乎都是结外发病，最常侵犯鼻、鼻咽部、鼻旁窦和扁桃体、韦氏环、口咽部。
- 肿瘤常为局限性，但也会转移至其他器官，包括胃肠道和皮肤。
- 肿瘤偶尔出现在其他结外部位，而没有鼻部原发病灶，这种病例更具有侵袭性。
- 组织病理学表现为多形性小到中等非典型淋巴细胞，伴随血管侵犯和组织缺血性坏死。
- 肿瘤细胞CD2、CD7阳性，但是膜表面CD3阴性。通常CD16、CD56、CD57也阳性。
- 通常 *TCR* 基因克隆性重排阳性。
- 通过原位杂交检测，肿瘤细胞通常感染EBV。
- 血浆EBV DNA与肿瘤负荷相关，是一种有价值的生物学标志物。
- 化疗和放疗相结合能使局限性ENKTL获得最好的治疗效果。
- 75% ～ 100%的病例对单纯放疗有反应，但系统性复发率高达35%。
- CHOP为基础的化疗联合放疗能获得60%的完全缓解率和25%的3年无病生存率。
- 门冬酰胺酶是治疗此病的一种非常有效的药物。门冬酰胺酶联合吉西他滨、奥沙利铂和放疗能获得96%的反应率，复发率为10% ～ 15%。
- 强化疗方案SMILE（地塞米松、甲氨蝶呤、异环磷酰胺、左旋门冬酰胺酶和依托泊苷）联合放疗治疗ENKTL，完全缓解率能达到78%。同样的方案治疗播散性疾病的反应率为25% ～ 80%。
- 化疗失败患者应用检查点抑制剂的临床试验显示了令人鼓舞的结果。
- 针对ENKTL患者构建了一个预后指数，包括B症状、LDH升高、疾病分期和区域性淋巴结肿大。无、1个、2个、3个甚至更多危险因素的5年生存率分别为81%、64%、34%和4%。
- NK/T细胞淋巴瘤罕见会进展为NK细胞白血病，这是T细胞白血病的一个侵袭性极高的亚型，以血和骨髓浸润为特征，患者仅能存活数周。

皮下脂膜炎样T细胞淋巴瘤

- 为不常见类型的淋巴瘤，病例少于1%。
- 中位发病年龄为30岁，20%的病例年龄小于20岁。
- 约1/5的病例有自身免疫相关性疾病，常为系统性红斑狼疮。
- 最常见的临床表现是位于躯干和四肢的多发、痛性皮下结节，无其他外露部位的侵犯。结节直径从0.5cm到几厘米不等，可能成为坏死性结节。
- 病灶可能会消退，但稍后会再次出现。
- 50%的病例有发热、盗汗和体重减轻。
- 诊断时可能会有全血细胞减少。
- 多达20%的病例伴有噬血细胞综合征。
- 细胞为成熟αβT细胞表型，常表达CD8、颗粒酶B和穿孔素。
- 转移至淋巴结很少见。
- 5年生存率约为80%。有噬血细胞综合征表现的病例预后很差。
- 多药治疗是主要手段，但研究显示更低强度的方案（如苯丁酸氮芥、泼尼松、环孢素）也可能有用。
- 与皮肤γδT细胞淋巴瘤的鉴别很重要，因为后者的预后较差。

更多详细内容请参阅《威廉姆斯血液学》第10版，Neha Mehta，Alison Moskowitz，Steven Horwitz：第103章　成熟T细胞和自然杀伤细胞淋巴瘤。

（译者：姚　娜　王　亮）

第68章

原发性单克隆丙种球蛋白病

定义

- 原发性单克隆丙种球蛋白病是指在无B细胞肿瘤（如B细胞淋巴瘤、巨球蛋白血症、骨髓瘤、浆细胞瘤、淀粉样变等）证据的条件下，血清中检测出单克隆免疫球蛋白，或血清/尿液中检测出单克隆免疫球蛋白的轻链成分。
- 单克隆免疫球蛋白可以是任何亚型，偶见多个克隆亚型（表68-1）。
- 原发性单克隆丙种球蛋白病的其他称法包括：①单克隆丙种球蛋白病；②良性的单克隆丙种球蛋白病；③意义未明的单克隆丙种球蛋白血症（MGUS）。随着MGUS诊断的精确定义，目前认为该表述并不十分准确。MGUS是众多稳定性克隆性疾病中的一员，历经克隆演变可进展为恶性疾病（如腺瘤性结肠息肉）。为与现代术语一致，未确定进展的单克隆丙种球蛋白血症（M-GIP）的称法更合适。

表68-1	异常B细胞克隆合成的单克隆免疫球蛋白类型
单克隆	血清IgG、IgA、IgM、IgE或IgD
双克隆和三克隆	血清IgG＋IgA、IgG＋IgM、IgG＋IgA＋IgM
轻链型	血清单克隆κ或λ轻链[a]

a 尿中含单克隆免疫球蛋白轻链（即本周蛋白尿）时可同时伴有血清单克隆轻链。

流行病学

- 原发性单克隆丙种球蛋白病可以在任何年龄发病，但青春期前罕见，发病率随年龄增长而升高。依据区带电泳统计结果，25岁以上人群中仅有1%的发生率，而超过70岁时为3%，超过80岁人群的发生率为10%。
- 应用更敏感的免疫学检测技术（如等电聚焦或免疫印迹法），本病的检出率提高。
- 研究表明，在年龄匹配各组中，非裔美国人的发病率要高于欧裔美国人。
- 发病率男性高于女性。
- 有些原发性单克隆丙种球蛋白病呈家族聚集现象。
- 原发性单克隆丙种球蛋白病患者有进展为B细胞肿瘤（如骨髓瘤）的风险。大多数甚至所有骨髓瘤患者都是由前期原发性单克隆丙种球蛋白病发展而来的。

病因和发病机制

- 单克隆丙种球蛋白血症来源于单个突变B细胞转变为能分泌单克隆免疫球蛋白或单克隆轻链的一群克隆性细胞。当增殖至（1～5）×10^{10}个细胞时，即形成长期稳定的克隆群体。

- 在这一数量级的肿瘤负荷下，一般不会发生相应的器官损害如溶骨性破坏、高钙血症、肾功能不全或抑制正常的造血功能，也不影响合成正常的多克隆免疫球蛋白，因此患者发生感染的概率并不增加。

- IgA和IgG单克隆丙种球蛋白血症起源于已发生体细胞突变的后生发中心前浆细胞，IgM单克隆丙种球蛋白血症起源于已发生突变的后生发中心B细胞，通常还没有发生免疫球蛋白同种型转变的证据。这一特点决定了这类疾病克隆性进展的方式：IgA和IgG单克隆丙种球蛋白血症趋向于进展为骨髓瘤或淀粉样变性，IgM单克隆丙种球蛋白血症更易于进展为淋巴瘤或华氏巨球蛋白血症。

- 当单克隆免疫球蛋白识别自身抗原时，将会导致系统性疾病的发生（如神经炎），这取决于具体涉及的自身抗原及其在外周血和组织中的分布（表68-2）。

表68-2　原发性单克隆丙种球蛋白病相关的器官功能异常
血浆球蛋白和血细胞异常
红系发育异常，TEMPI综合征，抗红细胞抗体，获得性血管性血友病，抗凝血酶Ⅲ，血小板无力症，免疫性中性粒细胞减少，冷球蛋白血症，冷纤维蛋白原血症，获得性C1酯酶抑制剂缺乏（即血管神经性水肿），获得性抗凝血酶，胰岛素抗体，抗乙酰胆碱受体抗体，抗磷脂抗体，异常纤维蛋白原血症
肾功能损害
眼病
神经损害
深静脉血栓
白细胞破坏过多性血管炎

　　注：TEMPI包括毛细血管扩张（telangiectasia）、红细胞增多（erythrocytosis）、单克隆丙种球蛋白病（monoclonal gammopathy）、肾脏周围积液（perinephric fluid）、肺内分流（intrapulmonary shunting）。

临床特征

- 原发性单克隆丙种球蛋白病的患者没有骨髓瘤或其他B细胞增殖性疾病相关的症状和体征（如贫血、骨髓浆细胞增多、淋巴结肿大、浆细胞瘤、溶骨性破坏或淀粉样蛋白沉积物）。

- 典型患者仅在行血浆或尿液区带电泳或其他检查时偶然发现单克隆蛋白（详见下文"实验室检查"）。

- 偶有患者具有疾病相关表现，可能是血浆或细胞的单克隆蛋白与相应抗原相互作用所致（如获得性血管性血友病、神经损害等）（表68-2）。

- 单克隆免疫球蛋白的理化特性也可能导致部分患者有系统性表现，如蛋白沉积形成晶体（角膜病变、范科尼肾病）或铜结合蛋白增多（角膜上的假K-F环）导致的视力损害。

- 表68-2列举了单克隆蛋白增多导致的各类异常或疾病。

实验室检查

区带蛋白电泳和血清轻链检测

- 血清蛋白电泳和血清轻链检测用于确定κ∶λ轻链比值。
- 每种单克隆蛋白有相同的分子大小及电荷，在电泳区带上形成一个窄条带。
- 还可以做尿液和脑脊液的蛋白电泳检测。
- 血清蛋白电泳及免疫固定电泳可以鉴定单克隆蛋白的重链及轻链类型。
- 血清和尿轻链检测亦有助于诊断。

实验室特征

- 通常以IgG型单克隆蛋白为主，其余可见IgM、IgA、IgE、IgD，血或尿游离轻链，双克隆或三克隆等（详见表68-1）。
- IgG型单克隆蛋白占70%，IgM型占15%，IgA型占10%。少数为双克隆或三克隆免疫球蛋白，也有仅在血清和尿中出现单克隆轻链（即本周蛋白尿）。
- IgG型单克隆蛋白病的M蛋白通常少于3.0g/dL，IgA型和IgM型通常少于2.5g/dL，少数也有例外。
- 缺少恶性B细胞疾病证据和表现。
- 单克隆球蛋白血症患者通常还可以分泌正常的多克隆免疫球蛋白，而骨髓瘤或华氏巨球蛋白血症患者的多克隆免疫球蛋白合成常受到抑制。
- 血细胞计数及骨髓检查正常，骨髓浆细胞比例通常少于5%。
- 浆细胞标记指数低于1%。
- 外周血T细胞亚群正常。
- 血清β_2-微球蛋白水平很少升高。
- 骨髓微血管密度约为正常人的3倍，但低于骨髓瘤患者的骨髓血管密度（后者常有血管重叠）。
- 中期荧光原位杂交可以发现数种染色体异常（单体或三体），但这些染色体异常通常与其是否进展为系统性B细胞疾病无关。

寡克隆免疫球蛋白

- 当患者处于急性反应期或有多克隆高免疫球蛋白血症时，采用高分辨率的凝胶电泳可以发现寡克隆型免疫球蛋白。
- 合并神经系统表现（如多发性硬化）的患者脑脊液中常常可以检测到免疫球蛋白。
- 有获得性免疫缺陷病的患者，常可检测到血清寡克隆或单克隆免疫球蛋白。

神经系统损害与单克隆免疫球蛋白病

发生率、临床和实验室特征、病理生理表现

- 约有4%的单克隆丙种球蛋白病患者可合并神经系统损害。
- 相比于IgG型和IgA型单克隆丙种球蛋白病，IgM型更易合并神经系统损害。
- 约10%的特发性神经病患者同时伴有单克隆球蛋白血症，经年龄校正后，这一发生率是健康人群的8倍。
- 目前发病机制不明（详见《威廉姆斯血液学》第10版，第105章讨论）。
- 患者还可合并四肢末端感觉迟钝、振动觉和位置觉消失、共济失调、意向性震颤及末梢肌肉萎缩等症状，且IgM型更易出现。
- IgG或IgA型患者通常可有慢性炎症性脱髓鞘病变，少数患者有感觉性脱髓鞘或混合神经病变。
- 神经损害的严重程度各不相同：①轻度，有轻微运动和（或）感觉异常，伴或不伴有轻度功能障碍；②中度，失能但不影响正常活动；③重度，严重致残性损害，可影响正常行走、穿衣和进食。
- 病程中可反复缓解或进展。
- IgA型可能与自主神经功能异常相关。
- 通常，脱髓鞘改变表现为神经传导速度降低，轴突丢失表现为感觉阈值降低，肌肉的去神经改变则表现为肌电图改变。
- 神经活检可以发现神经纤维的脱髓鞘改变或轴突退化。

治疗

- 至少有7种治疗方法用于减轻神经病变：①静脉IgG输注；②单用糖皮质激素；③葡萄球菌蛋白A血液吸附；④血浆置换或血浆清除法；⑤免疫抑制，如环磷酰胺、苯丁酸氮芥、氟达拉滨单用或联合糖皮质激素；⑥利妥昔单抗（抗CD20单抗）；⑦大剂量化疗联合自体造血干细胞移植。
- 部分病例在血浆清除后接受细胞毒性药物序贯治疗，可长期维持疗效。
- 对于某些IgM型合并神经损害的患者，理疗联合静脉注射IgG是一种毒性较小的治疗方法。
- 不同治疗方法的反应率都较低，反应持续时间不可预计。
- 鉴于治疗的总体反应率低而伴随毒性大，症状轻微患者暂不需要治疗。

肾脏疾病和单克隆免疫球蛋白病

- 肾小管疾病、类范科尼肾综合征：糖尿、高尿酸血症、蛋白尿、肾功能不全。
- 肾小球沉积障碍伴肾功能不全。
- C3肾小球病。
- 治疗方法和策略包括：①通过化疗降低单克隆免疫球蛋白水平（常选用肾脏毒性较低的环磷酰胺、硼替佐米和苯达莫司汀）；②糖皮质激素和利妥昔单抗联合血浆置换以快速降低单克隆免疫球蛋白浓度；③PET/CT筛查孤立性浆细胞瘤；④自体造血干细胞移植。

眼部疾病

- 单克隆免疫球蛋白形成晶体或铜结合蛋白增多沉积在角膜导致眼部疾病。
- 沉积物可能导致视力受损。

合并疾病

- 报道显示，原发性单克隆丙种球蛋白病可与多种疾病同时存在（如肺、结肠等部位的实体肿瘤，骨髓增殖性肿瘤及多种其他疾病）。
- 由于原发性单克隆丙种球蛋白病的发病率随年龄增长而增加，可与年龄相关性的其他疾病并发，而与前者的发病机制无关。目前，很少有研究正式证实存在这种关联性。
- 目前证实，戈谢病和慢性中性粒细胞白血病的发病机制可能与单克隆丙种球蛋白病有关联。
- 肥胖可能与原发性单克隆丙种球蛋白病（及骨髓瘤）发病率增加相关。

治疗

- 原发性单克隆丙种球蛋白病一般不需要治疗，但当单克隆球蛋白导致正常血浆功能受损（如获得抗凝血酶）或组织器官出现损害（如神经炎）时则需要开始接受治疗（详见表68-2）。

病程和预后

- 原发性单克隆丙种球蛋白病患者的预后：
  - 一项对原发性单克隆丙种球蛋白病患者的25年长期随访表明，约25%的患者会进展为骨髓瘤、淀粉样变性、巨球蛋白血症、淋巴瘤、慢性淋巴细胞白血病（每年进展为恶性B细胞疾病的风险约1%）。
  - 25%患者的单克隆蛋白水平会缓慢升高，但是不会进展为恶性B细胞疾病。
  - 50%的患者终身不会发生进展（克隆演变）。
  - 尽管一些研究显示，诊断时某些指标可以预测疾病早期进展（如骨髓浆细胞比例更高、单克隆免疫球蛋白水平更高、多克隆免疫球蛋白水平更低、血清游离轻链比值异常等），但对某一具体个体来说，这些指标的意义并不确定。此外，目前尚无证据表明早期干预能够获益。
  - 目前，基因表达分析及细胞遗传学异常结果都不足以预测疾病的进展时机。
  - 少数单克隆免疫球蛋白会自发消失。

随访

- 每4～6个月复查一次血单克隆免疫球蛋白水平、尿白蛋白、血肌酐和血常规。
- 在长期随访中，建议定期评估，以确认疾病状态是否稳定。

- 有专家根据经验建议每年复查评估一次，部分专家则建议根据疾病进展的风险进行分层随访。进展的三个高风险因素：血单克隆免疫球蛋白水平大于1.25g/dL，IgM或IgA亚型，或血清游离轻链比异常。

- 高风险患者应至少每年评估一次以下指标：血单克隆免疫球蛋白水平；血清轻链比；尿白蛋白；血细胞计数；血肌酐；血清氨基端脑钠肽（NT-proBNP）水平。如果在单克隆丙种球蛋白病患者中NT-proBNP升高，则有必要进行轻链淀粉样变的筛查。

- 疾病进展属于随机事件，常在新发症状或体征出现时发生，此时需对疾病重新评估。

- 因此，建议使用风险因素来确定每年应做评估的患者。事实上，75%的患者在25年的观察期中没有发生进展。

更多详细内容请参阅《威廉姆斯血液学》第10版，Marshall A. Lichtman：第105章 原发性单克隆丙种球蛋白病。

（译者：金丽娜 杜 鹃）

第69章

骨髓瘤

定义

- 骨髓瘤是发生于终末分化阶段B细胞（浆细胞）的恶性疾病，恶性浆细胞（骨髓瘤细胞）能够产生完整和（或）部分（轻链）单克隆免疫球蛋白。
- 临床和实验室特征存在异质性，但主要包括：
  - 血浆中出现单克隆免疫球蛋白，血浆和尿液中出现单克隆轻链。在一些少见病例中，血浆中的骨髓瘤细胞不分泌单克隆蛋白。
  - 正常浆细胞分泌的多克隆免疫球蛋白减少，这使得患者容易感染。
  - 骨溶解所致的高钙血症。
  - 轻链沉积或高钙血症所致的肾功能不全。
  - 骨髓瘤细胞在骨髓中的浸润抑制造血系统。
  - 溶骨性骨病。

流行病学

- 骨髓瘤发病率在恶性疾病中超过1.8%，占血液肿瘤的10%。
- 大部分患者确诊年龄为65～74岁，仅4%的患者在45岁前发病，中位发病年龄为69岁。
- 男性比女性更易发病（男女比为1.6∶1）。
- 非洲后裔的发病率是欧美人群的2倍。
- 患者在发展为骨髓瘤之前数年，通常处于单克隆免疫球蛋白血症（monoclonal gammopathy，MG）状态，即意义未明的单克隆丙种球蛋白病（monoclonal gammopathy of unknown significance）。每年约有1%的单克隆免疫球蛋白血症患者进展为骨髓瘤。
- 全基因组关联分析发现了7个与MG及骨髓瘤风险有关的单核苷酸多态性（SNP），包括2p23.3、3p22.1、3q26.2、6p21.33、7p15.3、17p11.2和22q13.1。目前发现的基因如 DNMT3A、ULK4、TERC、PSORS1C1、CDCA7L/DNAH1、TNFRSF13B 和 CBX7 等，尚未被证实为骨髓瘤的驱动基因。

病因和发病机制

- 骨髓瘤细胞起源于生发中心后的骨髓浆母细胞/浆细胞，从MG到浆细胞白血病的演变阶段见图69-1。
- 在缺乏克隆性变异或体细胞高突变的情况下，多发性骨髓瘤细胞的免疫球蛋白重

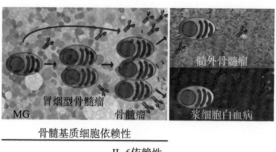

骨髓基质细胞依赖性

IL-6依赖性

血管生成

骨破坏

移徙和入侵

增殖指数增加

图69-1　骨髓瘤的不同阶段：从原发性单克隆丙种球蛋白病（MG）到浆细胞白血病。单克隆丙种球蛋白血症又称意义未明的单克隆丙种球蛋白病，患者每年以1%的比例从良性的MG进展为骨髓瘤。在一些患者中还存在冒烟型骨髓瘤阶段，即骨髓中存在单克隆免疫球蛋白，但没有临床症状。在早期骨髓浸润阶段，多发性骨髓瘤完全依靠骨髓微环境（尤其IL-6和其他细胞因子）生存。在疾病进展阶段，骨髓瘤细胞不再依赖微环境的支持，并获得向其他组织（髓外浸润疾病）浸润或在血液（继发性浆细胞白血病）中循环的能力。和MG或冒烟型骨髓瘤相比，活动性骨髓瘤以血管形成及溶骨性病变为特征；终末阶段则表现为转移性和侵袭性增强，以及细胞增殖加速

链（IGH）可变区基因也可存在体细胞突变。

- 多发性骨髓瘤还常见染色体核型异常，包括易位和拷贝数改变，常见的基因异常见表69-1。

表69-1　单克隆丙种球蛋白病、骨髓瘤及浆细胞白血病的基因异常[a]

异常基因	异常比例（%）		
	MG	骨髓瘤	浆细胞白血病
超二倍体	50	60	20
t（11；14）	5～10	20	25～60
t（4；14）	2～3	15	15～25
MAF 易位		5	15～35
Del（13q）/13号染色体单体	20	50～60	60～80
Del（1p）	4	7～40	
染色体1q21扩增		40	70
周期蛋白D调节异常	60	80	
*RAS*突变	＜5	30～50	30
FAM46C，DIS3		10～21	
*NF-κB*活化突变和CNV		15～20	

异常基因	异常比例（%）		
	MG	骨髓瘤	浆细胞白血病
IGH *MYC*重排	1～2	15	30～50
*UTX*缺失和突变		30	
*TP53*失活（突变及17p缺失）	5	10～20	20～80
P18和（或）Rb失活		＜5	25～30
*P14*启动子甲基化		＜5	25～30
*PTEN*缺失	0	＜2	8～33

注：CNV，拷贝数变异；IGH，免疫球蛋白重链；MG，单克隆免疫球蛋白血症；NF-κB，核因子κB；Rb，视网膜母细胞瘤肿瘤抑制蛋白。

a从惰性MG阶段到骨髓瘤阶段再到浆细胞白血病，骨髓瘤的发生是多步骤的过程。超二倍体和*IGH*易位［t（11；14），t（4；14）和*MAF*易位］的发生率在MG和骨髓瘤阶段基本相似。相反的是*MYC*继发性重排、13p缺失、1号染色体异常和*RAS*突变在活动性骨髓瘤中更常见，因此被认为是骨髓瘤的驱动事件。浆细胞白血病的基因异常更具特异性，包括*p14*启动子甲基化和PTEN缺失等。这里纳入了浆细胞疾病中常见基因组异常的频率。对于部分未能获取的数据，则留有空白。

- DNA超二倍体见于约60%的患者。
- 超二倍体的骨髓瘤患者，尤其是骨受累的IgG κ型，常见奇数染色体扩增，包括15、9、5、19、3、11、7和21号染色体（按发生概率递减排序）。
- 非超二倍体的骨髓瘤患者通常合并*IGH*基因（位于染色体14q32）易位，也有一些患者涉及λ轻链（位于22号染色体）易位，κ轻链（位于2号染色体）易位罕见。
- 13号染色体缺失（导致*RB1*基因和miRNA-15a/16-1调节异常）、17号染色体缺失（涉及*TP53*基因），以及染色体1q21的扩增与预后不良有关。
- 骨髓瘤细胞与骨髓微环境的相互作用对于疾病进展与耐药起着关键作用。

临床和实验室特征

- 多发性骨髓瘤的诊断标准见表69-2。
- 活动性骨髓瘤及治疗指征的标准是存在器官或组织受损的证据（终末器官受损），包括贫血、高钙血症、溶骨性病变、肾功能不全、高黏滞血症、淀粉样变性或反复感染等。高钙血症、肾功能不全、贫血和骨损害通常被概括为"CRAB"症状。

表69-2 骨髓瘤诊断标准

1. 骨髓中单克隆浆细胞≥10%，或活检证实存在浆细胞瘤
2. 血清和（或）尿液中存在单克隆免疫球蛋白（非分泌型骨髓瘤患者除外）
3. 存在终末器官受累的证据，特别是
   高钙血症：血清钙≥11.5mg/100mL
   肾功能不全：血清肌酐＞2mmol/L
   贫血：正细胞正色素性贫血，血红蛋白值较正常值下限降低2g/100mL以上，或血红蛋白值＜10g/100mL
   骨损害：溶骨性骨损害、严重的骨质疏松或病理性骨折

译者注：该诊断标准与国际骨髓瘤工作组（IMWG）诊断标准有所不同。

血液学指标异常

- 骨髓瘤侵及骨髓通常导致贫血，疾病进展阶段也可引起中性粒细胞减少和血小板减少；大部分患者对EPO的反应与其贫血水平并不匹配。
- 骨髓基质细胞、正常辅助细胞和（或）骨髓瘤细胞可以通过分泌过量的IL-6引起贫血，过多的IL-6可促使肝脏分泌铁调素，后者可以通过阻碍巨噬细胞对铁的释放和抑制铁从肠道的吸收最终导致贫血。
- 疾病早期，即使骨髓中瘤细胞大量浸润，血小板减少仍然比较少见。
- 明显的出血相对不常见，多见于IgA型，在IgA型血清免疫球蛋白水平及血清黏度很高的情况下发生。获得性血管性血友病因子（vWF）缺乏可以出现。
- 血小板增多时，应警惕可能存在因淀粉样变性累及脾脏所致的脾脏功能不全。
- 高凝状态：可能和免疫球蛋白水平升高、蛋白C获得性抵抗及促炎性细胞因子如IL-6的合成增加有关，后者可导致纤维蛋白结构缺陷及纤维蛋白溶解异常。
- 狼疮抗凝物：被证实与骨髓瘤有关。

免疫球蛋白异常

- 几乎所有的骨髓瘤患者都分泌单克隆免疫球蛋白（M蛋白），这些单克隆免疫球蛋白能够被血清和（或）尿免疫固定电泳检测出。
  - 大约60%的骨髓瘤患者有可检出的单克隆IgG（通常＞3.5g/dL），20%的患者有单克隆IgA，20%的患者只有单克隆免疫球蛋白轻链。而过量的轻链蛋白尿则可以伴随IgG型、IgA型，特别是IgD型骨髓瘤。
  - 单克隆IgD、IgE、IgM型或一种以上的单克隆免疫球蛋白罕见。
- 电泳中出现低浓度血清单克隆免疫球蛋白时应警惕IgD骨髓瘤的可能，尤其当血清和轻链蛋白尿中出现过量的λ轻链时更应该警惕，因为80%的IgD骨髓瘤为λ轻链型。
- 血清正常的多克隆IgG、IgA和IgM水平常受到抑制。
- 完整的免疫球蛋白半衰期为17～21天，血清游离轻链（FLC）的半衰期为2～4小时，能够作为更快评估骨髓瘤治疗效果的手段。

骨髓表现

- 对个体患者而言，骨髓瘤细胞可散在分布（弥漫浸润），但更常见灶性分布（如局灶性/结节性浸润），肿瘤浸润程度并不均一。
- 在形态学上，骨髓瘤细胞类似于浆细胞，表现出不同的成熟度（图69-2）。
- 骨髓瘤细胞产生κ或λ轻链，主要存在于细胞质中而非膜表面。
- 骨髓瘤细胞表型通常为CD138$^+$、CD45$^-$、CD38$^+$和CD19$^-$；有70%的患者为CD56$^+$。
- 骨髓瘤患者经过长期治疗，尤其是含有烷化剂治疗时，极少数会出现继发性骨髓增生异常（如变形红细胞、粒细胞和巨核细胞）和AML（见第45章）。
- 骨髓瘤诊断时，应常规进行中期细胞遗传学检测及间期FISH分析。
- 浆细胞标记指数通过氚标记胸苷或溴脱氧尿苷测定，该指数超过0.5%时患者的生存时间缩短。

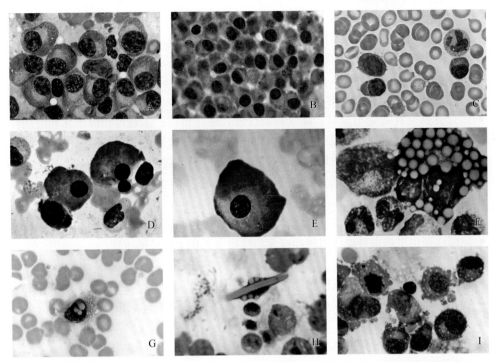

图69-2 骨髓瘤形态表现。A.骨髓涂片：肿瘤性浆细胞（骨髓瘤）为典型的椭圆形细胞，偏心核，有明显的核周淡染区，胞质强嗜碱性。B.骨髓活检：骨髓瘤细胞浸润。C.浆细胞白血病患者血涂片：其有三个骨髓瘤细胞。D和E.骨髓涂片："火焰状"浆细胞伴红紫色胞质染色，常见于IgA型骨髓瘤细胞。其外周细胞质中有许多被免疫球蛋白充盈扩张的内质网。"火焰状"细胞偶尔也在IgG型骨髓瘤和反应性浆细胞增多症中被发现。F."桑葚样"或Mott细胞：骨髓瘤细胞内充满含有免疫球蛋白的球状小体，这些球状物质被称为拉塞尔（Russell）小体，浆细胞内可含有一个至多个数量不等的此类小体。G.浆细胞中的细胞核被含有免疫球蛋白的小体覆盖：目前认为是细胞质中较小的球状细胞质内含物。H.两侧伴有免疫球蛋白小体的免疫球蛋白晶体：其特点是浆细胞按照晶体的走行发生形态上的改变。I.骨髓涂片：骨髓瘤细胞的细胞质已脱落（资料来源：Lichtman MA，Shafer MS，Felgar RE，et al. Lichtman's Atlas of Hematology 2016. New York，NY：McGraw Hill；2017. www.accessmedicine.com. ）

肾病

- 初诊时，30% ～ 50%的骨髓瘤患者会出现不同类型的肾损害，其中10%需接受血液透析治疗。
- 管型肾病是骨髓瘤肾损害最常见的类型。
  - 骨髓瘤肾病通常是由于轻链在远端肾小管与尿调节素（Tamm-Horsfall蛋白质）结合形成的管型所致。
  - 不同轻链的肾毒性差异显著（如λ型比κ型的肾毒性更高）。
- 高钙血症是导致骨髓瘤肾病的第二大原因，初诊时约15%的患者存在高钙血症，后者可引起血容量不足、肾前性氮质血症及肾血管收缩。
- AL型淀粉样变性的蛋白尿通常表现为肾病综合征。尽管尿中仅有少量的轻链，一定时间后也可引起肾衰竭（见第72章）。骨髓瘤的肾病综合征需与包括肾静脉血栓形成在内的其他疾病相互鉴别。

— 刚果红染色可以检测淀粉样蛋白沉积物。

— 与κ轻链型患者相比，λ轻链更容易发生AL淀粉样变性，尤其当λ轻链可变区基因属于λ链第Ⅵ亚群时。

- 治疗骨髓瘤肾功能不全时，除支持治疗外，还应包括：①通过积极水化和应用降钙素来矫正高钙血症；②缓慢输注单剂量的双膦酸盐或地舒单抗。应尽早开始降低肿瘤负荷。高效血液透析过滤器可通过清除轻链改善患者预后。

- 总体来说，约50%患者的骨髓瘤肾损伤是可逆的。

疼痛

- 60%初治患者可表现出背部、胸骨骨折或溶骨性病变引起的疼痛。

- 局部疼痛也可能由肿瘤压迫神经或淀粉样物质沉积于神经鞘所致。

感染

- 感染是引起骨髓瘤患者发病和死亡的首要原因。

- 低丙种球蛋白血症反映了$CD19^+$B细胞受抑，使得患者对肺炎链球菌和流感嗜血杆菌等荚膜微生物易感。

- 骨髓瘤患者易见的反复感染与细胞免疫功能缺陷有关。

- T细胞功能异常包括$CD4^+/CD8^+$T细胞比值倒置，T细胞基因谱系严重受损，以及细胞内信号转导异常引起的T细胞活化受抑。

- 对于每周接受40mg以上地塞米松或强化联合化疗方案、$CD4^+$T细胞计数持续低下或接受移植的患者，应预防耶氏肺孢子菌感染。

- 对于接受蛋白酶体抑制剂或移植治疗的患者，必须进行抗病毒治疗以预防带状疱疹。

- 确诊后，推荐患者每年进行流感疫苗和肺炎球菌疫苗注射，因为患者仍然可以产生免疫反应。

神经病变

- 神经系统异常通常由骨髓瘤压迫脊髓或脑神经引起。

- 多发性神经炎见于淀粉样物质在神经或血管周围发生沉积的患者。

高黏血症

- 不到10%的骨髓瘤患者会发生高黏血症。

— 高黏血症的症状由循环障碍所致，可表现为脑、肺、肾脏和其他器官功能不全。

— 与IgG型骨髓瘤相比，IgA型更易出现高黏血症。

— IgG型骨髓瘤中，IgG3亚类者更易发生高黏血症。

髓外病变

- 血中骨髓瘤细胞$>2.0\times10^9$/L或浆细胞计数超过白细胞计数的20%时，即可诊断为浆细胞白血病。初诊时很少见，但在终末期患者中，约有5%可表现为浆细胞白血病。

- 血清LDH升高时，应考虑可能出现骨髓瘤内脏器官或其他部位浸润，如肝脏、淋巴结、脾、肾、乳房、胸膜、脑膜及皮肤等。

脊髓压迫

- 脊髓压迫可以由髓外浆细胞瘤或脊椎骨折引起。脊髓压迫属于急症，在接受MRI评估的同时患者应开始经验性地使用类固醇激素治疗。
- 对于孤立性浆细胞瘤，局部用小于30Gy剂量照射即可达到治疗效果。
- 不推荐在化疗的同时使用放疗，因为可能会导致严重的细胞减少。

骨髓瘤患者初始评估

- 最低限度的评估要求包括带有白细胞分类的全血细胞计数、骨髓瘤M蛋白、外周血涂片（查看是否出现红细胞缗钱状排列、循环中有无骨髓瘤细胞），以及检测是否有高钙血症、氮质血症、血清β_2-微球蛋白、C反应蛋白及LDH水平升高等（表69-3）。
- 骨髓瘤M蛋白检测包括：
  — 血清蛋白电泳（SPEP）。
  — 血清游离轻链测定，以及24小时尿总蛋白定量及尿轻链定量检测。
  — 血和尿的免疫固定电泳，用于确定免疫球蛋白重链和轻链的类型。
- 骨髓穿刺及活检，应包括基因检测（如FISH和细胞遗传学）和流式细胞术分析。
- MRI、PET/CT可以更敏感地发现早期骨病、骨病程度及骨髓瘤髓外浸润情况。
- 应用心电图和超声心动图可以很好地评估患者有无心肌淀粉样变性。
- 脑钠肽（BNP）和NT-proBNP能够有效检测由淀粉样变性或轻链沉积病（LCDD）引起的心肌功能障碍。

表69-3	多发性骨髓瘤的评估

全血细胞计数和分类、血涂片检测

生化检测，包括钙离子、肌酐、乳酸脱氢酶、BNP或proBNP

β_2-微球蛋白、C反应蛋白

血清蛋白电泳、免疫固定电泳、免疫球蛋白定量、血清游离轻链

收集24小时尿进行尿蛋白电泳、尿免疫固定电泳、尿蛋白及尿轻链定量

骨髓穿刺及活检，以进行中期细胞遗传学、FISH、免疫表型分析；基因微阵列、浆细胞增殖指数测定（根据具体情况）

骨扫描和MRI、PET/CT（根据具体情况）

超声心动图检查，评估心脏舒张功能及室间隔厚度；ECG（如果怀疑淀粉样变性）

注：BNP，脑钠肽；CT，计算机断层扫描；ECG，心电图；FISH，荧光原位杂交；MRI，磁共振成像；PET，正电子发射断层扫描；proBNP，脑钠肽前体。

分期

- Salmon-Durie分期系统已使用超过30年，但正在被一种新的分期系统所替代（表69-4）。
- 国际分期标准（ISS）基于两种易获得的参数：血清β_2-微球蛋白和白蛋白，分为3

期（表69-5）。ISS Ⅰ、Ⅱ、Ⅲ期患者的中位总生存时间分别为62个月、44个月和29个月。尽管对结果有预测作用，但ISS的缺点包括没有纳入细胞遗传学和其他如LDH的肿瘤负荷标志物。修订后的ISS（R-ISS）是在3060名新诊断的骨髓瘤患者的基础上开发的，并纳入了11项国际试验中的一项。在新的治疗时代，它似乎比ISS更胜一筹，但还没有在一个单独的队列中进行验证。

表69-4	骨髓瘤评估（SALMON-DURIE）

Ⅰ.高肿瘤负荷（Ⅲ期）（＞1.2×10^{12}骨髓瘤细胞/m^2）[a]
至少满足一项
    A.血红蛋白＜85g/L，红细胞压积＜25%
    B.血清钙离子＞12mg/dL
    C.血或尿骨髓瘤高水平M蛋白
        1.IgG峰值＞70g/L
        2.IgA峰值＞50g/L
        3.尿轻链＞12g/24h
    D.骨骼检查发现＞3处骨病灶（骨扫描结果无效）

Ⅱ.低肿瘤负荷（Ⅰ期）（＜6.0×10^{12}骨髓瘤细胞/m^2）[a]
必须同时满足
    A.血红蛋白＞105g/L或红细胞压积＞32%
    B.血清钙离子正常
    C.血或尿骨髓瘤低水平M蛋白量
        1.IgG峰值＜50g/L
        2.IgA峰值＜30g/L
        3.尿轻链＜4g/24h
    D.无骨病灶或骨质疏松

Ⅲ.中等量肿瘤负荷（Ⅱ期）[（0.6～1.2）$\times 10^{12}$骨髓瘤细胞/m^2][a]
不满足Ⅰ期和Ⅲ期的患者归于此类
    A.无肾衰竭（肌酐≤2mg/dL）
    B.肾衰竭（肌酐＞2mg/dL）

a肿瘤性浆细胞估计值。
资料来源：Durie BG, Salmon SE. A clinical staging system for multiple myeloma. Correlation of measured myeloma cell mass with presenting clinical features, response to treatment, and survival, Cancer. 1975 Sep; 36（3）: 842-854。

表69-5	国际分期系统（ISS）
Ⅰ期	β_2M＜3.5mg/L，ALB≥35g/dL
Ⅱ期	β_2M＜3.5mg/L，ALB＜35g/dL 或β_2M 3.5～5.5mg/L
Ⅲ期	β_2M＞5.5mg/L

注：ALB，血清白蛋白；β_2M，β_2-微球蛋白。
资料来源：Greipp PR, San Miguel J, Durie BG, et al. International staging system for multiple myeloma, J Clin Oncol. 2005 May 20；23（15）: 3412-3420。

影像学研究

- 骨髓瘤患者初始影像学评估时，应对全身骨骼进行检查，包括胸片、颅骨正侧位、脊柱、骨盆、肋骨和长骨等，约80%的骨髓瘤患者在骨骼检查中存在骨骼受累的表现。
- 骨质至少丢失50%～70%时，X线上才会出现溶骨性病灶，而此时已发生进展期骨破坏。传统的X线敏感性有限，可能会错过10%～20%的早期溶骨性病变。
- 2/3的初诊患者行MRI检查可发现灶性髓内病灶，甚至在溶骨性损害发生之前就可出现。MRI比骨扫描灵敏度更高，因此目前广泛应用于初治及复发骨髓瘤患者的检查。此外，MRI也用于怀疑有脊髓压迫的患者。
- PET/CT可以发现直径＜1cm的骨破坏，并可以在骨破坏前检查出活动性病灶。

治疗

新诊断骨髓瘤患者的治疗

- 沙利度胺及其衍生物（如来那度胺）和蛋白酶体抑制剂（如硼替佐米）的发展显著改变了治疗反应的持续时间，降低了骨髓瘤患者治疗相关的骨髓增生异常综合征和AML的发生率。
- 所有初治骨髓瘤患者都应评估是否适合进行自体造血干细胞移植（ASCT）。合理的选择应综合考虑患者的体能状态、器官功能和伴随疾病，而并非只关注年龄。
- ASCT可以获得40%的完全缓解率，但疗效的中位维持时间只有2～3年。一项Ⅲ期多中心试验表明，应用来那度胺、硼替佐米和地塞米松进行巩固治疗或进行二次自体移植并不优于单次自体移植后应用来那度胺进行维持治疗。
- 表69-6列举了适合移植患者的诱导治疗所涉及的新药及联合治疗。

表69-6 初治、适合移植患者的新药诱导方案

试验	方案	患者人数	CR/nCR（%）	ORR（%）	结果
Rajkumar et al	RD	223	18	79	1年总生存率: Rd 96% vs RD 87%
	Rd	222	14	68	
Harousseau et al	VAD	121	6.4	62.8	中位随访期32个月: Bd中位PFS 36个
	Bd	121	14.8	78.5	月 vs VAD中位PFS 30个月
Reeder et al	CyBorD	33	39	88	N/A
Richardson et al	RVD	66	39	100	18个月总生存率为97%
Jakubowiak et al	CRD	53	62	98	24个月的无进展生存率为92%

注：Bd，硼替佐米＋小剂量地塞米松；CR，完全缓解；nCR，接近完全缓解；CRD，卡非佐米＋来那度胺＋地塞米松；CyBorD，环磷酰胺＋硼替佐米＋地塞米松；N/A，无法获得；ORR，总反应率；PFS，无进展生存期；RD，来那度胺＋大剂量地塞米松；Rd，来那度胺＋小剂量地塞米松；RVD，来那度胺＋硼替佐米（万珂）＋地塞米松；VAD，长春新碱＋多柔比星＋地塞米松。

资料来源：Kaushansky K，Prchal JT，Burns LJ，et al. Williams Hematology，10th ed. New York，NY：McGraw Hill；2021。

- 环磷酰胺、硼替佐米和地塞米松（CyBorD）的联合方案对新诊断的骨髓瘤患者尤其是合并肾功能不全是一种有效的治疗方案。
- 一项Ⅲ期随机试验正在比较硼替佐米、来那度胺和地塞米松与卡非佐米、来那度胺和地塞米松的疗效。
- 包括单克隆抗体在内的新的组合方案正在前期研究中。
- 符合移植条件的患者应避免使用包括烷化剂在内的治疗方案，因为这些药物会损害正常的造血干细胞，使干细胞的采集更困难。
- 表69-7提供了新诊断为不适合移植患者的新型药物诱导方案的临床试验结果摘要。单克隆抗体也正在被纳入治疗方案中。

表69-7　初治、不适合移植患者的新型诱导方案

试验项目	方案	患者人数	中位随访时间（月）	中位OS（月）	中位PFS（月）
IFM 99-06	MP	196	51.5	33.2	17.8
	MPT	125		51.6	27.5
	MEL100	126		38.3	19.4
IFM 01/01	MPT	223	47.5	44	24.1
	MP	218		29.1	18.5
MM-015	MPR-R	152	30	45.2	31
	MPR	153		62%[a]	14
	MP	154		66%[a]	13
VISTA	VMP	344	60	56.4	NA
	MP	338		43.1	NA
FIRST	Rd	536	48	59.1	26
	Rd18	541		62.3	21
	MPT	547		49.1	21.9
RVD lite	RVD	50	60	NR	41.9
ALYCONE	D-VMP	350	42	NR	36.4
	VMP	356		NR	19.3
MAIA	D-Rd	368	28	NR	NR
	Rd	369		NR	31.9

注：D-Rd，达雷妥尤单抗＋来那度胺＋地塞米松；D-VMP，达雷妥尤单抗＋硼替佐米＋美法仑＋泼尼松；MEL100，美法仑100mg/m²；MP，美法仑＋泼尼松；MPR，美法仑＋泼尼松＋来那度胺；MPR-R，美法仑＋泼尼松＋来那度胺（诱导）＋来那度胺（维持）；MPT，美法仑＋泼尼松＋沙利度胺；NA，无法获得；NR，未达到；OS，总生存期；PFS，无进展生存期；Rd，来那度胺＋持续小剂量地塞米松；Rd18，来那度胺＋小剂量地塞米松联合应用18周期；RVD，来那度胺＋硼替佐米＋地塞米松；VMP，硼替佐米＋美法仑＋泼尼松。

a中位OS未达到，百分比为报道的3年总生存率。

维持治疗

- 目前证实，维持治疗尤其是含有来那度胺的维持治疗可以延长自体移植后完全缓解的持续时间。
- 应用来那度胺进行维持治疗，一个应该关注的问题是继发恶性肿瘤的风险，研究显示，继发性恶性肿瘤的风险几乎是第二原发癌的两倍，包括血液肿瘤和实体肿瘤。

- 已有研究口服蛋白酶体抑制剂伊沙佐米作为自身造血干细胞移植后的维持治疗药物的报道，并没有发现继发性恶性肿瘤风险的增加。
- 表69-8总结了维持治疗的临床试验。

表69-8	维持治疗		
试验	方案	患者人数	结果
IFM 2005-02	来那度胺 vs 安慰剂作为首次或二次ASCT后的维持治疗	614	PFS 41个月 vs 23个月
CALGB 100104	来那度胺 vs 安慰剂作为ASCT的维持治疗	460	TTP 46个月 vs 27个月
HOVON-65/GMMG-HD4	VAD vs PAD后行ASCT，后再应用来那度胺或硼替佐米进行维持治疗	827	PFS 28个月 vs 35个月
TOURMALINE-MM3	伊沙佐米 vs 安慰剂	656	PFS 26.5个月 vs 21.3个月

注: ASCT，自体干细胞移植; PAD，硼替佐米＋多柔比星＋地塞米松; PFS，无进展生存期; TTP，至进展时间; VAD，长春新碱＋多柔比星＋地塞米松。

复发或难治性骨髓瘤的治疗

- 表69-9汇总了复发或难治性骨髓瘤的新药临床试验，包括单药或联合治疗。药物包括蛋白酶体抑制剂、免疫调节药物、单克隆抗CD38抗体（达雷妥尤单抗，isatuximab）、针对人类CS1的人源化单克隆IgG1抗体依洛珠单抗（elotuzumab）和核输出蛋白抑制剂（塞利尼索）。针对B细胞成熟抗原（BCMA）的不同治疗方式正在进行临床研究，包括嵌合抗原受体T细胞治疗、抗体-药物偶联物和T细胞衔接器。方法的选择取决于先前接受的治疗、治疗反应的持续时间及患者是否适合参加现有的临床试验。

表69-9	复发或难治性骨髓瘤的新型治疗					
试验	阶段	方案	患者人数	ORR（%）	OS（月）	预后（月）
Richardson et al	3	硼替佐米 地塞米松	669	43 18	29.8 23.7	TTP 6.22 vs 3.49
Orlowski et al	3	硼替佐米 Bort/PLD	646	41 44	76%[a] 65%[a]	TTP 9.3 vs 6.5
Weber et al	3	来那度胺 地塞米松	353	61 20	29.6 20.2	TTP 11.1 vs 4.7
Dimopoulos et al	3	来那度胺 地塞米松	351	60 24	NR 20.6	TTP 11.3 vs 4.7

续表

试验	阶段	方案	患者人数	ORR（%）	OS（月）	预后（月）
Richardson et al	2	RVD	64	78	26	中位 PFS 9.5
Siegel et al	2	卡非佐米	266	24	15.6	中位 PFS 3.7
Lentzsch et al	2	Benda/Len/Dex	29	66	NR	中位 PFS 6.1
Dimopoulos et al	3	Pom/LoDeX　Pom/HiDex	302	31 10	12.7 8.1	中位 PFS 4.0 vs 1.9
Richardson et al	2	Pan/Bort/Dex　Bort/Dex	55	61 55	NR NR	疗效持续时间 13.1 vs 10.9
Lonial et al	3	Elo/Len/Dex Len/Dex	646	79 66	NR NR	中位 PFS 19.4 vs 14.9
Stewart et al	3	Carf/Len/Dex	792	87.1	48.3	中位 PFS 26.1 vs 16.6
Siegel et al		Len/Dex		66.7	40.4	
Dimopoulos et al	3	Carf/Dex Bort/Dex	929	77 63	NR NR	中位 PFS 18.7 vs 9.4
Spencer et al	3	Dara/Bort/Dex Bort/Dex	498	83.8 63.8	NR NR	中位 PFS 16.7 vs 7.1
Dimopoulos et al	3	Dara/Len/Dex Len/Dex	569	92.9 76.4	NR NR	中位 PFS NR vs 17.5
Moreau et al	3	Carf/Dex 1×week Carf/Dex 2×week	478	62.9 40.8	NR NR	中位 PFS 11.2 vs 7.6
Moreau et al	3	Ixa/Len/Dex Len/Dex	720	78 72	NR NR	中位 PFS 20.6 vs 14.7
Richardson et al	3	Pom/Bort/Dex Bort/Dex	559	82.2 50	NR NR	中位 PFS 11.2 vs 7.1
Dimopoulos et al	3	Elo/Pom/Dex Pom/Dex	117	53 26	NR NR	中位 PFS 10.3 vs 4.7
Baz et al	3	Pom/Cy/Dex Pom/Dex	70	64.7 38.9	NR NR	中位 PFS 9.5 vs 4.4
Chari et al	2	Selin/Dex	122	26	8.6	中位 PFS 3.7
Richardson et al	3	Isa/Pom/Dex Pom/Dex	307	60.4 35.3	NR NR	中位 PFS 11.5 vs 6.5
Usmani et al	3	Dara/Carf/Dex Carf/Dex	312 154	84.3 74.7	NR NR	中位 PFS NR vs 12.1

注：Benda，苯达莫司汀；Bort，硼替佐米（万珂）；Carf，卡非佐米；Cy，环磷酰胺；Dara，达雷妥尤单抗；Dex，地塞米松；Elo，依洛珠单抗；Hi，高剂量；Isa，艾萨妥昔单抗；Ixa，伊沙佐米；Lo，低剂量；NR，未达到/报道；ORR，总反应率；OS，总生存期；Pan，帕比司他；PFS，无进展生存期；PLD，聚乙二醇多柔比星脂质体；Pom，泊马度胺；RVD，来那度胺（瑞复美）、硼替佐米（万珂）和地塞米松；Selin，塞利尼索。

a 15个月总生存率。

病程和预后

监测疾病标志物作为疗效和复发的证据

- 疗效评估标准，即国际统一疗效标准，由国际骨髓瘤工作组（IMWG）提供（表 69-10）。

表69-10	IMWG疗效标准
疗效亚类[a]	疗效标准
CR	血和尿免疫固定电泳阴性，无软组织浆细胞瘤，骨髓中浆细胞＜5%[b]
sCR	在CR的基础上，FLC比率正常及免疫组化、免疫荧光[c]证实骨髓中无单克隆浆细胞[b]
VGPR	常规蛋白电泳不能检出M蛋白，但血/尿免疫固定电泳阳性；或血清M蛋白降低≥90% 及尿M蛋白＜100mg/24h
PR	血清M蛋白降低＞50%，24小时尿M蛋白减少＞90%（或＜200mg/24h）；如血尿M蛋白不可测定，则血清FLC之差降低＞50%；如血尿M蛋白及血清FLC均不可测定，则骨髓中浆细胞下降＞50%（浆细胞基线须＞30%）。如果基线即存在软组织浆细胞瘤，上述任何一项须同时满足浆细胞瘤缩小＞50%
SD	不符合CR、VGPR、PR及疾病进展标准

注：CR，完全缓解；FLC，血清游离轻链；PR，部分缓解；sCR，严格的完全缓解；SD，疾病稳定；VGPR，非常好的部分缓解。

SD不建议用作疗效指标，描述病情稳定最好使用TTP（至疾病进展时间）。

a 所有疗效评估均要求在新治疗开始前连续进行2次；如果进行了放射学检查，则确认CR、PR和SD时，还要求已知病灶无进展且无新发病灶。放射学检查不是必需的。

b 不需要重复骨髓活检证实。

c 根据κ/λ＞4∶1或＜1∶2来判断克隆性浆细胞的存在。需要至少100个浆细胞进行免疫组化和（或）免疫荧光染色来判断是否存在克隆性浆细胞。

资料来源：Kaushansky K，Prchal JT，Burns LJ，et al. Williams Hematology，10th ed. New York，NY：McGraw Hill；2021。

- 生存终点包括无进展生存期（PFS）、无事件生存期（EFS）和无病生存期（DFS）。
- 二代流式细胞仪和二代测序（NGS）正被用于检测微小残留病灶（MRD），并可能具有预后价值。2016年，IMWG发布了获得完全缓解的患者的MRD评估共识标准。MRD阴性被定义为通过二代流式细胞仪或NGS检测骨髓没有异常的克隆性浆细胞，最低灵敏度为$1/10^5$个有核细胞或更高。
- 疾病特征可随病程进展而改变。克隆演化表现为，之前分泌的完整免疫球蛋白分子减少，转换为仅分泌轻链（"本周逃逸"），或完全失去分泌免疫球蛋白的能力。出现这种情况常常与髓外扩散有关，这些患者的LDH水平会升高，PET/CT检查时能发现髓外病灶。
  - 偶尔，患者会出现无法解释的贫血或全细胞减少，并伴有骨髓瘤M蛋白的消失，此时必须进行骨髓检查，以明确有无复发。
- 在诱导期至少每月对骨髓瘤M蛋白进行一次评估。

- 在2～4个疗程的诱导治疗之后，大剂量美法仑联合自体移植之前，应对疾病重新进行评估，包括骨髓细胞遗传学检测、MRI和（或）PET/CT检查。
- 造血干细胞移植后第一年至少每个月进行一次病情评估，之后至少每隔一个月进行一次。

预后

- 骨髓瘤的预后由三个因素决定：
    - 患者因素（如年龄、合并症）。
    - 肿瘤生物学特征和肿瘤负荷（如细胞自身对药物敏感性）。
    - 治疗方案（如新型的沙利度胺衍生物和蛋白酶体抑制剂）。
- 与预后不良相关的细胞遗传学特征包括：
    - 亚二倍体、13q和17p13的缺失。
    - 肿瘤抑制基因*TP53*突变。
    - 1号染色体的扩增和易位，与多发性骨髓瘤侵袭性增强及进展有关。
    - 1q21的扩增（amp1q21），其阳性率可以从初诊时的40%增加到复发时的70%。
    - 复发时，1q21扩增的细胞比例和拷贝数均可较前增加，这提示基因-剂量效应参与了细胞耐药。
    - 位于1q21的基因*CKS1B*控制细胞周期的G_1至S转换，并且和自体移植后无进展生存期缩短有关。
- 与良好结局相关的发现包括：
    - 约一半的MM患者伴有超二倍体，通常涉及3、5、7、9、11、15、19和21号染色体的扩增，对化疗敏感，总生存期更长。
    - t（11；14）易位患者也有更好的预后。
- 基因表达谱或许可以发现新型预后因素，也会对未来的临床试验产生重要的影响。

特殊类型的骨髓瘤

IgM型骨髓瘤

- IgM型骨髓瘤需与华氏巨球蛋白血症相鉴别（见第70章）。
- 骨髓检查时，骨髓瘤主要表现为浆细胞而非淋巴样浆细胞浸润。
- DNA非整倍体及出现溶骨性病变则支持骨髓瘤的诊断。

孤立性浆细胞瘤

- 确诊骨（孤立性骨浆细胞瘤，SOP）或软组织（髓外浆细胞瘤，EMP）的孤立性浆细胞瘤，需要患者无系统受累症状（如骨髓浆细胞增多、贫血、溶骨病变或软组织病灶）。
- SOP或EMP的中位确诊年龄约为50岁，大约比骨髓瘤早10年。
- 绝大多数SOP患者会进展为骨髓瘤，而EMP患者中只有50%会进展。
- SOP和EMP的标准治疗是局部治疗（主要是放疗），以及外科手术等解剖结构学支持治疗。
- 既往有SOP或EMP病史的患者，当出现单克隆免疫球蛋白升高时应考虑是否出现复发的浆细胞肿瘤或骨髓瘤。

AL淀粉样变性

- 当患者出现充血性心力衰竭、肾病综合征、吸收障碍、凝血障碍、皮疹或神经病变等临床特征时，应注意是否为原发性淀粉样变性（见第72章）。

冒烟型骨髓瘤

- 冒烟型骨髓瘤是一类在确诊时没有终末器官受损表现的骨髓瘤。患者需要每3～6个月进行密切随访，如果允许，建议患者入组临床试验。
- 冒烟型骨髓瘤不需要治疗，但IMWG提示，患者出现以下情况时能从治疗中获益：骨髓浆细胞＞60%；κ∶λ轻链比值＞100；MRI或PET/CT发现两处以上的溶骨性病变。

骨病的辅助治疗

- IMWG建议对骨髓瘤和溶骨性病变的患者每个月使用一种双膦酸盐或地舒单抗。双膦酸盐类药物尤其是唑来膦酸的一个主要问题是存在颌骨坏死的风险（见"颌骨坏死"部分）。
- 椎体成形术和骨盆成形术是治疗压缩性骨折的经皮手术，也被用于骨髓瘤的治疗。
- 放疗对缓解骨髓瘤的骨病疼痛具有重要作用。

骨髓瘤新疗法的紧急并发症

静脉血栓

- 当伴有以下危险因素时，骨髓瘤患者发生深静脉血栓和肺栓塞的风险增加。
  - 静脉血栓（VTE）病史、卧床制动和（或）脱水等。
- 遗传易感性包括高同型半胱氨酸，抗凝血酶、蛋白C和蛋白S缺陷，以及凝血因子V Leiden和（或）凝血酶原基因突变。
- 在骨髓瘤诊断后的3～4个月，VTE的发生率最高。在单用地塞米松或美法仑及泼尼松（MP）的患者中，VTE的发生率为3%～4%，而新药与MP联用时，发生率则明显升高。
  - 骨髓瘤患者体内存在多种促凝因素，包括内皮损伤、纤维蛋白结构受到副蛋白干扰、血友病因子多聚体和Ⅷ因子水平上调、蛋白S水平降低，以及获得性的活化蛋白C抵抗。
- 单用沙利度胺治疗的新诊断或复发患者中，VTE的发生率为2%～4%，这与单用地塞米松或MP方案的发病率相似，提示单用沙利度胺并未增加VTE的风险。
  - 当沙利度胺联合地塞米松、美法仑、多柔比星或环磷酰胺中的一种或多种药物时，VTE的发生风险显著增加。
  - 大部分VTE发生在治疗过程的前60天。
- 单用来那度胺并不增加VTE的发生率，至少在复发患者中单用来那度胺不增加VTE的发生率。但当来那度胺联合地塞米松时，发生VTE的风险显著增加。
- 硼替佐米并不增加VTE的发生风险。

- VTE的预防基于对已知危险因素的评估：
  - 骨髓瘤相关：高黏血症、新诊断患者。
  - 治疗相关：大剂量地塞米松（每个月≥480mg）、多柔比星等多药联合化疗。
  - 个体因素：年龄、VTE病史、遗传性血栓形成倾向、肥胖、卧床制动、中心静脉导管、感染、手术、促红细胞生成素治疗。
  - 伴发疾病相关因素：急性感染、糖尿病、心脏或肾脏功能障碍。
- 在VTE风险评估中，治疗相关性危险因素最为重要。
- 建议使用以下方法进行预防：
  - 伴一项或不伴危险因素的患者，给予阿司匹林，325mg/d的标准剂量或81mg/d的低剂量。
  - 伴有治疗相关危险因素或其他2项以上危险因素的患者，给予低分子量肝素（LMWH）每日一次，或全剂量华法林。
- 建议的预防性治疗时间为6～12个月。
- 某些患者应长期接受预防性治疗。

周围神经病变

- 硼替佐米和沙利度胺相关的周围神经病变需与其他病因鉴别，如副蛋白性神经病变、使用神经毒性化疗药物、糖尿病及AL淀粉样变性。
- 若出现明显的肌无力或非对称性体征，则要请神经科会诊，进行肌电图和神经传导检测。
- 硼替佐米的推荐给药途径为皮下注射，因为和静脉给药相比，皮下注射发生周围神经病变的概率更低。
- 选择性更强的第二代蛋白酶体抑制剂，如卡非佐米（carfilzomib）的神经毒性较低。
- 治疗沙利度胺和硼替佐米相关性神经病变的药物包括加巴喷丁、普加巴林或三环类抗抑郁药。

颌骨坏死

- 颌骨坏死（ONJ）定义为颌面部骨质暴露，并在8周内无法愈合。
- 症状包括患处的疼痛和（或）麻木，软组织肿胀、引流和牙齿松动。
- 其确切病因不明，可能由多因素造成。双膦酸盐和有创的牙科手术均为诱发因素。
- ONJ风险随着双膦酸盐暴露时间的延长而增加（4年为5%～15%）。细胞色素P450-2C多肽的多态性与发生ONJ的风险增加有关，但具体机制不明。
- 应用双膦酸盐之前患者应进行口腔评估。

更多详细内容请参阅《威廉姆斯血液学》第10版，Elizabeth K.O' Donnell，Giada Bianchi，Kenneth Anderson：第106章 骨髓瘤。

（译者：许婧钰 周洁琼 安 刚 邱录贵）

第70章

巨球蛋白血症

定义

- 华氏巨球蛋白血症（WM）是一种惰性B细胞肿瘤，表现为骨髓中大量克隆性淋巴细胞、淋巴浆细胞和浆细胞聚集，并分泌单克隆IgM。
- 根据修订的世界卫生组织（WHO）的定义，华氏巨球蛋白血症属于淋巴浆细胞淋巴瘤（LPL）。
- 大多数LPL患者为WM，另有少于5%的患者为分泌IgA、IgG或非分泌型LPL。

流行病学

- 在美国，年龄校正的WM发病率男性为3.4/100万，女性为1.7/100万。
- 欧裔美国人的发病率更高，非裔美国人大约占所有患者的5%。
- 大约20%的患者为东欧后裔，WM在具有德系犹太种族背景的人群中发病率更高。
- 在三级转诊中心就诊的257例WM患者中，约20%患者的一级亲属罹患WM或者其他B细胞疾病。

发病机制

免疫表型特征

- WM的免疫表型特征主要为B细胞标志物，包括CD19、CD20（包括FMC7）、CD22和CD79。10%～20%的患者中可见CD5、CD10和CD23表达，因此它们的表达并不能排除WM。多参数流式分析也证实CD25和CD27也在WM中表达。

体细胞突变

- *MYD88* L265P和*CXCR4* WHIM突变在WM中相当普遍，二者通过激活转录因子促进淋巴浆细胞的生长和增殖。

细胞遗传学发现

- 常见17、18、19、20、21、22号染色体或X、Y染色体的全部或部分缺失，也可见3、4、12号染色体扩增。
- 接近半数的WM患者发生包含6q21—q25片段在内的6q缺失。

临床特征

- 常见症状：疲劳、乏力、体重下降、间歇性出血及高黏滞综合征相关表现。
- 体格检查

— 淋巴结增大。

— 肝脾增大。

— 紫癜及黏膜出血。

— 视网膜静脉扩张弯曲。

— 多发性肢体末端伸侧近肤色丘疹（IgM 与皮肤基底膜抗原反应并沉积）。

— 外周感觉神经病变。

— 雷诺现象，尤其是冷暴露后出现。

— 脾大和淋巴结增大（不常见）。

IgM 相关的临床表现

- 表 70-1 列出了单克隆 IgM 的生化和免疫特性改变。

表70-1　华氏巨球蛋白血症单克隆IgM的生化和免疫特性

单克隆 IgM 特性	诊断	临床表现
五聚体结构	高黏滞血症	头痛、视物模糊、鼻出血、视网膜出血、肢体痉挛、精神异常、颅内出血
冷却时沉淀	冷球蛋白血症（Ⅰ型）	雷诺现象、手足发绀、溃疡、紫癜、冷性荨麻疹
针对周围神经鞘的髓鞘相关糖蛋白，神经节苷脂 M1，硫基的抗自身抗体活性	周围神经病变	感觉运动神经病变、神经源性疼痛、共济失调、双侧足下垂
抗 IgG 自身抗体活性	冷球蛋白血症（Ⅱ型）	紫癜、关节痛、肾衰竭、感觉运动神经病变
抗红细胞抗原的自身抗体活性	冷凝集素综合征	溶血性贫血、雷诺现象、手足发绀、网状青斑
无定型物质组织沉积	器官功能障碍	皮肤：大疱性皮肤病、丘疹、施尼茨勒综合征（Schnitzler 综合征） 胃肠道：腹泻、吸收障碍、出血 肾脏：蛋白尿、肾衰竭（轻链成分）
淀粉样纤维状物质组织沉积（多数为轻链成分）	器官功能障碍	疲劳、体重下降、水肿、肝大、巨舌、受累部位（心、肾、肝、外周感觉和自主神经）功能障碍

高黏滞综合征

- 一般情况下，当单克隆 IgM 水平超过 50g/L 或者血黏度 > 4.0cP（译者注：1cP = 10^{-3}Pa·s）时可出现高黏滞综合征相关症状，偶尔低于此浓度时亦可出现症状。

- 冷球蛋白可增加血液黏滞度，并诱导红细胞聚集。

- 常见的症状包括头痛、视力受损、精神异常（如思维混乱、痴呆）、意识状态改变乃至昏迷、共济失调或眼球震颤。

- 眼底镜检查可见视网膜静脉扩张、弯曲（呈腊肠样改变），出血，视神经盘水肿。

- 充血性心力衰竭尤可见于老年患者。

- 除非严重贫血，一般不推荐输血，不恰当的输血可能增加血液黏滞度，加剧心力衰竭。

冷球蛋白血症

- 在高达20%的患者中，单克隆IgM表现出冷球蛋白（Ⅰ型）特征。
- 由于小血管循环不畅，可出现如下症状：雷诺现象、手足发绀、暴露于寒冷环境的部位（如鼻尖、耳、手指和足趾）坏死。

IgM相关神经病变

- 周围神经病变见于高达40%的患者。
- 神经受累与多种病理生理机制有关：
  - 针对自身神经细胞的IgM自身抗体导致的多发性脱髓鞘性神经病变。
  - 多发性轴索性神经病变与无活性的IgM沉积于神经内膜颗粒纤维有关。
  - IgM冷球蛋白沉积于神经内膜小管内。
  - 淀粉样物质沉积或肿瘤细胞在神经组织的浸润，较为少见。
- 半数IgM神经病变表现为一组独特的临床综合征。这种综合征与抗神经糖蛋白成分MAG（髓鞘相关糖蛋白，分子量100kDa）的抗体有关。
  - 典型的抗MAG相关神经病变呈远端对称性，同时累及运动和感觉功能，症状长期稳定，进展缓慢。
  - 大多数患者表现为感觉异常、平衡失调、感觉性共济失调，晚期可出现下肢肌肉萎缩。
- 单克隆IgM靶向神经节苷脂的患者可表现为脱髓鞘感觉神经病和慢性共济失调性神经病，并可伴眼肌麻痹。
  - 单克隆IgM可与神经节苷脂末端的三糖分子结合，包括神经节苷脂M2、GM2和GalNac-GD1A，导致慢性脱髓鞘感觉神经病和重度感觉共济失调，糖皮质激素治疗无效。
- 抗脑硫脂的单克隆IgM与感觉、运动神经病变有关。
- WM患者中少见伴发POEMS综合征（多发性神经病变、器官肿大、内分泌异常、M蛋白和皮肤改变）者（见第69章）。

冷凝集素性溶血性贫血

- 单克隆IgM可有冷凝集活性，能在低于37℃的温度下识别特异性红细胞抗原表位，造成慢性溶血性贫血。
  - 这种情况见于不到10%的患者。
  - 多数患者的冷凝集素滴度大于1∶1000。
  - 冷暴露后，轻至中度慢性溶血性贫血会加剧溶血。
  - 红细胞在皮肤微循环中的凝集也可导致雷诺综合征、手足发绀及网状青斑。

IgM组织沉积

- 单克隆蛋白能以无定型聚合的形式沉积在多种组织中。
- 无定型物质沉积在皮肤可造成皮肤巨球蛋白血症。
- 如单克隆IgM沉积在肠道固有层和（或）黏膜下层，可引起腹泻、吸收障碍和胃肠道出血。

- 相比其他类型免疫球蛋白病，IgM 型患者更容易累及心肺。

肿瘤细胞浸润相关的临床表现

- 肺脏受累可表现为肿块性、结节性、弥漫性和浸润性，但胸腔积液少见。肺和胸膜受累的发生率大约是 4%。
- 吸收障碍、腹泻、胃肠道出血或梗阻提示患者可能有胃、十二指肠或小肠受累。
- 皮肤
  - 可出现大量淋巴浆细胞浸润，表现为皮肤斑块，而皮肤结节者少见（类似的情况还可见于肝脾和淋巴结）。
  - 慢性荨麻疹和 IgM 型丙种球蛋白血症是施尼茨勒综合征的两大显著特征。尽管该疾病初期并不表现 WM 相关症状，但进展为 WM 者并不少见。

实验室检查

- 贫血是最常见的表现。
- 血涂片表现为正细胞正色素性贫血，可见红细胞呈缗钱状排列，见图 70-1。
- 白细胞和血小板计数一般正常。
- 几乎所有患者都会出现红细胞沉降率（ESR）加快。
- 出凝血方面常见凝血酶时间（TT）延长，凝血酶原时间（PT）及活化部分凝血活酶时间（APTT）也可能延长。
- 血清单克隆 IgM 水平升高，通常在 15 ～ 45g/L。血清 IgG 及 IgA 正常或降低。

骨髓检查

- 骨髓增生活跃，可见弥漫性淋巴细胞、淋巴浆细胞及浆细胞浸润（图 70-1）。
- 淋巴样细胞具有单克隆膜表面和（或）胞质免疫球蛋白。
- 活检可见伴有肥大细胞增多的异常淋巴细胞聚集。
- 单纯骨小梁旁浸润的模式较为见，如出现需排除滤泡性淋巴瘤的可能。
- WM 淋巴细胞免疫表型为 $sIgM^+CD19^+CD20^+CD22^+CD79^+$。
- 高达 20% 的患者淋巴细胞也可表达 CD5、CD10 或 CD23。

免疫学异常

- 推荐高分辨血清蛋白电泳、血尿免疫固定电泳来鉴定单克隆 IgM 蛋白。
- 诊断时应检查冷凝集素和冷球蛋白。
  - 如果结果阳性，后续待测血清样本应保持在 37℃，以保证单克隆 IgM 蛋白检测的准确性。
  - 尽管尿本周蛋白常见，但 24 小时尿蛋白超过 1g 仅见于 3% 的患者。WM 患者 IgM 升高，IgA 及 IgG 水平则降低，并在治疗起效后也不能恢复正常。

血清黏滞度

- 单克隆 IgM 浓度超过 50g/L 或血清黏滞度大于 4.0cP 时，通常会出现高黏滞血症症状，但存在个体差异，一些患者即使血清黏滞度为 10cP 也可能无高黏滞血症症状。

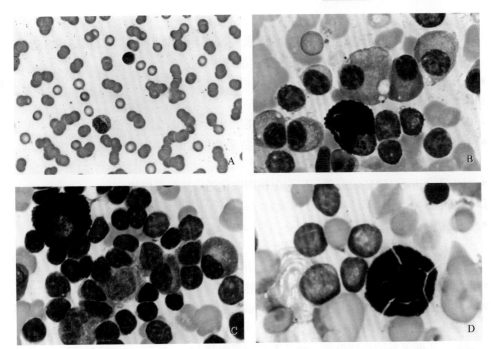

图70-1　华氏巨球蛋白血症。A.外周血涂片表现为典型病理性缗钱状排列，由IgM引起的红细胞异常聚集形成。B.骨髓涂片显示典型的淋巴细胞、淋巴浆细胞及浆细胞浸润。图片下部可见肥大细胞。尽管并不特异，但本病骨髓涂片中常可见肥大细胞。C.骨髓涂片显示淋巴细胞浸润，偶可见浆细胞，可见肥大细胞。D.骨髓涂片显示淋巴细胞浸润，并可见"裂隙状"肥大细胞。本病浆细胞比例多变，B中浆细胞比例明显多于C和D。淋巴细胞和淋巴浆细胞较为显著（资料来源：Lichtman MA，Shafer MS，Felgar RE，et al. Lichtman's Atlas of Hematology 2016. New York，NY：McGraw Hill；2017. www.accessmedicine.com. ）

- 检眼镜检查发现视网膜周围型、次周围型点状或条带状出血常是高黏血症的首发临床体征。
- 在重度高黏血症的患者中，可见黄斑区点状、带状或火焰状出血，同时眼底静脉发生显著曲张伴局灶性缩窄，形成典型的腊肠样外观及视神经盘水肿。

影像学检查

- 胸、腹、骨盆CT检查有助于评估髓外病变，40%的患者可伴有淋巴结和（或）肝脾增大。
- 可疑有侵袭性转化时，PET/CT可以辅助评估和指导淋巴结活检部位的选择。

治疗

- 由于血清IgM水平与WM临床症状的不一致性，因此是否开始治疗并不取决于血清IgM水平。
- 具有以下症状的患者，应考虑开始初始治疗：

　　— 反复发热、盗汗、贫血所致的疲乏、体重减轻。

　　— 进行性症状性淋巴结增大或脾大，骨髓浸润导致的贫血（血红蛋白≤100g/L）或血小板减少（≤100×10⁹/L）也是治疗指征。

- 血浆置换可改善高黏滞综合征。

初始治疗

- IMWG根据现有的证据，为初治及复发难治患者的治疗制定了推荐共识。
- 治疗计划需要考虑患者的个体情况，包括是否存在血细胞减少、疾病的快速控制、年龄、是否进行自体造血干细胞移植。
- 对于适合进行ASCT的患者，应避免使用烷化剂或核苷类似物。

口服烷化剂

- 苯丁酸氮芥持续或间歇服用。
  - 持续应用剂量为0.1mg/（kg·d）。
  - 间歇应用剂量为0.3mg/（kg·d），共用7天，每6周一个疗程。
- 间歇用药较持续用药患者的中位反应持续时间更长（46个月 vs 26个月）。
- 苯丁酸氮芥（8mg/m²）联合泼尼松（40mg/m²）口服10天，每6周一个疗程，主要反应率（IgM下降＞50%）为72%。
- 单用苯丁酸氮芥治疗的患者，预后不良因素包括：
  - 年龄＞60岁、男性、血红蛋白＜100g/L、白细胞计数＜4×10⁹/L、血小板计数＜150×10⁹/L。

核苷类似物

- 克拉屈滨单药持续静脉输注2小时，或皮下注射5～7天，初治或复治患者的主反应率分别为40%～90%、38%～54%。
- 氟达拉滨静脉滴注5天［25mg/（m²·d）］，每28天一个疗程，初治或复治患者的总反应率（ORR）分别为38%～100%、30%～40%。
- 核苷类似物的主要毒副作用为骨髓抑制和T细胞耗竭，机会性感染的风险增加。
- 预示核苷类似物疗效较好的因素包括：
  - 开始治疗时较为年轻（年龄＜70岁）。
  - 血红蛋白＞95g/L。
  - 血小板计数＞75×10⁹/L。
  - 治疗期间症状不再复发。
  - 复发患者初始治疗与开始应用核苷类似物之间的时间间隔较长。
- 大多数未经核苷类似物治疗的患者可一次性成功采集自体外周血中的造血干细胞，但在曾应用核苷类似物的患者中，成功率降至1/3。

抗CD20抗体

- 利妥昔单抗是针对CD20的单克隆嵌合抗体，WM患者的淋巴浆细胞广泛表达CD20。
- 无论既往是否接受过治疗，标准剂量利妥昔单抗（每周注射375mg/m²，共4周）治疗的主要反应率约为30%。中位至治疗失败时间为8～27个月。

- 利妥昔单抗维持治疗的益处仍在临床试验中进行评估。
- 许多WM患者在开始应用利妥昔单抗时，可能会出现一过性血清IgM升高。
  - 一过性IgM升高并不意味着治疗失败，大多数患者在12周后血清IgM水平会回到基线。
  - 这部分患者在接受利妥昔单抗治疗前应考虑进行血浆置换。
- 高黏滞血症患者不应接受利妥昔单抗单药治疗。
- 利妥昔单抗平均起效时间超过3个月。
- IgM基线水平＜60g/L者疗效更好。
- 低蛋白血症（血清白蛋白＜35g/L）及血清IgM超过40g/L者缓解率显著下降。
- 血清白蛋白（ALB）正常和单克隆IgM水平相对较低的患者可更多获益于利妥昔单抗，至进展时间超过40个月。
- 约7%的患者出现利妥昔单抗不耐受，发生强烈输液反应。全人源的CD20单抗奥法木单抗可应用于这部分患者。

蛋白酶体抑制剂

- 硼替佐米是一种蛋白酶体抑制剂，可诱导WM患者原代淋巴浆细胞凋亡。
  - 26例（$n=27$例）复发难治者接受了最多8周期硼替佐米（1.3mg/m²，第1、4、8、11天）治疗，获得治疗反应。
  - ORR为85%，分别有10例及13例患者达到了IgM水平轻微（＞25%）及明显（＞50%）下降。
  - 中位起效时间为1.4个月。
  - 治疗有效患者的中位TTP为7.9个月（3～21.4⁺个月）。
  - 最常见的Ⅲ/Ⅳ级毒副作用包括感觉性神经病变（22%）、白细胞减少（19%）、中性粒细胞减少（15%）、头晕（11%）及血小板减少（7%）。
  - 复治患者主要反应率为60%（6/10）。
- 一线硼替佐米＋地塞米松＋利妥昔单抗三药联合治疗WM的ORR为96%，主要反应率为83%。
  - 药物相关的Ⅲ级神经损害发生率约为30%，但大多数患者在停药后可恢复。
  - 卡菲佐米和伊沙佐米联合已被用于临床治疗。

联合治疗

- 在17例初治患者中，利妥昔单抗＋克拉屈滨＋环磷酰胺三药联合治疗的部分缓解（PR）率约为95%。
- 利妥昔单抗联合氟达拉滨治疗的ORR为95%，主要反应率为83%。
  - 中位至进展时间为51个月。
- 利妥昔单抗＋地塞米松＋环磷酰胺三药联合治疗，主要反应率为74%，2年无进展生存率为67%。
- CHOP与R-CHOP方案治疗复发难治患者的主要反应率为80%～90%。
- 一项研究采用口服环磷酰胺（2个周期）联合皮下注射克拉屈滨的一线治疗方案，PR率为84%，中位反应持续时间为36个月。

- 另一项研究评价了氟达拉滨联合环磷酰胺的有效性，ORR为78%，至治疗失败时间为27个月。
- 其他联合治疗方案包括：
  - 核苷类似物＋烷化剂。
  - 利妥昔单抗＋核苷类似物。
  - 利妥昔单抗＋核苷类似物＋烷化剂。
  - 利妥昔单抗＋以环磷酰胺为基础的治疗。
  - 卡非佐米＋利妥昔单抗＋地塞米松，治疗31例之前未接受过利妥昔单抗或卡非佐米治疗的一线复发患者，ORR达87.1%，且ORR不受 *MYD88* 和 *CXCR4* 突变状态的影响。
  - 伊沙佐米＋利妥昔单抗＋地塞米松，在一项26例初治患者的研究中，使用该方案ORR为96%，*CXCR4* 突变患者达反应时间更长。随访2年后，中位PFS未达到，且似乎不受 *CXCR4* 突变状态的影响。

新药治疗

- 伊布替尼是一种布鲁顿酪氨酸激酶（BTK）和造血细胞激酶（HCK）信号通路抑制剂，这两种激酶都可被突变 *MYD88* 转录激活。伊布替尼被FDA批准应用于症状性WM患者。在一项针对复治患者的研究中，伊布替尼治疗的ORR达到90%。*MYD88* 野生型和 *CXCR4* 突变的主要治疗反应率更低。NCCN指南推荐在使用伊布替尼前进行 *MYD88* 和 *CXCR4* 基因检测。
- 在一项多中心随机研究中，伊布替尼联合利妥昔单抗有效率优于利妥昔单抗联合安慰剂治疗组，治疗的反应深度受 *CXCR4* 突变不良影响。这个组合已被FDA批准应用于症状性WM患者。
- NCCN建议使用伊布替尼前进行基因分型。
- 阿卡替尼和泽布替尼同样是BTK抑制剂，对BTK的选择性伊布替尼高，目前仍在临床试验中。
- 一项前瞻性多中心研究正在对复发难治WM患者进行口服BCL2抑制剂维奈克拉的临床试验。

大剂量化疗联合造血干细胞移植

- 造血干细胞移植的最大病例系列来自欧洲血液和骨髓移植学会（EBMT）的登记。接受ASCT的患者5年无进展生存率和总生存率分别为40%和70%。1年时非进展相关死亡率为4%。
- 接受ASCT的患者最重要的预后因素是对化疗的敏感性及前期治疗线数。
- 接受清髓性预处理的异基因造血干细胞移植治疗患者，5年无进展生存率和总生存率都在60%左右，3年非复发相关死亡率为30%。

华氏巨球蛋白血症的疗效标准（表70-2）

- 主要反应包括部分缓解、非常好的部分缓解及完全缓解。
- 微小缓解是指血清IgM水平下降至少25%～50%。

- IgM作为疾病的替代标志物的一个重要问题是，它能独立于肿瘤细胞的杀伤程度而变化（如利妥昔单抗可引起一过性升高，硼替佐米和伊布替尼可降低IgM水平）。

表70-2	华氏巨球蛋白血症的疗效标准共识
完全缓解（CR）	免疫固定电泳阴性，血清IgM水平正常，基线髓外病变（如肿大淋巴结或增大的脾脏）恢复正常，骨髓涂片及活检形态学检查正常
非常好的部分缓解（VGPR）	免疫固定电泳阳性，血清IgM水平较基线下降≥90%或正常，基线髓外病变恢复正常，无新的活动性疾病的症状或体征
部分缓解（PR）	免疫固定电泳阳性，血清IgM水平较基线下降≥50%且＜90%，基线髓外病灶有所缩小，无新的活动性疾病的症状或体征
轻微缓解（MR）	免疫固定电泳阳性，血清IgM水平较基线下降≥25%且＜50%，无新的活动性疾病的症状或体征
疾病稳定（SD）	免疫固定电泳阳性，血清IgM水平较基线升高或降低＜25%，髓外病灶无进展，无新的活动性疾病的症状或体征
疾病进展（PD）	两次证实血清IgM水平较最低值升高＞25%和（或）出现有显著临床意义的疾病进展

资料来源：Owen RG，Kyle RA，Stone MJ，et al. Response assessment in Waldenström macroglobulinaemia：update from the VIth International Workshop，Br J Haematol. 2013 Jan；160（2）：171-176。

病程和预后

- 表70-3列举了WM的几项预后积分系统。
- WM患者的中位生存期为5～10年。
- 主要的预后不良指标：
  - 年龄＞65岁。
  - 血红蛋白＜90～120g/L。
  - 血小板减少（血小板计数＜100×10^9/L～150×10^9/L）或中性粒细胞减少（＜1.5×10^9/L）。
  - 血清β_2-微球蛋白＞3.0～3.5mg/L。
  - 单克隆IgM＞70g/L。

表70-3　华氏巨球蛋白血症的预后评分系统

研究	不良预后因素	分组	生存
Gobbi et al	Hb＜90g/L 年龄＞70岁 体重减轻 冷球蛋白血症	0～1个预后因子 2～4个预后因子	中位：48个月 中位：80个月
Morel et al	年龄≥65岁 ALB＜40g/L 血细胞减少系数： Hb＜120g/L PLT＜150×10⁹/L WBC＜4×10⁹/L	0～1个预后因子 2个预后因子 3～4个预后因子	5年：87% 5年：62% 5年：25%
Dhodapkar et al	β_2M≥3mg/L Hb＜120g/L IgM＜40g/L	β_2M＜3mg/L Hb≥120g/L β_2M＜3mg/L Hb＜120g/L β_2M≥3mg/L IgM≥40g/L β_2M≥3mg/L IgM＜40g/L	5年：87% 5年：63% 5年：53% 5年：21%
骨髓瘤ISS分期应用于 WM （Dimopoulos et al）	ALB≤35g/L β_2M≥3.5mg/L	ALB≥35g/L＋ β_2M＜3.5mg/L ALB≤35g/L＋β_2M＜3.5mg/L或 β_2M 3.5～5.5mg/L β_2M＞5.5mg/L	中位：NR 中位：116个月 中位：54个月
WM国际预后积分系统 （Morel et al）	年龄＞65岁 Hb＜115g/L PLT＜100×10⁹/L β_2M＞3mg/L IgM＞70g/L	0～1个预后因子（除外年龄） 2个预后因子（或年龄＞65岁） 3～5个预后因子	5年：87% 5年：68% 5年：36%

注：β_2M，β_2-微球蛋白；Hb，血红蛋白；ALB，血清白蛋白；PLT，血小板计数；WBC，白细胞计数；NR，未报道。

更多详细内容请参阅《威廉姆斯血液学》第10版，Jorge J. Castillo，Steven Treon：第108章　巨球蛋白血症。

（译者：黄燕姗　熊文婕　易树华　邱录贵）

第71章

重链病

定义

- 重链病（HCD）是一种B细胞增殖性疾病，因恶性B细胞分泌的单克隆免疫球蛋白具有截短的重链而无法与轻链相结合而起病。
- 按照发病率由高到低，HCD常见的缺陷重链亚类依次为α、γ和μ。
- 诊断基于血、尿免疫固定电泳，也可对α-HCD患者分泌的体液进行免疫固定电泳分析；对于非分泌型患者，可对增殖的淋巴浆细胞进行病理免疫组化分析。
- HCD患者中常见合并自身免疫性疾病或既往有相关病史，尤其在γ-HCD中发生率较高。
- 表71-1总结了三种类型HCD的临床特点。

表71-1　重链病临床特点

特点	重链病分型		
	α	γ	μ
描述时间	1968年	1964年	1969年
发病率	少见	极少见	极少见
诊断时年龄段	年轻成人（＜30岁）	老年人（60～70岁）	老年人（50～60岁）
人口统计学数据范围	地中海地区	全世界	全世界
结构异常的单克隆蛋白	IgA	IgG	IgM
MGUS阶段	无	罕见	罕见
尿单克隆轻链	无	无	有
尿异常重链	少量	常有	不常有
受累部位	小肠、肠系膜淋巴结	淋巴结、骨髓、脾脏	淋巴结、骨髓、肝脏、脾脏
病理学	结外边缘区淋巴瘤（MALT淋巴瘤或IPSID）	淋巴浆细胞样淋巴瘤	小淋巴细胞淋巴瘤/CLL
伴发疾病	感染、吸收不良	自身免疫性疾病	无
治疗	抗生素类、化疗	化疗	化疗

注：CLL，慢性淋巴细胞白血病；Ig，免疫球蛋白；IPSID，免疫增生性小肠病；MALT，黏膜相关淋巴组织；MGUS，意义未明的单克隆免疫球蛋白血症。

资料来源：Witzig TE, Wahner-Roedler DL. Heavy chain disease, Curr Treat Options Oncol. 2002 Jun; 3（3）: 247-254。

病因和发病机制

- 在α-HCD中，淋巴浆细胞浸润小肠黏膜被认为是消化道免疫系统对消化道内持续抗原刺激的反应。在某些病例中患者对抗生素的反应支持感染与发病机制的因果关系。
- γ-HCD和μ-HCD的病因尚不明确。

临床和实验室特征

α-HCD

- α-HCD由识别缺失相应轻链的截短型单克隆α重链而定义。
- 血清蛋白电泳无特征性的单克隆球蛋白峰。
- α-HCD蛋白的鉴定依赖于免疫选择电泳或免疫固定电泳。
- 大部分病例见于非洲北部地区、以色列及中东周边国家。
- 患者在诊断时一般处于青少年或20岁初期。
- 常见的临床表现包括反复或慢性腹泻、体重减轻、发热和（或）生长迟缓。
- 杵状指是常见的体征。
- 25%的患者发现有中度肝大。
- 肠系膜淋巴结肿大常见，有时表现为腹部肿块，而腹腔外淋巴结肿大罕见。
- 多数情况下，异常的重链仅在肠道分泌物中发现。
- 空肠通常受累，在疾病早期（A阶段）的特点为出现黏膜的致密浆细胞浸润，在疾病后期（B和C阶段），母细胞样浆细胞浸润突破固有层延伸至肌层。
- C阶段疾病的特征是淋巴浆细胞样肿瘤细胞浸润扩散至肠系膜淋巴结。
- 免疫增生性小肠疾病用于描述具有α-HCD特征性病理改变的小肠病变，而不考虑合成的免疫球蛋白的类型。

γ-HCD

- 诊断的中位年龄在60岁后期。
- 临床特点不同于骨髓瘤，肾病和溶骨性损害罕见。
- 该型HCD有多种不同的临床和组织病理学特征，并据此可将其分为三大类：
  - 弥散性淋巴增殖性疾病：约占60%。
  - 局限增殖性疾病：约占25%。
  - 不明显增殖性疾病：约占15%。
- 绝大多数γ-HCD蛋白是缺失相应轻链的截短重链二聚体。
- 血清蛋白电泳可呈现多样性结果，但在超过2/3的患者中可检测到一个单克隆峰。
- 在一项包括19名患者的研究中，初次诊断时单克隆免疫球蛋白的中位数是1.6g/dL。
- HCD患者的尿蛋白通常较少（＜1g/24h），但偶有患者可达到20g/24h。
- 患者一般有中度正细胞正色素性贫血。
- 自身免疫性溶血性贫血也有报道。
- 骨骼病变少见。

μ-HCD

- 中位诊断年龄为50岁后期。
- 骨髓中常见淋巴细胞和浆细胞浸润。
- 患者可能会出现溶骨性损害或者病理性骨折。
- 贫血常见。
- 淋巴细胞增多和血小板减少不常见。
- 2/3的患者尿中有单克隆免疫球蛋白轻链。
- 患者最常表现为恶性淋巴浆细胞增殖性肿瘤（如慢性淋巴细胞白血病、B细胞淋巴瘤、华氏巨球蛋白血症或多发性骨髓瘤）。
- 诊断通常需要结合电泳、免疫电泳、免疫固定和免疫表型技术。
- 在少数情况下，免疫球蛋白重链通过血清或尿液样本的电泳，可被识别为离散均匀的β球蛋白区带。
- 需要用免疫电泳和（或）免疫固定的方法来检测不与抗κ或抗λ抗血清反应的免疫球蛋白重链蛋白。
- 活检组织的免疫表型分析显示胞质免疫球蛋白重链染色阳性而非免疫球蛋白轻链的淋巴浆细胞。
- 超过一半的μ-HCD患者可发现尿本周蛋白。
- 非分泌型μ-HCD病例已有报道。
- 当淋巴浆细胞增殖性疾病患者骨髓涂片中出现空泡性浆细胞时，提示有μ-HCD的可能。

鉴别诊断

- 有消化道表现的α-HCD应与其他B细胞淋巴瘤鉴别。
- 所有表现为淋巴浆细胞增殖性疾病的患者均应评估是否为γ-HCD和μ-HCD。

治疗、病程及预后

α-HCD

- 临床病程多种多样，如无治疗干预则病程普遍呈侵袭性。
- 在处于A阶段且无寄生虫感染的患者中，可以使用四环素、甲硝唑或氨苄西林等抗生素治疗。
  - 抗生素治疗可使70%的患者达到完全缓解。
- 对于B和C阶段的患者，或者A阶段已使用抗生素治疗60个月病情仍无缓解的患者应予以化疗，可选用治疗B细胞淋巴瘤的常用化疗方案（如R-CHOP）。
- 胃肠道局灶型或大块的透壁淋巴瘤，以及髓外浆细胞瘤应考虑外科手术切除。
- 晚期或难治性疾病患者推荐行自体造血干细胞移植治疗。

γ-HCD

- 临床病程因人而异，与临床症状相关。
- 生存期1个月至20年不等。

- 伴有淋巴结肿大的患者比无淋巴组织增殖性疾病的患者病程更具侵袭性。
- 血清中γ-HCD蛋白含量与患者恶性疾病的严重程度呈正相关。
- 通过化疗、放疗或外科手术切除局灶淋巴肿块而达到完全缓解，可使血清和尿液中单克隆成分消失。
- 无症状的患者可不予治疗。
- 对于有症状的低级别淋巴浆细胞恶性肿瘤患者，苯丁酸氮芥治疗可能获益。
- 如增殖以浆细胞为主，可以使用美法仑联合泼尼松治疗。
- 环磷酰胺、长春新碱和泼尼松、加或不加多柔比星的方案对于侵袭性淋巴浆细胞增殖性疾病或高级别B细胞淋巴瘤患者是合理的治疗选择。
- 既往报道2例患者应用利妥昔单抗单药治疗都获得了临床缓解。
- 1例伴有γ-HCD的Ⅳ期结外边缘区淋巴瘤患者在苯达莫司汀联合利妥昔单抗方案的治疗下获得了完全缓解。

μ-HCD

- 尚没有针对μ-HCD的特异性治疗方法。
- 化疗方案与慢性淋巴细胞白血病（见第55章）或骨髓瘤（见第68章）相似。
- 临床预后具有异质性，自出现症状起，患者的生存期由1个月至11年不等。

 更多详细内容请参阅《威廉姆斯血液学》第10版，Dietlind L. Wahner-Roedler，Robert A. Kyle：第109章　重链病。

（译者：李晓清　周洁琼　安　刚　邱录贵）

第72章

淀粉样变

定义

- 淀粉样变是一组以错误折叠的蛋白前体在组织中沉积为特点的异质性疾病。
- 术语"淀粉样蛋白"用于描述经苏木精–伊红染色后在光镜下显示为均匀嗜伊红的、偏振光显微镜下为绿色双折光的，以及经X线衍射显示为特征性β-折叠片层结构的物质。
- 淀粉样物质的命名以"A"开头，后面接上蛋白前体名字的缩写。
- 一些淀粉样变类型及各自的受累部位列在表72-1中。临床上最常见的是免疫球蛋白轻链（AL）型淀粉样变患者，但其他类型也同样重要。

表72-1　淀粉样变的命名		
淀粉样蛋白类型	蛋白亚型	累及部位
AL（κ或λ）或AH	免疫球蛋白轻链或者重链（局灶性或者系统性）	心脏 肾脏 肝脏 神经
AA	继发性血清淀粉样蛋白A	肾脏 胃肠道 甲状腺
ATTR（野生型）	老年系统性转甲状腺素蛋白	心脏 腕管
ATTR（突变型）	家族性转甲状腺素蛋白	心脏 神经
ALect-2	白细胞趋化因子（无突变）	肾脏
A Ins	胰岛素（局限于注射部位）	皮肤
AFib	纤维蛋白原A-2突变型	肾脏
$A\beta_2M$	β_2-微球蛋白（慢性透析）	软组织 关节 脊柱

流行病学

- AL型淀粉样变每年的发病率为12/100万，是多发性骨髓瘤的1/6，但常被漏诊。中位诊断年龄为76岁。

- 淀粉样蛋白A（AA）型淀粉样变在美国和欧洲的慢性炎症性疾病（如类风湿关节炎、炎症性肠病和慢性感染）人群中的发病率不到1%。AA型淀粉样变在土耳其和中东人群中更常见，和家族性地中海热有关。它也是唯一在儿童中发生的淀粉样变类型。

- 转甲状腺素蛋白（ATTR）野生型淀粉样变并非基因突变导致，是一种系统性疾病，但最常见的受累部位是心脏和腕管。

- 遗传性淀粉样变在美国罕见，估计发病率不足1/10万。遗传形式的淀粉样变通常由突变的转甲状腺素蛋白（TTR）构成，但也可以由载脂蛋白、纤维蛋白原（AFib型淀粉样变）和凝溶胶蛋白的点突变导致。

- 白细胞趋化因子2（ALect 2）淀粉样变表现为肾病。

- 胰岛素（A Ins）淀粉样变和淀粉样蛋白沉积在皮下注射胰岛素的部位有关。胰岛素晶体可形成淀粉蛋白，形成脱色的坚硬沉积物，活检为刚果红阳性，但质谱分析能够确认其来源为胰岛素。

- 淀粉样蛋白β_2-微球蛋白（Aβ_2M）淀粉样变通常为淀粉蛋白沉积在关节滑膜处，常见于长期透析的患者。随着透析技术的发展，其发病率逐渐下降。

发病机制

- 淀粉样纤维形成的确切机制仍然未知，且在不同类型的淀粉样变中可能是不同的。

- 淀粉前体蛋白通常由长纤维组成，而长纤维由分子量为4～25kDa的较小前体蛋白构成。

- 每种淀粉样纤维蛋白在血清中都有一种前体蛋白。
  - 许多前体蛋白的二级结构有大量的β-折叠片层。已知的例外包括血清淀粉蛋白A（SAA）和细胞朊病毒蛋白（PrP^C），其前体蛋白中含有很少或没有β-折叠片层，但沉积的纤维中都有大量的β-折叠片层。

- 淀粉样蛋白的形成：
  - 刺激导致血清成分或者淀粉前体蛋白的一级结构发生变化。
  - 前体蛋白转变成淀粉纤维。

- AL型淀粉样变可以单独发生，也可以是骨髓瘤继发的（见第69章）。它也可能发生在其他B细胞增殖性疾病中，包括巨球蛋白血症和其他类型淋巴瘤。
  - 纤维沉积物由完整的23kDa单克隆免疫球蛋白轻链组成。
  - 虽然κ和λ轻链亚型都存在，但λ亚型更常见。

临床特征

- 由于淀粉样物质沉积影响正常器官的功能，临床表现变化多样。
- 常见的症状和体征包括：
  - 虚弱和体重下降。
  - 紫癜，尤其是在疏松的面部组织部位（图72-1）。

AL型淀粉样变

- 只有1%的AL型淀粉样变患者年龄小于40岁。
- AL型淀粉样变可影响多个器官。
- 肾脏：
  - 肾病综合征和肾功能不全。
  - 小部分患者（约10%）淀粉蛋白沉积在肾脏小血管或肾小管间质，导致肾功能不全但不伴有显著的蛋白尿。
- 肝脏和脾脏：
  - 器官增大，肝脏胆汁淤积，以及罕见的外伤性增大脾脏破裂。
  - 碱性磷酸酶显著升高，伴转氨酶仅轻度升高。这是肝脏淀粉样变的特征性改变。
- 胃肠道：
  - 巨舌、梗阻、溃疡、出血、吸收不良和（或）腹泻。
- 心脏：
  - 心脏扩大和（或）心律失常。
  - 超声心动图显示低电压R波。
  - 限制型心肌病。
- 皮肤：
  - 丘疹、大结节和紫癜等皮损。

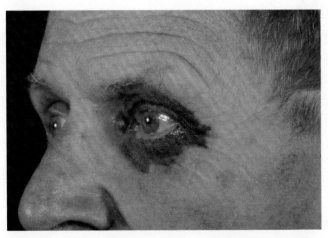

图72-1 淀粉样变紫癜。尽管眶周紫癜并不常见，但却是AL型淀粉样变的特征性表现

- 神经系统：
  - 周围神经病、直立性低血压（自主神经病变）。
- 血液：
  - 淀粉蛋白吸收 X 因子引起特征性凝血异常。其他凝血因子缺乏（如纤维蛋白原和IX因子）和肝脏疾病有关。
- 软组织：
  - 巨舌、腕管综合征、皮肤结节、关节病、脱发、甲营养不良、颌下腺肿大、眶周紫癜和声音嘶哑。

AA 型淀粉样变

- 此类淀粉样变可发生在任何年龄。
- 主要临床表现为蛋白尿和（或）肾功能不全。
- 肝脾增大与慢性炎症性疾病相关。
- 在慢性炎症性疾病中，淀粉样变进展缓慢，尤其是在治疗晚期肾脏病的同时，生存期通常超过 10 年。

ATTR 型淀粉样变

- *TTR* 基因突变 Val122IIe，是非裔美国人群中最为常见的等位基因，与心肌病相关。应该作为老年非裔美国人心脏病的怀疑病因之一。
- ATTR 野生型淀粉样变是一种系统性疾病，但最常见的受累部位是心脏和腕管。患者可能首先出现腕管综合征的症状。其主要影响超过 60 岁的男性患者。

Aβ₂M 型淀粉样变

- Aβ₂M 型淀粉样变可产生几种风湿疾病症状，包括腕管综合征、持续性关节积液、脊柱关节病和囊性骨损害。
- 腕管综合征常是疾病的首发表现。
- 在透析超过 12 年的患者中，多达 50% 的患者可出现持续性关节积液伴有轻度不适。

淀粉样变的筛查

- 当患者出现任何以下临床症状时建议进行筛查：①肾病综合征范围的蛋白尿，不论血清肌酐水平如何；②浸润性心肌病或者保留射血分数的心力衰竭（正常的射血分数并不能排除 AL 型淀粉样变；唯一的症状可能是运动后疲劳）；③肝大或者碱性磷酸酶水平升高不伴有特异性的影像学异常；④混合性轴索脱髓鞘周围神经病、感觉和（或）运动和（或）自主神经症状，尤其是和单克隆丙种球蛋白病有关时；⑤有多发性骨髓瘤或者单克隆丙种球蛋白病的患者出现一些特殊症状，并非典型的多发性骨髓瘤 CRAB 症状（高钙血症、肾功能不全、贫血、溶骨性病变）或有不一致，尤其是出现难以解释的疲劳时。
- 应该进行血尿免疫固定电泳及血清游离免疫球蛋白轻链（包括 κ 和 λ）的检测。
- 系统性 AL 型淀粉样变是一种浆细胞肿瘤，99% 的患者上述三种检测之一会有异常，反映骨髓浆细胞克隆亚群的合成功能。如果检测到了一种免疫球蛋白，应该进行

表72-2中的检查，对淀粉样变进行进一步筛查。

- 如果不能确认存在系统性浆细胞肿瘤或一种免疫球蛋白轻链，有以下三种可能：①患者没有淀粉样变；②患者没有系统性AL型淀粉样变；③淀粉样蛋白并非免疫球蛋白轻链，可能是另一种蛋白亚单位，最常见的为野生型ATTR型心脏淀粉样变。

- ATTR型淀粉样变的筛查不能采用血清和尿游离轻链的检测，其皮下脂肪活检的敏感性比轻链型淀粉样变更低。需要采用超声心动图、磁共振成像或者锝标记的焦磷酸盐显像来识别这些患者的淀粉样变。

表72-2 已知淀粉样变患者的推荐检查
如果质谱鉴定为轻链型淀粉样变：
考虑局部淀粉样变性（膀胱、喉、皮肤、支气管）
如果为系统性（内脏受累），则进行以下检查：
碱性磷酸酶
天冬氨酸转氨酶
β_2-微球蛋白
胆红素
钙
肌酐
葡萄糖
全血细胞计数
免疫球蛋白游离轻链
血清蛋白电泳和免疫固定电泳
血清和24小时尿
免疫球蛋白定量
氨基端脑钠肽前体
肌钙蛋白T
X因子水平
胸部X线
心电图
超声心动图（多普勒及应变成像）
肌酐清除率
如果质谱鉴定为TTR型淀粉样变，则进行以下检查：
超声心动图（多普勒和应变成像）
家族性淀粉样变性基因检测（质谱检测血清TTR蛋白；如果异常，进行TTR基因测序）
锝标记的焦磷酸盐显像
肌电图（EMG）

诊断的确定

- 组织活检显示淀粉纤维对于淀粉样变的诊断非常必要。对功能受损器官进行活检是一种高效的选择。
  - 在活检组织中通过刚果红染色，偏振光显微镜下发现特征性苹果绿荧光，进而诊断淀粉样变性。

— 皮下脂肪抽吸和骨髓活检能够发现80%～90%的淀粉样变患者，这些患者也被证实在其他部位有淀粉物质沉积（图72-2）。直肠活检不作为推荐。

— 一旦发现了刚果红染色阳性的组织，应该采用激光显微切割联合质谱分析鉴定蛋白质亚单位。

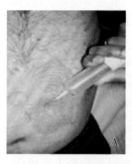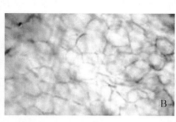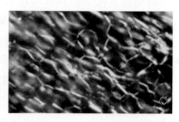

图72-2　皮下脂肪抽吸的技术和结果。A.操作技术。B.刚果红脂肪染色。注意脂肪细胞之间的空隙。C.在偏振光下观察绿色双折光

预后

● 预后取决于心脏受累程度和浆细胞负荷。

— 心脏受累程度取决于心脏生物标志物的升高程度。

— 浆细胞负荷的最佳替代物是血清受累和非受累轻链差值（dFLC）。

— 高敏肌钙蛋白T的水平、氨基端脑钠肽前体（NT-proBNP）和游离轻链可用于定义四个分级。高敏肌钙蛋白T≥40ng/L，NT-proBNP＞1800pg/mL，dFLC＞180mg/L各赋1分。将患者划分为4组，中位生存期分别为94个月、40个月、14个月和6个月。

疗效评估

● 评估AL型淀粉样变的治疗效果分为两步：

— 第一步是通过估计浆细胞负荷和淀粉轻链前体的产生来评估血液学缓解。治疗缓解有四类：①完全缓解需要血尿免疫固定电泳阴性和免疫球蛋白游离轻链比值正常。②非常好的部分缓解需要dFLC＜40mg/L。③部分缓解定义为dFLC至少下降基线水平的50%。④无治疗反应。

— 第二步是评估受累器官的缓解。目前的共识定义了肾脏、心脏和肝脏的缓解，但不包括软组织和周围神经。

治疗

● 除了AL型淀粉样变之外的淀粉样变并没有特异的治疗方式。

AL型淀粉样变

- 美法仑和地塞米松，已取代美法仑和泼尼松方案，且治疗相关的死亡率非常低；5年生存率可接近50%，但高度依赖于接受治疗的人群。
  — 已报道的最短的中位缓解时间是11～18个月。
  — 该方案用于不适合造血干细胞移植的患者。适合移植的患者不应采用该方案，因为它可能损伤造血干细胞的采集。

- 以200mg/m²（多器官受累患者降低剂量）美法仑静脉注射为预处理方案的自体造血干细胞移植是目前不伴有严重终末器官功能障碍患者最有效的治疗方式，但是只有不超过20%的患者符合要求。10年生存率大约为40%。心脏生物标志物能预测预后。

- 可采用含有免疫调节剂的方案，包括：①美法仑、地塞米松和来那度胺联合方案，2年总生存率为80%；②环磷酰胺、沙利度胺和地塞米松联合方案，3年总生存率大约为80%。

- 硼替佐米——一种蛋白酶体抑制剂，治疗效果较好。其联合地塞米松的方案被用于初治患者及移植后的巩固治疗，以进一步加强未达到完全缓解患者的治疗反应。硼替佐米联合环磷酰胺、地塞米松方案应用广泛，且能够达到68%的血液学缓解，1年总生存率为65%。

- 达雷妥尤单抗，为一种靶向产生淀粉物质细胞表面CD38的单克隆抗体，和透明质酸酶、内切糖苷酶一起制成达雷妥尤单抗的皮下制剂。2021年美国FDA批准该药用于新诊断患者的治疗。此项决策是基于53%的血液学完全缓解率。但此药并不适用也不推荐用于治疗临床试验之外的纽约心脏协会（NYHA）分级ⅢB或Ⅳ或者Mayo分期ⅢB的患者。

- 减轻症状及支持器官功能的治疗在疾病管理中发挥了重要的作用。

更多详细内容请参阅《威廉姆斯血液学》第10版，Morie A. Gertz，Taimur Sher，Angela Dispenzieri，Francis K. Buadi：第107章 免疫球蛋白轻链型淀粉样变。

（译者：高雅娟 李 剑）

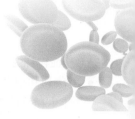

第九篇　血小板与出血性疾病

第73章

出血性疾病的临床表现、评估和分类

疑似出血性疾病的评估

病史

- 需要系统性的方法来引出和解释所有疾病相关的信息。医生对于患者直接且深入的问诊可以揭示与出血史有关的细节。
- 据报道，许多健康人（通常是女性多于男性）容易出现瘀斑和（或）过度出血。
- 具有严重出血性疾病的患者总是具有明显异常的出血病史，无论是出现自发的还是创伤和（或）干预后（如活组织检查或外科手术）出血。
- 正如表73-1中所示，特定的出血性疾病往往具有典型的临床表现。

表73-1　典型的临床表现与特定的出血性疾病的关系	
临床表现	出血性疾病
皮肤黏膜出血	血小板减少症、血小板功能障碍、血管性血友病
新生儿头颅血肿，关节出血，血尿，肌肉内、颅内和腹膜后出血	重型血友病A和B；严重的凝血因子Ⅶ、Ⅹ、ⅩⅢ缺乏；严重的3型血管性血友病；纤维蛋白原缺乏症
创伤相关的出血或轻度的自发性出血	轻型或中型血友病A和B；严重的凝血因子ⅩⅠ缺乏；中度的纤维蛋白原，凝血因子Ⅱ、Ⅴ、Ⅶ、Ⅹ缺乏；凝血因子Ⅴ和Ⅷ共同缺乏；α_2-抗纤溶酶缺乏
脐带残端和习惯性流产出血	纤维蛋白原缺乏、低纤维蛋白原血症、异常纤维蛋白原血症或凝血因子ⅩⅢ缺乏
伤口愈合不良	凝血因子ⅩⅢ缺乏
新生儿面部紫癜	Glanzmann血小板无力症；严重的血小板减少症
反复的严重鼻出血和慢性缺铁性贫血、胃肠和肺部出血	遗传性出血性毛细血管扩张症

- 在评估没有既往出血时，重要的是要确定患者是否暴露于明显的出血情境，如拔牙、手术、创伤或分娩。
- 能够客观确认出血事件及其严重程度也很重要，如患者需要输血、出现需要铁剂替代治疗的贫血、因出血而住院、出血倾向的动态评估及任何既往的实验室检查

结果。

- 患者的用药史至关重要，尤其要注意非处方药［如阿司匹林或非甾体抗炎药（NSAID）］及其他常规服用而容易忽视的药物，包括草药和其他替代药物。
- 营养史对评估维生素K、维生素C的摄入和患者整体营养状态是必要的。
- 涉及一个器官或系统的出血病史，如血尿、呕血或咯血表明有局部原因，如肿瘤。多个部位的出血可能提示存在凝血缺陷。
- 在具有凝血异常的患者中可能发生从高纤维蛋白溶解活性部位（如泌尿道、子宫内膜或口腔和鼻黏膜）出现持续的血液渗出。
- 血管疾病也可能引起黏膜和皮肤出血，如遗传性出血性毛细血管扩张症（Rendu-Osler-Weber综合征）或维生素C缺乏症（见第78章）。
- 翔实的家族史十分重要，包括所有亲属至少回顾一代人，并具体询问每一个具有血缘关系的亲属。
- 出血病史对于一些特定疾病可能具有提示意义。
- 鼻出血和牙龈出血最常见于血小板量或质异常引起的疾病，如血管性血友病和遗传性出血性毛细血管扩张症。
- 皮肤瘀斑可能出现在多种出血性疾病中。
- 瘀斑出现的频率、大小、位置、颜色和外伤史在评估时都很重要。
- 拔牙的患者可以根据缝合、包扎或输血的需要客观评估出血时间情况。
- 血小板功能障碍性疾病或血管性血友病患者经常在刮胡须时出现持续性出血。
- 出血性疾病患者很少出现咯血、呕血或血尿的症状。
- 在有局部病变的患者中，反复发作的血便或黑便可能提示存在出血性疾病。
- 月经过多常伴有血小板疾病和血管性血友病，但多数情况下月经过多与出血性疾病无关。
- 一些出血性疾病可能会导致妊娠相关的过度出血。反复自然流产可能与凝血因子XIII缺乏、纤维蛋白原的遗传性疾病或抗磷脂综合征有关。
- 关节积血出现在严重的凝血因子缺乏的患者中，尤其是血友病或严重的血管性血友病（3型）患者。
- 包皮环切术后出血可出现在血友病A和血友病B中。包皮环切术后延迟出血可能是凝血因子XIII缺乏造成的。
- 新生儿脐带出血是凝血因子XIII缺乏症的典型症状。
- 静脉穿刺或其他有创操作部位的出血时间延长是弥散性血管内凝血的典型表现。

体格检查

- 应检查患者的瘀点、瘀斑、毛细血管扩张和血肿。
- 脾大可以出现在血小板减少症患者中。
- 应检查静脉穿刺或其他有创操作部位是否存在出血时间延长。
- 应检查是否存在关节畸形或关节活动受限。
- 在整个检查过程中，应尽可能发现导致凝血异常的疾病征象（表73-2）。

表73-2	出血性疾病的分类	
主要类型	**疾病**	**举例**
获得性	血小板减少症	自体免疫和异体免疫、药物诱发、脾功能亢进、骨髓增生减低（原发性、抑制性、骨髓病性）、弥散性血管内凝血（见第86章）
	肝脏疾病	肝硬化、急性肝衰竭、肝移植（见第84章）
	维生素K缺乏	吸收不良综合征、新生儿出血疾病、抗生素治疗延长、营养不良、胆道梗阻时间延长
	血液病	急性白血病（尤其是急性早幼粒细胞白血病）、骨髓发育不良、单克隆丙种球蛋白病、原发性血小板增多症（见第44、45、68、69、72和75章）
	获得性凝血因子抗体	凝血因子V、Ⅷ和ⅩⅢ中和抗体；抗体-凝血因子复合物清除加速（如获得性血管性血友病，与抗磷脂抗体相关的低凝血酶血症）（见第83和85章）
	弥散性血管内凝血	急性（败血症、恶性肿瘤、外伤、产科并发症），慢性（恶性肿瘤、巨大血管瘤、流产）（见第86章）
	药物性	抗血小板药、抗凝剂、抗凝血酶药和溶栓药、骨髓抑制剂、肝毒性和肾毒性药物（见第88章）
	血管性	不高于皮面的紫癜（老年性、日光性和人为性），使用皮质类固醇，维生素C缺乏症，虐待儿童，暴发性紫癜，可触及的紫癜（过敏性紫癜、血管炎、异常蛋白血症）（见第78章）
遗传性	凝血因子缺乏	血友病A（凝血因子Ⅷ缺乏），血友病B（凝血因子Ⅸ缺乏），凝血因子Ⅱ、V、Ⅶ、Ⅹ、Ⅺ、ⅩⅢ缺乏和血管性血友病（见第79、80和81章）
	血小板疾病	Glanzmann血小板无力症、Bernard-Soulier综合征、血小板颗粒异常等（见第76章）
	纤溶异常	α_2-抗纤溶酶缺乏症、纤溶酶原激活物抑制物-1（PAI-1）缺乏（见第87章）
	血管性	出血性毛细血管扩张症（见第78章）
	结缔组织病	Ehlers-Danlos综合征（见第78章）

基于病史和凝血试验的评估

凝血初筛试验

- 最初评估应该包括凝血酶原时间（PT）、活化部分凝血活酶时间（APTT）和血小板计数。
- 在图73-1中，初筛试验结果和出血病史可以证实出血性疾病的试验性诊断。
- 延长的PT、APTT或两者同时延长可能是出现凝血过程中的一种或多种成分的抑制物及必需的凝血因子缺乏的结果。

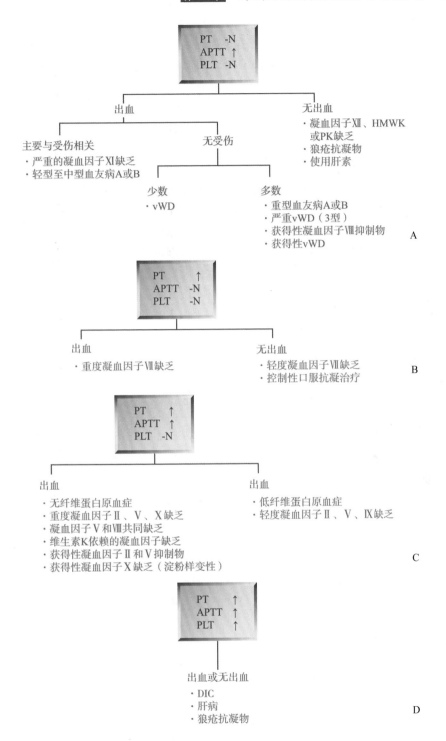

图73-1 使用止血的基本检测方法和患者的出血史建立对出血性疾病的初步诊断步骤。APTT，活化部分凝血活酶时间；DIC，弥漫性血管内凝血；HMWK，高分子量激肽原；N，正常；PK，前激肽释放酶；PLT，血小板；PT，凝血酶原时间；vWD，血管性血友病

- 通过将患者血浆与正常血浆等份混合并对混合物重复测试，可以区分抑制性抗体（抑制物）和凝血因子缺乏。如果存在凝血因子缺乏，正常血浆的添加将导致正常或几乎正常的结果（因为在设计所有凝血试验时，50%的正常凝血因子水平可出现正常的检测结果），而如果存在抑制物，则异常结果仍将存在。

- 一些抑制物如获得性凝血因子Ⅷ抗体反应缓慢，因此有必要在进行凝血测试之前于37℃下孵育正常人和患者的血浆混合物2小时。

- 如果PT、APTT和血小板计数均正常，但患者有出血史，应进行血小板功能检查和血管性血友病因子、凝血因子ⅩⅢ和α_2-抗纤溶酶的测定（图73-2）。

- 轻型1型或2型血管性血友病患者可能有足够的凝血因子Ⅷ（>30%）以达到正常的APTT，因此建议直接测量血管性血友病因子活性。

- 凝血酶时间延长见于应用肝素、弥散性血管内凝血、淀粉样变性的血浆中存在抑制物，或在无纤维蛋白原血症、低纤维蛋白原血症或异常纤维蛋白原血症的患者中。

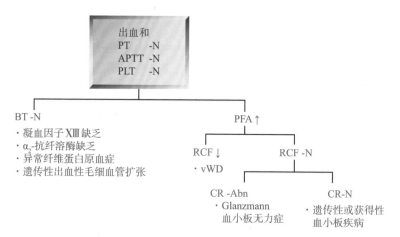

图73-2　具有出血的临床表现和基本止血试验正常的患者行二级试验进行初步诊断。Abn，异常；APTT，活化部分凝血活酶时间；PFA，血小板功能分析；CR，凝块收缩；N，正常；PLT，血小板；PT，凝血酶原时间；BT，出血时间；RCF，瑞斯托霉素辅因子活性；vWD，血管性血友病

确诊的特定检查

血小板减少症（见第74章）

- 为了排除假性血小板减少症，必须检查所有报告血小板计数低的患者的血片；或者可以在枸橼酸抗凝的血液中进行血小板计数。

- 血片检查也可以检测出与诊断血小板减少症的原因有关的许多异常，总结如表73-3所示。

表73-3	血小板减少患者的血涂片表现
疾病	血涂片表现
遗传性血小板减少症	巨大血小板
May-Hegglin异常	巨大血小板和白细胞中的杜勒样小体
血小板存活减少（如特发性血小板减少性紫癜）	中度程度扩大的血小板
Wiskott-Aldrich综合征	小血小板
血栓性微血管病（如血栓性血小板减少性紫癜、溶血尿毒症综合征、恶性高血压）、弥散性血管内凝血	裂红细胞、棘红细胞
缗钱状形成	异常蛋白血症
中性粒细胞分叶过多和巨红细胞症	维生素B_{12}和叶酸缺乏
异常白细胞	白血病、骨髓增殖性疾病

凝血因子缺乏（见第79和82章）
- 现代临床凝血实验室检查可以检测凝血因子缺乏。
- 免疫学方法可以区分是凝血蛋白减少还是质量异常。

凝血因子抑制物
- 证实肝素存在不需要将患者血浆和正常血浆1∶1混合后观察有无APTT延长。血浆中肝素的存在可以通过加入甲苯胺蓝、鱼精蛋白或其他肝素抑制剂来纠正延长的凝血酶时间确认。
- 狼疮抗凝物无须温育即有活性。有些方法可用于特异性检测狼疮抗凝物（见第85章）。
- 通常患者血浆与正常血浆的混合物在37℃温育2小时后才可检测到特异性凝血因子抗体如凝血因子Ⅷ抗体。
- 一些抑制物在体内与特定的凝血因子形成复合物。它们迅速从循环中清除，并导致严重的凝血因子不足。有特殊的测试方法可以用来检测这种抑制物。

血小板功能疾病
- 诊断血小板质量异常需一定的流程，见第76和77章。

出血性疾病的术前评估

- 术前评估基于出血史、任何导致出血的基础疾病、实验室初筛试验及计划的手术类型。

出血性疾病的分类

- 可以将出血性疾病分为遗传性或获得性，或者根据疾病的机制分类。表73-2将凝血功能障碍分为"获得性"或"遗传性"。

更多详细内容请参阅《威廉姆斯血液学》第10版，Marcel Levi，Kenneth Kaushansky：第115章　出血性疾病的分类、临床表现和评估。

（译者：董　焕　陈云飞　张　磊）

第74章

血小板减少症

- 血小板减少症定义为血小板计数低于用特定方法检测的正常值下限（如＜150×10⁹/L）。
- 表74-1列出了血小板减少症的分类和原因。

表74-1　血小板减少症的分类
Ⅰ.假性血小板减少症
A.抗体诱导的血小板聚集
B.血小板卫星现象
C.抗磷脂抗体
D.糖蛋白Ⅱb/Ⅲa拮抗剂
E.混合因素
Ⅱ.血小板生成减少引起的血小板减少症
A.遗传性血小板疾病
B.获得性骨髓疾病
1.营养缺乏和酒精诱导的血小板减少症
2.克隆性血液系统疾病（骨髓增生异常综合征、白血病、骨髓瘤、淋巴瘤、阵发性睡眠性血红蛋白尿）
3.再生障碍性贫血
4.实体瘤引起的骨髓转移
5.感染性病原体的骨髓浸润（如AIDS、结核病、布鲁氏菌病）
6.噬血现象
7.免疫性血小板减少症
8.药物诱导的血小板减少症
9.妊娠相关的血小板减少症
Ⅲ.血小板破坏增多引起的血小板减少症
A.免疫性血小板减少症
1.自身免疫性血小板减少症（原发性和继发性ITP）
2.同种免疫性血小板减少症
B.血栓性微血管病［TTP，溶血尿毒症综合征（HUS）］
C.弥散性血管内凝血（DIC）
D.妊娠相关的血小板减少症
E.血管瘤（Kasabach-Merritt现象）
F.药物（奎尼丁、肝素、阿昔单抗）诱导的免疫性血小板减少症
G.人工表面（血液透析、体外循环、体外膜氧合）
H.2B型血管性血友病

$150 \times 10^9/L$

续表

Ⅳ.血小板分布异常引起的血小板减少症

　　A.脾功能亢进

　　B.低体温

　　C.大量输血

　　D.输液过多

Ⅴ.其他原因

　　A.周期性血小板减少症，获得性纯巨核细胞性血小板减少症

假性血小板减少症

- 当实验室条件导致血小板聚集或血小板卫星围绕在中性粒细胞时，自动计数仪会出现血小板计数减低，从而导致血小板减少症的错误诊断。这在自动血小板计数中的发生率为0.1%～0.2%。如果大部分血小板异常增大，血小板自动计数可能会假性降低。

- 应仔细检查血片以确认是否存在血小板减少症，以排除血小板聚集和血小板卫星现象可能。

病因和发病机制

- 血小板聚集引起的假性血小板减少最常发生在EDTA抗凝的血样中。尽管血小板可能会在任何抗凝剂中发生聚集，但枸橼酸抗凝采集的血液通常会证实血小板减少症的假象。

- 血小板可能彼此附着或与白细胞（常为中性粒细胞）形成聚集。

- 血小板聚集通常在体外条件下由低滴度的IgG抗体与血小板的抗原表位GPⅡb/Ⅲa反应引起。

实验室检查

- 由EDTA抗凝血制成的血片检查可发现比血小板计数预期更多的血小板，许多血片的血小板呈大片状或聚集状（见《威廉姆斯血液学》第10版，第116章图116-1）。直接取手指血制成的血片可准确反映血小板的真实计数。

- 假性血小板减少症通常伴有白细胞计数的假性升高，因为血小板聚集后体积增大，所以通过自动计数仪会被检测为白细胞。

- 取指血直接放入37℃的稀释液中，然后通过相差显微镜进行计数可以得到正确的血小板计数。

临床特征

- 血小板凝集素除引起假性血小板减少症外没有其他的临床意义。

- 血小板聚集通常是持久的。

脾淤血所致的血小板减少（潴留）（见第26章）

病因和发病机制

- 脾脏通常潴留约1/3的血小板。脾大的患者可可逆性潴留约90%的血小板。戈谢病

患者中可以看到这种现象。

- 血小板总量是正常的，血小板产生可以是正常的，但也可能会减少，并且血小板寿命是正常的。
- 低温可导致人和动物暂时性血小板减少，可能因为血小板在脾脏和其他器官中短暂潴留。

临床特征

- 脾潴留导致的血小板减少常无临床重要意义。血小板常减少程度适中，机体血小板总量正常，血小板可从脾脏中释放出来。
- 在肝脏疾病和脾大患者中，出血通常是凝血异常的结果（肝脏是凝血因子的主要来源），并且血小板生成素（TPO）缺乏可加重血小板减少症。
- 肝硬化伴门静脉高压和充血性脾大是导致血小板在脾潴留的最常见疾病，但任何引起充血性脾大的疾病都可能与血小板减少症有关。
- 脾脏通常可触及，血小板减少程度与脾脏大小相关。
- 巨脾和重度血小板减少的患者，除由于脾潴留外，常同时因为骨髓浸润或严重肝病造成血小板生成减少。
- 只有少部分低体温患者出现血小板减少。

实验室检查

- 除非存在第二个影响因素，否则血小板计数很少低于 $50 \times 10^9/L$，骨髓巨核细胞在数量和形态上通常是正常的。

治疗和预后

- 因为脾潴留引起的血小板减少症通常不具有重要的临床意义，所以一般无须治疗。
- 因其他原因行脾切除术可导致血小板计数恢复正常或高于正常水平（见第26章）。肝硬化患者行门体静脉分流后，血小板计数也可恢复正常。
- 由低温引起的血小板减少症的治疗是复温至显示血小板计数正常。

大量输血相关性血小板减少症

- 大量失血的患者在24小时内输注15单位及以上的红细胞时常发生血小板减少症，血小板计数可低至 $25 \times 10^9/L$。
- 血小板减少的严重程度与输血次数有关，但由于从脾脏释放或微血管消耗，所以血小板计数可能高于或低于预测值。
- 治疗取决于血小板减少的程度及患者的状况。

遗传性和先天性血小板减少症

- 此类疾病通常具有明确的遗传方式。由于产前感染或发育异常诱发的疾病是先天性的，但不是遗传性的。
- 血小板减少可单独发生，也可伴有明确的血小板功能异常，如Bernard-Soulier综合征、Wiskott-Aldrich综合征和灰色血小板综合征（见第76章）。
- 血小板减少症可以在任何年龄诊断，包括成年期。在婴儿期后可能会被误诊为免疫性血小板减少症，特别是在中度血小板减少症患儿中。此时进行家系调查会有所帮助。

范科尼贫血（见第4章）

- 为常染色体隐性遗传的重型再生障碍性贫血，半数患者10岁起病。其原因是识别和修复DNA损伤的18个基因中的一个发生双等位基因突变。第19个基因 *RAD51* 突变导致常染色体显性范科尼贫血。
- 来自纯合子的细胞通过DNA交联剂增加了对染色体破裂的敏感性，这是一种疾病筛查试验。
- 可能会出现多种先天性畸形，包括身材矮小、皮肤色素沉着、拇指和桡骨发育不良，以及泌尿生殖系统、心脏和中枢神经系统异常。
- 患者处于骨髓增生异常、急性白血病和其他恶性肿瘤的风险中。
- 疾病通常是致命的，除非通过低强度预处理方案行异基因造血干细胞移植。

血小板减少症伴桡骨缺失

- 遗传方式为常染色体隐性遗传，但可能会更复杂。许多患者存在编码mRNA结合蛋白的 *RBM8A* 突变。
- 通常在出生时因为缺少桡骨引起注意。双侧桡骨常常缺失或异常，而肩胛骨、肱骨和足部也可能是异常的。
- 1/3的患者有先天性心脏病。
- 患者通常对牛奶过敏。
- 血小板计数通常为 $15 \times 10^9/L \sim 30 \times 10^9/L$，在婴儿期和应激期（手术、感染）时可能更少。血小板减少可能并不严重，直到成年才被发现。
- 巨核细胞可能减少甚至缺失。
- 类白血病反应和嗜酸性粒细胞增多症常见。
- 糖皮质激素、脾切除术和静脉注射免疫球蛋白（IVIG）的治疗通常无效。少数成人患者脾切除术可能有效。
- 死亡常是由于出血，并常发生在第一年。
- 如果患者可以在 $1 \sim 2$ 岁存活，血小板计数常会恢复且预期寿命正常。
- 成人期血小板计数有所变化，但除月经过多以外的症状并不常见。

May-Hegglin异常、Fechtner综合征、Sebastian综合征、Epstein综合征

- May-Hegglin异常为常染色体显性遗传，其特征为巨大血小板、中性粒细胞、嗜酸性粒细胞和单核细胞存在特征性包涵体。它们类似于急性感染出现的杜勒小体，但具有不同的超微结构。血小板减少症常见，但可能也没有，通常不严重。
- Fechtner综合征、Sebastian综合征和Epstein综合征与May-Hegglin异常非常相似，但也表现出不同程度的高频感音神经性耳聋、肾炎和白内障。
- May-Hegglin异常及Fechtner综合征、Sebastian综合征和Epstein综合征是具有染色体22q12—q13上 *MYH9* 基因突变的常染色体显性遗传的巨血小板减少症。该基因编码非肌肉肌球蛋白重链（NMMHC）- ⅡA，其在血小板、肾脏、白细胞和耳蜗细胞中表达。

- 血小板体积大但超微结构正常。巨核细胞在外观和数量上是正常的。血小板寿命和出血时间正常或轻微异常。
- 大多数患者对血小板减少耐受性良好，因此通常不需要治疗，即使是手术或分娩，但一般予以输注血小板。

X连锁的血小板减少伴红系增生异常

- 已经描述了与红系增生不良和地中海贫血相关的血小板减少症的X连锁疾病家族，其引起与血小板减少程度成比例的出血倾向。这些患者也有卟啉病。
- GATA1是红细胞和巨核细胞的特异性转录因子，可驱动这两种细胞系中的每一种所必需的基因表达。
- 在几个家族中，氨基端突变与巨大血小板减少症和红细胞系中的变异异常有关，而在其他家族中，氨基端的突变破坏GATA1与其辅因子（FOG-1）的相互作用，导致巨大血小板减少症伴红系增生不良性贫血或β-地中海贫血。
- 支持治疗，必要时输注红细胞和血小板。

家族性血小板综合征伴髓系肿瘤易感性

- 伴髓系肿瘤易感性的家族性血小板综合征是一种罕见的常染色体显性遗传病，其特征是定性和定量的血小板缺陷，导致病理性出血和易发生AML倾向。
- 几个家系的遗传分析将致病缺陷与转录因子Runx-1（以前也称为AML1和CBFA2）的突变联系起来。Runx-1与转录复合物结合并调节许多在造血过程中重要的基因。
- 异基因造血干细胞移植是唯一已知的治愈性治疗方法。

先天性无巨核细胞血小板减少症

- 先天性无巨核细胞血小板减少症（CAMT）是一种罕见的常染色体隐性遗传病，多数病例出现严重血小板减少症，且出生时没有畸形。
- 由于这些患儿存在重度血小板减少症，出血并发症常见。
- 在大多数患者中，3～5岁之前多进展为再生障碍性贫血。
- CAMT由编码TPO受体的 *MPL* 基因突变引起，使其缺乏（Ⅰ型CAMT）或功能降低（Ⅱ型CAMT），极少是由于 *TPO* 基因突变引起。
- 异基因造血干细胞移植为最有效的治疗方法。

血小板减少症伴桡尺骨融合

- 无巨核细胞血小板减少症伴有桡尺骨融合的患者出生时有严重的正细胞性血小板减少症伴骨髓巨核细胞缺乏，近端尺桡骨融合，以及其他骨骼异常如先天性趾侧弯和浅髋臼。
- 出血并发症与血小板减少程度成正比。
- 几名患者随之发生低增生性贫血和全血细胞减少症，表明该缺陷不限于巨核祖细胞。
- 遗传分析提示血小板减少症伴桡尺骨融合患者在造血干细胞中表达 *HOXA11* 突变。

Wiskott-Aldrich综合征

- Wiskott-Aldrich综合征（WAS）是一种罕见的X染色体连锁的免疫缺陷性疾病，其特征为血小板减少症、湿疹、反复感染、T细胞缺陷及自身免疫和淋巴增殖性疾病的风险增加（见第51章）。

- 该综合征是由位于X染色体短臂上的*WASP*基因突变引起的（Xp11.22）。
- 该基因的产物WAS蛋白（WASP）在造血细胞中表达。WASP调节肌动蛋白聚合并协调细胞运动和细胞间相互作用过程中发生的肌动蛋白细胞骨架和信号转导途径的重组。
- 急性出血和疾病并发症期间的支持治疗包括血小板输注、抗生素和当湿疹严重时全身应用糖皮质激素。
- 轻度表型和重度血小板减少症患者行脾切除术可能有效，但对于这些免疫功能低下的患者，感染的风险可能超过其益处。
- 如果病情严重，异基因造血干细胞移植是唯一有效的治愈方法。

Paris-Trousseau综合征

- Paris-Trousseau综合征及其变异型Jacobsen综合征是先天性畸形综合征，其中患者表现出三角头畸形、面部畸形、心脏疾病和智力迟钝。
- 所有患者都有轻度至中度血小板减少症和血小板功能障碍。
- 血片显示含有巨大α-颗粒的血小板亚群。骨髓检查显示了两个不同的具有未成熟的巨核细胞祖细胞扩增、巨核细胞生成异常和许多微核巨噬细胞的巨核细胞亚群。
- 病理性出血常不严重。
- 这两种疾病都是由11号染色体长臂（11q23）缺失引起的，该段染色体包含*FLI1*基因，其产物是参与巨核细胞生成的转录因子。
- 尽管存在一个正常等位基因，但Paris-Trousseau综合征的显性遗传模式似乎仅由于在巨核细胞分化中短暂表达*FLI1*的单等位基因。

与10号染色体连锁的常染色体显性遗传的血小板减少症

- 这种常染色体显性遗传的血小板减少症表现出不同程度的血小板减少，出血与血小板减少程度成比例。
- 与家族性血小板综合征伴髓系肿瘤的易感性不同，本病无向其他疾病进展的风险。
- 有该疾病的患者具有10p11—p12的遗传缺陷。在许多患者中发现*ANKRD26*突变。
- 来自患者的巨核细胞前体细胞在体外产生少量多倍体细胞，当其通过电子显微镜分析时具有延迟的核和细胞质分化。

Kasabach-Merritt综合征

- Kasabach-Merritt综合征是伴有巨大海绵状血管瘤的血小板减少症。这些病变可以恶性浸润并需要强化治疗。
- 疾病发病机制是肿瘤内血管内凝血引起的血小板消耗。
- 血管瘤通常在出生时出现，并且新生儿期可有血小板减少症。该综合征可发生于成人。
- 血管瘤常是孤立的、表浅的，但可能累及内脏。
- 血管瘤可闻及杂音，心力衰竭可能是动静脉分流的结果。
- 可有严重的血小板减少，伴明显红细胞碎片。实验室检查类似弥散性血管内凝血

（DIC）表现。

- 肿瘤出血或增大时需要治疗。手术可以消除可探及的病变，放疗可能有效。
- 在部分患者中，凝血异常可被抗纤维蛋白溶解药物引起的局部血栓纠正，血小板减少可通过抗血小板药物治疗。

血小板生成减少导致的获得性血小板减少症

- 为一组异质性疾病，包括骨髓增生不良（见第3章）、肿瘤浸润（见第12章）、化疗（见第38章）和放疗引起的血小板减少。

巨核细胞再生障碍

- 单纯的巨核细胞生成障碍或发育不全而无其他异常者罕见。
- 伴有其他系异常如红系增生不良的巨核细胞生成障碍性血小板减少症更常见。此病可能是骨髓增生异常综合征或再生障碍性贫血的早期表现。
- 单纯的巨核细胞生成障碍似乎是巨核细胞自身免疫抑制的结果。
- 自然史不明，免疫抑制治疗是经验性的。

感染

- 血小板减少的病因包括病毒感染，如巨细胞病毒、EB病毒和汉坦病毒感染，以及许多其他病原体如支原体、疟原虫、分枝杆菌和埃立克体引起的感染。血小板减少出现常因为血小板生成减少，但在某些病例中，可发生免疫介导的血小板破坏。

与人类免疫缺陷病毒感染相关的血小板减少症

- 据报道，约高达40%的HIV感染的成人患有血小板减少症，但通常症状轻微。当患者成功接受高效抗逆转录病毒疗法或HAART时，无临床意义。

病因和发病机制

- 主要原因是HIV感染了具有促进造血作用的基质细胞如巨噬细胞和微血管上皮细胞，巨核细胞的直接感染导致血小板生成无效。
- 免疫性损伤血小板，造成血小板生存时间缩短。
- 血小板减少症的发生与血浆病毒载量和CD4细胞消耗相关。
- 由于HIV会导致免疫系统失调，一些患者会产生抗血小板抗原的自身抗体，从而导致血小板减少。
- 肉芽肿感染或淋巴瘤骨髓浸润也可能导致血小板减少。

临床和实验室特征

- 血小板计数很少低于50×10^9/L，血小板减少常常自行恢复。
- 骨髓巨核细胞数量正常或增加，并可出现淋巴瘤或肉芽肿浸润。

治疗、病程及预后

- 抗逆转录病毒药物疗法是该病的主要治疗方法。
- 重症和有症状的血小板减少症应使用泼尼松［1mg/（kg·d）］或进行短疗程地塞米松治疗。
- 以每周0.4g/kg的剂量给予IVIG，长达5周的治疗可能是有效的。也有应用抗D试剂治疗的。

- 脾切除术可能是最有效的治疗方法，并且不会影响HIV感染过程。

营养缺乏及酒精导致的血小板减少症

- 嗜酒者发生血小板减少症的原因通常是肝硬化伴充血性脾大或叶酸缺乏。
- 酒精直接抑制血小板生成可导致血小板急性减少。
- 戒酒后血小板可于5～21天恢复至正常，甚至超过正常水平。
- 维生素B_{12}缺乏导致的大细胞性贫血患者20%有轻度血小板减少。叶酸缺乏常伴有酒精中毒，更易出现血小板减少。
- 血小板减少主要是由于血小板无效生成。
- 缺铁可引起血小板增多，重度血小板减少也可发生，尤其是在儿童中。

主要由于血小板生存时间缩短引起的获得性血小板减少症

血栓性血小板减少性紫癜

- 血栓性血小板减少性紫癜（TTP）是消耗性血小板减少的临床综合征，未治疗患者的死亡率达95%（见第91章）。

病因和发病机制

- 血小板血栓形成的机制是血浆裂解血管性血友病因子（vWF）金属蛋白酶缺乏导致超高分子量的vWF多聚体血浆水平升高引起的血小板广泛聚集［具有凝血酶敏感蛋白1基序的裂解素和金属蛋白酶家族成员13（ADAMTS13）］。
- 该酶缺陷可能是遗传性的，也可能是由于自身抗体对酶的快速清除或抑制导致的获得性缺陷。
- 一些感染（如疟疾）和血管事件（恶性高血压）也可能导致血栓性微血管病和ADAMTS13继发性低水平（消耗）。

临床特征

- 60%～70%的患者为女性。
- 典型表现为"五联征"：血小板减少、微血管病性溶血性贫血、神经系统症状、肾损害和发热。
- 因为目前的治疗要求迅速行血浆置换，现在诊断仅需要血小板减少症和微血管病性溶血性贫血，而没有其他临床症状。然而，超过50%的患者有神经系统症状和肾损伤。
- 最常见的症状是神经系统异常（头痛、精神错乱、癫痫、吞咽困难、轻瘫）、出血（鼻出血、血尿、消化道出血、月经过多）、乏力及腹痛。

实验室检查

- 血小板减少对于诊断至关重要，通常在起病时就出现或在此后迅速进展。
- 可无贫血和红细胞碎片，但可在疾病进展中迅速发生。
- 与严重溶血一致，血清乳酸脱氢酶（LDH）水平常明显升高，血清间接胆红素水平也升高。直接抗球蛋白试验阴性。
- 大多数患者有镜下血尿和蛋白尿；部分患者有急性少尿性肾衰竭。
- 诊断通常不需要组织活检，但在疑难病例时可能需要。特征性病变是主要由血小板组成的小动脉和毛细血管血栓，但也包含vWF和纤维蛋白。以下情况可以发现相同的形态学改变：先兆子痫、恶性高血压、急性硬皮病和肾同种异体移植排斥反应。

- 随着对病理生理学的深入理解，可以采用多种方法检测ADAMTS13活性。尽管该检查的敏感性存在争议，而且TTP中严重ADAMTS13缺陷的频率取决于患者的确诊方式。重症获得性ADAMTS13缺陷似乎对TTP有特异性。如果血栓性微血管病成人患者没有合理的继发性原因，没有腹泻前驱症状，且没有提示溶血尿毒症综合征的特征（HUS；如少尿症，严重高血压，需要透析，血清肌酐＞3.5mg/dL），则至少有80%的患者检测不到ADAMTS13活性，并且大多数患者易检测到抑制蛋白酶的自身抗体。

鉴别诊断

- 败血症和DIC可引起急性发热、寒战和多器官功能衰竭，凝血功能检查可进行鉴别，TTP常无明显变化。
- 细菌性心内膜炎可表现为贫血、血小板减少、发热、神经系统症状和肾损伤。
- Evans综合征是自身免疫性溶血性贫血合并ITP的综合征，常与TTP混淆。Evans综合征直接抗球蛋白试验为阳性。
- 其他需鉴别的疾病为系统性红斑狼疮、严重抗磷脂抗体综合征、硬皮病、巨幼细胞贫血、骨髓增生异常性血小板减少症。

治疗

- 血浆置换是最有效的治疗方式。
- 血浆置换的快速初始治疗是至关重要的。如果不能立即进行血浆置换，则应进行血浆输注治疗，直到患者可以进行血浆置换。
- 由于去除了自身抗体和大分子的vWF多聚体，并且替换了ADAMTS13，所以以血浆置换是有效的。
- 每日进行血浆置换（40mL/kg），直至产生疗效，包括神经系统症状的缓解、血小板计数正常和血清LDH水平恢复正常或基本正常。
- 通常1周起效，3周内基本恢复正常，但也有1个月未起效者。
- 如果没能及时起效，血浆置换可改为每日2次（40mL/kg）。
- 神经系统症状恢复且血小板计数正常后可增加间隔时间继续进行血浆置换1～2周，以防复发。尽管缺乏确切的证据表明逐渐减少输注的治疗可预防复发。
- 肾功能恢复较神经系统和血液系统恢复慢，血浆置换能否影响肾功能的恢复尚不明确。
- 血浆置换将死亡率由90%降至不足20%。
- 由于认识到TTP是自身免疫性疾病，用糖皮质激素或其他免疫抑制剂，如利妥昔单抗进行治疗是合适的，并且可降低复发率。
- 抗血小板药物治疗常无效并且具有明显的出血风险。
- 在脑卒中或短暂性脑缺血发作患者中，当重度血小板减少症得到缓解时，可给予阿司匹林治疗。

- 许多药物治疗的成功报道已经出现，包括IVIG、长春新碱、硫唑嘌呤、环磷酰胺、环孢素和体外免疫吸附。
- 血小板输注可加剧TTP恶化，并且在一些报道中甚至被认为是导致死亡的原因。
- 然而，一些伴有明显血小板减少的严重出血患者可能需要谨慎地输注血小板。

病程和预后
- 现在罕见的死亡多发生在疾病早期。
- 30%～50%的患者会复发。
- 首次发病后较长时间复发的患者仍可取得缓解。
- 有慢性血小板减少症的患者是否易于复发尚不明确。
- 远期后遗症的发生率尚不清楚，有些患者持续有轻度血小板减少或肾功能异常，永久神经系统并发症不常见。

产志贺毒素的大肠杆菌引起的儿童流行性溶血尿毒症综合征
- 发生于产生志贺毒素的大肠杆菌（最常见的是大肠杆菌血清型O157：H7）或志贺菌性肠道感染后。
- 2%～7%的散发HUS由大肠杆菌O157：H7感染引起，高达30%的流行性发病由其引起。
- 男女发病率相当，多发生于4月和9月。
- 大多数疾病流行的原因是食用了未煮熟的牛肉，还可能有其他原因，如食用莴苣。也可发生于人与人之间的传染。

临床和实验室特征
- 主要症状是腹泻，多为血性。腹泻严重时，需要行结肠切除术。
- 多数患者入院时少尿，到诊断为HUS平均为6日。
- 发热和高血压常见，可发生胰腺炎和癫痫。
- 实验室检查示血小板减少、微血管病性溶血性贫血和急性肾衰竭。

治疗、病程及预后
- 以支持治疗为主，50%的患者需要行透析治疗。
- 血浆置换起效甚微或无效。
- 儿童HUS病死率为3%～10%，但是老年患者死亡率可达约90%。
- 患者恢复以后常有永久性的肾衰竭。
- 不易复发。

除产志贺毒素的大肠杆菌外其他感染相关性TTP-HUS
- 有报道散发的TTP-HUS可由立克次体、病毒及不产志贺毒素的细菌引起。
- 这些感染同TTP-HUS之间的相关性不如大肠杆菌血清型O157：H7与TTP-HUS的相关性明确。
- 有些感染可引起HUS，有些可加重已发生的TTP。
- HIV感染者可有类似于TTP-HUS的表现，但是它起病缓慢，对血浆置换的疗效不确切，有些患者不进行血浆置换可维持数周或数月，这些患者常常伴有相关的医学异常，可能会用TTP或HUS引起来解释。

药物引起的TTP

- 药物引起的TTP是由血小板或其他细胞的药物依赖性抗体引起的类似ADAMTS13减少的TTP的综合征。

奎宁

- 奎宁引起TTP常见。患者有奎宁依赖性血小板抗体，有些患者还有抗中性粒细胞抗体，可导致严重的中性粒细胞减少症。
- 常见症状为腹痛和恶心。
- 血浆置换无效。多数患者需要行透析治疗，但多能恢复正常的肾功能。
- 再次应用奎宁，即使很少剂量也可复发。

噻氯匹定

- 有报道短期应用噻氯匹定也可引起急性的严重TTP-HUS。

肿瘤化疗药物

- 几乎所有接受化疗的患者发生TTP都使用了丝裂霉素C，通常为胃癌。顺铂、博来霉素、喷司他丁也有类似报道。
- 丝裂霉素引起的TTP可能与用药剂量相关，但接受大剂量丝裂霉素治疗的患者发生TTP的比例不到10%。
- 肾脏病理改变与TTP患者改变类似。
- 血浆置换疗效不确切。
- 多数患者死于原发肿瘤或肾衰竭。

环孢素A

- 有报道称异基因骨髓移植的患者使用环孢素A后可出现严重的肾功能不全、微血管病性溶血性贫血和血小板减少。其是否是环孢素A引起的仍不明确。
- 也有报道他克莫司也会引起TTP。

其他药物

- TTP-HUS也可与甲硝唑、可卡因、辛伐他汀和摇头丸相关。

骨髓移植相关的TTP

- 多数发生于异基因骨髓移植后，也有发生于自体移植或外周血干细胞移植后。
- 由于骨髓移植可能伴有严重的多器官功能衰竭，所以诊断TTP较为困难。
- 所有TTP的症状均可由移植物抗宿主反应、放射毒性及全身感染引起。
- 血浆置换对多数患者无效，即使有效也不影响其预后。

肿瘤相关的TTP

- 少数情况下TTP可发生于各种类型的转移性肿瘤中，但一半以上发生于胃癌中。
- 少数患者实验室检查可提示DIC。
- 治疗、病程和预后有赖于原发肿瘤对化疗的敏感性。血浆置换治疗常无效。

自身免疫性疾病相关的TTP

- 系统性红斑狼疮、急性硬皮病、严重的抗磷脂抗体综合征可有类似的临床和病理表现，几乎不可能或很困难与TTP相鉴别。
- 严重的自身免疫性疾病相关的TTP应用血浆置换同样有效。

妊娠相关的TTP

- 妊娠相关的TTP发生率为1/25 000。
- 该病的临床和病理特征与先兆子痫类似，尤其是HELLP综合征（微血管病性溶血性贫血、肝酶升高、血小板计数下降）。这提示它们之间存在内在联系，使鉴别诊断困难。
- 有些患者再次妊娠仍会复发TTP，有些曾患有非妊娠相关的TTP且已恢复者，如果妊娠仍会出现此病。因此，妊娠被认为是TTP复发的危险因素。
- 在病情严重且胎儿存活的情况下可引产。这可解决先兆子痫，但可能解决或不能解决血小板消耗的问题。有些患者在妊娠时出现了TTP，但是仍可娩出健康的胎儿。

妊娠期血小板减少症

妊娠血小板减少症

- 如符合以下5条可认为是妊娠期血小板减少症，其发生率为5%：轻度、无症状的血小板减少症；无血小板减少病史（除前次妊娠外）；发生于妊娠后期；胎儿无血小板减少；分娩后自发缓解。
- 血小板计数常超过$70×10^9$/L，大多数为$130×10^9$/L ～ $150×10^9$/L，血小板计数较低，或发生于妊娠早期提示ITP（见下文"免疫性血小板减少症"）。
- 常规的产科护理对母亲及婴儿都很重要。

先兆子痫

- 先兆子痫是发生于妊娠期的高血压、蛋白尿、水肿，并在分娩后缓解，子痫是先兆子痫出现了神经系统症状。
- 15%有先兆子痫的孕妇可发生血小板减少症，而血小板低于$50×10^9$/L的患者少于5%。
- 严重的先兆子痫会进展至HELLP综合征，类似于TTP。
- 分娩是治疗这些疾病最有效的方法，分娩后血小板可立即或数天后开始恢复。
- 对于严重的血小板减少和微血管病性溶血性贫血，但不能立即分娩或分娩后无法恢复的患者，可进行血浆置换。有严重临床表现如急性无尿性肾功能不全或神经系统异常者，可较早开始血浆置换。

免疫性血小板减少症

- 免疫性血小板减少症是发生于儿童和成人的一种获得性疾病，定义为孤立性血小板减少，而没有明显相关的临床症状和其他引起血小板减少的原因。没有ITP诊断的具体标准，其诊断有赖于排除其他血小板减少的原因。
- 成人ITP一般起病隐匿，且很少自发缓解。
- 儿童ITP一般起病急，且在6个月内一般可自发缓解。

成人ITP

病因和发病机制

- 血小板减少的机制是血小板在脾脏内潴留和抗血小板抗体破坏血小板导致的血管

内血小板生存时间缩短。

- 抗血小板抗体可结合到巨核细胞并干扰血小板的生成，血小板生成率可正常或减少，巨核细胞数量也可正常或升高。
- 大多数患者体内有抗血小板表面膜蛋白GPⅡb/Ⅲa和GPⅠb/Ⅸ抗体，但是它们的致病机制尚不清楚，因为在其他情况下也可以检测到这些抗体。
- 有些患者血小板功能受损，但是临床意义未明。
- 一些患者中T细胞介导的免疫失调是血小板减少的原因，这些患者对于目前标准的免疫抑制治疗（利妥昔单抗、免疫球蛋白）反应较差。

临床特征

- 年轻女性ITP发病率较年轻男性高，但在老年患者中无明显性别差异。
- 多数患者有长期的紫癜病史，但仍有许多患者在检查血常规时诊断为此病，不伴有明显的临床症状。
- 瘀点常触摸不到，多发生在受力部位。重度血小板减少症的患者可以在黏膜表面出现出血性水疱。
- 紫癜、月经过多、鼻出血、齿龈出血是常见症状，胃肠道出血及血尿较少见。颅内出血不常见但是常见的致死原因。
- 除非血小板计数低于$10×10^9/L$，否则明显出血是罕见的。但是即使在此水平，大多数患者也无明显出血。
- 如果脾脏可触及，则强烈提示血小板减少的原因不是ITP，应寻找血小板减少的其他原因（如淋巴瘤）。

实验室特征

- 血小板减少是首要的。应进行血涂片检查以除外假性血小板减少症。血小板体积一般正常，也可增大。
- 白细胞计数正常，如无明显出血，则血红蛋白量也正常。
- 凝血功能检查正常。
- 出血时间诊断价值不大。
- 骨髓巨核细胞数量可增加，成熟障碍，分叶减少，但是对巨核细胞形态和数量的检查不是定量分析。如果患者具有单纯的血小板减少，不伴有明显的临床症状，没有其他导致血小板减少的原因，一般情况下不进行骨髓检查。

鉴别诊断

- ITP是一个排除性诊断。其他引起相似表现的疾病有急性感染、骨髓增生异常、慢性DIC、药物引起的血小板减少症和肝病引起的血小板潴留。
- 尤其需要与先天性血小板减少鉴别，以避免不恰当的治疗。

治疗：早期治疗

- 偶然发现的轻中度血小板减少如无症状可进行随访，暂不需要治疗。
- 血小板超过$50×10^9/L$一般无自发性的明显出血，可以进行有创操作。

重度血小板减少引起的急性出血的治疗

- 出血患者应立即进行血小板输注。尽管血小板寿命可能会缩短，但是输注后血小板数量确实会升高。

- 可在 IVIG 0.4 ~ 1.0g/kg 后立即输注血小板。IVIG 1g/（kg·d）共2天可使大部分患者的血小板在3天内升高。
- 大剂量糖皮质激素如甲泼尼龙 1g/d×3 天可以很快升高血小板。
- 输注血小板或泼尼松无效后用 ε- 氨基乙酸或氨甲环酸可能会有效控制急性出血。

糖皮质激素

- 糖皮质激素治疗可能会减少潴留和抗体致敏血小板的破坏，并可能增加血小板的产生。
- 泼尼松 1mg/（kg·d）口服，适用于有症状的患者及血小板计数低于 $30×10^9/L$ ~ $50×10^9/L$、出血风险增加的患者。
- 60% 的患者血小板计数升高至 $50×10^9/L$ 以上，大约 25% 的患者完全恢复。在泼尼松减量及停药时会出现复发。
- 在考虑切脾治疗之前，泼尼松治疗的疗程取决于出血的严重性、维持疗效所需泼尼松的剂量及切脾的风险。
- 长期应用糖皮质激素可以引起诸多副作用，如免疫抑制和骨质疏松。
- 大剂量地塞米松（40mg/d，持续4天）使用日益频繁，以诱导比标准泼尼松治疗更持久的缓解。随机临床试验对于证明这种疗法优于标准剂量的泼尼松或者是否加入其他免疫抑制剂（如利妥昔单抗）具有实际价值是必要的。

静脉注射免疫球蛋白

- 当需要暂时升高血小板计数或糖皮质激素禁忌时可给予 IVIG。
- 初始剂量为 2g/kg，2 ~ 5 天输注完。剂量减半或 0.8g/kg 一次给药可达相似的疗效。
- 典型的治疗反应是在输注免疫球蛋白后 2 ~ 3 天就有血小板升高，而在数周内又恢复到治疗前的水平。
- 治疗后 25% 的患者会出现发热、头痛、恶心、呕吐，10% 的患者会出现无菌性脑膜炎，还会出现急性肾衰竭和异体抗体引起的溶血副作用。如此剂量的 IVIG 对于心功能处于边缘状态的患者而言是个巨大的容量负荷。

抗 -Rh（D）免疫球蛋白

- 大约 70% 接受以 50μg/kg 的剂量输注抗 -Rh（D）抗血清治疗的患者血小板可以上升超过 $20×10^9/L$，其中半数可超过 $50×10^9/L$。
- 大部分的患者疗效可以超过 3 周。
- Rh（D）阴性或脾切除后的患者应用抗 -Rh（D）免疫球蛋白无效。
- 副作用包括同种免疫性溶血，通常不会比 IVIG 引起的严重，但由于大量溶血会导致患者死亡。抗 -Rh（D）比 IVIG 的标准疗程费用更低。
- 与治疗量的静脉注射免疫球蛋白相比，头痛、恶心、寒战、发热的发生率要低得多。

脾切除

- 脾切除术后 2/3 的患者可以获得持续缓解。
- 即使血小板重度减少，手术出血的风险也较小，但要备好血小板以防术中出血。

- IVIG可暂时提升血小板，可作为术前准备。
- 治疗起效多在数天之内，10天后起效较少见，疗效的持续性与起效快慢和起效程度有关。
- 脾切除术后发生严重感染并发症的风险很小但显著增加。术前至少2周所有患者应用多价肺炎链球菌疫苗、b型流血嗜血杆菌疫苗和脑膜炎球菌疫苗进行免疫。
- 半数患者在脾切除术后会复发，多在6个月内。

切除副脾

- 脾切除患者有15%～20%在术中发现有副脾，而在切脾无效或复发的患者中10%有副脾。
- 切除副脾的疗效不确切。

血小板生成素受体激动剂

- TPO的两种小分子模拟物已经被美国FDA批准用于治疗慢性难治性ITP，分别为罗米司亭（N-plate，由在免疫球蛋白支架上的四个同样的TPO受体结合肽组成的"肽体"）和艾曲泊帕（Promacta，一种口服生物可利用的有机小分子）。其他几种血小板生成素受体激动剂（TRA）目前正在进行临床试验。
- 这两种药物都是促进血小板生成的强效激动剂，并且在大多数患者中迅速（3～5天）剂量依赖性地升高血小板水平（使血小板水平达到正常范围）。
- 在TRA治疗时，血小板减少的出血并发症发生率较低且不严重，并且ITP治疗合并用药和抢救药物的剂量显著降低。
- 尽管在临床试验期间进行了详细研究，但肝硬化患者除外，两种药物均没有统计学意义上增加血栓形成并发症的风险，并且只有少数患者出现骨髓纤维化。艾曲泊帕会引起转氨酶轻度升高，其发生率较低，约为4%。
- 任何一种药物都没有在最初被认为可以改变疾病状态（如只有应用药物，血小板计数才能保持正常）。然而最近研究显示，小部分患者在接受6个月或更长时间的TRA治疗后可持续缓解ITP。需要指出的是，TRA的突然停药可导致血小板减少症的反弹比药物治疗前患者基线水平的血小板减少更严重。

慢性难治性ITP的治疗

- 脾切除术后复发的ITP患者大多数其他治疗方法的疗效不一，且常常伴有明显的风险。难治性ITP是一个异常复杂的临床问题。
- 对于无症状患者，即使血小板计数低于30×10^9/L也可观察。
- 治疗的目的是使血小板计数达到止血所需的数量，而不必升到正常水平。

妊娠或分娩期ITP的治疗

- 区分ITP与妊娠期血小板减少很重要。
- 妊娠早期孕妇的ITP治疗同未妊娠者，对需要控制症状的患者可给予糖皮质激素治疗。
- 脾切除宜缓。因为在分娩后ITP会改善，IVIG有利于推迟脾切除。
- 患ITP的母亲生出的婴儿有10%血小板计数低于50×10^9/L，4%的婴儿血小板计数低于20×10^9/L。

- 新生儿血小板减少症的严重程度与母亲血小板减少症的严重程度相关。母亲使用糖皮质激素或IVIG对婴儿的血小板计数没有影响。
- 尚无令人满意的方法可准确测定胎儿血小板计数。
- 目前对有产科适应证的患者推荐剖宫产。
- 由于分娩后新生儿可能出现严重的血小板减少症，因此在最初几天监测新生儿的血小板计数是至关重要的。

儿童ITP

临床特征

- 高峰发病年龄为2～4岁，并且在10岁以前两性发病率无差异，此后女性多发。
- 青紫和瘀斑是常见症状，一般1～2周消失。
- 鼻出血、齿龈出血和消化道出血并不常见。
- 可触及脾脏增大的频率与未患病的儿童相同（约10%）。

实验室检查

- 多数患儿血小板计数低于$20×10^9$/L。
- 通常行骨髓检查以排除急性淋巴细胞白血病。

病程和预后

- 约有85%未经特殊治疗的患者（如糖皮质激素或脾切除）在6个月内有完全缓解。
- 良好的预后指标是急性发病、病程短和症状轻微。
- 大多数患儿在第1周后没有出现新的紫癜，并且在2～8周内血小板计数通常是正常的。
- 诊断前紫癜超过2～4周最能提示诊断为慢性血小板减少症。其他因素包括女性、年龄大于10岁、发病时血小板计数较高。
- ITP患儿很少有严重的并发症，死亡率更低。只有1%或以下的患儿出现颅内出血。

治疗

- 是否需要治疗存在争议。一些学者认为，不论血小板减少的严重程度如何，以青紫为唯一表现的患者不推荐使用特殊治疗，但是大多数患儿还是接受了治疗，IVIG较糖皮质激素使用更多。
- 单次剂量（予0.8g/kg）或分剂量（予2.0g/kg）给予IVIG比未治疗的患者可以更快地改善血小板计数。
- 有研究显示治疗不能降低出血或死亡的风险。
- 由于严重感染的风险，脾切除术应在诊断后推迟6～12个月，且仅适用于血小板重度减少和出血症状严重的患儿。
- 儿童脾切除会增加严重感染的风险。除所有常规免疫外，应在脾切除术前至少2周给予多价肺炎球菌、b型流感嗜血杆菌和脑膜炎球菌疫苗进行免疫。脾切除的儿童要应用青霉素预防性治疗，直到5岁。
- 儿童慢性ITP治疗效果尚不确定。由于死亡率低，并且即使在多年后仍会出现自发缓解，所以只有当存在死亡或出血的致死性风险时，才应使用具有潜在危害的治疗方法。

周期性血小板减少症

- 这是一种主要发生在年轻女性中、通常与月经周期有关的罕见疾病，但也发生在男性和绝经后女性中。有些患者还存在平行的周期性白细胞减少症。
- 发病机制可能是自身免疫性血小板破坏，由于巨噬细胞集落刺激因子周期性增加所致的血小板吞噬增加或血小板周期性生成减少。
- 尽管可自发缓解，但大多数患者中周期性血小板减少症是慢性的，并且可能是骨髓衰竭的前驱症状。
- 尽管已经尝试许多治疗周期性血小板减少症的疗法，但疗效不一。

肝素诱导的血小板减少症（见第91章）

发病机制

- 肝素诱导的血小板减少症（HIT）是一种免疫介导的疾病，由识别血小板因子4结合肝素时暴露的新表位的抗体介导。其结果是血小板、单核细胞、内皮细胞的激活和促凝物质、微粒和中性粒细胞（NET）的增加而最终导致血栓形成风险增加。

临床特征

- 值得注意的是，在肝素治疗结束后，许多患者的血小板计数下降约10%。这可能在应用肝素治疗后很快开始，并且即使在继续应用肝素时也可恢复。这种血小板减少症在大剂量肝素治疗中最常见。它不是抗体介导的，可能是肝素引起的血小板聚集的结果。
- 患者的血小板计数可能会出现多种情况，包括接近或高于正常水平的血小板计数。但只要血小板计数从基线水平下降50%，即符合本病。
- 除非最近暴露于肝素（＜100天），否则肝素治疗开始后4～5天血小板计数开始下降。
- 任何肝素制剂都可导致该疾病，包括普通肝素、低分子量肝素和肝素样复合物，如戊糖酸和达那肝素。所有剂量和给药途径都可导致HIT。高分子肝素更容易与血小板相互作用，从而更易引起血小板减少。
- 高达5%接触普通肝素的患者和更少的接触其他形式肝素的患者出现HIT。
- 再次应用肝素后可引起血小板减少症。
- 不管血小板减少程度如何，该疾病都是已知的最高凝状态。
- 静脉血栓栓塞比动脉血栓形成更常见，尽管后者通常更为明显。血栓形成通常在诊断后的第1周内诊断并且具有高发病率和死亡率。

实验室检查

- 有两种检测试验用于诊断。一种检测肝素/PF4复合物的Ig抗体（抗原测定），另一种检测激活血浆或血清中血小板的肝素依赖性抗体（活性测定）。
- 市售抗原测定法通过酶联免疫吸附测定法检测与PF4-肝素或PF4-聚乙烯硫酸酯的结合。
- 活性测定尚未商业化，因为每次都需要特异性血小板供体，并且供体血小板对激活HIT患者血清的敏感性可能差异很大。5-羟色胺释放试验是最早和最有效的活性测定试验之一，包括由HIT抗体和肝素诱导的血小板^{14}C-5-羟色胺释放试验。

- 对于临床风险高的患者，即使在获得实验室结果之前，也应停止使用肝素并开始替代治疗。抗原试验阳性，在接下来的时间会出现血小板数量增加即可诊断。
- 抗原测定试验阴性不能排除诊断，应在患者接受替代抗凝治疗24小时后重复测定。如果重复测定结果为阴性且血小板计数不增加，则应考虑其他诊断。

预防、诊断和治疗

- 肝素治疗患者应经常检测血小板计数。
- 对于需要长期抗凝治疗的患者，要预防伴血栓形成的血小板减少症，最佳方法是使用肝素的同时开始用维生素K拮抗剂或直接抗凝药物进行治疗，以便在可能发生HIT之前抗凝就起到治疗效果。
- 如果血小板计数低于$100 \times 10^9/L$，或者比基线降低50%以上且其他因素无法解释，或者无其他原因的血栓栓塞，则可以诊断为肝素诱导的血小板减少症。
- 一旦临床强烈怀疑HIT或诊断HIT，应停止肝素治疗。
- 目前有几种可用于HIT患者抗凝治疗的药物，包括阿加曲班、地西芦定、比伐芦定、达那肝素和磺达肝素，可直接抑制凝血酶或Ⅹa因子。初步证据表明直接口服凝血酶或Ⅹa因子抑制剂也有效。
- 重组水蛭素可延长APTT，因此APTT可以用于监测药物的有效剂量。在约一半接受该药物治疗的患者中，重组水蛭素可诱导抗水蛭素抗体。这些抗体几乎不改变生物活性，但可以延长药物的半衰期，因此需要通过APTT密切监测。该药物的有效性尚不明确。
- 阿加曲班由精氨酸合成并在肝脏中迅速代谢。它可影响APTT和凝血酶原时间。
- 在HIT中使用这些直接凝血酶或Ⅹa因子抑制剂是有效的，血栓形成并发症的发生率可能减少一半，并且可缩短血小板计数恢复的时间，但是会出现出血并发症。
- 给予重组水蛭素或阿加曲班，直到患者血小板减少症恢复，且在改用长期口服抗凝剂后停止。

其他药物诱导的免疫性血小板减少症

病因和发病机制

- 在此类患者中，血小板减少症被认为是药物依赖性抗体造成免疫性血小板破坏的结果。抗体攻击的目标通常由药物-血小板表面蛋白复合物组成。
- 大量药物会导致血小板减少。有适度严格的因果效应标准的药物见《威廉姆斯血液学》第10版第116章表116-7。

临床和实验室特征

- 药物引起的血小板减少症通常会出现极低的血小板计数。
- 从开始药物治疗到出现血小板减少的时间平均为14天，但可能长达3年。再次使用时可在几分钟内出现血小板减少，但一般在3天内出现。
- 患者可有恶心呕吐、皮疹、发热和肝功能异常，也可出现白细胞减少。

诊断

- 详细的病史至关重要。除了处方药之外，还应询问患者有关可能含有奎宁的非处方药、替代疗法、软饮料、合剂和可能含有奎宁的开胃酒。
- 药物依赖性抗血小板抗体的实验室检测仍在研究中。
- 只有待血小板减少恢复正常后再次使用药物才能做出诊断，但即使使用非常小剂量的药物，也可发生严重的血小板减少症。
- 对于需要多药合用治疗的患者，需要分别重新应用每种药物并在添加另一种药物之前监测数天血小板数量。

治疗

- 停用引起血小板减少的药物至关重要。
- 通常给予泼尼松治疗，但可能不影响恢复。
- 同重症ITP，严重出血需要紧急干预，如血小板输注、大剂量肠外应用甲泼尼龙和IVIG。

新生儿同种免疫性血小板减少症

病因和发病机制

- 发病机制与新生儿同种免疫性溶血性疾病相似，只不过提呈抗原刺激的不是有核红细胞而是血小板。
- 胎儿血小板特异性抗原来自父体，而母体产生的针对性血小板抗体通过胎盘传递给胎儿，从而引起血小板破坏。
- 普通人群约98%有血小板抗原HPA-1a，由编码整合素β_3基因的共同等位基因编码，在欧洲血统人群中是最常见的抗原性刺激。其他同种异体抗原也参与本病发生。

临床和实验室特征

- 经常累及第一胎婴儿，这表明在妊娠期间血小板会穿过胎盘，再次妊娠时可复发。
- 因为只有2%的普通人群HPA-1a抗原阴性，所以发现母亲的血小板是HPA-1a阴性提供了同种免疫的证据。新生儿同种免疫性血小板减少症在各方面都比ITP母亲所生婴儿的血小板减少症严重，婴儿死亡或神经系统损害的比例高达25%。
- 血小板计数通常在1～2周恢复。

预防与治疗

- 新生儿同种免疫性血小板减少症的产前筛查正在研究，但这种方案的成本−效益关系尚未确定。
- 新生儿同种免疫性血小板减少症的治疗需要血小板输注、使用糖皮质激素和IVIG。
- 母亲血小板是HPA-1a阴性的，可输注但需要洗涤以去除血浆中含有的抗体并进行照射以防止移植物抗宿主病。
- 如果HPA-1a阴性血小板不可用，可以使用随机血小板加IVIG治疗。
- 再次妊娠时需要对胎儿进行宫内取样以获得血小板计数和连续进行子宫内血小板输注，这些方法对胎儿有一定的危险性。

- 对母亲给予IVIG和糖皮质激素治疗可减少胎儿宫内脑出血的风险，但并非对所有患者都有效。
- 择期剖宫产分娩可减少新生儿脑出血的风险。

输血后紫癜

- 在输注血制品后5～15天可发生急性严重的血小板减少症，与高滴度的血小板特异性同种抗体有关。

病因和发病机制

- 血小板破坏是由同种血小板特异性抗体引起的。
- 超过80%的病例存在抗HPA-1a，但大多数其他血小板特异性抗原的同种免疫已有报道。
- 抗体形成的机制已明确，但抗HPA-1a抗体如何引起HPA-1a阴性血小板破坏仍不确定。

临床和实验室特征

- 大多数患者是女性，且大多数是多胎经产妇。
- 在输入1U以上的血制品尤其是浓缩红细胞后数天发生严重血小板减少症（血小板计数$<5\times10^9/L$）伴有严重出血。
- 输血或发病时常伴发热。
- 血小板特异性抗体可通过适当的血清学方法检测。
- 仅在恢复后才能确定患者的血小板类型。

治疗、病程及预后

- 如果出现严重的活动性出血，血小板输注是必不可少的，但可引起全身反应，血小板计数可能不会增加。
- 糖皮质激素和IVIG通常是有效的。
- 80%的患者血浆置换有效。
- 大多数患者在数天后血小板数量上升，但在有些患者中可能持续血小板减少且较严重。

 更多详细内容请参阅《威廉姆斯血液学》第10版，Kenneth Kaushansky：第116章　血小板减少症。

（译者：董　焕　陈云飞　张　磊）

第75章

遗传性与反应性（继发性）血小板增多症

- 根据临床实验室和使用的具体方法，正常血小板计数的上限通常在 $350 \times 10^9/L \sim 450 \times 10^9/L$。
- 表75-1列出了血小板计数升高超过正常值上限的主要原因。

表75-1	血小板增多的主要原因

1. 克隆性血小板增多
   a. 原发性血小板增多症（见第43章）
   b. 其他骨髓增殖性疾病（真性红细胞增多症、慢性粒细胞白血病、原发性骨髓纤维化）
2. 家族性血小板增多症
3. 反应性（继发性）血小板增多症
   a. 急性失血
   b. 铁缺失
   c. 切脾后或脾缺如
   d. 血小板减少症恢复后（反弹）
   e. 恶性肿瘤
   f. 慢性炎症和感染性疾病（炎症性肠病、结缔组织病、颞动脉炎、结核、慢性肺炎）
   g. 急性炎症和感染性疾病
   h. 运动反应
   i. 药物反应（长春新碱、肾上腺素、全反式维甲酸、细胞因子和生长因子）
   j. 溶血性贫血

家族性血小板增多症

- 家族性血小板增多症的大多数原因是血小板生成素（THPO）及其受体（MPL）或其信号激酶（JAK2）基因的遗传突变。其中一些家系（但不是全部家系）有病理性血栓形成的风险。
- MPL的几个点突变导致受体的慢性激活，通常是通过改变受体的跨膜结构域，尽管在非裔美国人家系中发现基因多态性——MPL Baltimore，当杂合时可导致轻度血小板增多，但当存在两个等位基因时可导致显著血小板增多。另外两个突变导致受体表面表达差，从而减少血小板生成素（TPO）的清除，导致血小板增多。
- THPO突变导致TPO表达升高，这是通过一种不同的途径改变原始转录物的翻译效率。在转录物的5′末翻译区，已经报道4个突变，这些突变导致交替剪接或TPO阅读框的改变，每个突变都导致转录物的翻译效率显著提高，从而增加TPO的表达，使血小板增多。
- 与家族性血小板增多症相关的5种JAK2的胚系突变已被报道，其中一些（但不是全部）是在获得性骨髓增殖性肿瘤患者中最常见的激酶获得性突变位点——V617位点。像获得性一样，*JAK2*突变导致对TPO超敏感和巨核细胞生成增加。

反应性血小板增多症

- 反应性血小板增多症可能会持续很长时间，只有治疗原发疾病才能解决血小板增多问题。
- 血小板减少症恢复后的血小板增多（"反弹"）通常在10～14天达到峰值。
- 脾切除术后第1周血小板计数可达1000×10^9/L以上，约2个月内恢复正常。严重或持续脾切除后血小板增多症可能提示持续性缺铁性贫血或原发性血小板增多症。
- 暂无明确的证据表明，减少血小板计数或抑制血小板功能的治疗对反应性血小板增多症有益，但对持续性溶血性贫血患者脾切除后的血小板重度增多可能例外，可使用阿司匹林治疗。
- 许多炎症可以导致轻度血小板增多（400×10^9/L～1000×10^9/L）。这种患者的血小板增多症是由于巨噬细胞和炎症部位的其他细胞产生IL-6，然后IL-6增加肝脏TPO的产生。
- 铁缺乏引起血小板增多症的机制尚不明确。
- 在一项对35 000多名缺铁患者进行的40年研究中发现血小板增多症的发生率约为1/3。在同一项研究中，缺铁性血小板增多症患者的病理性血栓形成风险比单纯缺铁性血小板增多症患者高2倍。

更多详细内容请参阅《威廉姆斯血液学》第10版，Kenneth Kaushansky：第118章 遗传性和反应性血小板增多。

（译者：董　焕　陈云飞　张　磊）

第76章

遗传性血小板疾病

血小板功能异常主要表现为皮肤、黏膜出血。最常见的实验室检查异常是血小板聚集异常或自动血小板功能分析仪的关闭时间延长。出血时间的临床价值是值得商榷的，因为缺乏可重复性和与临床出血的相关性较差而不应检测。

● 表76-1列出了根据疾病分类的遗传性血小板功能缺陷性疾病。

表76-1　遗传性血小板功能疾病
Ⅰ. 糖蛋白黏附受体异常 　A. 糖蛋白Ⅱb/Ⅲa（整合素 $\alpha_{II}b\beta_3$；CD41/CD61）：Glanzmann血小板无力症 　B. 糖蛋白Ⅰb（CD42b，c）/Ⅸ（CD42a）/Ⅴ：Bernard-Soulier综合征 　C. 糖蛋白Ⅰbα（CD42b，c）：血小板型（假性）血管性血友病 　D. 糖蛋白Ⅰa/Ⅱa（整合素 $\alpha_2\beta_1$；VLA-2；CD49b/CD29） 　E. CD36（糖蛋白Ⅳ） 　F. 糖蛋白Ⅵ
Ⅱ. 血小板颗粒异常 　A. δ-储存池缺陷 　B. 灰色血小板综合征（α-储存池缺陷） 　C. α,δ-储存池缺陷 　D. Quebec血小板异常 　E. Hermansky-Pudlak综合征
Ⅲ. 血小板信号传递和分泌异常 　A. 血小板激动剂受体和激动剂特异性信号传递缺陷 [血栓素 A_2 受体缺陷、腺苷二磷酸（ADP）受体缺陷（P2Y12，P2X1）、肾上腺素受体缺陷、血小板活化因子受体缺陷] 　B. 鸟苷三磷酸（GTP）结合蛋白缺陷（Gαq缺陷、Gαs亢进和特大型Gαs的遗传变异、Gαi1缺陷、CaLDAG-GEFI缺陷） 　C. 磷脂酶C（PLC）-β2缺陷和PLC激活缺陷 　D. 蛋白磷酸化蛋白激酶C（PKC）-θ缺陷的缺陷 　E. 花生四烯酸代谢和血栓素产生异常 [磷脂酶A2缺乏、环氧合酶（前列腺素H_2合成酶-1）缺乏、血栓素合成酶缺乏]
Ⅳ. 血小板凝血活性异常（Scott综合征）
Ⅴ. 细胞骨架结构蛋白异常：β_1-微管蛋白、丝氨酸A
Ⅵ. 细胞骨架连接蛋白异常 　A. Wiskott-Aldrich综合征蛋白（WASP） 　B. Kindlin-3：白细胞黏附缺陷（LAD）-Ⅲ；LAD-Ⅰ变体；整合素活化不足疾病缺陷（IADD）
Ⅶ. 转录因子异常导致功能缺陷 　A. RUNX1（易患急性髓细胞性白血病的家族性血小板功能障碍） 　B. GATA1 　C. FLI1（伴有巨大α颗粒和血小板减少症的二形性异形性血小板；Paris-Trousseau/Jacobsen综合征） 　D. GFI1B

异常糖蛋白（GP）Ⅱb/Ⅲa（整合素 α$_{II}$bβ$_3$，CD41/CD61）：Glanzmann 血小板无力症

　　Glanzmann 血小板无力症的特点是由于血小板 GPⅡb/Ⅲa 异常导致血小板对许多生理性促血小板聚集激动剂反应减低或无反应（表76-1）。

病因和发病机制

- GPⅡb/Ⅲa 是纤维蛋白原和其他黏附糖蛋白的受体。
- 在体内，所有诱导血小板聚集的激动剂均需要 GPⅡb/Ⅲa。
- GPⅡb 和 GPⅢa 都是正常功能所必需的，任何一种成分的缺陷都可能导致血小板无力症。
- 已经证实许多不同的分子生物学异常，这些异常可影响两种分子的表达或各种功能。
- 常染色体隐性遗传，但约40%的患者是复合杂合子而不是纯合子。

临床特征

- Glanzmann 血小板无力症患者最常见的出血症状是月经过多，易发绀、鼻出血和齿龈出血。
- 临床表现与实验室检查结果的异常程度无关，并且出血症状的严重程度在个体患者的一生中可能显著不同。
- 携带者通常无症状且血小板功能正常。

实验室特征

- 患者血小板计数和形态正常。
- 生理刺激引起的血小板异常聚集（如 ADP）。
- 血块回缩功能缺乏或降低。
- 血小板功能还有许多其他异常。
- 针对 GPⅡb/GPⅢa 的自身抗体抑制血浆中正常血小板的功能。

鉴别诊断

- 特异的实验室检查结果可以区分其他质量异常的血小板疾病。
- 血管性血友病、无纤维蛋白原血症、血友病和相关疾病可以通过特定的实验室检查加以鉴别。

治疗

- 预防措施包括注意口腔卫生、避免使用抗血小板药物、早期接种肝炎疫苗及避免月经过多的激素治疗。
- 持续出血的患者可能需要铁剂和叶酸治疗。
- 出血时适当给予局部治疗，如加压包扎、明胶海绵填塞和使用牙齿夹等。
- 鼻出血可能难以控制。
- 严重出血要给予血小板输注，并且经常需要输注浓缩红细胞以纠正失血性贫血。所有的输血都要过滤白细胞。
- 抗纤维蛋白溶解剂（如 ε-氨基己酸、氨甲环酸）可用于牙龈出血或正在拔牙的患

者（见第88章）。

- 用重组凝血因子Ⅶa（rFⅦa）治疗Glanzmann血小板无力症患者取得了相当大的成功但并不适用于所有患者，并且有报道与该疗法相关的罕见血栓栓塞并发症。
- 反复血小板输注可产生抗人类白细胞抗原及GPⅡb/GPⅢa的同种免疫反应。
- 一些严重出血的患者进行异基因骨髓造血干细胞移植取得了一定效果。

预防

- 出血可经常发生且很严重，但预后较好。

糖蛋白Ⅰb（CD42b，c）、Ⅸ（CD42a）和Ⅴ：Bernard-Soulier综合征

- Bernard-Soulier综合征（BSS）的特征是中度血小板减少症、巨大血小板和由GPⅠb/Ⅸ复合物异常导致的血小板不能与血管性血友病因子（vWF）进行选择性作用。
- 导致血小板减少症和巨大血小板的机制尚不清楚。
- 血小板与vWF和凝血酶的反应异常和凝血活性异常与糖蛋白异常有关。

病因和发病机制

- BSS患者缺乏GPⅠb、GPⅨ和GPⅤ，尽管遗传缺陷可能只存在于编码GPⅠb或GPⅨ的基因中。
- 已确定GPⅠb和GPⅨ有严重的质量异常。尚未发现GPⅤ的缺陷形式。
- 常染色体隐性遗传，但常染色体显性遗传和获得性也有报道。
- 该病具有以下6个特征：血小板减少症、血小板与vWF的相互作用异常、血小板与凝血酶的异常相互作用、血小板促凝活性异常、血小板与P-选择素的相互作用异常及血小板与白细胞整合素$\alpha_M\beta_2$的异常相互作用。

临床特征

- 鼻出血是最常见的症状。瘀斑、月经过多、牙龈出血和胃肠道出血也常见。
- 患者之间的症状差异很大，即使在同一家系中也是如此。

实验室特征

- 几乎所有患者均发现血小板减少症，范围从约20×10^9/L至接近正常水平。
- 超过1/3的血小板很大，有些比淋巴细胞大。
- 瑞斯托霉素不能诱导血小板聚集。与血管性血友病相反，加入正常血浆不能纠正。
- 血小板促凝活性可能降低、正常或增强。

鉴别诊断

- 见Glanzmann血小板无力症。

治疗和预后

- 见Glanzmann血小板无力症。

糖蛋白Ⅰbα（CD42b，c）：血小板型（假性）血管性血友病

- 包括一组异质性患者，表现为轻度至中度出血症状、程度不等的血小板减少、血

小板体积不同程度的增大及血浆高分子vWF多聚体水平降低。

病因和发病机制

- GPⅠb/Ⅸ是vWF的受体。
- GPⅠb的异常使其与vWF的结合增强，导致血浆中高分子量多聚体水平降低，并且还可缩短血小板生存时间。
- 某些患者已经被证实有特定的突变。
- 常染色体显性遗传。

临床特征

- 患者有轻至中度的皮肤、黏膜出血。

实验室特征

- 有些患者有血小板减少症和血小板体积增大。
- 血浆vWF浓度降低，特别是高分子量多聚体。
- 低浓度瑞斯托霉素引起血小板聚集增加，加入正常血浆不能纠正（Ⅱ型血管性血友病可被纠正）。

治疗

- 给予低剂量vWF或去氨加压素（DDAVP）以增加vWF的内源性释放，可能对该病有益，但是由于增加与血小板的结合可引起血小板减少。
- 应指导患者避免使用阿司匹林或其他抗血小板药物。
- 如有严重的血小板减少，可输注血小板。

其他糖蛋白缺乏

- 血小板GPⅠa和GPⅡa的含量降低可引起轻度出血。
- GPⅣ缺乏发生在少数无出血性疾病的人群中。
- 在轻度出血性疾病患者中发现GPⅥ缺乏。

Wiskott-Aldrich综合征

- Wiskott-Aldrich综合征的特征是小血小板、血小板减少、反复感染和湿疹，但只有少数患者具有全部表现。

病因和发病机制

- X染色体连锁遗传。事实上如果湿疹和免疫缺陷很少发生，则该病症被称为X连锁血小板减少症。Wiskott-Aldrich综合征女性携带者的血小板计数正常且血小板大小正常，因为她们具有无选择性的X染色体的*WAS*突变。
- 许多但不是所有Wiskott-Aldrich综合征和X连锁血小板减少症患者都有突变的Wiskott-Aldrich蛋白（WASP）发生。
- WASP是一种细胞质蛋白，在所有造血干细胞的细胞系中都有表达，在组织和调节肌动蛋白细胞骨架中起主要作用。
- 唾液磷蛋白（CD43）是在淋巴细胞、单核细胞、中性粒细胞和血小板上表达的一种糖蛋白，它也存在缺陷，但其在发病机制中的作用尚不清楚。

- 已发现GPⅠa、Ⅰb、Ⅱb/Ⅲa和Ⅳ存在缺陷，但不是全部患者都有。
- 有些患者有腺嘌呤核苷酸血小板储存池缺陷和血小板能量代谢异常。
- 血小板减少症被认为是血小板寿命缩短的结果，但也可能与血小板生成异常有关。
- 血小板体积减小原因不明。

临床特征
- 皮肤、黏膜出血。
- 反复感染。
- 湿疹。
- 淋巴瘤发病率增加，即使在儿童期。
- 可能发生自身免疫性疾病包括溶血性贫血和血小板减少症。

实验室特征
- 可有血小板减少，常在$20×10^9$/L以下，并有血小板体积减小。
- 血小板聚集和致密颗粒的释放有不同程度的异常。
- 体液和细胞免疫缺陷，特别是缺乏对多糖抗原的免疫应答。

治疗
- 指导患者避免使用阿司匹林或其他抗血小板药物。
- 脾切除术可改善血小板减少症并可导致血小板体积增大和功能增强。
- 异基因造血干细胞移植可能有效。

血小板颗粒缺乏状态

δ-储存池缺陷

- 这是一种轻度出血性疾病，伴有血小板聚集第二相异常和血小板致密颗粒含量不足。
- 有些家族有恶性血液病的遗传倾向。
- 发病与原发性疾病或与遗传性多系统疾病有关：
  - Hermansky-Pudlak综合征。
  - Chédiak-Higashi综合征。
  - Wiskott-Aldrich综合征（见前述）。
  - 其他少见综合征。
- 原发性疾病的遗传方式尚未明确，但已有报道为常染色体显性遗传。与其他疾病相关的按原发疾病的遗传方式遗传。

临床特征
- Hermansky-Pudlak综合征患者可能出现严重出血，其他患者为轻度至中度出血。
- 皮肤、黏膜出血、过度瘀斑和鼻出血是常见的。
- 手术或创伤后出血过多。

实验室特征
- 血小板功能检查结果因患者而异，并且同一患者不同时间可不同。

- 血小板聚集第二相不同程度异常是特征性的。

鉴别诊断

- 见 Glanzmann 血小板无力症。

治疗

- 避免使用抗血小板药物。
- 糖皮质激素治疗可减少与手术相关的出血。
- DDAVP 可能有效。
- 如果出血严重，可输注血小板。

Hermansky-Pudlak 综合征

- Hermansky-Pudlak 综合征在波多黎各西北部的人群中特别常见，发病率约 1/1800。
- 这种综合征可引起可变的眼部皮肤白化病和血小板的致密颗粒缺乏。
- 对 Hermansky-Pudlak 综合征患者的连锁分析明确了这些患者中的异常基因——*HPS1*。
- *HPS1* 基因编码 700 个氨基酸的蛋白质，此蛋白质和 HPS4 伴随，组成了颗粒胞吐机制的 BLOC-3 组分。皮肤中黑色素颗粒的缺乏是 HPS 中可见的眼部皮肤白化病的原因。

灰色血小板综合征（α-储存池缺陷）

- α-颗粒膜形成异常的囊泡结构而不是颗粒。
- 血小板缺乏 α-颗粒内容物，包括纤维蛋白原和 vWF。
- 可检测血小板因子 4 和（或）β-血小板球蛋白来诊断 α-颗粒缺陷（灰色血小板）。

临床特征

- 常有轻度出血表现，也有重度出血的报道。

实验室特征

- 血涂片上血小板呈苍白色、灰色，形态可呈影形、椭圆形并有体积增大。
- 常有血小板减少，可低于 50×10^9/L。
- 血小板聚集功能基本正常，也可异常。

鉴别诊断

- 见 Glanzmann 血小板无力症。
- 脱颗粒的血小板也可见于骨髓增生异常和骨髓增殖性疾病。

治疗

- 一般治疗同 Glanzmann 血小板无力症。
- DDAVP 或抗纤维蛋白溶解治疗有效。
- 严重出血时可输注血小板。
- 糖皮质激素治疗可能会改善血小板减少症。

α，δ-储存池缺陷

- α 和 δ 颗粒均有中度至重度缺乏。
- 临床和实验室特点与 δ-存储池缺陷类似。

Quebec血小板异常

- 这种常染色体显性遗传的疾病早期特点包括创伤后严重出血、轻度血小板减少症、功能性血小板因子5降低和正常血浆因子Ⅴ。
- 肾上腺素诱导的血小板聚集是正常的。
- 研究表明患者的血小板中多聚蛋白和血小板反应蛋白水平显著降低，并且降低了包括凝血因子Ⅴ、纤维蛋白原、vWF、纤连蛋白和骨粘连蛋白在内的许多α-颗粒蛋白的水平和蛋白水解。
- 由于尿激酶型纤溶酶原激活物（u-PA）表达增加，这些患者血小板中的缺陷表现为纤维蛋白溶酶的产生过多；由于顺式调控元件的异常而增加的巨核细胞u-PA基因的表达可能是主要异常。

血小板促凝活性异常（Scott综合征）

- 血小板促凝活性缺陷指血小板不能促进凝血酶产生。仅在少数人中发现此病。
- 血小板磷脂酰丝氨酸向外膜小叶的转移减少，导致凝血因子Ⅴa～Ⅹa和凝血因子Ⅷa～Ⅸa的结合减少，从而减慢血凝块的形成。

临床特征

- 在创伤、拔牙、分娩或手术后会引起出血，有时较严重。可有鼻出血和月经过多。
- 与其他血小板质量异常疾病相比，皮肤、黏膜出血不是主要表现。

实验室特征

- 血凝血酶原时间异常。
- 血小板因子3异常。

鉴别诊断

- 血凝血酶原时间异常可鉴别。

治疗

- 血小板输注对预防和治疗有效。
- 凝血酶原复合物浓缩物有效，但可有血栓形成。

血小板激动剂受体、信号转导和分泌异常

- 在血小板活化的复杂过程中许多缺陷可引起轻度出血，这些疾病很少有严重临床表现。
- 最常见的模式是暴露于ADP、肾上腺素或胶原时不存在第二相血小板聚集使血小板聚集减少，并减少致密颗粒内容物的释放。出于方便考虑而不是出于对机制的理解的考虑，这些患者集中在一起，主要为分泌缺陷、活化缺陷或信号转导缺陷。
- 有时患者表现出血栓素受体、ADP受体之一（P2Y12、P2Y1和P2X1）、肾上腺素受体或介导G蛋白偶联受体信号转导的GTP结合蛋白或介导血小板活化途径的信号转导中间体，如环加氧酶、血栓素合成酶、磷脂酶（PL）Cβ或PLCθ的缺陷。

更多详细内容请参阅《威廉姆斯血液学》第10版，Koneti Rao，Willem Ouwehand，Sutesh Sivapalaratnam，Kathleen Freson：第119章 遗传性血小板疾病。

（译者：董 焕 陈云飞 张 磊）

第77章

获得性血小板疾病

- 出血性疾病的临床表现通常是轻微的，但如果伴有凝血异常或可能易出血的局部病变则较严重。
- 常见的实验室检查异常是异常血小板聚集，但这些结果不一定能预示临床出血风险。
- 表77-1列出了获得性血小板质量异常的主要类型和原因。

表77-1　获得性血小板质量异常
影响血小板功能的药物
阿司匹林和其他非甾体抗炎药
P2Y12受体拮抗剂（氯吡格雷、普拉格雷、替格瑞洛）
PAR1凝血酶受体拮抗剂（沃拉帕沙）
整合素 $\alpha_{\text{II}}b\beta_3$ 受体拮抗剂（阿昔单抗、依替巴肽、替罗非班）
增加血小板环腺苷酸的药物
抗生素
抗凝剂和纤溶剂
心血管药物
扩容剂
精神和麻醉药物
抗肿瘤药物
食品和食品添加剂
伴有血小板功能异常的血液病
慢性骨髓增殖性肿瘤
白血病和骨髓增生异常综合征
异常蛋白血症
获得性血管性血友病
伴有血小板功能异常的全身性疾病
尿毒症
抗血小板抗体
体外循环
肝病
弥散性血管内凝血
HIV感染

影响血小板功能的药物

- 表77-2列出了已知影响血小板功能的药物。药物是血小板功能异常的最常见原因。

表77-2　影响血小板功能的药物

非甾体抗炎药

　　阿司匹林、布洛芬、舒林酸、萘普生、甲氯芬酯、甲芬那酸、二氟尼柳、吡罗昔康、托美丁、佐美酸、磺吡酮、吲哚美辛、保泰松、塞来昔布

P2Y12 拮抗剂

　　氯吡格雷、普拉格雷、替格瑞洛

PAR1 拮抗剂

　　沃拉帕沙

整合素 $\alpha_{\text{II}}b\beta_3$ 受体拮抗剂

　　阿昔单抗、依替巴肽、替罗非班

影响血小板环腺苷酸水平或功能的药物

　　前列环素、伊洛前列素、双嘧达莫、西洛他唑

抗生素

　　青霉素类

　　　青霉素 G、羧苄西林、替卡西林、甲氧西林、氨苄西林、哌拉西林、阿洛西林、美洛西林、磺苄西林、替莫西林

　　头孢菌素类

　　　头孢噻吩、拉氧头孢、头孢西丁、头孢噻肟、头孢唑林

　　呋喃妥因

　　咪康唑

抗凝剂、纤维蛋白溶解剂和抗纤维蛋白溶解剂

　　肝素

　　链激酶、组织型纤溶酶原激活物、尿激酶

　　ε- 氨基己酸

心血管药物

　　硝酸甘油、硝酸异山梨酯、普萘洛尔、硝普钠、硝苯地平、维拉帕米、地尔硫䓬、奎尼丁

扩容剂

　　右旋糖酐、羟乙基淀粉

精神和麻醉药物

　　精神药物

　　　丙米嗪、阿米替林、去甲替林、氯丙嗪、异丙嗪、氟奋乃静、三氟拉嗪、氟哌啶醇

　　麻醉药

　　　局部用药：地布卡因、丁卡因、塞克莱因、布他卡因、奴白卡因、普鲁卡因、可卡因

　　　全身用药：氟烷

抗肿瘤药物

　　普卡霉素、柔红霉素、BCNU、依鲁替尼

其他药物

　　酮色林

抗组胺药

　　苯海拉明、氯苯那敏、美吡拉敏

射线造影剂

　　碘帕醇、碘酞酸盐、碘克酸盐、泛影葡胺、泛影酸钠

食品和食品添加剂

　　ω3-脂肪酸、乙醇、黑木耳、洋葱提取物阿霍烯、小茴香、姜黄

- 一些药物可延长血小板功能试验时间，导致或加剧出血。
- 一些药物可诱导血小板功能异常，但不会导致出血。

阿司匹林

- 环氧合酶有两种亚型，为COX-1和COX-2。COX-1在许多细胞或组织表达，包括血小板、胃黏膜和内皮细胞。COX-2在大多数组织中检测不到，生长因子、细胞因子、内毒素和激素可在内皮细胞、成纤维细胞和单核细胞中诱导COX-2快速合成。
- 阿司匹林不可逆地抑制COX-1和COX-2，从而影响正常的血小板功能，如ADP或肾上腺素诱导血小板聚集。
- 阿司匹林可使凝血异常或血小板异常患者的血小板功能试验时间延长。
- 阿司匹林停用后，血小板功能异常可持续4～7天，因为其对COX酶的影响在无核血小板中是不可逆转的。
- 服用阿司匹林的患者可能会出现瘀斑、鼻出血和胃糜烂出血。
- 临床试验荟萃分析表明，阿司匹林每日剂量在50～1500mg，对预防心血管和脑血管不良事件有效。这导致许多人认为应该规定最低的有效剂量以使胃肠道副作用最小化。尽管如此，即使是低剂量的阿司匹林也可与胃肠道出血有关。

其他非甾体抗炎药

- 非甾体抗炎药（NSAID）可逆地抑制COX活性并且通常少于4小时。
- 由于布洛芬和其他NSAID可与COX结合并阻断阿司匹林的乙酰化作用，因此NSAID共同使用会损害阿司匹林对血小板的不可逆作用。因此，需要两种药物合用的患者在服用其他NSAID前至少2小时服用阿司匹林。
- 由于药物的半衰期长，吡罗昔康的效用可持续数天。

COX-2抑制剂（昔布类）

- COX-2抑制剂（昔布类）能更特异性地抑制COX-2，从而减轻疼痛和炎症，并且与传统NSAID相比具有更少的胃肠道副作用。然而，临床试验显示使用昔布类的心血管毒性（心肌梗死、脑卒中、水肿、高血压恶化），至少部分是由于抑制前列腺素I_2（PGI_2）合成导致的。因为这些结果，罗非昔布和伐地考昔退出市场（伐地考昔与Stevens-Johnson综合征有关），并且关于严重心血管事件的警告被加入塞来昔布的处方信息中，塞来昔布是现在唯一在美国应用的昔布类药物。
- 临床证据表明塞来昔布每日剂量不超过200mg时心血管风险不会过高。由于传统的NSAID也抑制COX-2，并且临床试验已经表明使用这些药物会出现过多的心血管事件，所以这些药物的处方信息中也增加了警告。

抗生素

- 大多数青霉素会导致剂量依赖性的血小板功能实验时间延长，可能是由于结合血小板膜而影响血小板功能，如血小板聚集通常是异常的。
- 在治疗1～3天后血小板功能的抑制达到高峰并且在停药后抑制作用可持续数天。
- 临床上明显的出血比血小板功能异常少得多。
- 同时存在凝血缺陷的患者特别容易出现血小板功能异常。
- 一些头孢菌素引起的问题类似于青霉素。

噻烯吡啶

- 这些药物（噻氯匹定和氯吡格雷）在动脉疾病中用作抗血栓剂。它们比阿司匹林或其他NSAID更有效地用于心血管事件二级预防。
- 两种噻烯吡啶都是依赖于代谢产物竞争性抑制血小板P2Y12 ADP受体。
- 噻氯匹定和氯吡格雷对血小板聚集影响，可在首次剂量的24～48小时内看到，但在4～6天内不是最大的。
- 在治疗剂量下，与阿司匹林相比，它们抑制血小板功能的程度高于阿司匹林，并且这些作用似乎与阿司匹林的作用是相加的。
- 噻氯匹定的用药与潜在的严重血液并发症有关，包括中性粒细胞减少症（2.4%的患者$< 1.2 \times 10^9$/L），再生障碍性贫血和血小板减少症少见。此外，用噻氯匹定治疗的5000例患者中至少有1例发生血栓性血小板减少性紫癜。
- 大型临床试验结果表明氯吡格雷的血液学并发症不常见。
- 氯吡格雷负荷剂量为300mg，然后每天服用75mg，缩短了达到最大抗血小板效应所需的时间。被称为CYP2C19的细胞色素P450的共同多态性的存在导致患者体内活性代谢物水平降低。这种效应可以导致对血小板功能的抑制减少，并且可增加主要不良心血管事件的风险。
- 大多数患者双药抗血小板治疗（如添加阿司匹林）的益处很小，并且有时风险较大。

GP Ⅱ b/Ⅲ a拮抗剂

- 美国FDA批准阿昔单抗、依替巴肽、替罗非班等三个GP Ⅱ b/Ⅲ a拮抗剂，它们结构相似，都可以迅速干扰血小板聚集。阿昔单抗是人鼠嵌合Fab片段，依替巴肽是环状七肽，替罗非班是非肽类似物。
- GP Ⅱ b/Ⅲ a拮抗剂可以影响血小板功能，对于冠状动脉粥样硬化患者，其可用作抗血栓药物，常与肝素合用。这些药物易引起出血，且较肝素引起的出血严重。
- 血小板输注似乎可改善接受阿昔单抗（一种单克隆抗体的Fab片段）治疗患者的血小板功能缺陷。给予低分子量拮抗剂（替罗非班、依替巴肽）的患者血小板输注的有效性尚未确定。
- 血小板GP Ⅱ b/Ⅲ a上配体诱导表位提前形成的抗体导致所有类型的GP Ⅱ b/Ⅲ a拮抗剂开始治疗后24小时内发生血小板减少症。1%～4%的患者血小板计数低于50×10^9/L。
- 在大多数重度血小板减少症的病例中，开始治疗后2～4小时血小板计数出现明显下降，尽管阿昔单抗已有延迟性血小板减少症的副作用。血小板减少症通常在停药后好转。

抗凝剂、纤维蛋白溶解剂和抗纤维蛋白溶解剂

- 肝素在某些情况下可以抑制血小板功能，但引起出血的主要原因是其抗凝活性。
- 纤维蛋白溶解剂可以改变血小板功能，但这不是引起出血的主要原因。

扩容剂

- 右旋糖酐可以吸附于血小板表面而影响其功能，但是不引起出血，除非与小剂量

肝素合用。

- 使用羟乙基淀粉，尤其是当剂量超过20mg/kg的6%溶液时，可引起出血。以大剂量的明胶为主要成分的扩容剂可以影响血小板功能。

食物

- 含有ω3-脂肪酸的富含鱼油的食物会干扰血小板功能并延长出血时间。然而，一个人的饮食量很少对止血有显著影响。

尿毒症时的血小板功能异常

病因和发病机制

- 由于对机制知之甚少，或者由于血小板黏附、聚集或促凝血活性缺陷，患者可能有轻度出血倾向。例如，尿毒症血浆可以抑制正常血小板黏附到内皮化的人脐动脉节段，而尿毒症血小板在正常血浆存在下可正常黏附，但是原因不明。此外，内皮细胞或血小板增加合成的一氧化氮至少可以部分导致尿毒症中血小板的功能缺陷。
- 由于血液流变学，贫血是尿毒症患者粘连缺陷和出血时间延长的主要原因；正常的红细胞数使血小板位于血流的表面，与血管的内皮接触。将红细胞压积校正到大约30%可以使这种血小板功能缺陷正常化。
- 合用药物（如阿司匹林、肝素）可能会加重病情。
- 血小板减少可能导致出血倾向。如果血小板计数$< 100 \times 10^9$/L，则必须考虑尿毒症以外血小板减少症的原因。

临床和实验室特征

- 尿毒症的凝血异常一般较轻。
- 最常见的出血部位是皮肤、胃肠道和泌尿生殖道。
- 消化道出血患者常有解剖病变。
- 活检后严重出血需要手术治疗的并不常见，并且通常是尿毒症以外因素导致的。
- 如果出血，应立即开始寻找原因，而不是认为一定是尿毒症造成的。

治疗

- 强化透析可以纠正许多患者的异常出血。
- 去氨加压素（DDAVP）静脉或皮下注射可改善大多数尿毒症患者的血小板功能。对于需要重复剂量的患者，可尝试鼻内给药。然而，在接受大量液体的儿童和围手术期成人中，重复剂量可能导致低钠血症。
- 常用DDAVP通常以0.3μg/kg的剂量静脉给药，持续15～30分钟（最大剂量20μg）。
- 有报道12～24小时的间隔重复给药，但可发生快速耐受。
- 输注红细胞使红细胞压积≥30%可以改善病理性出血。红细胞和DDAVP联合输注会有协同作用。
- 结合雌激素可改善大多数尿毒症患者的血小板功能。静脉注射剂量通常为0.6mg/kg，持续5天。

- 冷沉淀可能会减少出血，但结果不确定且有较大风险。

血小板抗体

病因和发病机制

- 几乎所有患者都与免疫性血小板减少症有关。
- 抗血小板抗体可能通过与血小板功能性膜成分结合而阻碍血小板功能；也可能会激活血小板并诱导其聚集和分泌。在大多数ITP患者中形成的抗体针对GP Ⅱ B/ Ⅲ A或GP Ⅰ B/Ⅸ复合物、纤维蛋白原和血管性血友病因子受体。

临床特征

- 在ITP或系统性红斑狼疮患者中，如果出现血小板数量减少不至于引起出血，但出现了皮肤、黏膜出血，则应考虑血小板功能障碍。

实验室特征

- 大多数患者发现血小板聚集异常。最常见的表现是缺少对低剂量胶原蛋白的聚集反应，并且ADP或肾上腺素试验无第二相聚集。

治疗

- 治疗应针对免疫性血小板减少症（见第74章）。

体外循环

病因和发病机制

- 血小板减少症是体外循环的一贯特征。通常血小板计数在开始体外循环25分钟后降至术前水平的50%，但血小板减少症可在5分钟内发生并可持续长达数天。
- 大约5%的患者在体外循环后出现术后过度出血。大约一半的出血是由手术引起的，其余大部分是由于血小板功能缺陷和纤溶亢进导致。
- 血小板功能缺陷可能是由激活和断裂引起的。
- 药物如肝素和鱼精蛋白可影响血小板功能。

临床特征

- 血小板功能缺陷是术后过度出血的可能原因。

实验室特征

- 血小板对多种激动剂发生聚集反应是异常的。
- 体外循环期间血小板数量通常减少50%，术后数天内仍较低。

治疗

- 要考虑出血的外科手术、肝素不完全中和和持续低温等因素。
- 出血时间延长和术后过度出血使用DDAVP治疗有效。
- 抑肽酶有效，可能是通过抗纤维蛋白溶解作用起效的。
- 有必要适当补充血液成分。

慢性骨髓增殖性肿瘤

- 约20%的患者出现出血倾向，约40%出现血栓形成倾向。
- 已经证实多种功能性血小板异常。

临床特征

- 约1/3的患者出现出血或血栓形成，这是患者发病和死亡的常见原因。
- 出血常发生在皮肤或黏膜，但也可发生在手术或创伤后。

实验室特征

- 没有哪种血小板功能异常与特定的骨髓增殖性肿瘤相对应，并且没有哪种血小板功能异常可以预测出血或血栓形成。
- 血小板增多症是常见的，但其程度不能预测出血或血栓形成，除非 $> 1000 \times 10^9/L$，其中获得性血管性血友病可导致血小板吸附血管性血友病因子引起出血。

治疗

- 对有症状的患者或即将接受手术的患者进行治疗。
- 治疗应针对原发病。
- DDAVP对储存池缺陷或获得性血管性血友病有益。
- 有血栓形成的患者服用阿司匹林有益，但可引起出血。

急性白血病和骨髓增生异常综合征

- 血小板减少症是最常见的出血原因，但血小板功能障碍也可能起作用。
- 血小板可有形态异常、聚集性异常和促凝血活性降低。
- 输注血小板和治疗原发疾病可控制出血。

副蛋白血症

- 血小板功能障碍通常由于单克隆免疫球蛋白与血小板直接相互作用而引起。
- 治疗是通过消灭肿瘤细胞或血浆置换降低血浆中异常免疫球蛋白水平。

更多详细内容请参阅《威廉姆斯血液学》第10版，Levi Marcel：第120章 获得性血小板质量性疾病。

（译者：董　焕　陈云飞　张　磊）

第78章

血管性紫癜

定义

- 紫癜是由红细胞从血管内渗入皮肤和（或）皮下组织的外渗物引起。
- 瘀点是直径小于2mm的红紫色病变。
- 紫癜是2mm至1cm的红紫色病变。
- 瘀斑是大于1cm的红紫色病变。
- 红斑是由于毛细血管血流增加导致的皮肤变红。
- 毛细血管扩张症是由浅表毛细血管扩张引起。
- 红斑和毛细血管扩张压之褪色，而瘀斑和紫癜不会。这可以用载玻片压诊法鉴别。

病理生理学

- 止血机制可能无法弥补微血管创伤。
- 血管和周围组织结构脆弱。
- 跨壁压力过大。
- 如可触及则可能是因为以下两点：
  - 血管外纤维蛋白沉积。
  - 由炎症或恶性肿瘤引起的细胞浸润。

不可触及的紫癜

跨膜压力增大
- 咳嗽、呕吐、举重等引起的胸腔内压增加可能会导致面部、颈部和上胸部的皮肤出血点。
- 静脉瓣膜关闭不全或紧身衣可能会导致下肢皮肤出血点。

微血管或支持组织的机械完整性降低
- 日光性（老年性）紫癜表现为在前臂和手的伸肌表面呈红色到紫红色不规则斑块。
- 糖皮质激素过量会引起在四肢屈肌和伸肌表面薄而脆的皮肤中出现明显的红色紫癜性病变。
- 维生素C缺乏症（坏血病）导致赖氨酰和脯氨酰羟化酶失活，它们是皮肤中胶原生物合成的两种关键酶。这会导致皮肤出现滤泡样角化过度、瘀斑和发根周围毛细血管性紫癜，也可出现大瘀斑和出血性牙龈炎、口腔炎和结膜炎。
- Ehlers-Danlos综合征：Ⅳ型和Ⅴ型的特点是容易出现瘀斑，但其他类型也可出现。

- 假性黄色黏液瘤可出现反复黏膜出血。
- 在淀粉样变性病中，血管壁的浸润可导致血管脆性增加，从而引起瘀斑或紫癜。
- 女性易发青斑综合征（单纯性紫癜）：主要发生于女性，多为大腿上的紫癜或瘀斑，可能与激素变化有关，并且服用非甾体抗炎药可加重。

外伤

- 外伤会引起皮肤出血。损伤的病史、形状和部位有助于发现病因。
- 人为紫癜多发生在下肢，表现为中到大片瘀斑，而患者常对此不在意。

晒伤

- 急性晒伤可较重以致出现瘀点。

感染

- 紫癜可与细菌、真菌、病毒、立克次体、寄生虫或原虫感染有关，常是由复杂的多因素作用造成的。特殊形式包括：
  - 由各种病原体引起的败血症可引起瘀斑、紫癜、斑丘疹、丘疹、血疱、糜烂、溃疡及大片瘀斑和皮肤梗死（见下文"暴发性紫癜"）。
  - 发生在严重粒细胞减少或免疫功能低下患者的感染如假单胞菌、克雷伯菌、嗜水气单胞菌、大肠杆菌感染可引起坏疽性深脓疱。病变始于红斑或紫癜性斑丘疹，进展为出血性或坏死性小水疱或大疱，然后出现水肿性、出血性丘疹，最终形成硬化的无痛性溃疡。
  - 脑膜炎球菌血症可导致红色斑丘疹，并可进展为广泛的出血点、紫癜和瘀斑，还会出现手足发绀和周围坏疽。
  - 猩红热的特征是大面积红斑疹，皮肤褶皱中常有瘀点（Pastia线）。无猩红热的链球菌性咽炎也可出现出血点。
  - 立克次体感染可引起皮肤损伤，开始为荨麻疹，发展为出血点、瘀斑、出血性大疱和大面积皮肤坏死。
  - 在莱姆病中，特征性皮肤病变是移行性红斑，这是一种环状扩大斑，其内可有紫癜性斑丘疹或丘疹或出血性大疱。

栓塞性紫癜

- 胆固醇结晶可在主动脉和下肢动脉粥样硬化处栓塞，产生出血点和紫癜、网状青斑、结节、溃疡或发绀和坏疽，血液中的嗜酸性粒细胞增多。这通常发生在经历血管手术合并动脉粥样硬化的患者中。
- 严重创伤或吸脂术后可发生脂肪栓塞并引起上肢、胸部和（或）结膜出血点。临床表现还包括休克和呼吸功能不全。

高钙血症

- 由于皮下和血管钙化，慢性高钙血症可能导致出血性皮肤坏死。

肿瘤

- 多种恶性肿瘤包括白血病、骨髓瘤或巨球蛋白血症，可有肿瘤细胞皮肤浸润而出现瘀点或紫癜。

色素性紫癜

- Schamberg病和Majocchi病的特征是在橘红色或橙色色素过度沉着皮肤上出现出血点和紫癜，通常发生在下肢。
- 类似的皮肤损害也可见于皮肤T细胞淋巴瘤、药物或化学物质过敏症、过敏性或刺激性接触性皮炎和高球蛋白血症性紫癜。

坏疽性脓皮病

- 表现为结节、脓疱或出血性大疱的患者很快可发展为基底部发红、边缘呈紫红色或蓝色、周围环绕红斑的溃疡。
- 同许多疾病相关，包括炎症性肠病、类风湿关节炎和血液恶性肿瘤。

腹腔出血

- 腹腔出血（如急性胰腺炎）患者在脐周（Cullen征）或躯干部（Grey-Turner征）可出现紫癜或瘀斑。

香豆素坏死

- 接受香豆素药物治疗的患者中，香豆素坏死发生率为1/500。
- 药物治疗2～14天后突然发病，出现疼痛性红斑，发展为出血性和坏死性斑块、结节和大疱。
- 女性常见，主要累及大腿、臀部或胸部。
- 蛋白C缺乏和肝素诱导的血小板减少症患者更易发生香豆素坏死。

暴发性紫癜

- 可出现大片瘀斑，常累及四肢、腹部或臀部。
- 常与感染和（或）弥散性血管内凝血有关，但也可为特发或发生在纯合子型蛋白C或蛋白S缺乏症的婴儿中。

阵发性睡眠性血红蛋白尿

- 可出现伴有中心性坏死、出血性大疱、瘀点、紫癜或瘀斑的红斑性皮肤病变，可能与微血管血栓形成有关。

抗磷脂抗体综合征

- 患者会出现多种皮肤表现，包括瘀斑、甲床碎片状出血和广泛的皮肤坏死，这些都可能与微血管血栓形成有关（见第85章）。

药物反应

有许多药物可引起瘀点或紫癜而不引起血小板减少。

自身红细胞敏感症

- 此病的特征是无外伤史的疼痛性瘀斑。
- 原因尚未确定，但在某些患者中，红细胞膜成分可能是超敏反应的原因。
- 许多患者具有潜在性精神疾病，部分患者的皮肤改变是人为的。

可触及紫癜

Henoch-Schönlein紫癜（小血管炎）
- 该综合征是一种原因不明的白细胞碎裂性血管炎，包括前毛细血管、毛细血管和毛细血管后血管。
- 病变是可触及的紫癜、荨麻疹、斑疹、斑块或出血性大、小疱，以后可进展为更大的星状、网状坏死性病变。
- 病变常对称性分布在腿和臀部，并且常伴有发热。
- 主要在2～20岁发病。在儿童中几种环境因素可引起发病，如病毒（引起上呼吸道感染的病毒、乙肝病毒、丙肝病毒、细小病毒B19和HIV）和细菌（链球菌属、金黄色葡萄球菌和沙门菌属）感染。成人疾病由药物（NSAID、血管紧张素转化酶抑制剂和抗生素）、食物过敏、疫苗接种和昆虫叮咬引起。
- 关节痛和腹部疼痛常伴皮疹，而黑便和腹膜刺激征常见。
- 蛋白尿和血尿发生率为40%。在大龄儿童和成人中，肾脏疾病进展可占10%～20%。
- IgA1免疫球蛋白和补体成分可以沉积在相关的皮肤和肾脏血管中。
- 起始治疗常用糖皮质激素，但成功率很低。预后一般较好。

Sweet综合征
- 也称为急性发热性中性粒细胞性皮肤病，其特征在于急性起病的疼痛性红斑和紫斑丘疹、结节、伴有发热和中性粒细胞计数升高。
- 这些丘疹最常出现在面部、颈部和上肢，表现为中央黄色和倾向于形成边界不规则的斑块。在中年女性中表现更突出，与复杂的细胞因子失调有关。其他表现包括呼吸道和泌尿系统感染及自身免疫性疾病。

白塞综合征（变异性血管炎）
- 此病为中性粒细胞性皮肤病，也是一种影响多器官系统的炎症性疾病。
- 临床特征为慢性和复发性皮肤表现，如可触及的紫癜、浸润性红斑和丘疹脓疱性病变，以及口腔黏膜和生殖器溃疡、关节痛及胃肠道和中枢神经系统受累。

血清病

- 血清病是指免疫复合物形成和沉积的系统表现。
- 与感染或药物治疗相关的血清病可导致特征性病变。
- 使用抗胸腺细胞球蛋白治疗骨髓衰竭性疾病时可导致75%的患者手和足侧面出现红斑和紫癜。
- 尽管可触及的紫癜和多形红斑常见，但皮肤损害如荨麻疹和麻疹样疹更常见。

多形红斑

- 多形红斑（EM）是一种皮肤疾病，其特征在于中心清晰和界限分明的靶形红斑，最常见的是由感染或药物引起的超敏反应。
- 该病的严重程度可从轻度到重度（Stevens-Johnson综合征）。EM可由许多病毒（最常见的是单纯疱疹病毒，但也包括腺病毒、巨细胞病毒和HIV）及药物（磺胺类、青霉素、安非他酮、保泰松、苯妥英、NSAID、阿达木单抗）引起。
- 细胞过敏反应和组胺的N-甲基转移酶活性降低导致的组胺代谢受损可能是致病因素。轻型病例以支持治疗为主，而重型病例常使用糖皮质激素治疗。

Churg-Strauss综合征

- Churg-Strauss综合征的特征是伴有哮喘和嗜酸性粒细胞增多的肺部肉芽肿性炎症。
- 50%～80%的患者有皮肤表现如溃疡、丘疹、可触及的紫癜、皮肤结节及手指和足趾坏疽。
- 病变可局限于皮肤，会有嗜酸性粒细胞增多伴IgE水平升高和中性粒细胞胞质抗体（ANCA）阳性。组织学表现为小至中等大小血管的肉芽肿性炎症和坏死性血管炎。

婴儿急性出血性水肿

- 4个月至2岁的儿童发病，表现为三联征：发热、大的虹膜样或圆形疼痛性紫癜性皮肤病变和水肿。
- 起病突然，1～3周自发缓解。
- 皮肤病变局限于面颊、眼睑、耳、四肢和生殖器。
- 病理学表现为具有免疫球蛋白和补体成分的血管沉积物的白细胞破坏性脉管炎。

与其他疾病相关的血管炎

- 可触及的紫癜可发生在以血管炎为特征的几种疾病中：
  - 胶原血管疾病。
  - 系统性血管炎，包括结节性多动脉炎（中等血管炎）或韦格纳肉芽肿病（肉芽肿性血管炎）。
  - 过敏性血管炎，可有药物反应性、感染性或特发性。
  - 副肿瘤性，可见于多种肿瘤，包括血液恶性肿瘤。
  - 长途步行者，腿上可出现紫癜性血管炎。

冷球蛋白血症

- 冷球蛋白血症可以仅有一种成分：IgA、IgG或IgM，见于原发性单克隆丙种球蛋白病、巨球蛋白血症、骨髓瘤或淋巴瘤。
- 可以是冷性不溶性IgG与IgM复合物，具有抗IgG活性，或含有其他免疫球蛋白的类似复合物。
- 两种类型的冷球蛋白都会发生皮肤损害，包括黄斑或可触及的紫癜、肢端出血性坏死、网状青斑或出血性大疱。

Waldenström高球蛋白血症性紫癜

- 常发生在18～40岁的女性中，与其他疾病有关。
- 小腿和足踝部出现大量出血点，可隔数天至数月反复发作。
- 由于IgA、IgG和IgM水平升高而出现多克隆高丙种球蛋白血症。

冷纤维蛋白原血症

- 冷性不溶性纤维蛋白原可是原发性疾病或继发于肿瘤、血栓形成或感染性疾病，通常伴有弥散性血管内凝血的实验室证据。
- 皮肤表现与以上冷球蛋白血症的表现类似。

原发性皮肤疾病

- 原发性皮肤疾病包括过敏性接触性皮炎、药疹、寻常痤疮、昆虫叮咬和疱疹样皮炎，可伴有紫癜性丘疹和小水疱，类似脓毒症或血管炎病变。

类似于紫癜的疾病

毛细血管扩张症

- 遗传性出血性毛细血管扩张症（HHT，Rendu-Osler-Weber）：
  - 常染色体显性遗传。超过80%的HHT病例是由ENG（内皮联蛋白、*HHT1*）或*ALK1*（*ACVRL1*、*HHT2*）突变引起的。
  - 该病以广泛的皮肤、黏膜和内脏毛细血管扩张为特征。
  - 任何部位都可能出血，反复鼻出血最常见。
  - 可发生动静脉瘘，尤其在肺部，可能需要手术。
  - 如可能应行局部处理。鼻出血或胃肠道出血可应用激素。赖氨酸类似物（氨甲环酸或ε-氨基己酸）在某些情况下可能有效。
- 蜘蛛状血管瘤是一种毛细血管扩张症，可见于慢性肝病、局限性硬皮病（CREST综合征：钙质沉着、雷诺综合征、食管运动障碍、指端硬化、毛细血管扩张症）和AIDS（有一个主要的中央滋养血管，容易被堵塞，可导致皮损变白）。
- 可与遗传性出血性毛细血管扩张症的病变相混淆。

卡波西肉瘤

- 病变类似于皮肤或黏膜的出血点、紫癜或瘀斑。

髓外造血

- 髓外造血的局部皮肤表现为深红色、蓝色或蓝灰色丘疹，见于先天性病毒感染、

Rh不相容性溶血、遗传性球形红细胞增多症或双胞胎输血综合征婴儿及原发性骨髓纤维化成人。

 更多详细内容请参阅《威廉姆斯血液学》第10版，Doru T. Alexandrescu，Marcel Levi：第121章 血管性紫癜。

（译者：董 焕 刘 葳 张 磊）

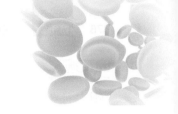

第十篇 凝血蛋白疾病

第79章

血友病A/B

概况

- 血友病A/B分别由先天性Ⅷ因子和Ⅸ因子缺陷引起。
- 病因为凝血因子合成减少、活性减低或两者异常兼有。
- Ⅸ因子的活性形式为Ⅸa，是一种丝氨酸蛋白酶，可激活Ⅹ因子。
- Ⅷ因子的活性形式为Ⅷa，作为辅助因子，可在血小板表面与Ⅸa因子形成复合物，加速Ⅸa因子激活Ⅹ因子。
- 血友病患者因凝血酶生成显著减少，血栓形成延迟。形成的血凝块不具有止血功能，导致过度出血。
- 由于Ⅷ因子或Ⅸ因子的缺乏均导致Ⅹ因子无法激活，因此血友病A/B的临床特征和治疗方法相似。
- 血友病A/B均为X染色体连锁隐性遗传病，因此仅男性受累，只有少数例外（图79-1）。约有30%的突变是重新获得的。
- 血友病可发生于世界范围内的所有种族。血友病A在初生男婴中发病率为1/10 000，血友病B发病率为1/（25 000～30 000）。

血友病男性
X^hY

		XX^h（女性携带者）	XY（正常男性）
正常	X	XX^h（女性携带者）	XY（正常男性）
女性	X		

（正常男性）
XY

		XX^h（女性携带者）	X^hY（血友病男性）
女性	X^h	XX^h（女性携带者）	X^hY（血友病男性）
携带者	X	XX（正常女性）	XY（正常男性）

图79-1 血友病A遗传模式。X为正常；X^h为有一条携带血友病基因的X染色体；Y为正常；XX为正常女性；XX^h为女性携带者；X^hY为血友病男性

血友病A

临床特征

- 表79-1基于Ⅷ因子水平阐明血友病A的临床特点。

表79-1	**血友病A/B临床分类**		
分类	血友病A Ⅷ因子水平	血友病B Ⅸ因子水平	临床特点
重度	≤1% （≤0.01U/mL）	≤1% （≤0.01U/mL）	1. 婴儿早期出现自发出血 2. 频繁的关节自发性出血或其他需要凝血因子替代治疗的出血事件
中度	1%～5% （0.01～0.05U/mL）	1%～5% （0.01～0.05U/mL）	1. 创伤或手术后出血 2. 偶尔自发性出血
轻度	6%～30% （0.06～0.3U/mL）	6%～40% （0.06～0.4U/mL）	1. 创伤或手术后出血 2. 罕见自发性出血

- Ⅷ因子活性超过30%时止血功能一般正常。
- Ⅷ因子水平在患者的一生中保持稳定，其活性水平与其他受累家属水平相似，但在不同家系之间又有所不同。
- 在重型血友病A患者中，关节出血占出血症状的75%。
- 最常受累部位是膝关节，其次为肘、踝、肩、腕和髋关节。
- 急性关节出血初为轻微关节疼痛，体检常无阳性发现，随后出现关节疼痛加重、肿胀、发热及活动受限。
- 患者可有轻微发热。显著或持续发热提示有关节感染。
- 当出血停止时，血肿缓慢吸收，症状往往会持续数天缓解。
- 关节的反复出血导致滑膜增厚和炎症反应，伴有运动受限和更加频繁的关节出血。
- 最终，反复关节出血导致关节软骨破坏、滑膜增生，关节畸形，肌肉萎缩和软组织挛缩（图79-2）。
- 出血发生后可在肌肉或皮下组织形成血肿（图79-3）。
- 肌内血肿最常发生在大腿、臀部、腓肠肌群和前臂。
- 未经治疗，血肿可稳定存在并缓慢吸收，但对于中重度血友病患者，血肿范围可扩大并向各个方向扩散。这可能导致邻近器官、神经或血管受压，有时会导致永久性后遗症。血肿也可能会阻塞气道。
- 假肿瘤是大的、组织性的囊性血肿，可缓慢扩大并压迫邻近结构。
- 自发或外伤后中枢神经系统出血是最常见的致死原因。通常迅速出现症状，但也有可能延迟数天。
- 几乎所有血友病患者都有血尿出现，输尿管血凝块可导致肾绞痛，但极少危及

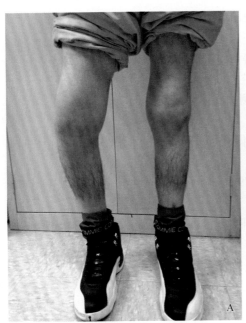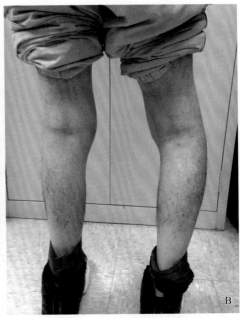

图79-2 血友病性关节病。重症血友病患者膝关节反复出血可产生慢性长期影响。可见关节肿胀、畸形及肌肉萎缩

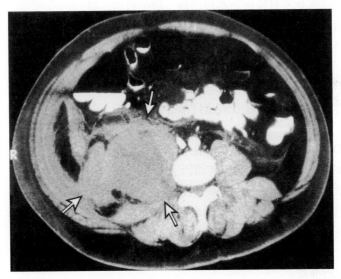

图79-3 重症血友病A患者腹膜后血肿CT影像学表现，箭头所指为血肿范围

生命。

- 术后出血可延迟数小时或数天，与伤口愈合不良相关。
- 血友病患者拔除恒牙可出现延迟出血。危及生命的喉部或舌下血肿可在拔牙或区域阻滞麻醉后出现。

- 在接受替代治疗的患者中，可能出现Ⅷ因子抑制性抗体。

实验室检查

- 血友病A导致APTT延长，可通过加入等量的正常血浆纠正；而PT正常。
- 可通过Ⅷ因子活性特异性检测明确诊断。
- 免疫学相关检查加上凝血相关检查以检测功能异常的Ⅷ因子。

携带者检测与产前诊断

- 女性携带者Ⅷ因子平均水平为50%，但偶有携带者Ⅷ因子水平小于30%，且可能有创伤或手术后过量出血。
- 家族史对于检测出携带者极其重要（图79-1）。
- 分子遗传学技术可用于识别携带者。
- 可通过羊膜穿刺与绒毛膜活检获得胎儿细胞以进行产前诊断。

鉴别诊断

- 血友病A需与血友病B及其他导致APTT延长的先天性凝血异常鉴别，如ⅪI因子及Ⅻ因子缺陷。
- 血友病A需与vWD（尤其是Normandy变异）、获得性Ⅷ因子抑制物、先天性Ⅷ/Ⅴ因子联合缺陷进行鉴别。

治疗

一般治疗

- 避免服用阿司匹林及其他抗血小板药物，避免肌内注射。
- 及时处理出血事件。
- 考虑对重型患者进行预防性治疗。
- 每位患者都应进行家庭治疗。
- 详细制订手术计划。
- 血友病患者最好在指定的血友病治疗中心接受治疗。

去氨加压素

- 去氨基-8-D-精氨酸加压素常用于治疗轻至中度血友病A及有症状的女性携带者。静脉给药0.3μg/kg可使大多数患者Ⅷ因子水平增加2～3倍。
- 药物达到浓度峰值时间为30～60分钟。
- 不良反应包括颜面潮红，罕见低钠血症（儿童多见，可通过限水预防），冠心病患者可能出现心绞痛。
- 重复给药会发生快速耐受。
- 应进行鼻腔内准备。

凝血因子浓缩物的替代治疗

- 血友病A患者的出血事件可通过Ⅷ因子替代治疗预防。
- Ⅷ因子替代治疗产品包括三类：
    - 标准半衰期重组Ⅷ因子浓缩物（表79-2）。
    - 标准半衰期血浆来源的Ⅷ因子浓缩物（表79-3）。
    - 半衰期延长的重组Ⅷ因子浓缩物（表79-4）。

表79-2　目前已有的Ⅷ因子产品[a]

	标准半衰期重组Ⅷ因子产品							
产品名	Recombinate	Kogenate FS	Xyntha	Advate	Nuwiq	NovoEight	Kovaltry	Afstyla
制造商/经销商	夏尔/武田制药	拜耳	辉瑞	夏尔/武田制药	奥克特珐玛	诺和诺德	拜耳	杰特贝林
产品代数	一代	二代	三代	三代	三代	三代	三代	三代
特殊生物工程	无	无	B结构域缺失	无	B结构域缺失	B结构域缺失	无	单链Ⅷ因子
培养细胞类型	CHO	BHK	CHO	CHO	HEK	CHO	BHK	CHO

注：BHK，幼鼠肾脏细胞；CHO，仓鼠卵巢细胞；HEK，人胎肾细胞。
a 其他浓缩物由其他国家提供。

表79-3　目前已有的血浆源性Ⅷ因子产品[a]

	标准半衰期血浆源性Ⅷ因子产品和von Willebrand产品				
产品名	Hemofil-M	Koate DVI	Alphanate（抗血友病因子/vWF复合物）	Humate-P（抗血友病因子/vWF复合物）	Wilate（抗血友病因子/vWF复合物）
制造商/经销商	夏尔/武田制药	Kedrion	基立福	杰特贝林	奥克特珐玛
病毒灭活或消除方式	1.免疫亲和层析 2.溶剂/洗涤剂（TNBP/辛苯聚醇9） 3.纳米过滤，20mm	1.溶剂/洗涤剂（TNBP/聚山梨酯80） 2.干热法（80℃，72小时）	1.亲和层析 2.溶剂/洗涤剂（TNBP/聚山梨酯80） 3.干热法（80℃，72小时）	1.巴氏灭菌（湿热）（60℃，10小时）	1.超滤和渗透层析 2.溶剂/洗涤剂（TNBP/辛苯聚醇9） 3.干热法（＋100℃，2小时）

注：TNBP，磷酸三丁酯。
a 其他浓缩物由其他国家提供。

表79-4	目前已有的半衰期延长重组Ⅷ因子产品^a			
	半衰期延长重组Ⅷ因子产品			
产品名	Eloctate	Adynovate	Jivi	Esperoct
制造商/经销商	Bioverativ/赛诺菲	夏尔/武田制药	拜耳	诺和诺德
特殊生物工程	B结构域缺失 Fc融合蛋白	聚乙二醇化	B结构域缺失 聚乙二醇化-aucl	B结构域截断 糖化聚乙二醇化-exei
培养细胞类型	HEK	CHO	BHK	CHO

注：BHK，幼鼠肾脏细胞；CHO，仓鼠卵巢细胞；HEK，人胎肾细胞。

a其他浓缩物由其他国家提供。

- 从人血浆中制备的商业浓缩物已经过灭活病毒处理，包括灭活HIV、乙/丙肝病毒。甲肝病毒和细小病毒不可被灭活，且这些病毒可在患者间传播。
- 重组Ⅷ因子浓缩物安全有效。可利用人血白蛋白生成，且费用更高。
- 各种不同的浓缩物在安全性、有效性及简便性方面略有不同。

Ⅷ因子剂量（表79-5）

- Ⅷ因子的剂量为患者的体重（千克）乘以所需Ⅷ因子水平的一半。例如，一位70kg的患者体内Ⅷ因子活性小于1%，需要100%的Ⅷ因子浓缩物水平，因此所需剂量为70（kg）×100%/2＝35，复合凝血因子试剂瓶中的所有内容物均应被输注。

表79-5	治疗出血的Ⅷ因子剂量^a			
出血部位	需要的Ⅷ因子水平（%）	Ⅷ因子剂量^b	给药频率^c	药效持续时间
关节	30～50	约25	12～24小时一次	1～2天
浅层肌肉	30～50	约25	12～24小时一次	1～2天
消化道	50～100	50	12小时一次	7～10天
鼻	30～50	约25	12小时一次	直至吸收
口腔黏膜	30～50	约25	12小时一次	直至吸收
尿道	30～100	25～50	12小时一次	直至吸收
中枢神经系统	50～100	50	12小时一次	至少7～10天
咽喉壁	50～100	50	12小时一次	至少7～10天
腹膜后	50～100	50	12小时一次	至少7～10天

a轻中度血友病患者可对DDAVP产生反应，如有可能，应使用DDAVP代替血液或血液制品。

b住院患者可静脉持续给药。对于一个中等体型成年人，初次用药后，约150U/h的Ⅷ因子剂量是足够的，每12～24小时给药一次。

c根据患者出血的严重程度和持续时间，可以调整给药频率和时间。

- Ⅷ因子的半衰期为8～12小时。通过每8～12小时给予负荷剂量的一半使Ⅷ因子水平维持于50%～100%。
- 重组Ⅷ因子浓缩物应持续静脉输注给药。给予初始负荷剂量以增加Ⅷ因子至指定水平，随后给药速度为150～200U/h。

抗纤溶药

- 抗纤溶药（见第88章）是黏膜出血的有效辅助治疗药物，尤其是拔牙后出血，但血尿患者禁用。
- 氨甲环酸口服剂量为0.5～1g，每天3次。
- ε-氨基己酸（EACA）可口服给药，负荷剂量为4～5g，随后2～5g，每天4次，根据出血事件的严重程度连用2～8天。
- 纤维蛋白胶——一种纤维蛋白原，和ⅩⅢ因子复合物可局部应用于出血部位，随后经凝血酶在局部形成血凝块，是包皮手术、牙科或整形外科手术，包括炎性假瘤摘除术的有效辅助治疗药物。

特殊类型出血事件的治疗

- 表面切伤或擦伤可通过局部加压处理。
- 鼻出血需替代治疗，以使Ⅷ因子活性维持于正常值的50%。
- 血尿通常为轻度，不需要替代治疗，但可持续存在并需要替代治疗以维持Ⅷ因子水平超过50%，替代治疗应持续至出血事件停止。患者应大量补液，以防止输尿管中形成血凝块。
- 内镜检查之前，Ⅷ因子水平应至少为50%。一般情况下，单次输注即可，但若术中出血，替代治疗应持续至出血停止。
- 对于范围扩大的软组织血肿，替代治疗应立即开始，直至血肿开始吸收。
- 一旦发现关节血肿，应立即处理，以避免关节退行性病变、畸形和肌肉萎缩的发生。对于靶关节的慢性出血事件，应进行6～8周的替代治疗使活性维持于100%。
- 咽后壁和腹膜后血肿及任何中枢神经系统出血，需进行Ⅷ因子替代治疗以维持正常活性水平至100%或接近正常水平7～10天。
- 大型手术需在术前进行Ⅷ因子替代治疗使其维持正常水平，并维持7～10天，或直至愈合良好。
- 需在术中、术后测量患者的Ⅷ因子水平1～2次/日，然后根据Ⅷ因子活性调整给药剂量。
- 家庭疗法使血肿和关节出血能得到及时治疗，并显著降低了发病率与致死率。
- 重度患者接受50U/kg Ⅷ因子预防性治疗，每周3次，可显著降低关节病变的发生率及血友病的远期并发症。
- 肝移植可治愈血友病，但完成例数极为少见。
- 血友病基因治疗正被广泛研究。

病程和预后

- 若未经及时治疗，患者会出现反复出血症状，正如上述临床特征中所提到的。
- 20世纪60年代Ⅷ因子浓缩物替代疗法的引入使血友病患者出血的发病率及死亡率显著降低，但可能出现严重的并发症如HIV感染、乙/丙肝及Ⅷ因子抑制物的出现。
- 从1985年起，治疗用Ⅷ因子浓缩物已灭活HIV和肝炎病毒，这些药物的感染能力消失。然而，HIV感染及慢性乙/丙肝在老年血友病患者中仍存在。

血友病A患者中Ⅷ因子抑制物

- Ⅷ因子抑制物指干扰Ⅷ因子与其他因子结合和活化的抗体，IgG最常见，尤其是IgG4亚群。
- 抗Ⅷ因子抗体产生的危险因素见表79-6。

表79-6	甲肝患者中出现抗因子Ⅷ抗体的风险因素
疾病严重程度：80%的有抑制剂的A型血友病患者Ⅷ因子活性<1%	
早期暴露于Ⅷ因子浓缩物：大多数高滴度抑制剂在暴露于Ⅷ因子<90天后出现	
遗传因素： 1.抑制剂发育家族史 2.种族背景：黑种人＞西班牙裔＞白种人 3.分子缺陷：内含子22的逆转和交叉缺陷、基因缺失和无义点突变导致患者没有Ⅷ因子抗原	
Ⅷ因子浓缩物的纯化方法	

资料来源：Gouw SC，van den Berg HM，Oldenburg J，et al. F8 gene mutation type and inhibitor development in patients with severe hemophilia A：systematic review and meta-analysis，Blood. 2012 Mar 22；119（12）：2922-2934。

- Ⅷ因子抑制物作用缓慢，Ⅷ因子与抑制物需在37℃环境中共同作用1～2小时才可失活。
- Ⅷ因子抑制物的实验室诊断需要适当稀释患者血浆，若与正常血浆混合，仅有Ⅷ因子被中和，而其他影响APTT的因子（Ⅸ、Ⅹ、Ⅺ、Ⅻ因子，前激肽释放酶，或高分子量激肽原）并未被中和。
- 存在Ⅷ因子抑制物的患者，若基线抑制物水平大于10BU或在接受Ⅷ因子替代治疗后抑制物水平升高超过10BU，称为高反应者。若接受Ⅷ因子替代治疗后，Ⅷ因子抑制物水平低于10BU，称为低反应者。
- 大量出血的高反应者，在最初抑制物低于10BU时，可使用高剂量的人/猪Ⅷ因子浓缩物治疗，以中和抑制物，从而为止血过程提供足够的Ⅷ因子。
- 最初抑制物水平高于10BU的高反应患者不会对任何剂量的人Ⅷ因子产生止血效应，如果抑制物与猪Ⅷ因子存在交叉反应，则任何剂量的猪Ⅷ因子也无法达到止血疗效。
- 高反应者应使用重组Ⅶa因子或其他旁路制剂治疗轻微出血或者伴有高滴度抑制物或Ⅷ因子替代治疗无效的大出血（表79-7）。

- 低反应者可使用重组Ⅶa因子或其他旁路制剂治疗大出血或轻微出血。除此之外，也可用大剂量的人或猪Ⅷ因子治疗大出血。

- 重组Ⅶa因子是优先选择的旁路制剂。Ⅶa因子可激活血小板表面的X因子，使其活化为Xa因子，Xa因子可与Va因子反应，将凝血酶原转化为凝血酶。Ⅶa因子的作用是局限性的，因为活化的血小板主要出现在损伤部位。凝血酶原复合物可能是有益的，因为在这些产品中活化的凝血因子具有相似的作用。

- 在一些患者中，每天输注Ⅷ因子能使抑制物的滴度降至无法检测的水平，此类免疫耐受疗法为清除Ⅷ因子抑制物提供了一种有前景的疗法。在免疫耐受诱导过程中发生的出血事件可通过旁路抑制剂来处理（表79-8）。

- 抑制物的详细治疗方案在《威廉姆斯血液学》第10版，第122章讨论。

表79-7 血友病A患者抑制物治疗

患者类型	初始滴度	轻微出血ᵃ	大出血ᵃ
高反应抑制物	<5BU	重组Ⅶa因子FEIBA	Ⅷ因子ᵇ；重组Ⅶa因子；FEIBA
高反应抑制物	>5BU	重组Ⅶa因子FEIBA	重组Ⅶa因子；FEIBA；血浆置换
低反应抑制物	<5BU	重组Ⅶa因子FEIBA	高剂量Ⅷ因子；重组Ⅶa因子；FEIBA

注：BU，Bethesda单位；FEIBA，Ⅷ因子旁路活性抑制剂。

a治疗大出血和轻微出血的药物选择。一些医生会选择列出的首个产品作为首选药物，但医生之间的选择各不相同。

b高剂量的Ⅷ因子可能会克服最初的低滴度抑制物，尽管在高反应者中可出现记忆反应。

表79-8 具有有利预后因素和血友病A抑制物的耐受性治疗方案举例

免疫耐受方案	剂量	抑制物清除的时间
高剂量方案	200U/（kg·d）Ⅷ因子	4.6个月
低剂量方案	50U/kg Ⅷ因子每周3次	9.2个月

资料来源：Valentino LA，Kempton CL，Kruse-Jarres R，et al. US Guidelines for immune tolerance induction in patients with haemophilia a and inhibitors，Haemophilia. 2015 Sep；21（5）：559-567.

自发性Ⅷ因子抑制物

- Ⅷ因子自身抗体可在非血友病患者中出现，如老年人、围产期妇女及免疫功能障碍患者（系统性红斑狼疮或类风湿关节炎）。

- 临床特征包括自发性皮肤瘀斑及肌肉血肿，经常导致筋膜室综合征。关节出血少见。

- 拥有获得性抑制物的患者属于低反应者。

- 止血治疗与血友病伴抑制物患者的治疗相似。

- 与血友病患者不同的是，大多数拥有自发性抑制物的患者接受治疗后抑制物可被清除。

- 单独口服泼尼松1mg/（kg·d）或者联合环磷酰胺1～2mg/（kg·d）对清除抑制

物具有较高的反应率。

- 静脉输注丙种球蛋白1g/（kg·d）连续2天能降低一些患者的抑制物滴度。也有利妥昔单抗治疗的成功案例被报道。

血友病B

临床特征

- 表79-1基于Ⅸ因子水平对血友病B进行临床分类。
- 出血事件在临床上与血友病A的出血事件相似。
- Ⅸ因子抑制物极少出现。

实验室特征

- 在大多数病例中，APTT延迟。
- Ⅸ因子水平的特异性检测对于诊断十分必要。

携带者检测与产前诊断

- 与血友病A患者类似，可通过分子遗传学技术进行携带者检测和产前诊断。

鉴别诊断

- 血友病B必须与血友病A、其他维生素K依赖性凝血因子遗传或获得性缺陷、肝脏疾病，或华法林过度使用相鉴别。

治疗

- 一般疗法与血友病A疗法相似（见上文）。
- Ⅸ因子浓缩物的替代疗法（表79-9）：
  - 目前可用的Ⅸ因子浓缩物均已灭活病毒。
  - 纯化的中间产物（凝血酶原复合物浓缩物）中含有凝血酶原，Ⅶ、Ⅸ、Ⅹ因子和蛋白C、蛋白S。其中也包含少量的活化Ⅶ、Ⅸ、Ⅹ因子，促使血栓形成，尤其当大剂量应用或患者存在肝脏疾病时。一些浓缩物中同时含有肝素。
  - 高度纯化的Ⅸ因子浓缩物仅含微量的Ⅱ、Ⅶ、Ⅹ因子，而重组Ⅸ因子则不包含。这些是目前临床上首选的制剂。
  - 输注Ⅸ因子浓缩物回收率为50%，而重组产品甚至更少。
  - 假定每千克体重1U高度纯化的Ⅸ因子能使血浆Ⅸ因子水平增加1%或0.01U/mL，初始给药剂量可根据上述方法计算。因此，为100%替代Ⅸ因子需要给药100U/kg体重。Ⅸ因子半衰期为18～24小时。后续给药剂量应为初始剂量的一半，每12～18小时给药一次。重组Ⅸ因子所需的给药剂量更多。
  - Ⅸ因子也可连续静脉输注给药。
  - 应在治疗期间监测Ⅸ因子水平且根据监测结果适当调整剂量。
- 血友病B患者也可使用预防性治疗。推荐剂量为25～40U/kg，一周两次。
- 血友病B的基因疗法为目前的研究热点。

表79-9	目前可用的IX因子产品[a]		
标准半衰期血浆源性IX因子产品			
产品名	Mononine	Alphanine SD	Profilnine SD（FIX Complex）
制造商/经销商	杰特贝林	基立福	基立福
病毒灭活或消除方式	1. 免疫亲和层析 2. 硫氰酸钠 3. 纳米过滤	1. 双向亲和层析 2. 溶剂/洗涤剂（TNBP/聚山梨酯80） 3. 纳米过滤	1. DEAE纤维素吸附 2. 溶剂/洗涤剂（TNBP/聚山梨酯80）
标准半衰期重组IX因子产品			
产品名	Benefix	Rixubis	Ixinity
制造商/经销商	辉瑞	夏尔/武田制药	Medexus
产品代次	三代	三代	三代
特殊生物工程	无	无	无
培养细胞类型	CHO	CHO	CHO
半衰期延长的重组IX因子产品			
产品名	Alprolix	Idelvion	Rebinyn
制造商/经销商	Bioverativ/赛诺菲	杰特贝林	诺和诺德
特殊生物工程	Fc融合蛋白	白蛋白融合蛋白	糖化聚乙二醇化
培养细胞类型	HEK	CHO	CHO

注：CHO，仓鼠卵巢细胞；HEK，人胎肾细胞；TNBP，磷酸三丁酯。
a其他IX因子浓缩物由其他国家提供。

病程和预后

- 相较于血友病A，血友病B更易受反复出血所致并发症的影响。
- 在病毒灭活IX因子浓缩物引入之前，HIV感染及慢性肝病极为常见。

IX因子抑制物

- 10BU以下的IX因子抑制物有时可用大剂量的纯化IX因子浓缩物中和。
- 10BU以上的IX因子抑制物应使用旁路抑制剂（重组Ⅶa因子或凝血酶原复合物）治疗。
- 通过每日输注IX因子浓缩物诱导免疫耐受可导致严重不良反应，包括过敏反应及肾病综合征。Ⅶa因子浓缩物可用于治疗任何已发生过敏反应的患者。

 更多详细内容请参阅《威廉姆斯血液学》第10版，Miguel A. Escobar，Mark T. Reding：第122章 血友病A和血友病B。

（译者：谷文静 刘 葳 张 磊）

第80章

血管性血友病

血管性血友病（vWD）是血管性血友病因子（vWF）质、量异常引起的疾病，vWF是一种血浆蛋白，可作为Ⅷ因子载体，同时可将血小板黏附于破损管壁起到止血作用。与vWF功能相关的术语见表80-1。vWD是人类最常见的遗传性出血性疾病。

表80-1	vWF和Ⅷ因子术语
Ⅷ因子	
抗血友病因子，在血友病A与vWD患者的血浆中，用标准凝血试验测定的此蛋白含量减少	
Ⅷ因子活性（Ⅷ：C）	
Ⅷ因子蛋白的凝血特性（此名词有时可与Ⅷ因子互换）	
Ⅷ因子抗原（Ⅷ：Ag）	
使用单克隆或多克隆抗体，通过免疫学方法测定Ⅷ因子的抗原决定簇	
血管性血友病因子（vWF）	
是一种大分子量的多聚体糖蛋白，有利于正常血小板的黏附，维持正常出血时间，稳定Ⅷ因子	
血管性血友病因子抗原（vWF：Ag）	
使用单克隆或多克隆抗体，通过免疫学方法测定vWF的抗原决定簇；既往使用的不准确的名称仅包括Ⅷ因子相关抗原（ⅧR：Ag）、Ⅷ因子抗原、AHF抗原和AHF样抗原	
瑞斯托霉素辅因子活性（或vWF活性；vWF：act）	
vWF促进瑞斯托霉素诱导的洗涤或固定的血小板聚集	
vWF胶原结合活性（vWF：CB）	
通过ELISA法测得，vWF的特性可促进其与胶原的连接	

病因和发病机制

- vWF在内皮细胞和巨核细胞中合成。
- vWF分子的翻译后修饰包括糖基化、硫酸盐化，然后经二硫键广泛联结形成多聚体。
- vWF储存于血小板的α颗粒和内皮细胞的怀布尔-帕拉德（WP）小体中。
- vWF从WP小体中的分泌是连续且可调节的。拥有最高活性的高分子量多聚体在体外凝血酶或体内去氨加压素（DDAVP）的刺激下被释放出来。
- 一种特异性的vWF处理蛋白酶（ADAMTS13）能降解血浆中高分子量多聚体。
- vWF对血管壁损伤处的血小板聚集发挥着重要作用。
- vWF能与Ⅷ因子结合形成非共价复合物而稳定Ⅷ因子。
- 目前已发现vWF基因相关的大量突变，且发现了超过20种不同的vWD亚型。表80-2简要列举了vWD的几种分类。

表80-2 血管性血友病的分类

类型	分子特点	遗传特性	发生率	Ⅷ因子活性	vWF抗原	瑞斯托霉素辅因子活性	RIPA	血浆vWF多聚体结构
1型	vWF数量部分减少	常染色体显性	（1～30）/10³，是最常见（>70%）的vWD变异	降低	减少	降低	减少或正常	正态分布
3型	vWF数量严重减少或缺失	常染色体隐性或共显性	（1～5）/10⁶	显著降低	显著减少或缺失	显著降低或缺失	缺失	通常缺失
2A型	vWF质量缺陷：大分子vWF多聚体缺失，vWF依赖性血小板黏附减少	通常为常染色体显性	10%～15%的有症状vWD	降至正常	通常减少	显著降低	减少	最大和中间多聚体缺失
2B型	vWF质量缺陷：vWF-血小板相互作用增加（GP Ib）	常染色体显性	不常见（<5%的有症状vWD）	降至正常	通常减少	降至正常	增加至低浓度瑞斯托霉素	最大多聚体减少/缺失
2M型	vWF质量缺陷：vWF-血小板相互作用减少，无大分子vWF多聚体缺失	通常为常染色体显性	罕见（个案报道）	不同程度降低	不同程度减少	降低	不同程度减少	正常，偶尔为超大形式
2N型	vWF质量缺陷：vWF-Ⅷ因子联结能力降低	常染色体隐性	不常见（杂合子可能在人群中普遍存在）	降低	正常	正常	正常	正常
血小板型（假性）	血小板-vWF相互作用增强	常染色体显性	罕见	降至正常	减少至正常	降低	增加至低浓度瑞斯托霉素	大多聚体缺失

注：GP Ib，糖蛋白Ib; RIPA, 瑞斯托霉素诱导的血小板聚集; vWD, 血管性血友病; vWF, 血管性血友病因子。

- 1型及3型vWD是正常功能vWF的缺陷，其中1型为部分缺陷，3型为完全缺陷。
- 2型vWD包括vWF结构和（或）功能上质的异常。在2型vWD中，vWF（vWF抗原）的数量可能正常，但通常是减少的。
- 血小板型vWD是一种遗传性的血小板异常，是由于糖蛋白Ⅰb（CD42b，c）突变引起，将在第76章详细描述。

临床特征

1型

- 1型所占比例为70%。
- 其为常染色体显性遗传，表型多样且不完全显性（杂合缺陷）。血型影响vWF水平，可能是这种不完全显性的原因。
- 不同家系中症状不同。在两个家系中，仅有65%的个体其父母与子代均有明显症状。
- 同一患者在不同时期症状可不同。
- 最常见的出血症状为鼻出血（60%）、皮肤瘀斑与血肿（40%）、月经过多（35%）、牙龈出血（35%）和胃肠道出血（10%）。
- 在一些家系中，可能与遗传性出血性毛细血管扩张有关。
- 外伤后出血常见。
- 非外伤后关节出血少见。
- 轻至中度患者症状可在20岁或30岁时减轻。
- Ⅰ型vWD的妊娠期患者，Ⅷ因子水平及瑞斯托霉素辅因子活性通常增加到50%以上。

2型

- 2A型及2B型是最常见的vWF质量异常疾病。2A型患者，vWF功能受损；2B型患者，vWF与血小板的相互作用功能失调。
- 2型患者通常为常染色体显性遗传，所占比例为20%～30%。
- 2B型患者通常出现血小板减少，但这种减少通常不会引起临床出血症状。
- 2B型婴儿可出现新生儿血小板减少症。
- 2N型患者（Ⅷ因子与vWF结合能力受损）通常有中等水平的Ⅷ因子水平降低，但也可能具有与重度血友病A相似的低水平。

3型

- 3型可能为常染色体隐性遗传（纯合或复合杂合缺陷）。
- 临床上主要的出血症状包括关节出血及肌肉血肿，类似重型血友病。

实验室特征

- 对于疑诊vWD者，最初实验室检测包括vWF活性测试、vWF抗原测试和Ⅷ因子活性测试。
- 额外的检测通常包括血小板功能分析、瑞斯托霉素诱导的血小板聚集试验和vWF

多聚体分析（图80-1）。

- Ⅷ因子活性、vWF抗原和瑞斯托霉素辅助因子活性在许多微小病变中可正常。
- 不同血型患者vWF水平不同。O型血患者vWF水平偏低。
- 同一患者重复检测vWF或瑞斯托霉素辅因子活性结果可能变化较大。
- 重复检测是必要的，vWD的诊断或排除诊断通常需要多次重复实验室数据。

基因检测

- vWD的诊断不需要基因检测，因为并非所有符合vWD诊断标准的患者都具有可识别的vWF突变，并且缺乏统一的检测途径。
- 然而，大多数vWD患者确实具有可识别的vWF突变，并且基因型与表型密切相关。
- 迄今为止，已在vWF基因中报道了超过1200种DNA变异。
- DNA检测可用于确诊、vWD的正确分类及为生育计划和家庭咨询提供信息。
- vWF基因测序可用于区分1型和2型vWD，区分vWD和基因复制（如区分2B型和血小板型vWD、2N型和A型血友病），并告知3型vWD的同种抗体风险。

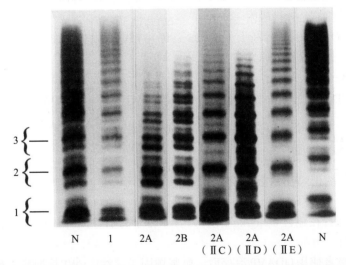

图80-1　血浆vWF琼脂糖凝胶电泳。图中展示了不同亚型vWD患者血浆中的vWF多聚体 [资料来源：Zimmerman TS，Dent JA，Ruggeri ZM，Nannini LH. Subunit composition of plasma von Willebrand factor. Cleavage is present in normal individuals，increased in ⅡA and ⅡB von Willebrand disease，but minimal in variants with aberrant structure of individual oligomers（types ⅡC，ⅡD，and ⅡE），J Clin Invest. 1986 Mar；77（3）：947-951.]

鉴别诊断

产前诊断

- 在大多数病例中，vWD的临床症状轻微，且产前诊断十分困难。
- 对于有3型vWD家族史的患者，利用DNA技术进行产前诊断是有效的。

血小板型（假性）血管性血友病

- 这是一种血小板缺陷型疾病，已经在第76章进行了讨论。其可通过特殊的实验室检测方法与vWD区分开。

获得性vWD

- 获得性vWD通常发生于患者成年期，没有异常出血病史或家族史。
- 获得性vWD患者通常同时存在其他疾病，如原发性血小板增多症、甲状腺功能减低、良性或恶性B细胞疾病、实体瘤或心血管疾病。
- 有几种药物也可引起获得性vWD，包括环丙沙星、丙戊酸等。
- 患者Ⅷ因子、vWF抗原及瑞斯托霉素辅因子活性降低。血浆中大的多聚体vWF相对耗竭。
- 血小板计数极高的患者可能会发展为获得性vWD，因为血小板会吸附并去除vWF（见第32章）。
- 在大多数情况下，vWF自身抗体（与B细胞疾病相关）似乎是导致该疾病的原因。可从体液循环中快速清除vWF，但有时也会干扰vWF的功能。
- vWF减少原因包括合成减少（如甲状腺功能减低）、破坏增加（如心脏病，某些药物）或肿瘤细胞选择性吸附。
- 获得性vWD的实验室诊断十分困难，诊断可根据迟发性出血症状，无出血病史、家族史，以及有潜在的原发病。
- 治疗通常针对原发病。难治性患者可用糖皮质激素、血浆置换或IVIG治疗。
- 获得性vWD患者的出血事件可用（大剂量）vWF浓缩物、DDAVP或重组Ⅶa因子治疗。

治疗、病程及预后

- 治疗目标是纠正vWF缺乏，缩短或纠正出血时间。

去氨加压素

- 1型vWD患者在输注0.3μg/kg DDAVP 1～3小时后，向外周血中释放高分子量vWF多聚体。
- 1型vWD患者使用DDAVP治疗后，血浆Ⅷ因子活性、vWF抗原较基础水平增加2～3倍，在很多患者中，异常出血时间也可被纠正。
- 约80%的1型vWD患者对DDAVP反应良好，但许多2型vWD患者和几乎全部3型患者对DDAVP反应不充分。
- DDAVP常用于治疗1型vWD患者的轻至中度出血，或外科手术之前预防治疗。
- 对于DDAVP治疗的患者，若有条件应在初始给药1～2小时后进行Ⅷ因子和瑞斯托霉素辅因子水平检测。
- 对于外科手术患者，DDAVP可在术前1小时给药，每12小时重复一次。常规剂量为0.3μg/kg DDAVP溶于100mL生理盐水中静脉输注，输注时间为30～45分钟。
- 也可使用鼻腔喷剂（固定剂量为成人300μg，儿童150μg）。此种用药方法对vWF的作用不稳定。

- 轻度的皮肤血管扩张常见，可导致面部潮红、刺痛、发热及头痛。
- 限制液体入量是必要的，因其可导致潜在的稀释性低钠血症，尤其对于儿童及围手术期患者。
- 有个别DDAVP治疗后出现动脉栓塞的病例报道（包括心肌梗死及不稳定型心绞痛）。
- DDAVP输注间隔短于24～48小时的患者，其对药物的反应性减低（快速耐受）。
- 对于频繁接受DDAVP治疗的患者应规律监测Ⅷ因子水平及瑞斯托霉素辅助因子活性。
- 在DDAVP无效的情况下，可以使用含有vWF的浓缩物和（或）冷沉淀剂。
- DDAVP已被成功用于治疗2B型患者，但是令人担忧的是高分子量多聚物的释放可导致某些患者血小板聚集和血小板减少症恶化。

vWF替代疗法

- 对DDAVP治疗无反应的患者可使用减毒的、包含vWF的Ⅷ因子浓缩物，如Humate P。
- 替代疗法以经验性治疗为主，最初目标是使Ⅷ因子水平纠至正常且止血。
- 若患者出现持续性出血，应给予额外的替代疗法，且需要分析造成出血的原因，以进行额外的干预治疗。
- 患者在接受外科大型手术后需进行7～10天的替代治疗，而小手术后需进行3～5天治疗。
- 产后1个月可能发生出血，且某些危重症患者需要延长替代治疗的时间。
- 3型vWD患者可出现vWF自身抗体，治疗方案与血友病AⅧ因子抑制物方法相似。

其他疗法

- 雌激素或口服避孕药经验性用于月经过多。
- 抗纤溶药物，如ε-氨基己酸和氨甲环酸，可作为牙科手术的预防性用药，也可经验性用于月经过多或反复鼻出血（见第88章）。

更多详细内容请参阅《威廉姆斯血液学》第10版，Jill Johnsen，David Ginsburg：第125章　血管性血友病。

（译者：谷文静　刘　葳　张　磊）

第81章

遗传性纤维蛋白原异常

无纤维蛋白原血症及低纤维蛋白原血症

- 根据纤维蛋白原量异常的严重程度分为无纤维蛋白原血症或低纤维蛋白原血症。
- 正常纤维蛋白原水平波动于150～350mg/dL。无纤维蛋白原血症其纤维蛋白原浓度低于20mg/dL，低纤维蛋白原血症纤维蛋白原水平低于正常。
- 目前已发现约100个与无纤维蛋白原血症或低纤维蛋白原血症相关的突变（纯合性或复合杂合性）。突变可被分为两种不同的类型：无蛋白产生的无效突变或可在细胞内产生异常蛋白链而无法释放的突变类型。

临床特征

- 先天性无纤维蛋白原血症比较少见，是由肝脏合成纤维蛋白原功能异常所致，为常染色体隐性遗传，父母双方的纤维蛋白原均处于较低水平。
- 出血程度从轻至重度不等。新生儿可有脐带出血，随后可出现黏膜出血，甚至肌肉、关节出血。
- 自发性流产常见。
- 颅内出血是死亡的常见原因。
- 先天性低纤维蛋白原血症由肝细胞储存纤维蛋白原功能异常所致。

实验室特征

- 所有依赖于血栓形成的实验室检测结果在无纤维蛋白原血症或低纤维蛋白原血症中均异常，但是可以通过加入正常血浆或纤维蛋白原加以纠正。
- 可以通过免疫学检测法，检测出纤维蛋白原水平降低，从而确立诊断。
- 血小板聚集试验异常，可通过输注血浆或纤维蛋白原加以纠正。

治疗、病程及预后

- 可用冷沉淀或纤维蛋白原浓缩物进行替代治疗。
- 应给予纤维蛋白原浓缩物使血浆浓度增加至少150mg/dL。1g纤维蛋白原浓缩物可使成人血浆中纤维蛋白原水平升高20mg/dL。
- 冷沉淀通常每单位含有300mg纤维蛋白原。有50%～70%的纤维蛋白原输注后存在于血液循环中，纤维蛋白原的生理半衰期为3～5天。推荐的初始给药剂量为1U冷沉淀（300mg纤维蛋白原）/5kg，以达到纤维蛋白原的稳态水平。
- 患者应每天给予1/3的初始负荷剂量，以维持纤维蛋白原所必需的水平。
- 妊娠期可采取冷沉淀或纤维蛋白原浓缩物治疗，以预防自发性流产或早产。
- 输注纤维蛋白原后可有血栓形成，可产生纤维蛋白原抗体。

异常纤维蛋白原血症

- 遗传性异常纤维蛋白原血症是由于纤维蛋白原分子结构异常或功能改变引起。目前已发现至少300个异常纤维蛋白原家族。
- 低异常纤维蛋白原血症指循环中异常纤维蛋白原水平偏低。

病因和发病机制

- 异常纤维蛋白原血症属于常染色体显性遗传。多数患者为杂合子，少数患者为纯合子。
- 纤维蛋白原异常通常可影响纤维蛋白形成的一个或多个阶段。
  — 纤维蛋白原多肽的释放受损。
  — 纤维蛋白聚合受损。
  — 与ⅩⅢa因子的交联受损。
- 生化异常与临床表现无相关性，如同样的氨基酸替换可导致家族性出血倾向或家族性血栓形成。
- 遗传性肾淀粉样变为一种常染色体显性遗传病，淀粉样蛋白逐步在肾脏细胞外沉积，对于某些患者，沉积物为结构异常的纤维蛋白原。
- 在异常纤维蛋白原血症及低异常纤维蛋白原血症的患者中已发现100多个不同的突变。通常以发病家族所在的城市或发现突变的实验室所在的城市命名。

临床特征

- 大多数患者表现为无症状（以常规凝血检查的结果为准），约25%的患者有异常出血，约20%的患者有血栓形成倾向。一些患者既有血栓形成倾向又有出血。
- 出血通常不严重（如鼻出血、月经过多、轻至中度手术后出血）。
- 可出现自发性流产、产后大出血或血栓栓塞。
- 几种变异型患者出现伤口愈合障碍。
- 血栓形成通常为静脉性，但也可为动脉性。
- 一些家族中可发生肾淀粉样变。

实验室特征

- 需要形成纤维蛋白凝块的凝血试验时间延长（如PT、APTT、TT延长）。
- 部分变异型患者仅有凝血酶时间和（或）蛇毒凝血酶时间异常。采用不同的方法比较纤维蛋白原浓度是十分必要的，如活性、免疫性及化学性方法。诊断依据为异常的低活性纤维蛋白原水平，而通过免疫法或化学法检测的结果正常。对于低异常纤维蛋白原血症患者，三种方法检测的纤维蛋白原水平均有所降低。诊断必须依据异常的凝血酶时间和蛇毒凝血酶时间。
- 血小板聚集功能降低及血块收缩不良见于某些家族，而在1个家族中报道了血小板聚集功能增强。

治疗

- 出血的患者或接受手术治疗的患者需要冷沉淀或纤维蛋白原浓缩物替代治疗。
- 有血栓形成的患者采用标准的抗凝治疗方案。

- 术前给予冷沉淀或纤维蛋白原浓缩物治疗既可增加正常纤维蛋白原水平，又可稀释促凝纤维蛋白原。对于有生命危险的血栓栓塞性疾病患者，接受手术治疗时血浆置换是有效的。

 更多详细内容请参阅《威廉姆斯血液学》第10版，Marguerite Neerman-Arbez，Alessandro Casini：第124章 遗传性纤维蛋白原异常。

（译者：谷文静 刘 葳 张 磊）

第82章

遗传性凝血因子 Ⅱ、Ⅴ、Ⅶ、Ⅹ、Ⅺ、ⅩⅢ 缺陷及凝血因子 Ⅴ + Ⅷ 联合缺陷

- 除Ⅷ因子（血友病A）和Ⅸ因子（血友病B）缺乏外，其他遗传性凝血因子缺陷引起的出血性疾病均为人群中罕见。
- 患者通常为纯合子或复合杂合子。
- 其中Ⅺ因子及Ⅶ因子缺陷相对常见，而其他凝血因子缺陷相对罕见（表82-1）。
- 出血的严重程度通常与凝血因子缺乏的严重程度有关。
- 病因可能为特定凝血因子生成障碍，或凝血因子功能障碍，或两者兼有。
- 遗传性凝血因子缺陷不可使患者免于血栓形成。
- 罕见的出血性疾病通常是由每个家族特有的突变引起的，并且该突变散布在所有基因中。
- 分子学诊断基于对编码相应凝血因子的基因进行突变筛查（表82-2）。

表82-1　罕见出血性疾病的全球分布		
因子缺陷	WFH调查（%）	EN-RBD数据库（%）
纤维蛋白原	9	8
Ⅱ因子	1	1
Ⅴ因子	8	10
Ⅴ因子+Ⅷ因子	2	3
Ⅶ因子	38	39
Ⅹ因子	7	8
Ⅺ因子	30	24
ⅩⅢ因子	5	7

注：EN-RBD，欧洲罕见出血性疾病调查网；WFH，世界血友病联盟。

表82-2　凝血因子缺乏的遗传学特点		
因子缺陷	基因	染色体
Ⅱ因子	*F2*	11p11—q12
Ⅴ因子	*F5*	1q21—q25
Ⅴ因子+Ⅷ因子	*LMAN1*	18q21.3—q22

续表

因子缺陷	基因	染色体
	MCFD2	2p21—p16.3
Ⅶ因子	F7	13q34
Ⅹ因子	F10	13q34—qter
Ⅺ因子	F11	4q34—q35
ⅩⅢ因子	F13A	6p24—p25
	F13B	1q31—q32.1

凝血酶原（Ⅱ因子）缺乏

发病机制
- 可能表现为低凝血酶原血症或异常凝血酶原血症。
- 均为常染色体隐性遗传。
- 均因凝血酶生成缺陷而导致凝血障碍。

临床特征
- 通常表现为皮肤黏膜或软组织出血，通常与凝血酶原功能异常的严重程度相关。
- 若凝血酶原水平低于1%，可产生自发性出血，可能发生关节出血。
- 纤维蛋白原水平相对较高的患者出血倾向各异，一些患者可能无症状。

实验室特征
- PT及APTT延长，TT正常。
- 诊断依据是功能性凝血酶原水平降低。
- 需要功能和抗原检测以识别异常凝血酶原血症。免疫电泳法也可识别某些类型的异常凝血酶原血症。

鉴别诊断
- 鉴别诊断包括遗传性Ⅴ因子或Ⅹ因子缺陷、获得性维生素K依赖凝血因子缺乏或狼疮抗凝物。

治疗（表82-3）
- 瘀伤和轻微的浅表出血不需要治疗。
- 可通过静脉输注凝血酶原复合物纠正凝血酶原缺陷，但因溶剂洗涤或纳米过滤无法灭活病毒，有可能导致病毒传播的风险，同时可能导致血管内血栓形成。
- 新鲜冰冻血浆也有效果，但有可能导致病毒感染，通过血浆洗涤治疗可减少这种风险，但不能灭活病毒（如细小病毒、甲肝病毒等）。
- 凝血酶原的生理半衰期为3天，出血时单次治疗已经足够。
- 10% ～ 25%的凝血酶原水平足够用于止血。

表82-3 **遗传性凝血障碍的治疗**

推荐的最低水平

因子缺陷	血浆半衰期	先前报道	EN-RBD（以维持患者无症状）	按需剂量[a]
纤维蛋白原	2～4天	0.5～1.0g/L	1g/L	冷沉淀（15～20mL/kg） SD法处理的血浆（15～30mL/kg） 纤维蛋白原浓缩物（50～100mg/kg）
凝血酶原	3～4天	20%～30%	＞10%	SD法处理的血浆（15～25mL/kg） PCC（20～40U/kg），剂量基于标记的Ⅸ因子
Ⅴ因子	36小时	10%～20%	10%	SD法处理的血浆（15～25mL/kg）
Ⅴ因子和Ⅷ因子	Ⅴ因子36小时 Ⅷ因子10～14小时	10%～15%	40%	DDAVP用于中度患者，重组Ⅷ因子或Ⅷ因子浓缩物用于重度患者
Ⅶ因子	4～6小时	10%～15%	＞20%	Ⅶ因子浓缩物（30～40mL/kg） PCC（20～30U/kg） 重组Ⅶa因子（15～30μg/kg每4～6小时）
Ⅹ因子	40～60小时	10%～20%	＞40%	SD法处理的血浆（15～25mL/kg） PCC（20～30U/kg） Ⅹ因子/Ⅸ因子浓缩物（10～20U/kg） Ⅹ因子浓缩物（20～30U/kg）
Ⅺ因子	50小时	15%～20%	无数据	SD法处理的血浆（15～20mL/kg） Ⅺ因子浓缩物（15～20U/kg）
ⅩⅢ因子	9～12天	2%～5%	30%	冷沉淀（2～3袋） SD法处理的血浆（3mL/kg） ⅩⅢ因子浓缩物（严重出血事件50U/kg） 重组ⅩⅢa因子（35U/kg）

注：EN-RBD，欧洲罕见出血性疾病调查网；PCC，凝血酶原复合物；SD，有机溶剂-去污剂；TA，氨甲环酸。

a除了特定的因子治疗外，还应考虑氨甲环酸15～20mg/kg或1g，每日4次，用于轻度出血的治疗。

Ⅴ因子缺乏

发病机制

- 遗传性Ⅴ因子缺乏为常染色体隐性遗传。
- 纯合子呈中度出血倾向，通常由Ⅴ因子缺乏或者功能异常所致。
- 杂合子常无症状。

临床特征

- Ⅴ因子活性1%～10%的患者有终身出血风险，通常表现为皮肤瘀斑、鼻出血、牙龈出血、轻微损伤后出血过度及月经过多。

- 关节出血或颅内出血也有报道。
- 外伤、拔牙或外科手术后可出现严重出血。

实验室特征

- V因子缺乏以APTT、PT延长为特征。
- 确诊需要检测出V因子缺乏。

鉴别诊断

- 遗传性V因子及Ⅷ因子联合缺陷的临床及实验室特征与V因子缺陷的特征一致。鉴别有赖于Ⅷ因子缺乏的特异性检测。
- 其严重性肝病及弥散性血管内凝血（DIC）的临床特点，可用于鉴别诊断获得性V因子缺乏。
- 获得性V因子抑制物罕见于手术、抗生素或其他药物治疗过程中，其可造成严重出血。这些抑制物经常可自发消失。

治疗（表82-3）

- 严重或持续性轻微出血可使用新鲜冰冻血浆替代治疗。25%的V因子水平通常足够用于止血，血浆V因子半衰期为12～14小时。
- 新鲜冷冻血浆的首剂负荷剂量为20mL/kg，随后每12小时输注5～10mL/kg，7～10天持续输注通常足够用于止血。
- 轻微损伤可采取局部止血处理。
- 抗纤溶治疗对于鼻出血及牙龈出血有效。

V因子和Ⅷ因子联合缺乏

- 该病罕见，为常染色体隐性遗传，V因子及Ⅷ因子水平均降低，表现为中至重度的终身出血性疾病。
- 此种情况的分子学改变依赖于*ERGIC-53*基因的无效突变，其现被称为*LMAN1*基因。
- 确诊需要检测V因子及Ⅷ因子的活性。
- 轻微出血抗纤溶治疗有效。
- 对于严重出血或拔牙、外科手术前的预防性治疗，必须采用V因子（通常用新鲜冰冻血浆）和Ⅷ因子（通常用Ⅷ因子浓缩物）替代疗法。

Ⅶ因子缺乏

发病机制

- 常染色体隐性遗传。
- 仅在纯合子或复杂杂合子中出现临床症状。
- 疾病可能由于Ⅶ因子合成减少或活性减低，或两者兼有。Ⅶ因子抗原水平可正常、减少或为零。
- Ⅶ因子基因的3种多态性可能导致Ⅶ因子水平降低，但不会导致异常出血。Ⅶ因子水平降低可降低心肌梗死的风险。

临床特征

- Ⅶ因子水平低于1%可造成严重出血，无法与重型血友病A或血友病B鉴别。
- 大多数Ⅶ因子水平为5%或高于5%的患者，易产生紫癜、牙龈出血、鼻出血及月经过多。
- 若术前不进行替代治疗，会导致拔牙、扁桃体切除术、泌尿生殖道手术出血量增多，但不会导致剖宫产或疝修补术出血量增多。
- 产后出血在Ⅶ因子缺乏的女性中并不常见。

实验室特征

- PT延长，APTT正常。
- 需特殊方法检测以确定只有Ⅶ因子缺乏。
- Ⅶ因子抗原可通过放射免疫法检测。
- 可通过分子生物学方法检测突变基因。

鉴别诊断

- 获得性Ⅶ因子缺乏常见于肝病、维生素K缺乏及接受维生素K拮抗剂治疗的患者。
- 遗传性Ⅶ因子及Ⅹ因子、Ⅶ因子及Ⅸ因子、所有维生素K依赖性因子缺乏罕见。

治疗（表82-3）

- 皮肤挫伤仅需局部止血处理。抗纤溶治疗对月经过多、鼻出血、牙龈出血患者有效。
- 关节出血、颅内出血等严重出血患者，以及手术前必须进行替代治疗，以因子缺乏的严重程度、出血史和手术部位为依据。
- 替代物包括血浆、凝血酶原复合物、Ⅶ因子浓缩物或重组人Ⅶa因子。
- 选择治疗药物时应考虑病毒传播风险及血栓风险。
- Ⅶ因子半衰期约5小时。10%～25%的Ⅷ因子水平可止血。
- 若血浆用于大手术，推荐初始剂量为15mL/kg，随后每6小时4mL/kg维持，持续7～10天。
- 血浆替代疗法导致液体负荷过重可采用利尿治疗或行血浆置换术。

Ⅹ因子缺乏

发病机制

- Ⅹ因子缺乏为常染色体隐性遗传。
- 杂合子的Ⅹ因子活性为正常水平的50%，通常无临床表现。
- 疾病可能由于Ⅹ因子生成减少、活性减低或两者兼有。

临床特征

- Ⅹ因子水平低于1%可导致严重出血，主要出现于关节、软组织及黏膜。月经过多也是主要问题。
- 轻至中度Ⅹ因子缺乏，通常表现为创伤后或术后出血。

实验室特征

- PT、APTT均延长，TT正常。
- 确诊需要特殊检测方法检测出仅有X因子缺乏。
- X因子抗原可通过免疫学方法检测。

鉴别诊断

- 实验室检测可将遗传性X因子缺乏与凝血酶原缺乏，V、VII因子及多因子缺乏，维生素K缺乏，肝脏疾病，或狼疮抗凝物区分。
- 获得性X因子缺乏可发生于原发性淀粉样变患者，由X因子与淀粉样纤维选择性结合或X因子结构异常所致。
- 获得性X因子缺乏可与一系列其他疾病相关，也可产生获得性X因子抑制物。

治疗（表82-3）

- X因子缺乏可用包含X因子的凝血酶原复合物治疗，这些浓缩物理论上有血栓形成的风险，因此当需要量多于2000IU时，建议分次使用。
- 软组织、黏膜或关节出血，推荐使用X因子替代疗法使活性达到正常30%水平。更严重的出血需要替代疗法使活性达到正常50%～100%水平。
- X因子的生物半衰期为24～40小时。应每24小时给予一次替代治疗。
- 新鲜冰冻血浆也可用于X因子缺乏的替代治疗，但有病毒感染及液体负荷过重的风险。

XI因子缺乏

发病机制

- XI因子缺乏为常染色体隐性遗传病，几乎所有病例均为XI因子合成不足所致。
- 纯合子或复合杂合子XI因子水平低于15%正常值。
- XI因子是凝血酶激活凝血酶活化的纤溶抑制物（TAFI）或羧肽酶B（抑制纤溶的一种酶）所必需的。如果缺乏，可能导致纤溶亢进，进而导致出血量增加。

临床特征

- XI因子缺乏多见于犹太人。
- 出血多与创伤或手术相关。
- 大量出血可发生于受伤时或延迟数小时。
- 在XI因子水平较低的基因型中，以及在纤溶活性高的部位（如泌尿道、扁桃体、鼻或牙槽）发生手术或创伤时，出血倾向似乎更大。
- XI因子缺乏的杂合子患者可有严重出血。
- 接受替代治疗的XI因子缺陷患者可产生XI因子抑制物，但不会增加大多数此类患者的出血风险。

实验室特征

- APTT延长，PT正常。
- 确诊需要特殊检测方法检测出XI因子缺乏。
- 可通过分子生物学技术检测患者基因型。

治疗（表82-3）

- 严重的Ⅺ因子缺乏患者可给予新鲜冰冻血浆进行替代治疗，但应警惕感染及过敏反应。在某些国家，也可选用纯化或病毒灭活的Ⅺ因子浓缩物进行替代治疗。
- Ⅺ因子的平均半衰期为48小时。
- 大手术或在纤溶亢进部位进行手术后，使Ⅺ因子维持正常45%水平，持续10～14天足够用于止血。
- 低纤溶活性部位手术后需要使Ⅺ因子维持正常30%水平达5～7天。
- 抗纤溶治疗可有效实现拔牙后的止血，对于在局部纤溶活性高的部位手术后的患者进行抗纤溶治疗亦有相似的疗效。
- 杂合子患者无出血史，无止血异常，Ⅺ因子活性高于正常45%水平在手术时通常不需要处理。
- 既往有出血史，需要手术治疗的患者，需对任何相关疾病进行治疗，并进行替代治疗，以维持Ⅺ因子活性至正常45%水平达5天。

Ⅻ因子缺乏

发病机制

- Ⅻ因子缺乏为终身出血性疾病，为常染色体隐性遗传。
- Ⅻ因子缺乏导致血凝块不稳定，更易发生纤溶，导致出血。

临床特征

- 瘀斑、血肿、创伤后出血时间延长常见。
- 新生儿脐带出血常见。
- 在相同因子水平下，Ⅻ因子缺乏较其他凝血因子缺乏更易产生颅内出血。
- 可发生习惯性流产及伤口愈合不良。

实验室特征

- Ⅻ因子缺乏患者凝血因子异常筛查试验通常表现为正常，尽管在某些病例中，TT可有轻度延长。通常依据5mol/L尿素中血块溶解能力增加或化学法检测Ⅻa因子活性确诊。
- α_2-抗纤溶酶缺乏与Ⅻ因子缺乏相似，但可通过特殊检测法鉴别诊断。
- 获得性Ⅻ因子缺乏可发生于DIC、原发性纤溶亢进或存在Ⅻ因子抑制物时。Ⅻ因子水平在大手术后、慢性炎症状态（如炎症性肠病）、重大创伤后也可降低。

治疗（表82-3）

- 用血浆或冷沉淀进行替代治疗可增加感染风险，如有可能，可使用病毒灭活的Ⅻ因子浓缩物。
- Ⅻ因子水平低于正常5%水平的患者应接受止血治疗。
- Ⅻ因子半衰期为19天。
- 每4周输注一次血浆进行预防性治疗可达到正常止血，且可预防习惯性流产。

更多详细内容请参阅《威廉姆斯血液学》第10版，Flora Peyvandi，Marzia Menegatti：第123章 遗传性凝血因子Ⅱ、Ⅴ、Ⅶ、Ⅹ、Ⅺ、ⅩⅢ缺陷及凝血因子Ⅴ＋Ⅷ联合缺陷。

（译者：谷文静 刘 葳 张 磊）

第83章

抗体介导的凝血因子缺陷

- 具有临床意义的抗凝血因子自身抗体不常见，但可导致危及生命的出血及死亡。
- 最常见自身抗体的凝血因子为Ⅷ因子（获得性血友病A）（见第79章），但其他凝血因子也可出现自身抗体。

获得性血友病A

- 获得性血友病A可为特发性，也有部分病例与其他自身免疫性疾病、恶性肿瘤、围产期及药物的使用相关（如青霉素或磺胺类药物）。
- Ⅷ因子自身抗体的年发生率为（0.2～1）/100万。
- 获得性血友病A患者常常出现自发性出血，而且常较严重，可威胁生命或有截肢风险。这些患者相比于血友病A合并抑制物患者很可能有更严重的出血倾向。
- 出血部位通常为软组织、皮肤、黏膜。相比于先天性血友病A患者，关节出血、肌肉出血及中枢神经系统出血罕见。
- 获得性血友病A患者APTT延长，而PT正常。将患者与正常人血浆以1:1比例混合，检测出APTT延长有助于确定循环性抗凝物质的存在。Ⅷ因子活性和（或）抗原的特殊检测能证实诊断。
- 一旦检测出抑制物，抑制物滴度用Bethesda法检测。抑制物的滴度定义为使Ⅷ因子活性降低50%的血浆稀释度，单位为BU/mL，根据抑制物滴度是低于5BU/mL还是高于5BU/mL将其分为低滴度及高滴度。
- 获得性Ⅷ因子抑制物有时可自发降解。然而，无法预测在哪些患者中会出现这种情况，因此在出现出血并发症时需要进行治疗。
- Ⅷ因子抑制物滴度小于5BU/mL的患者可用充足剂量的重组或血浆来源的Ⅷ因子浓缩物来中和抑制物而成功治疗。抑制物滴度5～10BU/mL的患者也可对Ⅷ因子浓缩物产生反应，然而抑制物滴度高于10BU/mL的患者通常对其不产生反应。
- Ⅷ因子旁路药物通过外源性途径驱动凝血机制，是治疗高滴度抑制物患者的主要药物。重组活化Ⅶ因子（rFⅦa）及血浆来源的Ⅷ因子抑制物旁路物质（FEIBA）被美国FDA批准作为获得性血友病A的治疗药物。
- 获得性血友病出血患者rFⅦa治疗的推荐剂量范围为70～90μg/kg，每2～3小时重复一次，直至达到止血。rFⅦa治疗获得性血友病的最低有效剂量尚未确定。
- FEIBA的推荐剂量取决于出血类型。
  - 关节出血，推荐剂量50U/kg，每12小时输注一次，随后可增加至100U/kg。应持续治疗，直至临床症状明显改善，如疼痛缓解、肿胀消退、关节可活动。
  - 黏膜出血，推荐剂量50U/kg，密切监测下每6小时输注一次。若出血仍未停止，剂量可增加至100U/kg，每6小时输注一次。

— 严重软组织出血，如腹膜后出血，推荐剂量100U/kg，每12小时输注一次。

— 中枢神经系统出血有效治疗剂量为100U/kg，每6 ～ 12小时输注一次。FEIBA 每日最大剂量不超过200U/kg。

- 对旁路药物的反应性因人而异，且与抑制物滴度无关。重组人Ⅶa因子及活化凝血因子复合物使用时需注意的是，无法通过实验室检测法预测药物反应性，或监测患者的治疗效果。

- 与旁路药物相关的主要严重不良反应事件为血栓形成。但如果根据推荐剂量应用药物，风险会显著降低。

- 商业用血浆源性猪Ⅷ因子浓缩物用于治疗存在Ⅷ因子抑制物的患者已长达20年之久，但在2004年由于病毒污染，该药物的使用中断。猪Ⅷ因子可用于实验室监测血浆Ⅷ因子活性的恢复程度。然而，抗猪Ⅷ因子抗体的生成可影响其长期应用价值。

- 尽管获得性抑制物会自发消失，仍推荐在诊断确立时进行免疫抑制治疗以消除抑制物，已有多种免疫抑制药物在临床使用，包括环磷酰胺、硫唑嘌呤、环孢素A、静脉注射免疫球蛋白及利妥昔单抗。此外，还可使用血浆置换和抑制性抗体的免疫吸附疗法。最后，使用人Ⅷ因子诱导的免疫耐受疗法已被成功应用。

抗Ⅴ因子及抗凝血酶抗体

- 凝血酶和Ⅴ因子的抗体经常共存于对含有凝血酶的商业产品（如黏性组织胶、介入性内镜手术凝胶）产生的免疫反应中。凝血酶产品在微创手术和外科手术中广泛应用。

- 凝血酶可单独使用，也可作为纤维蛋白黏合剂的组成部分使用，这种黏合剂由纤维蛋白原及凝血酶组成，可在损伤部位混合形成典型的纤维蛋白凝块。这两种产品均可受其他血浆蛋白的混杂污染。几乎所有暴露于牛蛋白的患者均可出现可检测出的免疫反应。在半数患者中，抗牛蛋白抗体可与人凝血酶、Ⅴ因子或凝血酶原产生交叉反应。

- 这些抗体的存在通常不导致临床表现。然而，可引起轻度至危及生命的出血，尤其是抗人Ⅴ因子抗体滴度极高时。因二次免疫反应的存在，接受牛凝血酶产品一次以上的患者出血风险会增加。

- β内酰胺类抗生素与抗Ⅴ因子自身抗体的出现相关，且能部分解释手术频率增加的原因。抗Ⅴ因子自身抗体可存在于自身免疫性疾病、实体瘤、单克隆性丙种球蛋白血症，但极为少见。约20%存在Ⅴ因子自身抗体的患者未发现基础疾病。

- 具有抗Ⅴ因子抑制性抗体的患者PT及APTT延长，Ⅴ因子水平低，而凝血酶时间正常。Ⅴ因子抑制物的诊断基于将正常人与患者的血浆混合后进行凝血试验，检测出Ⅴ因子凝血活性的缺失。

- 如发生出血，可采用（大剂量）新鲜冰冻血浆或旁路药物治疗，如重组活化Ⅶa因子。

抗凝血酶原抗体

- 抗凝血酶原抗体通常与抗磷脂综合征相关（见第85章）。抗磷脂综合征由狼疮抗凝物引起，以产生特异性抗体为特征，该抗体可使磷脂依赖性的体外凝血试验时间延长。
- 然而，大多数狼疮抗凝物阳性患者的体内存在抗凝血酶原抗体或有低凝血酶原血症但无出血倾向。

其他凝血因子的获得性抗体

- 除Ⅷ因子抗体、Ⅴ因子抗体、凝血酶原抗体之外，由其他凝血因子抗体的存在导致严重出血疾病的现象极为少见。相比于获得性血友病A，获得性血友病B则更为少见。
- 由于获得性蛋白C抑制物的存在导致致命血栓形成性疾病的病例偶有报道，但极为少见。
- 相比之下，致病性抗蛋白S抗体发生率相对较高。在获得性蛋白S缺乏的15名患者中，有5名患者体内可检测出抑制性蛋白S抗体。抗蛋白S抗体是静脉血栓形成的危险因素，可在体外表现为活化的蛋白C抵抗。

 更多详细内容请参阅《威廉姆斯血液学》第10版，Sean R. Stowell，Pete Lollark：第126章　抗体介导的凝血因子缺陷。

（译者：谷文静　黄月婷　张　磊）

第84章

肝脏疾病相关性凝血障碍

发病机制

- 肝实质细胞的丢失导致除Ⅷ因子及vWF以外的其他凝血因子的血浆水平下降。
- 常伴发血小板减少。通常与脾脏隔离增加有关（见第26和74章），也可能与自身免疫机制、DIC（见第86章）、叶酸缺乏、由血小板生成素缺乏引起的血小板产生减少相关。血小板功能异常也可导致凝血功能异常。
- 纤溶亢进常见，但其发病机制十分复杂，包括纤溶酶原激活物释放过多或清除受损。
- 异常纤维蛋白原血症在慢性肝脏疾病中相对常见。
- 慢性肝病患者可能发展为消耗性凝血异常，最严重的形式为DIC（见第86章）。
- 采用复杂凝血试验的研究表明，由于慢性肝衰竭患者体内凝血系统的再平衡调节，大多数患者的凝血酶生成基本正常，而一些患者可能具有促血栓形成表型。

临床特征

- 肝病患者可有皮肤紫癜、鼻出血、口腔出血及月经增多。患者易因肝硬化引起的食管或胃底静脉曲张而发生胃肠道出血。
- 出血通常继发于创伤或外科手术，尤其在具有较高纤溶活性的部位，如泌尿生殖道或口腔黏膜。
- 急性病毒性或中毒性肝炎的患者仅病情严重时有异常出血。
- 食管静脉曲张引起的出血不仅需要注意出血部位，也需要纠正凝血因子异常。在治疗无效病例中，可以考虑经颈静脉肝内门体分流术降低食管静脉曲张的压力。
- 肝病所致的凝血障碍可能使患者发生血栓栓塞性并发症。

实验室特征

- 表84-1总结了慢性肝病患者中可能出现的实验室结果异常，这些异常结果可导致出血或血栓形成。
- 血浆Ⅴ、Ⅶ、Ⅷ因子水平的测定可帮助鉴别诊断肝脏疾病（Ⅷ因子水平正常或升高、Ⅴ因子及Ⅶ因子水平降低）、维生素K缺乏（Ⅶ因子水平降低、Ⅴ因子及Ⅷ因子水平正常），以及DIC（所有因子水平降低）。

表84-1	肝病患者凝血功能改变导致出血（左）及血栓形成（右）	
凝血功能受损		**凝血功能激活**
原发性凝血异常：		
血小板减少症		vWF升高
血小板功能受损		ADAMTS13水平降低
一氧化氮及前列环素生成增多		
继发性凝血异常：		
Ⅱ、Ⅴ、Ⅶ、Ⅸ、Ⅹ、Ⅺ因子低水平		Ⅷ因子水平升高
维生素K缺乏		蛋白C、蛋白S、抗凝血酶、α$_2$-巨球蛋白及肝素辅
异常纤维蛋白原血症		因子Ⅱ缺乏
纤维蛋白溶解：		
α$_2$-抗纤溶酶、ⅫI因子及TAFI低水平		纤溶酶原减少
组织型纤溶酶原激活物（t-PA）升高		PAI-1水平升高

治疗

- 仅在出血或进行侵入性操作时才需要纠正凝血功能。

- 新鲜冰冻血浆替代疗法可用于所有凝血因子缺乏的替代治疗，但需要输注大量血浆，可能引起容量超负荷。使用病毒灭活血浆可将病毒传播的风险降低。

- 凝血酶原复合物可用于纠正维生素K依赖性因子的缺乏，但不包含Ⅴ因子和纤维蛋白原。这些治疗可能导致血栓形成或血源性微生物的传播。

- 维生素K缺乏的患者给予补充维生素K治疗通常有效。若存在维生素K拮抗，可给予高剂量（10mg口服或2～5mg静脉输注）。避免对凝血功能障碍的患者进行肌内注射。

- 伴血小板减少的患者可通过输注血小板来纠正。但脾脏隔离会降低其疗效。在需要侵入性手术的血小板减少患者中使用血小板生成素有效，但血栓并发症发生率略有增加。

- 抗纤溶药物（见第88章）可使黏膜出血或拔牙手术患者的出血风险降低，但可增加DIC患者血栓形成的风险。

 更多详细内容请参阅《威廉姆斯血液学》第10版，Frank W. G. Leebeeek，Ton Lisman：第130章 肝脏疾病和肝移植相关凝血障碍。

（译者：谷文静 黄月婷 张 磊）

第85章

抗磷脂综合征

- 抗磷脂综合征是一种获得性的血栓形成疾病，血液循环中存在抗阴离子磷脂蛋白复合物的自身抗体。
- 这些抗体首先在系统性红斑狼疮患者中作为部分凝血活酶抑制物被检测出，因此称之为狼疮抗凝物，尽管此现象不仅局限于狼疮患者，也不是出血的临床综合征。

发病机制

- 此病通常被认为是自身免疫性疾病，尽管抗磷脂抗体与血栓形成或流产无直接关联。
- 抗磷脂抗体通常可作用于与血浆蛋白结合的磷脂复合物。
- 抗磷脂综合征的发病机制极为复杂，可能同时存在多种致病因素。

临床特征

- 患者通常表现为血栓形成或流产并发症。
- 疾病好发于 35 ~ 45 岁男性，男女发病率相当。
- 若患者确诊有自身免疫性疾病，可诊断为继发性抗磷脂综合征，若无相关免疫性疾病，则为原发性抗磷脂综合征。
- 表 85-1 总结了抗磷脂综合征的临床表现。
- 罕见部位反复血栓形成的患者可考虑抗磷脂综合征。
- 动静脉血栓可发生于任何部位，但常见于下肢。
- 存在抗磷脂抗体且具有遗传性血栓形成倾向的患者血栓形成风险增加。
- 抗磷脂综合征患者常伴有轻至中度的免疫性血小板减少。
- 在极少数情况下，抗磷脂综合征可引起严重后果，尽管进行积极的抗凝治疗，但严重而广泛的血管阻塞仍常导致死亡。
- 抗磷脂综合征患者可发生反复妊娠流产，约一半的自然流产发生在妊娠早期。
- 同时伴有凝血障碍的患者可发生出血性疾病，如获得性低凝血酶原血症，或获得性Ⅷ因子抑制物（见第83章）。

| 表85-1 | 抗磷脂综合征的临床表现 |

典型临床表现

- 静脉血栓栓塞
  - 下肢深静脉血栓（最常见）
  - 脑、肾上腺、肝、肠系膜、门静脉、脾静脉或下腔静脉血栓
- 动脉血栓栓塞
  - 脑卒中或短暂性脑缺血发作
  - 腋动脉、颈动脉、肝动脉、髂股动脉、肠系膜动脉、胰腺动脉、腘动脉、脾动脉、锁骨下动脉或主动脉血栓
- 小血管血栓或血栓性微血管病
- 胎盘功能不全引起的妊娠并发症，包括：
  - 妊娠10周内发生3次或以上不明原因的自发性流产
  - 妊娠10周后1次或多次流产
  - 死产
  - 宫内生长受限
  - 先兆子痫
  - 早产
  - 胎盘早剥
  - 羊水过少

非典型临床表现

- 血小板减少症
- 由低凝血酶原血症、获得性血小板功能异常、获得性凝血因子（如Ⅷ因子）抑制物、获得性vWD引起的出血
- 网状青斑、坏死性皮肤血管炎
- 冠状动脉疾病
- 瓣膜性心脏病
- 肾脏疾病
- 肺动脉高压
- 急性呼吸窘迫综合征
- 动脉粥样硬化和外周动脉疾病
- 非血栓性视网膜疾病
- 肾上腺衰竭、肾上腺出血性梗死
- 食管坏死、胆囊坏死、胃和结肠溃疡

实验室特征

- 抗磷脂综合征的确诊需要证实存在抗磷脂和（或）相关蛋白辅因子的抗体。
- 最常用的实验室检查项目包括抗心磷脂抗体（aCL、IgM和IgG）、抗β_2-糖蛋白Ⅰ（$\beta 2GP$Ⅰ、IgG和IgM）及狼疮抗凝物（LA）。
- 抗心磷脂抗体IgG及IgM检测敏感性高但特异性差，抗β_2-糖蛋白ⅠIgG及IgM特异性高但敏感性差。
- 狼疮抗凝物检测，常用稀释罗素蝰蛇毒时间，其敏感性差但特异性高。
- 单一检测方法不足以确诊，通常需进行多种组合检测。

鉴别诊断

- 抗磷脂综合征的诊断标准已达成共识，如表85-2所示。
- 自身免疫性疾病患者发生脉管炎可导致血管阻塞。
- 灾难性抗磷脂综合征应与血栓性微血管病（如血栓性血小板减少性紫癜）（见第91章）、DIC（见第86章）或弥散性脉管炎相鉴别。
- 狼疮抗凝物作为APTT延长的原因需通过适当的实验室检测方法与特殊凝血因子缺乏或其他抑制物的存在相鉴别。
- 抗磷脂抗体水平升高可由人为原因或特殊感染引起，如梅毒、莱姆病、HIV感染或丙肝。
- 抗磷脂综合征有几种诊断性实验室检查，见表85-3。

表85-2 抗磷脂综合征的悉尼诊断标准

临床标准

- 血管内血栓形成（一次或多次动脉、静脉或小血管内血栓形成）。对于组织病理学诊断，不应该有血管壁炎症的证据
- 由于胎盘功能不全导致的妊娠并发症包括妊娠10周前发生3次或以上不明原因的反复自发性流产。也包括妊娠10周后出现一次或以上流产、死产、先兆子痫、早产、胎盘早剥、宫内生长受限或不明原因的羊水过少等

实验室标准

- 2次或以上检测出中或高滴度抗心磷脂抗体或抗β_2-糖蛋白IgG和（或）IgM，通过标准ELISA法检测，2次检测至少间隔12周
- 2次或以上在血浆中检出狼疮抗凝物（根据国际血栓与止血学会标准），2次检测至少间隔12周
- 诊断抗磷脂综合征至少需同时满足1条临床标准及1条实验室标准

注：aCL，抗心磷脂抗体；ELISA，酶联免疫吸附测定；LA，狼疮抗凝物。

资料来源：Miyakis S, Lockshin MD, Atsumi T, et al. International consensus statement on an update of the classification criteria for definite antiphospholipid syndrome（APS），J Thromb Haemost. 2006 Feb；4（2）：295-306。

表85-3 抗磷脂综合征的实验室检查

常规检查

- 免疫学试验
  - 抗心磷脂抗体IgG和IgM[a]
  - 抗β_2-糖蛋白Ⅰ IgG和IgM[a]
- 免疫学试验
- 凝血试验[b]
  - dRVVT与过量磷脂混合孵育和中和[a]
  - APTT与过量磷脂混合孵育和中和[a]

非常规检查

- 免疫学试验
  - 梅毒血清学检测（"生物学假阳性"）
  - 抗心磷脂抗体IgA

- ·抗β₂-糖蛋白Ⅰ IgA
- ·抗磷脂酰丝氨酸/凝血酶原IgG/IgM
- ·抗β₂-糖蛋白Ⅰ IgG结构域Ⅰ
- ·抗凝血酶原抗体
- ·抗波形蛋白-心磷脂复合物抗体
- ·磷脂酰肌醇、磷脂酸、磷脂酰丝氨酸IgG
- ·磷脂酰胆碱IgM
- ·抗膜联蛋白Ⅴ抗体
- ·凝血试验
  - ·抗磷脂敏感和不敏感的部分凝血活酶试剂盒和血小板中和程序
  - ·高岭土凝固时间
  - ·稀释的凝血酶原时间（或组织促凝血酶原激酶抑制试验）
  - ·六角相阵试验
  - ·Textarin：ecarin试验
  - ·膜联蛋白A5抗性测定

注：aPL，抗磷脂抗体；Ig，免疫球蛋白。

a由国际血栓与止血学会科学标准委员会狼疮抗凝物与抗磷脂抗体分会推荐。

b委员会建议，如果怀疑狼疮抗凝物或抗磷脂综合征，则进行两项凝血试验，最好是稀释罗素蝰蛇毒时间（dRVVT）和活化部分凝血活酶时间（APTT）。

治疗、病程及预后

血栓形成

- 抗磷脂综合征患者急性血栓形成与其他任何原因所致的血栓形成治疗一致。
- 自发性血栓栓塞的抗磷脂综合征患者应长期甚至终身接受口服抗凝治疗。临床研究尚未显示确凿证据表明应维持更高强度的抗凝治疗。
- 羟氯喹似乎可降低抗磷脂综合征或系统性红斑狼疮患者发生血栓的风险。
- 灾难性抗磷脂综合征患者可能从抗凝治疗、糖皮质激素治疗、血浆置换或静脉输注丙种球蛋白治疗获益。也有利妥昔单抗治疗成功的案例报道。
- 抗磷脂抗体可自发消失，应对抗体进行监测。

流产

- 妊娠期患者存在抗磷脂抗体但无临床症状，通常无须治疗。
- 存在抗磷脂抗体，且伴有3次或以上自发性流产患者应在妊娠期间和产后接受阿司匹林及肝素治疗。例如，一种推荐的治疗方案：阿司匹林80mg/d、普通肝素皮下注射5000U/12h，或预防剂量的低分子量肝素在明确妊娠后开始使用，并至少维持至分娩期。
- 一项近期随机对照试验并未表明低分子量肝素联合阿司匹林在预防流产方面优于单独使用阿司匹林。
- 系统性栓塞患者应口服抗凝剂至产后6～12周。产妇可进行哺乳，但婴儿需补充维生素K。

更多详细内容请参阅《威廉姆斯血液学》第10版，Lucia R. Wolfgast，Jacob H. Rand：第132章　抗磷脂抗体综合征。

（译者：谷文静　黄月婷　张　磊）

第86章

弥散性血管内凝血

- 弥散性血管内凝血（DIC）是一种综合征，其特征是全身血管内凝血激活，导致纤维蛋白沉积在微血管和中小型血管中，从而导致器官功能障碍。与此同时，血小板和凝血因子的持续消耗会导致血小板减少和凝血功能受损，从而可能导致严重出血并发症。
- DIC不单独存在，常继发于潜在的病因，表86-1列出了几种最常见的与DIC相关的疾病。

发病机制

- DIC的发病机制见图86-1。
- 组织因子释放入血似乎是凝血激活的主要机制。组织因子可由单个核细胞或内皮细胞表达。

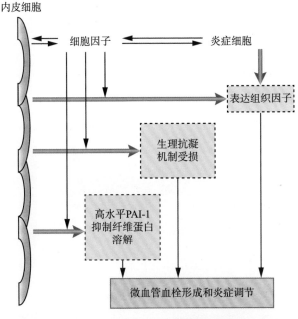

图86-1　弥散性血管内凝血（DIC）中涉及的凝血激活通路机制示意图。在DIC过程中，受损的内皮细胞和单个核细胞受激活产生介导凝血途径的炎性细胞因子。凝血途径的激活是由活化的单个核细胞和内皮细胞表达组织因子所致。此外，生理性抗凝机制下调和内皮细胞对纤维蛋白溶解的抑制作用进一步促进了血管内纤维蛋白的沉积。PAI-1，纤溶酶原激活物抑制物-1

- 其他诱导因素包括Ｘａ因子的活化，活化因素包括癌症促凝物质、蛇毒、巨大创伤或胰腺炎患者的组织／细胞碎片。
- 生理性抗凝途径（如抗凝血酶、蛋白Ｃ系统）和由于高水平的纤溶抑制剂纤溶酶原激活物抑制物-1（PAI-1）导致的内源性纤溶下调不能充分平衡凝血激活。

临床特征

- 临床特征与原发病或DIC有关或与两者均相关。
- 约25%的病例可观察到出血表现。
- 常出现静脉注射部位及其他皮肤损伤部位的持续性出血。
- 出血可能危及生命。
- 广泛的器官功能障碍可能由微血管或动／静脉血栓形成引起。
- 器官功能障碍可表现为急性肾衰竭（常为肾皮质缺血及急性肾小管坏死）、肝功能异常及急性呼吸窘迫综合征（ARDS）所致的呼吸功能障碍。
- 由于脑血管栓塞或出血，可出现昏迷、谵妄、短暂的局灶性神经症状及脑膜刺激征。
- 死亡率为30%～86%，DIC是脓毒症、创伤和其他基础疾病最有效的死亡预测因素。

表86-1 可能并发DIC的临床情况
感染性疾病：暴发性紫癜
恶性疾病
肿瘤
白血病
创伤
颅脑损伤
烧伤
肝脏疾病
热射病
严重过敏性／毒性反应
蛇咬伤
血管畸形／血管瘤
卡-梅（Kasabach-Merritt）综合征
其他血管畸形
主动脉瘤
严重的免疫反应（如输血反应）
产科疾病
胎盘早剥
羊水栓塞
先兆子痫／子痫
HELLP（溶血、肝酶升高、血小板减少）综合征
妊娠期败血症
急性脂肪肝

实验室特征

- 原发病可影响DIC中出现的异常临床表现，因此必须用实验室数据阐明。
- 单个实验室检测结果不足以诊断或排除DIC的可能。
- 通常，血小板计数低、PT及APTT延长、凝血因子及凝血因子抑制物的水平低、纤维蛋白相关标志物（纤维蛋白降解产物、纤维蛋白单体、D-二聚体）升高。
- 国际血栓与止血学会提出了一个简单的评分系统，该评分系统使用血小板计数、PT、D-二聚体及纤维蛋白原水平作为依据（表86-2）。该评分系统经前瞻性研究验证。
- 纤维蛋白原水平很少降低，因为纤维蛋白原是一种急性期蛋白，由于潜在的原因，其水平可能会显著升高。
- 血小板计数正常、纤维蛋白原降解产物显著增多、α_2-抗纤溶酶及纤溶酶原低水平可将原发性纤维蛋白溶解综合征与DIC相鉴别（见第87章）。
- 旋转血栓弹力图（ROTEM）等技术可在床边显示凝血状态，并在急症护理情况下再次流行。血栓弹力图（TEG）相对于传统凝血监测的理论优势在于它提出了血小板功能和纤维蛋白溶解活性的概念。
- 在几项研究中，TEG证明的高凝和低凝状态与临床发病率和死亡率相关，尽管其相比于传统检测的优势尚未得到明确证实。

表86-2 DIC的诊断评分系统[a]	
1. 存在DIC相关的基础疾病（否为0；是为2）	☐
2. 凝血试验结果评分	☐
血小板计数（>100×10⁹/L为0；<100×10⁹/L为1；<50×10⁹/L为2）	
纤维蛋白标志物水平（可溶性纤维蛋白单体/纤维蛋白降解产物）	☐
（无明显增加为0；轻度增加为2；明显增加为3）	
PT延长（<3秒为0；3秒<PT<6秒为1；>6秒为2）	☐
纤维蛋白原水平（>1.0g/L为0；<1.0g/L为1）	☐
3. 计算评分	☐
4. 若评分≥5：考虑显性DIC，每日重复评分	
若评分<5：考虑非显性DIC，每1～2天重复一次	

a 由国际血栓与止血学会科学标准委员会推荐。

资料来源：Taylor FBJ，Toh CH，Hoots WK，et al. Towards definition，clinical and laboratory criteria，and a scoring system for disseminated intravascular coagulation，Thromb Haemost. 2001 Nov；86（5）：1327-1330。

治疗

- 及时有效地治疗原发病是最重要的，包括抗生素控制感染源、抗癌治疗、创伤的外科及药物治疗、死胎取出等。
- 由于大多数DIC患者病情危重，适当的支持治疗是必要的，包括输液、加压、透析及呼吸机管理。

- 没有确切证据表明输注血制品会"火上浇油",凝血因子缺乏并出血的患者,接受外科手术或侵入性操作的患者需输注血制品。血小板减少时输注血小板,凝血因子缺乏时输注新鲜冰冻血浆或凝血因子浓缩物。
- 危重症患者需预防静脉血栓栓塞,推荐使用普通肝素或低分子量肝素。
- 治疗量的肝素可改善DIC,然而其应用尚存在争议。一般来说,因缺乏足够的对照研究,没有可靠的临床证据支持在DIC患者中使用肝素是有益的。
- 对于暴发性紫癜(皮肤及皮下组织明显出血性梗死)、明显血栓栓塞,且当血栓可能导致不可逆的组织损伤时,肝素治疗是有益的。在这些案例中,连续输注500~750U/h剂量的普通肝素是足够的。
- 肝素的使用需个体化,且充分权衡利弊。
- 血浆源性或重组抗凝血酶或(活化)蛋白C可改善DIC的实验室指标,但无法改善相关临床结局。这些干预治疗可使出血风险增加。
- DIC禁忌抗纤溶治疗,因其可增加血栓形成及微血管栓塞的风险,但抗纤溶治疗可考虑用于原发性纤维蛋白(原)溶解,而非DIC引起的严重出血患者(见第87章)。

特定基础疾病

感染

- 新生儿、脾切除者及妊娠者易发生感染相关DIC。
- 所有微生物,包括革兰氏阳性菌、革兰氏阴性菌、病毒、寄生虫及真菌感染均可导致DIC。

COVID-19

- 严重COVID-19患者经常出现凝血异常。此外,许多严重COVID-19患者出现血栓栓塞并发症,这似乎与DIC有关。
- 与COVID-19相关的凝血功能改变类似于在严重感染期间经常出现的其他全身性凝血疾病,如DIC或血栓性微血管病。然而,与此同时,COVID-19凝血改变的临床和实验室特征不同于这些病症的常见表现。
- 重症COVID-19患者最显著的凝血试验异常是D-二聚体升高。D-二聚体水平超过正常值上限6倍的患者对机械通气的需求增加,死亡风险显著增加。
- 在严重感染者中看到的另一种凝血异常是轻度血小板减少症。大多数COVID-19患者的血小板计数在$100×10^9/L$ ~ $150×10^9/L$;很少见(<5%)血小板计数降低。与其他感染相关的血小板减少症(包括病毒性疾病和细菌性败血症)相比,COVID-19患者中的低血小板计数与不良预后无关。

恶性肿瘤

- 实体瘤常导致慢性DIC,其中血栓形成比出血更常见。肝素对其治疗有效。
- 急性早幼粒细胞白血病(APL)患者经常发生严重出血。APL患者止血异常的发病机制极为复杂,可能涉及DIC和原发性纤维蛋白溶解两方面。随着包括全反式维甲酸(ATRA)在内的现代治疗策略的应用,凝血和出血在APL中已不再突出

（见第45章）。

- 急性淋巴细胞白血病也可发生DIC，尤其是在诱导化疗时。

妊娠并发症

- 胎盘早剥可导致急性DIC，由大量胎盘组织因子快速进入母体血液循环而导致。
- 羊水栓塞是罕见的致死性疾病，最常发生于难产伴逾期分娩巨大儿的多次妊娠妇女。DIC由富含组织因子的羊水进入母体血液循环所致。
- 死胎综合征发生于胎儿宫内死亡数周之后，且由胎儿组织因子缓慢释放入母体血液循环所致。
- 快速大量的输注替代治疗及子宫切除是治疗选择。新鲜冷冻血浆、凝血因子浓缩物、血小板替代治疗也可作为严重出血发生时的治疗选择。
- 当潜在的病因被恰当处理时，DIC通常会迅速终止。
- 溶血、肝酶升高和血小板减少（HELLP）综合征发生在妊娠晚期或产后。DIC可能参与HELLP综合征的发病机制。HELLP综合征应与其他形式的血栓性微血管病相鉴别［如血栓性血小板减少性紫癜–溶血尿毒症综合征（TTP-HUS）］（见第90章）。
- 患者应接受支持疗法、血制品替代治疗并密切监测病情。

创伤

- 巨大创伤后的初始凝血障碍是由失血及红细胞、血浆扩容剂替代治疗所致的稀释性凝血障碍。
- 创伤后24～48小时，可发生全身炎症反应综合征（SIRS），导致DIC。
- 在最初阶段，应通过输注新鲜冰冻血浆及血小板使凝血因子及血小板恢复正常。在后续阶段，应考虑DIC的支持治疗。

新生儿

- 新生儿DIC的实验室诊断依据包括止血指标的进行性下降；血小板减少；纤维蛋白原、V因子、Ⅷ因子水平降低。
- 最常见的原发病包括败血症、肺透明膜病、窒息、坏死性小肠结肠炎、血管内溶血、胎盘早剥、子痫。
- 多部位出血是最常见的表现，但约有20%的患儿无DIC的临床表现。
- 处理方式包括原发病的治疗、重要脏器功能的支持治疗，以及血液成分的替代治疗。

 更多详细内容请参阅《威廉姆斯血液学》第10版，Marcel Levi，Uri Seligsohn：第127章　弥散性血管内凝血。

（译者：谷文静　黄月婷　张　磊）

第87章

纤维蛋白溶解与血栓溶解

纤溶亢进

病理生理学

- 血栓形成后纤溶系统局部激活，对损伤修复及血流重建非常重要。
- 局部或系统性纤维蛋白溶解过度可使纤维蛋白凝块过早降解，导致明显的出血。

系统性纤溶亢进

- 病理状态下，内皮细胞可释放足量的纤溶酶原激活物，使得血浆纤溶酶原转化为纤溶酶。
- 出血倾向的发生伴有如下实验室特点：
  - 优球蛋白溶解时间缩短。
  - 纤维蛋白原、纤溶酶原、α_2-抗纤溶酶水平降低。
  - 纤维蛋白原降解产物水平升高。
  - 血小板计数正常。
  - V因子及VIII因子水平低（由于纤溶酶的蛋白水解作用）。
- 无论患者的止血功能正常或缺陷，局部纤维蛋白溶解均可导致异常出血。

溶栓治疗

原则

- 所有纤溶药物均为加速纤溶酶原转变为纤溶酶的酶，纤溶酶是一种丝氨酸蛋白酶，其可将不溶性纤维蛋白凝块降解为可溶性衍生物。
- 纤溶疗法的基本原理是使纤溶酶原激活物在血栓形成部位达到一个较高的局部浓度，使其达到药理学量，因此加速纤溶酶原向纤溶酶的转化，提高纤维蛋白溶解率。
- 如果纤溶酶原激活物大量生成超过了自然调节系统，血液中可形成纤溶酶，导致易感蛋白的降解，称为裂解状态。除此之外，高浓度的纤溶酶原激活物不仅局限在血栓形成部位，纤维蛋白在其他部位也可降解，如损伤部位自然形成的生理性血栓降解可能导致局部出血，纤溶酶降解其他凝血因子导致的低凝状态可使此状态恶化。
- 可用于溶栓治疗的几种药物如表87-1所示。

表87-1	几种纤溶酶原激活物的比较		
药物	来源（是否推荐）	抗原性	半衰期（分钟）
链激酶（输注）	链球菌（是）	是	20
尿激酶（输注）	细胞培养；重组体（是）	否	15
阿替普酶t-PA	重组体（是）	否	5
阿尼普酶（推注）	链球菌＋血浆产物（是）	否	70
瑞替普酶（双次推注）	重组体（是）	否	15
沙芦普酶（输注）	重组体（否）	否	5
葡激酶（输注）	重组体（否）	是	
替奈普酶	重组体（是）	否	15

注：scu-PA，单链尿激酶型纤溶酶原激活物；t-PA，组织型纤溶酶原激活物。

链激酶

- 这类单链多肽来源于β-溶血性链球菌。
- 它缺乏内在酶活性，但可按化学剂量与纤溶酶原结合，形成一种具有纤溶酶样蛋白水解活性的复合物。
- 链激酶-纤溶酶原复合物可将游离纤溶酶原转变为纤溶酶。
- 链激酶活性可被纤维蛋白原、纤维蛋白及纤维蛋白降解产物增强。
- 链激酶-纤溶酶（原）复合物被纤溶酶自身降解。
- 对链激酶的过敏反应，包括发热、低血压、荨麻疹及支气管痉挛等均可发生，因此有必要使用抗组胺药及糖皮质激素。
- 链激酶治疗后通常可产生中和抗体，可消除下次标准剂量链激酶治疗的反应。

尿激酶

- 这种丝氨酸蛋白酶可直接激活纤溶酶原。
- 它以一种低活性的单链形式（scu-PA）存在于体内，且以酶原发挥作用，酶原是一种高分子量的双链（HMW-tcu-PA）及低分子量的双链（LMW-tcu-PA）。

组织型纤溶酶原激活物

- 组织型纤溶酶原激活物（t-PA）是一种由内皮细胞合成的丝氨酸蛋白酶，商业用途的重组产品可激活纤溶酶原。
- t-PA与纤维蛋白结合，可诱发t-PA、纤溶酶原或两者的构象改变，因此可使纤溶酶原激活物的催化活性增加几百倍。
- t-PA的纤维蛋白特异性在理论上优于其他纤维蛋白溶解剂，但在临床上并不像过去认为的那样重要。为有效治疗动脉血栓需快速溶解血凝块，因此需要足够剂量的t-PA以激活系统性纤溶状态。
- t-PA不产生过敏反应且不产生抗体，但价格相对高。

新型纤溶酶原激活物

葡激酶

- 葡激酶是一种由金黄色葡萄球菌产生的纤溶酶，其作用机制与链激酶相似。
- 这种高效的纤维蛋白溶解剂可加快血凝块的溶解速度，而不改变纤维蛋白原、纤溶酶原或 α_2-抗纤溶酶的水平。
- 它对于急性心肌梗死患者的早期临床试验有效。
- 在治疗后可迅速产生中和抗体。

突变型组织纤溶酶原激活物

- 采用重组技术制成的两种突变形式的t-PA，包括t-PAΔ FEK-1（瑞替普酶）和 TNK-t-PA，在临床试验中已被证实对重建血管活性有效。

溶栓药物的临床应用

- 溶栓治疗，尤其是重组t-PA治疗，被证实对ST段抬高型心肌梗死有效。然而，若有条件行经皮冠状动脉介入术（PCI，伴或不伴支架植入），相比于溶栓首选PCI。
- 溶栓治疗对急性缺血性脑卒中也是有效的，前提是符合严格的纳入与排除标准（表87-2）。同样，若有条件应及时行经皮神经血管介入（PNI）治疗，其比溶栓更有效。

表87-2	t-PA卒中治疗指南
纳入标准	
症状发作3小时以内	
欧洲急性卒中协作研究（ECASS）Ⅲ期临床试验结果提示发作4.5小时以内溶栓治疗有效	
排除标准	
既往颅内出血	
14天内进行过大型手术	
21天内发生消化道或泌尿道出血	
在不可压迫部位进行动脉穿刺	
近期腰椎穿刺	
颅内手术、严重头部创伤，或3个月内卒中史	
微小神经功能缺陷	
卒中时发作惊厥	
蛛网膜下腔出血	
活动性出血	
持续收缩压＞185mmHg和（或）舒张压＞110mmHg，或需要侵入性操作	
动静脉畸形或动脉瘤	
CT发现出血证据	
血小板计数＜100×10^9/L	
华法林治疗INR＞1.5	
肝素治疗PT延长	
血糖＜40mg/dL或＞400mg/dL	
ECASS Ⅲ期临床试验额外排除了年龄超过80岁，既往有卒中病史、糖尿病及NIHSS卒中评分＞25分的患者	

- 溶栓治疗可用于重度肺栓塞、血流动力学紊乱和（或）呼吸功能不全的患者。对于非重度肺栓塞患者，溶栓治疗有效但可能存在大出血风险。因此，在上述情况下，不推荐使用溶栓治疗。
- 溶栓治疗可导致更为快速的深静脉血栓溶解，并可能降低血栓后静脉功能不全的发生率；然而，因存在大出血的风险，故不被推荐。
- 溶栓治疗常用于外周动脉、透析分流器或静脉导管中动脉血栓的局部溶解。
- 已有腹腔内血栓治疗的成功案例被报道，包括布加综合征、门静脉血栓及肠系膜静脉血栓。
- 表87-3总结了对溶栓后和（或）纤溶亢进引起的出血的处理。

表87-3　纤溶出血的治疗
如果怀疑颅内出血，进行影像学检查、神经外科会诊，并按以下方法纠正止血 对于大出血： 　诊断性检验：活化部分凝血活酶时间（APTT）、血小板计数和纤维蛋白原 　注意局部止血情况。对于动脉穿刺有关的出血，则施加压力。继续采取一般支持措施，包括静脉补液和输注浓缩红细胞（如有指征）。对胃肠道或泌尿生殖道出血进行诊断评估 纠正异常止血： 　预防再次纤溶：停止纤溶治疗；考虑ε-氨基己酸或氨甲环酸（见第88章） 　修复纤溶治疗引起的止血缺陷的替代疗法：给予纤维蛋白原浓缩物（3～5g）或冷沉淀1500～2000U和（或）新鲜冰冻血浆2～4U；考虑输血小板 纠正其他止血缺陷：停用抗凝和抗血小板药物；考虑使用鱼精蛋白中和肝素

 更多详细内容请参阅《威廉姆斯血液学》第10版，Katherine A. Hajjar，Jian Ruar：第135章　纤溶和溶栓。

（译者：谷文静　黄月婷　张　磊）

第十一篇　血栓与抗血栓治疗

第88章

抗血栓治疗的原则

- 虽然药物作用机制有重叠，但根据药物的主要作用机制，抗血栓药物可分为抗凝剂（包括维生素K拮抗剂、肝素或肝素衍生物，以及直接作用的凝血酶或凝血因子Ⅹa抑制剂）、抗血小板药物或纤溶药物（见第87章）。表88-1概述了最常用的抗凝剂、抗血小板药物和纤溶药物的类型。

表88-1 抗血栓药物的种类和作用
抗凝剂： 通过抑制凝血酶或凝血酶的形成来减少纤维蛋白的形成
口服：华法林和其他维生素K拮抗剂、达比加群（直接凝血酶抑制剂）和口服直接因子Ⅹa抑制剂（利伐沙班、阿哌沙班、依度沙班、贝曲沙班）
肠外：普通肝素、低分子量肝素、磺达肝素、直接凝血酶抑制剂（阿加曲班、地西芦定、比伐芦定）
抗血小板药物： 抑制血小板功能
口服：阿司匹林、氯吡格雷、普拉格雷、替格瑞洛、双嘧达莫、沃拉帕沙
肠外：坎格瑞洛、阿昔单抗、依替巴肽、替罗非班
纤溶药物： 激活纤溶酶原，加速栓块溶解
链激酶、尿激酶、阿替普酶、瑞替普酶、替奈普酶

- 抗凝治疗通过抑制凝血酶的形成及抑制其功能来减少纤维蛋白的形成。最常见的用途是预防心房颤动患者的体循环动脉栓塞、治疗急性动脉血栓形成（如心肌梗死或外周动脉血栓形成）及治疗或（二级）预防静脉血栓栓塞。
- 由于明显的生物学效应差异，通常使用凝血试验监测抗凝治疗。
- 抗血小板药物起到抑制血小板功能的作用，其主要用途是预防脑血管和冠状动脉疾病的血栓并发症。其在急性心肌梗死的治疗中也有作用，对预防或治疗静脉血栓栓塞无效。
- 许多药物风险受益比很窄，导致出血并发症的发生。
- 出血是抗凝治疗最常见的副作用（表88-2）。因此，临床医生在选择治疗时应仔细权衡每位患者治疗的风险和获益。
- 最常见的口服抗凝剂是维生素K拮抗剂（香豆素类）。然而最近已研发出具有特异性抗凝血酶活性或抗凝血因子Ⅹa活性的新型口服抗凝剂，并且目前越来越多地使用（见下文"口服抗凝血酶和抗凝血因子Ⅹa药物"部分）。

表88-2	HAS-BLED预测抗凝出血风险的出血评分	
影响因素		评分
高血压（控制不佳，收缩压≥160mmHg）		1
肝肾功能异常		1，最多2
脑卒中（既往病史）		1
出血史		1
不稳定INR（治疗范围内＜60%时间）		1
高龄（≥65岁）		1
药物/酒精使用（非甾体抗炎药、抗血小板药）		每项1分，最多2分

注：年出血率，0分为0.8%，1分为1.3%，2分为2.2%，≥3分为7.8%。
INR，国际标准化比值。

维生素K拮抗剂

- 香豆素类药物通过抑制凝血因子Ⅱ、Ⅶ、Ⅸ和X及抗凝血蛋白C和S上的维生素K依赖的Gla结构域谷氨酸残基翻译后γ-羧化而起作用。
- γ-羧化需要还原型维生素K作为辅因子。在γ-羧化过程中，维生素K被氧化，维生素K环氧化物还原酶和维生素K还原酶将维生素K再还原为其还原形式，如此循环。香豆素抑制这些还原酶，从而降低了还原型维生素K的量。这两种还原酶中改变酶功能的遗传变异解释了患者之间剂量反应的广泛差异。
- γ-羧基谷氨酰胺残基数量的减少导致凝血因子活性受损，因为它们不能结合钙并进行必要的构象改变。
- 受影响的凝血因子立即停止产生，但抗凝血效果延迟直到先前形成的凝血因子从血液循环中被去除。凝血因子Ⅶ半衰期最短为6小时，而其他凝血因子半衰期为24～72小时。

药代动力学

- 华法林是最常用的香豆素类药物，半衰期为35～45小时，并可预测其口服吸收量。药代动力学呈剂量依赖性。
- 它与蛋白高度结合，只有游离形式才具有活性。
- 华法林在肝脏中进行羟化代谢，其羟化衍生物自尿中排泄。华法林在母乳中没有明显分泌。
- 其他常用的香豆素类化合物是苯丙香豆素（半衰期更长，为150～160小时）或醋硝香豆素（半衰期更短，为8～12小时）。

药物治疗与实验室监测

- 充分抗凝所需的剂量为每天1～20mg，可能存在羟化效率、靶器官敏感性和上述遗传变异的差异。
- 治疗开始时的年龄与剂量之间存在明显的负相关。增加15岁需要减少剂量20%。

- 华法林抵抗可能由吸收障碍、快速清除或受体亲和力降低引起，但必须排除依从性差、维生素K过量摄入和药物相互作用。
- 许多药物与维生素K拮抗剂相互作用，可引起抗凝反应的增加或减少（表88-3），其中部分作用机制目前已明确。

表88-3　常用药物对华法林疗效的影响	
加强作用	
即刻	
对乙酰氨基酚	
通常1周内	
环丙沙星	甲硝唑
克林霉素	泼尼松
红霉素	复方磺胺甲噁唑
持续性	
胺碘酮	
联合抑制血小板功能的结果	
阿司匹林（避免剂量＞100mg）	非甾体抗炎药
减低作用	
巴比妥类药物	苯巴比妥
卡马西平	利福平
苯妥英	维生素K

- 维生素K拮抗剂治疗需要通过凝血酶原时间（PT）进行监测。
- PT对抗凝的敏感性随试剂中凝血活酶的来源而变化。
- 实验室间差异可通过使用国际标准化比值（INR）代替PT来校正。
- 国际敏感性指数（ISI）是针对每种凝血活酶确定的校正因子。INR的计算公式：INR ＝（患者PT/对照PT）^{ISI}。
- 对于几乎所有适应证，INR目标范围均为2.0～3.0。具有血栓栓塞并发症高风险的人工心脏瓣膜患者的INR为2.5～3.5。此外，在一些抗磷脂抗体综合征伴血栓形成的患者中，推荐使用INR为2.5～3.5。
- 在确定的静脉血栓栓塞患者中，维生素K拮抗剂治疗应与肝素治疗同时进行，因为维生素K拮抗剂的抗血栓形成作用在给药3～4天后才能起效。
- 一些研究表明，机械心脏瓣膜患者可以使用维生素K拮抗剂联合抗血小板药物治疗以达到≤2.5的INR值，但是这样的治疗方案会增加出血风险，尤其是消化道出血。
- 生物瓣膜也可能引起血栓栓塞（特别是在初始阶段），在前3个月预防性使用维生素K拮抗剂时，INR推荐为2.0～3.0，并且如果当前存在或先前存在心房颤动、心房血栓，则无限期地持续抗凝。

- 维生素K拮抗剂治疗可以减少复律后血栓栓塞的风险，手术前3周和术后4周，INR维持在2.0～3.0。

不良反应和应对方案

出血

- 在患者中出现严重出血事件的风险为每人年1.2%～7.0%。由于抗凝强度、患者人群的差异及"严重出血"的定义不同导致发生率变异较大。
- 胃肠道是最常见的出血部位，可能由消化性溃疡或结肠癌引起，因此应进行仔细研究来寻找出血原因。
- 维生素K拮抗剂治疗可以通过给予维生素K（1～10mg）纠正。但是，静脉注射后需要6～8小时才起效，口服维生素K需要12～14小时起效。
- 维生素K皮下注射比口服给药效果差（药效差异较大）。抗凝患者应避免肌内注射维生素K。
- 在严重出血患者中，应用新鲜冰冻血浆或凝血酶原复合物的替代疗法可快速逆转抗凝。可能很难给予足量的新鲜冰冻血浆以补充缺乏的凝血因子，因此应用凝血酶原复合物更方便。
- 只有在严重出血的情况下，才需要逆转维生素K拮抗剂的抗凝效果。在没有出血的情况下，INR过高也不需要给予维生素K（表88-4），否则可能会使恢复抗凝治疗变得更加困难。
- 如果INR在治疗范围内，可以通过局部出血处理控制轻微出血（如鼻出血）。

表88-4 逆转华法林的抗凝疗效

指征	治疗
INR＜6	降低剂量，考虑停药一次或多次 在3～7天复查INR
INR 6～10	降低剂量并停药1～3次 考虑予以口服1～2mg维生素K 24～48小时复查INR
INR＞10	在INR达到理想范围之前停药，并确定升高原因 予以口服2～4mg维生素K 在24小时内复查INR
INR＞1.5且严重出血	为了快速纠正，可给予四因子凝血酶原复合物浓缩物。如果无四因子凝血酶原复合物浓缩物，则给予新鲜冰冻血浆。静脉给予5～10mg维生素K

注：INR，国际标准化比值。

华法林导致的皮肤坏死

- 通常在华法林治疗的第3～10天会出现皮肤疼痛、变色，大多分布在脂肪分布部位如臀部、乳房和大腿，此并发症少见。
- 病变发展可见明显的坏死和焦痂形成。

- 坏死似乎是蛋白C和蛋白S水平比凝血因子Ⅱ、Ⅸ和Ⅹ水平下降更迅速的结果，由此导致了暂时的高凝状态。
- 在遗传性蛋白C或蛋白S缺乏症、接受过大负荷剂量的华法林患者或伴有肝素诱导的血小板减少症患者中，皮肤坏死更常见。
- 应立即停止华法林治疗，输注血浆。当存在蛋白C缺陷时，给予蛋白C浓缩物治疗。及时给予维生素K可以延缓皮肤坏死的进展。
- 应继续使用替代抗凝剂直至病变愈合。

紫趾综合征

- 接受华法林治疗的患者会出现双侧足趾和足两侧烧灼痛及肤色变为深蓝色的综合征。受累的病变部位为受压部位。
- 在心脏病、糖尿病或外周血管疾病患者中会出现此情况，也可能是由胆固醇栓子栓塞引起的。

妊娠期间抗凝治疗

- 妊娠期间禁用维生素K拮抗剂，因为它们可能诱发胎儿出现面中部和鼻部发育不全、斑点状骨骺、指（趾）发育不全、视神经萎缩和智力损伤。这些致畸作用主要与妊娠中期使用维生素K拮抗剂有关；然而，许多研究者认为应该在整个妊娠期间避免使用维生素K拮抗剂。
- 由于妊娠最后4周抗凝效果会波及婴儿，且阴道分娩期间有颅内出血的风险，因此禁止在妊娠最后4周应用维生素K拮抗剂。

围手术期抗凝治疗

- 继续充分抗凝治疗对于皮肤外科手术、软组织抽吸或注射及起搏器植入手术是安全的。
- 在手术时充分进行局部止血并使用氨甲环酸灌洗，术后1周内每天4次进行口腔冲洗，即使INR＜2.5时口腔手术也是安全的。
- 对于具有血栓栓塞高风险患者的所有其他手术类型，应暂时停用维生素K拮抗剂，围手术期持续使用低分子量肝素（LMWH）抗凝。
- 应避免脊髓、硬膜外麻醉和局部神经阻滞。

口服抗凝血酶和抗凝血因子Ⅹa药物

- 口服直接抗凝血酶药物达比加群和口服直接抗凝血因子Ⅹa药物利伐沙班、阿哌沙班和依度沙班被证明在心房颤动患者及预防和治疗静脉血栓栓塞方面与维生素K拮抗剂一样有效或更好。
- 不能有效预防人工心脏瓣膜患者的血栓栓塞。
- 尽管老年患者和肾功能不全患者的数据有限，但使用达比加群、利伐沙班、阿哌沙班和依度沙班时不需要进行实验室监测。抗凝血因子Ⅹa药物可以用PT监测，但不能用INR和抗Ⅹa因子监测。达比加群只能精确地监测ecarin凝固时间，但这不是常规可用的。
- 达比加群的抗凝血作用可以通过使用结合达比加群的Fab片段（依达珠单抗）而

逆转。

- 口服抗凝血因子Ⅹa药物的抗凝血作用可能被修饰的失活Ⅹa因子分子（anddexanet）逆转。此外，凝血酶原复合物可能逆转Ⅹa因子抑制剂的抗凝血作用。

肝素及其衍生物

作用机制

- 普通肝素由不同链长的硫酸化糖胺聚糖的非均相混合物组成，其平均分子量为15 000Da，其平均链长为50个糖基。
- LMWH是通过化学或酶促解聚普通肝素而制备的。其平均分子量为4000～6000Da，个体分子量为1000～10 000Da。表88-5概述了最常用的LMWH及其用于各种适应证的剂量。
- 肝素可增强抗凝血酶对凝血酶和凝血因子Ⅹa和Ⅸa的灭活。
- 肝素-抗凝血酶对凝血酶的抑制作用涉及三元复合物的形成，肝素可同时结合凝血酶和抗凝血酶。
- 三元复合物的形成需要至少18个糖类单位的肝素链。
- 肝素-抗凝血酶抑制凝血因子Ⅹa不需要肝素与凝血因子Ⅹa的直接结合，因此相对于拮抗凝血因子Ⅱa，LMWH具有更强的拮抗凝血因子Ⅹa的作用。
- 合成的戊糖（如磺达肝素）高度选择性结合抗凝血酶并且仅具有抗凝血因子Ⅹa的活性。
- 达那肝素是糖胺聚糖的混合物，含有硫酸乙酰肝素、硫酸皮肤素和硫酸软骨素。主要作用为抗凝血因子Ⅹa。
- 达那肝素用于治疗急性肝素诱导的血小板减少症或在有肝素诱导的血小板减少症病史的患者中用于预防性抗凝治疗。

药代动力学

- 普通肝素的药代动力学与内皮细胞和巨噬细胞的饱和结合及不饱和肾排泄相关。
- 肝素的半衰期随剂量增加而延长。通常治疗剂量的普通肝素的半衰期约为90分钟。
- 普通肝素的治疗剂量通常通过连续静脉输注（单次静脉负荷剂量后）达到。普通肝素可通过每日2次皮下注射给药达到预防性治疗的目的。
- LMWH在皮下给药后具有更可预测的全身生物利用度和更长的半衰期（12～24小时）。因此，LMWH可以通过每日1次或2次皮下注射给药达到治疗或是预防性抗凝的目的。

治疗的实验室监测

- 活化部分凝血活酶时间（APTT）是监测普通肝素治疗最常用的指标。
- 在静脉血栓栓塞症和急性冠脉综合征患者中，特定剂量的肝素也可导致较大的APTT差异，必须调整肝素剂量以达到所需的APTT范围。
- 预防性皮下注射肝素不需要实验室监测。
- LMWH通常不需要实验室监测。然而，在妊娠患者、危重症患者和严重肾功能不全患者（肌酐清除率＜30mL/min）中血清抗凝血因子Ⅹa活性的监测是有用的。

LMTH不能通过APTT监测。

临床应用

静脉血栓栓塞

- 对于接受手术、缺血性脑卒中和腿部瘫痪的患者及普通内科患者，较广泛应用的普通肝素剂量为每8～12小时5000U，以预防血栓。
- 每日1次皮下注射低剂量LMWH也可有效预防血栓（表88-5）。

表88-5	低分子量肝素治疗方案[a]	
	药物[b]	治疗方案
VTE的预防		
普通外科手术		
低危	达那肝素	2500U：手术前1小时或2小时，以后每日使用
	依诺肝素	40mg：术前2小时，以后每日使用
	磺达肝素	2.5mg/d（术后6～8小时开始）
	那屈肝素	2850U：抗凝血因子 X a，每日1次
高危	达那肝素	5000U：术前10～14小时，以后每日使用
		术前1～2小时和术后12小时2500U；然后每日5000U（有恶性肿瘤的患者）
	依诺肝素	40mg：术前2小时，以后每日使用
	磺达肝素	2.5mg每日（术后6～8小时开始）
整形手术	达那肝素	术后4～8小时2500U，以后每日5000U；或术前2小时2500U，术后4～8小时2500U，以后每日5000U；或术前10～14小时5000U，以后每日5000U
	依诺肝素	术后12～24小时开始30mg bid；术前9～15小时40mg，以后每日40mg
	磺达肝素	2.5mg每日（术后6～8小时开始）
内科患者	依诺肝素	40mg每日1次
	那屈肝素	2850U：抗凝血因子 X a，每日1次
VTE治疗	磺达肝素	体重＜50kg：每日5mg；体重50～100kg：每日7.5mg；体重＞75kg：每日10mg
	达那肝素（VTE合并癌症）	200U/kg每日×1个月；然后每日150U/kg，最多可持续6个月
	依诺肝素	1mg/kg q12h；每日1.5mg/kg
	亭扎肝素	每日175U/kg
急性冠脉综合征	达那肝素	120U/kg（最大10 000U）q12h
	依诺肝素	STEMI：负荷剂量静脉注射30mg后1mg/kg SQ q12h（年龄大于75岁：初始0.75mg/kg，无负荷剂量）
	那屈肝素	不稳定型心绞痛和非STEMI：1mg/kg q12h

注：bid，每日2次；SQ，皮下注射；STEMI，ST段抬高型心肌梗死；VTE，静脉血栓栓塞；q12h，每12小时1次。

a更详细的用药剂量信息参见药物说明书；只包括FDA批准的适应证。

b药物商品名：达肝素，法安明；依诺肝素，克赛；磺达肝素，安卓；亭扎肝素，Innohep；那屈肝素，速碧林。

- 在进行大型骨科手术的患者中，磺达肝素与 LMWH 相比更有效且安全。
- 随机临床试验表明，静脉给予初始负荷剂量为 5000U 的肝素，然后调整为 750 ～ 1500U/h 的剂量维持可以有效治疗静脉血栓栓塞（目标 APTT 为基线 APTT 的 1.5 ～ 2 倍）。
- 静脉血栓栓塞也可以用 LMWH 或磺达肝素治疗（表 88-5）。
- 在最初的 24 小时内，适当的初始输液速度和 APTT 的频繁测定可减少充分肝素化延迟的风险。使用经过验证的肝素治疗方案更有可能早实现肝素化。
- 调整皮下注射肝素的剂量可以用于妊娠患者或对华法林治疗效果不满意患者静脉血栓栓塞的长期治疗。

急性冠脉综合征

- 急性冠脉综合征患者接受肝素治疗可降低死亡、心肌梗死、附壁血栓形成、体循环动脉栓塞和再发缺血的风险（表 88-5）。
- 在不稳定型心绞痛患者中，联合应用静脉注射肝素和阿司匹林是首选治疗方法。
- 小剂量皮下注射肝素广泛用于急性心肌梗死患者，以预防静脉血栓栓塞。
- 许多急性心肌梗死患者接受更强化的肝素治疗，一方面因为可以作为纤溶疗法的辅助药物，另一方面是因为这些患者发生附壁血栓和体循环动脉栓塞的风险高。
- 需要长期抗凝的患者因为附壁血栓和体循环动脉栓塞风险较高，经常更换为维生素 K 拮抗剂治疗。

副作用

- 肝素治疗的主要副作用是出血和血小板减少症。
- 第 90 章详述了肝素诱导的血小板减少症。
- LMWH 与普通肝素相比，血小板减少的可能性较小。但是，LMWH 不适用于接受普通肝素治疗时已发生血小板减少症的患者。
- 长期使用普通肝素治疗（通常超过 3 个月）可能会导致骨质疏松症。LMWH 引起严重骨质疏松症的发生率低于普通肝素。
- 肝素可能导致血清转氨酶水平升高，停用肝素治疗后会恢复正常。
- 罕见的副作用包括超敏反应；皮肤反应，包括坏死；脱发和由低醛固酮血症引起的高钾血症。

肝素的解毒剂

- 普通肝素的抗凝作用可以通过静脉注射硫酸鱼精蛋白来中和，用于严重出血的肝素化患者。
- 1mg 硫酸鱼精蛋白可中和 100U 的肝素。
- 最大推荐剂量是 50mg，因为过多的鱼精蛋白会引起抗凝。
- 肝素可迅速从血浆中清除（半衰期约 90 分钟），计算所需的鱼精蛋白剂量必须考虑这个重要变量。
- LMWH 不能被硫酸鱼精蛋白完全中和，但鱼精蛋白可能仍然有益于治疗由 LMWH 引起的出血。

直接凝血酶和凝血因子Ⅹa抑制剂

水蛭素及其衍生物

- 水蛭素是在水蛭的唾液腺中产生的65个氨基酸的肽类。水蛭素是天然存在的最有效的凝血酶特异性抑制剂。
- 水蛭素通过形成1:1复合物直接灭活凝血酶。
- 临床使用的水蛭素是通过重组DNA技术生产的。与天然水蛭素相比,重组水蛭素在酪氨酸残基上不被硫酸化,因此与天然水蛭素相比,其对凝血酶的亲和力显著降低。
- 比伐芦定是水蛭素的20个氨基酸的肽类似物,对凝血酶能产生短暂但有效的抑制作用。
- 来匹芦定是一种重组形式的水蛭素,可有效用于肝素诱导的血小板减少症患者。来匹芦定在美国已经停产。
- 水蛭素和来匹卢定在急性冠脉综合征患者中已进行临床评价,但似乎并未取得重大进展。比伐卢定与肝素在治疗心绞痛患者中进行了比较。在降低医院内死亡率、心肌梗死或急性血管闭塞方面,比伐卢定并不比肝素更有效。
- 所有水蛭素衍生物均在肾脏中清除,并且在肾功能不全的情况下半衰期明显延长。
- 水蛭素衍生物具有很高的出血风险,目前没有解毒剂可用。

阿加曲班

- 阿加曲班是一种小分子精氨酸衍生物,通过直接与活性催化位点结合可逆地抑制凝血酶。
- 阿加曲班被批准用于肝素诱导的血小板减少症的治疗和预防及肝素诱导的血小板减少症患者的经皮介入治疗。临床试验也显示其对血栓性卒中患者有一定的益处。
- 可以用APTT评估抗凝效果,该效果与药物的血浆浓度呈正相关。
- 主要在肝脏中代谢,肝功能异常患者中该药清除时间和半衰期延长,需要减量。肾功能不全对阿加曲班的药代动力学影响较小。
- 与其他直接凝血酶抑制剂一样,阿加曲班的主要副作用是出血,并且没有特定的药物可用于纠正其作用。

抗血小板药物

- 血小板有效防止出血的特性也使得血小板在血管、心脏瓣膜、人造膜和假体装置上形成血栓,特别是在高剪切应力的情况下。
- 因此抑制血小板功能的药物可用于动脉血栓形成的治疗和预防(表88-6)。
- 抑制血小板功能的药物包括阿司匹林及其他非甾体抗炎药、双嘧达莫、噻吩并吡啶衍生物(噻氯匹定、氯吡格雷和普拉格雷)和血小板糖蛋白(GP)Ⅱb/Ⅲa受体抑制剂。

表88-6	抗血小板药物作用机制和临床应用	
药物和适应证		剂量
环氧合酶抑制剂		
阿司匹林	冠状动脉和脑血管疾病VTE 二级预防	每日75～650mg
增加cAMP的药物		
双嘧达莫	冠状动脉、脑血管和外周 动脉血管疾病	75～100mg qid
己酮可可碱	外周动脉疾病	400mg bid
西洛他唑	外周动脉疾病	100mg bid
ADP受体抑制剂		
噻氯匹定	脑血管疾病	250mg bid
氯吡格雷	冠状动脉、脑血管疾病和 PCI	每日75mg，负荷量300mg
普拉格雷	ACS、PCI	每日10mg，负荷量60mg
替格瑞洛	ACS	90mg bid，负荷量180mg
ADP类似物		
坎格雷洛	PCI	30μg/kg静脉滴注，然后4μg/（kg·min）
αⅡbβ3受体抑制剂		
阿昔单抗	ACS、PCI	0.25mg/kg，然后10μg/（kg·min）
依替巴肽	ACS、PCI	ACS 180μg/kg，然后2μg/（kg·min） PCI 180μg/kg，然后2μg/（kg·min），在10分钟 达到180μg/kg
替罗非班	ACS、PCI	0.4μg/（kg·min）×30分钟，然后0.1μg/（kg·min）
凝血酶受体抑制剂		
沃拉帕沙	冠状动脉、外周动脉血管 疾病	每日2.08mg

注：ACS，急性冠脉综合征；ADP，腺苷二磷酸；bid，每日2次；cAMP，环腺苷酸；PCI，经皮冠状动脉介入术；qid，每日4次；VTE，静脉血栓栓塞。

阿司匹林

- 阿司匹林通过对环氧合酶中的一个关键性丝氨酸残基进行不可逆的乙酰化而抑制前列腺素合成，由此阻断血栓烷A_2（TXA_2）的形成。因为血小板不能合成新的酶，所以这对血小板寿命的抑制是永久的。
- 该药物抑制胶原诱导的血小板聚集和弱激动剂如ADP和肾上腺素的二次聚集。
- 单次口服用药后对聚集的影响持续约7天。
- 抑制有潜在抗血栓形成作用的前列腺素、前列环素（PGI_2）在内皮细胞中的合成，但这种抑制是暂时的，因为内皮可以合成新的酶。

- 尚未发现抑制 TXA_2 但不抑制 PGI_2 产生的阿司匹林剂量,并且对所有适应证尚未确定阿司匹林的最佳剂量。
- 用于特定适应证的剂量应考虑临床试验确定的疗效和不良反应,其不良反应中最重要的是消化道出血和出血性脑卒中。

非甾体抗炎药

- 此类药物似乎通过类似于阿司匹林的机制起作用,但由于对环氧合酶的作用是可逆的,所以其作用持续时间较短。

双嘧达莫

- 这是一种具有血管扩张作用的磷酸二酯酶抑制剂。
- 作用机制可能包括增加血小板 cAMP 水平,或间接增加血浆腺苷水平。
- 在体外不抑制富集血小板血浆中的血小板聚集,但通过全血血小板聚集仪测定发现,其在红细胞存在下可抑制血小板聚集。
- 其他增加环腺苷酸(cAMP)的药物包括己酮可可碱和西洛他唑。

噻吩并吡啶衍生物(噻氯匹定、氯吡格雷、普拉格雷)

- 此类抗血小板药物可延长出血时间并抑制由 ADP 和低浓度胶原或凝血酶诱导的聚集。
- 抗血小板作用是由代谢产物引起的。这些药物似乎通过抑制 ADP 与血小板的结合来发挥抗血小板作用。
- 口服给药,并且仅在 2~3 天后就能完全起效。负荷剂量会加速药物起效。
- 氯吡格雷的常用剂量为每日 50~100mg。
- 副作用包括腹泻和皮疹。中性粒细胞减少症可能较严重但通常可逆。也可出现再生障碍性贫血和血栓性血小板减少性紫癜,特别是噻氯匹定。

血小板 GP Ⅱ b/ Ⅲ a 受体抑制剂

- 血小板 GP Ⅱ b/ Ⅲ a 受体缺乏或阻滞时,任何生理激动剂都不会使血小板聚集。
- 单克隆抗体、肽或非肽激动剂可以阻断 GP Ⅱ b/ Ⅲ a。
- 阿昔单抗是一种人鼠嵌合体的抗体片段,当 80% 的 GP Ⅱ b/ Ⅲ a 受体被阻断时,几乎完全抑制血小板聚集,也可抑制血小板的凝血酶原酶活性。
- 据报道,在 2%~6% 的患者中血小板计数低于 $100×10^9/L$,1%~2% 的患者血小板计数低于 $50×10^9/L$。
- 环肽类的精氨酸-甘氨酸-天冬氨酸(RGD)序列或赖氨酸-甘氨酸-天冬氨酸(KGD)序列可与 GP Ⅱ b/ Ⅲ a 高亲和力结合,并且可部分抵抗酶解作用。
- 非肽制剂(替罗非班)抑制黏附蛋白与 GP Ⅱ b/ Ⅲ a 的结合,可能是因为它们模拟了 RGD 序列的结构特征。

抗血小板药物的临床应用

缺血性心脏病

- 阿司匹林广泛用于急性冠脉综合征和其他形式的缺血性心脏病的一级和二级预防。
- 阿司匹林单独或联合用于治疗不稳定型心绞痛和急性心肌梗死,并且是溶栓治疗、经皮冠状动脉介入治疗或冠状动脉旁路移植术后的辅助药物。

- 噻吩并吡啶衍生物可与阿司匹林联合用于治疗不稳定型心绞痛，以及预防冠状动脉支架术后的急性闭塞。
- GPⅡb/GPⅡa受体拮抗剂联合其他药物有利于治疗不稳定型心绞痛和进展中的心肌梗死，并可预防经皮冠状动脉介入治疗后的缺血性血管并发症的发生。

瓣膜性心脏病

- 对于人工心脏瓣膜患者，一般建议使用口服抗凝剂治疗。在充分抗凝治疗基础上仍出现体循环动脉栓塞的患者，推荐加用阿司匹林治疗。

脑血管病

- 对于既往有脑血管事件或心脏事件的患者，抗血小板治疗可预防脑血管事件。
- 在多数研究中，阿司匹林的剂量为38～100mg/d，但最佳剂量尚未确定。低剂量似乎与高剂量一样有效，但具有较少的副作用。

外周血管疾病

- 阿司匹林治疗可减少血管手术的需要，而不会影响稳定的间歇性跛行模式，这表明抗血小板治疗可减少血栓形成并发症，而不会影响基本的疾病进程。
- 抗血小板治疗在外周动脉重建术后预防移植物闭塞方面的作用存在争议。

纤溶药物

- 表88-7列出了应用抗纤溶疗法治疗的疾病。

表88-7　抗纤溶药物的主要用途	
疾病	说明
全身纤溶	
α₂-纤溶酶抑制剂或纤溶酶原激活物抑制物（PAI）缺乏	罕见的遗传性疾病
急性早幼粒细胞白血病	必须区分纤维蛋白溶解和弥散性血管内凝血（DIC）
肝硬化和肝移植	偶见于肝硬化病例；常见于肝移植无肝期
恶性肿瘤	偶见于前列腺癌和其他癌
DIC	必须慎用；可导致血栓形成
体外循环	减少失血和输血需求
纤溶治疗	可用于治疗出血性并发症
局部纤溶	
血友病和血管性血友病	减少拔牙和其他手术后出血
前列腺切除术	减少术后出血
Kasabach-Merritt综合征	缩小血管瘤
月经过多	常减少出血

赖氨酸合成类似物

- ε-氨基戊酸和氨甲环酸是合成的赖氨酸类似物，它们通过占据纤溶酶原上负责纤溶酶原与纤维蛋白结合的赖氨酸结合位点来阻止纤溶酶原向纤溶酶的转化，从而加速纤溶酶原向纤溶酶的转化。

ε-氨基己酸

- 口服给药后2小时达到血浆峰值。
- 80%的静脉注射剂量在3小时内被肾脏清除。
- 由于分布量大，该药在12～36小时内排出。
- ε-氨基己酸最常用的给药方案见表88-8。
- 在接受ε-氨基己酸长期治疗的患者中，已发现有横纹肌溶解的情况。

表88-8　抗纤溶药物最常用的给药方案

药物和适应证	ε-氨基己酸	氨甲环酸
遗传性和获得性出血性疾病耐受口服治疗患者出血的预防和治疗	每日3次，每次2～5mg	每日3次，每次500～1000mg
与严重出血有关的急性情况	没有获得充分使用经验	10分钟静脉注射1g，8小时静脉注射1g
预防大手术（如心脏手术、肝脏大手术、血管大手术）失血过多	50～100mg/kg静脉注射，随后在手术过程中10～15mg/（kg·h）静脉注射	1g静脉注射，然后100mg/h静脉注射

氨甲环酸

- 半衰期为1～2小时。
- 超过90%在24小时内从尿液排出体外。
- 氨甲环酸最常用的给药方案见表88-8。
- 不常见的副作用包括血栓形成、肌肉坏死或超敏反应。在高剂量下，氨甲环酸的使用（很少）与癫痫发作有关。
- 当存在相关的血栓形成过程时，如隐匿性弥散性血管内凝血，血栓形成风险最为显著。
- 在上尿路出血患者中，抗纤溶治疗可导致尿路系统血栓栓塞。

抑肽酶

- 这种多肽通过与酶形成1:1的复合物来抑制丝氨酸蛋白酶。
- 抑肽酶因胃内失活而需行静脉注射。
- 分布于细胞外间隙，由肾脏代谢。
- 效价用"激肽释放酶抑制剂单位"（KIU）表示，其中106KIU对应140mg纯抑制剂。
- 最常见的副作用是恶心、呕吐、腹泻、肌肉疼痛和低血压。
- 过敏副作用有瘙痒、皮疹、荨麻疹和呼吸困难。心血管衰竭、支气管痉挛或过敏性休克罕见。

- 由于在接受心脏手术的患者中肾脏并发症、心血管发病率和死亡率的增加，抑肽酶在大多数国家不再应用。

 更多详细内容请参阅《威廉姆斯血液学》第10版，Sam Schulman，Marcel Levi：第32章 抗血栓治疗。

（译者：董 焕 付荣凤 张 磊）

第89章

遗传性易栓症

- 血栓栓塞的危险因素可以是遗传性的，也可以是获得性的（表89-1）。
- 遗传性易栓症是由基因异常导致的血栓形成风险增加。这些相同的危险因素可能易导致妊娠并发症（复发性流产、胎儿死亡等）。
- 首次发生深静脉血栓的患者中，多达50%的人出现异常的实验室检查结果，提示有血栓样缺陷。而反复血栓形成的患者或具有明显家族史的患者更可能有实验室证据表明存在血栓形成倾向（表89-1）。
- 高达16%的易栓症患者有一个以上的先天性异常。
- 这些遗传缺陷还与获得性血栓形成危险因素（如制动、创伤、恶性肿瘤或口服避孕药）相互作用，导致血栓形成。
- 如表89-2所示，有几种情况可能导致血栓检测假阳性。
- 静脉血栓栓塞、动脉血栓事件和妊娠并发症的相对风险如表89-3所示。

表89-1 常见遗传性易栓症的患病率

易栓症类型	总人群	VTE患者
抗凝血酶、蛋白S、蛋白C缺陷	1%	7%
因子V Leiden	白种人4%～7% 非白种人0～1%	21%
凝血酶原G20210A	白种人2%～3% 非白种人0～1%	6%
Ⅷ因子：c水平升高	11%	25%
中度高同型半胱氨酸血症	5%	10%

注：VTE，静脉血栓栓塞。

表89-2 产生假阳性检验结果的情况

检测	获得性静脉血栓形成危险因素
活化蛋白C（APC）抵抗增加	妊娠、使用口服避孕药、使用直接凝血酶或直接Ⅹa因子抑制剂、卒中、存在狼疮抗凝剂、因子Ⅷ水平升高、存在抗APC自身抗体
因子V Leiden	—
凝血酶原G20210A	—
蛋白C水平降低	肝病、使用维生素K拮抗剂（VKA）、维生素K缺乏、儿童、弥散性血管内凝血、存在抗蛋白C自身抗体

续表

检测	获得性静脉血栓形成危险因素
游离蛋白S水平降低	肝病、使用VKA、使用直接Ⅹa因子抑制剂、维生素K缺乏、妊娠、使用口服避孕药、肾病综合征、儿童、存在抗蛋白S自身抗体、弥散性血管内凝血
抗凝血酶水平降低	肝素的使用、血栓形成、弥散性血管内凝血、肝病、肾病综合征
高同型半胱氨酸血症	缺乏叶酸（维生素B$_{11}$）、维生素B$_{12}$或维生素B$_6$、老年、肾衰竭、过量饮用咖啡，吸烟
Ⅷ因子水平升高	妊娠、口服避孕药、运动、压力、高龄、急性反应、肝病、甲状腺功能亢进、癌症

表89-3 常见的遗传性易栓症和动静脉血栓和妊娠并发症的相对风险

	相对风险			
	首次VTE	复发VTE	动脉血栓	妊娠并发症
抗凝血酶缺乏	5～10	1.9～2.6	无相关	1.3～3.6
蛋白C缺乏	4～6.5	1.4～18	无一致相关	1.3～3.6
蛋白S缺乏	1～10	1.0～1.4	无一致相关	1.3～3.6
Ⅴ因子Leiden突变	3～5	1.4	1.3	1.0～2.6
凝血酶原G20210A	2～3	1.4	0.9	1.9～1.3
Ⅷ因子水平持续升高	2～11	6～11	—	4.0
中度高同型半胱氨酸血症	2.5～2.6	2.6～3.1		无一致相关

对活化蛋白C的遗传性抵抗

病因和发病机制

- 活化蛋白C（APC）抵抗是患者血浆中抗凝活性的异常降低，超过90%以上的患者是由于凝血因子Ⅴ基因异常（506位点上谷氨酰胺代替了精氨酸）而导致的，这明显抑制了APC途径的凝血因子Ⅴa的灭活。这种异常的凝血因子Ⅴ通常被称为因子Ⅴ Leiden。

临床特征

- 因子Ⅴ Leiden突变发生率在高加索人中为3%～12%，但在其他种族中罕见。
- 据报道，深静脉血栓和浅静脉血栓形成是因子Ⅴ Leiden突变最常见的表现，占首次血栓栓塞事件的20%～25%。
- 因子Ⅴ Leiden杂合突变使静脉血栓形成的相对风险增加4～8倍。然而，这种突变的绝大多数杂合子携带者在其一生中不会发生血栓。相反，大约一半的纯合子携带者在他们的一生中会出现明显的血栓形成。

- 关于因子 V Leiden 在反复血栓形成事件中的作用目前尚无定论。
- 因子 V Leiden 诱导了一个相对轻度的高凝状态，但合并其他遗传性疾病（如抗凝血酶缺陷症）或获得性危险因素（如制动或使用口服避孕药）可显著增加血栓形成的风险。使用避孕药使凝血因子 V Leiden 的患者血栓形成风险增加 4 倍。
- 因子 V Leiden 的患者合并其他风险因素如吸烟时，其动脉血栓形成风险明显增加。

实验室特征
- APC 抵抗的患者可通过特殊的凝集试验来鉴别。
- DNA 检测可确诊凝集试验为阳性者并鉴别纯合子和杂合子。

凝血酶原 G20210A 基因多态性

病因和发病机制
- 凝血酶原基因的 3′ 非翻译区末端核苷酸 20210 位点上的鸟苷酸（G）取代了腺苷酸（A）而导致血浆凝血酶原水平升高，从而诱发血栓形成。

临床特征
- 这种突变主要发生在高加索人中。
- 该突变可能导致不同年龄人群的静脉血栓栓塞，有时发生非典型部位血栓。动脉血栓形成也会发生。
- 该突变导致血栓的发生风险增加至 2 ～ 5.5 倍。
- G20210A 基因多态性患者如合并其他遗传性易栓因素或风险因素（如口服避孕药或吸烟）会进一步增加血栓形成的风险。

实验室特征
- 诊断依赖于 DNA 检测来识别凝血酶原基因突变。

高同型半胱氨酸血症

病因和发病机制
- 高同型半胱氨酸血症是指血浆同型半胱氨酸水平高于正常。
- 重型高同型半胱氨酸血症或高胱氨酸尿症是一种罕见的常染色体隐性遗传病，可伴有神经系统异常、早发心血管疾病、脑卒中和血栓形成。
- 轻型和中型高同型半胱氨酸血症是动脉硬化、动脉血栓形成及静脉血栓形成的独立危险因素。
- 同型半胱氨酸通过影响内皮细胞功能发挥促血栓形成的作用。
- 高同型半胱氨酸血症可能是参与含硫氨基酸代谢的酶发生突变，或维生素 B_6、维生素 B_{12} 或叶酸的营养缺乏，或这些原因的综合作用所致。

临床特征
- 高同型半胱氨酸血症常与静脉和动脉血栓形成有关。
- 高同型半胱氨酸血症使静脉血栓形成的比值比增加至 2.5 ～ 3.0。
- 高同型半胱氨酸血症如合并其他血栓危险因素，如因子 V Leiden 突变，会明显增加血栓栓塞的风险。

- 高同型半胱氨酸血症是反复血栓形成的有力预测指标。

实验室特征

- 同型半胱氨酸水平可以应用血浆进行测定。
- 可以使用分子生物学技术确定与同型半胱氨酸代谢有关的酶的基因突变（如 *MTHFR* 基因）。

蛋白C缺陷

病因和发病机制

- APC通过灭活活化的凝血因子V和活化的凝血因子Ⅷ起抗凝作用。蛋白C缺陷会降低这种抗凝作用并导致高凝状态。
- 蛋白C缺陷是常染色体显性遗传性疾病。
- 杂合子突变的蛋白C水平约为50%。
- Ⅰ型缺陷是由正常蛋白合成减少引起的。
- Ⅱ型缺陷是蛋白功能异常所致。

临床特征

- 蛋白C缺陷的临床表现存在个体差异，可能是因为合并了其他导致血栓倾向的疾病。
- 大多数缺陷患者是通过筛查没有血栓形成的个人史或家族史的表型正常个体而发现的。
- 最常见的表现是深静脉血栓形成和浅静脉血栓形成。静脉血栓形成可发生在非典型部位。动脉血栓形成少见。
- 到45岁时，有血栓家族史的杂合子患者多达一半会出现静脉血栓栓塞。
- 蛋白C水平低于1%的纯合子患者可发生严重的血栓栓塞综合征，如新生儿暴发性紫癜。
- 蛋白C缺陷也可导致应用华法林时发生皮肤坏死（见第90章）。

实验室特征

- 蛋白C缺陷可以通过精确操作的蛋白C测定来检测。
- 免疫分析可区分Ⅱ型（正常抗原，活性降低）或Ⅰ型缺陷（抗原减少，活性降低）。
- 迄今为止发现的大量突变限制了DNA突变分析的应用价值。
- 接受华法林治疗的患者必须在停用华法林治疗至少2周后才能测定蛋白C水平。

蛋白S缺陷

病因和发病机制

- 蛋白S通过增强APC的活性而起抗凝作用，并且还可以直接抑制凝血因子Va、Ⅷa和Xa。
- 血浆蛋白S以游离型和与C4b结合蛋白结合的方式存在于血液循环中。只有游离型具有活性。

- 蛋白S缺陷是常染色体显性遗传性疾病。
- 蛋白S缺陷可能是由于活性蛋白的合成减少（Ⅰ型）、合成的为缺陷蛋白（Ⅱ型），或者结合蛋白S水平正常而游离蛋白S水平（活性形式）降低（Ⅲ型）所致。

临床特征

- 遗传性蛋白S缺陷症的临床特征与蛋白C缺陷症的临床特征相似。
- 在许多临床条件下，包括口服避孕药、妊娠、口服抗凝剂、弥散性血管内凝血、肝病、肾病综合征和炎症性疾病，都会出现蛋白S水平降低。

实验室特征

- 筛选试验中，评价游离蛋白S抗原或APC-辅因子抗凝活性效果优于确定总蛋白S抗原量。
- 根据总蛋白和游离蛋白S及蛋白S活性的测定可分类为Ⅰ、Ⅱ和Ⅲ型。
- 获得性蛋白S缺陷的高发生率使得识别遗传性缺陷变得困难。
- DNA分析可在有突变家族史的患者中应用，但是大量的突变类型限制了其应用价值。

抗凝血酶缺陷症

病因和发病机制

- 抗凝血酶是一种蛋白酶抑制剂，与凝血酶和凝血因子Ⅸa、Ⅹa和Ⅺa形成不可逆的无活性复合物，肝素或硫酸乙酰肝素可在内皮表面加速这一反应。
- 抗凝血酶缺陷症是常染色体显性遗传。
- Ⅰ型缺陷是指抗凝血酶蛋白合成减少。
- Ⅱ型缺陷是指产生的抗凝血酶功能异常。

临床特征

- 最常见的表现是下肢静脉血栓形成。静脉血栓形成也可能发生在不典型部位。很少发生动脉血栓形成。
- 抗凝血酶缺陷症在年龄小于70岁首次发生静脉血栓的患者中约占1%。
- 抗凝血酶缺陷症可使血栓形成的比值比增加至10～20。
- 静脉血栓形成的高峰时期是20岁。
- 如合并易栓症的其他基因异常与导致血栓倾向的内环境因素，则明显增加血栓形成的风险。
- 数值低于5%的抗凝血酶缺乏罕见，可导致严重的动脉和静脉血栓形成。
- 肝素治疗耐药常发生于无抗凝血酶缺陷的患者，并且不是抗凝血酶缺陷的预测指标。

实验室特征

- 抗凝血酶缺陷可以通过准确的功能分析来检测。需要免疫学分析来区分Ⅰ型和Ⅱ型缺乏。
- 抗凝血酶活性水平常在40%～60%。
- 由于轻度肝病、血栓形成或肝素治疗，抗凝血酶活性也可下降，需要重复测定并进行家族研究以确定诊断。

凝血因子Ⅷ和其他凝血因子水平升高

- 凝血因子Ⅷ水平超过正常值的150%被定义为血栓形成的独立危险因素。
- 初步数据表明，凝血因子Ⅴ、Ⅸ、Ⅹ和ⅩⅠ水平高于150%同样易导致血栓形成。
- 凝血因子水平升高的机制未明，血栓的发病机制可能是凝血酶的增加。
- 凝血因子Ⅷ水平升高的患者临床特征与其他易栓症患者一致。
- 凝血因子Ⅷ抗原的水平与凝血因子Ⅷ促凝活性一致。

先天性血栓性异常纤维蛋白原血症

- 异常纤维蛋白原血症是指此分子的质的缺陷，50%可无症状，30%有出血症状，20%出现血栓（见第81章）。
- 大约0.8%的血栓栓塞症患者被发现有异常纤维蛋白原血症。
- 血栓性异常纤维蛋白原血症患者常在30～40岁出现静脉血栓形成。
- 这些患者的自然流产和死产率增加，并可有产后出血。
- 对于异常纤维蛋白原血症患者，稀释凝血酶时间或蛇毒凝血酶时间延长，免疫学检测纤维蛋白原抗原水平与纤维蛋白原凝集功能不一致。

其他可疑的易栓症

- 纤维蛋白溶解系统或血栓调节蛋白的遗传缺陷是易栓症的潜在因素，但尚未明确。

易栓症的诊断

- 越来越多的共识认为常规检测静脉血栓栓塞患者的易栓症检查是没有用的，主要是因为缺乏临床相关性且成本过高。
- 尽管如此，如果选择进行检测，静脉血栓栓塞症患者的综合分析应包括常见和罕见易栓症的原因检测。
- 接受口服抗凝剂治疗的患者可评估易栓因素，但蛋白C抵抗、蛋白C和蛋白S水平应除外。在接受肝素治疗而不是口服抗凝剂的患者治疗约2周后，可采血测定蛋白C和S水平。凝血因子Ⅴ Leiden突变患者可测定基因型而不是APC抗性。
- 既往有血栓栓塞或有明显血栓栓塞家族史的妇女在接受口服避孕药前可进行易栓症评估。
- 有静脉或动脉血栓形成的儿童可能有易栓症。
- 对于反复中期流产或其他不良妊娠结局的妇女，应考虑易栓症诊断。

易栓症的治疗

- 发生血栓栓塞或肺栓塞的易栓症患者应该按照治疗静脉血栓栓塞症的标准方案进行治疗，即患者应该首先接受肝素的标准治疗，然后接受维生素K拮抗剂治疗以维持INR在2～3。第一次静脉血栓栓塞后需要延长治疗时间。

- 易栓症患者如发生反复血栓栓塞事件，建议持续抗凝治疗，持续时间尚不确定。
- 如果不继续使用口服抗凝剂治疗，在高血栓风险事件如手术、创伤、并发感染或制动时可开始使用低分子量肝素进行抗血栓形成预防性治疗。
- 已知B族维生素和叶酸可降低血浆同型半胱氨酸水平，但其预防价值尚未确定。然而在临床实践中常采用这种治疗。
- 对于既往有血栓栓塞的孕妇，应考虑低分子量肝素治疗。对于在这种情况下肝素的最佳剂量正在进行临床试验。
- 妊娠期间发生静脉血栓栓塞的患者在整个妊娠过程中都需要肝素治疗，且产后4～6周行抗凝治疗（见第87章）。

更多详细内容请参阅《威廉姆斯血液学》第10版，Saskia Middeldorp，Michiel Coppens：第131章　遗传性易栓症。

（译者：董　焕　付荣凤　张　磊）

第90章

静脉血栓栓塞

- 静脉血栓栓塞症［深静脉血栓和（或）肺栓塞］是一种常见的疾病，在美国估计每年有900 000名患者。
- 肺栓塞可能导致猝死，因此减少肺栓塞死亡的关键策略为预防肺栓塞。
- 在美国每年约60万个非致命性静脉血栓栓塞患者中，约60%临床表现为深静脉血栓，40%表现为肺栓塞。
- 临床上肺栓塞栓子主要来自近端深静脉血栓（血栓形成涉及腘静脉、股静脉或髂静脉）。上肢深静脉血栓形成也可能导致肺栓塞。其他不常见的肺栓塞栓子来源包括盆腔深静脉、肾静脉、下腔静脉、右心静脉和腋静脉血栓形成。
- 目前已发现一些静脉血栓栓塞的获得性和遗传性危险因素（表90-1；见第89章遗传性易栓症）。当存在一种以上的诱发因素时，血栓栓塞的风险增加。

表90-1	静脉血栓栓塞危险因素
获得性	遗传性[a]
高龄（年龄＞40岁）	活化蛋白C抵抗
既往血栓病史	凝血酶原G20210A
外科手术	抗凝血酶缺乏
外伤	蛋白S缺乏
长期制动	蛋白C缺乏
特定的恶性肿瘤	异常纤维蛋白原血症
充血性心力衰竭	
新发的心肌梗死	
下肢瘫痪	
雌激素应用	
妊娠或产后	
静脉曲张	
肥胖	
抗磷脂抗体综合征[b]	
高同型半胱氨酸血症	

a 见第89章。
b 见第85章。

临床特征

- 深静脉血栓栓塞和肺栓塞的临床特征是非特异性的。

静脉血栓栓塞

- 静脉血栓栓塞的临床特征包括腿部疼痛、压痛和不对称肿胀，血管在栓塞部位呈条索状、变色，静脉扩张、浅静脉突出和发绀。
- 在特殊情况下，患者可能出现股青肿（全部静脉闭塞、腿部极度肿胀、动脉血流受阻）。
- 50%～85%的临床怀疑深静脉血栓栓塞患者，未被客观的检查结果证实。轻微症状和体征的患者可有广泛的深静脉血栓。相反，有疼痛和肿胀的患者，提示广泛的深静脉血栓形成，但客观检查结果可为阴性。
- 虽然临床诊断是非特异性的，但是前瞻性研究已经证实，使用包括体征、症状和危险因素的临床预测方法，可将患者发生深静脉血栓栓塞的风险分为低危、中危或高危。

肺栓塞

- 急性肺栓塞的临床特征包括以下症状和体征，这些症状和体征之间可能有重叠：
  - 没有其他临床特征的短暂性呼吸困难和呼吸急促。
  - 胸膜炎性胸痛、咳嗽、咯血、胸腔积液、胸片显示肺梗死或充血性肺不张（也称为缺血性肺炎或不完全梗死）。
  - 严重呼吸困难、呼吸急促和右心衰竭。
  - 伴有低血压、晕厥和昏迷的循环衰竭（通常伴有大面积肺栓塞）。
  - 一些不常见和非特异性的临床表现包括不明原因的心动过速或心律失常、顽固性心力衰竭、喘息、咳嗽、发热、焦虑/恐惧和精神错乱。
- 所有这些临床特征都是非特异性的，并可能由各种心肺疾病引起。
- 可以使用内部临床判断或临床预测规则对肺栓塞的验前概率进行分类。

诊断

- 客观的诊断试验可确认或排除静脉血栓栓塞的存在。
- 对于临床不可能、可能性低或中等可能发生肺栓塞的患者，血浆纤维蛋白降解产物D-二聚体的测定是一种简单、快速且经济高效的临床一线排除试验。
- 图90-1和图90-2分别显示了深静脉血栓栓塞和肺栓塞的综合诊断策略。

静脉血栓栓塞

- D-二聚体的酶联免疫吸附测定（ELISA）和快速定量ELISA对有症状患者的深静脉血栓栓塞具有高度敏感性（96%）和约0.10的阴性似然比。
- 行近端静脉加压超声成像检查可以安全地排除有症状患者的重要深静脉血栓形成（除超声检查可能漏诊的盆腔血栓栓塞外）。
- 由于各个中心的专业技能水平和血栓发生率不同，小腿静脉的阳性超声检查结果的阳性预测值在不同中心可能会有所不同。为了检测起初漏诊但可能已经发展至近端静脉血栓栓塞的小腿静脉血栓，需在5～7天后重复超声检查。
- 在专科中心，用双相（多普勒）超声对近端静脉和小腿静脉进行综合评估已足够。
- 测量D-二聚体可与腿静脉的超声成像相结合。如果这两项检查为阴性，则不需要重复超声成像检查。

肺栓塞

- 对于大多数疑似肺栓塞患者，联合CT动脉成像（CTA）和CT静脉成像（CTV）是首选方法，其可为超过90%的患者是否行抗栓治疗提供明确的依据。
- 联合腿的静脉超声检查时，CTA在排除肺栓塞方面不逊于通气灌注肺扫描。
- 单排螺旋CT对大栓子（段或大动脉栓塞）高度敏感，但对亚段肺动脉栓塞的敏感性要低得多。
- 多排CT检查及对比增强CT的应用，进一步提高了CT诊断肺栓塞的效用，也用于亚肺动脉栓塞。
- 对比增强CTA的优势是可提供明确结果（阳性或阴性），非血管结构识别性强，并能同时评估腿部深静脉系统（CTV）。
- 肺通气灌注扫描是诊断肺栓塞的另一种选择。肺灌注扫描结果阴性可排除重要的肺栓塞。
- 肺部扫描结果（即伴有通气不匹配的大面积肺灌注缺损）对肺栓塞有85%的阳性预测价值，并且为大多数患者提供了抗血栓治疗的依据。
- 肺扫描的主要局限性是大多数患者的结果不确定，即使考虑到临床预测概率的问题。约70%的疑似肺栓塞患者应用了非诊断性肺扫描模式。
- 磁共振成像似乎对肺栓塞高度敏感，是一种很有发展前景的诊断方法。然而，肺

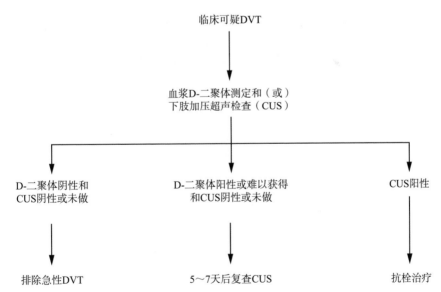

图90-1 初诊疑似DVT患者的诊断流程。如果患者患病的临床概率中等或较低，则D-二聚体阴性可排除急性DVT，而不需要进一步使用加压超声（CUS）检查。若临床概率高则应行超声检查。CUS检查部位从腹股沟中的股总静脉开始，经过腘静脉，一直延伸到髌骨远端10cm。D-二聚体阴性时还需CUS阴性才能排除急性DVT而无须重复CUS检查。在D-二聚体水平高（或D-二聚体不可用）的患者中，需要在5～7天后重复CUS以检测延伸的小腿静脉血栓。在专业的医学中心，全腿双相超声检查（CUS＋血流评估）的单一阴性结果足以排除急性DVT

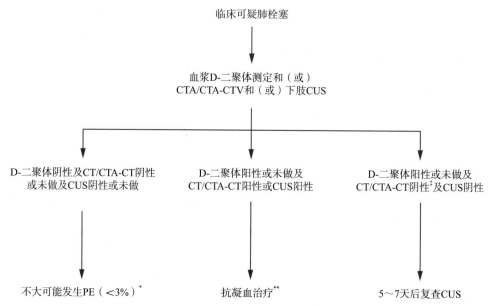

图90-2 对疑似肺栓塞（PE）的患者应用CTA作为重要影像学检查的综合诊断策略。*如果患者临床评估发生肺栓塞的概率为中度或较低，单独D-二聚体阴性可以作为阴性预测值较高（＞96%）的排除指标。临床评估概率高的患者应接受CTA或CTA-CTV联合检查。**如果患者临床评估发生肺栓塞的概率为中度或较高，且CTA或CTA-CTV联合检查的结果阳性，静脉血栓栓塞的阳性预测值为90%或以上。同样，下肢近端深静脉的加压超声检查（CUS）结果异常，说明近端静脉血栓形成具有较高的阳性预测值并且需行抗血栓治疗。如果临床评估患者发生肺栓塞的概率较低，而主肺动脉或支气管动脉的CTA或CTA-CTV结果阳性对于PE的存在仍具有高度预测值（97%）；临床评估发生肺栓塞的概率较低而CTA结果仅提示肺段或亚段动脉阳性的患者，建议进一步检查包括肺动脉造影或连续性CUS检查。‡CTA或CTA-CTV联合检查的阴性结果对于临床评估发生肺栓塞概率较低患者的阴性预测值较高（96%）。对于临床评估发生肺栓塞概率为中等的患者，CTA-CTV联合检查的阴性结果的阴性预测值也很高（92%），但单用CTA检查的阴性结果的阴性预测值（89%）略低。对于临床评估发病概率高的患者，建议采用连续CUS或肺动脉造影检查

栓塞的敏感性在不同观察者间存在差异，敏感度的范围从70%到100%不等。

- 使用肺动脉选择性导管植入术行肺血管造影对于无肺动脉高压或心力衰竭的患者来说是一种相对安全的技术。当其他方法无法确定肺动脉栓塞，且需要明确肺动脉是否栓塞时，如果具备肺血管造影的条件，可使用肺血管造影。
- 适用于无症状的深静脉血栓形成患者的客观检查，也适用于疑似肺栓塞患者，特别是那些肺部扫描结果或CT结果不确定的患者。无论是否存在肺栓塞，通过客观检查明确近端静脉血栓是否形成为抗凝治疗提供了指征，并且不需要进一步的检查。

静脉血栓栓塞的远期并发症

- 血栓后综合征是深静脉血栓栓塞的常见并发症。
- 血栓后综合征的症状包括受累腿部疼痛、沉重、肿胀、痉挛、瘙痒或刺痛，可发生溃疡。站立或行走通常会加重症状，并随腿部休息和抬高而改善。

- 下肢静脉血栓确诊后，在患者症状允许的情况下，应立即使用合适的分级弹力袜，并且持续至少2年，可有效降低血栓后症状（包括中度至重度症状）的发生率。
- 慢性血栓栓塞性肺动脉高压是肺栓塞的严重并发症，可发生在1%～3%的患者中。
- 即使经过充分治疗，如果临床体征和肺栓塞症状持续数月，则可怀疑为慢性血栓栓塞性肺动脉高压，并可通过超声心动图和肺通气灌注扫描证实。

治疗

- 静脉血栓栓塞患者的治疗目标：
  - 防止肺栓塞导致死亡。
  - 预防反复静脉血栓形成或肺栓塞。
  - 预防或减少血栓后综合征。
- 抗血栓治疗对静脉血栓栓塞非常有效。第88章概述了抗血栓治疗的原则。
- 用普通肝素或低分子量肝素（LMWH）或肝素衍生物治疗5～10天（表90-2），或者在使用利伐沙班或阿哌沙班抗凝的情况下，可以不首先使用肝素。

表90-2　治疗静脉血栓栓塞的抗凝药物	
药物	用法
低分子量肝素	
依诺肝素	1.0mg/kg bid[a]
达肝素钠	200IU/kg qd[b]
亭扎肝素	175IU/kg qd[c]
那屈肝素	体重50～70kg：6150IU bid
	体重＜50kg：4100IU bid
	体重＞70kg：9200IU bid
瑞维肝素	体重46～60kg：4200IU bid
	体重35～45kg：3500IU bid
	体重＞60kg：6300IU bid
间接抗凝血因子Ⅹa抑制剂	
磺达肝素	体重50～100kg：7.5mg qd
	体重＜50kg：5.0mg qd
	体重＞100kg：10.0mg qd
直接口服抗凝剂	
达比加群	在注射肝素或低分子量肝素5天后：150mg bid
利伐沙班	15mg bid 21天，然后20mg qd同餐服用
阿哌沙班	10mg bid 7天，然后5mg bid 6个月，2.5mg bid持续治疗
依度沙班	在注射肝素或低分子量肝素后5天后：60mg qd[d]

a1.5mg/kg qd方案可用于癌症患者，但可能效果较差。

b1个月后，可继续150IU/kg qd作为长期口服维生素K拮抗剂的替代品。

c该方案也可用于长期治疗，作为口服维生素K拮抗剂的替代方案。

d如果患者的肌酐清除率为30～50mL/min或体重≤60kg或患者服用强效的P糖蛋白抑制剂药物，则每日30mg。

- 目前通过给予维生素K拮抗剂（如华法林）或直接口服抗凝剂（达比加群、利伐沙班、阿哌沙班或依度沙班）可实现长期抗血栓治疗。
- 首发近端静脉血栓或继发于一过性或可逆危险因素的肺栓塞的口服抗凝治疗的持续时间至少为3个月。
- 首发特发性（无症状）静脉血栓栓塞患者应接受至少6个月的治疗。
- 考虑到静脉血栓栓塞的复发风险、出血风险及患者的依从性，应个体化决定抗血栓治疗时间。
- 首发静脉血栓栓塞和仅有单一血栓形成危险因素（如因子 V Leiden 突变）的患者不需要长期抗血栓治疗（见第88章）。
- 对于有反复血栓和（或）血栓形成高危险因素（如活动性肿瘤或抗磷脂抗体）的患者，建议在无出血风险并且可以实现可控抗凝的患者中进行长期甚至无限期的治疗。如果给予无限期抗凝治疗，应定期重新评估继续治疗的风险获益比。
- 皮下注射LMWH 3～6个月的长期治疗效果至少与口服维生素K拮抗剂相同，而在癌症患者中更有效。然而反复皮下注射并不总能被患者很好地接受。
- 急性静脉血栓栓塞并且对抗凝治疗绝对禁忌的患者，适于放置下腔静脉滤器。
- 对于临时禁忌抗凝治疗（即并发出血或需要接受侵入性手术）的患者，可置入能够取回的下腔静脉滤器。
- 永久性腔静脉滤器置入可导致置入后1～2年内反复深静脉血栓栓塞的发生率增加（两年累积发病率从12%增加至21%）。如果放置永久性过滤器，应尽快安全地进行长期抗凝治疗，以预防反复深静脉血栓形成。

妊娠期静脉血栓栓塞的治疗

- 对于静脉血栓栓塞的孕妇，调整剂量的皮下肝素注射治疗是合适的长期抗凝方案（见第87章）。
- LMWH不通过胎盘，初步经验表明这些药物对于妊娠患者静脉血栓栓塞症的治疗是安全的。关于安全性优势，LMWH引起的血小板减少症、骨质疏松症可少于普通肝素。
- 另一个优点是LMWH每天一次给药即有效，而普通肝素需要每天注射两次。
- 妊娠患者应用LMWH治疗，需定期测定血浆抗凝血因子Ⅹa活性。
- 分娩后抗血栓治疗可转用维生素K拮抗剂。服用维生素K拮抗剂的患者可以进行母乳喂养，只要接受母乳喂养的婴儿补充维生素K治疗即可。

更多详细内容请参阅《威廉姆斯血液学》第10版，Gary E. Raskob, Russel Hull, Harry R. Buller：第133章　静脉血栓栓塞。

（译者：董　焕　付荣凤　张　磊）

第91章

抗体介导的血栓性疾病：血栓性血小板减少性紫癜与肝素诱导的血小板减少症

- 血栓性微血管病是以血小板减少症、微血管病性溶血性贫血、微血管血栓形成为特征，可引起中枢神经系统、肾脏和其他器官的多种损伤。
- 经典的血栓性微血管病变［即血栓性血小板减少性紫癜（TTP）］通常与获得性（自身免疫性）ADAMTS13缺乏相关，后者是一种金属蛋白酶，可裂解血管性血友病因子的超大多聚体，此多聚体通常由血管内皮细胞产生，但是可致高凝状态。遗传性ADAMTS13缺失也会发生，称为Upshaw-Shulman综合征。
- 溶血尿毒症综合征（HUS）是指主要影响肾脏的血栓性微血管病，并且可能与腹泻有关（由产生志贺毒素的革兰氏阴性微生物感染肠道引起）或非典型的，通常是由补体级联的调节异常导致的。
- 继发性血栓性微血管病与感染、某些药物、转移性肿瘤、恶性高血压或干细胞移植相关。
- 肝素诱导的血小板减少症（HIT）是肝素治疗的重要并发症，与轻度至中度血小板减少症及频发的动脉和静脉血栓栓塞相关。HIT由激活血小板、白细胞和内皮细胞的抗肝素/血小板因子4抗体引起。

血栓性血小板减少性紫癜

病因和发病机制
- 大多数TTP是由抗ADAMTS13的自身抗体引起的。先天性ADAMTS13缺乏症（Upshaw-Schulman综合征）很少见，但目前已被明确阐述（见第89章）。
- 引起TTP的潜在机制是血管性血友病因子失调引起血小板血栓形成。
- 超大的血管性血友病因子多聚体从血管壁的内皮细胞释放，并通过结合血管损伤部位的结缔组织和血小板表面的血小板糖蛋白Ⅰb受体介导血小板黏附。ADAMTS13裂解血管性血友病因子多聚体，从而在不存在血管损伤时防止血小板与血管壁相互作用。
- ADAMTS13缺乏导致自发微血管血小板血栓形成，从而引起微血管血栓和微血管病性溶血性贫血。

流行病学和临床特征
- 美国TTP每年的发病率约为4.5/100万。
- 高峰发病年龄在30～50岁，20岁以前该病罕见。男女比例约为2∶1，但在年轻患者中女性发病更多见。

- TTP的其他危险因素包括非洲血统和肥胖及遗传因素，如HLA-DRB1*04低频分布。
- TTP可急性起病或隐匿起病，可隐匿数周后发病。
- 大约1/3的患者出现溶血性贫血症状。血小板减少症通常会导致瘀斑或紫癜；口腔、胃肠道或泌尿生殖道出血不太常见，但可较严重。
- 全身微血管血栓形成可影响各个器官系统，预后存在个体差异。肾脏受累很常见，但急性肾衰竭的发生率不到10%。神经系统症状可以是暂时性或持续性的，可包括头痛、视力障碍、眩晕、性格改变、精神错乱、嗜睡、晕厥、昏迷、癫痫发作、失语、偏瘫和其他局灶性感觉或运动障碍。
- 许多患者会出现发热。无论是初次发病还是复发，TTP的症状有时非常不典型。不伴溶血性贫血的血小板减少症可预示疾病发作。在极少数情况下，视力障碍、胰腺炎、脑卒中或其他部位血栓栓塞可在发生明显的血栓性微血管病变前数天至数月出现。
- 心脏受累可导致胸痛、心肌梗死、充血性心力衰竭或心律失常。直接肺部受累并不常见，但可发生严重的急性呼吸窘迫综合征，可能继发于心力衰竭。
- 消化道症状常见，可包括腹痛、恶心、呕吐和腹泻。体格检查可能提示急性胰腺炎或肠系膜缺血。

实验室特征

- 由于TTP的症状和体征是非特异性的，因此诊断依赖于实验室检查，以排除其他原因引起的微血管病性溶血性贫血和血小板减少症。
- 血小板减少症常较严重，并且有一半患者的血小板计数低于20×10^9/L。尽管直接抗球蛋白（Coombs）试验通常为阴性，但溶血的现象特别是破碎红细胞常常存在。
- 血红蛋白水平存在个体差异，也可能会重度减低。此病的特征是微血管病性溶血性贫血和出现破碎红细胞（碎片化的红细胞，偶尔不存在），伴不同程度的网织红细胞增多、结合珠蛋白减少和直接Coombs试验阴性。
- 几乎所有患者的凝血酶原时间（PT）和活化部分凝血活酶时间（APTT）均正常，这反映了在TTP中血管内凝血的作用很小。在部分患者中曾报道纤维蛋白降解产物水平的轻度升高。
- 重度先天性ADAMTS13缺陷（水平＜5%）是先天性TTP的特征。重度获得性ADAMTS13缺乏对TTP具有特异性，但其敏感性仍存在争议。重度获得性ADAMTS13缺乏的发生频率与TTP患者的诊断方式有关。

鉴别诊断

- 与继发性血栓性微血管病相关的许多疾病可产生类似的临床和实验室结果。因此，诊断TTP比较困难，并且经常要考虑较多的鉴别诊断（表91-1）。
- 除了TTP外，很多情况下会出现破碎红细胞，尽管数量很少达到TTP典型的1%～18%的范围。有缺陷的机械心脏瓣膜患者有时会出现严重的Coombs试验阴性的溶血和明显的破碎红细胞增多。其他原因导致的碎裂性溶血性贫血在第19章进行了介绍。

表91-1	血栓性微血管病变的分类及鉴别诊断

血栓性血小板减少性紫癜（TTP）
自身免疫，伴有抗ADAMTS13抗体
先天性血栓性血小板减少性紫癜（Upshaw-Schulman综合征）
遗传性ADAMTS13缺陷，伴有*ADAMTS13*突变
溶血尿毒症综合征（STEC-HUS）
产志贺毒素大肠杆菌
非典型溶血尿毒症综合征（aHUS）
替代补体途径缺陷
二酰甘油激酶ε（DGKE）缺陷
继发性血栓性微血管病
弥散性血管内凝血
感染（病毒、细菌、真菌）
组织移植相关
化疗或放射损伤
组织排异
移植物抗宿主病
癌症
妊娠相关［先兆子痫、子痫、HELLP（溶血、肝酶升高、血小板减少）综合征］
系统性红斑狼疮和其他血管炎
抗磷脂抗体综合征
药物介导的免疫反应（奎宁、噻氯匹定）
药物介导的毒性反应（环孢素、他克莫司、丝裂霉素、吉西他滨）
钴胺素代谢缺陷
恶性高血压
机械性溶血（如主动脉瓣或二尖瓣功能障碍）

- 导致弥散性血管内凝血的疾病有时会引起微血管病变和血小板减少症，但血液凝血检查无明显异常提示为TTP。感染可导致重度ADAMTS13缺乏的患者病情加重，但更常见的是，感染会通过其他机制引起继发性血栓性微血管病。

- 接受实体器官移植的患者可发生血栓性微血管病变，通常以与环孢素或他克莫司免疫抑制有关的肾脏受累为主。这些药物似乎直接损伤肾脏内皮细胞并可导致神经毒性。这些症状均与TTP类似。

- 同样，造血干细胞移植受者可发生与高剂量化疗或放疗、免疫抑制药物、移植物抗宿主病或感染有关的血栓性微血管病变。

- 不管是哪种类型的癌症，都有一小部分患者存在血栓性微血管病变，但最常见的是胰腺癌、肺癌、前列腺癌、胃癌、结肠癌、卵巢癌、乳腺癌或原发灶不明的腺癌。在大多数情况下，癌症具有广泛转移的特点。

- 妊娠期血栓性微血管病的鉴别诊断包括先兆子痫、子痫、HELLP综合征（溶血、肝酶升高、血小板计数低）、妊娠急性脂肪肝、胎盘早剥、羊水栓塞和胎物残留。此外，妊娠有时会诱发先天性或获得性ADAMTS13缺陷患者发病；在大多数TTP患者中，12%～31%是孕妇，通常在孕晚期或产后发病。

- 如果存在其他可导致微血管病性溶血性贫血的因素，自身免疫性血小板减少症可

与TTP相混淆。无症状性血小板减少症有时也可能是TTP的唯一表现。TTP和自身免疫性血小板减少症可同时或相继发生。Evans综合征（伴有免疫性血小板减少症的自身免疫性溶血性贫血）常可通过Coombs试验阳性与TTP鉴别，并且血涂片中的球形红细胞较破碎红细胞更多见。HIT有时可与TTP类似，可伴有血小板减少症和广泛的动静脉血栓形成（见下文"肝素诱导的血小板减少症"）。

- 系统性红斑狼疮（SLE）可引起自身免疫性溶血和血小板减少症，并且狼疮性血管炎可引起与TTP类似的微血管病变、肾功能不全和神经病变。与其他自身免疫性疾病相关的血管炎也会造成类似的表现。

- 合并或不合并SLE的抗磷脂抗体综合征（APS）患者可发生血栓性微血管病变（见第85章）。临床特征类似于溶血尿毒症综合征、灾难性APS、恶性高血压、TTP或HELLP综合征。1/3的患者可在妊娠期间或产后发病。

- 在与血栓性微血管病相关的药物中，抗血小板药物噻氯匹定和氯吡格雷似乎可诱导产生ADAMTS13的自身抗体抑制物，继而导致TTP。噻氯匹定使用者中血栓性微血管病发生率为（200～625）/100万，常在开始治疗后2～12周发病。氯吡格雷导致的TTP发生率较低，据估计每百万使用者可发生10例TTP。表91-2列出了可引起TTP的其他药物。涉及的药物可包括特定的抗肿瘤药、环孢素A、他克莫司和奎宁。

- 恶性高血压与微血管溶血性贫血、血小板减少症、神经系统症状和肾功能不全有关，因此可与TTP表现相似。

表91-2　与继发性微血管病变相关的药物和毒素	
免疫介导	**激素**
奎宁	雌激素/孕激素口服避孕药
噻氯匹定	美雌醇、炔诺酮
氯吡格雷	17β-雌二醇透皮贴剂
抗肿瘤药物	结合雌激素
全反式维甲酸	**非法药物**
博来霉素联合顺铂	可卡因
卡莫司汀	海洛因
氯脲霉素	摇头丸
阿糖胞苷	**降脂药**
柔红霉素	阿托伐他汀
喷司他丁	辛伐他汀
雌莫司汀	**H₂受体拮抗剂**
吉西他滨	西咪替丁
洛莫司汀（CCNU）	法莫替丁
丝裂霉素	**接种疫苗**
他莫昔芬（当与丝裂霉素联合时）	脊髓灰质炎疫苗
抗血管生成药物	麻疹/腮腺炎/风疹疫苗
贝伐单抗	卡介苗（血管内）
舒尼替尼	流感疫苗

续表

免疫抑制剂和抗炎药物	其他
环孢素	蜜蜂叮咬
他克莫司	安非他酮
青霉胺	氯磺丙脲
莫罗单抗CD3（OKT3）	普鲁卡因胺
干扰素-α	碘
干扰素-β	一氧化碳
布洛芬	氯萘（在清漆中）
抗生素	氨基己酸
环丙沙星	紫锥菊提取物
克拉霉素	喹硫平
头孢菌素	
哌拉西林	
利福平	
甲硝唑	
喷司他丁	
磺胺类药物	
青霉素	
氨苄西林	
氧芬胂	
伐昔洛韦	
泛昔洛韦	
甲氟喹	

溶血尿毒症综合征

- 腹泻相关的溶血尿毒症综合征可发生在任何年龄，但主要发生在10岁以下儿童。

- 该病呈偶发性和发生在流行病中，与摄入被产志贺毒素细菌污染的食物或其他物质有关。在许多系列中，大肠杆菌O157：H7至少占80%，但溶血尿毒症综合征也可由其他含毒素大肠杆菌血清型或1型志贺菌引起。

- 在摄入细菌的3天内，患者出现腹痛腹泻，不伴发热，通常在几天内发展为血性腹泻。溶血尿毒症综合征可能在随后的2周内进展，出现微血管病性溶血性贫血、血小板减少症和肾损伤的急性发作。在腹泻相关的溶血尿毒症综合征中，ADAMTS13水平是正常的。

- 腹泻阴性溶血尿毒症综合征或非典型溶血尿毒症综合征比腹泻相关溶血尿毒症综合征少见得多。至少一半的病例似乎是由补体调节蛋白和激活成分的遗传缺陷引起的，包括补体因子H、因子I、因子H相关蛋白1和3（CFHR1、CFHR3）及C4结合蛋白（C4BP）的突变。此外，在一些非典型溶血尿毒症综合征患者中发现了H因子自身抗体，通常与CFHR1和CFHR3突变有关。

- 腹泻阴性溶血尿毒症综合征的临床表现可为散发、隐性或显性。许多患者在儿童时期出现溶血尿毒症综合征，但有些患者在成年期首次发作或无症状。偶尔患者发作间隔时间较长，这可能是由感染、其他疾病或妊娠引起的。该疾病常在肾移植患者中复发，可能是因为肾移植不能改变潜在的补体缺陷。

血栓性微血管病的治疗

- TTP的主要疗法是血浆置换（表91-3），其可以去除抗体抑制物并补充ADAMTS13。
- 除了H因子缺乏、疑似APS和奎宁诱导的TTP，目前没有确切的证据表明血浆置换疗法对非ADAMTS13缺乏的机制引起的血栓性微血管病有效。不管机制如何，临床特征多变且重叠。因此，基于血浆置换疗法对某些非典型TTP表现的患者也有疗效，可以用来治疗典型的溶血尿毒症综合征或继发性血栓性微血管病，尤其是成年人此类疾病。

表91-3　血栓性血小板减少性紫癜的治疗与监测
治疗
血浆置换每天1.5单位体积
如果血浆置换延迟＞12小时，血浆输注量为15～30mL/kg
在血小板计数＞50×10⁹/L后，加用阿司匹林80mg/d（可选）和常规血栓预防（如低分子量肝素）
继续治疗直至完全缓解（血小板＞150×10⁹/L，LDH正常）3天，然后减少血浆置换至隔日一次，再进行两次治疗并停止
糖皮质激素［如泼尼松2mg/（kg·d）或等效药物］
如果反应持久，则减量使用糖皮质激素
监测
神经系统症状
血红蛋白和血小板计数
血涂片中破碎红细胞
LDH
血清电解质、钙、BUN、肌酐
心电图、心肌酶
常见并发症
心律失常、心肌梗死
导管相关的出血或血栓形成
枸橼酸毒症（低钙血症、碱中毒）
对血浆的轻度过敏反应

注：BUN，血尿素氮；LDH，乳酸脱氢酶。

- TTP一经诊断，或确定疾病诊断适合行血浆置换，应立即开始治疗。最佳的血浆剂量未知，常规剂量是以40mL/kg或60mL/kg每日一次进行血浆置换，相当于1单位或1.5单位体积的血浆。
- 必须给予及时治疗，如果血浆置换必须延迟几小时，则血浆应以每天总剂量20～40mL/kg进行输注，并与患者对容量负荷的耐受程度相一致。
- 血浆置换应持续至患者完全缓解，如血小板计数＞150×10⁹/L、乳酸脱氢酶（LDH）达到正常范围，以及非局灶性神经症状消失。

- 减量和停止治疗的最佳时间尚未确定。典型的（但无证据基础）方法是继续进行血浆置换，直到完全缓解（正常LDH和血小板计数）持续至少2天，然后降低血浆置换的频率至隔日一次（或每周两次）持续一段时间。如果疾病保持稳定，可以停止治疗，并且密切监测病情以避免复发。

- 经血浆置换治疗的TTP患者的长期死亡率为10%～20%。大多数死亡发生在起病后几天内，几乎全部发生在起病后第一个月内。

- 病程长短不一。血浆置换平均9～16天后可达到完全缓解，几乎所有缓解都发生在2～40天。

- 多达1/3的患者在完全缓解后30天以上疾病复发。大多数疾病复发发生在缓解后的第一年，但也有13年后复发的。

- TTP是一种自身免疫性疾病，其自身抗体可清除ADAMTS13或阻断其功能。虽然疗效尚未得到明确证实，但是糖皮质激素的使用是合理的。通常是在血浆置换期间给予每日1mg/kg或2mg/kg的泼尼松或等效物，然后逐渐减量。另一种治疗方案是甲泼尼龙每天1g静脉注射持续3天。利妥昔单抗也用于减少疾病复发。

- TTP患者使用抗血小板药物治疗存在争议。阿司匹林和双嘧达莫常与血浆置换联合使用，但尚未明确显示可改变TTP的疗程。一旦血小板计数＞$50×10^9$/L，建议使用低剂量阿司匹林（如80mg/d）进行血栓预防。

- 尽管没有直接的有害性证据，但血小板输注与TTP的急性恶化和死亡相关。因此，血小板输注相对禁忌，仅用于治疗危及生命的出血，并且最好在血浆置换治疗开始后应用。

- 血浆置换难治的TTP患者免疫抑制治疗可能有效。

- 利妥昔单抗（每周375mg/m²，治疗2～8周）可使大约95%的患者在开始治疗的1～3周症状完全缓解、ADAMTS13水平正常及抗ADAMTS13抗体（如果存在）消失。

- 经验表明，长春新碱可能是有效的，虽然其疗效难以评估。给药方案为第1天给予2mg静脉滴注，随后是第4天和第7天1mg静脉滴注，或每周静脉滴注2mg，持续2～14周。环孢素已用于治疗TTP并可能对难治性TTP有效。环孢素每天2～3mg/kg分两次作为血浆置换的辅助治疗，或单独用作早期复发的TTP治疗，可使ADAMTS13活性恢复正常，且具有明显的疗效。

- 其他免疫抑制治疗方案包括口服或静脉注射环磷酰胺；口服硫唑嘌呤；环磷酰胺、多柔比星、长春新碱和泼尼松（CHOP）联合化疗；自体造血干细胞移植。

- 许多报道表明脾切除术可以延长缓解期，或降低对血浆置换或免疫抑制疗法耐受的TTP患者的复发率，其可能是与去除了抗ADAMTS13抗体产生的主要场所有关。

- 治疗继发性血栓性微血管病的基础是原发病的治疗。在大多数情况下，这足以改善血栓性微血管病的表现。

肝素诱导的血小板减少症

流行病学

- 尽管任何类型和任何剂量的肝素都会诱导血小板减少，但是HIT的发生率取决于所用肝素的性质、肝素剂量和持续时间及临床情况。

- 在非手术情况下，应用普通肝素治疗的患者（1% ～ 5%）HIT发生率明显高于用低分子量肝素治疗的患者（0.2% ～ 1%）。牛源性肝素治疗比猪源性肝素治疗的HIT发生率更高。新合成的戊糖抗凝药物导致HIT的风险较低或无风险。

- 通过限制肝素应用时间并避免静脉注射肝素可以预防HIT。肝素化的导管可导致HIT。

- HIT的最大临床风险因素是患者年龄和身体状况。HIT很少或从未发生在儿科患者中，尤其是新生儿。接受内科治疗的患者发生HIT的风险低于进行手术的患者。在外科手术患者中，接受冠状动脉旁路移植、整形手术或孤立肢体灌注的患者更易发生HIT。值得注意的是，尽管透析患者规律应用肝素，但是几乎从不发生HIT。

- 很多时候确定血栓形成的发生率会受到限制，一方面是HIT很少发生，另一方面是需要仔细记录诊断和血栓并发症。尽管如此，一些前瞻性研究提示HIT患者血栓形成的发生率在35% ～ 58%。动脉与静脉血栓发生率的比值较高（0.7∶1）。

病因和发病机制

- HIT是一种免疫复合物介导的疾病，其发生与肝素治疗中产生的肝素-血小板因子（PF）4复合物有关。这种抗体在其他形式的血小板减少症中未被发现。

- 这些抗体与血小板的结合导致通过FcγRⅡA的血小板活化和促进血栓形成的血小板微粒的形成。

- HIT抗体也可通过PF4-表面糖胺聚糖复合物与内皮细胞结合。这种结合可能进一步增加血管活化和促进局部血栓形成。

临床特征

- 病情复杂的患者很难做出HIT的诊断，这些患者可有多种血小板减少症或血栓形成的原因。根据血小板减少症的严重程度、发病时间、血栓事件和其他原因引起的血小板减少症（"4T"）制定了评分系统，以帮助对可疑患者保持足够的关注（表91-4）。

- 患者常在肝素治疗开始后5 ～ 10天发展为血小板减少症，除非在前3个月内应用过肝素。

- 在HIT中无继发于血小板减少症的出血表现，如瘀斑、鼻出血和从导管部位渗血。

- 静脉血栓形成的表现包括下肢或上肢深静脉血栓形成、肺栓塞、肾上腺梗死和脑静脉血栓形成。大静脉栓塞可导致肢体坏疽。

- 这种疾病的动脉血栓可能非常明显，是确认HIT的首要明显特征。常见的血栓并发症包括脑卒中、心肌梗死、肢体或手指缺血、肠系膜动脉血栓形成导致的肠梗死和肾梗死。

表91-4　4T

临床症状	分数		
	0	1	2
血小板减少（急性）	血小板计数极低（10×10^9/L）或下降＜30%	血小板计数低（10×10^9/L～20×10^9/L）或下降30%～50%	血小板计数中度降低（20×10^9/L～100×10^9/L）或下降＞50%
第一次发病时间（血小板减少或血栓形成）	≤4天（除非在近3个月内使用过肝素）	5～10天（没有有力证明）或≤1天（近3个月内应用过肝素）	在5～10天内有记录证明或最近事先有使用肝素的情况≤1天
血栓相关事件	无	常见血栓（DVT或导管血栓）或反复血栓；皮肤红斑病变或非可疑血栓	大血管血栓、皮肤坏疽或肝素注射部位红斑
血小板减少（其他原因引起的）	其他明确存在的致病原因	其他可能存在的致病原因	没有血小板减少的其他有力证据

注：6～8分是高危，4～5分是中危，0～3分是低危。DVT，深静脉血栓形成。

资料来源：Reilly MP，Taylor SM，Hartman NK，et al. Heparin-induced thrombocytopenia/thrombosis in a transgenic mouse model requires human platelet factor 4 and platelet activation through FcgammaRⅡA，Blood. 2001 Oct 15；98（8）：2442-2447。

实验室特征

- 血小板减少是HIT的重要实验室表现。最常见的是血小板中等程度减少，计数为20×10^9/L～100×10^9/L，或者血小板计数下降50%～70%。对某些皮肤坏死的患者进行观察发现，较为严重的血小板减少很少出现或不出现。

- 尽管HIT患者凝血酶生成增加，但患者很少发生失代偿性弥散性血管内凝血。

- 有两种HIT确诊检测方法。一种测定肝素-PF4复合物的Ig抗体（抗原测定），另一种测定血浆或血清中可激活血小板的肝素依赖性抗体（活性测定）。

- 抗原检测易于在实验室中建立并且时间较快。然而，该检测对HIT诊断的特异性有限。最近发现抗原测试假阳性的原因是存在抗PF4抗体而不是抗PF4/肝素抗体。

- 活性检测不能商业化是因为每次都需要特异性血小板供体。不同的供体血小板对HIT血清活化作用的敏感性可能差异很大。^{14}C-5-羟色胺释放试验（SRA），作为最早和最佳的活化测定方法之一，涉及由HIT抗体和肝素诱导的血小板释放^{14}C-5-羟色胺。最近，一种P-选择素表达试验（PEA）已经开发，它显示出与SRA相同的灵敏度，但不需要放射性测定；相反，它测量在肝素-PF4-HIT抗体复合物存在的情况下血小板表面P选择素的表达。活化测定将具有比抗原测定更大的特异性，但是特异性随各检测中心的经验而变化。其主要用于寻找血小板减少症的原因。

- 其他活性检测包括发光光度检测、微粒子发生检测。

- 一种切实可行的方法是，对于有HIT临床高风险的患者，在实验室结果出现之前，就应停止使用肝素并开始替代治疗。HIT的抗原检测阳性，尤其是血小板数量在接下来的时间内逐渐增加更可明确HIT的诊断。抗原检测阴性不排除HIT，应在患者接受替代抗凝治疗的24小时后复查。如果重复测定结果为阴性且血小板计数不增加，则应考虑其他诊断。

- 许多HIT患者常伴有复杂的内外科疾病，其中许多也会引起血小板减少症。表91-5列出了相关疾病的鉴别诊断。

表91-5　其他类似肝素诱导的血小板减少症的临床状况
血小板减少症
破坏增多
急性免疫性血小板减少性症
稀释性血小板减少症
输血后紫癜
药物诱导的血小板减少症
奎尼丁、奎宁、复方磺胺甲噁唑、利福平、卡马西平、双氯芬酸、布洛芬
整合素 $\alpha_{\parallel}b\beta_3$ 抑制剂：阿昔单抗、替罗非班、依替巴肽
生成减少
化疗
恶性肿瘤
药物相关
血小板减少和血栓形成
消耗性血栓出血性疾病
脓毒症和弥散性血管内凝血
妊娠及蛇咬伤后弥散性血管内凝血
血栓性血小板减少性紫癜
溶血尿毒症综合征
系统性红斑狼疮
单纯血栓形成
静脉血液淤滞
中心静脉置管
药物
香豆素
血管炎
抗磷脂综合征

治疗

- 确诊或临床高度怀疑HIT的患者应立即终止肝素治疗。由于患者仍然处于血栓并发症的高危状态，因此应采取替代抗凝治疗。

- 华法林不能单独用于HIT的初期治疗，因为会增加不良血栓形成的风险，特别是皮肤坏疽。由于交叉反应性，低分子量肝素不应作为高分子量肝素的替代治疗药物。合成戊糖被认为可作为替代治疗的抗凝剂，尽管有单篇文章报道发现其与HIT抗体存在交叉反应。

- 其他可用于治疗HIT的药物是达那肝素钠（美国市场不适用）、重组水蛭素（来匹芦定）、阿加曲班、地西芦定和比伐芦定。

- 来匹芦定（有限供应）和阿加曲班直接抑制凝血酶。这两种药物都是静脉给药并且起效迅速。来匹芦定与凝血酶上的催化位点和纤维蛋白原结合位点结合，而阿加曲班只与活性位点结合。来匹芦定延长了APTT，所以APTT可以用来监测来匹芦定的有效剂量。

- 阿加曲班由精氨酸合成并在肝脏中迅速代谢。它影响APTT和PT。一些新的直接口服抗凝剂（DOAC）现在已经被测试作为HIT的抗凝剂，包括达比加群、利伐沙班和阿哌沙班。

- 美国血液学会于2018年发布了HIT治疗指南。管理建议3.1写道：关于DOAC的选择，大多数已发表的HIT经验都是使用利伐沙班。已有各种用药方案的报道。对于急性血栓形成患者，利伐沙班15mg每天2次，连续3周，然后20mg每天1次。对于急性孤立性HIT患者，利伐沙班15mg每天2次，直到血小板计数恢复（通常血小板计数≥150×10⁹/L），然后如果有持续抗凝的指征，则20mg每天1次。

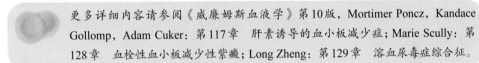

更多详细内容请参阅《威廉姆斯血液学》第10版，Mortimer Poncz，Kandace Gollomp，Adam Cuker：第117章　肝素诱导的血小板减少症；Marie Scully：第128章　血栓性血小板减少性紫癜；Long Zheng：第129章　溶血尿毒症综合征。

（译者：董　焕　付荣凤　张　磊）

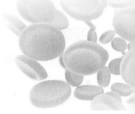

第十二篇 输血与血细胞单采

第92章

红细胞输注

血液的储存和保存

- 红细胞是以4℃液态储存，或者-80℃/-150℃冷冻储存的方式保存。
- 红细胞保养液的成分包括葡萄糖（提供代谢底物）和酸性pH的枸橼酸盐缓冲液（通过结合血液中的钙抗凝，并对抗红细胞降温至4℃储存时发生的pH升高）。
- CPDA-1（CPD和腺嘌呤）是目前美国最常用的红细胞保养液，它包含腺嘌呤、枸橼酸盐、磷酸盐和葡萄糖。
- 保养液中加入腺嘌呤是为了维持红细胞内的ATP水平。
- 从全血中分离红细胞，加入包含葡萄糖、腺嘌呤和甘露醇的保养液进行保存。
- 分离出红细胞的剩余血液还可以进一步分离，制备成血浆和血小板。
- 储存的红细胞会发生所谓的储存损伤，其部分特征是ATP水平降低，从而干扰葡萄糖代谢并降低细胞活力。2,3-二磷酸甘油酸水平在储存期间也迅速下降，这增加了血红蛋白的氧亲和力，从而降低了红细胞的输注效果。储存细胞过程中还存在钾的迅速释放。
- 冷冻储存需要使用冷冻保护剂，以避免在冷冻和解冻期间发生溶血。甘油是最常使用的冷冻保护剂。使用适当的技术，红细胞的复苏率可以达到80%以上，并在输注后发挥正常功能。

全血

- 1U全血包含435～500mL血液，每100mL需要14～15mL抗凝剂和保养液。因此，如果采集、存储450mL血液，那么输入患者体内的液体总量大约为515mL。
- 用CPDA-1保存的全血，保存期为35天。
- 现代输血实践中很少应用全血，输注全血的适应证极少。

新鲜血液

- 血液储存过程中，凝血因子Ⅴ、Ⅷ和Ⅸ活性显著下降，血小板于48小时内失活。
- 24小时内输入库存血液总量达到患者总循环血量时可能发生血小板减少和不稳定凝血因子缺乏。
- 为了避免凝血成分的缺乏，经常需要输入新鲜血液。

- 对于这些患者，更好的输血方案是联合应用浓缩红细胞、新鲜冰冻血浆和血小板浓缩液。
- 严重肾脏、肝脏疾病患者输血或需要换血治疗的新生儿，可输注保存期少于5～7天的全血或浓缩红细胞，以避免输注过多的钾离子。
- 需要大量输血的患者至少应输入部分新鲜血液，避免因2, 3-二磷酸甘油酸耗尽导致的氧气释放问题，应防止输入过多缺乏血小板的库存血导致血小板减少。
- 依赖输血的慢性贫血患者应输入10天内的库存血，目的是尽量延长输血间隔，减少铁沉积。

浓缩红细胞

- 浓缩红细胞的制备：库存血液在有效期内任何时间都可以用来制备浓缩红细胞，通过离心去除血浆，使红细胞压积达到60%～90%。
- 低于80%的浓缩红细胞保存期与原始血液保存期相同。
- 当患者红细胞缺乏时应输注红细胞而不是全血。
- 手术失血可使用浓缩红细胞和电解质溶液，其效果等同于全血。

少白细胞血液

- 少白细胞血液最好是全血或浓缩红细胞通过专用的滤器去除白细胞来制备。
- 少白细胞血液的作用是预防或避免既往输血致敏患者对白细胞或血小板的发热反应；尽量减少病毒性疾病的传播，如HIV或巨细胞病毒感染；等待肾移植患者宜输少白细胞血液。

洗涤红细胞

- 洗涤红细胞是用全血通过离心技术制备的。
- 因为细菌污染的风险增加，洗涤红细胞的保存期为制备后24小时。
- 洗涤红细胞适用于对血浆成分过敏的患者。
- 洗涤红细胞有时也用于新生儿输血，目的是减少血液中抗凝剂、细胞外钾和其他添加剂的输入量。

冰冻红细胞

- 冰冻红细胞可以储存多年，但保存成本是液态储存的2～3倍。
- 冰冻红细胞中白细胞含量很少，几乎不含血浆成分。
- 冰冻红细胞可用于自体输血，以确保稀有血液的供应，或用来减少准备移植患者对组织相容性抗原的敏感度。

输血治疗适应证

- 输血治疗前应签署知情同意书并入病历保存。

出血与休克

- 扩容是首要关注的问题，但在大量失血的情况下，输注红细胞也是必要的。
- 浓缩红细胞联合晶体液或白蛋白输注可以同输注全血一样有效补充血容量。

手术

- 失血（甚至 > 1000mL）可以只补充晶体液。
- 鉴于输血的风险（见下文），应尽一切努力减少手术中使用血液来补充血容量。

烧伤

- 严重烧伤在第一个24小时内需要大量补液。
- 未来5天血浆大量丢失，需要输注血浆和胶体液。
- 如果发生贫血可使用浓缩红细胞。

贫血

- 对于稳定的贫血患者，Hb > 7g/dL 不必输血，除非患者年龄大或有心肺疾病。
- 通过输注年轻红细胞（"新细胞"）延长输入红细胞的寿命来提高输血效果的尝试，收效有限。

输血管理

- 负责输血或血液成分的医护人员必须核对患者和血液相关信息，确保每个患者所输血液经过输血科检验、筛选，并且准确无误。
- 一般成人输血无须加温处理，除非输血速度超过100mL/min且输血总量超过3L。常规速度输血时，冷凝集素效价高的患者，刚刚进入体内的血液因为冷凝集素的作用可能会凝集，进入血液循环复温到体温时可能会散开。
- 冷凝集素综合征或冷抗体患者输血时应进行加温处理，防止进一步的血管损伤。
- 输血的前30分钟要慢输，以减少不良反应的发生。
- 血液或血液成分中不得加入任何药物。

特殊情况

自体输血

- 自体输血可使输血不良反应降至最低，避免输血传播疾病和同种免疫的发生。
- 自体输血可通过术前采集预存、术前等容稀释、术中收集回输等形式进行。
- 在一些患者中，使用促红细胞生成素（EPO）可以增加术前的采血量。使用了EPO的患者，大约可以多采集一单位的血液，这使得应用EPO的实际获益值得怀疑。
- 自体输血是稀有血型患者或因为体内存在抗体造成交叉配血困难患者的理想选择。

定向献血

- 家庭成员或朋友捐献血液并不比无偿献血者更安全。干细胞移植患者输血时，输用家庭成员血液，输血相关GVHD的风险更高。

输血反应

- 大多数致命的输血反应是人为因素造成的。

- 多达20%的输血可能导致某种类型的不良反应。

急性输血反应

急性溶血反应

- 急性溶血反应可发生在血管内，也可发生在脾脏或其他血管外部位，常由ABO血型不合输血引起。
- 血管内溶血可导致DIC或组织缺血性坏死，尤其是肾脏。
- 患者可出现发热、腰痛、胸部紧缩感、低血压、恶心或呕吐。
- 怀疑发生急性溶血性输血反应时应立即停止输血，采取措施控制出血、预防肾损伤。
- 实验室诊断基于溶血的证据（血红蛋白血症、高铁血红素白蛋白血症、血红蛋白尿）和血型不合的检出。
- 肾损伤可以通过水化预防，必要时应用利尿剂使尿量保持在100mL/h以上，利尿剂的初始剂量为20%甘露醇100mL静脉内给药，给药时间应大于5分钟。静脉内应用呋塞米40～80mg，效果更明显。
- 如果发生少尿，应立即启动急性肾衰竭的救治措施。
- 预后取决于不相合血液输入量，输入量小于200mL很少发生严重的并发症。

发热反应

- 溶血、白细胞或血小板致敏、细菌致热原、储存期间白细胞或其他不明原因释放的细胞因子等都可引起发热。
- 非溶血性发热反应占全部输血反应的30%。
- 发热反应本身并不是停止输血的标志，一旦对发热原因有疑问应立即停止输血。
- 寒战可能表明情况更严重，但并没有可靠的指南可供参考。
- 发热反应比较常见的原因是白细胞或血小板抗原致敏。
- 致敏通常需要7次输血，但是有妊娠史的女性输血1～2次即可致敏。
- 临床表现主要是发热，输血停止后2～6小时体温可持续升高，发热可持续12小时。
- 诊断依赖于白细胞或血小板抗体的检出，大部分反应由粒细胞抗体导致。
- 对症支持治疗。
- 许多发热反应可通过使用白细胞滤器进行预防，尤其是新鲜采集的血液。

输血相关急性肺损伤

- 输血相关急性肺损伤（TRALI）是输血后发生的非心源性肺水肿导致的急性低氧综合征。所有的血液制品都可引起TRALI，但最常见的是含有血浆成分的血液制品，其在TRALI致死案例中可达50%～63%。
- TRALI毛细血管渗漏综合征的确切机制尚未完全确定，但是有两个主要的假设。一个是白细胞抗体介导的TRALI，另一个是细胞因子介导的TRALI。
- TRALI与急性呼吸窘迫综合征很难区分。TRALI的典型表现是输血后6小时内突然出现呼吸困难、严重低氧血症（不吸氧时氧饱和度＜90%）、低血压和发热，通常经过支持治疗48～96小时好转。虽然低血压被认为是诊断TRALI的重要表现之一，但在某些情况下也会发生高血压。

肺部过敏反应（非心源性肺水肿）

- 白细胞不相容也可能引起急性呼吸窘迫、寒战、发热和心动过速等肺水肿的表现。
- 供血者白细胞可能与受血者抗体发生反应，也可能供血者抗体与受血者白细胞发生反应。
- 近25%的多产妇都有白细胞抗体。
- 输注血小板、血浆、全血或浓缩红细胞都有可能发生此种反应。
- 通常在输血后4小时内发作。
- 胸片显示双侧弥漫性、斑块状肺密度影，无心脏扩大。
- 对症支持治疗。
- 对于健康个体，症状在24小时内消退，肺浸润4天内消退。

过敏反应

- 输血可导致全身皮肤瘙痒和荨麻疹，偶有支气管痉挛、血管性水肿或全身性过敏反应。
- 原因尚未明确，可能是对血浆蛋白成分或血液中的其他成分过敏所致。
- 过敏反应一般比较轻微，抗组胺药物有效，个别患者需要应用肾上腺素。

IgA缺乏受者体内的抗IgA

- 体内有抗IgA抗体的IgA缺乏患者输血时可能会发生严重的过敏反应。
- IgA缺乏或缺失的发生率大约是1/800。
- 输入血液中的IgA与受血者血液循环中的抗IgA抗体反应，不足10mL的血浆就可引起输血反应。
- 症状有呼吸困难、恶心、寒战、腹部绞痛、呕吐、腹泻、严重低血压，无发热。
- 诊断需要受血者体内缺乏IgA抗原和存在抗IgA抗体的证据。
- 输注洗涤红细胞可避免发生此反应，输注血小板或粒细胞需要从IgA缺乏供者中采集。

细菌污染

- 血液可能被利用枸橼酸的耐寒微生物（假单胞菌或产气大肠杆菌群）污染，从而形成肉眼可见的凝块。
- 输入含有大量革兰氏阴性菌的血液可以导致内毒素性休克，伴有发热、低血压、腹痛、呕吐、腹泻、血管充盈不佳，可在输血后立即发生或输血后30分钟或更长时间发生。
- 取少量所输血液进行低速离心，分离血浆进行革兰氏染色可诊断。如果血液污染严重，在每个油镜视野下都可以看见细菌。
- 应用一次性塑料采血袋很少发生细菌污染，但室温储存的浓缩血小板存在细菌污染的重大风险。

循环超负荷

- 心血管疾病患者输血后容易发生充血性心力衰竭伴肺水肿，治疗首选利尿剂。
- 重度慢性贫血患者输血速度过快也容易发生充血性心力衰竭，应给予利尿剂，输血速度控制在2mL/（kg·h）。

微聚体

- 普通输血器不能滤除直径13～100μm的微粒（"微聚体"），它主要由库存血中的血小板和纤维蛋白组成。
- 当使用普通输血器输入大量库存血时，这些微粒可引起肺功能不全。使用"微聚体"过滤器可避免此种情况发生。

枸橼酸中毒

- 成年人10分钟内输血超过1L将引起血钙明显下降，可导致心肌抑制和心电图改变。
- 为避免枸橼酸中毒，每输入1L血液可静脉给予10%葡萄糖酸钙10mL。

迟发性输血反应

迟发溶血反应

- 既往未检测到同种抗体的患者在首次输血后4～14天可能检出同种抗体，这些抗体可破坏输入的细胞。有输血史或妊娠史的患者，再次接触相关抗原时会立即发生免疫回忆反应。
- 临床出现黄疸、血红蛋白水平下降、直接抗球蛋白试验（Coombs试验）阳性。血库通常可以区分直接Coombs试验阳性是由同种抗体致敏所致还是由与输血无关的自身抗体致敏所致。
- 迟发溶血反应一般比较轻微，易被忽视。

输血后紫癜

- 由血小板特异性抗体引起的血小板减少症可能在输血后不久发生（见第74章）。

输血传播疾病

- 输血传播疾病最大的风险是病毒类疾病，如乙肝、丙肝、HIV感染，在现有的检测技术下，每种感染的发生率都低于1/100万。

其他不良反应

- 移植物抗宿主病是罕见的输血并发症，几乎全部发生于免疫功能严重低下的受血者，可以通过输注辐照血液来预防。
- 需要长期反复输血治疗的患者可发生铁过载（见第9章）。
- 免疫功能正常的慢性贫血患者多次输血后可能产生红细胞同种抗体，造成交叉配血困难，导致相合血液难以获得。

更多详细内容请参阅《威廉姆斯血液学》第10版，Claudia S. Cohn，Jeffrey McCullough：第138章 采血和红细胞输注。

（译者：孙佳丽 周雪丽）

第93章

血小板输注

输血用血小板制剂

- 浓缩血小板是通过离心技术从随机献血者全血中分离获得的，每单位全血可分离出血小板（7～10）×10^{10}个。
- 浓缩血小板悬浮在枸橼酸盐抗凝的自体血浆中，并混有大量白细胞。为达到有效的输注剂量，可将几个单位的血小板汇集在一起（成人需4～6U）。
- 单采血小板是通过血小板分离技术获得的单一供者的血小板，每次可采集（3～4）×10^{11}个血小板，尽管现代的单采技术已经显著降低其中白细胞的含量，但是仍然混有大量白细胞。
- 2岁以下儿童进行开胸手术时，应用新鲜全血来替代血小板输注。

血小板的储存

- 血小板悬液可在20～24℃的塑料血袋中连续振荡保存5天，以使氧气充分扩散。
- 储存血小板输入体内后，功能基本正常。
- 血小板可以冷冻储存在含有二甲亚砜（DMSO）的血浆中。
- 解冻的血小板的活力是新鲜血小板的50%。
- 冷冻储存通常用于提供自体血小板，用于对异体血小板输注不耐受的患者。

血小板制剂选择

- 开始血小板输注都是随机献血者的浓缩血小板经汇集后使用。然而，单一供者的血小板是一种更好的产品，感染原传播的风险更小。因此，在美国由于血液中心的便利性（不需要与全血分离）和单一供者血小板的优势，浓缩血小板的使用量已经降至输注血小板剂量的15%～20%。
- 应尽可能使用ABO血型相合的血小板。

血小板输注的临床效果和并发症

- 血小板输注的效果可以通过计算校正计数增量（p）进行评价：

$$p = C \times S/U \text{（platelets/L）}$$

式中，C为血小板测量增加值（platelets/L）；S为体表面积（m^2）；U为输注血小板的数量。

- 平均校正计数增量为10×10^9/L。

- 一份单采血小板的数量与5U浓缩血小板的数量大致相同。
- 在正常情况下（无同种免疫、无DIC或持续出血的过度消耗、无脾大），输后20小时校正计数增量为输后1小时的2/3。
- 使计算校正计数增量降低的因素有储存期间血小板存活力的丧失、造血干细胞移植、药物治疗（如两性霉素B）等。

同种异体免疫

- 输注随机献血者的浓缩血小板的患者易发生同种异体免疫。
- 如连续2～3次输入血小板后校正计数增量低于$3×10^9$/L，则应考虑发生了血小板同种异体免疫。
- 通常是由血小板表面的人类白细胞抗原（HLA）抗体引起的。去除白细胞的血小板制剂可减少同种异体免疫。
- 患者输注来自家庭成员或通过HLA-A和HLA-B抗原匹配选择的非亲属个体的单采血小板可能会有效果。
- 血型为RhD阴性受血者输注RhD阳性血小板时，有可能被混入血小板的RhD阳性红细胞致敏。
- 血小板输注期间或输注后，可能因为白细胞抗原抗体反应而发生寒战、发热。
- 去除白细胞可以减少寒战和发热的发生。
- 发热反应也可能是对血浆中的某种成分过敏而引起。
- 免疫抑制的患者在接受未经辐照的血小板输注时可能会发生移植物抗宿主病。

微生物传播

- 输血小板后立即出现寒战提示血液被细菌污染。
- 与其他血液制剂相比，血小板更容易被细菌污染。因为血小板在室温储存，正常血小板制剂外观浑浊，细菌污染的血小板从外观上与正常血小板不易区分。
- 血小板输注可以传播病毒〔如乙肝病毒和丙肝病毒、HIV、人类嗜T细胞病毒（HTLV）-2和巨细胞病毒〕。

血小板输注的适应证

- 预防性血小板输注的阈值研究已开展几十年，但仍然存在争议，因为它可能受到不同患者病情、血小板产生或消耗的情况、血小板计数准确性及内源性和输注血小板的止血效果的影响。
- 多项研究表明，血小板计数$>5×10^9$/L～$10×10^9$/L的患者很少发生威胁生命的自发性出血。
- 血小板计数在$5×10^9$/L或以下时，应预防性输注血小板。在患者依靠自身恢复血小板的希望不大时，应根据临床出血情况决定是否输注血小板。
- 血小板计数在$5×10^9$/L～$20×10^9$/L的患者，必须根据个体情况决定，临床应考虑因素包括是否存在发热和败血症；是否存在胃肠道溃疡或出血；是否服用了干扰血小板功能的药物；凝血因子是否异常；白细胞计数是否非常高。
- 在非特殊情况下，没有临床体征的支持，为维持血小板计数$>20×10^9$/L而输血，会造成血小板的浪费，还会给患者带来不必要的风险。

- 侵入性治疗操作和手术，需要将血小板计数提高至60×10⁹/L左右。
- ε-氨基己酸（3～5g，每6小时口服）可以减少血小板减少患者的黏膜出血（见第88章）。

血小板丢失、扣留和破坏导致的血小板减少症

- 除非有异常出血，大量输红细胞时极少需要预防性输注血小板。
- 除非有异常出血，体外循环导致的血小板减少不建议预防性输注血小板。
- 除非需要进行侵入性治疗操作和手术，脾大和脾扣留导致的血小板减少一般不需要预防性输注血小板。
- 免疫性血小板减少症患者通常不需要输注血小板。
- 在发生威胁生命的出血时，每平方米体表面积输注3～6U浓缩血小板可升高血小板计数并维持12～48小时。
- 血小板破坏增加的疾病（如TTP、DIC）适合采用相同的处置。
- 新生儿异体免疫性血小板减少症可以输注其母亲的洗涤血小板。但是给母亲进行血小板单采很困难，因此为救治严重血小板减少或出血的新生儿，一般输注浓缩血小板，对于疑似病例不适合等待实验室结果的确认。

血小板功能缺陷性疾病

- 外因导致血小板功能缺陷（如尿毒症、血管性血友病、高球蛋白血症）不是血小板输注的指征。
- 遗传性血小板功能障碍一般症状轻微，除非严重出血或手术时一般不需要输注血小板。
- 获得性内在血小板疾病通常不需要输注血小板，除非患者也伴有血小板减少。

 更多详细内容请参阅《威廉姆斯血液学》第10版，Terry Gernsheimer，Jacqueline Poston：第139章　血小板的保存与临床应用。

（译者：李　强　周雪丽）

第94章

血浆与血浆成分治疗

　　血浆及其衍生物是医学治疗的重要产品。血浆是血液中含有白蛋白、免疫球蛋白和凝血因子的可溶性蛋白质溶液，因此可用于上述血浆蛋白缺乏的治疗，如表94-1所示。康复期血浆是一种特别丰富的保护性抗体来源，用于危险传染病的被动免疫，并可从中制备高免疫力的丙种球蛋白。本章重点介绍血浆及其衍生物在血液病中的应用，主要是出血性疾病和血浆置换治疗有效的血液病。

表94-1	血浆、冷沉淀和纤维蛋白原浓缩物的含量				
	FFP	冷沉淀	纤维蛋白原浓缩物		
蛋白质成分	相对含量 （正常血浆范围）	每个单一供体 单位的相对含量 （20～50mL）	RiaSTAP[a] （每50mL） （CSL Behring）	Clottafact[b]（LFB Biomedicaments） （每100mL）[c]	Fibryga[d] （每50mL） （Octapharma）
纤维蛋白原	2.0（0.9～3.2） mg/mL	388mg[e]（范围 120～796mg）	900～1300mg	约1500mg	约1000mg
F Ⅱ	90（72～108）%	—	—	—	—
F Ⅴ	88（72～108）%	—	—	—	—
F Ⅶ	90（59～120）%	—	—	—	—
F Ⅷ	53（32～92）%	—	—	—	—
F Ⅸ	68（45～87）%	—	—	—	—
F Ⅹ	88（72～108）%	—	—	—	—
F Ⅺ	100%	—	—	—	—
F Ⅻ	83%	—	—	—	—
F ⅩⅢ	100%	—	—	—	—
抗凝血酶Ⅲ	100%	—	—	—	—
vWF	80%	—	—	—	—
F Ⅷ和vWF[f]	—	5%	—	—	—
纤连蛋白	100%	20%～25%	—	—	—
IgG	可变	5%～8%	—	—	—
IgM	可变	1%～2%	—	—	—

续表

蛋白质成分	FFP	冷沉淀	纤维蛋白原浓缩物		
	相对含量 （正常血浆范围）	每个单一供体 单位的相对含量 （20～50mL）	RiaSTAP[a] （每50mL） （CSL Behring）	Clottafact[b]（LFB Biomedicaments） （每100mL）[c]	Fibryga[d] （每50mL） （Octapharma）
白蛋白	3300mg	5%～8%	400～700mg	—	400～700mg
L-精氨酸	—	—	375～660mg	—	375～660mg

注：F，因子；FFP，新鲜冰冻血浆；Ig，免疫球蛋白；vWF，血管性血友病因子。

a 在欧洲国家和美国获得许可，治疗先天性纤维蛋白原缺乏症。

b 在法国被许可用于获得性出血。

c 在美国不可用。

d 在奥地利、巴西、保加利亚、德国、捷克、匈牙利、科威特、荷兰、葡萄牙、罗马尼亚、瑞士、中国台湾和土耳其被许可用于获得性出血。

e 中位数。

f 共同报道。使用表面活性剂处理的血浆会使一些高分子多聚体损失。

资料来源：Levy JH，Szlam F，Tanaka KA，et al. Fibrinogen and hemostasis：a primary hemostatic target for the management of acquired bleeding，Anesth Analg. 2012；114（2）：261-274；Levy JH，Welsby I，Goodnough LT. Fibrinogen as a therapeutic target for bleeding：a review of critical levels and replacement therapy，Transfusion. 2014；54（5）：1389-1405。

血浆/新鲜冰冻血浆产品

　　临床上有多种血浆产品用于治疗凝血功能障碍，包括新鲜冰冻血浆（FFP）、采集后24小时内制备的冰冻血浆（FP24）、融化血浆、液体血浆、表面活性剂处理的血浆和病原体灭活血浆。根据美国FDA的标准，除了液体血浆和去冷沉淀血浆外，这些产品在治疗上都是等效的。

- FFP是治疗凝血功能障碍的一个特别重要的产品。

- 冰冻血浆输注前，需要在30～37℃环境中解冻，这个过程需要20～30分钟。另外，也可以使用专用的微波炉，只需2～3分钟即可融化冰冻血浆。融化后，血浆应在1～6℃条件下储存，并在24小时内输注，否则包括Ⅷ因子和Ⅴ因子在内的不稳定凝血因子水平会下降。输注血浆应使用含170μm过滤器的标准输血器。

- 如果有相应的凝血因子浓缩物（人源或重组），则不应输注血浆。目前可用于预防或紧急使用的凝血因子浓缩物包括Ⅷ因子（人源和重组）、Ⅸ因子（人源和重组）、重组活化的Ⅶa因子、凝血酶原复合物（活化因子Ⅱ、Ⅶa、Ⅸ、Ⅹ，四因子Ⅱ、Ⅶ、Ⅸ和Ⅹ，抗凝血酶Ⅲ，蛋白C和S）、血管性血友病因子（人源和重组），Ⅹ因子（人源）、纤维蛋白原（人源）、ⅩⅢ因子（人源和重组）、抗凝血酶Ⅲ（人源和重组）、蛋白C（人源）、凝血酶（人源和重组），以及α-抗胰蛋白酶（人源）。除了提供特别需要的因子外，其他优点是它们提供的量较小，而且是病原体灭活的，安全性得以提高。

- 患者应使用ABO血型相合的血浆输注。但在外伤入院后，患者可能在血型未知的情况下需要紧急输注包括血浆在内的血液制品；在获得确定的血型前，常规可以给予AB型血浆。

- 由于AB型血浆稀缺，临床实践已改为在紧急情况下使用A型血浆而不是AB型血浆，并且没有证据表明存在临床不良事件。

- 冰冻血浆不需要去白细胞或辐照。

产品定义

- FFP定义为在采集后8小时内制备完毕并在-18℃或更低温度冷冻储存的血浆。一旦融化，应立即输注或在1～6℃条件下储存最多24小时；24小时后应将标识重新标记为融化血浆。

- FP24定义为采集后24小时内制备的冰冻血浆，但应在采集后8小时内储存在1～6℃条件下（标记为采集后24小时内冰冻的血浆）。

- 去冷沉淀血浆是指从FFP中去除冷沉淀后剩余的产物（参见本章下文对冷沉淀的描述）。由于Ⅷ因子、ⅩⅢ因子、血管性血友病因子和纤连蛋白作为冷沉淀被去除，产品中含有正常水平的白蛋白、ADAMTS13，以及Ⅱ、Ⅴ、Ⅶ、Ⅸ、Ⅹ和ⅩⅠ因子。

- 该产品的主要适应证是输血或用于血栓性血小板减少性紫癜（TTP，见第91章）患者的血浆置换。该产品解冻后可立即输注，或在1～6℃条件下最多保存24小时，此后可继续保存至解冻后5天，并重新标记为融化去冷沉淀血浆。

- 表面活性剂处理的血浆是经过表面活性剂处理的多人混合血浆，作为无菌冷冻溶液被大规模生产，称为Octaplas LG（Octapharma AG-Lachen）。Octaplas LG的纯化过程也减少了朊病毒，并去除了细胞碎片和脂质成分，这一过程被认为可以降低输血相关急性肺损伤（TRALI）、过敏反应、发热性非溶血性输血反应、输血相关循环超负荷（TACO）和低血压反应的风险。

临床应用

- 如表94-2所示，血浆输注有多种适应证。血浆的合理应用包括用于手术和外伤后出血的患者，以及在治疗性血浆置换中用于凝血因子的补充。

- 创伤后，大多数止血复苏指南都建议将血浆与血小板和红细胞（RBC）按固定比例使用，作为大量输血方案的一部分。

- 在治疗性血浆置换过程中，血浆被广泛用于容量置换和凝血因子的补充，特别是用于治疗TTP。

- 然而，使用血浆来逆转维生素K拮抗剂在大多数时候已被除维生素K外的凝血酶原复合物浓缩物所取代，因为其逆转速度更快，用量更少。

- 在临床实践中，报告显示约有30%的危重症患者（通常在重症监护室）接受血浆治疗，其中50%的血浆输注是不合适的，其原因通常是国际标准化比值（INR）低于1.5，没有出血，也没有计划进行侵入性手术。

表94-2	**血浆或其衍生产品用于血液病的主要适应证**	

年份	组织	主要适应证
1997	加拿大医学会专家 工作组	1. 由华法林、肝病引起的凝血因子缺乏，或在侵入性手术前或有活动性 　出血的情况 2. 大量输血 3. DIC 4. 血栓性血小板减少性紫癜性 5. 在没有相应浓缩物的情况下，单独因子缺乏的替代治疗
2004	英国血液学标准委 员会	1. 某种遗传性凝血因子缺乏且无法获得相应病毒灭活的分离产品时 2. DIC和其他凝血异常 3. 血栓性血小板减少性紫癜 4. 华法林拮抗 5. MTC
2009	意大利输血医学和 免疫血液学学会	1. 在没有相应浓缩物的情况下，单独因子缺乏的替代治疗 2. 凝血功能异常（DIC时PTT延长或PT＞正常值的1.5倍）、肝脏疾病、 　华法林拮抗、血栓性血小板减少性紫癜、大量输血 3. 用于全血重置的交换输血 4. 缺乏C1-酯酶抑制剂的HAE无法获得相应浓缩物时
2010	AABB	1. 创伤患者的大量输血 2. 华法林相关的颅内出血
2017	AABB、美国红十 字会、美国血液 中心、武装部队 血液计划	1. 出血的处理或术前凝血因子的补充 2. MTC 3. 华法林治疗伴出血或有创侵入性治疗 4. 血栓性血小板减少性紫癜性血浆置换 5. 当无法获得纯化或重组产品时，同时在没有特定浓缩物的情况下，替 　代治疗单独的因子缺乏症

注：AABB，美国血库协会；DIC，弥散性血管内凝血；HAE，遗传性血管性水肿；MTC，大量输血凝血障碍；PT，凝血酶原时间；PTT，部分凝血活酶时间。

- 虽然缺乏证据，但根据实验室凝血功能测试，当凝血酶原时间（PT）或INR大于正常值的1.5倍时，通常会给出血的患者输注血浆。在治疗凝血功能异常时，通常给予10～15mL/kg的血浆，使其凝血因子活性达到至少30%的水平，这要求凝血功能的测试标准化。

- 大出血或创伤后，患者可能接受大量输血。大量输血定义为24小时内超过或等于10单位RBC（或一个血容量）。创伤患者往往会在受伤后立即出现创伤诱发的凝血病，即与休克相关的PT和PTT延长。

- 理想的治疗性复苏血液产品可能是新鲜全血，因为它含有适当比例的红细胞、血小板和血浆，而且易于管理，但在大多数临床情况下，这是不可能的。

- 截至本书撰写时，在血液制品的使用可以通过如血液黏弹性床旁检测（血栓弹力图或血栓弹力仪）等实验室评估进行调整前，应按照大量输血方案指南进行救治，包括红细胞、血浆和血小板的特定比例，可能还有冷沉淀，以恢复止血和提高这些患者的生存率。

- 这些大量输血方案已被证明可以改善生存。
- 最近也有关于在院前环境中使用血浆治疗大面积创伤患者的报道，但结果不一。第一项随机研究显示血浆组在 30 天的死亡率低于对照组，而第二项随机研究在 28 天的死亡率没有降低。
- 在创伤以外的情况下，如需要体外膜氧合、心脏或肝脏手术，或产后出血后的大量出血，大量输血方案也可以挽救生命。
- 其他管理策略包括床旁凝血测试、血流动力学监测和止血复苏，以及了解每种情况下独特的病理生理学。

不良反应

- 输注血浆和所有血液制品一样，有可能产生不良反应，虽然传染病的传播并不常见，但危重症患者或有心力衰竭和心室功能障碍患者可能无法耐受几个单位血浆的液体量。6% 接受血浆治疗的患者发生 TACO，这已超过 TRALI，成为血浆输注最常见的不良反应。
- TACO 的定义是在输血后 6 小时内以下至少三项新出现或加重：①急性呼吸窘迫；②有液体正平衡的证据；③脑钠肽水平升高；④有肺水肿的影像学证据；⑤有左心衰竭的证据；⑥中心静脉压升高。
- TRALI 是导致输血相关发病率和死亡率的另一个重要原因。TRALI 被定义为在输血期间或输血后 6 小时内出现的急性肺损伤（急性发病、低氧血症、正位胸片上有双侧肺浸润、没有左心房高压证据），且在此之前无已存在的急性肺损伤。TRALI 的发生是患者因素（炎症、慢性酒精滥用、年龄较大、急性肾衰竭、创伤、肝脏手术和机械通气）和产品因素（抗 HLA 和抗 HNA 抗体及介质）共同作用的结果。

冷沉淀

- 冷沉淀最初是作为一种抗血友病因子的浓缩物（Ⅷ因子）研发的，用于治疗血友病 A 患者。
- 除Ⅷ因子外，还存在纤维蛋白原、纤连蛋白、ⅩⅢ因子、血管性血友病因子等大分子蛋白，如表 94-1 所示。
- 目前，在包括美国、加拿大和英国在内的几个国家，冷沉淀被用来在没有浓缩纤维蛋白原的情况下为凝血病患者补充纤维蛋白原，其使用建议不同，见表 94-3。

冷沉淀的制备

- 每单位的冷沉淀是由 1 单位的 FFP 在 1～6℃解冻并离心去除上清液制成。形成的沉淀物（即冷沉淀）随后在 -18℃或更低的温度下被重新冷冻。
- 冷沉淀的纤维蛋白原含量为 3～8g/L［平均浓度（5.6±1.7）g/L］，总纤维蛋白原含量约为每单位（200±58）mg。因为 10 单位的冷沉淀含有 2～2.5g 纤维蛋白原，使血浆纤维蛋白原水平提高约 100mg/dL（1g/L），因此每次治疗应使用 5～10 单位冷沉淀。

表94-3 不同国家/地区冷沉淀使用的指南和建议

国家/地区	发布机构/主管部门/发布通告	补充纤维蛋白原的阈值	获得性出血的适应证	先天性出血的适应证
英国	英国血液学标准委员会	<1.0g/L, 没有明确的阈值来诊断临床上有意义的低纤维蛋白原血症; 急性早幼粒细胞白血病的阈值是2g/L	1.最常见的用途是提高低纤维蛋白原血症的纤维蛋白原水平, 以及大量输血和DIC中获得性低纤维蛋白原血症 2.如果没有出血, 无论实验室检查结果如何, 都不需要使用冷沉淀; 没有证据表明需要进行预防性治疗	
英国	英国血液学标准委员会	<1.0g/L	1.单独使用FFP, 如果给予足够的量, 可以补足纤维蛋白原, 但可能需要很大的量 2.纤维蛋白原缺乏症应考虑冷沉淀治疗。但除DIC外, 很少用到冷沉淀	
英国	大不列颠及爱尔兰麻醉师协会	<1.0g/L确认止血失败和可预测的微血管出血	1.已确诊凝血疾病时, 给予纤维蛋白原替代治疗: 如果没有纤维蛋白原, 给予纤维蛋白原浓缩物或冷沉淀 2.纤维蛋白原浓缩物可以更快速有效地完成纤维蛋白原替代治疗	
英国	英国血液学会	<1.0g/L	1.尽管应用FFP替代治疗, 严重的低纤维蛋白原血症仍持续存在 2.预计10单位(含约3g纤维蛋白原)可使血浆纤维蛋白原升高约1g/L	
欧洲	创伤出血高级救治专家组	<1.5~2.0g/L, 有明显出血时	1.如果在明显出血的情况下, 伴有血栓弹力图检测的功能性纤维蛋白原缺失, 建议补充纤维蛋白原浓缩物或冷沉淀 2.初始剂量为50mg/kg的冷沉淀(70kg成人15~20单位)或使用纤维蛋白原浓缩物。重复给药可以依据ROTEM或其他实验室检测对纤维蛋白原水平的评估来指导	

国家/地区	发布机构/主管部门/发布通告	补充纤维蛋白原的阈值	获得性出血的适应证	先天性出血的适应证
欧洲	欧洲白血病专家小组	目标＞1～1.5g/L	对于纤维蛋白原或血小板水平低的患者，应输注FFP、纤维蛋白原和（或）冷沉淀和血小板作为替代治疗。这种替代疗法应持续至凝血障碍的所有临床和实验室表现消失	
澳大利亚	国家卫生和医学研究委员会	＜1.0g/L，有临床出血	需要大量输血的严重出血患者	vWD和血友病A（Ⅷ因子缺乏）的二线治疗。如果有病毒灭活的浓缩因子，则不应使用
美国	《2017年血液及血液成分使用信息通告》	—	1.控制与纤维蛋白原缺乏相关的出血 2.无法获得vWF、FⅧ或FⅧ浓缩物时的二线治疗 3.只有在其他方式失败后才能用于控制尿毒症出血	作为vWD和血友病A的二线治疗，当需要血液成分治疗vWD和血友病A时，首选凝血因子制剂而不是冷沉淀
美国	美国麻醉师协会	＜0.8～1.0g/L，有临床出血	1.当纤维蛋白原浓度＜80～100mg/dL并伴有大量微血管出血时 2.当纤维蛋白原浓度不易测定时，用于纠正大量输血患者发生的微血管出血过多 3.如果纤维蛋白原浓度＞150mg/dL，则极少适用 4.伴有出血的vWD患者，应首选特定的浓缩物进行治疗；如果无法应用，则应使用冷沉淀	对于先天性纤维蛋白原缺乏症患者，如果没有浓缩因子制剂，可以使用冷沉淀

续表

国家/地区	发布机构/主管部门/发布通告	补充纤维蛋白原的阈值	获得性出血的适应证	先天性出血的适应证
加拿大	加拿大不列颠哥伦比亚省输血医学协会	<1.0g/L，有临床出血	1.如果纤维蛋白原水平<1.0g/L且有出血现象，FFP或冷沉淀适用于低纤维蛋白原血症 2.如果纤维蛋白原水平>1.0g/L，有继发于DIC的活动性出血，应给予FFP。在使用大量血浆有禁忌证时，可以给予冷沉淀 3.脑卒中患者或其他临床情况下，应用t-PA治疗期间或用药后发生颅内出血时，可以使用冷沉淀 4.如果没有特定的凝血因子浓缩制剂，可以用冷沉淀治疗FⅧ缺乏症	冷沉淀可用于对DDAVP无反应的vWD患者，以及那些不能为血友病A患者提供FⅧ浓缩物的地区。务必在尽一切努力都无法为血友病患者提供凝血因子浓缩制剂的情况下才使用冷沉淀
世界范围	世界血友病联合会（WFH）	—		WFH强烈建议在治疗血友病和其他遗传性出血性疾病时，优先使用病毒灭活的血浆衍生物或重组浓缩物，而不是冷沉淀

　　注：DDAVP，去氨加压素；DIC，弥散性血管内凝血；F，因子；FFP，新鲜冰冻血浆；ROTEM，旋转血栓弹力图；t-PA，组织型纤溶酶原激活物；vWD，血管性血友病。

- 由于冷沉淀中的红细胞体积极小且数量可忽略不计，故冷沉淀无须与患者ABO血型或RhD血型相合；新生儿可能是例外，应为其提供ABO血型相合产品。冷沉淀不需要去除白细胞或辐照处理。

获得性凝血病患者的临床应用

- 尽管冷沉淀在临床实践中被广泛应用，但与大多数血液制品（包括血浆）一样，很少有数据支持其疗效。

创伤患者

- 在遭受创伤的军人患者中，按照纤维蛋白原和红细胞补给比例，每输1单位红细胞，应用≥0.2g纤维蛋白原，可以提高生存率。这可以通过每10单位的红细胞输注10单位的冷沉淀，每4单位的红细胞输注1单位的全血，或每2单位的红细胞输注1单位的血浆来实现。

- 目前关于补充纤维蛋白原的指南建议，如果大出血伴有低纤维蛋白原血症，通过全血黏弹性检测（如FIBTEM试验）确定或纤维蛋白原≤150mg/dL（1.5g/L）时，应使用冷沉淀或纤维蛋白原浓缩物。

- 纤维蛋白原的推荐剂量为3～4g，这需要15～20单位的冷沉淀或3～4g纤维蛋白原浓缩物，并根据实验室或床旁凝血监测的指导增加剂量。

产科患者

- 据报道，低于2g/L的纤维蛋白原水平对严重产后出血的发生具有100%的阳性预测值，而高于4g/L的水平对该并发症具有79%的阴性预测值。由于出血发生紧急，纤维蛋白原浓缩物具有无须交叉配血及能够快速给药的特点，目前的产后出血研究已经对其替代冷沉淀治疗进行了评估。

接受心脏手术的患者

- 有几项研究观察了冷沉淀在心脏手术中的应用。
- 在减少心脏手术后患者出血量方面，纤维蛋白原浓缩物和冷沉淀是等效的。

肝病患者

- 在肝移植手术后出现大出血时，使用冷沉淀在使INR和APTT恢复正常方面不如血浆。

不良反应

- 尽管人们对冷沉淀作为多供体产品感到担忧，但其溶血、TRALI和TACO的风险低于1/100万。

纯化的纤维蛋白原浓缩物

- 纤维蛋白原浓缩物由混合的人血浆制成，经过纯化和病原体灭活，并被美国FDA批准用于治疗先天性纤维蛋白原缺乏症患者出血。
- 尤其在美国以外的地区，它通常用于由创伤、产科出血和心脏手术导致的获得性低纤维蛋白原血症患者。
- 大多数研究表明，纤维蛋白原浓缩物和冷沉淀都能将血浆纤维蛋白原增加到同等水平，但纤维蛋白原浓缩物的使用更为简单。

血浆蛋白的未来形态

- 目前正在开发更多的浓缩因子产品，这将减少血浆或冷沉淀的使用。例如，正在开发一种重组ADAMTS13产品，以取代血浆用于先天性TTP治疗。
- 卡帕珠单抗（caplacizumab）是一种靶向结合血管性血友病因子并抑制其与血小板相互作用的抗体片段，已被批准用于获得性TTP患者，从而减少了所需的血浆置换次数。

更多详细内容请参阅《威廉姆斯血液学》第10版，Jerrold H. Levy，Beth Shaz：第140章 使用血浆和血浆成分治疗。

（译者：孙佳丽 李 强）

第95章

治疗性血液成分单采术

- 治疗性血液成分单采术是应用血细胞分离技术治疗某些临床疾病。
- 通常使用连续分离采集模式。
- 表95-1是该技术的主要临床应用。
- 血液成分单采术常用于血液方面问题的紧急处理。
- 不良反应罕见且轻微，主要有低血压、荨麻疹和低钙血症。
- 细胞单采术是指去除或置换某种血细胞成分（如白细胞单采术、血小板单采术、红细胞单采术）。
- 血浆置换术是指血浆的去除或置换。

表95-1　治疗性血液成分单采术
细胞去除
血小板单采术
白细胞单采术
血液成分置换
血浆置换（血浆去除）
红细胞置换
血液成分加工
选择性提取血浆成分
血液光量子疗法

血小板单采术

- 血小板增多症或血小板过多通常使用药物治疗。
- 紧急情况下（如持续血栓形成），可以通过血小板单采术使患者血小板计数短暂、快速下降，不能耐受药物治疗的患者（如妊娠早期）也可进行血小板单采治疗。
- 血小板增多症患者如使用血小板单采术紧急减少血小板，则应同时进行药物治疗以获得长期控制（见第43章）。
- 单次血小板单采术可使血小板计数减少约50%，但血小板计数会在几天后恢复到治疗前水平。

白细胞单采术

- 对于白细胞计数 $> 50 \times 10^9/L \sim 100 \times 10^9/L$ 的急性髓细胞性白血病、白细胞计数 $> 75 \times 10^9/L \sim 100 \times 10^9/L$ 的急性淋巴细胞白血病、白细胞计数 $> 300 \times 10^9/L$ 或原始细胞 $> 50 \times 10^9/L$ 的慢性粒细胞白血病（CML）患者，均可通过白细胞单采术快速

减少白细胞来使病情稳定。

- 目前尚无明确的阈值，在患者白细胞计数明显升高且有白细胞淤滞的表现时，应进行白细胞单采术治疗。

- 化疗前进行白细胞单采术治疗可减轻肿瘤负荷，并可最大限度地减少由肿瘤细胞裂解引起的代谢异常（见第46和47章）。

- 白细胞单采术可以降低白细胞数量，缓解器官增大，降低慢性淋巴细胞白血病的肿瘤负担，从而减少肿瘤溶解综合征的可能性，但要控制疾病还需要进行细胞毒性药物治疗。

- 白细胞单采术可以用来替代化疗治疗CML（如孕期），以将开始化疗的时间推迟到孕期的前3个月之后或更长时间。

- 急性或慢性白血病，一次白细胞单采术治疗可使白细胞数量减少25%～50%。

- 白血病细胞的动员率和增殖率决定了为达到期望值所需进行的白细胞单采术治疗的频率。

- 血液光照疗法，也被称为体外光化学疗法，可以改善T细胞淋巴瘤性红皮病（Sézary综合征）的红斑。用8-甲氧基补骨脂素和紫外线处理通过白细胞单采术采集的白细胞，再回输至患者体内进行治疗（见第66章）。

- 白细胞单采术可用于采集淋巴细胞、树突状细胞、异体或自体造血干细胞，用于免疫治疗或干细胞移植。

红细胞单采术（红细胞置换）

- 红细胞置换与输血一样，具有相同的潜在风险。

- 镰状细胞病的红细胞置换适应证包括阴茎异常勃起、持续的疼痛性危象、急性胸部综合征、卒中和需要高渗性造影剂的放射检查前。在妊娠期间、慢性疼痛危象和手术前进行置换是有争议的（见第16章）。

- 镰状细胞贫血患者在接受红细胞置换治疗时，曾出现急性神经系统症状。

- 红细胞置换和单采已被用于减少严重恶性疟疾的寄生虫负荷和严重的红细胞增多症。

血浆置换疗法

- 血浆置换用于已知或推测有异常血浆成分的疾病，用来清除血浆中的病理成分［如血栓性血小板减少性紫癜（见第91章）、华氏巨球蛋白血症的高黏滞综合征（见第70章）］。血液学专家经常不得不使用血浆置换术对非血液学疾病进行治疗，虽然很多研究认为血浆置换术对各种疾病都有疗效，但被证实对神经系统疾病，如吉兰-巴雷综合征和慢性炎症性脱髓鞘多发性神经病最为有效。

- 经过一个循环血量的血浆置换可去除大约65%的病理性成分，经过两个循环血量可去除大约88%的病理性成分。

- 用白蛋白和晶体液作置换液进行大量血浆置换后血浆成分的改变包括凝血因子水平降低，但出血很少见。凝血因子水平在接下来的72小时内恢复；用白蛋白重复进行血浆置换可造成血清免疫球蛋白水平下降，需要几周才能恢复正常。

- 在现在的技术条件下，与血浆置换治疗相关的死亡率低于 3/10 000。
- 表95-2列出了血浆置换可能有效的血液疾病。在列出的适应证中，可信度最高的证据表明血浆置换有效的情况包括血栓性血小板减少性紫癜、与多发性骨髓瘤相关的肾衰竭、与蛋白异常有关的高黏滞综合征（特别是巨球蛋白血症）、其他治疗措施无效且溶血严重的冷凝集素病、冷球蛋白血症伴血管炎、肾小球肾炎、严重雷诺综合征、去除凝血因子抑制物、ABO血型不相合性骨髓移植受者、输血后紫癜。

表95-2　治疗性血液成分单采术在血液疾病中的适应证

临床疾病	单采治疗程序[a]	适应证类别[b]	推荐等级[c]
淀粉样变性，系统性	TPE	IV	2C
再生障碍性贫血或纯红细胞再生障碍性贫血	TPE	III	2C
自身免疫性溶血性贫血	TPE	III	2C
巴贝西虫病，重度	RBC 置换	I	1C
巴贝西虫病，高危人群		II	2C
灾难性抗磷脂综合征	TPE	II	2C
凝血因子抑制物			
同种抗体	TPE	IV	2C
同种抗体	IA	III	2B
自身抗体	TPE	III	2C
自身抗体	IA	III	1C
冷凝集素病	TPE	II	2C
冷球蛋白血症	TPE	I	2A
	IA	II	2B
皮肤T细胞淋巴瘤、蕈样肉芽肿病、Sézary综合征（红皮病型）	ECP	I	1B
红细胞增多症	RBC单采术		
原发（真性红细胞增多症）		I	1B
继发		III	1C
移植物抗宿主病，皮肤	ECP	II	1B
慢性		II	1C
急性		III	2C
移植物抗宿主病，非皮肤（急性/慢性）			
ABO血型不相合造血干细胞移植			
主要血型不合，骨髓	TPE	II	1B
主要血型不合，外周血	TPE	II	2B
次要血型不合，外周血	RBC 置换	III	2C

临床疾病	单采治疗程序[a]	适应证类别[b]	推荐等级[c]
溶血尿毒症综合征	TPE	II	2C
非典型		I	2C
补体基因突变		IV	1C
因子H抗体		IV	1C
MCP突变		III	2C
感染相关疾病	TPE		
志贺毒素相关		III	2C
链球菌肺炎相关		III	2C
肝素诱导的血小板减少症			
心肺分流术前	TPE	III	2C
血栓形成		III	2C
遗传性血色病	RBC单采术	I	1B
高白细胞血症（急性白血病）			
白细胞淤滞	WBC单采术	I	1B
预防治疗		III	2C
单克隆丙种球蛋白的高黏滞性			
有症状的	TPE	I	1B
利妥昔单抗预防的		I	1C
免疫性血小板减少症（难治性）	TPE	IV	2C
	IA	III	2C
骨髓瘤引起的肾脏病变	TPE	II	2B
输血后紫癜	TPE	III	2C
镰状细胞病			
急性脑卒中	RBC置换	I	1C
急性胸部综合征		II	1C
多器官功能衰竭		III	2C
术前准备		III	2A
阴茎异常勃起		III	2C
封闭综合征（脾脏、肝脏、胆汁淤积）		III	2C
脑卒中预防		II	1C
血管闭塞性疼痛		III	2C
血小板增多症			
有症状的	血小板单采术	II	2C
预防性治疗		III	2C

续表

临床疾病	单采治疗程序[a]	适应证类别[b]	推荐等级[c]
血栓性微血管病			
造血干细胞移植相关	TPE	Ⅲ	2C
药物相关		Ⅰ	1B
噻氯匹定		Ⅲ	2B
氯吡格雷		Ⅲ	2C
钙调磷酸酶抑制剂		Ⅳ	2C
吉西他滨		Ⅳ	2C
奎宁		Ⅰ	1A
血栓性血小板减少性紫癜	TPE	Ⅰ	1A

注：MCP，单核细胞趋化蛋白；RBC，红细胞。

a 单采程序：ECP，体外光化学疗法；IA，免疫吸附血浆置换；TPE，血浆置换。白细胞单采术、红细胞单采术和血小板单采术是指通过单采技术分别去除白细胞、红细胞或血小板。红细胞置换是指用供者红细胞替换患者红细胞。

b 适应证类别：Ⅰ，单采治疗是此类疾病的一线治疗方案；Ⅱ，单采治疗是此类疾病的二线治疗方案；Ⅲ，未充分确定单采疗效，根据患者情况决策；Ⅳ，有证据表明单采治疗无效或有害。如果要使用，请寻求机构审查委员会的批准。

c 推荐等级：1 为强烈推荐（即"我们推荐"）；2 为弱推荐（即"我们建议"）；A 为基于高质量的公开证据；B 为基于中等质量的公开证据；C 为基于低质量的公开证据。

资料来源：Schwartz J，Winters JL，Padmanabhan A，et al. Guidelines on the use of therapeutic apheresis in clinical practice-evidence-based approach from the Writing Commit-tee of the American Society for Apheresis：the sixth special issue，J Clin Apher. 2013 Jul；28（3）：145-284。

更多详细内容请参阅《威廉姆斯血液学》第 10 版，Robert Weinstein：第 30 章治疗性单采的原则：适应证、疗效和并发症。

（译者：李　强　周雪丽）

附

正常值

与血液学诊断相关的实验室变量（成人正常值）

血细胞		
变量（常用缩写）	单位	正常值
血细胞比容（HCT）或红细胞压积（PCV）	%	男性42～51[a] 女性36～46[a]
血红蛋白（Hb, Hgb）	g/L	男性140～180[a] 女性120～150[a]
红细胞计数（RBC, RCC）	10^{12}/L	男性4.5～6.0[a] 女性4.1～5.1[a]
平均红细胞体积（MCV）	fL	男性80～96 女性79～94
平均红细胞血红蛋白（MCH）	pg	27～33
平均红细胞血红蛋白浓度（MCHC）	g/dL	33～36
红细胞分布宽度（RDW）	%	＜15
网织红细胞相对值	%	0.5～1.5
网织红细胞绝对值	10^9/L	50～100[b]
网织红细胞血红蛋白（CHr）	pg	27～33
总血容量（TBV）[c,d]	mL/kg	男性80（54～108） 女性71（41～105）
血浆容量（PV）[c,d]	mL/kg	男性45（27～61） 女性43（26～69）
红细胞总量（RCM）[c,d]	mL/kg	男性35（20～51） 女性28（15～41）
血小板计数	10^9/L	175～450
白细胞计数（WBC, WCC）	10^9/L	4.8～10.8
单核细胞绝对值	10^9/L	0.3～0.8
中性粒细胞绝对值	10^9/L	1.8～7.7
淋巴细胞绝对值	10^9/L	1.0～4.8
CD3阳性淋巴细胞	10^9/L	0.7～1.9
CD4阳性淋巴细胞	10^9/L	0.4～1.4
CD8阳性淋巴细胞	10^9/L	0.2～0.7
CD19阳性淋巴细胞	10^9/L	0.050～0.375

血红蛋白电泳[e]		
变量	单位	正常值
血红蛋白 A1	总血红蛋白百分比	96.1 ～ 99.0
血红蛋白 A2	总血红蛋白百分比	0.8 ～ 3.4
血红蛋白 F	总血红蛋白百分比	0.0 ～ 1.2

凝血检测		
凝血酶原时间（PT）	血凝块形成时间 s	12 ～ 14[f]
国际标准化比值（INR）	无单位	0.8 ～ 1.2
部分凝血活酶时间（PTT）	凝块形成时间 s	19 ～ 30[f]
凝血酶时间	凝块形成时间 s	10 ～ 15
闭合时间（PFA-100）胶原/肾上腺素（CEPI）	s	188 ～ 381
血凝块收缩	%/h	＞40
纤维蛋白原	mg/dL	188 ～ 381
D- 二聚体	ng/mL	＜400[g]
因子 II、V 和 VII	正常均值的百分比	50 ～ 150
因子 VIII 活性	正常均值的百分比	50 ～ 200
Willebrand 因子活性	正常均值的百分比	60 ～ 200[h]
Willebrand 因子抗原	正常均值的百分比 mg/L	50 ～ 160[h] ～ 100
因子 VIII 抑制剂	Bethesda 单位	0 ～ 0.5
因子 IX	正常均值的百分比 mg/L	50 ～ 150 ～ 4.0
因子 X	正常均值的百分比 mg/L	50 ～ 150 ～ 10
因子 XI	正常均值的百分比 mg/L	50 ～ 200 ～ 7.0
因子 XII	正常均值的百分比	50 ～ 150
因子 XIII	正常均值的百分比	70 ～ 130
α_2- 抗纤溶蛋白	正常均值的百分比	80 ～ 120
纤溶酶原	正常均值的百分比	80 ～ 120
抗凝血酶 　功能测定 　免疫测定	正常均值的百分比 mg/dL	80 ～ 120 22 ～ 33

变量	单位	正常值
蛋白C	正常均值的百分比	60～130
	µg/mL	3.0～5.0
活化蛋白C（APC）抗性	APC比值	＞1.5
蛋白S	正常均值的百分比	65～140
总量	µg/mL	20～25
游离量	µg/mL	6～10
游离/总比	无单位	～0.4
纤维蛋白降解产物（乳胶颗粒）	µg/mL	＜20
血小板聚集（富血小板血浆）：		
胶原（2 µg/mL）	对照的百分比	70～95
花生四烯酸（0.5 mmol/L）	对照的百分比	70～100
ADP 5 µmol/L	对照的百分比	70～90
ADP 10 µmol/L	对照的百分比	70～90
肾上腺素（5 µmol/L）	对照的百分比	75～90
利托菌素（1.0 mg/mL）	对照的百分比	60～80
血小板ATP释放（在血液中）：		
激酶（1U）	nmol ATP	＞0.5
胶原（2 µg/mL）	nmol ATP	0.5～1.7
胶原（5 µg/mL）	nmol ATP	0.9～1.7
花生四烯酸（0.5 mmol/L）	nmol ATP	0.56～1.4
ADP（5 µmol/L）	nmol ATP	0～0.7
ADP（10 µmol/L）	nmol ATP	0.38～1.71
相关血液化学成分		
血清结合珠蛋白	mg/dL	30～200
血清铁	µg/dL	男性75～175
	µmol/L	男性13～31
	µg/dL	女性65～135
	µmol/L	女性11～29
血清总铁结合力	µg/dL	260～420
	µmol/L	44～80
血清铁饱和度	%	15～45
血清铁蛋白	ng/mL 或 µg/L	男性15～250
		女性≤40岁 11～125
		≥41岁12～250
血清可溶性截短转铁蛋白受体（sTfR）	mg/L	1.0～3.7
	nmol/L	9～28
血清叶酸	nmol/L	7～45

变量	单位	正常值
红细胞叶酸	nmol/L	300～1000
	ng/L	130～475
血清维生素B$_{12}$	pg/mL	200～1000[i]
血清促红细胞生成素	mU/mL	4～19

注：ADP. 二磷酸腺苷；ATP. 三磷酸腺苷；dL. 分升；fL. 飞升；g. 克；kg. 千克；L.升；µg. 微克；mg. 毫克；mU. 毫国际单位；mL. 毫升；µL. 微升；M. 男性；ng. 纳克；nmol. 纳摩尔；pg. 皮克；U. 单位。

a 居住在高原地区的人正常的血红蛋白、红细胞压积和红细胞计数可能会升高。

b 网织红细胞计数应报告为每升的绝对数。如果正常的相对网织红细胞计数转换为绝对值，则范围为 $25×10^9/L$ ～ $75×10^9/L$。网织红细胞绝对数和比率的转换解释请见本手册第1章和《威廉姆斯血液学》第10版第34章。

c 通过一氧化碳重新吸入法测量的TBY、RCM和PV（参考：Siebenmann C，et al. J Appl Physiol. 2017;123:645-654）。

d TBY、RCM和PV的测量基于健康的成年男性（$n=206$）和女性（$n=191$），年龄18～84岁。这些测量是基于正常体重指数的人群得出的。由于肥胖的普遍存在，使得这些测量的阐述更加复杂，因为脂肪组织血流量较低，所以测得的体积可能偏低，除非对瘦体重进行一定的校正。

e 成人水平在1岁时接近。新生儿的血红蛋白F（HbF）水平为60%～80%，血红蛋白A1（HbA1）为20%～40%。

f 正常值取决于所使用的试剂。

g 正常值取决于所使用的检测方法。

h O型血个体的值可能低至20%。

i 正常值在200～300的个体应进一步检测血清或尿液中的甲基丙二酸和总同型半胱氨酸水平。

婴儿和儿童的值未包含在内（见本手册第1章和《威廉姆斯血液学》第10版第6章）。

本指南中的正常值是基于试剂、分析方法和仪器所得，且可能因实验室而异。实验室应建立其自身的正常值，尤其是对于诸如凝血酶原时间、部分凝血活酶时间、D-二聚体测定、血小板聚集计量、血小板ATP释放等项目。

参考文献

McPherson RA, Pincus MR. Henry's Clinical Diagnosis and Management by Laboratory Methods, 24th ed. Elsevier, 2021.

Rifai N, Horvath AR, Wittwer CT. Tietz Clinical Chemistry and Molecular Diagnostics, 8th ed. Elsevie, 2018.

Sacher RA, McPherson RA. Widmann's Clinical Interpretation of Laboratory Tests, 11th ed. F.A. Davis, Co., 2000.